中国科学院教材建设专家委员会规划教材
临床肿瘤学专业系列教材

内科学

主　编　朱健华　柏宏坚　方五旺

科学出版社
北　京

内 容 简 介

本教材为五年制临床医学专业肿瘤学方向学生的内科学教材。内容包括绪论、呼吸系统疾病、循环系统疾病、消化系统疾病、泌尿系统疾病、血液系统疾病、内分泌及代谢疾病、风湿性疾病和理化因素所致疾病九个部分，各系统疾病中有关肿瘤内容列入临床肿瘤内科学介绍。重点论述人体各个系统常见疾病的病因、发病机制、临床表现、诊断、治疗和预防。通过内科学的学习，使学生在已掌握的基础医学和诊断学知识与技能基础上，掌握疾病诊治的实际本领，达到基础理论与临床知识相得益彰、融会贯通的目的。

本教材除供临床医学专业肿瘤学方向五年制本科生使用外，也可作为广大临床医生更新知识，提高临床工作能力参考书籍。

图书在版编目（CIP）数据

内科学／朱健华，柏宏坚，方五旺主编．—北京：科学出版社，2015.11
中国科学院教材建设专家委员会规划教材·临床肿瘤学专业系列教材
ISBN 978-7-03-046326-5

Ⅰ．①内…　Ⅱ．①朱…　②柏…　③方…　Ⅲ．①内科学-医学院校-教材　Ⅳ．①R5

中国版本图书馆 CIP 数据核字（2015）第 268540 号

责任编辑：胡治国　杨鹏远／责任校对：张怡君　李　影
责任印制：徐晓晨／封面设计：陈　敬

科 学 出 版 社 出版
北京东黄城根北街 16 号
邮政编码：100717
http://www.sciencep.com
北京凌奇印刷有限责任公司 印刷
科学出版社发行　各地新华书店经销
*
2015 年 11 月第 一 版　开本：787×1092　1/16
2019 年 1 月第四次印刷　印张：45
字数：1 077 000
定价：149.00元
（如有印装质量问题，我社负责调换）

丛书编写委员会

内科学作者名单

主　编　朱健华　柏宏坚　方五旺

副主编　倪松石　倪润洲　崔世维　徐瑞容
施　辉　徐　浩　钟建国

编　委（以姓氏笔画为序）

王信峰　南通大学附属医院
王鑫蕾　南通大学附属医院
方五旺　南通大学芜湖临床学院（芜湖市第二人民医院）
达展云　南通大学附属医院
朱欣航　南通大学附属医院
朱健华　南通大学附属医院
刘　华　南通大学附属医院
刘　红　南通大学附属医院
孙　建　南通大学第四附属医院（盐城市第一人民医院）
杨　力　南通大学附属医院
李晓飞　南通大学附属医院
吴　翔　南通大学附属医院
宋国齐　南通大学附属医院
张义德　南通大学附属医院
张亚平　南通大学附属医院
张荣萍　南通大学附属医院
陆　齐　南通大学附属医院
陆翠华　南通大学附属医院
陈　炜　南通大学附属医院
苗雨青　南通大学第四附属医院（盐城市第一人民医院）
林赠华　南通大学附属医院
欧阳嵘　南通大学附属医院
周　娟　南通大学附属医院
赵小芹　南通大学附属医院
柏宏坚　南通大学第四附属医院（盐城市第一人民医院）
俞　燕　南通大学附属医院
施　辉　南通大学附属医院
姜敏辉　南通大学附属医院
姚丽丽　南通大学附属医院
袁　洁　南通大学附属医院
袁　莉　南通大学附属医院
袁　瑾　南通大学附属医院
耿海华　南通大学附属医院
顾云娟　南通大学附属医院
顾志峰　南通大学附属医院
钱　娟　南通大学附属医院
钱　捷　南通大学附属医院
倪松石　南通大学附属医院
倪润洲　南通大学附属医院
徐　浩　南通大学第四附属医院（盐城市第一人民医院）
徐梦麒　南通大学附属医院
徐瑞容　南通大学附属医院
郭根凯　南通大学附属医院
唐祝奇　南通大学附属医院
唐海成　南通大学第四附属医院（盐城市第一人民医院）
黄红铭　南通大学附属医院
盛红专　南通大学附属医院
崔世维　南通大学附属医院
董剑明　南通大学第四附属医院（盐城市第一人民医院）
鲍柏军　南通大学附属医院
蔡奕峰　南通大学附属医院
颜永进　南通大学附属海安医院（海安县人民医院）
潘　闽　南通大学附属医院
潘海燕　南通大学附属医院
戴　林　南通大学附属医院
戴厚永　南通大学附属医院
瞿利帅　南通大学附属医院

丛书前言

随着全球人口的日益老龄化以及环境污染不断加重,癌症的发病率持续升高,已成为当前威胁人类健康最严重的疾病之一,癌症死亡已跃居人类死因第1位。我国的肿瘤发病率及病死率亦在逐年增加,这使肿瘤的防治任务十分艰巨。近年来全国各地纷纷建立肿瘤专科医院,综合医院也都设立肿瘤中心、肿瘤科,这使肿瘤专业医学人才的需求激增,加速培养肿瘤防治专业人才也成为当务之急。随着人们对癌症的发生、发展的分子机制认识的加深、人类基因组和蛋白组学研究的兴起、内镜检新技术的应用及CT、MRI、PET-CT等影像技术的不断更新,使得肿瘤的早期诊断率和治疗效果不断提高。而建立多学科专家协作团队(multidisciplinary team)并以外科为主的多学科综合治疗的理念越来越得到临床医生的认可。

目前临床医学专业教学中有关肿瘤学的内容,大都分散于内科学、外科学、妇科学、儿科学等教科书中,不能全面体现肿瘤学的系统性、先进性、关联性、专业型、外延性。例如:肿瘤流行病学内容;快速发展的肿瘤微创治疗、内镜下肿瘤治疗、肿瘤靶向药物治疗、肿瘤生物治疗等治疗学内容;快速扩展的肿瘤标志物、核素诊断与治疗;新兴的肿瘤康复、肿瘤姑息治疗、肿瘤特殊护理等专业内容。上述相关内容有待教材中修改和补充。因此,有必要将临床肿瘤学作为专门的教科书从临床医学教材中独立出来。

为此,南通大学杏林学院在临床医学专业中开设临床肿瘤学专业方向,以培养临床肿瘤学方面专门人才为目标,并重新构建以我国《本科医学教育标准——临床医学专业》为标准,以临床医学专业主干学科和核心课程、临床肿瘤学课程为主体的临床肿瘤学专门人才培养体系。为了实现以上目标,南通大学杏林学院成立了由南通大学七所附属医院相关专业的专家教授组成的"临床肿瘤学系列教材"编委会,经过近3年的调研和探讨,编写出本套适合培养临床肿瘤学专门人才的系列教材。主要由《临床肿瘤学概论》、《临床肿瘤外科学》、《临床肿瘤内科学》、《临床肿瘤妇科学》、《临床肿瘤放射治疗学》、《临床肿瘤病理学》6本教材以及与之相匹配的临床肿瘤学专业学生所用的《内科学》、《外科学》、《妇产科学》、《儿科学》4本教材,后4本教材中省略了相关肿瘤疾病的内容。

临床肿瘤学系列教材借鉴国内、外同类教材的编写模式,遵循"新、全、实用、高质”的总体思路编写而成。旨在提供一套为临床肿瘤学专业学生及有相关需求的医学工作者所用的教材。力求做到体系创新、理念创新及编写精美。内容上将现有临床医学专业相关教材进行重组和有机融合,按照肿瘤学专门人才培养的逻辑和规律,将教学内容分为普通疾病和肿瘤疾病进行编写。

由于我们的认识深度和编写水平有限,本系列教材在编写过程中可能存在不足之处,欢迎广大医学教育专家及同行们提出宝贵意见。

“临床肿瘤学专业系列教材”编写委员会

2014 年 12 月

前 言

近年来恶性肿瘤已成为我国居民的常见病，也是我国居民死亡的首要原因。为适应我国发病疾病谱的改变和患者临床就诊的需求，国内多家高等院校开设了肿瘤学方向的临床医学专业，但目前国内尚少有针对该专业方向的临床肿瘤学教材。因此南通大学组织编写了临床肿瘤学系列教材，《内科学》就是其中的一本。

鉴于本教材为一本教科书，编写坚持以基础理论、基本知识、基本技能为重心的“三基”原则，在编排内容上注重思想性、科学性、先进性、启发性和实用性；在文字阐述上力求简洁、明了，层次清楚，重点突出，逻辑性强。

本教材内容包括绪论、呼吸、循环、消化、泌尿、血液、内分泌及代谢、风湿性疾病和理化因素所致疾病九个部分，各系统疾病中有关肿瘤内容列入临床肿瘤内科学介绍。主要论述人体各个系统常见疾病的病因、发病机制、临床表现、诊断、治疗和预防。本教材的内容以影响我国人民健康较为严重的内科常见病、多发病为重点。彰显其作为医学本科生教材的特定要求。注重培养学生独立分析、解决问题的临床思维能力。在诊治方案中，应用循证医学的观点，融入有证据的、国际公认的临床诊治指南的内容。同时介绍国内外最新进展情况以拓宽学生视野。

在临床上，由于患者个体差异和现代医药的迅速发展，治疗方法和药物剂量不断变化。因此，本教材提供的资料仅供参考，不负法律责任。

本教材参编人员57人，均来自于南通大学各附属医院，以工作在临床和教学第一线的专家为主。他们以严谨求实的精神和对教学高度负责的态度，将自己的学识、经验和智慧淋漓尽致地体现在本书中。在此谨向各位辛勤工作的编写人员表示衷心的感谢。

尽管编撰者均倍加努力，然由于编写时间短促，加之编者水平所限，书中难免有不尽完善之处，祈盼广大读者不吝指正。

朱健华　施　辉

2015年5月

前　言

目　　录

第一篇　绪　　论

第二篇　呼吸系统疾病

第三篇　循环系统疾病

第四篇 消化系统疾病

第五篇 泌尿系统疾病

第六篇　血液系统疾病

第七篇　内分泌系统和营养代谢性疾病

第八篇　风湿性疾病

第九篇　理化因素所致疾病

第一篇　绪　　论

【内科学是临床医学的基础】　临床医学是研究各系统疾病发病机制、诊断、治疗和预防的科学,被传统地分为内科学、外科学、妇产科学、儿科学、眼科学、耳鼻咽喉科学、皮肤病学和口腔医学。内科学是临床医学领域中一门重要的学科,它涉及面广,整体性强,在研究人体各器官系统疾病的诊断和防治中,以诊治措施不具创伤性(如体格检查、实验诊断、影像学诊断、药物治疗等)或仅有轻微的创伤性(如介入性诊断和治疗)为其特色。内科学是临床医学的基础学科,与临床各学科联系十分密切。医学生是在完成基础医学和诊断学课程学习之后进入内科学习的。内科学课程的学习大体可分为理论学习和毕业实习两个阶段,在基础医学阶段已对疾病的发病原理、诊断、建立诊断依据有了初步认识。因此,对学习内科学中常见病、多发病的病因与发病机制、病理生理、诊断和治疗原则等是较易接受的。医学生掌握内科学的理论和技术知识,不仅为内科专业奠定基础,而且为学习和掌握其他临床学科也奠定重要的基础。无论今后成为哪一科医师,打好内科学基础,训练与领会诊断、防治疾病的临床思路,都起着至关重要的作用。

本教材的内容包括呼吸系统疾病、循环系统疾病、消化系统疾病、泌尿系统疾病、血液系统疾病、内分泌及代谢疾病和理化因素所致疾病八个部分,各系统疾病中有关肿瘤内容列入临床肿瘤内科学介绍。本书按篇、章、节进行编排,大致以系统类疾病为篇,器官和(或)功能类疾病为章,具体疾病或综合征为节。重点论述人体各个系统常见疾病的概述、流行病学、病因、发病机制、临床表现、诊断与鉴别诊断、治疗、预后与预防等内容。通过内科学的学习,使学生在已掌握的基础医学和诊断学知识与技能基础上,掌握疾病诊治的实际本领,达到基础理论与临床知识相得益彰、融会贯通的目的。

【内科学的发展】

1. 医学模式的转换　几百年来,医学的发展模式是建立在生物学发展的基础上,即认识疾病的规律是循"生物医学模式"(biomedical model)进行的。生物医学模式在保护人类的健康以及对医学的进一步发展中,确实发挥了重大的促进作用。客观地说,生物学的发展促进了医学的发展,生物学研究的累累硕果,极大地丰富了人们对疾病发生、发展规律性的认识,也为疾病的预防、治疗提供了理论与实践指导。然而,由于该模式对疾病认识的片面性及局限性,造成医务工作者在防治疾病的过程中"只见树木,不见森林",只注意疾病的生物因素方面,而忽视了疾病许多重要的心理因素与社会因素的主导中介作用。

近代医学研究发现,心理问题、社会问题、环境问题等对疾病发生的影响日益凸显,仅沿用"生物医学模式"的认识方法已远不足以认识现实疾病谱的规律,于是一种新的医学模式——"生物-心理-社会医学模式"(bio-psycho-social medical model)便诞生了。这种新的医学模式赋予了医学如下新的内涵:①就疾病的发生而论,固然与生物的规律性有关,但同样与心理因素、社会因素等有关;②就疾病的治疗而言,不仅要针对疾病的本身,而且要重视调理心态、促进心理健康、改善生存环境等,因后者与前者同等重要;③就疾病的预防而言,除建立对病种针对性很强的预防策略外,营造积极向上、欢乐祥和的人居氛围也必不可少。

现代医学模式要求临床医师在了解患者疾病和病史时,应从患者的社会背景和心理变化出发,对患者所患疾病进行全面的分析及诊断,从而制订有效的综合治疗方案。提高对患者的心理社会因素作用的观察和分析能力,提高治疗效果。预防保健工作一贯重视生物、物理、化学等自然环境因素的作用,但往往忽视不良的心理、行为以及社会因素对人群健康的影响与作用。尤其是现代社会的步伐加快,竞争日益加剧,往往一个人没有经过完善的社会化,其社会心理因素常常表现为如恐惧、焦虑、紧张、绝望等一系列综合征,这些心理症状又是心脑血管疾病、高血压、恶性肿瘤、溃疡病和精神疾病的重要致病因素。环境污染可引发许多疾病,增加了许多病种的发生率,如恶性肿瘤等。与此同时,环境的变化也改变了生物的生存环境,使得许多菌种、病毒、微生物、寄生虫等随之发生繁殖链的变化甚至变异。现代医学模式则将从生物病因为主的预防保健扩大到以生物-心理-社会综合的预防,从而更全面、有效地提高预防效果,即要卫生服务随着医学模式的转变而逐步扩大服务范围(简称四个扩大):①由生理服务扩大到心理服务;②由医院内服务扩大到医院外服务;③由医疗服务扩大到预防服务;④由技术服务扩大到社会服务。总之,疾病自身规律的变化必然要求医学模式发生相应变化,而与之相适应的医学实践应适应这种转变。

需要指出的是,在未来的10~20年内,随着社会与科技的进步,内科学的主流仍将在高度专业化、高科技化,信息化方向进一步发展;环境、社会、心理等因素在疾病发生发展中的作用将越来越受到关注。一些目前所认为的临床难症,如癌症、心脑血管疾病、糖尿病、肺部疾病等通过有效防治其发病率将逐渐下降;绿色环境、预防保健、全民健康水平提升等正逐步成为医学关注的主题。

2. 循证医学的发展　19世纪发展起来的现代医学已经有了解剖、病理、生化、药理等基础学科的支撑,为临床诊断和治疗疾病提供了科学的基础。临床医师面对诊断和治疗问题,主要根据医生的个人经验、实验室检查结果或病理生理原理等来对患者进行治疗,专家及经验是其临床实践的基础。对于某一种疾病、某种治疗方法,其结果的好坏,没有客观的统一评价标准。因而,总体来看仍然属于经验医学的范畴。

循证医学(evidence-based medicine,EBM)是指在临床研究中采用前瞻性随机双盲对照及多中心研究的科学方法,系统地收集、整理大样本研究所获得的客观证据作为医疗决策的基础。循证医学的产生和发展是建立在人类社会疾病谱的变化、科技革命和信息网络技术的革命,特别是建立在临床流行病学的基础上。循证医学意指遵循系统科学依据的医学实践,即严格、谨慎、准确地运用所能获得的最好的研究证据来指导对患者的疾病诊断、治疗和预后的决策,不能单凭临床经验或过时的或不够完善的理论知识处理问题。循证医学一方面可以为临床提供质量高、科学性强、可信度大、重复性好的医疗措施、治疗方法和药物,用来指导临床实践,推动医疗质量的提高。另一方面也为临床科研提供重要信息,为立题提供科学的依据,从而避免走弯路及重复研究浪费科研经费。凡是综合考虑当前可得到的最好临床研究依据、自己的临床专业知识技能和第一手诊治资料,同时尊重患者的选择来指导临床诊断和治疗的实践。

目前国内外对许多常见病制定的诊疗指南,是在收集证据和荟萃分析的基础上,由专家群体认证、提炼、归纳成的临床实践指南或专家共识,已成为临床医学的重要组成部分,对临床实践的指导产生了巨大影响。具体某一个指南一般是针对某一个具体病种的防治策略、某一项诊疗技术的临床应用或对某一种药物的临床评价等,通常采用国际公认的表述方式。

推荐类别分五类。

Ⅰ类：指已经证实和（或）一致公认有益、有用和有效的操作或治疗，推荐使用。Ⅱ类：指有用/有效的证据尚有矛盾或存在不同观点的操作或治疗，也推荐使用。

Ⅱa类：有关证据/观点倾向于有用/有效，应用这些操作或治疗是合理的。

Ⅱb类：有关证据/观点尚不能充分证明有用，有效，可以考虑应用。

Ⅲ类：指已经证实和（或）一致公认无用和（或）无效，甚或有害，不推荐使用。

证据来源水平的表达分三个层次：

证据水平A：资料来源于多项随机临床试验或Meta分析。

证据水平B：资料来源于单项随机临床试验或多项非随机对照研究。

证据水平C：仅为专家共识和（或）小规模研究、回顾性研究、注册研究。

由此可见，依上述方式凝练的指南远较一般化的经验积累要科学、严谨得多，毫无疑问，现代临床医学理应包含各项指南的学术精髓。同时，应该注意的是，基于循证医学研究结论而制定的指南只是给临床医师提供重要的参考依据，但不能作为临床决策的唯一证据，更不能因此忽视临床医师对于每一个具体患者认真的个体化分析。

3. 诊断技术方面的进展　各种先进检测仪器和相应试剂盒的应用，不但有助于快速和准确地完成各种常规实验室检查，而且扩大了实验室检查的项目。高效液相层析、放射免疫和免疫放射测量、酶联免疫吸附测定、聚合酶链反应和酶学等检查技术的建立和完善，使测定体液中微量物质、免疫抗体、药物或微生物的DNA和RNA成为可能。单克隆抗体制备成功又为实验医学提供了新的有效手段。临床生化分析向超微量、高效能、高速度和自动化方面发展。

影像学技术的进步对于疾病的诊断有很大的帮助。如腔室及血管的造影、超声成像、核医学、磁共振成像（MRI）、计算机体层成像（CT）、正电子发射体层成像（PET）等。医学影像学的发展和应用，使获取肌肉、骨骼、器官、血管、神经等的正常或异常图像及其毗邻关系、活动状态、血液流向等信息成为可能，它对于结构性诊断、新生物诊断、体液的正常及异常分布性诊断、血液的正常及异常流向性诊断等几乎具有决定性的作用。心电学的发展和新技术的应用对冠心病、心肌疾病、心包疾病、心律失常、电解质紊乱、某些药物中毒、心脏离子通道性疾病等病种的诊断具有重要价值，对于心律失常类型的诊断、推测心律失常发生机制则具有决定性作用。由电学发展而来的肌电图、脑电图等对其他系统疾病的诊断也起着重要的作用。

空腔内镜的发展十分迅速，迄今，几乎所有人体结构中的空腔器官均有相应的内镜，如消化内镜（胃镜、十二指肠镜、小肠镜、胶囊内镜、结肠镜、胆道镜、胰管镜）、支气管镜、腹腔镜、胸腔镜、宫腔镜、关节镜、尿道镜等，不但能清晰观察空腔器官，且可再配以电视、录像等成像技术，使其具有一次取证，反复阅读、讨论、分析，结果互认的优点。放大内镜结合色素内镜技术，更有助于提高胃肠道小癌灶、微小癌灶及异型增生的检出率。超声内镜可诊断纵隔肿瘤和腹腔内其他肿瘤如淋巴瘤、肾上腺肿瘤，并有助于直肠癌和肺癌的分期。

4. 防治方面的进展　在内科疾病的防治方面也有不少进展。21世纪后，随着科技的发展，内科学各分支学科在临床防治研究方面都有很多新的发展。

针对病因或发病环节的治疗，改变了疾病的自然史。如根除幽门螺杆菌（helicobacter pylori，Hp）作为消化性溃疡的常规治疗，降低了溃疡复发率；乙型肝炎的抗病毒治疗可以阻止肝硬化的进展和减少肝癌的发生；急性冠状动脉综合征（acute coronary syndrome，ACS）概念的提出使冠心病的治疗策略取得重要进展；以阻断过度激活细胞信号传递通道为目的的治疗对策的确立和发展，有可能真正降低心力衰竭的病死率。

新药进一步提高疗效，降低不良反应。如第四代头孢菌素、新一代喹诺酮等不断出现，使抗生素的疗效不断提高；高效、高特异性的新药如质子泵抑制剂（PPI），高特异性作用于不同靶点的各种抗高血压药和抗心律失常药；人工合成人胰岛素类似物、人生长激素等药物的临床应用使激素替代治疗日趋符合生理需要；各种吸入型平喘药和糖皮质激素，各种免疫抑制剂等广泛用于各系统的常见内科疾病，使疗效明显提高而不良反应大大减少。针对 PML/RARa 基因的全反式维甲酸治疗早幼粒细胞白血病，抗 CD20 的利妥昔单抗治疗 B 淋巴细胞疾病，特异性抑制 BCR-ABL 阳性细胞增殖的伊马替尼治疗慢性粒细胞白血病等已应用于临床治疗；生物制剂如 TNF-a 和 IL-1 拮抗剂，具有特异性"靶"拮抗作用，对风湿病的治疗取得明显疗效。

治疗技术不断完善，疗效明显提高，如冠心病的支架植入、心律失常的消融治疗、先天性心脏病的封堵治疗等取得了较好的效果；血液透析、腹膜透析的广泛应用及技术改进，使肾替代治疗成为器官衰竭替代治疗中最为成功的例子；呼吸重症监护医学的不断发展，进一步改善了各种病因引起的呼吸衰竭的预后；造血干细胞移植（hematopoietic stem cell transplantation，HSCT）逐渐成为多种血液病治疗的重要手段；消化内镜下进行的"治疗"，令以往需要外科手术的多种消化系疾病可用创伤较少的内镜治疗来替代。

器官移植作为终末期器官衰竭治疗的最后手段大大改善了晚期内科疾病的预后。肾移植、肝移植技术已相当成熟并已广泛应用，心脏移植、心肺联合移植、胰腺移植等方面也取得了很大进展。

【内科学的学习方法】

1. 掌握好"三基" 掌握好基础理论、基本知识、基本技能是十分重要的。在学习内科学的过程中，要经常复习和深入了解病因、发病机制、病理解剖和病理生理等方面的知识，密切联系有关基础学科的知识特点。在学习发病机制时，联系病理生理、病理解剖、医学微生物、寄生虫、免疫学、分子生物学、医学遗传学等学科的相关知识。在理解临床表现时，从临床病理的联系着手更便于理解和记忆。在学习药物治疗时，应联系药理学、生物学知识，了解治疗的药理基础、药物作用、不良反应、药动学和药效学、常用剂量等。这样能从根本上提高内科学的学习质量，做到知识融会贯通、举一反三。在实践中，要注意基本技能的锻炼，熟练掌握病史的采集、体格检查中视、触、叩、听的正确应用及内科学基本操作技术。掌握了"三基"，有助于更好地进行临床实践，也是学习临床课程的基础。基础医学主要包括人体解剖学、组织胚胎学、免疫学、病原生物学、病理学、病理生理学、法医学、放射医学等。医学生掌握基础医学后，为临床医学的学习和临床工作打下了良好基础。只有学好基础，才能更好地胜任临床工作。此外，医生服务的对象是患者，人的生命是最宝贵的，因此医学生要有严格的要求、严密的程序和严谨的态度，也就是"三严"。坚持"三基三严"的科学作风，将终身受益。

2. 培养科学的临床思维方法 临床思维能力来自临床实践，实践又需要有理论知识做铺垫，需要科学的思维方法。在实践中，针对具体的疾病和患者，依靠已学到的专业理论知识及相关知识，运用正确的思维方法进行科学的分析，这样做不仅能有效地为临床实践服务，而且能提高自己的理性认识，积累丰富的经验。

临床诊断是一个复杂的认识过程，是临床医师对患者所患疾病做出的综合性、判断性的结论。综合询问病史、体格检查和其他相关辅助检查的结果,结合医生自己掌握的理论知识和个人实践经验,仔细进行分析,经过鉴别诊断排除一些可能的诊断,最后得出正确的诊断。根据诊断制订合适的治疗方案。通过动态观察来检验、修正和补充已有的诊断。经过实践、认识、再实践、再认识的多次反复,逐渐接近疾病的客观实际。这是临床诊治疾病的规范过程。完成这个过程需要较高的逻辑思维能力,对内科医生来说,培养临床思维能力极为重要。

在培养临床思维方面应注意以下几个问题。

(1) 主观与客观的关系:每位医师在诊病的全过程中要做到下面两点:① 主观认识尽量与患者实际情况相一致,避免主观臆测;② 力求避免主观、片面,要以点带面。

(2) 整体与局部的关系:患者的病变可能发生在某一局部的器官或组织,然后局部病变可以影响全身,患者主要症状不一定就是病变所在。① 一个系统发生病理变化,必然会影响其他某一系统,甚至几个系统发生变化。如尿毒症,除泌尿系统有典型的症状体现外,它还会影响呼吸、循环、消化、神经等系统。因此,在学习的过程中必须具有整体观念;② 某个系统或器官发生的病理变化,在临床上,症状却体现在另外一个系统或器官,甚至有时是唯一的症状。如心绞痛,典型症状应该是胸部的压榨样疼痛,向左肩、左臂内侧放射,但临床有少数患者单纯表现为上腹部的疼痛,这时往往易误诊为胃肠道疾病。因此,这就要求我们在学习过程中,思路要广一些,全面一些。

(3) 共性与个性的关系:一种疾病的临床表现有它一定的共同特征和规律,而临床医学的对象是人,不同种族、不同地域、不同生存和工作环境、不同生活方式、不同教育背景、不同信仰乃至不同政治、经济、文化等均直接影响着人的行为,也直接影响着同类疾病在不同情况下的个性化的发生、发展及其转归。因此在研究具体患者时,切不可完全照搬书本理论,犯教条主义的错误。

(4) 在整体联系和动态观察中认识疾病:人体是一个非常复杂的有机整体,一种症状的出现将会引起人体的一系列改变。医师在诊断疾病时,既要看到局部病变,又要看到其引起的全身反应;既要了解现在的病情,还要观察病情的演变。只有通过这种综合分析和深入思考,才能把握疾病的本质。

这样,医学生会逐步掌握科学的思维方法,在见习和实习中初步树立系统、全面、发展和联系的观念。

3. 正确对待辅助检查 随着科学技术的发展,生命科学领域的重大发现与创新不断涌现。从血液及体液中发现和诊治各种疾病的先进仪器层出不穷,并不断被更加快捷和智能化的检测方法所取代。以X射线为基础结合计算机应用技术的各种先进的显像及成像技术CT、MRI、MDCT、CTA等;以超声波探测为基础的二维、三维及彩色多普勒显像技术;各种途径的纤维腔内镜的发展;生物化学、细胞生物学、分子生物学及免疫学的迅速发展;临床血液及相关标本检测项目扩展速度也与日俱增。所有这些为临床医生的诊断提供了极其重要的依据。但值得指出的是无论哪一种检查都只能是辅助检查,再多的辅助检查也不能替代医生的病史问诊、体格检查、临床逻辑思维和判断。另一方面临床上过分依赖辅助检查,无的放矢,大撒网式的检查,往往会造成该做的检查没有做,而对患者没有诊断价值的检查做了很多,既延误了诊断也浪费了大量的医疗资源。因此强调:病史、体格检查和临床逻辑思维,任何时候都是医生诊断疾病不可缺少的基本要素,有目的地选择辅助检查项目并结合临床表现分析和解读检查的结果,方能使辅助检查为临床诊断提供更有力的证据。

总之,要学好内科学一方面必须努力学习,学习是行医生涯中终身都要坚持的。首先是学好理论知识,并逐步丰富和更新。另一方面要勤于实践,在踏踏实实的临床实践中掌握扎实的基本功,训练提高临床逻辑思维能力,不断提高自身素质,方能成为一名优秀的临床医生。

(朱健华 施 辉)

第二篇　呼吸系统疾病

第一章　总　　论

学习目标

1. 了解呼吸系统的基本概念、结构和功能。
2. 了解呼吸系统与其他器官、系统功能之间的关系。
3. 了解呼吸系统疾病及其临床地位和展望。

一、呼吸与呼吸系统的基本概念

（一）呼吸的概念

呼吸（respiration）是指机体摄取大气氧（O_2）并输送给组织细胞，又把组织细胞利用 O_2 经代谢产生的二氧化碳（CO_2）输送和释放到大气的全过程。

（二）外呼吸和内呼吸的概念

呼吸全过程可分成外呼吸（external respiration，即肺呼吸）和内呼吸（tissue respiration，即组织呼吸）两部分。

外呼吸是指机体通过呼吸道和肺，从外环境获得 O_2 和释出 CO_2，并经心血管系统由血液在肺与各器官组织之间输送 O_2 和 CO_2 的过程。内呼吸是指组织细胞利用 O_2 进行生物氧化，产生能量、生成水和 CO_2 的过程。

（三）呼吸系统的概念

在循环系统配合下，外呼吸功能主要由呼吸系统（respiratory system）完成。人类呼吸系统由两部分组成：①气体交换系统。气体交换由呼吸系统的核心器官肺来完成。肺提供了血液与吸入气之间气体弥散的巨大表面积。在肺部，弥散入血的 O_2 与红细胞内的血红蛋白（Hb）发生氧合反应，生成氧合血红蛋白（HbO_2），完成对 O_2 的摄取过程；血液中的 CO_2 弥散进入肺泡气，经呼气排出体外；②运输系统。这一功能经血液循环完成：由红细胞把 O_2 输送到全身各部位器官组织，并把 CO_2 从组织输送到肺部。

二、呼吸系统的基本结构和功能

（一）呼吸系统的基本结构

呼吸系统分为上呼吸道和下呼吸道两部分。上呼吸道包括鼻腔、口腔、咽、喉；下呼吸道包括气管、主支气管、各级支气管和肺。

1. 上呼吸道 上呼吸道表面积大,血供丰富,具有通气和温暖、湿润、洁净空气的作用,使吸入空气适于在肺部进行气体交换。

2. 下呼吸道 构成下呼吸道的各种结构主要位于胸腔内。

(1) 肺:肺由气道、血管、神经和淋巴管构成,由实质组织支撑。在肺内,两侧主支气管分出越来越小的气道,直到末端呼吸单位,即肺泡。肺有两种作用;其一,作为气流导管的气道;其二,作为转运 O_2进入血液,并使 CO_2离开血液的一种界面。该界面称为肺泡-毛细血管膜(简称肺泡膜)。

(2) 肺泡:是具有气体交换功能的气道部分,构成 O_2从肺进入血液和 CO_2由血液进入肺的通道。

(3) 胸膜:肺位于胸腔内。胸腔内的肺、胸壁和纵隔被两层相连的上皮所覆盖,覆盖的上皮组织称为胸膜。内层胸膜覆盖肺,称为脏层胸膜;覆盖胸腔壁和纵隔的外层胸膜称为壁层胸膜。两层胸膜紧贴,仅有薄层的液体将两层分隔开,形成一种潜在的腔隙,称为胸膜腔(简称胸腔)。液体起润滑剂的作用,在呼吸时,能使两表面间相互滑动。

(二) 肺的呼吸功能

机体仅短时间缺氧,就能引起细胞不可逆性的改变,或导致死亡。呼吸系统的基本功能是气体交换(gas exchange)和运输。肺内气体交换有通气(ventilation)、血液灌注(perfusion)和弥散(diffusion)三个关键步骤,它们共同保证机体能获得 O_2,也使组织产生的 CO_2能被迅速排出。

肺呼吸包括肺通气和肺换气两种相互联系的功能。肺通气是指通过呼吸使肺泡气不断更新的过程。肺换气是指肺泡气与流经肺泡毛细血管的血液之间进行气体交换的过程。

1. 肺通气

(1) 肺通气过程和决定肺通气量的基本因素:机体外环境的大气压是一种不能随时任意被改变的因素。因此,空气在气道内的运动方向和动力,源于胸腔的扩大或缩小,即通过呼吸运动使肺容积发生改变,造成肺泡气与环境大气间的压力差。胸腔扩大使肺泡内压(肺内压)降低就引起吸气;胸腔缩小使肺内压增高则引起呼气。

吸气是呼吸时最主要的做功过程。膈肌是最主要的吸气肌。膈肌收缩时使胸廓容积增大,结果使胸腔内压和肺内压降低,提供了使空气流入肺内的动力。肋间外肌收缩能提升肋骨,也有助于胸廓容积增加。平静呼气是吸气肌松弛和胸廓容积恢复原状使肺组织弹性回缩的结果;在用力呼气时,肋间内肌收缩使肋骨下降和胸腔内压增高,腹部肌肉收缩则增加腹内压并增高了对横膈膜的压力,结果使呼气作用明显增强。

呼吸时肺通气的多少,决定于两个因素;①呼吸频率。正常呼吸频率为 12~16 次/分;②每次呼吸的容积,也称潮气量。根据代谢需要,机体可调节呼吸频率和潮气量,使肺通气发生变化。

肺或胸壁的疾病可以增高呼吸时做功的负荷,也需要辅助呼吸肌的参与,使维持足够的通气。

(2) 肺通气障碍对机体的影响:肺通气障碍明显降低肺泡气与周围气的交换量,影响肺泡气的更新,进而影响氧摄取和 CO_2的排出。作为机体对通气障碍的调节性反应,最常见的是出现浅、快呼吸,使肺通气增加。肺通气增加使排出 CO_2增多,可引起低碳酸血症(hy-

pocapnia);但严重肺通气障碍时,呼吸频率过快使潮气量过低,肺通气可持续低于正常,不但低氧血症得不到纠正,还可增加机体氧耗量,并出现高碳酸血症(hypercapnia)。

2. 肺换气 肺换气是通过肺泡-毛细血管膜(肺泡膜)根据交换气体的压力差进行气体扩散(弥散)的过程。肺泡膜由肺泡上皮细胞、非薄的基底膜和周围密集毛细血管网的血管内皮细胞构成。肺泡毛细血管流入来自右心的混合静脉血。肺泡气的氧分压远大于流经肺泡的血液(血浆)氧分压(PO_2),O_2就弥散进入血浆,使血浆氧分压增高并促使O_2弥散进入红细胞,与Hb结合生成HbO_2。同理,混合静脉血中的CO_2经弥散进入肺泡并通过呼气排出。

保证肺换气功能正常的基本因素是正常的弥散功能、足够的肺泡通气与流经肺泡的血流量以及肺泡膜两侧恰当的通气与血流的比例。

就肺部气体交换而言,弥散除明显受肺泡膜两侧O_2和CO_2分压差大小的影响之外,也与能进行气体交换的肺泡膜总面积大小和肺泡膜厚度有关。在大部肺切除、严重肺实变或肺不张时,弥散膜面积明显缩小;若存在严重肺水肿或纤维增生性肺泡炎,则弥散膜厚度明显增加,都可影响O_2的弥散速率,但一般不影响CO_2的弥散。

正常肺换气功能还有赖于肺泡总通气量和流经肺泡血流总量的正常。正常肺泡总通气量约为4L/min,如果肺泡总通气量过度增高(如呼吸急促时)虽不会影响氧的摄取,但可引起CO_2的大量排出使发生低碳酸血症和呼吸性碱中毒(respiratory alkalosis);肺泡总通气量过度降低(如存在严重通气障碍时)不仅能引起机体缺氧,也能引起高碳酸血症和呼吸性酸中毒(respiratory acidosis)。右心室泵出的血量约为5L/min,其中97%~98%进入肺泡血管参与气体交换。如果由于右心衰竭、肺内大量动静脉吻合支开放、肺血管内广泛血栓形成或栓塞,参与气体交换的血液明显减少,可出现低氧血症(hypoxaemia)。

然而,单纯良好的肺血液灌注尚不足以保证血液能充分氧合。决定动脉血气体成分最重要的因素,是使肺内各部位肺泡的通气与血流有良好的匹配,一般全肺平均为0.8~1.0。而实际上,正常人肺不同部位肺泡通气与血流的比例存在一定程度的生理性差异。例如,在肺尖部较高,约为3.0;肺底部较低,约为0.6。肺泡通气和血流比例失调是指肺各部存在肺泡通气或血液灌注降低引起两者比例的异常,比例过度增高出现无效腔样通气(指无效肺泡通气增多),比例过度降低出现功能性分流(指肺泡无效灌注血量增多)或静脉血掺杂。前者见于肺泡的通气正常但无血液灌注时(如凝血块阻断血流时),后者见于肺泡的血液灌流正常但无空气进入肺单位(如黏液栓子堵塞气道时)。两种失调类型都是引起低氧血症最常见的原因,并成为许多呼吸系统疾病的基础。另外,当发生支气管血管扩张和肺内动静脉短路开放,或肺实变和肺不张使肺泡失去通气功能,但仍有血流,都可影响肺换气,前者称为解剖分流增加,后者称为真性分流。许多肺疾病由于肺内各部肺泡出现通气和血流比例的严重不匹配,可引起换气障碍而导致机体缺氧。

(三)呼吸系统的非呼吸功能

除呼吸功能,肺尚有其他一些功能,称为肺的非呼吸功能(non-respiratory function),其中有防御(包括滤过),内分泌、代谢与排除、酸碱平衡调节以及体温调节等功能。

1. 防御功能 肺对吸入的有害成分有非特异性和特异性两种防御机制;对于血源性的微聚物尚有滤过功能。

(1)非特异性防御机制:包括物理性和化学性屏障作用与喷嚏和咳嗽反射。物理性屏障涉及呼吸道的黏液、纤毛运动和巨噬细胞的吞噬作用；化学性屏障涉及分泌液中的溶菌酶及补体成分等。

(2) 特异性防御机制：呼吸道的特异性防御功能也是机体免疫系统的一个组成部分。除纵隔、气管、支气管周围有许多淋巴结外，气道本身也有散在的支气管附属淋巴组织，其中有 B 细胞和 T 细胞。在上呼吸道可分泌较多分泌型 IgA(sIgA)，在接近肺泡部位主要为 IgG。这些特异防御机制可以中和病毒、毒素和凝集微生物，起清除外来抗原的作用；同时，被保留的抗原也可以引起免疫反应。在肺内，每个肺叶是一个免疫反应的独立单位。

(3) 滤过作用：肺是血液循环的一个滤器。一个肺泡有近千段毛细血管。由各系统器官回流血液中的微血栓、大分子蛋白或细菌形成的微小聚合物，都能被阻留于肺内，防止进入体循环发生播散并影响其他重要器官。同时，肺毛细血管相互交通构成多边形网格状；肺微血管内皮细胞具有很强的抗凝和纤溶功能，因而，除非口径较大血管的堵塞，或者短时间内有大量微聚物进入肺循环，一般性微血管阻塞不致引起肺微循环障碍。

2. 内分泌、代谢与排除功能

(1) 肺的内分泌与代谢功能：已证明肺内存在具有内分泌作用的细胞。现知肺内分泌细胞能产生与铃蟾肽(蛙皮素，bombesin，Bom)、降钙素(calcitonin)和亮-脑啡肽(L-enkephalin，L-Enk)有相同免疫反应性的物质。Bom 对支气管有很强的收缩作用；降钙素对机体的钙代谢起作用，故切除人甲状腺后可不伴有明显的钙代谢紊乱。在一些因素引起肺疾病，包括某些恶性肿瘤时，可出现多种内分泌紊乱的综合征(异位激素综合征)，引起水、电解质平衡紊乱或其他异常变化。

肺组织还存在某些特殊的代谢功能，如肺泡表面活性物质分泌与清除的平衡调节，对多种血管活性物质有生成、储存、释放、激活或灭活作用。因而，肺是血管活性物质代谢的一个重要器官。

(2) 肺的排除功能：CO_2和某些药物(特别是那些经肺给药的药物)可经肺排除。

3. 酸碱平衡的调节　血液酸碱度(以 pH 的大小表示)与血浆中碳酸氢钠与碳酸浓度的比值([$NaHCO_3$]/ H_2CO_3)密切相关，正常为 20/1，即血液 pH 的平均值为 7.40。血浆 H_2CO_3浓度高低取决于溶于血液的 CO_2量(以 ml/dl 表示)的多少。通常，在固定血氧饱和度的条件下，溶于血液一定量的 CO_2就产生一定数值的 CO_2分压(PCO_2，以 mmHg 表示)，溶于血液的 CO_2可形成 H_2CO_3，形成 H_2CO_3的浓度可以用 PCO_2的 mmHg 数乘以 0.03 计算(单位为 mmol/L)。因此，肺呼吸的频率和幅度可以通过影响流经肺部血液排出 CO_2的多少而改变血液的 PCO_2，也就是能改变血液 H_2CO_3的浓度，进而改变血液的 pH。

4. 体温调节　整个呼吸道具有巨大的表面积，肺泡壁密布毛细血管。作为机体体温调节效应器的一个组成部分，可通过改变肺通气和不感蒸发所致的热量丧失，对体温调节起作用。

三、呼吸系统与其他器官系统功能间的关系

肺与其他器官系统的功能之间，有着十分密切而广泛的联系。这种联系，既表现在肺的呼吸功能方面，也表现在肺的非呼吸功能方面；既具有生理学意义，也具有重要的病理学意义。

(一) 中枢神经系统与呼吸功能的关系

呼吸运动是由脑干(脑桥和延髓)中与呼吸调节相关的神经核团根据机体代谢需要持续性进行调控实现的。这种调控基于来自中枢和外周各种感受器的理化信息,其中主要的可变性控制是动脉血 CO_2分压($PaCO_2$),由呼吸中枢指令各种呼吸肌适度的协调运动以调节呼吸频率与潮气量,保证 O_2的供应和清除体内产生的 CO_2(使 $PaCO_2$接近 40mmHg),使与代谢需求相适应。但呼吸运动也能由较高级中枢通过有意识和无意识的方式进行调节。例如,在说话、焦急不安和情感激动时,即使在无意识间,呼吸频率和幅度也可有明显的改变。在病理条件下,呼吸或其他器官功能障碍可以影响呼吸中枢,神经中枢疾病或呼吸中枢功能障碍也可直接影响肺呼吸功能。例如,严重缺氧或酸中毒时,呼吸中枢在接受化学信号后作出代偿性调节反应,常出现呼吸加深、加快;水痘患者可能出现呼吸过度急促;呼吸中枢衰竭时出现各种病理性呼吸类型;睡眠呼吸暂停综合征也可因某些中枢性原因引起。在严重肺功能障碍时可以引起明显的中枢神经系统功能紊乱,典型的病理性改变是发生肺性脑病。

(二) 血液系统与呼吸功能的关系

红细胞数量和功能的正常直接与呼吸功能相联系。因为外呼吸功能的终极目标是为机体各器官组织摄取与提供 O_2,并把产生的 CO_2排出体外。血液红细胞是肺和各器官组织间输送 O_2和 CO_2的载体。应当特别指出,红细胞中的血红蛋白(Hb)在肺部对 O_2的摄取、在循环血液中对 O_2的运输和在组织中对 O_2的释放与提供细胞所需,都起着十分重要的作用。纵然肺的外呼吸功能正常,倘若血液 Hb 含量过低(严重贫血)、Hb 结合 O_2的功能障碍或严重酸中毒,则流经肺部的血液依然不能摄取足以维持机体正常生命活动所需的 O_2;如果 Hb 与 O_2结合的亲和性异常增高,如严重碱中毒、CO 中毒或存在某种 Hb 遗传性结构异常时,结合 O_2的 Hb 在组织也不能正常地释放出 O_2。这些都是除呼吸功能障碍之外能引起对组织细胞供氧不足的另外一类重要原因。

(三) 循环系统与呼吸功能的关系

前述肺泡血液灌注在肺换气功能中的重要作用已经从一个方面体现了循环与呼吸系统间的密切关系。此外,在解剖学上大、小循环之间的关联以及胸腔内肺与心脏的位置关系也可影响两大系统彼此的功能。因此,左心衰竭可以引起肺淤血、肺水肿和呼吸困难;慢性阻塞性肺疾病可以引起肺动脉高压和肺源性心脏病(右心衰竭),进而影响体静脉系统的血液回流并出现全身性水肿;张力性气胸不仅明显影响肺呼吸,而且可能引起纵隔移位、摆动和心脏功能。

(四) 其他器官功能与肺功能间的关系

肺泡表面构成与外环境接触的巨大表面,又可通过循环系统与全身各器官组织相联系。因此,肺的呼吸功能与非呼吸功能与其他器官功能间可存在交互性影响,甚至引起疾病。例如,呼吸功能障碍引起缺氧、呼吸性酸中毒或呼吸性碱中毒可累及全身;发热和呼吸急促可因呼吸道水分的过度蒸发构成体液丧失的一种原因;某些肺疾病可能引起异位抗利尿激素(ADH)分泌而产生水潴留的倾向;结核菌通过肺部感染和血行播散引起肺外结核的发病；反复发生呼吸道感染可明显降低机体的免疫功能；相反，机体的免疫功能明显降低的患者常易先发生呼吸系统疾病甚至是严重的病变。

四、呼吸系统疾病及其临床地位

（一）呼吸系统疾病及其分类

1. 呼吸系统疾病的基本概念　呼吸系统疾病泛指发生于呼吸系统不同部位的、性质不同的各种疾病。但某些上呼吸道疾病，特别是鼻旁窦炎、鼻炎、喉炎、鼻咽部肿瘤等发生于鼻、咽和喉部的疾病。由于解剖部位的特殊性，这些疾病常被归类于五官科学范畴之内。在内科学范畴内，呼吸系统疾病是指除上述病种外的呼吸道、肺和胸膜的疾病，也包括主要累及呼吸功能的其他重要的病理过程和临床综合征，如呼吸衰竭、SAS 和多器官功能障碍综合征等。

2. 呼吸系统疾病的分类　可从不同角度对呼吸系统疾病进行分类，如根据病因、病变部位和病变性质等进行分类。呼吸系统疾病包含许多病种和若干重要的病理过程。所谓疾病，是指由特异病因引起的、具有特征性表现（症状、体征）的病理变化．包括组织结构和（或）功能、代谢的异常变化。如肺结核、哮喘、肺炎等。所谓病理过程，是指在许多疾病中可能出现的具有共同性的、成套的病理生理学变化。在广义的呼吸系统疾病中，典型的病理过程是急性和慢性呼吸衰竭。缺氧是一种全身性的、而非局限于呼吸系统的病理过程，但是，呼吸系统疾病是引起缺氧的最常见的一类疾病。

通常，呼吸系统疾病可分为：①肺感染性疾病，如肺炎、肺脓肿和肺结核；②气道疾病，如急性上呼吸道感染、急性气管-支气管炎、支气管扩张、哮喘和慢性阻塞性肺疾病；③肺血管疾病，如肺血栓栓塞症和肺动脉高压症；④肺间质疾病，如肺纤维化、结节病（类肉瘤状病）、特发性肺纤维化和脱屑性间质性肺炎；⑤肺肿瘤，如支气管肺癌、原发肺淋巴瘤和良性的腺瘤；⑥肺先天性异常，如先天性囊肿和先天性气管或支气管异常；⑦医源性疾病，如药物所致肺疾病和放射治疗的呼吸系统并发症；⑧胸膜疾病，如气胸、胸腔积液、乳糜胸和脓胸；⑨胸膜肿瘤，如恶性间皮瘤和胸膜纤维瘤，其他呼吸系统疾病还包括呼吸衰竭、SAS、急性呼吸窘迫综合征和 MODs 等。除结核和恶性肿瘤外，慢性阻塞性肺疾病、支气管哮喘和不同病因引起的各种肺炎，是呼吸系统疾病中最常见的疾病。例如，在美国约有 5% 的成年人在任一时间内会因支气管哮喘接受治疗；约有高达 20% 的人在童年的某一时期会出现哮喘的症状。

（二）呼吸系统疾病的临床地位

在临床医学范畴内，呼吸系统疾病具有十分重要的地位。其重要性，可以从呼吸系统发生疾病的特点和流行病学予以说明。

1. 呼吸系统疾病的特点　如第三节所述呼吸系统与其他器官系统间存在的各种密切关系可以理解，除了先天性和医源性疾病之外，外环境的各种致病因素可以侵入呼吸道和肺引起各种疾病；其他器官系统的疾病，如炎症、肿瘤、血栓形成等，可通过血液循环和淋巴系统侵入肺部；全身免疫性疾病、尿毒症、白血病和其他内环境异常变化，也可累及肺组织或引起呼吸功能异常。相反，肺部疾病也可以在肺内或向全身播散。因此，呼吸系统疾病有以下特点：①呼吸系统易罹患疾病；②人类的常见病、多发病在呼吸系统疾病中所占比例高;③多数呼吸系统疾病症状明显,即使病情较轻也能明显影响患者的生活质量和正常工作;④呼吸系统感染性疾病种类繁多,急性和严重病例死亡率较高;⑤呼吸系统疾病发展的共同结果,第一可以出现程度不同的缺氧,能影响全身各器官系统的代谢和功能;第二是发展为呼吸衰竭,成为疾病难治或死亡的原因。呼吸衰竭也是各种疾病致死时的临终表现;无论是临床死亡或脑死亡的诊断,不可逆性的自主呼吸停止,是不可或缺的重要标准之一。

2. 呼吸系统疾病的流行病学 在我国,除肺癌外的呼吸系统疾病占城市死亡病因的第4位,在农村占第1位,其中尚不包括肺结核;而在内科病中呼吸系统疾病占1/4。近数十年来,呼吸系统疾病的流行病学和临床正发生着以下方面的变化:①肺癌、慢性气道疾病的发病率显著增加。其中,成人支气管哮喘在我国的发病率为0.7%~1.5%,儿童为0.7%~2.03%,即全国有哮喘患者1000万~2000万,成为严重影响青壮年和儿童健康的一种疾病;慢性阻塞性肺疾病的发病率也居高不下。COPD、职业性肺病和间质性肺病常引起慢性肺功能障碍并易致残,这些疾病已成为许多中、老年患者生活质量严重下降的重要原因之一;②尽管非结核性肺部疾病已替代肺结核而占主导地位,但肺结核仍是严重危害人类健康的主要传染病。我国结核病(主要为肺结核)的患者人数已居全球第2位;每年死于结核病的人数高达15万;③肺血栓栓塞、肺部弥漫性间质纤维化与免疫低下性肺部感染也成为呼吸系统的常见多发病种;④某些肺部感染病原的变异和耐药性增加,由耐药菌株引起的医院获得性或社区获得性肺部感染趋于增多;对病毒感染缺乏有效防治方法,因而其发病率无明显降低。2002~2003年由传染性非典型性肺炎冠状病毒引起SARS流行;2004年以来亚洲人罹患禽流感病例的报道有增加趋势,且病死率极高,对社会稳定和经济发展造成了极大的影响。因此,对于这些呼吸系统疾病的防治形势十分严峻,对于许多呼吸系统常见多发病的预防、诊断和治疗的措施、方法方面,尚有待于积极、有效的努力与提高。

(三)呼吸系统疾病的防治进展与健康促进

1. 呼吸系统疾病诊治的新进展 近一二十年来,随着经济发展和许多医学新理论的汲取与新技术的应用,我国各医学学科临床工作的面貌发生了较大的改观,呼吸系统疾病的诊治工作也不例外,其主要的发展表现在以下三方面。

(1)诊断新技术的应用:呼吸系统疾病的诊断有赖于病史、症状和体征的了解以及通过必要的实验室和其他检查所得结果的分析。近年来,影像学和内镜新技术的发展与应用,大大地推动了呼吸系统疾病的诊断与治疗。例如,在普通体层电子计算机分层扫描(CT)基础上应用高分辨率CT(HRCT)、螺旋CT、超高速CT和磁共振成像(MRI),提高了胸部疾病影像诊断的广度和深度,对肺内孤立性结节病灶、肺癌和弥漫性肺疾病的检查诊断与疗效评估,有特殊的应用价值。CT也已成为胸部介入技术如肺活检、支气管支架安装、肺动脉溶栓与血栓摘除术等的监视与导向系统的主要设备。放射性核素显像的应用对肺栓塞、肺部感染、肺部肿瘤和急性肺损伤的诊断有重要作用;研究中的特异性浓集于肺肿瘤细胞的某些试剂,除用作显像外也可能用于治疗。

(2)机械通气和呼吸监护技术的应用:这些方面技术的发展和设施的完善大大提高了对难治和重症患者的救治率。机械通气是指利用呼吸机产生气流和提供适当氧浓度,增加通气量、改善换气功能和减少患者能量消耗的治疗措施,对于功能衰竭或即将衰竭的呼吸系统起支持作用,可维持患者的生命,并为基础疾病的治疗及呼吸功能的改善与康复创造条件。

呼吸监护是指对重症患者呼吸功能的监护,包括呼吸动力机制和气体交换监测,近来也包括对呼吸中枢和呼吸肌的功能监测。

(3) 呼吸系统常见多发病病理机制认识的深化和防治方法的进步:COPD、支气管哮喘、SARS、ARDS、肺炎、间质性肺炎、肺结核、肺癌和呼吸衰竭等,都是呼吸系统疾病中较常见、多发的,对人类健康和生命具有较大危害的疾病。随着分子生物学、蛋白质和酶生物化学研究的深入,以及其他各种研究与应用技术的开发、创新和应用,对这些疾病在发病机制、流行病学特征和病理与临床特点等方面的认识在不断深化。并由此推动了对它们进行预防、诊断和(或)治疗新方法的研究与应用,从而使各种呼吸系统常见多发病的防治效果得到不同程度的提高。例如,基于对 COPD 发病机制的新认识,推动了具有针对性的抗感染和减轻组织损伤新治疗方法的研究,开发和应用各种新的抗感染药物、支气管扩张剂、炎症介质拮抗剂/蛋白酶抑制剂和(或)基因治疗药物,可能对有效治疗 COPD 带来新的希望。

2. 呼吸系统疾病的预防与健康促进　近年来,呼吸系统疾病流行病学与临床特点发生明显变化的原因是多方面的,其中主要包括经济发展与环境污染(如日益严重的大气污染等原因使吸入的有害粉尘、致癌物和变应原增加)间的矛盾日益突出,生存环境恶化;吸烟等不良生活习惯的滋长、蔓延;社会人群结构老龄化加速;广大农村和贫困地区的医疗卫生保障仍十分缺乏,大量进城农民在城市的工作、生活与医疗状况堪忧者不在少数。所以,呼吸系统疾病防治面临的问题不仅涉及临床工作的进步,还密切与社会进步与健康发展以及个人良好生活习惯的养成等有关。

目前,社会生活和人们观念的改变与医学的发展,也促进了医学的目标和任务出现转变,由原来只着重于疾病的预防、治疗拓展为对患者传授必要的疾病防治、护理知识和指导日常生活,关注难以治愈疾病的患者使其减轻病痛,实施临终关怀等。医师的责任不只在于如何治好病,而且要以患者为本,着眼于如何使患者在病中也能有较高的生活质量和较良好的心理状态。鉴于前述呼吸系统疾病的各种特点,对患有此类疾病的患者,注意给予人性化的医疗服务,既十分必要,任务也十分艰巨。

对于呼吸系统疾病的预防存在社会职能、医疗机构与医务人员的职能和个人防护三方面要素。例如,大气污染和接触粉尘劳动者的职业保护等问题的根本解决;医疗机构的配置把重心转移到社区和农村基层使适应疾病预防、治疗和健康指导的需要;严重的或新发生的呼吸道传染病传播链的阻断等,都需要政府职能部门的主导和全社会的共同努力。医疗机构与医务人员需要转变服务观念以实现上述目标外,还需要组织有职业素养的基层医疗、护理人员队伍,加强对呼吸系统疾病的流行病学调查和解除患者病痛方法的研究。例如,对肺结核疫情趋势的掌握和发病率上升原因的调查研究;制订有效控制结核病传播的对策;简便有效的肺癌早期诊断方法的研究,COPD 患者的生活指导;小型化、性能完善的适于家庭使用呼吸机的研制与推广使用,以便维护严重肺疾病患者的呼吸功能与改善生活质量,预防呼吸衰竭的发生等。作为个人对呼吸系统疾病的防护,其涉及的内容和方法众多,但基本原则是:①有规律的生活和保持良好的心理与营养状态以及适当的运动,以提高机体免疫功能和维持良好的呼吸功能;②注意生活场所的卫生,防止过敏原致病;③注意气候变化的影响和避免经常出入人员拥挤的场所;④杜绝抽烟的诱惑。解决在青少年人群中烟民队伍迅速扩大的问题,也涉及教育和法制建设方面的社会责任。

(倪松石　刘　华)

第二章　急性上呼吸道感染和急性气管-支气管炎

第一节　急性上呼吸道感染

学习目标

1. 掌握急性上呼吸道感染的概念、病因。
2. 掌握急性上呼吸道感染的分类及主要临床特征。
3. 熟悉急性上呼吸道感染的治疗原则。

急性上呼吸道感染简称上感,是包括鼻腔、咽或喉部急性炎症的总称。广义的上感不是一个疾病诊断,而是一组疾病,包括普通感冒、病毒性咽炎、喉炎、疱疹性咽峡炎、咽结膜热、细菌性咽-扁桃体炎。狭义的上感又称普通感冒,是最常见的急性呼吸道感染性疾病,多呈自限性,但发生率较高。成人每年发生2~4次,儿童发生率更高,每年6~8次。全年皆可发病,冬春季较多。

【病因】　急性上呼吸道感染有70%~80%由病毒引起。包括鼻病毒、冠状病毒、腺病毒、流感和副流感病毒、呼吸道合胞病毒、埃可病毒、柯萨奇病毒等。另有20%~30%的上感由细菌引起。细菌感染可直接感染或继发于病毒感染之后,以溶血性链球菌为最常见,其次为流感嗜血杆菌、肺炎球菌、葡萄球菌等,偶或为革兰阴性细菌。

各种导致全身或呼吸道局部防御功能降低的原因,如受凉、淋雨、气候突变、过度疲劳等可使原已存在于上呼吸道的或从外界侵入的病毒或细菌迅速繁殖,从而诱发本病。老幼体弱,免疫功能低下或患有慢性呼吸道疾病的患者易感。

【临床表现】　根据病因和病变范围的不同,临床表现可有不同的类型:

1. 普通感冒　俗称"伤风",又称急性鼻炎或上呼吸道卡他,多由鼻病毒引起,其次为冠状病毒、副流感病毒、呼吸道合胞病毒、埃可病毒、柯萨奇病毒等引起。

普通感冒起病较急,潜伏期1~3日不等,随病毒而异,肠病毒较短,腺病毒、呼吸道合胞病毒等较长。主要表现为鼻部症状,如喷嚏、鼻塞、流清水样鼻涕,也可表现为咳嗽、咽干、咽痒或灼热感,甚至鼻后滴漏感。发病同时或数小时后可有喷嚏、鼻塞、流清水样鼻涕等症状。2~3日后鼻涕变稠,常伴咽痛、流泪、味觉减退、呼吸不畅、声音嘶哑等。一般无发热及全身症状,或仅有低热、不适、轻度畏寒、头痛。体检可见鼻腔黏膜充血、水肿、有分泌物,咽部轻度充血。

并发咽鼓管炎时可有听力减退等症状。脓性痰或严重的下呼吸道症状提示合并鼻病毒以外的病毒感染或继发细菌性感染。如无并发症,5~7日可痊愈。

2. 急性病毒性咽炎或喉炎

(1) 急性病毒性咽炎:多由鼻病毒、腺病毒、流感病毒、副流感病毒以及肠道病毒、呼吸道合胞病毒等引起。临床特征为咽部发痒或灼热感,咳嗽少见,咽痛不明显。当吞咽疼痛时,常提示有链球菌感染。流感病毒和腺病毒感染时可有发热和乏力。腺病毒咽炎可伴有眼结合膜炎。体检咽部明显充血水肿,颌下淋巴结肿大且触痛。

（2）急性病毒性喉炎:多由鼻病毒、甲型流感病毒、副流感病毒及腺病毒等引起。临床特征为声音嘶哑、讲话困难、咳嗽时疼痛,常有发热、咽痛或咳嗽。体检可见喉部水肿、充血,局部淋巴结轻度肿大和触痛,可闻及喉部的喘鸣音。

3. 急性疱疹性咽峡炎　常由柯萨奇病毒A引起,表现为明显咽痛、发热,病程约1周,多于夏季发作,儿童多见,偶见于成年人。体检可见咽充血,软腭、悬雍垂、咽及扁桃体表面有灰白色疱疹及浅表溃疡,周围有红晕,以后形成疱疹。

4. 咽结膜热　主要由腺病毒、柯萨奇病毒等引起。临床表现有发热、咽痛、畏光、流泪,体检可见咽及结合膜明显充血。病程4~6日,常发生于夏季,儿童多见,游泳者易于传播。

5. 细菌性咽-扁桃体炎　多由溶血性链球菌,其次为流感嗜血杆菌、肺炎球菌、葡萄球菌等引起。起病急、明显咽痛、畏寒、发热(体温可达39℃以上)。体检可见咽部明显充血,扁桃体肿大、充血,表面有黄色脓性分泌物,颌下淋巴结肿大、压痛,肺部无异常体征。

【实验室检查】

1. 血常规　病毒性感染时,白细胞计数多正常或偏低,淋巴细胞比例升高;细菌感染时,白细胞计数常增多,有中性粒细胞增多或核左移现象。

2. 病原学检查　因病毒类型繁多,且明确类型对治疗无明显帮助,一般无需明确病原学检查。必要时可用免疫荧光法、酶联免疫吸附法、病毒分离鉴定、病毒血清学检查等确定病毒类型。细菌培养可判断细菌类型并做药物敏感试验以指导临床用药。

【诊断与鉴别诊断】　根据病史、流行病学、鼻咽部的症状体征,结合周围血象和阴性胸部影像学检查可做出临床诊断,一般无需病因诊断。特殊情况下可行细菌培养或病毒分离,或病毒血清学检查等确定病原体。

本病须与初期表现为感冒样症状的其他疾病鉴别。

1. 过敏性鼻炎　临床上很像"伤风",不同之处包括如下几点。

（1）起病急骤、鼻腔发痒、喷嚏频繁、鼻涕呈清水样,无发热。

（2）多由过敏因素如螨虫、灰尘、动物皮毛、低温等刺激引起。

（3）如脱离过敏源,数分钟及1~2h内症状即消失。

（4）体检可见鼻黏膜苍白、水肿。

（5）鼻分泌物涂片可见嗜酸粒细胞增多。

2. 流行性感冒　为流感病毒所致的急性呼吸道传染性疾病,传染性强,常有较大范围的流行。临床特点:

（1）起病急,全身症状重,畏寒、高热、全身酸痛、眼结膜炎症明显,部分患者有恶心、呕吐、腹泻等消化道症状。

（2）鼻咽部症状较轻。

（3）病毒为流感病毒,必要时可通过病毒分离或血清学明确诊断。

（4）早期应用抗流感病毒药物如金刚烷胺、奥司他韦疗效显著。

（5）可通过注射流感疫苗进行预防。

3. 急性传染病　某些急性传染病(如麻疹、流行性出血热、流行性脑脊髓膜炎、脊髓灰质炎、伤寒、斑疹伤寒)在患病初期常有上呼吸道症状,在这些病的流行季节或流行区应密切观察,并进行必要的实验室检查,以资鉴别。

（1）麻疹:上呼吸道感染的症状为前驱期症状,约有90%的患者在发病后2~3日在上颌第二磨牙部位的颊黏膜上可见灰白色小斑点(科氏斑),上感无科氏斑。

(2) 流行性出血热:主要传染源是鼠类,流行具有地区性。可有头痛、腰痛、眼眶痛(俗称三痛)症状,发热、出血及肾损害为三大主征,典型患者可有发热期、低血压休克期、少尿期、多尿期及恢复期五期。上感全身中毒症状轻,主要以鼻咽部卡他症状为主。

(3) 流行性脑脊髓膜炎:部分患者初期有咽痛、鼻咽部分泌物增多症状,很快进入败血症及脑膜炎期,出现寒战、高热、头痛、皮疹。后期可有剧烈头痛病出现脑膜刺激征。主要传染源是带菌者,通过飞沫传播。

(4) 脊髓灰质炎:是由脊髓灰质炎病毒引起的急性传染病,未应用疫苗的儿童易感。前驱期大多出现上感症状,部分进入瘫痪前期,出现体温上升、肢体疼痛、感觉过敏等神经系统症状,瘫痪期出现肢体不对称性、弛缓性瘫痪,多见于单侧下肢。

(5) 伤寒:发热为期最早期症状,可伴有上感症状,但常有缓脉、脾大或玫瑰疹,伤寒病原学与血清学检查阳性,病程较长。

(6) 斑疹伤寒:流行性斑疹伤寒多见于冬春,地方性斑疹伤寒多见于夏秋季。一般起病急,脉搏较快,多有明显头痛。发病第5~6日出现皮疹,数量多且可有出血性皮疹。

【治疗及预后】

1. 治疗

(1) 对症治疗

1) 休息:病情较重或年老体弱者应卧床休息,忌烟、多饮水,室内保持空气流通。

2) 解热镇痛:如有发热、头痛、肌肉酸痛等症状者,可选用解热镇痛药,如复方阿司匹林、对乙酰氨基酚、吲哚美辛(消炎痛)、去痛片、布洛芬等。咽痛可用各种喉片如溶菌酶片、健民咽喉片,或中药六神丸等口服。

3) 减充血剂:鼻塞,鼻黏膜充血水肿时,可使用盐酸伪麻黄碱,也可用1%麻黄碱滴鼻。

4) 抗组胺药:感冒时常有鼻黏膜敏感性增高,频繁打喷嚏、流鼻涕,可选用马来酸氯苯那敏或苯海拉明等抗组胺药。

5) 镇咳剂:对于咳嗽症状较明显者,可给予右美沙芬、喷托维林等镇咳药。

(2) 病因治疗

1) 抗菌药物治疗:单纯病毒感染无需使用抗菌药物,有白细胞计数升高、咽部脓痰、咳黄痰等细菌感染证据时,可酌情使用青霉素、第一代头孢菌素、大环内酯类或喹诺酮类。极少需要根据病原菌选用敏感的抗菌药物。

2) 抗病毒药物治疗:目前尚无特效抗病毒药物,而且滥用抗病毒药物可造成流感病毒耐药现象。因此如无发热,免疫功能正常,发病超过2日的患者一般无需应用。免疫缺陷患者可早期常规使用。广谱抗病毒药物利巴韦林和奥司他韦对流感病毒、副流感病毒和呼吸道合胞病毒等有较强的抑制作用,可缩短病程。

(3) 中医中药治疗:具有清热解毒和抗病毒作用的中药亦可选用,有助于改善症状,缩短病程。小柴胡冲剂、板蓝根冲剂应用较为广泛。

2. 预后　本病病情较轻、病程短,为自限性疾病,多数患者预后良好。但极少数年老、体弱、基础疾病较多,尤其合并严重慢性肺部疾病如慢性阻塞性肺疾病(COPD)者,可因严重并发症预后不良。

第二节　急性气管-支气管炎

学习目标

1. 掌握急性气管-支气管炎的概念。
2. 熟悉急性气管-支气管炎的临床表现。
3. 了解急性气管-支气管炎的治疗原则。

急性支气管炎为气管支气管树急性炎症,常在受凉或机体免疫力低下时发病,其前驱症状为咽炎或咽喉炎。

【病因和发病机制】 常见的感染病毒有:鼻病毒、呼吸道合胞病毒、腺病毒、副流感病毒等。常见的细菌有流感嗜血杆菌、肺炎链球菌、葡萄球菌等。

变态反应原(如花粉、有机粉尘,真菌孢子或菌丝)、寄生虫(如钩虫、蛔虫的幼虫游行到肺部时)引起支气管呈现炎性反应。

此外,一些刺激性的气体、烟雾等也可引起支气管急性炎症。

【病理】 早期呈现气管、支气管黏膜充血、水肿,继而纤毛上皮细胞受损、脱落,白细胞浸润到黏膜下层,腺体分泌黏性或黏液脓性分泌物。支气管黏膜水肿、分泌物积聚可导致黏膜下裸露的神经末梢和受体受到刺激,使支气管平滑肌痉挛。

【临床表现】 起初可出现鼻塞、流涕、咽痒、咽痛。声门周围充血水肿明显时则出现声音嘶哑。上述症状若未消除,继而咳嗽。咳嗽的程度轻重不一,严重者伴有胸骨后或肋部疼痛。此时往往伴有乏力、畏寒、低热和肌肉酸痛。咳嗽严重时影响睡眠。痰液少量,呈白黏或微黄色。偶于剧咳频繁时痰染血丝。气道的反应性增高,运动后为甚。病情可以自行缓解,病程约为1周。轻咳达2周者亦可见。

查体偶可听到较局限的哮鸣音,少有湿性啰音。周围血白细胞计数可正常。胸部X线检查或可见双肺纹理增重。部分患者若未经调理或药物治疗,可进一步影响下呼吸道发生肺实质症,特别是老年或免疫状态欠佳者。

【诊断与鉴别诊断】 结合急性发病的病史、咳嗽、咳痰等症状和较少阳性体征,可初步诊断为本病。然而需注意是否发展为支气管周围炎症,患者往往有明确的发热,周身不适症状也较明显。年幼患者应排除是否系麻疹、百日咳等疾病的早期症状。

症状较重或持续数月未愈者应及时进行胸部X线透视或照片检查,以确定是否有并发症或系其他肺部疾病。经检查,明确无其他肺实质病灶者,根据其具体情况应逐步排除未能经普通X线检查发现的疾病,如:

(1) 隐匿在气管或支气管内腔的占位性病变,如支气管肺癌,因其尚未侵犯管腔以外肺组织,一时未能被普通X线检查所发现,由于气道部分受堵,可诱致轻度炎症和相应的症状,如咳嗽或排痰。

(2) 以咳嗽为主要表征的支气管哮喘病,此时支气管痉挛尚不明显,一般临床物理检查尚难听到哮鸣音。这样的病例倘若在一段时间内给予抗变态反应和稳定肥大细胞的治疗或可收效。具有测定气道反应性的条件可以进行该项检查。

病原体的检查如病原培养或直接涂片均有助于帮助诊断。衣原体或支原体虽非一般医院能够查病原体,可通过血清学检查提供诊断依据。

【治疗】 休息是重要的治疗措施，过度劳累不但可拖延病情，也可能引起并发症。保证充足的水分和维生素C等摄入。室内保持良好通风，注意室温调节，避免再度受冷空气侵袭。有条件时加温湿化雾化吸入是有效的。痰多时应及时行祛痰排痰治疗。体温超过正常、症状明显者可酌情考虑给予解热降温药物和抗生素治疗。倘若考虑是细菌性感染，在耐药情况不严重时可选用口服抗生素，抗生素的选择在未得到阳性细菌培养结果之前可用针对革兰阳性球菌的药物，如红霉素及其同类药物。

（刘　华）

第三章　慢性支气管炎、慢性阻塞性肺疾病

第一节　慢性支气管炎

学习目标

1. 掌握慢性支气管炎的临床特点。
2. 熟悉慢性支气管炎的诊断及鉴别诊断。
3. 了解慢性支气管炎的治疗。

慢性支气管炎(chronic bronchitis)简称慢支,是指气管、支气管黏膜及其周围组织的慢性非特异性炎症。临床上以咳嗽、咳痰为主要症状,或有喘息。每年发病持续3个月或更长时间,连续2年或2年以上,排除具有咳嗽、咳痰、喘息症状的其他疾病(如肺结核、肺尘埃沉着症、肺脓肿、心脏病、心功能不全、支气管扩张、支气管哮喘、慢性鼻咽炎、食管反流综合征等)即可诊断。病情进展缓慢,常并发阻塞性肺气肿,甚至肺动脉高压、肺源性心脏病。

【病因】　病因尚未完全清楚,一般将病因分为外因和内因两个方面。

1. 外因

(1) 吸烟:为最重要的环境发病因素,吸烟者慢性支气管炎的患病率比不吸烟者高2~8倍。

(2) 感染因素:感染是慢性支气管炎发生发展的重要因素,主要为病毒和细菌感染。

(3) 理化因素:如刺激性烟雾、粉尘、大气污染的慢性刺激,常为慢性支气管炎的诱发病因之一。

(4) 气候:寒冷常为慢性支气管炎发作的重要原因和诱因。

(5) 过敏因素。

2. 内因

(1) 呼吸道局部防御及免疫功能减低。

(2) 自主神经功能失调。

综合上述因素,当机体抵抗力减弱时,气道存在不同程度敏感性(易感性)的基础上,有一种或多种外因的存在,长期反复作用,可发展成为慢性支气管炎。

【病理】　病变常起始于较大的支气管,各级支气管均可受累。主要病变为黏膜上皮损伤与修复性改变,支气管黏膜腺体肥大、增生、黏液腺化生以及支气管壁其他组织的慢性炎性损伤。

1. 黏膜上皮的损伤与修复　支气管黏膜上皮纤毛发生粘连、变短、倒伏,甚至缺失,上皮细胞变性、坏死、脱落,在再生修复时可伴有鳞状上皮化生。

2. 腺体增生、肥大及黏液腺化生　黏膜下腺体肥大增生,部分浆液腺泡黏液腺化生,小气道黏膜上皮杯状细胞增多。由于黏膜上皮及腺体分泌功能亢进,患者常出现咳嗽、咳痰症状,因黏液分泌增多使分泌物变黏稠,不易咳出,易潴留于支气管腔内形成黏液栓,造成支气管腔的完全性或不完全性阻塞。病变后期,患者支气管黏膜及腺体出现萎缩性改变,

致使黏液分泌减少，咳痰减少或无痰。

3. 支气管壁的损伤　支气管壁各层组织充血、水肿，淋巴细胞、浆细胞浸润。病变反复发作可使支气管壁平滑肌束断裂、萎缩，软骨变性、萎缩、钙化、骨化。病程久、病情重者，炎症向纵深发展并由支气管壁向周围组织及肺泡扩散，纤维组织增生，进而使支气管壁僵硬或塌陷，形成细支气管炎及细支气管周围炎。受累的细支气管越多，气道阻力越大，肺组织损伤亦越严重，直至引起阻塞性肺气肿。

【临床表现】　多缓慢起病，病程较长，反复急性发作而加重。主要症状有慢性咳嗽、咳痰，或伴有喘息。开始症状轻微，如吸烟、接触有害气体、过度劳累、气候变化或变冷感冒后，则引起急性发作或加重。或由上呼吸道感染迁延不愈，演变发展为慢性支气管炎。到夏天气候转暖时多可自然缓解。

1. 咳嗽　支气管黏膜充血、水肿或分泌物积聚于支气管腔内均可引起咳嗽。咳嗽严重程度视病情而定，一般晨间咳嗽较重，白天较轻，晚间睡前有阵咳或排痰。

2. 咳痰　由于夜间睡眠后管腔内蓄积痰液，起床后或体位变动引起刺激排痰，常以清晨排痰较多，痰液一般为白色黏液或浆液泡沫性，偶可带血。

3. 喘息或气急　喘息性慢性支气管炎有支气管痉挛，可引起喘息，常伴有哮鸣音。早期无气急现象。反复发作数年，并发阻塞性肺气肿时，可伴有轻重程度不等的气急，先有劳动或活动后气喘，严重时动则喘甚，生活难以自理。

4. 体征　早期多无异常体征。急性发作期可在背部或双肺底听到干、湿性啰音，咳嗽后可减少或消失。如合并哮喘可闻及广泛哮鸣音并伴呼气期延长。

【实验室检查】

1. X 线检查　早期可无异常。反复发作者表现为两肺纹理增粗、紊乱，呈网状、条索状或斑点状阴影，以双下肺野较明显。

2. 呼吸功能检查　早期常无异常。发展到气道狭窄或有阻塞时，就有阻塞性通气功能障碍的肺功能表现。

3. 血液检查　慢性支气管炎急性发作期或并发肺部感染时，可见白细胞计数及中性粒细胞增多。缓解期多无变化。

4. 痰液检查　涂片可发现革兰阳性菌或革兰阴性菌，或大量破坏的白细胞和已破坏的杯状细胞。

【诊断】　主要依靠病史和症状。在排除心、肺其他疾病后有咳嗽、咳痰，或伴有喘息，每年发病持续 3 个月，并且连续 2 年或 2 年以上者即可诊断。

【鉴别诊断】

1. 咳嗽变异型哮喘　以刺激性咳嗽为特征，灰尘、油烟、冷空气等容易诱发咳嗽，常有个人或家族过敏性疾病史。对抗生素治疗无效，支气管激发试验阳性可鉴别。

2. 嗜酸粒细胞性支气管炎　临床症状类似，X 线检查无明显改变或肺纹理增加，支气管激发试验阴性，临床上容易误诊。诱导痰检查嗜酸粒细胞比例增加（≥3%）可诊断。

3. 肺结核　肺结核患者多有结核中毒症状或局部症状（如发热、乏力、盗汗、消瘦、咯血等）。经 X 线检查和痰结核菌检查可以明确诊断。

4. 支气管肺癌　患者年龄常在 40 岁以上，特别是有多年吸烟史，发生刺激性咳嗽，常有反复发生或持续的血痰，或者慢性咳嗽性质发生改变。X 线检查可发现有块状阴影或结节状阴影，或阻塞性肺炎，经抗生素治疗未能完全消散，应考虑肺癌的可能。查痰脱落细胞及经纤维支气管镜活检一般可明确诊断。

5. 特发性肺纤维化 临床经过缓慢，开始仅有咳嗽、咳痰，偶尔有气短感。仔细听诊在胸部下后侧可闻及爆裂音（Velcro 啰音）。血气分析提示动脉血氧分压降低，而二氧化碳分压可不增高。高分辨率 CT（HRCT）检查可确定诊断。

6. 支气管扩张 具有咳嗽、咳痰反复发作的特点，合并感染时有大量脓痰，或有反复和多少不等的咯血史。肺部以湿性啰音为主，多位于一侧且固定在下肺，可有杵状指（趾）。X 线检查常见下肺纹理粗乱或呈卷发状。支气管造影或 CT 检查可以鉴别。

7. 其他引起慢性咳嗽的疾病 慢性咽炎、鼻后滴漏综合征、胃食管反流、某些心血管疾病（如二尖瓣狭窄）等均有各自的特点。

【治疗】 针对慢支的病因、病期和反复发作的特点，采取防治结合的综合措施。在急性发作期和慢性迁延期应以控制感染和祛痰、镇咳为主。伴发喘息时，应予以解痉平喘治疗。对临床缓解期宜加强锻炼，增强体质，提高机体抵抗力，预防复发为主。应宣传、教育病人自觉戒烟，避免和减少各种诱发因素。

1. 急性发作期的治疗

（1）控制感染：视感染的主要致病菌和严重程度或根据病原菌药敏选用抗生素。轻者可口服，较重患者用肌内注射或静脉滴注抗生素。常用的有下星青霉素、红霉素、氨基苷类、喹诺酮类、头孢菌素类抗生素等，能单独应用窄谱抗生素应尽量避免使用广谱抗生素，以免二重感染或产生耐药菌株。如果能培养出致病菌，可按药敏试验选用抗生素。

（2）祛痰、镇咳：对急性发作期患者在抗感染治疗的同时，应用祛痰、镇咳药物，以改善症状。迁延期患者尤应坚持用药，以求消除症状。常用药物有氯化铵合剂、溴己新、维静宁等。中成药止咳也有一定效果。对老年体弱无力咳痰者或痰量较多者，应以祛痰为主，协助排痰，畅通呼吸道。应避免应用强的镇咳剂，如可卡因等。以免抑制中枢及加重呼吸道阻塞和炎症，导致病情恶化。

（3）解痉、平喘：常选用氨茶碱、特布他林（terbutaline）等口服或用沙丁胺醇（salbutamol）等吸入剂。在急性发作期若气道舒张剂使用后气道仍有持续阻塞，可使用皮质激素，泼尼松 20~40mg/d。

（4）气雾疗法：气雾湿化吸入或加复方安息香酊，可稀释气管内的分泌物，有利于排痰。如痰液黏稠不易咳出，目前超声雾化吸入有一定帮助，亦可加入抗生素及痰液稀释剂。

2. 缓解期治疗 戒烟，避免有害气体和其他有害颗粒的吸入。加强锻炼，增强体质，提高免疫功能，加强个人卫生。反复呼吸道感染者，可试用免疫调节剂或中医中药，如流感疫苗、肺炎疫苗、卡介菌多糖核酸、胸腺肽等，部分患者可见效。

【预后】 部分患者可控制病情，不影响工作、学习；部分患者可发展成慢性阻塞性肺疾病甚至肺心病。

第二节 慢性阻塞性肺疾病

学习目标

1. 掌握慢性阻塞性肺疾病的临床表现。
2. 熟悉慢性阻塞性肺疾病的诊断及鉴别诊断。
3. 了解慢性阻塞性肺疾病的治疗。

慢性阻塞性肺疾病(chronic obstructive pulmonary disease,COPD)简称慢阻肺,是一种具有气流受限特征的可以预防和治疗的疾病,气流受限不完全可逆、呈进行性发展,与肺部对香烟烟雾等有害气体或有害颗粒的异常慢性炎症反应有关。肺功能等检查对确定气流受限有重要意义。在吸入支气管扩张剂后,第1秒用力呼气容积(FEV_1)/用力肺活量(FVC)(FEV_1/FVC)<0.70表明存在持续气流受限。COPD主要累及肺,但也可引起全身(或称肺外)的不良效应。

COPD由于其患病人数多,病死率高,社会经济负担重,已成为一个重要的公共卫生问题。COPD目前居全球死亡原因的第4位,世界银行/世界卫生组织公布,至2020年COPD将位居世界疾病经济负担的第5位。在我国,COPD同样是严重危害人民身体健康的重要慢性呼吸系统疾病。近期对我国7个地区20 245成年人群进行调查,COPD患病率占40岁以上人群的8.2%,其患病率之高十分惊人。

慢性支气管炎、肺气肿患者肺功能检查出现气流受限,并且不能完全可逆时,则能诊断为COPD。如患者只有"慢性支气管炎"和(或)"肺气肿",而无气流受限,则不能诊断为COPD。

虽然哮喘与COPD都是慢性气道炎症性疾病,但两者的发病机制不同,临床表现以及对治疗的反应性也有明显差异。大多数哮喘患者的气流受限具有显著的可逆性,是其不同于COPD的一个关键特征;但是,部分哮喘患者随着病程延长,可出现较明显的气道重塑,导致气流受限的可逆性明显减小,临床很难与COPD相鉴别。COPD和哮喘可以发生于同一位患者;而且,由于两者都是常见病、多发病,这种概率并不低。

一些已知病因或具有特征病理表现的气流受限疾病,如支气管扩张症、肺结核纤维化病变、肺囊性纤维化、弥漫性泛细支气管炎以及闭塞性细支气管炎等,均不属于COPD。

【发病机制】 COPD的发病机制尚未完全明了。目前普遍认为COPD以气道、肺实质和肺血管的慢性炎症为特征,在肺的不同部位有肺泡巨噬细胞、T淋巴细胞(尤其是CD_4^+)和中性粒细胞增加,部分患者有嗜酸粒细胞增多。激活的炎症细胞释放多种介质,包括白三烯B_4(LTB_4)、白细胞介素8(IL-8)、肿瘤坏死因子α(TNF-α)和其他介质。这些介质能破坏肺的结构和(或)促进中性粒细胞炎症反应。除炎症外,肺部的蛋白酶和抗蛋白酶失衡、氧化与抗氧化失衡,以及自主神经系统功能紊乱(如胆碱能神经受体分布异常)等也在COPD发病中起重要作用。吸入有害颗粒或气体可导致肺部炎症;吸烟能诱导炎症并直接损害肺;COPD的各种危险因素都可产生类似的炎症过程,从而导致COPD的发生。

【病理】 COPD特征性的病理学改变存在于中央气道、外周气道、肺实质和肺的血管系统。在中央气道(气管、支气管以及内径>2mm的细支气管),炎症细胞浸润表层上皮,黏液分泌腺增大和杯状细胞增多使黏液分泌增加。在外周气道(内径<2 mm的小支气管和细支气管)内,慢性炎症导致气道壁损伤和修复过程反复循环发生。修复过程导致气道壁结构重塑,胶原含量增加及瘢痕组织形成,这些病理改变造成气腔狭窄,引起固定性气道阻塞。

COPD患者典型的肺实质破坏表现为肺气肿,涉及呼吸性细支气管的扩张和破坏。按累及肺小叶的部位可分为小叶中央型(图2-3-1)、全小叶型(图2-3-2)及介于两者之间的混合型三类。病情较轻时这些破坏常发生于肺的上部区域,但随着病情发展,可弥漫分布于全肺,并有肺毛细血管床的破坏。由于遗传因素或炎症细胞和介质的作用,肺内源性蛋白酶和抗蛋白酶失衡,为肺气肿性肺破坏的主要机制,氧化作用和其他炎症后果也起作用。

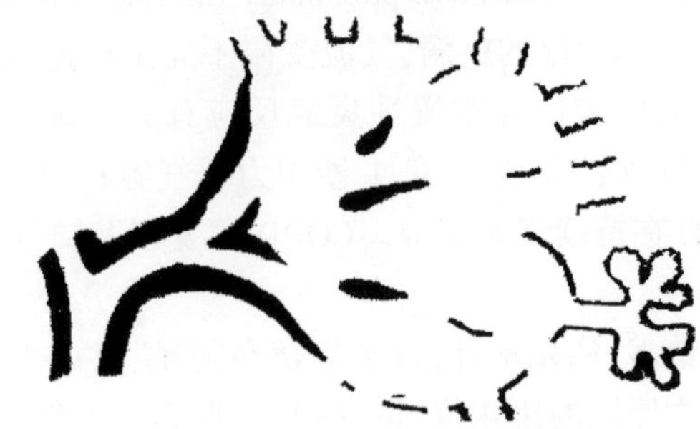

图 2-3-1　小叶中央型肺气肿

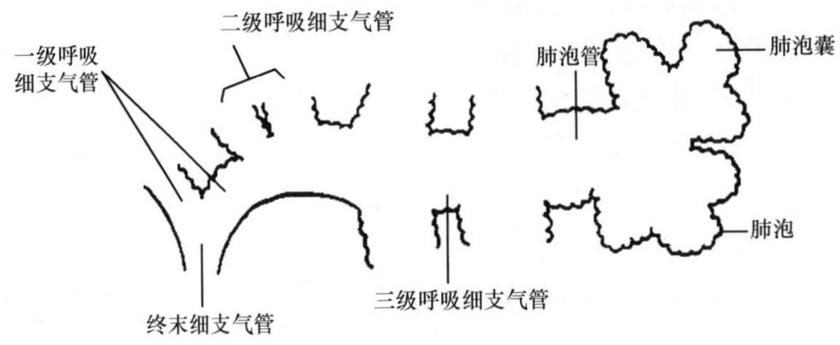

图 2-3-2　全小叶型肺气肿

COPD 肺血管的改变以血管壁的增厚为特征,这种增厚始于疾病的早期。内膜增厚是最早的结构改变,接着出现平滑肌增加和血管壁炎症细胞浸润。COPD 加重时平滑肌、蛋白多糖和胶原的增多进一步使血管壁增厚。COPD 晚期继发肺心病时,部分患者可见多发性肺细小动脉原位血栓形成。

【病理生理】　在 COPD 肺部病理学改变的基础上出现相应 COPD 特征性病理生理学改变,包括黏液高分泌、纤毛功能失调、气流受限、肺过度充气、气体交换异常、肺动脉高压和肺心病以及全身的不良效应。黏液高分泌和纤毛功能失调导致慢性咳嗽及多痰,这些症状可出现在其他症状和病理生理异常发生之前。小气道炎症、纤维化及管腔的渗出与 FEV_1、FEV_1/FVC 下降有关。肺泡附着的破坏,使小气道维持开放的能力受损亦有作用,但这在气流受限中所起的作用较小。

随着 COPD 的进展,外周气道阻塞、肺实质破坏及肺血管的异常等减少了肺气体交换能力,产生低氧血症,以后可出现高碳酸血症。长期慢性缺氧可导致肺血管广泛收缩和肺动脉高压,常伴有血管内膜增生,某些血管发生纤维化和闭塞,造成肺循环的结构重组。COPD 晚期出现的肺动脉高压是其重要的心血管并发症,并进而产生慢性肺源性心脏病及右心衰竭,提示预后不良。

COPD 可以导致全身不良效应,包括全身炎症和骨骼肌功能不良等方面。全身炎症表现为全身氧化负荷异常增高、循环血液中细胞因子浓度异常增高以及炎症细胞异常活化等;骨骼肌功能不良表现为骨骼肌重量逐渐减轻等。COPD 的全身不良效应具有重要的临床意义,它可加剧患者的活动能力受限,使生活质量下降,预后变差。

【危险因素】　引起 COPD 的危险因素包括个体易感因素以及环境因素两个方面,两者相互影响。

1. 个体因素　某些遗传因素可增加 COPD 发病的危险性。已知的遗传因素为 α_1抗胰蛋白酶缺乏。重度 α_1抗胰蛋白酶缺乏与非吸烟者的肺气肿形成有关。在我国 α_1抗胰蛋白酶缺乏引起的肺气肿迄今尚未见正式报道。支气管哮喘和气道高反应性是 COPD 的危险因素,气道高反应性可能与机体某些基因和环境因素有关。

2. 环境因素

(1) 吸烟:为 COPD 重要发病因素。吸烟者肺功能的异常率较高,FEV_1的年下降率较快,吸烟者死于 COPD 的人数较非吸烟者为多。被动吸烟也可能导致呼吸道症状以及 COPD 的发生。

(2) 职业性粉尘和化学物质:当职业性粉尘及化学物质(烟雾、过敏原、工业废气及室内空气污染等)的浓度过大或接触时间过久,均可导致与吸烟无关的 COPD 发生。接触某些特殊的物质、刺激性物质、有机粉尘及过敏原能使气道反应性增加。

(3) 空气污染:化学气体如氯、氧化氮、二氧化硫等,对支气管黏膜有刺激和细胞毒性作用。空气中的烟尘或二氧化硫明显增加时,COPD 急性发作显著增多。其他粉尘如二氧化硅、煤尘、棉尘、蔗尘等也刺激支气管黏膜,使气道清除功能遭受损害,为细菌入侵创造条件。烹调时产生的大量油烟和生物燃料产生的烟尘与 COPD 发病有关,生物燃料所产生的室内空气污染可能与吸烟具有协同作用。

(4) 感染:呼吸道感染是 COPD 发病和加剧的另一个重要因素,肺炎链球菌和流感嗜血杆菌可能为 COPD 急性发作的主要病原菌。病毒也对 COPD 的发生和发展起作用。儿童期重度下呼吸道感染和成年时的肺功能降低及呼吸系统症状发生有关。

(5) 社会经济地位:COPD 的发病与患者社会经济地位相关。这也许与室内外空气污染的程度不同、营养状况或其他和社会经济地位等差异有一定内在的联系。

【临床表现】

1. 症状

(1) 慢性咳嗽:通常为首发症状。初起咳嗽呈间歇性,早晨较重,以后早晚或整日均有咳嗽,但夜间咳嗽并不显著。少数病例咳嗽不伴咳痰。也有部分病例虽有明显气流受限但无咳嗽症状。

(2) 咳痰:一般为白色黏液或浆液性泡沫痰,偶可带血丝,清晨排痰较多。急性发作期痰量增多,常有脓性痰。

(3) 气短或呼吸困难:是 COPD 的标志性症状,是患者焦虑不安的主要原因,早期在较剧烈活动时出现,而后逐渐加重,以致日常活动甚至休息时也感气短。

(4) 喘息和胸闷:不是 COPD 的特异性症状。部分患者特别是重度患者有喘息;胸部紧闷感通常于劳力后发生,与呼吸费力、肋间肌等容性收缩有关。

(5) 全身性症状:在疾病的临床过程中,特别在较重患者,可能会发生全身性症状,如体重下降、食欲减退、外周肌肉萎缩和功能障碍、精神抑郁和(或)焦虑等。合并感染时可咳血痰或咯血。

2. 病史特征　COPD 患病过程应有以下特征:

(1) 吸烟史:多有长期较大量吸烟史。

(2) 职业性或环境有害物质接触史:如较长期粉尘、烟雾、有害颗粒或有害气体接触史。

(3) 家族史:COPD 有家族聚集倾向。

(4) 发病年龄及好发季节:多于中年以后发病,症状好发于秋冬寒冷季节,常有反复呼吸道感染及急性加重史。随病情进展,急性加重愈渐频繁。

(5) 慢性肺源性心脏病史:COPD 后期出现低氧血症和(或)高碳酸血症,可并发慢性肺源性心脏病和右心衰竭。

3. 体征　COPD 早期体征可不明显。随疾病进展,常有以下体征:

(1) 视诊:胸廓形态异常,包括胸部过度膨胀、前后径增大、剑突下胸骨下角(腹上角)增宽及腹部膨凸等;常见呼吸变浅,频率增快,辅助呼吸肌如斜角肌及胸锁乳突肌参加呼吸运动,重症可见胸腹矛盾运动;患者不时采用缩唇呼吸以增加呼气量;呼吸困难加重时常采取前倾坐位;低氧血症者可出现黏膜及皮肤发绀,伴右心衰竭者可见颈静脉显露、下肢水肿。

(2) 触诊:两肺触觉语颤变弱,肝下界下移。

(3) 叩诊:由于肺过度充气使心浊音界缩小,肺肝界降低,肺叩诊可呈过清音。

(4) 听诊:两肺呼吸音可减低,呼气相延长,平静呼吸时可闻及干性啰音,两肺底或其他肺野可闻及湿性啰音;心音遥远,剑突部心音较清晰响亮。

【实验室检查及其他监测指标】

1. 肺功能检查　肺功能检查是判断气流受限的客观指标,其重复性好,对 COPD 的诊断、严重程度评价、疾病进展、预后及治疗反应等均有重要意义。气流受限是以 FEV_1 和 FEV_1/FVC 降低来确定的。FEV_1/FVC 是 COPD 的一项敏感指标,可检出轻度气流受限。吸入支气管舒张剂后 $FEV_1/FVC<70\%$ 者,可确定为不能完全可逆的气流受限。呼气峰流速(PEF)及最大呼气流量-容积曲线(MEFV)也可作为气流受限的参考指标,但 COPD 时 PEF 与 FEV_1 的相关性不够强,PEF 有可能低估气流阻塞的程度。气流受限可导致肺过度充气,使肺总量(TLC)、功能残气量(FRC)和残气容积(RV)增高,肺活量(VC)减低。TLC 增加不及 RV 增加的程度大,故 RV/TLC 增高。肺泡膈破坏及肺毛细血管床丧失可使弥散功能受损,一氧化碳弥散量(DLCO)降低,DLCO 与肺泡通气量(VA)之比(DLCO/VA)比单纯 DLCO 更敏感。深吸气量(IC)是潮气量与补吸气量之和,IC/TLC 是反映肺过度膨胀的指标,它在反映 COPD 呼吸困难程度甚至反映 COPD 生存率上具有意义。

2. 胸部 X 线检查　X 线检查对确定肺部并发症及与其他疾病(如肺间质纤维化、肺结核等)鉴别有重要意义。COPD 早期 X 线胸片可无明显变化,以后出现肺纹理增多、紊乱等非特征性改变;主要 X 线征为肺过度充气:肺容积增大,胸腔前后径增长,肋骨走向变平,肺野透亮度增高,横膈位置低平,心脏悬垂狭长,肺门血管纹理呈残根状,肺野外周血管纹理纤细稀少等,有时可见肺大疱形成。并发肺动脉高压和肺源性心脏病时,除右心增大的 X 线征外,还可有肺动脉圆锥膨隆,肺门血管影扩大及右下肺动脉增宽等。

3. 胸部 CT 检查　CT 检查一般不作为常规检查。但是,在鉴别诊断时 CT 检查有益,高分辨率 CT(HRCT)对辨别小叶中心型或全小叶型肺气肿及确定肺大疱的大小和数量,有很高的敏感性和特异性,对预计肺大疱切除或外科减容手术等的效果有一定价值。

4. 血气检查　当 $FEV_1<40\%$ 预计值时或具有呼吸衰竭或右心衰竭的 COPD 患者均应做血气检查。血气异常首先表现为轻、中度低氧血症。随疾病进展,低氧血症逐渐加重,并出现高碳酸血症。

5. 其他实验室检查　低氧血症,即 $PaO_2<55$ mmHg 时,血红蛋白及红细胞可增高,血细胞比容>55%可诊断为红细胞增多症。并发感染时痰涂片可见大量中性粒细胞,痰培养可检出各种病原菌，常见者为肺炎链球菌、流感嗜血杆菌、卡他摩拉菌、肺炎克雷伯杆菌等。

【诊断与鉴别诊断】

1. 全面采集病史进行评估　诊断 COPD 时，首先应全面采集病史，包括职业、症状、既往史等。

2. 诊断　COPD 的诊断应根据临床表现、危险因素接触史、体征及实验室检查等资料综合分析确定。考虑 COPD 的主要症状为慢性咳嗽、咳痰和(或)呼吸困难及危险因素接触史；存在不完全可逆性气流受限是诊断 COPD 的必备条件。肺功能测定指标是诊断 COPD 的金标准。

3. 鉴别诊断　COPD 应与支气管哮喘、支气管扩张症、充血性心力衰竭、肺结核等鉴别(表 2-3-1)。

表 2-3-1　慢性阻塞性肺疾病的鉴别诊断

诊断	鉴别诊断要点
慢性阻塞性肺疾病	中年发病；症状缓慢进展；长期吸烟史；活动后气促；大部分为不可逆性气流受限
支气管哮喘	早年发病(通常在儿童期)；每日症状变化快；夜间和清晨症状明显；也可有过敏性鼻炎和(或)湿疹史；哮喘家族史；气流受限大多可逆
充血性心力衰竭	听诊肺基底部可闻及细湿性啰音；胸部 X 线片示心脏扩大、肺水肿；肺功能测定示限制性通气障碍(而非气流受限)
支气管扩张症	大量脓痰；常伴有细菌感染；粗湿性啰音、杵状指；X 线胸片或 CT 示支气管扩张、管壁增厚
结核病	所有年龄均可发病；X 线胸片示肺浸润性病灶或结节状空洞样改变；细菌学检查可确诊
闭塞性细支气管炎	发病年龄较轻，且不吸烟；可能有类风湿关节炎病史或烟雾接触史，CT 片示在呼气相显示低密度影
弥漫性泛细支气管炎	大多数为男性非吸烟者；几乎所有患者均有慢性鼻窦炎；X 线胸片和高分辨率 CT 显示弥漫性小叶中央结节影和过度充气征

【严重程度分级】　目前多主张对稳定期慢阻肺采用综合指标体系进行病情严重程度评估。

1. 症状评估　可采用改良版英国医学研究委员会呼吸困难问卷(mMRC 问卷)进行评估(表 2-3-2)。

表 2-3-2　mMRC 问卷

mMRC 分级	呼吸困难症状
0 级	剧烈活动时出现呼吸困难
1 级	平地快步行走或爬缓坡时出现呼吸困难
2 级	由于呼吸困难，平地行走时比同龄人慢或需要停下来休息
3 级	平地行走 100 米左右或数分钟后即需要停下来喘气
4 级	因呼吸困难而不能离开家，或在穿衣脱衣时即出现呼吸困难

2. 肺功能评估　可使用 GOLD 分级：慢阻肺患者吸入支气管扩张剂后 $FEV_1/FVC<70\%$；再根据其 FEV_1 下降程度进行气流受限的严重程度分级，见表 2-3-3。

表 2-3-3　慢阻肺患者气流受限严重程度的肺功能分级

肺功能分级	患者肺功能 FEV_1 占预计值的百分比(FEV_1% pred)
GOLD1 级:轻度	FEV_1% pred≥80%
GOLD2 级:中度	50%≤FEV_1% pred<80%
GOLD3 级:重度	30%≤FEV_1% pred<50%
GOLD4 级:极重度	FEV_1% pred<30%

3. 急性加重风险评估　上一年发生 2 次或以上急性加重或 FEV_1% pred<50%,均提示今后急性加重的风险增加。

根据上述症状、肺功能改变和急性加重风险等,即可对稳定期慢阻肺患者的病情严重程度做出综合性评估,并根据该评估结果选择稳定期的主要治疗药物(表 2-3-4)。

表 2-3-4　稳定期慢阻肺患者病情严重程度的综合性评估及其主要治疗药物

患者综合评估分组	特征	肺功能分级	上一年急性加重次数	mMRC 分级	首选治疗药物
A 组	低风险,症状少	GOLD1~2 级	≤1 次	0~1 级	SAMA 或 SABA,必要时
B 组	低风险,症状多	GOLD1~2 级	≤1 次	≥2 级	LAMA 或 LABA
C 组	高风险,症状少	GOLD3~4 级	≥2 次	0~1 级	ICS 加 LABA,或 LAMA
D 组	高风险,症状多	GOLD3~4 级	≥2 次	≥2 级	ICS 加 LABA,或 LAMA

注:SABA. 短效 β_2受体激动剂;SABA. 短效抗胆碱能药物;LABA. 长效受体激动剂;LAMA. 长效抗胆碱能药物;ICS. 吸入糖皮质激素

【COPD 稳定期治疗】

1. 治疗目的

(1) 减轻症状,阻止病情发展。

(2) 缓解或阻止肺功能下降。

(3) 改善活动能力,提高生活质量。

(4) 降低病死率。

2. 教育与管理　通过教育与管理可以提高患者及有关人员对 COPD 的认识和自身处理疾病的能力,更好的配合治疗和加强预防措施,减少反复加重,维持病情稳定,提高生活质量。

3. 控制职业性或环境污染　避免或防止粉尘、烟雾及有害气体吸入。

4. 药物治疗　用于预防和控制症状,减少急性加重的频率和严重程度,提高运动耐力和生活质量。根据疾病的严重程度,逐步增加治疗,如果没有出现明显的药物不良反应或病情的恶化,应在同一水平维持长期的规律治疗。根据患者对治疗的反应及时调整治疗方案。

(1) 支气管舒张剂:支气管舒张剂可松弛支气管平滑肌、扩张支气管、缓解气流受限,是控制 COPD 症状的主要治疗措施。

主要的支气管舒张剂有 β_2受体激动剂、抗胆碱药及甲基黄嘌呤类,根据药物的作用及患者的治疗反应选用。用短效支气管舒张剂较为便宜,但效果不如长效制剂。①β_2受体激动剂:主要有沙丁胺醇、特布他林等,为短效定量雾化吸入剂,数分钟内开始起效,15~30min

达到峰值，持续疗效 4~5 h，每次剂量 100~200μg（每喷 100μg），24h 内不超过 8~12 喷。主要用于缓解症状，按需使用。福莫特罗（formoterol）为长效定量吸入剂，作用持续 12 h 以上，与短效 β_2受体激动剂相比，维持作用时间更长。福莫特罗吸入后 1~3 min 起效，常用剂量为 4.5~9μg，每日 2 次。②抗胆碱药：主要品种有异丙托溴铵（ipratropium）气雾剂，可阻断 M 胆碱受体。定量吸入时开始作用时间比沙丁胺醇等短效 β_2受体激动剂慢，但持续时间长，30~90min 达最大效果，维持 6~8h，剂量为 40~80μg（每喷 20μg），每日 3~4 次。噻托溴铵（tiotropium）选择性作用于 M_3和 M_1受体，为长效抗胆碱药，作用长达 24 h 以上，吸入剂量为 18μg，每日 1 次。长期吸入可增加深吸气量（IC），减低呼气末肺容积（EELV），进而改善呼吸困难，提高运动耐力和生活质量，也可减少急性加重频率。③茶碱类药物：可解除气道平滑肌痉挛，广泛用于 COPD 的治疗。另外，还有改善心搏血量、舒张全身和肺血管，增加水盐排出，兴奋中枢神经系统、改善呼吸肌功能以及某些抗感染作用等。

（2）糖皮质激素：COPD 稳定期长期应用糖皮质激素吸入治疗并不能阻止其 FEV_1的降低趋势。长期规律的吸入糖皮质激素较适用于 FEV_1<50% 预计值（Ⅲ级和Ⅳ级）并且有临床症状以及反复加重的 COPD 患者。这一治疗可减少急性加重频率，改善生活质量。联合吸入糖皮质激素和 β_2受体激动剂，比各自单用效果好，目前已有布地奈德/福莫特罗、氟地卡松/沙美特罗两种联合制剂。对 COPD 患者不推荐长期口服糖皮质激素治疗。

（3）其他药物：①祛痰药（黏液溶解剂），常用药物有盐酸氨溴素（ambroxol）、乙酰半胱氨酸等。②抗氧化剂，应用抗氧化剂如 *N*-乙酰半胱氨酸可降低疾病反复加重的频率。③免疫调节剂，对降低 COPD 急性加重严重程度可能具有一定的作用。但尚未得到确证，不推荐作常规使用。④疫苗，流感疫苗可降低 COPD 患者的严重程度及减少死亡，可每年给予 1 次（秋季）或 2 次（秋、冬）。⑤中医治疗，辨证施治是中医治疗的原则，对 COPD 的治疗亦应据此原则进行。

5. 氧疗　COPD 稳定期进行长期家庭氧疗对具有慢性呼吸衰竭的患者可提高生存率。对血流动力学、血液学特征、运动能力、肺生理和精神状态都会产生有益的影响。长期家庭氧疗应在Ⅳ级即极重度 COPD 患者应用，具体指征是：①PaO_2≤55 mmHg 或动脉血氧饱和度（SaO_2）≤88%，有或没有高碳酸血症。②$PaO_2$55~60 mmHg，或 SaO_2<89%，并有肺动脉高压、心力衰竭水肿或红细胞增多症（血细胞比容>55%）。长期家庭氧疗一般是经鼻导管吸入氧气，氧流量为 1.0~2.0L/min，吸氧持续时间>15h/d。

6. 康复治疗　可以使进行性气流受限、严重呼吸困难而很少活动的患者改善活动能力、提高生活质量，是 COPD 患者一项重要的治疗措施。它包括呼吸生理治疗、肌肉训练、营养支持、精神治疗与教育等多方面措施。

7. 外科治疗

（1）肺大疱切除术：在有指征的患者，术后可减轻患者呼吸困难的程度并使肺功能得到改善。

（2）肺减容术：是通过切除部分肺组织，减少肺过度充气，改善呼吸肌做功，提高运动能力和健康状况，但不能延长患者的寿命。主要适用于上叶明显非均质肺气肿，康复训练后运动能力仍低的一部分患者，但其费用高，属于实验性姑息性外科的一种手术。不建议广泛应用。

（3）肺移植术：对于选择合适的 COPD 晚期患者，肺移植术可改善生活质量，改善肺功能，但技术要求高，花费大，很难推广应用。

总之,稳定期 COPD 的处理原则根据病情的严重程度不同,选择的治疗方法也有所不同,关于 COPD 分级治疗问题,表 2-3-5 可供参考。

表 2-3-5　稳定期慢性阻塞性肺疾病的推荐治疗方案

分级	特征	推荐治疗方案
Ⅰ级(轻度)	FEV_1/FVC<70%,FEV_1占预计值百分比≥80%	避免危险因素;接种流感疫苗;按需使用短效支气管舒张剂
Ⅱ级(中度)	FEV_1/FVC<70%,50%≤FEV_1占预计值百分比<80%	在上一级治疗基础上,规律应用一种或多种长效支气管舒张剂,康复治疗
Ⅲ级(重度)	FEV_1/FVC<70%,30%≤FEV_1占预计值百分比<50%	在上一级治疗基础上,反复急性发作,可吸入糖皮质激素
Ⅳ(极重度)	FEV_1/FVC<70%,FEV_1占预计值百分比<30%,或伴有慢性呼吸衰竭	在上一级治疗基础上,如有呼吸衰竭,应长期氧疗,可考虑外科治疗

【COPD 急性加重期的治疗】

1. 确定 COPD 急性加重的原因　引起 COPD 加重的最常见原因是气管-支气管感染,主要是病毒、细菌的感染。部分病例加重的原因难以确定,环境理化因素改变可能有作用。肺炎、充血性心力衰竭、心律失常、气胸、胸腔积液、肺血栓栓塞症等可引起酷似 COPD 急性发作的症状,需要仔细加以鉴别。

2. COPD 急性加重的诊断和严重性评价　COPD 加重的主要症状是气促加重,常伴有喘息、胸闷、咳嗽加剧、痰量增加、痰液颜色和(或)黏度改变以及发热等,此外亦可出现全身不适、失眠、嗜睡、疲乏抑郁和精神紊乱等症状。当患者出现运动耐力下降、发热和(或)胸部影像异常时可能为 COPD 加重的征兆。气促加重,咳嗽痰量增多及出现脓性痰常提示细菌感染。

与加重前的病史、症状、体征、肺功能测定、动脉血气检测和其他实验室检查指标进行比较,对判断 COPD 加重的严重程度甚为重要。应特别注意了解本次病情加重或新症状出现的时间,气促、咳嗽的严重程度和频度,痰量和痰液颜色,日常活动的受限程度,是否曾出现过水肿及其持续时间,既往加重时的情况和有无住院治疗,以及目前的治疗方案等。

3. 院外治疗　对于 COPD 加重早期,病情较轻的患者可以在院外治疗,但需注意病情变化,及时决定送医院治疗的时机。

COPD 加重期的院外治疗包括适当增加以往所用支气管舒张剂的剂量及频率。全身使用糖皮质激素对加重期治疗有益,可促进病情缓解和肺功能的恢复。COPD 症状加重,特别是咳嗽痰量增多并呈脓性时应积极给予抗生素治疗。抗生素选择应依据患者肺功能及常见的致病菌,结合患者所在地区致病菌及耐药流行情况,选择敏感抗生素。具体抗生素应用(见表 2-3-6)。

表 2-3-6　慢性阻塞性肺疾病急性加重期(AECOPD)住院患者应用抗生素的参考表

组别	病原微生物	抗生素
Ⅰ级及Ⅱ级 COPD 急性加重	流感嗜血杆菌、肺炎链球菌、卡他莫拉菌等	青霉素、β 内酰胺酶/酶抑制剂(阿莫西林/克拉维酸)、大环内酯类(阿奇霉素、克拉霉素、罗红霉素等)、第一代或第二代头孢菌素(头孢呋辛、头孢克洛)、多西环素、左氧氟沙星等,一般可口服

续表

组别	病原微生物	抗生素
Ⅲ级及Ⅳ级 COPD 急性加重无铜绿假单孢菌感染危险因素	流感嗜血杆菌、肺炎链球菌、卡他莫拉菌、肺炎克雷伯菌、大肠埃希菌、肠杆菌属等	β内酰胺/酶抑制剂、第二代头孢菌素(头孢呋辛)、氟喹诺酮类(左氧氟沙星、莫西沙星、加替沙星)、第三代头孢菌素(头孢曲松、头孢噻肟)等
Ⅲ级及Ⅳ级 COPD 急性加重有铜绿假单孢菌感染危险因素	以上细菌及铜绿假单孢菌	第三代头孢菌素(头孢他啶)、头孢哌酮/舒巴坦、哌拉西林/他唑巴坦、亚胺培南、美洛培南等,也可联合用氨基糖苷类、氟喹诺酮类(环丙沙星等)

4. 住院治疗 COPD 急性加重病情严重者需住院治疗。COPD 加重期主要的治疗方案如下。

(1) 根据症状、血气、胸部 X 线片等评估病情的严重程度。

(2) 控制性氧疗:氧疗是 COPD 加重期住院患者的基础治疗。无严重并发症的 COPD 加重期患者氧疗后易达到满意的氧合水平(PaO_2>60 mm Hg 或 SaO_2>90%)。但吸入氧浓度不宜过高,需注意可能发生潜在的二氧化碳潴留及呼吸性酸中毒,给氧途径包括鼻导管或 Venturi 面罩,其中 Venturi 面罩更能精确地调节吸入氧浓度。氧疗 30 min 后应复查动脉血气,以确认氧合度满意,且未引起二氧化碳潴留及(或)呼吸性酸中毒。

(3) 抗生素:当患者呼吸困难加重,咳嗽伴有痰量增多及脓性痰时,应根据 COPD 严重程度及相应的细菌分层情况,结合当地区常见致病菌类型及耐药流行趋势和药物敏感情况尽早选择敏感抗生素。如对初始治疗方案反应欠佳,应及时根据细菌培养及药敏试验结果调整抗生素。长期应用广谱抗生素和糖皮质激素易继发深部真菌感染,应密切观察真菌感染的临床征象并采用防治真菌感染措施。

(4) 支气管舒张剂:短效 $β_2$受体激动剂较适用于 COPD 急性加重期的治疗。若效果不显著,建议加用抗胆碱能药物(为异丙托溴铵、噻托溴铵等)。对于较为严重的 COPD 加重者,可考虑静脉滴注茶碱类药物。$β_2$受体激动剂、抗胆碱能药物及茶碱类药物由于作用机制不同,药代及药动学特点不同,且分别作用于不同大小的气道,所以联合应用可获得更大的支气管舒张作用,但最好不要联合应用 $β_2$受体激动剂和茶碱类。

(5) 糖皮质激素:COPD 加重期住院患者宜在应用支气管舒张剂基础上,口服或静脉滴注糖皮质激素,激素的剂量要权衡疗效及安全性,建议口服泼尼松 30~40mg/d,连续 7~10 日后逐渐减量停药。也可以静脉给予甲泼尼龙 40 mg,每日 1 次,3~5 日后改为口服。延长给药时间不能增加疗效,反而会使不良反应增加。

(6) 机械通气:可通过无创或有创方式给予机械通气,根据病情需要,可首选无创性机械通气。机械通气,无论是无创或有创方式都只是一种生命支持方式,在此条件下,通过药物治疗消除 COPD 加重的原因使急性呼吸衰竭得到逆转。进行机械通气患者应监测动脉血气。

(7) 其他治疗措施:在出入量和血电解质监测下适当补充液体和电解质;注意维持液体和电解质平衡;注意补充营养,对不能进食者需经胃肠补充要素饮食或予以静脉高营养;对卧床、红细胞增多症或脱水的患者,无论是否有血栓栓塞性疾病史,均需考虑使用肝素或低分子肝素;注意痰液引流,积极排痰治疗(如刺激咳嗽、叩击胸部、体位引流等方法);识别并治疗伴随疾病(冠心病、糖尿病、高血压等)及并发症(休克、弥散性血管内凝血、上消化道出血、胃功能不全等)。

(刘 华)

第四章　支气管哮喘

学习目标

1. 了解支气管哮喘的发病机制。
2. 熟悉支气管哮喘的临床表现及诊断、鉴别诊断。
3. 掌握支气管哮喘急性发作的治疗。

支气管哮喘(bronchial asthma,简称哮喘)是由多种细胞包括气道的炎症细胞和结构细胞(如嗜酸粒细胞、肥大细胞、T 淋巴细胞、中性粒细胞、平滑肌细胞、气道上皮细胞等)和细胞组分参与的气道慢性炎症性疾病。这种慢性炎症导致气道高反应性,通常出现广泛多变的可逆性气流受限,并引起反复发作性的喘息、气急、胸闷或咳嗽等症状,常在夜间和(或)清晨发作、加剧,多数患者可自行缓解或经治疗缓解。支气管哮喘如诊治不及时,随病程的延长可产生气道不可逆性狭窄和气道重塑。因此,合理的防治至关重要。为此,世界各国的哮喘防治专家共同起草,并不断更新了全球哮喘防治创议(global initiative for asthma,GINA)。GINA 目前已经成为哮喘防治的重要指南。

【流行病学】 全球约有 3 亿支气管哮喘患者,各国患病率不等,国际研究显示 13～14 岁儿童的哮喘患病率为 0%～30%。我国五大城市资料显示同龄儿童的哮喘患病率接近 3%～5%。一般认为,儿童发病率高于青壮年。老年人发病率有增高的趋势。成人男女发病率大致相似,发达国家高于发展中国家,城市高于农村。约 40% 患者有家族史。

【病因及发病机制】

1. 病因 哮喘的病因还不十分清楚,患者个体变应性体质及环境因素的影响是发病的危险因素。哮喘与多基因遗传有关,同时受遗传因素和环境因素的双重影响。

许多调查资料表明,哮喘患者亲属患病率高于群体患病率,并且亲缘关系越近,患病率越高;患者病情越严重,其亲属患病率也越高。目前,哮喘的相关基因尚未完全明确,但有研究表明存在与气道高反应性、IgE 调节和特应性相关的基因,这些基因在哮喘的发病中起着重要作用。

环境因素中主要包括某些激发因素,如尘螨、花粉、真菌、动物毛屑、二氧化硫、氨气等各种特异和非特异性吸入物;感染,如细菌、病毒、原虫、寄生虫等;食物,如鱼、虾、蟹、蛋类、牛奶等;药物,如普萘洛尔(心得安)、阿司匹林等;气候变化、运动、妊娠等都可能是哮喘的激发因素。

2. 发病机制 哮喘的发病机制不完全清楚。变态反应、气道炎症、气道反应性增高及神经等因素及其相互作用被认为与哮喘的发病关系密切。

(1) 免疫学机制:免疫系统在功能上分为体液(抗体)介导的和细胞介导的免疫,均参与哮喘的发病。抗原通过抗原递呈细胞激活 T 细胞,活化的辅助性 T 细胞(主要是 Th_2 细胞)产生白细胞介素(IL-4)IL-5、IL-10 和 IL-13 等,进一步激活 B 淋巴细胞,后者合成特异性 IgE,并结合于肥大细胞和嗜碱粒细胞等表面的 IgE 受体。若变应原再次进入体内,可与结合在细胞表面的 IgE 交联,使该细胞合成并释放多种活性介质导致平滑肌收缩、黏液分泌增加、血管通透性增高和炎症细胞浸润等。炎症细胞在介质的作用下又可分泌多种介质，使气道病变加重，炎症细胞浸润增加，产生哮喘的临床症状，这是一个典型的变态反应过程。

根据变应原吸入后哮喘发生的时间，可分为速发型哮喘反应（IAR）、迟发型哮喘反应（LAR）和双相型哮喘反应（DAR）。IAR 几乎在吸入变应原的同时立即发生反应，15～30min 达高峰，2h 后逐渐恢复正常。LAR 在吸入变应原后 6h 左右发病，持续时间长，可达数日；而且临床症状重，常呈持续性哮喘表现，肺功能损害严重而持久。LAR 是由于气道慢性炎症反应的结果。

（2）气道炎症：气道慢性炎症被认为是哮喘的本质，气道炎症的启动机制：①活化的 Th_2 细胞分泌的细胞因子，可以直接激活肥大细胞、嗜酸粒细胞及肺泡巨噬细胞等多种炎症细胞，使之在气道浸润和聚集。这些细胞相互作用可以分泌出 50 多种炎症介质和 25 种以上的细胞因子，构成了一个与炎症细胞相互作用的复杂网络，使气道反应性增高，气道收缩，黏液分泌增加，血管渗出增多。根据介质产生的先后可分为快速释放性介质，如组胺；继发释放性介质，如前列腺素（PG）、白三烯（LT）、血小板活化因子（PAF）等。肥大细胞激活后，可释放出组胺、嗜酸粒细胞趋化因子（ECF-A）、中性粒细胞趋化因子（NCF-A）、LT 等介质。肺泡巨噬细胞激活后可释放血栓素（TX）、PG、PAF 等介质。进一步加重气道高反应性和炎症；②各种细胞因子及环境刺激因素可作用于气道上皮细胞，后者分泌内皮素-1 及基质金属蛋白酶（MMP）并活化各种生长因子特别是转移生长因子-β（TGF-β）。以上因子共同作用于上皮下成纤维细胞和平滑肌细胞，使之增殖而引起气道重塑；③由血管内皮及气道上皮细胞产生的黏附分子（AMs）可介导白细胞与血管内皮细胞的黏附，白细胞由血管内转移至炎症部位，加重了气道炎症过程。

总之，哮喘的炎症反应是由多种炎症细胞、炎症介质和细胞因子参与的相互作用的结果，关系十分复杂，有待进一步研究。

（3）气道高反应性（airway hyperresponsiveness，AHR）：表现为气道对各种刺激因子出现过强或过早的收缩反应，是哮喘发生发展的另一个重要因素。目前普遍认为气道炎症是导致气道高反应性的重要机制之一，当气道受到变应原或其他刺激后，由于多种炎症细胞、炎症介质和细胞因子的参与，气道上皮的损害和上皮下神经末梢的裸露等而导致气道高反应性。AHR 常有家族倾向，受遗传因素的影响。AHR 为支气管哮喘患者的共同病理生理特征，然而出现 AHR 者并非都是支气管哮喘，长期吸烟、接触臭氧、病毒性上呼吸道感染、慢性阻塞性肺疾病（COPD）等也可出现 AHR。

（4）神经机制：神经因素也被认为是哮喘发病的重要环节，支气管受复杂的自主神经支配。除胆碱能神经、肾上腺素能神经外，还有非肾上腺素能非胆碱能（NANC）神经系统。支气管哮喘与 β 肾上腺素受体功能低下和迷走神经张力亢进有关，并可能存在有 α 肾上腺素能神经的反应性增加。NANC 能释放舒张支气管平滑肌的神经介质如血管活性肠肽（VIP）、一氧化氮（NO），及收缩支气管平滑肌的介质如 P 物质、神经激肽，两者平衡失调，则可引起支气管平滑肌收缩。

有关哮喘发病机制总结如图 2-4-1。

【临床表现】

1. 症状　典型症状为发作性伴有哮鸣音的呼气性呼吸困难。症状可在数分钟内发生，并持续数小时至数日，可经平喘药物后缓解或自行缓解。某些患者在缓解数小时后可再次发作。在夜间及凌晨发作和加重常是哮喘的特征之一。严重者被迫采取坐位或呈端坐呼

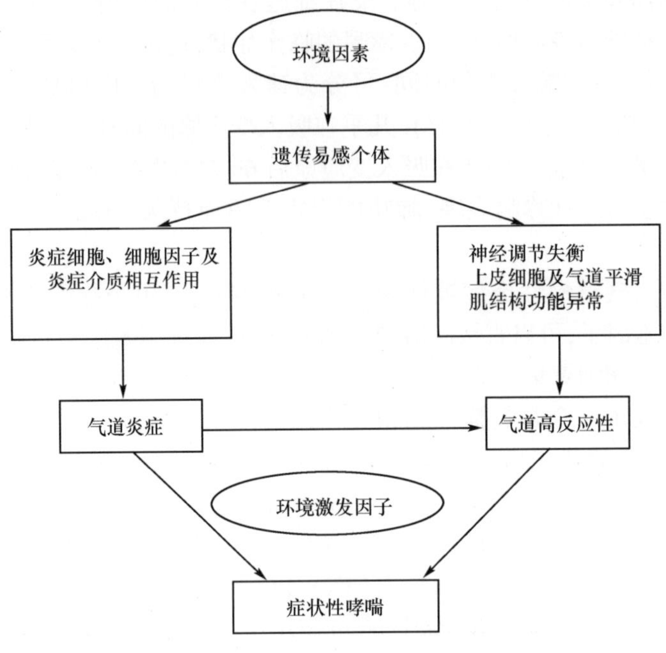

图 2-4-1 哮喘发病机制示意图

吸,干咳或咳大量白色泡沫痰,甚至出现发绀等。有时咳嗽可为唯一的症状(咳嗽变异型哮喘)。有些青少年,其哮喘症状表现为运动时出现胸闷、咳嗽和呼吸困难(运动性哮喘)。以胸闷为唯一症状的不典型哮喘为胸闷变异性哮喘。

2. 体征 发作时胸部呈过度充气状态,有广泛的哮鸣音,呼气音延长。但在轻度哮喘或非常严重哮喘发作,哮鸣音可不出现,后者称为寂静胸(silent chest),是病情危重的表现。严重哮喘患者可出现心率增快、奇脉、胸腹反常运动和发绀。非发作期体检可无异常,故未闻及哮鸣音,不能排除哮喘。

【实验室和其他检查】

1. 痰液检查 如患者无痰可通过高渗盐水超声雾化诱导痰方法进行检查。涂片在显微镜下可见较多嗜酸粒细胞。

2. 肺功能检查

(1) 通气功能检测:在哮喘发作时呈阻塞性通气功能障碍,呼气流速指标显著下降,第1秒用力呼气容积(FEV_1)、第1秒用力呼气容积占用力肺活量比值(FEV_1/FVC%)、最大呼气中期流速(MMEF)以及呼气峰值流速(PEF)均减少。肺容量指标见用力肺活量减少、残气量增加、功能残气量和肺总量增加,残气量占肺总量百分比增高。缓解期上述通气功能指标可逐渐恢复。

(2) 支气管激发试验(bronchial provocation test,BPT):用以测定气道反应性。常用吸入激发剂为乙酰甲胆碱、组胺。吸入激发剂后其通气功能下降、气道阻力增加。运动亦可诱发气道痉挛,使通气功能下降。激发试验只适用于 FEV_1 在正常预计值的 70% 以上的患者。在设定的激发剂量范围内,如 FEV_1 下降>20%,可诊断为激发试验阳性。通过剂量反应曲线计算使 FEV_1 下降 20% 的吸入药物累积剂量或累积浓度,可对气道反应性增高的程度做出定量判断。

（3）支气管舒张试验（bronchial dilation test，BDT）：以测定气道气流受限的可逆性。常用吸入型的支气管舒张药有沙丁胺醇、特布他林等，如 FEV_1 较用药前增加>15%，且其绝对值增加>200ml，可诊断为舒张试验阳性。

（4）PEF 及其变异率测定：PEF 可反映气道通气功能的变化。哮喘发作时 PEF 下降。此外，由于哮喘有通气功能时间节律变化的特点，常于夜间或凌晨发作或加重，使其通气功能下降。若昼夜（或凌晨与下午）PEF 变异率≥20%，则符合气道气流受限可逆性改变的特点。

3. 动脉血气分析　哮喘发作时由于气道阻塞且通气分布不均，通气/血流比值失衡，可致肺泡-动脉血氧分压差增大；严重发作时可有缺氧，PaO_2 降低。由于过度通气可使 $PaCO_2$ 下降，pH 上升，表现呼吸性碱中毒。如重症哮喘，病情进一步发展，气道阻塞严重，缺氧加重并出现 CO_2 潴留，$PaCO_2$ 上升，表现呼吸性酸中毒。如缺氧明显，可合并代谢性酸中毒。

4. 胸部 X 线检查　在哮喘发作早期可见两肺透亮度增加，呈过度充气状态；在缓解期多无明显异常。如并发呼吸道感染，可见肺纹理增加及炎性浸润阴影。同时要注意肺不张、气胸或纵隔气肿等并发症的存在。

5. 特异性变应原的检测　哮喘患者大多数为变应性体质，对众多的变应原和刺激物敏感。外周血变应原特异性 IgE 增高，结合病史有助于病因诊断；血清总 IgE 测定对哮喘诊断价值不大，但其增高的程度可作为重症哮喘使用抗 IgE 抗体治疗及调整剂量的依据。体内变应原试验包括皮肤变应原试验和吸入变应原试验，前者可通过皮肤点刺等方法进行。

【诊断】

1. 诊断标准

（1）反复发作喘息、气急、胸闷或咳嗽，多与接触变应原、冷空气、物理、化学性刺激以及病毒性上呼吸道感染、运动等有关。

（2）发作时在双肺可闻及散在或弥漫性，以呼气相为主的哮鸣音，呼气相延长。

（3）上述症状和体征可经治疗缓解或自行缓解。

（4）除外其他疾病所引起的喘息、气急、胸闷和咳嗽。

（5）临床表现不典型者（如无明显喘息或体征），应至少具备以下一项试验阳性：①支气管激发试验或运动激发试验阳性；②支气管舒张试验阳性［1 秒用力呼气容积（FEV_1）增加≥12%，且 FEV_1 增加绝对值≥200 ml］；③最大呼气流量（PEF）日内变异率≥20%。

符合①～④条或④、⑤条者，可以诊断为支气管哮喘。

2. 分期　哮喘可分为急性发作期和非急性发作期。

（1）急性发作期：哮喘急性发作是指喘息、气促、咳嗽、胸闷等症状突然发生，或原有症状急剧加重，常有呼吸困难，以呼气流量降低为其特征，常因接触变应原、刺激物或呼吸道感染诱发。其程度轻重不一，病情加重，可在数小时或数日内出现，偶尔可在数分钟内即危及生命，故应对病情做出正确评估，以便给予及时有效的紧急治疗。哮喘急性发作时病情严重程度的分级见表 2-4-1。

表 2-4-1　哮喘急性发作的病情严重程度分级

临床特点	轻度	中度	重度	危重
气短	步行、上楼时	稍事活动	休息时	—
体位	可平卧	喜坐位	端坐呼吸	—

续表

临床特点	轻度	中度	重度	危重
讲话方式	连续成句	单词	单字	不能讲话
精神状态	可有焦虑,尚安静	时有焦虑或烦躁	常有焦虑、烦躁	嗜睡或意识模糊
出汗	无	有	大汗淋漓	—
呼吸频率	轻度增加	增加	常大于 30 次/分	—
辅助呼吸肌活动及三凹征	常无	可有	常有	胸腹矛盾运动
哮鸣音	散在,呼吸末期	响亮、弥漫	响亮、弥漫	减弱、乃至无
脉率(次/分)	<100	100~120	>120	脉率变慢或不规则
奇脉	无,<10 mmHg	可有,10~25 mmHg	常有,>25 mmHg	无,提示呼吸肌疲劳
使用 β_2 激动剂后 PEF 预计值或个人最佳值	>80%	60%~80%	<60% 或<100 L/min 或作用时间<2 h	—
PaO_2(吸空气,mmHg)	正常	≥60	<60	
$PaCO_2$(mmHg)	<45	≤45	>45	—
SaO_2(吸空气)	>95%	91%~95%	≤90%	—
pH	—	—	降低	降低

(2) 非急性发作期(亦称慢性持续期):是指每周均不同频度和(或)不同程度地出现症状(喘息、气急、胸闷、咳嗽等)。目前应用控制水平分级方法。这种分级方法更容易被临床医师掌握,有助于指导临床治疗,以取得更好的哮喘控制,见表 2-4-2。

表 2-4-2　非急性发作期哮喘控制水平的分级

项目	完全控制(满足以下所有条件)	部分控制(在任何 1 周内出现以下 1~2 项特征)	未控制(在任何 1 周内)
日间症状	无(或≤2 次、周)	>2 次/周	—
活动受限	无	有	—
夜间症状/憋醒	无	有	—
需要使用缓解药的次数	无(或≤2 次、周)	>2 次/周	出现三项或以上部分控制特征
肺功能(PEF 或 FEV_1)	正常	低于正常预计值(或本人最佳值)的 80%	—
急性发作	无	≥每年 1 次	在任何 1 周内出现 1 次

【鉴别诊断】

1. 左心衰竭引起的呼吸困难　过去称为心源性哮喘,常见于左心衰竭,发作时的症状与哮喘相似,但左心衰竭引起的呼吸困难多有高血压、冠状动脉粥样硬化性心脏病、风湿性心脏病和二尖瓣狭窄等病史和体征。突发气急,端坐呼吸,阵发性咳嗽,常咳出粉红色泡沫痰,两肺可闻及广泛的水泡音和哮鸣音,左心界扩大,心率增快,心尖部可闻及奔马律。胸部 X 线检查时,可见心脏增大,肺淤血征,心脏 B 超和心功能检查有助于鉴别。若一时难以鉴别可雾化吸入选择性 β_2 激动剂或注射小剂量氨茶碱缓解症状后进一步检查,禁用肾上腺素或吗啡,以免造成危险。

2. 慢性阻塞性肺疾病　多见于中老年人,多有长期吸烟或接触有害气体的病史和慢性咳嗽史，喘息长年存在，有加重期。体检双肺呼吸音明显下降，可有肺气肿体征，两肺或可闻及湿性啰音。对中老年患者严格将慢阻肺和哮喘区分有时十分困难，用支气管扩张剂和口服或吸入激素做治疗性试验可能有所帮助。如患者同时具有哮喘和慢阻肺的特征，可以诊断哮喘合并慢阻肺或慢阻肺合并哮喘。

3. 支气管肺癌　中央型肺癌导致支气管狭窄或伴感染时或类癌综合征，可出现喘鸣或类似哮喘样呼吸困难、肺部可闻及哮鸣音。但肺癌的呼吸困难及哮鸣症状进行性加重，常无诱因，咳嗽可有血痰，痰中可找到癌细胞，胸部X线摄片、CT或MRI检查或纤维支气管镜检查常可明确诊断。

4. 气管内膜病变　气管的肿瘤、内膜结核和异物等病变，引起气管阻塞时，可以引起类似哮喘的症状和体征。通过提高认识，及时做肺流量-容积曲线，气管断层X线摄片或纤维支气管镜检查，通常能明确诊断。

5. 变态反应性肺浸润　见于热带性嗜酸粒细胞增多症、肺嗜酸粒细胞增多性浸润、多源性变态反应性肺泡炎等。致病原因为寄生虫、原虫、花粉、化学药品、职业粉尘等，多有接触史，症状较轻，可有发热等全身性症状，胸部X线检查可见多发性，此起彼伏的淡薄斑片浸润阴影，可自行消失或再发。肺组织活检也有助于鉴别。

【治疗】

1. 常用药物简介　治疗哮喘的药物可以分为控制药物和缓解药物。

控制药物是指需要长期每日使用的药物。这些药物主要通过抗感染作用使哮喘维持临床控制，其中包括吸入糖皮质激素（ICS）、全身用糖皮质激素、白三烯调节剂、长效β_2受体激动剂（需与ICS联合应用）、缓释茶碱、色甘酸钠、抗IgE抗体及其他有助于减少全身性激素剂量的药物等。

缓解药物是指按需使用的药物。这些药物通过迅速解除气道痉挛从而缓解哮喘症状，其中包括速效吸入β_2受体激动剂、全身用糖皮质激素、吸入性抗胆碱能药物、短效茶碱及短效口服β_2受体激动剂等。

（1）糖皮质激素：糖皮质激素（简称激素）是最有效的控制气道炎症的药物。给药途径包括吸入、口服和静脉应用等。

1）吸入给药：吸入糖皮质激素（ICS）的局部抗感染作用强；通过吸气过程给药，药物直接作用于呼吸道，所需剂量较小。通过消化道和呼吸道进入血液药物的大部分被肝灭活，因此全身性不良反应较少。ICS的剂量与预防哮喘严重急性发作的作用之间有非常明确的关系，所以，对于严重哮喘患者长期大剂量吸入糖皮质激素是有益的。ICS在口咽部局部的不良反应包括声音嘶哑、咽部不适和念珠菌感染。吸药后及时用清水含漱口咽部、选用干粉吸入剂或加用储雾器可减少上述不良反应。ICS的全身不良反应的大小与药物剂量、药物的生物利用度、在肠道的吸收、肝首过代谢率及全身吸收药物的半衰期等因素有关。已上市的ICS中丙酸氟替卡松和布地奈德的全身不良反应较少。

2）口服给药：适用于中度哮喘发作、慢性持续哮喘吸入大剂量ICS治疗无效的患者和作为静脉应用激素治疗后的序贯治疗。一般使用半衰期较短的糖皮质激素，如泼尼松、泼尼松龙或甲泼尼龙等。推荐剂量：泼尼松龙40~50mg/d，5~10日。具体使用要根据病情的严重程度，当症状缓解或其肺功能已经达到个人最佳值，可以考虑停药或减量。地塞米松因对垂体-肾上腺的抑制作用大，不推荐长期使用。

3）静脉用药：严重急性哮喘发作时，应经静脉及时给予琥珀酸氢化可的松（400~1 000

mg/d)或甲泼尼龙(80~160 mg/d)。无糖皮质激素依赖倾向者,可在短期(3~5 日)内停药;有激素依赖倾向者应延长给药时间,控制哮喘症状后改为口服给药,并逐步减少激素用量。

(2) β_2受体激动剂:通过对气道平滑肌和肥大细胞膜表面的 β_2受体的兴奋,舒张气道平滑肌、减少肥大细胞和嗜碱粒细胞脱颗粒和介质的释放、降低微血管的通透性、增加气道上皮纤毛的摆动等,缓解哮喘症状。此类药物较多,可分为短效(作用维持 4~6h)和长效(维持 10~12h)β_2受体激动剂。后者又可分为速效(数分钟起效)和缓慢起效(半小时起效)两种。

1) 短效 β_2受体激动剂(简称 SABA):常用的药物如沙丁胺醇(salbutamol)和特布他林(terbutalin)等。①吸入:可供吸入的短效 β_2受体激动剂包括气雾剂、干粉剂和溶液等。这类药物松弛气道平滑肌作用强,通常在数分钟内起效,疗效可维持数小时,是缓解轻中度急性哮喘症状的首选药物,也可用于运动性哮喘的预防。如沙丁胺醇每次吸入 100~200μg 或特布他林 250~500μg,必要时每 20min 重复 1 次。②口服沙丁胺醇、特布他林、丙卡特罗片等,通常在服药后 15~30min 起效,疗效维持 4~6h。如沙丁胺醇 2~4 mg,特布他林 1. 25~2. 5mg,每日 3 次;丙卡特罗 25~50μg,每日 2 次。③注射:虽然平喘作用较为迅速,但因全身不良反应的发生率较高,已较少使用。④贴剂:为透皮吸收剂型。现有产品有妥洛特罗(tulobuterol),分为 0. 5mg、1mg、2mg 三种用量。由于采用结晶储存系统来控制药物的释放,药物经过皮肤吸收,因此可以减轻全身性副作用,每日只需贴附 1 次,效果可维持 24h。对预防晨降有效,使用方法简单。

2) 长效 β_2受体激动剂(简称 LABA):这类 β_2受体激动剂的分子结构中具有较长的侧链,舒张支气管平滑肌的作用可维持 12h 以上。目前在我国临床使用的吸入型 LABA 有两种。沙美特罗(salmeterol):经气雾剂或碟剂装置给药,给药后 30min 起效,平喘作用维持 12h 以上。推荐剂量 50μg,每日 2 次吸入。福莫特罗(formoterol):经都保装置给药,给药后 3~5min 起效,平喘作用维持 8~12h 以上。平喘作用具有一定的剂量依赖性,推荐剂量 4. 5~9μg,每日 2 次吸入。特别注意:LABA 不能单用于哮喘的治疗。

(3) 白三烯调节剂:包括半胱氨酰白三烯受体拮抗剂和 5-脂氧化酶抑制剂。目前在国内应用主要是半胱氨酰白三烯受体拮抗剂。半胱氨酰白三烯受体拮抗剂通过对气道平滑肌和其他细胞表面白三烯(CysLT1)受体的拮抗,抑制肥大细胞和嗜酸粒细胞释放出的半胱氨酰白三烯的致喘和致炎作用,产生轻度支气管舒张和减轻变应原、运动和 SO_2诱发的支气管痉挛等作用,并具有一定程度的抗感染作用。本品可减轻哮喘症状、改善肺功能、减少哮喘的恶化。但其作用不如 ICS,也不能取代糖皮质激素。扎鲁司特 20mg,每日 2 次;孟鲁司特 10mg,每日 1 次;异丁司特 10mg,每日 2 次。

(4) 茶碱:具有舒张支气管平滑肌作用,并具有强心、利尿、扩张冠状动脉、兴奋呼吸中枢和呼吸肌等作用。有研究资料显示,低浓度茶碱具有抗感染和免疫调节作用。作为症状缓解药,尽管现在临床上在治疗重症哮喘时仍然静脉使用茶碱,但短效茶碱治疗哮喘恶化还存在争议,因为它在支气管舒展方面对比足量使用的快速 β_2受体激动剂而言没有任何优势,但是它有可能使呼吸驱动力改善。短效茶碱不推荐给已经长期服用缓释型茶碱的患者使用,除非该患者的血清中茶碱浓度较低或者可以进行血清茶碱浓度监测。

(5) 抗胆碱药物:吸入抗胆碱药物如溴化异丙托品、溴化氧托品和溴化泰乌托品(tiotropiumbromide)等,可阻断节后迷走神经传出支,通过降低迷走神经张力而舒张支气管。其舒张支气管的作用比 β_2受体激动剂弱,起效也较慢,但长期应用不易产生耐药,对老年人的疗效不低于年轻人。本品有气雾剂和雾化溶液两种剂型。经 pMDI 吸入溴化异丙托品气雾剂，常用剂量为 40~80μg，每日 3~4 次；经雾化泵吸入溴化异丙托品溶液的常用剂量为 50~125μg，每日 3~4 次。溴化泰乌托品系新近上市的长效抗胆碱药物，对 M_1 和 M_3 受体具有选择性抑制作用，仅需每日 1 次吸入给药。本品与 β_2 受体激动剂联合应用具有协同、互补作用。

(6) 抗 IgE 治疗：抗 IgE 单克隆抗体(omalizumab)可应用于血清 IgE 水平增高的哮喘的治疗。目前，它主要使用于经过 ICS 和 LABA 联合治疗后症状仍未控制的严重过敏性哮喘患者。目前在 11~50 岁的哮喘患者的治疗研究中尚没有发现抗 IgE 治疗的明显毒副作用，omalizumab 治疗改善哮喘控制，在哮喘发作和全身性类固醇的课程要求和行为评分改善显著减少。不良事件罕见，药物的耐受性良好。但因该药临床使用的时间尚短，其远期疗效与安全性有待进一步的观察。价格昂贵也使其临床应用受到限制。

(7) 变应原特异性免疫疗法(SIT)：该疗法通过皮下给予常见吸入变应原提取液(如尘螨、猫毛、豚草等)，可减轻哮喘症状和降低气道高反应性，适用于过敏原明确但难以避免的哮喘患者。但对其远期疗效和安全性尚待进一步研究与评价。变应原制备的标准化工作也有待加强。哮喘患者应用此疗法期间应严格在医师指导下进行。目前已试用舌下给药的变应原免疫疗法。SIT 应该是在严格的环境隔离和药物干预无效(包括吸入糖皮质激素)情况下考虑的治疗方法。现在没有研究比较其和药物干预的疗效差异。使用复合变应原进行免疫治疗的价值现在还没有证据支持。

(8) 其他治疗哮喘药物：①抗组胺药物，口服第二代抗组胺药物(H_1受体拮抗剂)如酮替芬、氯雷他定、阿司咪唑、氮卓司丁、特非那丁等具有抗变态反应作用，其在哮喘治疗中的作用较弱。可用于伴有变应性鼻炎哮喘患者的治疗。这类药物的不良反应主要是嗜睡。阿司咪唑和特非那丁可引起严重的心血管不良反应，应谨慎使用。②其他口服抗变态反应药物，如曲尼司特(tranilast)、瑞吡司特(repirinast)等可应用于哮喘的治疗。其主要不良反应是嗜睡。③可能减少口服激素剂量的药物，包括口服免疫调节剂(甲氨蝶呤、环孢素、金制剂等)、某些大环内酯类抗生素和静脉应用免疫球蛋白等。其疗效尚待进一步研究。④中医中药，采用辨证施治，有助于慢性缓解期哮喘的治疗。有必要对临床疗效较为确切的中(成)药或方剂开展多中心随机双盲的临床研究。

2. 长期治疗方案的确定　哮喘的治疗应以患者的病情严重程度为基础，根据其控制水平类别选择适当的治疗方案。哮喘药物的选择既要考虑药物的疗效及其安全性，也要考虑患者的实际状况，如经济收入和当地的医疗资源等。要为每个初诊患者制订哮喘防治计划，定期随访、监测，改善患者的依从性，并根据患者病情变化及时修订治疗方案。

3. 急性发作的处理　哮喘急性发作的治疗取决于发作的严重程度以及对治疗的反应性。治疗的目的在于尽快缓解气道痉挛，纠正低氧血症，恢复肺功能，预防进一步恶化或再次发作，防治并发症。

对于具有哮喘相关死亡高危因素的患者，需要给予高度重视，这些患者应当尽早到医疗机构就诊。高危患者包括：①曾经有过气管插管和机械通气的濒于致死性哮喘的病史；②在过去一年中因为哮喘而住院或看急诊；③正在使用或最近刚停用口服糖皮质激素；④目前没有使用吸入性糖皮质激素；⑤过分依赖速效 β_2受体激动剂，特别是每月使用沙丁胺醇(或等效药物)超过 1 瓶的患者；⑥有心理疾病或社会心理问题，包括使用镇静剂；⑦有对哮喘治疗计划不依从的历史。

轻度和部分中度急性发作可以在家庭中或社区中治疗。家庭或社区中的治疗措施主要为重复吸入速效 β_2受体激动剂，在第 1 小时每 20min 吸入 2～4 喷。随后根据治疗反应，轻度急性发作可调整为每 3～4h 2～4 喷，中度急性发作每 1～2h 6～10 喷。如果对吸入性 β_2受体激动剂反应良好（呼吸困难显著缓解，PEF>80% 预计值或个人最佳值，且疗效维持 3～4h），通常不需要使用其他的药物。如果治疗反应不完全，尤其是在控制性治疗的基础上发生的急性发作，应尽早口服糖皮质激素（泼尼松龙 0.5～1mg/kg 或等效剂量的其他激素），必要时到医院就诊。

部分中度和所有重度急性发作均应到急诊室或医院治疗。除氧疗外，应重复使用速效 β_2受体激动剂，可通过带储雾器的 MDI 给药，也可通过射流雾化装置给药。推荐在初始治疗时连续雾化给药，随后根据需要间断给药（每 4h 一次）。目前尚无证据支持常规静脉使用 β_2受体激动剂。

联合使用 β_2受体激动剂和抗胆碱能制剂（如异丙脱溴铵）能够取得更好的支气管舒张作用。茶碱的支气管舒张作用弱于短效 β_2受体激动剂，副作用较大，应谨慎使用。对规则服用茶碱缓释制剂的患者，静脉使用茶碱应尽可能监测茶碱血药浓度。中重度哮喘急性发作应尽早使用全身糖皮质激素，特别是对速效 β_2受体激动剂初始治疗反应不完全或疗效不能维持，以及在口服糖皮质激素基础上仍然出现急性发作的患者。口服糖皮质激素与静脉给药疗效相当，副作用小，为首选给药途径，推荐用法：泼尼松龙 30～50mg 或等效的其他激素，每日单次给药。严重的急性发作或口服激素不能耐受时，可采用静脉注射或滴注，如甲泼尼龙 80～160mg，或氢化可的松 400～1000mg 分次给药。地塞米松因半衰期较长，对肾上腺皮质功能抑制作用较强，一般不推荐使用。全身糖皮质激素的疗程一般为 5～7 日，通常不需要递减撤药。静脉给药和口服给药的序贯疗法有可能减少激素用量和不良反应，如静脉使用激素 2～3 日，继之以口服激素 3～5 日。镁制剂不推荐常规使用，可用于重度急性发作（FEV_1 25%～30%）或对初始治疗反应不良者。

重度和危重哮喘急性发作经过上述药物治疗，临床症状和肺功能无改善甚至继续恶化，应及时给予机械通气治疗，其指征主要包括：神志改变、呼吸肌疲劳、动脉血二氧化碳分压（$PaCO_2$）≥45mmHg，等。可先采用经鼻或面罩无创机械通气，若无效应及早行气管插管机械通气。哮喘急性发作机械通气需要较高的吸气压，可使用适当水平的呼气末正压（PEEP）治疗。如果需要过高的气道峰压和平台压才能维持正常通气容积，可试用允许性高碳酸血症通气策略以减少呼吸机相关肺损伤。

初始治疗症状显著改善，PEF 或 FEV_1恢复到预计值或个人最佳值 60% 者以上可回家继续治疗，PEF 或 FEV_1 40%～60% 者应在监护下回到家庭或社区继续治疗，治疗前 PEF 或 FEV_1<25% 或治疗后<40% 者应入院治疗。患者回家后至少需要继续口服 7 日糖皮质激素，按需使用支气管舒张药物直到恢复到急性发作前的水平。在出院时或近期的随访时，应当为患者制订一个详细的行动计划，审核患者是否正确使用药物、吸入装置和峰流速仪，找到急性发作的诱因并制订避免接触的措施，调整控制性治疗方案。严重的哮喘急性发作意味着哮喘管理的失败，这些患者应当给予密切监护、长期随访，并纳入患者教育计划。

大多数哮喘急性发作并非由细菌感染引起，应严格控制抗生素试验的指征，除非有细菌感染的证据，或属于重度或危重哮喘急性发作。

【哮喘管理】 尽管哮喘尚不能根治，但通过有效的哮喘管理，通常可以实现哮喘控制。成功的哮喘管理目标是：①达到并维持症状的控制；②维持正常活动，包括运动能力；③维持肺功能水平尽量接近正常;④预防哮喘急性加重;⑤避免因哮喘药物治疗导致的不良反应;⑥预防哮喘导致的死亡。

【预后】 哮喘的转归和预后因人而异,与是否选用正确的防治方案关系密切。儿童哮喘通过积极而规范的治疗,临床控制率可达95%。轻症容易恢复;病情重,气道反应性增高明显,或伴有其他变应性疾病不易控制。若长期反复发作而并发COPD、肺源性心脏病者,预后不良。

（刘　华）

第五章　支气管扩张症

学习目标

1. 了解支气管扩张的病因及发病机制。
2. 掌握支气管扩张的临床特点。
3. 熟悉支气管扩张的诊断及治疗原则。

支气管扩张症(bronchiectasis,简称支扩)是一种常见的慢性呼吸道疾病,是由各种原因引起的支气管壁肌肉和弹性组织破坏,管腔形成永久不可逆性扩张、变形。患者多有童年麻疹、百日咳或支气管炎等疾病史。临床表现为持续或反复性咳嗽、咳大量脓痰,有时伴有反复咯血。近年来,随着人民生活的改善,以及各种呼吸道感染的及时治疗,本病发病率有减少趋势。

【病因及发病机制】　多种原因可以引起支气管扩张,有些病例无明显病因,支气管扩张症可分为先天性与继发性两种。先天性支气管扩张症较少见,继发性支气管扩张症发病机制中的关键环节为支气管感染和支气管堵塞,两者相互影响,形成恶性循环,最终导致不可逆性支气管扩张。另外,支气管外部纤维的牵拉、先天性发育缺陷及遗传因素等也可引起支气管扩张。

1. 支气管-肺感染　儿童时期的支气管-肺感染是引起支气管扩张的主要原因之一,因气管和肺组织结构尚未发育完善,下呼吸道感染将会损伤发育不完善的气道组织,并造成持续、不易清除的气道感染,从而造成支气管管壁的破坏和附近组织纤维收缩;这些病变使支气管引流不畅,分泌物潴留,导致阻塞;而阻塞又容易诱发感染。这一感染-阻塞-感染的过程反复进行,最终导致支气管扩张,如麻疹、百日咳、流行性感冒等。支气管和肺部慢性感染,如慢性肺脓肿等,使支气管管壁的弹性纤维和平滑肌破坏、断裂,支气管变薄,弹性下降,易于扩张。肺结核在痊愈过程中常伴有支气管肺组织、纤维组织增生,牵拉支气管,造成局部支气管扭曲、变形,分泌物不易被清除;随后继发的普通病菌感染使病变进入感染-阻塞-感染的恶性循环过程,最终形成支气管扩张。

2. 支气管器质性阻塞　支气管管内肿瘤、异物或管外肿大淋巴结可以造成支气管狭窄或部分阻塞,在支气管内形成活瓣作用,使得空气吸入容易呼出难,阻塞部位以下的支气管内压逐渐升高,造成管腔扩张。同时部分阻塞导致引流不畅,易引起继发感染而破坏管壁,形成支气管扩张。

3. 支气管外部的牵拉作用　肺组织的慢性感染或结核病灶愈合后的纤维组织牵拉,也可形成支气管扩张。

4. 先天及遗传因素　支气管软骨先天发育不全:表现为有家族倾向的弥漫性支气管扩张;先天性巨大气管-支气管症:是一种常染色体隐性遗传病,其特征是先天性结缔组织异常、管壁薄弱、气管和主支气管显著扩张;Kartagener 综合征包括内脏转位、鼻窦炎和支气管扩张三种病变。多认为功能异常是其发病的病因:胚胎发育早期,纤毛功能异常使内脏不能进行正常转位,从而形成右位心和其他内脏反位。纤毛功能异常也影响精子的运动,故男性患者常有不孕症。

遗传因素参与支气管扩张形成，如囊性纤维化、先天性低丙球蛋白血症、先天性肺血管发育畸形等。囊性纤维化白种人常见。

【病理】 支气管扩张形成的过程中，受损支气管壁由于慢性炎症而遭到破坏，包括软骨、肌肉和弹性组织被破坏，纤毛细胞受损或消失，黏液分泌增多，气道平滑肌增生、肥厚，反复气道炎症也会引起气道壁纤维化，炎症亦可扩展至肺泡，引起弥漫性支气管周围纤维化瘢痕形成，使正常肺组织减少。按形态分为柱状、囊柱型和囊状三种，常合并存在。支气管动脉和肺动脉的终末支常有扩张与吻合，有的毛细血管扩张形成血管瘤，以致患者常有咯血。受累肺叶和肺段多见肺容积缩小甚至肺不张。周围肺组织常见反复感染的病理改变。

支气管扩张多见于下叶基底段支气管分支。后基底段是病变最常累及的部位，这种分布与重力因素引起的下叶分泌物排出不畅有关，支气管扩张左肺多于右肺，由于左下叶支气管较细长，且受心脏血管的压迫，引流不畅，容易导致继发感染，故左下叶与舌叶的支气管扩张多于右下叶。舌叶支气管开口接近下叶背段，易受下叶感染的影响，故左下叶与舌叶的支气管扩张常同时存在。右中支气管较细长，周围有内、外、前三组淋巴结围绕，易引起肺不张及继发感染，反复发作也常发生支气管扩张。

【临床表现】

1. 症状 早期轻度扩张可完全无症状，或仅有轻微咳嗽和少量咳痰症状；经过若干时间，由于支气管化脓性感染日趋加重，病变范围日趋加大，于是出现咳嗽、咳大量脓痰和反复咯血等典型的支气管扩张症状。部分病例由于首先咯血而就诊，经X线胸片或高分辨率CT检查而发现本病；此类患者平时无慢性咳嗽，大量脓痰等症状，主要表现为反复咯血，故又称干性支气管扩张；其病变部位多位于上叶支气管，引流较好，故不易感染。

（1）慢性咳嗽、咳大量脓痰：一般多为阵发性，每日痰量可达100~400ml，咳痰多在体位改变时，因为支气管扩张感染后，管壁黏膜被破坏，丧失了清除分泌物的功能，引起分泌物的积滞。当体位改变时，分泌物接触到正常黏膜，引起刺激，出现咳嗽及咳大量脓痰。痰液呈黄色脓样，若有厌氧菌混合感染，则有臭味。收集全日痰液至玻璃瓶中，数小时后分层：上层为泡沫，下悬脓性成分，中层为混浊黏液，下层为坏死组织沉淀物。

（2）反复咯血：多数患者有反复咯血，血量不等，可为痰中带血或小量咯血，亦可表现为大咯血。其原因是支气管表层肉芽组织创面上的小血管或管壁内扩张的小血管破裂出血所致。而所谓干性支气管扩张则以咯血为主要症状，平时有咳嗽，但咳痰不明显。

（3）反复肺部感染：其特点是同一肺段反复发生肺炎并迁延不愈。常由上呼吸道感染向下蔓延，支气管感染加重、引流不畅时，炎症扩展至病变支气管周围的肺组织所致。感染重时，出现发热、咳嗽加剧、痰量增多、胸闷、胸痛等症状。因扩张的支气管发生扭曲、变形，引流更差，常于同一肺段反复发生肺炎。由于长期反复感染，反复使用抗生素，使耐药菌的出现率明显增高，如耐药性铜绿假单胞菌就比较常见，给治疗带来困难。

（4）慢性感染中毒症状：反复继发感染可引起全身中毒症状，如发热、盗汗、食欲下降、消瘦、贫血等，儿童可影响发育。

2. 体征 早期支气管扩张可无异常体征。病变严重或继发感染，使支气管内有渗出物时，病变部位可听到固定而持久的局限性湿性啰音，痰咳出后湿性啰音仅可暂时减少或消失。若合并有肺炎时，则可有叩诊浊音和呼吸音减弱等肺炎体征。随着并发症如支气管肺炎、肺纤维化、胸膜增厚与肺气肿等的发生,可出现相应的体征。病程较长的支气管扩张患者可以发绀、杵状指等体征,全身营养状况也较差。

【实验室和辅助检查】

1. 影像学检查　由于支气管扩张的本质特征是其不可逆性的解剖学改变,故影像学检查对于诊断具有决定性的价值。①后前位X线胸片。诊断支气管扩张的特异性好,但敏感性不高。早期轻症患者,一般后前位X线胸片常无特殊发现,或仅有患侧肺纹理增强。疾病后期,X线胸片显示不规则环状透光阴影,或呈蜂窝状(所谓卷发影)甚至有液平面,可以确认囊性支气管扩张的存在。有时可见肺叶或肺段不张。对于已经确诊为支气管扩张的患者复诊或进行随访时,一般可以仅行后前位X线检查。②胸部高分辨率CT检查。对于支气管扩张具有确诊价值,可明确支气管扩张累及的部位、范围和病变性质(图2-5-1),初次诊断支气管扩张的患者,如条件许可,均应进行本项检查。柱状支气管扩张管壁增厚,并延伸至肺的周边;囊状扩张表现为支气管显著扩张,成串囊性病变,可含气液面;常见肺不张或肺容积缩小的表现。以往支气管碘油或碘水造影结果是确诊支气管扩张的金标准。现在由于胸部CT技术不断发展,特别是多排CT应用于临床,其成像时间很短,扫描层厚很薄(最小层厚可小于1mm)影像的空间分辨率和密度分辨率都很高,对支气管扩张的诊断准确性很高,加之使用方便,没有支气管造影的不良反应,因此已经取代了支气管造影检查。

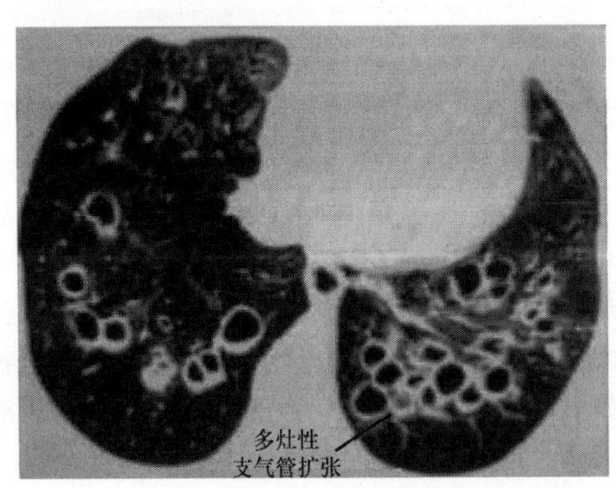

图2-5-1　支气管扩张CT表现

2. 纤维支气管镜(纤支镜)检查　由于目前常规使用的纤维支气管镜一般可以到达3级支气管,可以窥见4级支气管,而支气管扩张病变部位一般都发生在较远端的支气管,故经纤维支气管镜直接窥见支气管扩张病变部位的概率不高。对部分患者可发现出血部位及支气管阻塞的原因,对支气管扩张的病因及定位诊断有一定帮助;经纤维支气管镜取痰培养标本对于明确感染的病原菌有一定价值。

3. 肺功能检查　支气管扩张的肺功能改变与病变的范围及性质有密切关系。病变局限者,由于肺具有极大的贮备力,肺功能一般无明显改变。柱状扩张对肺功能影响较轻微。囊状扩张的支气管破坏较重,可并发阻塞性肺气肿。肺功能的损害表现为阻塞性通气障碍,可见第1秒用力呼气量和最大通气量减少,残气容积占肺总量百分比增高。随着病情的发展,功能性损害加重,出现通气与血流比例失调以及弥散功能的障碍等,可导致动脉血氧分压降低和动脉血氧饱和度下降。病变严重时,可并发肺源性心脏病,甚至右心功能衰竭。

4. 血常规　无感染时血白细胞计数多正常,继发感染时可增高。

5. 痰微生物检查　痰涂片可发现革兰阴性或阳性细菌,培养可检出致病菌,药敏实验结果对于临床正确使用抗菌药物具有重要指导价值。

6. 其他　对于怀疑有免疫功能缺陷者应对体液免疫与细胞免疫功能进行检查,如进行血IgG、IgA、IgM浓度测定。对于怀疑有纤毛功能障碍者可以取呼吸道黏膜活检标本行电镜检查。对于怀疑囊性纤维化者应测定汗液的钠浓度,还可以进行有关基因的检测。

【诊断和鉴别诊断】

1. 诊断　根据慢性咳嗽、大量脓痰、反复咯血及肺部感染等病史，肺部闻及固定而持久的局限性湿性啰音，结合X线胸片发现符合支气管扩张的影像学改变等，可做出诊断；对于临床怀疑支气管扩张，但后前位X线胸片无明确异常的患者，依据胸部CT尤其是高分辨率CT扫描结果可做出诊断。

2. 鉴别诊断

(1) 慢性支气管炎：有时与支气管扩张不易鉴别，但多发生于40岁以上的患者，咳嗽、咳痰症状以冬、春季节为主，痰为白色泡沫样黏痰，感染急性发作时可呈脓性，痰量较少，且无反复咯血史。肺部的干、湿性啰音散在分布。

(2) 肺脓肿：有大量咳脓痰史，但起病急骤，有寒战、高热等中毒症状，X线检查可发现脓肿阴影或脓腔。需要注意的是，慢性肺脓肿常并发支气管扩张，支气管扩张患者亦易发生肺脓肿。对此类患者，首先应行抗感染治疗，炎症控制后，应行CT检查，以明确诊断。

(3) 肺结核：可有慢性咳嗽、咳痰，但常有午后低热、盗汗、消瘦等全身结核中毒症状，且痰量少。病变多位于上叶，体征为肺尖或锁骨下区轻度浊音和细湿性啰音。X线检查可发现病灶，可有钙化。痰内可找见抗酸杆菌。

(4) 支气管肺癌：干性支气管扩张以咯血为主，有时易误诊为肺癌。但后者多发生于40岁以上的男性吸烟患者，行胸部X线检查、纤维支气管镜检查、痰细胞学检查等可做出鉴别。

(5) 先天性支气管囊肿：与支气管相通且合并感染时可有发热、咳嗽、咳痰及反复咯血。X线检查和胸部CT检查可协助诊断，可见边缘整齐光滑、圆形或卵圆形的阴影，多位于上肺野，或两肺弥漫性分布，有时可有液平，受累肺叶一般无明显的容积缩小或肺不张。

【治疗】　支气管扩张症治疗目的包括：确定并治疗潜在病因以阻止疾病进展，维持或改善肺功能，减少急性加重，减少日间症状和急性加重次数，改善患者的生活质量。内科治疗重点为控制感染和促进痰液引流；必要时应考虑外科手术切除。

1. 内科治疗

(1) 一般治疗：根据病情轻重，合理安排休息。合并感染及咯血时，应卧床休息。平时应避免受凉，劝导戒烟，预防呼吸道感染。反复长期感染、反复咯血而身体虚弱者应加强营养。

(2) 控制感染：有发热、咳脓痰等急性感染征象时，可根据病情、痰培养及药物敏感试验结果选用抗感染药物。病情较轻者可选用口服抗感染药物，病情较重者可静脉使用抗感染药物，如喹诺酮类、头孢菌素类等，怀疑有厌氧菌感染者可使用甲硝唑。疗程以控制感染为度，即全身中毒症状消失，痰量及脓性成分减少，肺部湿性啰音减少或消失即可停药。不宜长期使用抗感染药物，以免发生真菌感染等副作用。合并变应性支气管肺曲霉病(allergic bronchopulmonary aspergillosis，ABPA)时，除一般需要皮质激素外，还需要抗真菌药物联合治疗，疗程较长。近年来研究发现，大环内酯类抗生素不仅具有抗菌作用，而且具有抗感染和免疫调节作用，为临床治疗难治性支气管扩张提供了新的思路，长期使用大环内酯类抗生素治疗需要平衡其益处以及可能出现的耐药性升高及不良反应。

(3) 祛除痰液

1) 体位引流：可促进脓痰排出，减轻中毒症状，有时较抗感染药物治疗更易见效。应根据病变部位采用相应体位。一般要求病变部位较气管和喉部为高的体位，使病肺处于高位，使引流支气管的开口向下。如病变在下叶时最适用的引流法是使患者俯卧，前胸靠近床沿，头向下，进行深呼吸和咳痰。病变在中叶取仰卧位，床脚垫高 30cm 左右，取头低脚高位。病变在上叶则可取坐位或其他适当姿势，以利排痰。体位引流应持之以恒。

2）祛痰剂：可使痰液稀薄便于咳出，如氯化铵 0.3g，溴己新（必嗽平）16mg，盐酸氨溴素片 30mg，鲜竹沥 10ml，每日 3 次。

3）雾化吸入：可稀释分泌物，使其易于排出，促进引流，有利于控制感染。可选用生理盐水超声雾化吸入，每日 2~3 次。雾化吸入宜在体位引流痰液后实施。

（4）咯血的处理：对反复咯血的患者，如果咯血量少，可以对症治疗或口服安络血、云南白药。若出血量中等，可静脉给予垂体后叶素或酚妥拉明；若出血量大，经内科治疗无效，可考虑介入支气管动脉栓塞治疗。

2. 外科治疗　随着抗感染药物的不断发展，外科手术已较少采用，但对那些病灶局限而内科治疗无效者仍应考虑手术治疗。手术适应证为：反复发作严重呼吸道急性感染或大量咯血，病变范围一般不超过两个肺叶，年龄一般在 10~40 岁之间，全身情况良好，心肺功能无严重障碍的患者。根据术后随访，10%~40% 的患者咯血及感染等支气管扩张症状再发，可能是由于术前对一部分扩张支气管漏诊所致，但也有一部分病例是术后残存支气管因扭曲、移位导致引流不畅而新产生支气管扩张，因此手术应严格掌握适应证。大咯血患者有时需急诊手术治疗。病变广泛或伴有严重肺气肿、肺功能严重损害者，为手术禁忌。

【预防】　积极防治呼吸道感染，尤其是幼年时期的麻疹、百日咳、鼻窦炎、支气管肺炎、肺脓肿等，积极预防、治疗肺结核，可考虑应用肺炎球菌疫苗和流感病毒疫苗预防或减少急性发作，免疫调节剂对于减轻症状和减少发作有一定帮助，吸烟者应予以戒烟，对预防支气管扩张症的发生具有重要意义。

（唐海成）

第六章 肺 炎

学习目标

1. 了解肺炎的分类。
2. 熟悉肺炎的诊断及鉴别诊断。
3. 掌握常见肺炎的治疗。

肺炎(pneumonia)是指终末气道、肺泡和肺间质的炎症,可由病原微生物、理化因素、免疫损伤、过敏和药物所致。细菌性肺炎是最常见的肺炎,也是最常见的感染性疾病之一。

【流行病学】 20 世纪 90 年代欧美国家社区获得性肺炎和医院获得性肺炎发病率分别为 12/1000 和(5~10)/1000,细菌性肺炎在美国占总人口常见死因的第 5 位,在 60 岁以上老年人常见死因中占第 4 位。美国报告医院获得性肺炎(HAP)病死率为 30%~50%,为院内感染第 1 位死亡原因。据估计,我国每年约有 250 万例肺炎发生,125 000 人死于肺炎,在各种致死病因中,肺炎占第 5 位。我国医院获得性肺炎(HAP)发病率为 1.3%~3.4%,居院内感染第 1 位,约占院内全部感染的 29.5%~45.2%。

【病因、发病机制和病理】 正常的呼吸道防御机制使气管隆凸以下的呼吸道保持无菌。是否发生肺炎决定于两个因素:病原体和宿主因素。如果病原体数量多,毒力强和(或)宿主呼吸道局部和全身免疫防御系统损害,即可发生肺炎。病原体可通过下列途径引起社区获得性肺炎:①空气吸入;②血流播散;③邻近感染部位蔓延;④上呼吸道定植菌的误吸。医院获得性肺炎还可通过误吸胃肠道的定植菌(胃食管反流)和通过人工气道吸入环境中的致病菌引起。病原体直接抵达下呼吸道,孳生繁殖,引起肺泡毛细血管充血、水肿,肺泡内纤维蛋白渗出及细胞浸润。除了金黄色葡萄球菌、铜绿假单胞菌和肺炎克雷伯杆菌等可引起肺组织的坏死性病变易形成空洞外,肺炎治愈后多不遗留瘢痕,肺的结构与功能均可恢复。

【分类】 肺炎可按解剖、病因或患病环境加以分类。

1. 解剖分类

(1) 大叶性(肺泡性)肺炎:病原体先在肺泡引起炎症,经肺泡间孔(Cohn 孔)向其他肺泡扩散,致使部分或整个肺段、肺叶发生炎症改变。典型者表现为肺实质炎症,通常并不累及支气管。致病菌多为肺炎链球菌。X 线胸片显示肺叶或肺段的实变阴影。

(2) 小叶性(支气管性)肺炎:病原体经支气管入侵,引起细支气管、终末细支气管及肺泡的炎症,常继发于其他疾病,如支气管炎、支气管扩张、上呼吸道病毒感染以及长期卧床的危重患者。其病原体有肺炎链球菌、葡萄球菌、病毒、肺炎支原体以及军团菌等。支气管腔内有分泌物,故常可闻及湿性啰音,无实变体征。X 线显示为沿肺纹理分布的不规则斑片状阴影,边缘密度浅而模糊,无实变征象。肺下叶常受累。

(3) 间质性肺炎:以肺间质为主的炎症,可由细菌、支原体、衣原体、病毒或卡氏肺囊虫等引起。累及支气管壁及其周围组织,有肺泡壁增生及间质水肿,因病变仅在肺间质,故呼吸道症状较轻,异常体征较少。X 线通常表现为一侧或双侧肺下部的不规则条索状阴影,从肺门向外伸展，可呈网状，其间可有小片肺不张阴影。

2. 病因分类

(1) 细菌性肺炎：可分为肺炎链球菌、金黄色葡萄球菌、甲型溶血性链球菌、肺炎克雷伯杆菌、流感嗜血杆菌、铜绿假单胞菌肺炎等。

(2) 非典型病原体：所致肺炎如军团菌、支原体和衣原体等。

(3) 病毒性肺炎：如冠状病毒、腺病毒、呼吸道合胞病毒、流感病毒、麻疹病毒、巨细胞病毒、单纯疱疹病毒等。

(4) 真菌性肺炎：如白念珠菌、曲霉菌、放线菌等。

(5) 其他病原体所致肺炎：如立克次体(如Q热立克次体)、弓形虫(如鼠弓形虫)、原虫(如卡氏肺囊虫)、寄生虫(如肺包虫、肺吸虫、肺血吸虫)等。

(6) 理化因素所致的肺炎：如放射性损伤引起的放射性肺炎，胃酸吸入引起的化学性肺炎，对吸入或内源性脂类物质产生炎症反应的类脂性肺炎等。

3. 患病环境分类　由于细菌学检查阳性率低，培养结果滞后，病因分类在临床上应用较为困难，按肺炎的获得环境分成三类，有利于指导经验治疗。

(1) 社区获得性肺炎(community acquired pneumonia，CAP)：是指在医院外罹患的感染性肺实质炎症，包括具有明确潜伏期的病原体感染而在入院后平均潜伏期内发病的肺炎。其临床诊断依据是：①新近出现的咳嗽、咳痰，或原有呼吸道疾病症状加重，并出现脓性痰；伴或不伴胸痛；②发热；③肺实变体征和(或)湿性啰音；④WBC>10×10^9/L 或<4×10^9/L，伴或不伴核左移；⑤胸部X线检查显示片状、斑片状浸润性阴影或间质性改变，伴或不伴胸腔积液。以上1~4项中任何一项加第5项，并除外肺结核、肺部肿瘤、非感染性肺间质疾病、肺水肿、肺不张、肺栓塞、肺嗜酸粒细胞浸润症、肺血管炎等，可建立临床诊断。常见病原体为肺炎链球菌、流感嗜血杆菌、卡他莫拉菌和非典型病原体。

(2) 医院获得性肺炎(hospital acquired pneumonia，HAP)：亦称医院内肺炎(nosoco-mial pneumonia，NP)，是指患者入院时不存在、也不处于潜伏期，而于入院48h后在医院内发生的肺炎。其临床诊断依据与CAP相同，但其临床表现、实验室和影像学所见对HAP的诊断特异性甚低，尤其应注意与肺不张、心力衰竭和肺水肿、基础疾病肺侵犯、药物性肺损伤、肺栓塞和急性呼吸窘迫综合征等鉴别。无感染高危因素患者的常见病原体依次为肺炎链球菌、流感嗜血杆菌、金黄色葡萄球菌、大肠埃希菌、肺炎克雷伯杆菌等；有感染高危因素患者为金黄色葡萄球菌、铜绿假单胞菌、肠杆菌属、肺炎克雷伯杆菌等。

(3) 卫生保健相关性肺炎(healthcare-associated pneumonia，HCAP)：指下列任何患者发生的肺炎：①过去的90日内住院>2日；②居住于养老院；③ 过去的30日内接受静脉抗菌药物、化疗或伤口护理；④进行门诊血液透析治疗。其临床表现和处理与HAP相似。

【临床表现】　细菌性肺炎的症状变化较大，可轻可重，决定于病原体和宿主的状态。常见症状为咳嗽、咳痰，或原有呼吸道症状加重，并出现脓性痰或血痰，伴或不伴胸痛。病变范围大者可有呼吸困难，呼吸窘迫。大多数患者有发热。早期肺部体征无明显异常，重症患者可有呼吸频率增快、鼻翼扇动、发绀。肺实变时有典型的体征，如叩诊浊音、触觉语颤增强和支气管呼吸音等，也可闻及湿性啰音。并发胸腔积液者，患侧胸部叩诊浊音，触觉语颤减弱，呼吸音减弱。肺部革兰阴性杆菌感染的共同点在于肺实变或病变融合，组织坏死后容易形成多发性脓肿，常累及双肺下叶；若波及胸膜，可引起胸膜渗液或脓胸。

【诊断与鉴别诊断】　肺炎的诊断程序包括以下内容。

1. 确定肺炎诊断 首先必须把肺炎与上呼吸道感染和下呼吸道感染区别开来。呼吸道感染虽然有咳嗽、咳痰和发热等症状,但各有其特点,上下呼吸道感染无肺实质浸润,胸部X线检查可鉴别。其次,必须把肺炎与其他类似肺炎的疾病区别开来。肺炎常需与下列疾病鉴别:

(1) 肺结核:多有全身中毒症状,如午后低热、盗汗、疲乏无力、体重减轻、失眠、心悸等。X线胸片见病变多在肺尖或锁骨上下,密度不匀,消散缓慢,且可形成空洞或肺内播散。痰中可找到结核分枝杆菌。一般抗菌药物治疗无效。

(2) 肺癌:多无急性感染中毒症状,有时痰中带血丝。血白细胞计数不高,若痰中发现癌细胞可以确诊。肺癌可伴发阻塞性肺炎,经抗生素治疗后炎症消退,肿瘤阴影渐趋明显,或可见肺门淋巴结肿大,有时出现肺不张。若经过抗生素治疗后肺部炎症不易消散,或暂时消散后于同一部位再出现肺炎,应密切随访,对其中有吸烟史及年龄较大的患者,更需加以注意,必要时进一步做CT、MRI、纤维支气管镜和痰脱落细胞等检查,以免贻误诊断。

(3) 急性肺脓肿:早期临床表现与肺炎链球菌肺炎相似。但随着病程进展,咳出大量脓臭痰为肺脓肿的特征。X线显示脓腔及气液平,易与肺炎相鉴别。

(4) 肺血栓栓塞症:肺血栓栓塞症多有静脉血栓的危险因素,如血栓性静脉炎、心肺疾病、创伤、手术和肿瘤等病史,可发生咯血、晕厥,呼吸困难较明显,颈静脉充盈,X线胸片示区域性肺纹理减少,有时可见尖端指向肺门的楔形阴影,动脉血气分析常见低氧血症及低碳酸血症。D-二聚体、CT肺动脉造影、肺动脉造影、放射性核素肺通气/灌注扫描和MRI等检查可帮助进行鉴别。

(5) 非感染性肺部浸润:还需排除非感染性肺部疾病,如肺间质纤维化、肺水肿、肺不张、肺嗜酸粒细胞浸润症和肺血管炎等。

2. CAP入院治疗标准及病情严重程度的评价

(1) 住院治疗标准:满足下列标准之一,尤其是两种或两种以上条件并存时,建议住院治疗。

1) 年龄≥65岁。

2) 存在以下基础疾病或相关因素之一:①慢性阻塞性肺疾病;②糖尿病;③慢性心、肾功能不全;④恶性实体肿瘤或血液病;⑤获得性免疫缺陷综合征(AIDS);⑥吸入性肺炎或存在容易发生吸入的因素;⑦近1年内曾因CAP住院;⑧精神状态异常;⑨脾切除术后;⑩器官移植术后;⑪慢性酗酒或营养不良;⑫长期应用免疫抑制剂。

3) 存在以下异常体征之一:①呼吸频率≥30次/分;②脉搏≥120次/分;③动脉收缩压<90mmHg(1mmHg=0.133kPa);④体温≥40℃或<35℃;⑤意识障碍;⑥存在肺外感染病灶如败血症、脑膜炎。

4) 存在以下实验室和影像学异常之一:①WBC>20×10^9/L或<4×10^9/L,或中性粒细胞计数<1×10^9/L;②呼吸空气时PaO_2<60mmHg,PaO_2/FiO_2<300,或$PaCO_2$>50mm Hg;③血肌酐(SCr)>106μmol/L或血尿素氮(BUN)>7.1mmol/L;④血红蛋白<90g/L或血细胞比容(HCT)<30%;⑤血浆白蛋白<25g/L;⑥有败血症或弥散性血管内凝血(DIC)的证据,如血培养阳性、代谢性酸中毒、凝血酶原时间(PT)和部分凝血活酶时间(APTT)延长、血小板减少;⑦X线胸片显示病变累及1个肺叶以上、出现空洞、病灶迅速扩散或出现胸腔积液。

(2) 重症肺炎诊断标准:出现下列征象中1项或以上者可诊断为重症肺炎,需密切观察,积极救治,有条件时,建议收住ICU治疗:

1）意识障碍。

2）呼吸频率≥30 次/分。

3）PaO_2<60mmHg，PaO_2/FiO_2<300，需行机械通气治疗。

4）动脉收缩压<90mmHg。

5）并发脓毒性休克。

6）X 线胸片显示双侧或多肺叶受累，或入院 48h 内病变扩大≥50%。

7）少尿：尿量<20ml/h，或<80ml/4h，或并发急性肾衰竭需要透析治疗。

3. 确定病原体 由于人类上呼吸道黏膜表面及其分泌物含有许多微生物，即所谓的正常菌群，因此，途经口咽部的下呼吸道分泌物或痰极易受到污染，影响致病菌的分离和判断。同时应用抗生素后可影响细菌培养结果。因此，在采集呼吸道培养标本时尽可能在抗生素应用前采集，避免污染，及时送检，其结果才能起到指导治疗的作用。目前常用的获取标本的方法有：

（1）痰标本：采集方便，是最常用的下呼吸道病原学标本。室温下采集后应在 2h 内送检。先直接涂片，光镜下观察细胞数量，如每低倍视野鳞状上皮细胞<10 个，白细胞>25 个，或鳞状上皮细胞：白细胞<1∶2.5，可作为污染相对较少的“合格”标本接种培养。痰定量培养分离的致病菌或条件致病菌浓度≥10^7cfu/ml，可认为是肺炎的致病菌；≤10^4cfu/ml 则为污染菌；介于两者之间，建议重复痰培养；如连续分离到相同细菌，浓度 10^5～10^6cfu/ml，两次以上，也可认为是致病菌。

（2）经纤维支气管镜或人工气道吸引：受口咽部细菌污染的机会较咳痰为少，如吸引物细菌培养浓度≥10^5cfu/ml 可认为是感染病原菌，低于此浓度者则多为污染菌。

（3）防污染样本毛刷（protected specimen brush，PSB）：如细菌浓度≥10^3cfu/ml，可认为是感染的病原体。

（4）支气管肺泡灌洗（bronchial alveolar lavage，BAL）：如细菌浓度≥10^4cfu/ml，防污染 BAL 标本细菌浓度≥10^3cfu/ml，可认为是致病菌。

（5）经皮细针抽吸（percutaneous fine-needle aspiration，PFNA）：这种方法的敏感性和特异性很好，但由于是创伤性检查，容易引起并发症，如气胸、出血等，故应慎用。临床一般用于对抗生素经验性治疗无效或其他检查不能确定者。

（6）血和胸腔积液培养：血和胸腔积液培养是简单易行的肺炎的病原学诊断方法。肺炎患者血和痰培养分离到相同细菌，可确定为肺炎的病原菌。如仅血培养阳性，但不能用其他原因如腹腔感染、静脉导管相关性感染等解释，血培养的细菌也可认为是肺炎的病原菌。胸腔积液培养的细菌可认为是肺炎的致病菌。由于血或胸腔积液标本的采集均经过皮肤，故其结果需排除操作过程中皮肤细菌的污染。

（7）尿抗原试验：包括军团菌和肺炎链球菌尿抗原。

（8）血清学检查：测定特异性 IgM 抗体滴度，如急性期和恢复期之间抗体滴度有 4 倍增高可诊断，如支原体、衣原体、嗜肺军团菌和病毒感染等，多为回顾性诊断。

虽然目前有许多病原学诊断方法，仍有高达 40%～50% 的肺炎不能确定相关病原体。病原体低检出率以及病原学和血清学诊断的滞后性，使大多数肺部感染治疗特别是初始的抗菌治疗都是经验性的，而且相当一部分患者的抗菌治疗始终是在没有病原学诊断的情况下进行。但是，对 HAP、免疫抑制宿主肺炎和抗感染治疗无反应的重症肺炎等，仍应积极采用各种手段确定病原体，以指导临床的抗生素治疗。临床可根据各种肺炎的临床和放射学特征估计可能的病原体(表 2-6-1)。

表 2-6-1　常见肺炎的症状、体征和 X 线特征

病原体	病史、症状和体征	X 线征象
肺炎链球菌	起病急、寒战、高热、咳铁锈色痰、胸痛、肺实变体征	肺叶或肺段实变,无空洞,可伴胸腔积液
金黄色葡萄球菌	起病急、寒战、高热、脓血痰、气急、毒血症症状、休克	肺叶或小叶浸润,早期空洞,脓胸,可见液气囊腔
肺炎克雷伯杆菌	起病急、寒战、高热、全身衰竭、咳砖红色胶冻状痰	肺叶或肺段实变,蜂窝状脓肿,叶间隙下坠
铜绿假单胞菌	毒血症状明显、脓痰、可呈蓝绿色	弥漫性支气管炎,早期肺脓肿
大肠埃希菌	原有慢性病、发热、脓痰、呼吸困难	支气管肺炎,脓胸
流感嗜血杆菌	高热、呼吸困难、衰竭	支气管肺炎、肺叶实变、无空洞
厌氧菌	吸入病史、高热、腥臭痰、毒血症症状明显	支气管肺炎、脓胸、脓气胸,多发性肺脓肿
军团菌	高热、肌痛、相对缓脉	下叶斑片浸润,进展迅速,无空洞
支原体	起病缓慢,可小流行、乏力、肌痛头痛	下叶间质性支气管肺炎,3~4 周可自行消散
念珠菌	慢性病史,畏寒、高热、黏痰	双下肺纹理增多,支气管肺炎或大片浸润,可有空洞
曲霉菌	免疫抑制宿主,发热、干咳或棕黄色痰、胸痛、咯血、喘息	以胸膜为基底的楔形影、结节或团块影,内有空洞;有晕轮征和新月体征

【治疗】 抗感染治疗是肺炎治疗的最主要环节。细菌性肺炎的抗菌治疗包括经验性治疗和抗病原体治疗。前者主要根据本地区、本单位的肺炎病原体流行病学资料,选择覆盖可能病原体的抗生素;后者则根据呼吸道或肺组织标本的培养和药物敏感试验结果,选择体外试验敏感的抗生素。此外,还应根据患者的年龄、有无基础疾病、是否有误吸、住普通病房还是重症监护病房、住院时间长短和肺炎的严重程度等,选择抗生素和给药途径。

青壮年和无基础疾病的社区获得性肺炎患者,常用大环内酯类、青霉素类、第一代头孢菌素和喹诺酮类等。老年人、有基础疾病或需要住院的社区获得性肺炎,常用第二、三代头孢菌素、β-内酰胺类/β-内酰胺酶抑制剂和喹诺酮类,可联合大环内酯类或氨基糖苷类。医院获得性肺炎常用第二、三代头孢菌素、β-内酰胺类/β-内酰胺酶抑制剂、喹诺酮类或碳青霉烯类。

重症肺炎的治疗首先应选择广谱的强力抗菌药物。足量、联合用药。因为初始经验性治疗不足或不合理,或而后根据病原学结果调整抗生素,其病死率均明显高于初始治疗正确者。社区获得性肺炎常用大环内酯类联合第三代头孢菌素,或联合广谱青霉素/β-内酰胺酶抑制剂、碳青霉烯类;青霉素过敏者用喹诺酮类联合氨基糖苷类。医院获得性肺炎可用喹诺酮类或氨基糖苷类联合抗假单胞菌的β-内酰胺类、广谱青霉素/β-内酰胺酶抑制剂、碳青霉烯类的任何一种,必要时可联合万古霉素。

抗生素治疗后 48~72h 应对病情进行评价,治疗有效表现为体温下降、症状改善、白细胞逐渐降低或恢复正常,而 X 线胸片病灶吸收较迟。如用药 72h 后症状无改善,主要原因可能为:①药物未能覆盖致病菌,或细菌耐药;②特殊病原体感染如结核分枝杆菌、真菌、病毒等;③出现并发症或存在影响疗效的宿主因素(如免疫抑制);④非感染性疾病误诊为肺炎;⑤药物热。需仔细分析,做必要的检查,进行相应处理。

【预防】 加强体育锻炼,增强体质。减少危险因素如吸烟、酗酒。年龄大于65岁者可注射流感疫苗。对年龄大于65岁或不足65岁但有心血管病、肺疾病、糖尿病、酗酒、肝硬化和免疫抑制者(如HIV感染、肾衰竭、器官移植受者等)可注射肺炎疫苗。

一、肺炎球菌肺炎

肺炎球菌肺炎是由肺炎球菌或肺炎链球菌所引起,占院外感染肺炎中的半数以上。肺段或肺叶呈急性炎性实变,患者有寒战、高热、胸痛、咳嗽和血痰等症状。近年来由于抗菌药物的广泛应用,临床上症状轻或不典型病较为多见。

【病因】 肺炎球菌为革兰阳性球菌,常成对(肺炎双球菌)或呈链状排列(肺炎链球菌),这些细菌为上呼吸道正常菌群,只有当免疫力降低时方始致病。发病以冬季和初春为多,吸烟者、痴呆者、充血性心力衰竭、慢性病患者、慢性支气管炎、支气管扩张,以及免疫缺陷患者均易受肺炎球菌侵袭。

【症状】 患者常有受凉淋雨、疲劳、醉酒、精神刺激、病毒感染史,半数病例有数日的上呼吸道感染的先驱症状。

起病多急骤,有高热,半数伴寒战,体温在数小时内可以升到39~40℃,高峰在下午或傍晚,也可呈稽留热,与脉率相平行。患者感全身肌肉酸痛,患侧胸部疼痛,可放射到肩部、腹部,咳嗽或深呼吸时加剧。痰少,可带血丝或呈铁锈色。胃纳锐减,偶有恶心、呕吐、腹痛或腹泻,有时误诊为急腹症。

肺炎病变早期体征不明显,年老和幼儿患者,以及继发于其他疾病时,临床表现常不典型。

【检查】

1. 血常规 白细胞计数多数在$(10\sim30)\times10^9/L$,中性粒细胞多在80%以上,并有核左移。

2. 痰涂片检查 有大量中性粒细胞和革兰阳性成对或短链状球菌。

3. 痰培养 在24~48h可以确定病原体。

4. X线检查 胸部X线检查早期仅见肺纹理增粗,或受累肺段、肺叶稍模糊。随着病情进展,肺内充满炎性渗出物,表现为大片炎症浸润阴影和实变影,在肺实变影中可见支气管充气征,肋膈角可有少量胸腔积液。在消散期,X线显示炎性浸润逐渐吸收,可有片状区域吸收较快,呈现“假空洞”征,多数病历在起病3~4周后才完全消散。

【治疗】

1. 抗菌药物治疗 一经诊断应立即开始抗生素治疗,不必等待细菌培养结果。对肺炎球菌肺炎,苄星青霉素为首选。亦可用林可霉素每日2g静脉滴注;重症患者还可其他头孢菌素,如头孢噻吩,头孢唑啉;氟喹诺酮类药物,如氧氟沙星、环丙沙星。抗菌药物疗程一般为5~7日,或在退热后3日停药。

2. 支持疗法 患者应卧床休息,注意足够蛋白质、热量和维生素等的摄入,观测呼吸、心率、血压及尿量,注意可能发生的休克。有明显胸痛,可给少量止痛剂,如可卡因15mg可予以缓解。不用阿司匹林或其他退热剂,以免大量出汗脱水,引起临床判断错误。鼓励饮水每日1~2L。中等或重症患者应给氧。

3. 并发症的处理。

4. 感染性休克的治疗。

二、葡萄球菌肺炎

葡萄球菌肺炎是由葡萄球菌所引起的急性肺部化脓性感染。本病起病多急骤,有高热、寒战、胸痛的表现,痰为脓性,量多,带血丝或呈粉红色乳状。病情严重者可早期出现周围循环衰竭。院内感染病例起病稍缓慢,但亦有高热、脓痰等。肺部X线显示肺段或肺叶实变,或呈小叶样浸润,其中有单个或多发的液气囊腔。X线阴影的易变性是金葡萄肺炎的另一重要特征。

葡萄球菌肺炎病情较重,常发生于免疫功能已经受损的患者,如糖尿病、血液病(白血病、淋巴瘤、再生障碍性贫血等)、艾滋病、肝病、营养不良、乙醇中毒以及原已患有支气管-肺病者。儿童患流感或麻疹时,葡萄球菌可经呼吸道而引起肺炎,若未予恰当治疗,病死率较高。皮肤感染灶(痈、疖、毛囊炎、蜂窝织炎、伤口感染)中的葡萄球菌亦可经血循环而产生肺部感染,细支气管往往受阻而伴发气囊肿,尤多见于儿童患者。脓肿可以溃破而引起气胸、脓胸或脓气胸,有时还伴发化脓性心包炎、胸膜炎等。

【临床表现】 本病起病多急骤,伴高热、寒战、胸痛,痰为脓性,量多,带血丝或呈粉红色乳状。病情严重者可早期出现周围循环衰竭,院内感染者通常起病较隐袭,体温逐渐上升、脓痰。肺部线显示肺段或肺叶实变,或呈小叶状浸润,其中有单个或多发的液气囊腔。X线阴影的易变性,表现为一处炎性浸润消失而在另一处出现新的病灶。或很小的单一病灶发展为大片阴影,此为金葡菌肺炎的另一重要特征。治疗有效时,病变消散,阴影密度逐渐降低,2~4周后病变完全消失,胸片上偶可遗留少许条索状阴影或肺纹理增多等。

【病因】 葡萄球菌为革兰染色阳性球菌,有金黄色葡萄球菌(简称金葡菌)及表皮葡萄球菌两类。葡萄球菌的致病物质主要是毒素与酶,如溶血毒素、白细胞素、肠毒素等,具有溶血、坏死、杀白细胞及血管痉挛等作用。葡萄球菌致病力可用血浆凝固酶来测定,阳性者致病力较强。金葡菌为阳性,是化脓性感染的主要原因,但其他凝固酶阴性的葡萄球菌亦可引起感染并发症,随着医院内感染的增多,由凝固酶阴性葡萄球菌引起的肺炎亦有发现。医院内获得性肺炎中葡萄球菌感染占11%~25%。近年亦有关于耐甲氧西林金葡菌株(MRSA)在医院内暴发流行的报道。

【病理生理】 儿童患流感或麻疹时,葡萄球菌可经呼吸道而引起肺炎,若治疗不当,病死率甚高。皮肤感染灶(痈、疖、毛囊炎、蜂窝织炎、伤口感染)中的葡萄球菌可经血循环抵达肺部,引起多处肺实变、化脓及组织破坏,形成单个或多发性肺脓肿(血源性感染)。炎症消散较慢,细支气管因受阻而伴发气囊肿,尤多见于儿童患者,脓肿可溃破而引起气胸,偶可伴发化脓性心包炎、脑膜炎等。

【诊断检查】 根据全身毒血症状、咳嗽、脓血痰、白细胞计数增高、中性粒细胞比例增加、核左移并有中毒颗粒,X线表现片状阴影可伴有空洞及液平,即可做出初步诊断。近年来由于抗生素的使用,金葡菌肺炎的诊断不应过分依赖于痰和血培养阳性。而其他葡萄球菌肺炎由于症状多不典型,且与其他病原菌所致肺炎的症状颇为相似,给临床诊断带来困难,故其确诊仍需病原学证据。

【治疗方案】 治疗应在早期将原发病灶清除引流,同时选敏感抗菌药物。医院外感染的金葡菌肺炎，仍可用苄星青霉素，每日 320 万单位分 4 次肌内注射（轻症）或每日 1000 万~2000 万单位分 4 次静脉滴注（重症）。对于院内感染和部分院外发病者，多为凝固酶阳性的金葡菌，90%以上产生青霉素酶，应投予耐酶的 β-内酰胺类抗生素，如苯唑西林（新青Ⅱ，oxacillin）、氯唑西林（cloxacillin），或萘夫西林（新青Ⅲ，nafcillin）。对青霉素耐药的菌株可能也对头孢菌素耐药，但仍可用头孢唑啉或头孢噻吩，每日 4~8g 静脉滴注。对甲氧西林亦耐药的金葡菌称甲氧西林耐药株（MRSA）可用万古霉素、利福平、SMZ-TMP、磷霉素、氟喹诺酮类以及丁胺卡那霉素治疗。万古霉素每日 1~2g 静脉滴注，副反应有静脉炎、皮疹、药物热、耳聋和肾损害等。口服奥格门丁（augmentin，阿莫西林与克拉维酸复方制剂），肌内注射或静脉滴注添门丁（timentin，替卡西林与克拉维酸复方制剂）或优立新（unasyn，氨苄西林与青霉烷砜的复方制剂），亦都对产酶金葡菌有效，但这类药物昂贵，不能作为首选用药。并发脓胸、脑膜炎、心内膜炎以及肾、脑、心肌转移性脓肿时，每日可用青霉素 1000 万~3000 万单位，分 4~6 次静脉滴注，或用上述新青霉素，并对脓腔做适当引流。

三、支原体肺炎

支原体肺炎是肺炎支原体（mycoplasma pneumoniae）引起的急性呼吸道感染伴肺炎，过去称为“原发性非典型肺炎”的病原体中，肺炎支原体最为常见。可引起流行，约占各种肺炎的 10%，严重的支原体肺炎也可导致死亡。

【症状】 潜伏期 2~3 周，起病缓慢，约 1/3 病例无症状。以支管-支气管炎、肺炎、耳鼓膜炎等的形式出现，而以肺炎最重。发病初有乏力、头痛、咽痛、发冷、发热、肌肉酸痛、食欲减退、恶心、呕吐等，头痛显著。发热高低不一，可高达 39℃。2~3 日后出现明显的呼吸道症状，如阵发性刺激性咳嗽，咳少量黏痰或黏液脓性痰，有时痰中带血。发热可持续 2~3 周。热度恢复正常后尚可遗有咳嗽，伴胸骨下疼痛，但无胸痛。

体检示轻度鼻塞、流涕，咽中度充血。耳鼓膜常有充血，约 15%有鼓膜炎。颈淋巴结可肿大。少数病例有斑丘疹、红斑或唇疱疹。胸部一般无明显异常体征，约半数可闻及干性或湿性啰音，10%~15%病例发生少量胸腔积液。

病情一般较轻，有时可严重，但很少死亡。发热 3 日至 2 周，咳嗽可延长至 6 周左右。有 10%复发，肺炎见于同一叶，少数患者红细胞冷凝集滴度效价在 1∶500 以上。可有相当的血管内溶血，溶血往往见于退热时，或发生于受凉时。

极少数病例可伴发中枢神经症状，如脑膜炎、脑膜脑炎、多发生神经根炎，甚至精神失常等。出血性耳鼓膜炎、胃肠炎、关节炎、血小板减少性紫癜、溶血性贫血、心包炎、心肌炎、肝炎也有发现。

【病因及发病机制】 肺炎支原体是介于细菌与病毒之间，能独立生活的最小微生物，大小为 200nm。无细胞壁，仅有由 3 层膜组成的细胞膜，常与细菌的 L 型相混淆，两者的菌落相似，可在无细胞的培养基上生长与分裂繁殖，含有 RNA 和 DNA，经代谢产生能量，对抗生素敏感。支原体为动物多种疾病的致病体，目前已发现 8 种类型，其中只有肺炎支原体肯定对人致病，主要是呼吸系统疾病。在 20%马血清和酵母的琼脂培养基上生长良好，初次培养于显微镜下可见典型的呈圆屋顶形桑葚状菌落，多次传代后转呈煎蛋形状。支原体发酵葡萄糖，具有血吸附（hemadsorption）作用，溶解豚鼠、羊的红细胞，对亚甲蓝、醋酸铊、青霉素等具抵抗力。最后尚须做血清鉴定。它由口、鼻分泌物经空气传播，引起散发和小流行的呼吸道感染,主要见于儿童和青少年,现在发现在成人中亦非少见,秋冬季较多。呼吸道感染有咽炎和支气管炎,少数累及肺。支原体肺炎约占非细菌性肺炎的 1/3 以上,或各种肺炎的 10%。

【发病机制】 肺炎支原体在发病前 2~3 日直至病愈数周,皆可在呼吸道分泌物中发现。它通过接触感染,长在纤毛上皮之间,不侵入肺实质,其细胞膜上有神经氨酸受体,可吸附于宿主的呼吸道上皮细胞表面,抑制纤毛活动和破坏上皮细胞,同时产生过氧化氢进一步引起局部组织损伤。其致病性可能与患者对病原体或其代谢产物的变态反应有关。感染后引起体液免疫,大多成年人血清中都已存在抗体,所以很少发病。

【病理变化】 肺部病变呈片状或融合性支气管肺炎或间质性肺炎,伴急性支气管炎。肺泡内可含少量渗出液,并可发生灶性肺不张、肺实变和肺气肿。肺泡壁和间隔有中性粒细胞和大单核细胞浸润。支气管黏膜细胞可有坏死和脱落,并有中性粒细胞浸润。胸膜可有纤维蛋白渗出和少量渗液。

【诊断】 临床症状如头痛、乏力、肌痛、鼻咽部病变、咳嗽、胸痛、脓痰和血痰,肺部 X 线表现和化验室检查如冷凝集试验等有助于诊断。

1. 病史、症状 起病较缓慢,多数为咽炎、支气管炎的表现,10% 为肺炎。症状主要有寒战、发热、乏力、头痛、周身不适,刺激性干咳,伴有黏痰、脓痰,甚至血痰,重者可有气短,剧咳时有胸痛;也可有恶心、食欲缺乏,呕吐、腹泻及关节痛、心肌炎、心包炎、肝炎、周围神经炎、脑膜炎、皮肤斑丘疹等肺外表现。

2. 体检发现 鼻咽部及结膜充血、水肿,可有颈部淋巴结肿大、皮疹;胸部体征多不明显,肺部听诊可有细湿性啰音,偶有胸膜摩擦音及胸腔积液征。

3. 辅助检查

(1) X 线胸片:为肺纹理增多,肺实质可有多形态的浸润形,以下叶多见,也可呈斑点状、斑片状或均匀模糊阴影。约 1/5 有少量胸腔积液。

(2) 病原学检查:肺炎支原体的分离,难以广泛应用,无助于早期诊断。

(3) 血清学检查:血清病原抗体效价>1∶32、链球菌 MG 凝集试验,效价≥1∶40 为阳性,连续两次 4 倍以上增高有诊断价值。血清间接试验>1∶32,间接荧光试验>1∶66,间接免疫荧光抗肺炎支原体 IgG>1∶16,抗肺炎支原体 IgM>1∶8,亲和素酶联免疫吸附试验,可直接检测肺炎支原体抗原,24h 内可获结果,均有诊断意义。

4. 鉴别诊断 应与浸润型肺结核、病毒性肺炎、细菌性肺炎等相鉴别。

【治疗】 红霉素、交沙霉素和四环素类治疗有效,可缩短病程。红霉素 0. 5g,每 8h 1 次;交沙霉素的胃肠道反应轻,其他不良反应少,效果与红霉素相仿,用量 1. 2~1. 8g/d,分次口服;四环素 0. 5g,每 6h 1 次。治疗需继续 2~3 周,以免复发。咳嗽剧烈时可用可待因 15~30mg,每日 3 次。

四、支气管肺念珠菌病

支气管肺念珠菌病(pulmonary candidiasis)是一种常见的肺真菌病,由念珠菌属(主要是白念珠菌)感染所致。本病多为继发性感染,在人体抵抗力降低的情况下发病。临床上可分为三型:支气管炎型、肺炎型和过敏型。前者症状较轻,类似慢性支气管炎的症状,肺炎型类似急性肺炎,多次痰中或支气管肺泡灌洗液中培养出念珠菌可确诊;过敏型表现为支气管哮喘或过敏性鼻炎。治疗上应注意改善患者机体免疫状态和治疗原发病，同时选用抗真菌药物。

【临床表现】

1. 支气管炎型　症状较轻，咳嗽、咳少量白色黏液痰或脓痰；检查口腔、咽部及支气管黏膜可见覆盖散在性点状白膜。双肺偶可闻及干性啰音。

2. 肺炎型　呈急性肺炎或伴败血症表现，畏寒、发热、咳嗽、咳白色黏液胶冻样痰或脓痰，带血丝，甚至有咯血、呼吸困难等；一般全身情况较差，肺部可闻及干、湿性啰音。

3. 过敏型　可有呼吸困难、鼻痒、流涕、喷嚏等症状，两肺可闻及哮鸣音。

【发病机制】　白色念珠菌寄殖于人的口腔、咽喉、上呼吸道、阴道及肠道黏膜，一般不致病。当患有严重的慢性疾病，或长期应用广谱抗生素、激素或免疫抑制剂等致机体抵抗力降低时，病原体侵入支气管或肺引起疾病，故本病多为继发性感染。

白色念珠菌在下呼吸道内大量生长繁殖，对细胞产生毒性和引起炎症反应，菌丝体可因病灶趋于慢性而增加。病理变化随病程急缓而异。初期病变以急性化脓性炎症伴脓肿形成为主，肉眼观察为大片实变，中心为灰白色的凝固性坏死；镜下呈大片干酪性坏死伴脓肿形成，病灶周围有菌丝和吞噬细胞浸润。后期呈干酪样坏死、空洞形成、纤维化及肉芽肿。

【诊断】　经环甲膜穿刺吸引或经纤维支气管镜通过防污染毛刷采取的下呼吸道分泌物、肺组织、胸腔积液、血、尿或脑脊液直接涂片或培养出念珠菌，即可确诊。痰液直接涂片或培养出念珠菌并不能诊断为真菌病，因有 10% ~ 20% 的正常人痰中可找到白色念珠菌。若用 3% 过氧化氢含漱 3 次，从深部咳出的痰连续 3 次培养出同一菌种的念珠菌，则有诊断参考价值。

肺部影像学检查可见两肺纹理增深，或呈弥漫性小片状或斑点状阴影，部分可融合成大片致密影，边缘模糊，形态多变，发展迅速。病变大多位于中下肺野。部分病例伴胸膜改变。慢性病变呈纤维条索状阴影和代偿性肺气肿。

诊断依据：①咳嗽、咳白色黏液痰或脓痰、咯血、气急等；②检查口腔、咽部可见覆盖点状白膜，肺部可闻及干、湿性啰音。③胸片可见小片状或斑点状阴影，部分可融合。④痰连续 3 次培养出同一菌种念珠菌或直接镜检发现大量假菌丝或菌丝和成群芽孢。⑤环甲膜穿刺吸引或纤维支气管镜取下呼吸道分泌物、肺组织、胸腔积液或脑脊液等培养出念珠菌或直接涂片发现大量芽孢和假菌丝（或菌丝）。

【治疗】　首先治疗原发病及去除诱发因素，如停用抗生素、激素及免疫抑制剂等。加强支持疗法，增强机体免疫功能。治疗原则：①治疗原发病，去除诱因；②加强支持疗法；③抗真菌药物应用：选择使用两性霉素 B、5 -氟胞嘧啶和酮康唑。

（刘　华）

第七章 肺 结 核

学习目标

1. 掌握结核病在人体内发生发展过程，临床类型及鉴别诊断要点；抗结核病药物的正确应用；结核病预防原则和方法。
2. 熟悉痰结核菌检查，结核菌素试验，卡介苗接种、肺结核X线诊断特点、咯血处理。
3. 了解外科手术适应证及禁忌证。

肺结核(pulmonary tuberculosis)在本世纪仍然是严重危害人类健康的主要传染病，是全球关注的公共卫生和社会问题，也是我国重点控制的主要疾病之一。结核病是由结核杆菌引起的慢性传染病，可累及全身多个器官，但以肺结核最为常见。本病病理特点是结核结节和干酪坏死，易形成空洞。临床上多呈慢性过程，少数可急起发病。患者常有低热、乏力等全身症状和咳嗽、咯血等呼吸系统表现。

【流行病学】 从20世纪60年代起，结核病化学治疗已取代过去的“卫生营养疗法”，抗生素、卡介苗和化疗药物的问世是人类在与肺结核抗争史上里程碑式的胜利。然而，这种顽固的疾病又向人类发起了新一轮的挑战。自20世纪80年代以来，在结核病疫情很低的发达国家或原结核病疫情较严重的发展中国家，结核病疫情均出现明显回升并呈现全球性恶化的趋势。世界卫生组织(WHO)于1993年宣布结核病处于“全球紧急状态”，动员和要求各国政府大力加强结核病的控制工作以遏制这次结核病危机，1995年底决定把每年的3月24日定为“世界防治结核病日”，同时将积极推行全程督导短程化学治疗策略(directly observed treatment short-course，DOTS)作为国家结核病规划的核心内容。

当前结核病疫情虽出现缓慢的下降，但由于耐多药结核病(multidrug-resistant tuberculosis，MDR-TB)的增多，人类免疫缺陷病毒和结核分枝杆菌的双重感染(HIV/TB)和移民及流动人口中结核病难以控制，结核病仍然是危害人类健康的公共卫生问题。

全球有1/3的人(约20亿)曾受到结核分枝杆菌的感染。印度、中国、俄罗斯、南非、秘鲁等22个国家集中了全球80%的结核病例，被WHO列为结核病高负担、高危险性国家。无疑这些国家结核病的控制将对全球的结核病形势产生重要影响。

据2010年我国第五次结核病流行病学抽样调查估计：结核病年发病例100万，发病率78/10万；全国现有活动性肺结核患者499万，患病率459/10万；涂阳肺结核患者72万，患病率66/10万；菌阳肺结核患者129万，患病率119/10万；结核病年死亡人数5.4万，死亡率4.1/10万。通过加强结核病防治工作和落实现代结核病控制措施，近十余年来我国的结核病疫情呈下降趋势。由于我国原结核病疫情比较严重，各地区差异大，西部地区肺结核患病率明显高于全国平均水平。结核病防控工作任重而道远，必须坚持不懈地加强结核病防控工作。

【结核分枝杆菌】 结核病的病原菌为结核分枝杆菌。结核分枝杆菌在分类上属于放线菌目、分枝杆菌科、分枝杆菌属。包括人型、牛型、非洲型和鼠型四类。人肺结核的致病菌90%以上为人型结核分枝杆菌，少数为牛型和非洲型分枝杆菌。结核杆菌的生物学特性如下。

1. 多形性　痰标本中的结核分枝杆菌可呈现为Y、V、T字形以及丝状、球状、棒状等多种形态。

2. 抗酸性　结核分枝杆菌抗酸染色呈红色,可抵抗盐酸乙醇的脱色作用,故称抗酸杆菌。抗酸杆菌除了结核分枝杆菌外,还包括一些非结核性分枝杆菌。一般细菌无抗酸性,因此,抗酸染色是鉴别分枝杆菌和其他细菌的主要方法之一。

3. 生长缓慢　其增代时间为14~20h,在液体培养基增代时间比固体培养基短。结核分枝杆菌为需氧菌,但5%~10% CO_2的环境能够刺激其生长;适宜生长温度为37℃。培养时间一般为2~8周。

4. 抵抗力强　对干燥、冷、酸、碱等抵抗力强。湿热80℃ 5min、95℃ 1min或煮沸100℃ 5min可杀死结核分枝杆菌;5%石炭酸或1.5%煤酚皂溶液需要24h才可以杀死痰中的结核菌;70%乙醇2min内可杀死结核分枝杆菌;太阳光直射下痰中结核分枝杆菌经2~7h即可被杀死,10W紫外线灯距照射物0.5~1m,照射30min具有明显杀菌作用。

5. 菌体结构复杂　结核分枝杆菌菌体成分复杂,主要是类脂质、蛋白质和多糖类。类脂质占50%~60%,其中的蜡质约占类脂质总量的50%,其作用与结核病的组织坏死、干酪液化、空洞发生以及结核变态反应有关。菌体蛋白质以结合形式存在,是结核菌素的主要成分,诱发皮肤变态反应。多糖类与血清反应等免疫应答有关。

【结核病在人群中的传播】

1. 传染源　结核病的传染源主要是继发性肺结核的患者。痰里查出结核分枝杆菌的患者具有传染性,才是传染源。传染性的大小取决于痰内菌量的多少。直接涂片法查出结核分枝杆菌者属于大量排菌,直接涂片法检查阴性而仅培养出结核分枝杆菌者属于微量排菌。

2. 传播途径　结核分枝杆菌主要通过咳嗽、喷嚏、大笑、大声谈话等方式把含有结核分枝杆菌的微滴排到空气中而传播。咳嗽是肺结核患者排出微滴的主要方式,又是常见症状,因此,飞沫传播是肺结核最重要的传播途径。经消化道和皮肤等其他途径传播现已罕见。

3. 易感人群　影响人群对结核病易感性的因素可分为机体自然抵抗力和获得性特异性抵抗力两大类。影响机体自然抵抗力的因素除遗传因素外,还有生活贫困、居住拥挤、营养不良等社会因素。婴幼儿细胞免疫系统不完善,老年人、HIV感染者、免疫抑制剂使用者、慢性疾病患者等免疫力低下,都是结核病的易感人群。获得性特异性抵抗力来自自然或人工感染结核分枝杆菌,山区及农村居民结核分枝杆菌自然感染率低,移居到城市生活后也成为结核病的易感人群。

4. 影响传染性的因素　传染性的大小取决于患者排出结核分枝杆菌量的多少,空间含结核分枝杆菌微滴的密度及通风情况,接触的密切程度和时间长短以及个体免疫力的状况。

【结核病的发生与发展】

1. 原发感染　当结核分枝杆菌首次侵入人体开始繁殖时,人体通过细胞介导的免疫系统对结核分枝杆菌产生特异性免疫,使原发病灶、肺门淋巴结和播散到全身器官的结核分枝杆菌停止繁殖,原发灶迅速吸收或留下少量钙化灶、肿大的淋巴结逐渐缩小、纤维化或钙化,播散到全身各器官的结核分枝杆菌大部分被消灭,这是原发感染最常见的良性过程。但仍有少量结核分枝杆菌没有被消灭,长期处于休眠状态,机体免疫功能下降时,可重新生长繁殖发生结核病。肺结核的发生发展过程见图 2-7-1。

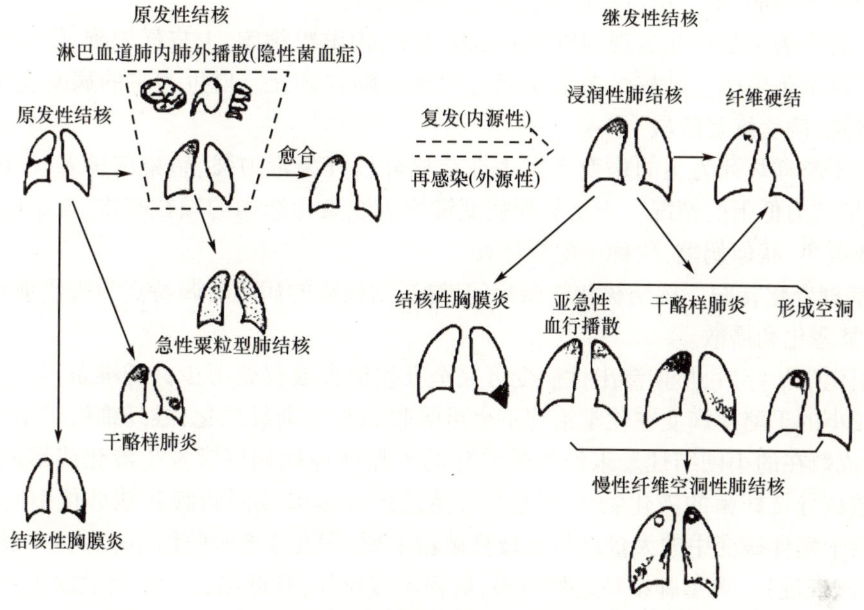

图 2-7-1 肺结核病自然过程示意图

2. 结核病的免疫与迟发性变态反应 结核病的免疫主要是细胞免疫，首先是巨噬细胞作出反应，大量分泌 IL-1、IL-6 和 TNF-α 等细胞因子，使淋巴细胞和巨噬细胞聚集在细菌周围，吞噬并杀灭细菌，形成结核肉芽肿，限制结核菌扩散并杀灭，使病变局限。T 淋巴细胞有独特作用，它与巨噬细胞相互作用和协调，对完善免疫保护作用非常重要。T 淋巴细胞有识别特异性抗原的受体，$CD4^+$T 淋巴细胞促进免疫反应，分化为 Th_1 和 Th_2 细胞。结核病免疫保护机制十分复杂，尚需进一步研究。

给豚鼠接种一定量的结核菌，最初几日可无明显反应，10～14 日之后，注射局部发生红肿，逐渐形成溃疡，经久不愈，结核菌大量繁殖，到达局部淋巴结，并沿淋巴结及血液循环向全身播散，豚鼠易于死亡。如将同量结核菌注入 4～6 周前已受少量结核菌感染的豚鼠体内，则所发生的反应显然与上述不同。注射后，动物高热，2～3 日之后，注射局部出现组织红肿、溃疡、坏死等剧烈之反应，但不久即可愈合、结痂、局部淋巴结并不肿大，不发生全身性结核播散，亦不致死亡。这种机体对结核菌再感染与初感染所表现出不同反应的现象，称为科赫(Koch)现象。较快的局部红肿和表浅溃疡是结核菌素诱导的迟发性变态反应的表现。结核菌未播散，引流淋巴结无肿大以及溃疡较快愈合是免疫力的反映。变态反应与免疫力之间关系复杂，尚不十分清楚。

3. 继发性结核 继发性结核是指原发性结核感染时期遗留下来的潜在病灶中的结核分枝杆菌重新活动而发生的结核病。继发性结核有明显的临床症状，容易出现空洞和排菌，有传染性，必须积极治疗，这是防治的重点。

【病理学】

1. 基本病理变化 结核病的基本病理变化是炎性渗出、增生和干酪样坏死。结核病的病理过程主要取决于结核分枝杆菌的感染量、毒力大小以及机体的抵抗力和变态反应状态。

（1）渗出为主的病变主要出现在结核性炎症初期阶段或病变恶化复发时，可表现为局部中性粒细胞浸润，继之由巨噬细胞及淋巴细胞取代。

（2）增生为主的病变表现为典型的结核结节，由淋巴细胞、上皮样细胞、朗汉斯巨细胞以及成纤维细胞组成。结核结节的中间可出现干酪样坏死。增生为主的病变发生在机体抵抗力较强、病变恢复阶段。

（3）干酪样坏死为主的病变多发生在结核分枝杆菌毒力强、感染菌量多、机体超敏反应增强、抵抗力低下的情况。干酪坏死病变镜检为红染无结构的颗粒状物，含脂质多，肉眼观察呈淡黄色，状似奶酪，故称干酪样坏死。

2. 病理变化转归　抗结核化学治疗问世前，结核病的病理转归特点为吸收愈合十分缓慢、多反复恶化和播散。

采用化学治疗后，早期渗出性病变可完全吸收消失或仅留下少许纤维条索。一些增生病变或较小的干酪样病变在化学治疗下也可吸收缩小逐渐纤维化，或纤维组织增生将病变包围，形成散在的小硬结灶。未经化学治疗的干酪样坏死病变常发生液化或形成空洞，含有大量结核分枝杆菌的液化物可经支气管播散到对侧肺或同侧肺其他部位引起新病灶。经化疗后干酪样病变中的大量结核分枝杆菌被杀死，病变逐渐吸收缩小或形成钙化。

【临床表现】　典型肺结核起病缓慢，病程经过较长，有低热、乏力、食欲缺乏、咳嗽和少量咯血等表现。但多数患者病情轻微，常无明显症状，经 X 线健康检查才被发现，有些患者以突然咯血表现发现，但在病程中常可追溯到轻微的毒性症状。

1. 症状

（1）全身症状：表现为午后低热、乏力、食欲减退，体重减轻、盗汗等。当肺部病灶急剧进展播散时，可有高热，妇女可有月经失调或闭经。

（2）呼吸系统症状：一般有干咳或只有少量黏液。伴继发感染时，痰呈黏液性或脓性。约 1/3 患者有不同程度的咯血。当炎症波及壁层胸膜时，相应胸壁有刺痛，一般并不剧烈，随呼吸和咳嗽而加重。慢性重症肺结核，呼吸功能减慢，出现呼吸困难。

2. 体征　体征表现多寡不一，取决于病变性质和范围。病变范围较小时，可以没有任何体征；渗出性病变范围较大或干酪样坏死时，则可以有肺实变体征，如触觉语颤增强、叩诊浊音、听诊闻及支气管呼吸音和细湿性啰音。较大的空洞性病变听诊也可以闻及支气管呼吸音。当有较大范围的纤维条索形成时，气管向患侧移位，患侧胸廓塌陷、叩诊浊音、听诊呼吸音减弱并可闻及湿性啰音。结核性胸膜炎时有胸腔积液体征：气管向健侧移位，患侧胸廓望诊饱满、触觉语颤减弱、叩诊实音、听诊呼吸音消失。支气管结核可有局限性哮鸣音。

少数患者可以有类似风湿热样表现，称为结核性风湿症。多见于青少年女性。常累及四肢大关节。在受累关节附近可见结节性红斑或环形红斑，间歇出现。

【肺结核诊断】

1. 诊断方法

（1）有下列表现应考虑肺结核的可能，进一步做痰液和胸部 X 线检查。应注意约有 20% 活动肺结核患者也可以无症状或仅有轻微症状。

1）咳嗽、咳痰 3 周或以上，可伴有咯血、胸痛、呼吸困难等症状。

2）发热（常午后低热），可伴盗汗、乏力、食欲降低、体重减轻、月经失调。

3）结核变态反应引起的过敏表现：结节性红斑、泡性结膜炎和结核性风湿症等。

4）患肺结核时，肺部体征常不明显。肺部病变较广泛时可有相应体征，有明显空洞或并发支气管扩张时可闻及中小水泡音。渗出性病变范围较大或干酪样坏死时，则可以有肺实变体征。

（2）肺结核的影像诊断：胸部X线检查是诊断肺结核的常规首选方法。肺结核的胸部X线表现并无特征性改变，需注意与其他肺部疾病鉴别。一般而言，肺结核胸部X线表现可有如下特点。

1）多发生在肺上叶尖后段、肺下叶背段、后基底段。

2）病变可局限也可多肺段侵犯。

3）X线影像可呈多形态表现（即同时呈现渗出、增殖、纤维和干酪性病变），也可伴有钙化。

4）易合并空洞。

5）可伴有支气管播散灶。

6）可伴胸腔积液、胸膜增厚与粘连。

7）呈球形病灶时（结核球）直径多在3cm以内，周围可有卫星病灶，内侧端可有引流支气管征。

8）病变吸收慢（1个月以内变化较小）。

胸部CT扫描对如下情况有补充性诊断价值：发现胸内隐匿部位病变，包括气管、支气管内的病变；早期发现肺内粟粒阴影；诊断有困难的肿块阴影、空洞、孤立结节和浸润阴影的鉴别诊断；了解肺门、纵隔淋巴结肿大情况，鉴别纵隔淋巴结结核与肿瘤；少量胸腔积液、包裹积液、叶间积液和其他胸膜病变的检出；囊肿与实体肿块的鉴别。

（3）肺结核的病原学诊断：是肺结核诊断的确切依据。

1）标本采集和结核菌的检测：标本来源于痰液、超声雾化导痰、下呼吸道采样、支气管冲洗液、支气管肺泡灌洗液、肺及支气管活检标本。痰标本质量好坏，是否停用抗结核药直接影响结核菌检出阳性结果和培养分离率。晨痰涂片阳性率比较高，当患者痰少时，可采用高渗盐水超声雾化导痰。

痰涂片检查是简单、快速、易行和可靠的方法，但欠敏感。每毫升痰中至少含5000~10 000个细菌时可呈阳性结果。除常采用的齐-尼（Ziehl-Neelsen）染色法外，目前WHO推荐使用LED荧光显微镜检测抗酸杆菌，具有省时、方便的优点，适用于痰检数量较大的实验室。痰涂片检查阳性只能说明痰中含有抗酸杆菌，不能区分是结核分枝杆菌还是非结核性分枝杆菌，由于非结核性分枝杆菌致病的机会非常少，故痰中检出抗酸杆菌对诊断肺结核有极重要的意义。结核分枝杆菌培养为痰结核分枝杆菌检查提供准确可靠的结果，灵敏度高于涂片法，常作为结核病诊断的“金标准”。同时也为药物敏感性测定和菌种鉴定提供菌株。沿用的改良罗氏法（Lowenstein-Jensen）结核分枝杆菌培养费时较长，一般为2~8周。近期采用液体培养基和测定细菌代谢产物的BACTEC-TB960法，10日可获得结果并提高10%分离率。

2）结核菌药物敏感性检测：对肺结核痰菌阴转后复阳、化学治疗3~6个月痰菌仍持续阳性、经治疗痰菌减少后又持续增加及复治患者应进行药物敏感性检测。原发耐药率较高地区，有条件时初治肺结核也可行药物敏感性检测。目前国内采用绝对浓度间接法，也可采用比例法。

3）结核菌聚合酶链反应（PCR）+探针检查：由于结核菌生长缓慢，分离培养阳性率不高,需要快速、灵敏和特异的病原学检查和鉴定技术。核酸探针和 PCR 为结核病细菌学基因诊断提供了可能。研究结果显示痰液 PCR+探针检测可获得比涂片镜检明显高的阳性率和略高于培养的阳性率,且省时快速,成为结核病病原学诊断重要参考,但是尚有一些技术问题需进一步解决。

4) 血清抗结核抗体检查:血清学诊断可成为结核病的快速辅助诊断手段,但由于特异性欠强,敏感性较低,尚需进一步研究。

5) 其他检测技术:色谱技术检测结核硬脂酸和分枝菌酸等菌体特异成分以及采用免疫学方法检测特异性抗原和抗体、基因芯片法等,使结核病快速诊断取得一些进展,但这些方法仍在研究阶段,尚需改进和完善。

(4) 结核菌素试验:结核菌素试验广泛应用于检出结核分枝杆菌的感染,而非检出结核病。结核菌素试验对儿童、少年和青年的结核病诊断有参考意义。由于许多国家和地区广泛推行卡介苗接种,结核菌素试验阳性不能区分是结核分枝杆菌的自然感染还是卡介苗接种的免疫反应。因此,在卡介苗普遍接种的地区,结核菌素试验对检出结核分枝杆菌感染受到很大限制。目前世界卫生组织和国际防结核和肺病联合会推荐使用的结核菌素为纯蛋白衍化物(purified protein derivative, PPD)PPD-RT23,以便于国际间结核感染率的比较。

结核菌素试验选择左侧前臂曲侧中上部 1/3 处,0.1ml(5U)皮内注射,用 26 号 10mm 长的一次性短斜面的针头和 1ml 注射器,注射后应能产生凸起的皮丘,边界清楚,上面可见明显的小凹。试验后 48~72h 观察和记录结果,手指轻摸硬结边缘,测量硬结的横径和纵径,得出平均直径=(横径+纵径)/2,而不是测量红晕直径,硬结为特异性变态反应,而红晕为非特异性反应。硬结直径≤4mm 为阴性,5~9mm 为弱阳性,10~19mm 为阳性,≥20mm 或虽<20mm 但局部出现水泡和淋巴管炎为强阳性反应。结核菌素试验反应愈强,对结核病的诊断,特别是对婴幼儿的结核病诊断愈重要。凡是阴性反应结果的儿童,一般来说,表明没有受过结核分枝杆菌的感染,可以除外结核病。但在某些情况下,也不能完全排除结核病,因为结核菌素试验可受许多因素影响,结核分枝杆菌感染后需 4~8 周才建立充分变态反应,在此之前,结核菌素试验可呈阴性;营养不良、HIV 感染、麻疹、水痘、癌症、严重的细菌感染包括重症结核病如粟粒性结核病和结核性脑膜炎等和卡介苗接种后,结核菌素试验结果则多为 10mm 以内。

(5) 纤维支气管镜检查:常应用于支气管结核和淋巴结支气管瘘的诊断,支气管结核表现为黏膜充血、溃疡、糜烂、组织增生、形成瘢痕和支气管狭窄,可以在病灶部位钳取活体组织进行病理学检查和结核分枝杆菌培养。对于肺内结核病灶,可以采集分泌物或冲洗液标本做病原体检查,也可以经支气管肺活检获取标本检查。

(6) γ 干扰素释放试验(interferon-gamma release assays, IGRAs)通过特异性抗原 ESAT-6 和 GFP-10 与全血细胞共同孵育,然后检测 γ 干扰素水平或采用酶联免疫斑点试验(ELISPOT)测量计数分泌 γ 干扰素的特异性 T 淋巴细胞,可以区分结核分枝杆菌自然感染与卡介苗接种和大部分非结核分枝杆菌感染,因此诊断结核感染的特异性明显高于结核菌素试验,但由于成本较高等原因,目前多用于研究评价工作,尚未广泛推行。

2. 肺结核的诊断程序

(1) 可疑症状患者的筛选:大约 86% 活动性肺结核患者和 95% 痰涂片阳性肺结核患者有可疑症状。主要可疑症状为:咳嗽、咳痰持续 2 周以上和咯血,其次是午后低热、乏力、盗汗、月经不调或闭经,有肺结核接触史或肺外结核。上述情况应考虑到肺结核病的可能性,要进行痰抗酸杆菌和胸部 X 线检查。

(2) 是否为肺结核:凡 X 线检查肺部发现有异常阴影者,必须通过系统检查确定病变性质是结核性或其他性质。如一时难以确定,可经 2 周左右观察后复查,大部分炎症病变会有所变化,肺结核则变化不大。

(3) 有无活动性:如果诊断为肺结核,应进一步明确有无活动性,因为结核活动性病变必须给予治疗。活动性病变在胸片上通常表现为边缘模糊不清的斑片状阴影,可有中心溶解和空洞,或出现播散病灶。胸片表现为钙化、硬结或纤维化,痰检查不排菌,无任何症状,为无活动性肺结核。

(4) 是否排菌:确定活动性后还要明确是否排菌,是确定是否为传染源的唯一方法。

(5) 是否耐药:通过药物敏感性试验确定是否耐药。

(6) 明确初、复治:病史询问明确初、复治患者,两者治疗方案迥然不同。

【肺结核的分类标准】 我国实施的结核病分类标准(WS196-2001)突出了对痰结核分枝杆菌检查和化疗史的描述,取消按活动性程度及转归分期的分类,便分类法更符合现代结核病控制的概念和实用性。

1. 结核病分类和诊断要点

(1) 原发型肺结核:含原发综合征及胸内淋巴结结核。多见于少年儿童,无症状或症状轻微,多有结核病家庭接触史,结核菌素试验多为强阳性,X 线胸片表现为哑铃型阴影,即原发病灶、引流淋巴管炎和肿大的肺门淋巴结,形成典型的原发综合征(图 2-7-2)。原发病灶一般吸收较快,可不留任何痕迹。若 X 线胸片只有肺门淋巴结肿大,则诊断为胸内淋巴结结核。肺门淋巴结结核可呈团块状、边缘清晰和密度高的肿瘤型或边缘不清、伴有炎性浸润的炎症型。

(2) 血行播散型肺结核:含急性血行播散型肺结核(急性粟粒型肺结核)及亚急性、慢性血行播散型肺结核。急性粟粒型肺结核多见于婴幼儿和青少年,特别是营养不良、患传染病和长期应用免疫抑制剂导致抵抗力明显下降的小儿,多同时伴有原发型肺结核。成人也可发生急性粟粒型肺结核,可由病变中和淋巴结内的结核分枝杆菌侵入血管所致。起病急,持续高热,中毒症状严重,约一半以上的小儿和成人合并结核性脑膜炎。虽然病变侵及两肺,但极少有呼吸困难。全身浅表淋巴结肿大,肝和脾大,有时可发现皮肤淡红色粟粒疹,可出现颈项强直等脑膜刺激征,眼底检查约 1/3 的患者可发现脉络膜结核结节。部分患者结核菌素试验阴性,随病情好转可转为阳性。X 线胸片和 CT 检查开始为肺纹理重,在症状出现 2 周左右可发现由肺尖至肺底呈大小、密度和分布均匀的粟粒状结节阴影,结节直径 2mm 左右(图 2-7-3)。

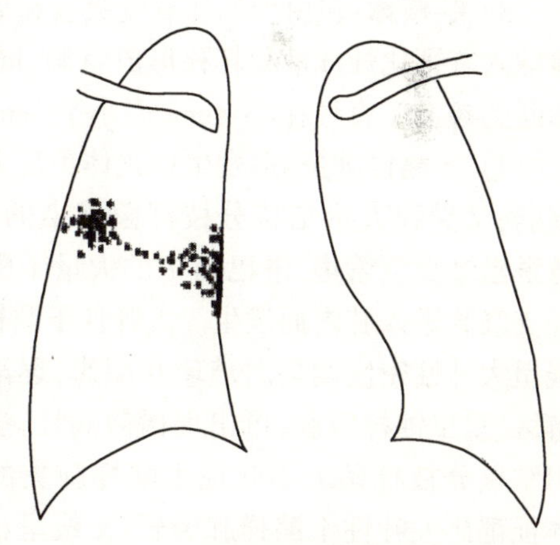

图 2-7-2　原发型肺结核–原发综合征

亚急性、慢性血行播散型肺结核起病较缓,症状较轻,X 线胸片呈双上、中肺野为主的大小不等、密度不同和分布不均的粟粒状或结节状阴影,新鲜渗出与陈旧硬结和钙化病灶共存。慢性血行播散型肺结核多无明显中毒症状。

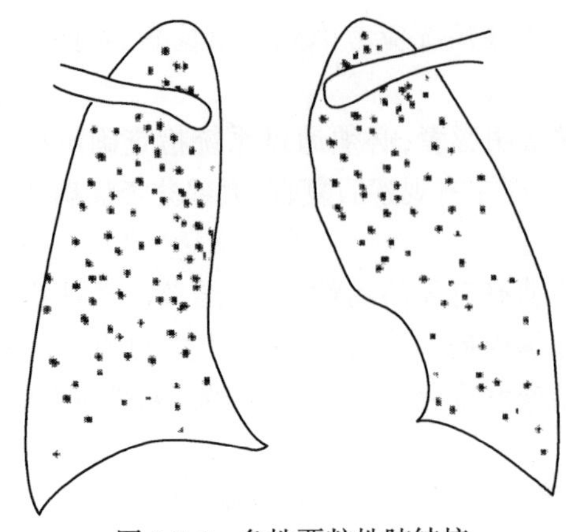

图 2-7-3　急性粟粒性肺结核

(3) 继发型肺结核：多发生在成人，病程长，易反复。肺内病变多为含有大量结核分枝杆菌的早期渗出性病变，易进展，多发生干酪样坏死、液化、空洞形成和支气管播散；同时又多出现病变周围纤维组织增生，使病变局限化和瘢痕形成。病变轻重多寡相差悬殊，活动性渗出病变、干酪样病变和愈合性病变共存。因此，继发型肺结核X线表现特点为多态性，好发在上叶尖后段和下叶背段。痰结核分枝杆菌检查常为阳性。

继发型肺结核含浸润性肺结核、纤维空洞性肺结核和干酪样肺炎等。临床特点如下。

1) 浸润性肺结核：浸润渗出性结核病变和纤维干酪增殖病变多发生在肺尖和锁骨下，影像学检查表现为小片状或斑点状阴影，可融合和形成空洞。渗出性病变易吸收。而纤维干酪增殖病变吸收很慢，可长期无改变。

2) 空洞性肺结核：空洞形态不一。多由干酪渗出病变溶解形成洞壁不明显的、多个空腔的虫蚀样空洞；伴有周围浸润病变的新鲜的薄壁空洞，当引流支气管壁出现炎症半堵塞时，因活瓣形成，而出现壁薄的、可迅速扩大和缩小的张力性空洞以及肺结核球干酪样坏死物质排出后形成的干酪溶解性空洞。空洞性肺结核多有支气管播散病变，临床症状较多，如发热、咳嗽、咳痰和咯血等。空洞性肺结核患者痰中经常排菌。应用有效的化学治疗后，出现空洞不闭合。但长期多次查痰阴性，空洞壁由纤维组织或上皮细胞覆盖，诊断为“净化空洞”。但有些患者空洞还残留一些干酪组织。长期多次查痰阴性，临床上诊断为“开放菌阴综合征”，仍需随访。

3) 结核球：多由干酪样病变吸收和周边纤维膜包裹或干酪空洞阻塞性愈合而形成。结核球内有钙化灶或液化坏死形成空洞，同时80%以上结核球有卫星灶，可作为诊断和鉴别诊断的参考。直径在2~4cm，多小于3cm。

4) 干酪样肺炎：多发生在机体免疫力和体质衰弱，又受到大量结核分枝杆菌感染的患者，或有淋巴结支气管瘘，淋巴结中的大量干酪样物质经支气管进入肺内而发生。大叶性干酪样肺炎X线呈大叶性密度均匀磨玻璃状阴影，逐渐出现溶解区，呈虫蚀样空洞，可出现播散病灶，痰中能查出结核分枝杆菌。小叶性干酪样肺炎的症状和体征都比大叶性干酪样肺炎轻，X线呈小叶斑片播散病灶，多发生在双肺中下部。

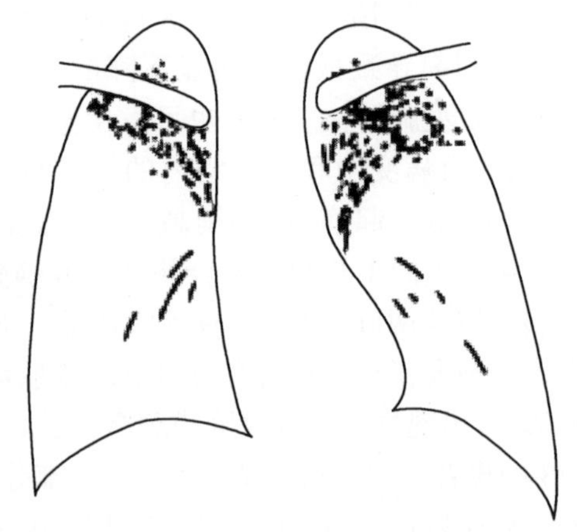

图 2-7-4　纤维空洞性肺结核

5) 纤维空洞性肺结核：纤维空洞性肺结核的特点是病程长，反复进展恶化，肺组织破坏重，肺功能严重受损，双侧或单侧出现纤维厚壁空洞和广泛的纤维增生，造成肺门抬高和肺纹理呈垂柳样，患侧肺组织收缩，纵隔向患侧移位，常见胸膜粘连和代偿性肺气肿（图 2-7-4）。

(4) 结核性胸膜炎：含结核性干性胸膜炎、结核性渗出性胸膜炎、结核性脓胸。

（5）其他肺外结核：按部位和脏器命名，如骨关节结核、肾结核、肠结核等。

（6）菌阴肺结核：菌阴肺结核为三次痰涂片及一次培养阴性的肺结核，其诊断标准为：①典型肺结核临床症状和胸部X线表现；②抗结核治疗有效；③临床可排除其他非结核性肺部疾病；④结核菌素（5U）强阳性，血清抗结核抗体阳性；⑤痰结核菌PCR和探针检测呈阳性；⑥肺外组织病理证实结核病变；⑦BAL液中检出抗酸分枝杆菌；⑧支气管或肺部组织病理证实结核病变。具备①~⑥中3项或⑦~⑧条中任何1项可确诊。

2. 痰菌检查记录格式 以涂（+）、涂（-）、培（+）、培（-）表示。当患者无痰或未查痰时，则注明（无痰）或（未查）。

3. 治疗状况记录

（1）初治：有下列情况之一者谓初治：①尚未开始抗结核治疗的患者；②正进行标准化疗方案用药而未满疗程的患者；③不规则化疗未满1个月的患者。

（2）复治：有下列情况之一者为复治：①初治失败的患者；②规则用药满疗程后痰菌又复阳的患者；③不规律化疗超过1个月的患者；④慢性排菌患者。

4. 肺结核的记录方式 按结核病分类、病变部位、范围，痰菌情况、化疗史程序书写。如原发型肺结核 右中 涂（-），初治。继发型肺结核 双上 涂（+），复治。血行播散型肺结核可注明（急性）或（慢性）；继发型肺结核可注明（浸润性）、（纤维空洞）等。并发症（如自发性气胸、肺不张等）、并存病（如硅沉着病、糖尿病等）、手术（如肺切除术后、胸廓成形术后等）可在化疗史后按并发症、并存病、手术等顺序书写。

【鉴别诊断】

1. 肺炎 主要与继发型肺结核鉴别。各种肺炎因病原体不同而临床特点各异，但大都起病急伴有发热，咳嗽、咳痰明显。胸片表现密度较淡且较均匀的片状或斑片状阴影，抗菌治疗后体温迅速下降，1~2周阴影有明显吸收。

2. 慢性阻塞性肺疾病 多表现慢性咳嗽、咳痰，少有咯血。冬季多发，急性加重期可以有发热。肺功能检查为阻塞性通气功能障碍。胸部影像学检查有助于鉴别诊断。

3. 支气管扩张 慢性反复咳嗽、咳痰，多有大量脓痰，常反复咯血。轻者X线胸片无异常或仅见肺纹理增粗，典型者可见卷发样改变，CT特别是高分辨率CT能发现支气管腔扩大，可确诊。

4. 肺癌 肺癌多有长期吸烟史，表现为刺激性咳嗽，痰中带血、胸痛和消瘦等症状。胸部X线表现肺癌肿块常呈分叶状，有毛刺、切迹。癌组织坏死液化后，可以形成偏心厚壁空洞。多次痰脱落细胞和结核分枝杆菌检查和病灶活体组织检查是鉴别的重要方法。

5. 肺脓肿 多有高热、咳大量脓臭痰，胸片表现为带有液平面的空洞伴周围浓密的炎性阴影。血白细胞和中性粒细胞增高。

6. 纵隔和肺门疾病 原发型肺结核应与纵隔和肺门疾病相鉴别。小儿胸腺在婴幼儿时期多见，胸内甲状腺多发生于右上纵隔，淋巴系统肿瘤多位于中纵隔，多见于青年人，症状多，结核菌素试验可呈阴性或弱阳性。皮样囊肿和畸胎瘤多呈边缘清晰的囊状阴影，多发生于前纵隔。

7. 其他疾病 肺结核常有不同类型的发热，需与伤寒、败血症、白血病等发热性疾病鉴别。伤寒有高热、白细胞计数减少及肝脾大等临床表现，易与急性血行播散型肺结核混淆。但伤寒常呈稽留热，有相对缓脉、皮肤玫瑰疹，血、尿、便的培养检查和肥达试验可以确诊。败血症起病急，寒战及弛张热型，白细胞及中性粒细胞增多，常有近期感染史，血培养可发现致病菌。急性血行播散型肺结核有发热、肝脾大,偶见类白血病反应或单核细胞异常增多,需与白血病鉴别。后者多有明显出血倾向,骨髓涂片及动态X线胸片随访有助于诊断。

【治疗】

1. 化学治疗的原则　肺结核化学治疗的原则是早期、规律、全程、适量、联合。整个治疗方案分强化和巩固两个阶段。

2. 化学治疗的主要作用　杀菌作用;防止耐药菌产生;灭菌。

3. 化学治疗的生物学机制

(1) 药物对不同代谢状态和不同部位的结核分枝杆菌群的作用:结核分枝杆菌根据其代谢状态分为A、B、C、D四群。A菌群:快速繁殖,大量的A菌群多位于巨噬细胞外和肺空洞干酪液化部分,占结核分枝杆菌群的绝大部分。由于细菌数量大,易产生耐药变异菌。B菌群:处于半静止状态,多位于巨噬细胞内酸性环境中和空洞壁坏死组织中。C菌群:处于半静止状态,可有突然间歇性短暂的生长繁殖,许多生物学特点尚不十分清楚。D菌群:处于休眠状态,不繁殖,数量很少。抗结核药物对不同菌群的作用各异。抗结核药物对A菌群作用强弱依次为异烟肼>链霉素>利福平>乙胺丁醇;对B菌群依次为吡嗪酰胺>利福平>异烟肼;对C菌群依次为利福平>异烟肼。随着药物治疗作用的发挥和病变变化,各菌群之间也互相变化。通常大多数结核药物可以作用于A菌群,异烟肼和利福平具有早期杀菌作用,即在治疗的48h内迅速的杀菌作用,使菌群数量明显减少,传染性减少或消失,痰菌阴转。这显然对防止获得性耐药的产生有重要作用。B菌和C菌群由于处于半静止状态,抗结核药物的作用相对较差,有"顽固菌"之称。杀灭B菌和C菌群可以防止复发。抗结核药物对D菌群无作用。

(2) 耐药性:在自然菌群中,天然存在少量耐药变异菌。治疗过程中如单用一种敏感药,菌群中大量敏感菌被杀死,但少量的自然耐药变异菌仍存活,并不断繁殖,最后逐渐完全替代敏感菌而成为优势菌群。结核病变中结核菌群数量越大,则存在的自然耐药变异菌也越多。现代化学治疗多采用联合用药,通过交叉杀菌作用防止耐药性产生。联合用药后中断治疗或不规律用药仍可产生耐药性。其产生机制是各种药物开始早期杀菌作用速度的差异,某些菌群只有一种药物起灭菌作用,菌群在生长期间的亚抑菌药物浓度和菌群延缓生长期的差异等因素同时存在的结果。因此,强调在联合用药的条件下,也不能中断治疗,短程疗法最好应用全程督导化疗。

(3) 间歇化学治疗:间歇化学治疗的主要理论基础是结核分枝杆菌的延缓生长期。结核分枝杆菌接触不同的抗结核药物后产生不同时间的延缓生长期。如接触异烟肼和利福平24h后分别可有6~9日和2~3日的延缓生长期。药物使结核分枝杆菌产生延缓生长期,就有间歇用药的可能性,而氨硫脲没有延缓生长期,就不适于间歇应用。

(4) 顿服:抗结核药物血中高峰浓度的杀菌作用要优于经常性维持较低药物浓度水平的情况。每日剂量一次顿服要比一日2次或3次分服所产生的高峰血浓度高3倍左右。临床研究已经证实顿服的效果优于分次口服。

4. 常用抗结核病药物

(1) 异烟肼(isoniazid,INH,H):异烟肼问世已50余年,但迄今仍然是单一抗结核药物中杀菌力,特别是早期杀菌力最强者。INH对巨噬细胞内外的结核分枝杆菌均具有杀菌作用。其最低抑菌浓度为0.025~0.05μg/ml。口服后迅速吸收,血中药物浓度可达最低抑菌浓度的20~100倍。脑脊液中药物浓度也很高。用药后经乙酰化而灭活,乙酰化的速度决定于遗传因素。成人剂量每日300mg,顿服;儿童为每日5~10mg/kg,最大剂量每日不超过300mg。结核性脑膜炎和血行播散型肺结核的用药剂量可加大,儿童20~30mg/kg,成人10~20mg/kg,偶可发生药物性肝炎,肝功能异常者慎用,需注意观察。如果发生周围神经炎可服用维生素B_6(吡哆醇)。

(2) 利福平(rifampicin,RFP,R):最低抑菌浓度为0.06~0.25μg/ml,对巨噬细胞内外的结核分枝杆菌均有快速杀菌作用,特别是对C菌群有独特的杀灭菌作用。INH与RFP联用可显著缩短疗程。口服1~2h后达血高峰浓度,半衰期为3~8h,有效血浓度可持续6~12h,药量加大持续时间更长。口服后药物集中在肝,主要经胆汁排泄,胆汁药物浓度可达200μg/ml。未经变化的药物可再经肠吸收,形成肠肝循环,能保持较长时间的高峰血浓度,故推荐早晨空腹或早饭前半小时服用。利福平及其代谢物为橘红色,服后大小便、眼泪等为橘红色。成人剂量为每日8~10mg/kg,体重在50kg及以下者为450mg,50kg以上者为600mg,顿服。儿童每日10~20mg/kg。间歇用药为600~900mg,每周2~3次。用药后如出现一过性氨基转移酶上升可继续用药,加保肝治疗观察,如出现黄疸应立即停药。流感样症状、皮肤综合征、血小板减少多在间歇疗法出现。妊娠3个月以内者忌用,超过3个月者要慎用。

其他利福霉素类药物有利福喷丁(rifapentine,RFT),该药血清峰浓度(Cmax)和半衰期分别为10~30μg/ml和12~15h。RFT的最低抑菌浓度为0.015~0.06μg/ml,比RFP低很多。上述特点说明RFT适于间歇使用。使用剂量为450~600mg,每周2次。RFT与RFP之间完全交叉耐药。

(3) 吡嗪酰胺(pyrazinamide,PZA,Z):吡嗪酰胺具有独特的杀灭菌作用,主要是杀灭巨噬细胞内酸性环境中的B菌群。在6个月标准短程化疗中,PZA与INH和RFP联合用药是第三个不可缺的重要药物。对于新发现初治涂阳患者PZA仅在前2个月使用,因为使用2个月的效果与使用4个月和6个月的效果相似。成人用药为1.5g/d,每周3次用药为1.5~2.0g/d,儿童每日为30~40mg/kg。常见不良反应为高尿酸血症、肝损害、食欲缺乏、关节痛和恶心。

(4) 乙胺丁醇(ethambutol,EMB,E):乙胺丁醇对结核分枝杆菌的最低抑菌浓度为0.95~7.5μg/ml,口服易吸收,成人剂量为0.75~1.0g/d,每周3次用药为1.0~1.25g/d。不良反应为视神经炎,应在治疗前测定视力与视野,治疗中密切观察,提醒患者发现视力异常应及时就医。鉴于儿童无症状判断能力,故不用。

(5) 链霉素(streptomycin,SM,S):链霉素对巨噬细胞外碱性环境中的结核分枝杆菌有杀菌作用。肌内注射,每日0.75g,每周5次;间歇用药每次为0.75~1.0g,每周2~3次。不良反应主要为耳毒性、前庭功能损害和肾毒性等,严格掌握使用剂量,儿童、老人、孕妇、听力障碍和肾功能不良等要慎用或不用。

5. 统一标准化学治疗方案　为充分发挥化学治疗在结核病防治工作的作用,便于大面积开展化学治疗,解决滥用抗结核药物、化疗方案不合理和混乱造成的治疗效果差、费用高、治疗期过短或过长、药物供应和资源浪费等实际问题,在全面考虑到化疗方案的疗效、不良反应、治疗费用、患者接受性和药源供应等条件下,且经国内外严格对照研究证实的化疗方案,可供选择作为统一标准方案。实践证实,严格执行统一标准方案确能达到预期效果,符合投入一效益的原则。

(1) 初治涂阳肺结核治疗方案含初治涂阴有空洞形成或粟粒型肺结核。

1）每日用药方案：①强化期，异烟肼、利福平、吡嗪酰胺和乙胺丁醇，顿服，2 个月；②巩固期，异烟肼、利福平，顿服，4 个月。简写为：2HRZE/4HR。

2）间歇用药方案：①强化期，异烟肼、利福平、吡嗪酰胺和乙胺丁醇，隔日 1 次或每周 3 次，2 个月；②巩固期，异烟肼、利福平，隔日一次或每周 3 次，4 个月。简写为：$2H_3R_3Z_3E_3/4H_3R_3$。

（2）复治涂阳肺结核治疗方案

1）每日用药方案：①强化期，异烟肼、利福平、吡嗪酰胺、链霉素和乙胺丁醇，每日 1 次，2 个月；②巩固期，异烟肼、利福平和乙胺丁醇，每日 1 次，4～6 个月。巩固期治疗 4 个月时，痰菌未转阴，可继续延长治疗期 2 个月。简写为：2HRZSE/4～6HRE。

2）间歇用药方案：①强化期，异烟肼、利福平、吡嗪酰胺、链霉素和乙胺丁醇，隔日 1 次或每周 3 次，2 个月；②巩固期，异烟肼、利福平和乙胺丁醇，隔日 1 次或每周 3 次，6 个月。简写为：$2H_3R_3Z_3S_3E_3/6H_3R_3E_3$。

（3）初治涂阴肺结核治疗方案

1）每日用药方案：①强化期，异烟肼、利福平、吡嗪酰胺，每日 1 次，2 个月；②巩固期，异烟肼、利福平，每日 1 次，4 个月。简写为：2HRZ/4HR。

2）间歇用药方案：①强化期，异烟肼、利福平、吡嗪酰胺，隔日 1 次或每周 3 次，2 个月；②巩固期，异烟肼、利福平，隔日 1 次或每周 3 次，4 个月。简写为：$2H_3R_3Z_3/4H_3R_3$。

上述间歇方案为我国结核病规划所采用，但必须采用全程督导化疗管理，以保证患者不间断地规律用药。

6. 耐药肺结核　耐药结核病，特别是 MDR-TB（至少耐异烟肼和利福平）和当今出现的广泛耐多药结核病（extensive drug resistant，XDR-TB）（除耐异烟肼和利福平外，还耐二线抗结核药物）对全球结核病控制构成严峻的挑战。制订 MDR-TB 治疗方案的通则是详细了解患者用药史，该地区常用抗结核药物和耐药流行情况，尽量做药敏试验，严格避免只选用一种新药加到原失败方案；WHO 推荐尽可能采用新一代的氟喹诺酮类药物，不使用交叉耐药的药物，治疗方案至少含 4 种二线的敏感药物，至少包括吡嗪酰胺、氟喹诺酮类、注射用卡那霉素或阿米卡星、乙硫或丙硫异烟肼和 PAS 或环丝胺酸，药物剂量依体重决定，加强期应为 8 个月，总治疗期为 20 个月或更长，以治疗效果决定。监测治疗效果最好以痰培养为准。

7. 抗结核药品固定剂量复合制剂的应用　抗结核药品固定剂量复合制剂（fixed-dose combination，FDC）由多种抗结核药品按照一定的剂量比例合理组成，由于 FDC 能够有效防止患者漏服某一药品，而且每次服药片数明显减少，对提高患者治疗依从性，充分发挥联合用药的优势具有重要意义，成为预防耐药结核病发生的重要手段。目前 EDC 的主要使用对象为初治活动性肺结核患者。复治肺结核患者、结核性胸膜炎及其他肺外结核也可以用 FDC 组成治疗方案。

8. 其他治疗

（1）对症治疗：肺结核的一般症状在合理化疗下很快减轻或消失，无需特殊处理。咯血是肺结核的常见症状，在活动性和痰涂阳肺结核患者中，咯血症状分别占 30% 和 40%。咯血处置要注意镇静、止血，患侧卧位，预防和抢救因咯血所致的窒息并防止肺结核播散。一般少量咯血，多以安慰患者、消除紧张、卧床休息为主，可用氨基己酸、氨甲苯酸（止血芳酸）、酚磺乙胺（止血敏）、卡络柳钠（安络血）等药物止血。大咯血时先用垂体后叶素 5～10U 加入 25% 葡萄糖液 40ml 中缓慢静脉注射，一般为 15～20min，然后将垂体后叶素加入 5% 葡萄糖液按 0.1U/（kg. h）速度静脉滴注。垂体后叶素收缩小动脉，使肺循环血量减少而达到较好止血效果。高血压、冠状动脉粥样硬化性心脏病、心力衰竭患者和孕妇禁用。对支气管动脉破坏造成的大咯血可采用支气管动脉栓塞法。

(2) 糖皮质激素:在结核病的应用糖皮质激素在结核病的应用主要是利用其抗感染、抗毒作用。仅用于结核毒性症状严重者。必须确保在有效抗结核药物治疗的情况下使用。使用剂量依病情而定,一般用泼尼松口服每日 20mg,顿服,1~2 周,以后每周递减 5mg,用药时间为 4~8 周。

(3) 肺结核外科手术治疗:当前肺结核外科手术治疗主要的适应证是经合理化学治疗后治疗无效、多重耐药的厚壁空洞、大块干酪灶、结核性脓胸、支气管胸膜瘘和大咯血保守治疗无效者。

【肺结核与相关疾病】

1. HIV/AIDS 截止 2002 年底全球共有 HIV/AIDS 约 4200 万例,其中 2002 年 HIV 新感染者约为 500 万例,因 HIV/AIDS 死亡者为 310 万例。在 HIV/AIDS 死亡病例中,至少有 1/3 病例是由 HIV/AIDS 与结核的双重感染所致。HIV/AIDs 与结核病双重感染病例的临床表现是症状和体征多,如体重减轻、长期发热和持续性咳嗽等,全身淋巴结肿大,可有触痛,肺部 X 线经常出现肿大的肺门纵隔淋巴结团块,下叶病变多见,胸膜和心包有渗出等,结核菌素试验常为阴性,应多次反复查痰。治疗过程中常出现药物不良反应,易产生获得性耐药。治疗仍以 6 个月短程化疗方案为主,可适当延长治疗时间,一般预后差。

2. 肝炎 异烟肼、利福平和吡嗪酰胺均有潜在的肝毒性作用,用药前和用药过程中应定期监测肝功能。严重肝损害的发生率为 1%,但约 20% 患者可出现无症状的轻度氨基转移酶升高,无需停药,但应注意观察,绝大多数的氨基转移酶可恢复正常。如有食欲不良、黄疸或肝大应立即停药,直至肝功能恢复正常。在传染性肝炎流行区,确定肝炎的原因比较困难。如肝炎严重,肺结核又必须治疗,可考虑使用 2SHE/10HE 方案。

3. 糖尿病 糖尿病合并肺结核有逐年增高趋势。两病互相影响。糖尿病对肺结核治疗的不利影响比较显著,必须在控制糖尿病的基础上肺结核的治疗才能奏效。肺结核合并糖尿病的化疗原则与单纯肺结核相同,只是治疗期可适当延长。

4. 硅沉着病 硅沉着病患者是并发肺结核的高危人群,随着硅沉着病的近期合并肺结核的比例不断上升,Ⅲ期硅沉着病患者合并肺结核的比例可高达 50% 以上。硅沉着病合并结核的诊断强调多次查痰,特别是采用培养法。硅沉着病合并结核的治疗与单纯肺结核的治疗相同。

【结核病控制策略与措施】

1. 全程督导化学治疗 全程督导化疗是指肺结核患者在治疗过程中,每次用药都必须在医务人员的直接监督下进行,因故未用药时必须采取补救措施以保证按医嘱规律用药。全程督导化疗的实质是医务人员承担规律用药的责任,这是解决当前结核由于不能坚持规律用药所导致的低治愈率、高复发率和高耐多药率等严重后果的最佳途径。

2. 病例报告和转诊 按《中华人民共和国传染病防治法》,肺结核属于乙类传染病。各级医疗预防机构要专人负责,做到及时、准确、完整地报告肺结核疫情。同时要做好转诊工作,转诊对象为肺结核、疑似肺结核患者。乡镇卫生院和没有能力进行 X 线诊断的医院还应将肺结核可疑症状者推荐到结核病防治机构进行检查。县结核病防治机构对转诊患者进一步检查,特别是痰结核分枝杆菌检查,以明确诊断,同时负责随时检查各级医疗单位的病例报告并追踪转诊患者的到位情况。

3. 病例登记和归口管理　由于肺结核病程较长、易复发和具有传染性等特点,必须要长期随访,掌握患者从发病、治疗到治愈的全过程。通过对确诊肺结核病例的登记达到掌握疫情和便于管理的目的。通过病例登记,医务人员就能够在督促规律用药、按时复查、指导预防家庭内传染以及动员新发现患者的家庭接触者检查等方面采取主动措施。归口管理系指在各级综合医疗卫生机构发现的肺结核要转诊至结核病防治机构,进行进一步检查,确定化疗方案,特别是实施全程督导化疗。

4. 卡介苗接种　普遍认为卡介苗接种对预防成年人肺结核的效果很差,但对预防常发生在儿童的结核性脑膜炎和粟粒型结核有较好作用。新生儿进行卡介苗接种后,仍需注意采取与肺结核患者隔离的措施。

5. 预防性化学治疗　主要应用于受结核分枝杆菌感染易发病的高危人群。包括 HIV 感染者、涂阳肺结核患者的密切接触者、肺部硬结纤维病灶(无活动性)、硅沉着病、糖尿病、长期使用糖皮质激素或免疫抑制剂者、吸毒者、营养不良者、35 岁以下结核菌素试验硬结直径达≥15mm 者等。常用异烟肼 300mg/d,顿服 6~9 个月,儿童用量为 4~8mg/kg 或利福平和异烟肼 3 个月,每日顿服或每周 3 次 3 个月;或利福喷汀和异烟肼每周 3 次,3 个月。最近研究发现异烟肼和利福喷汀每周一次用药共 12 次(3 个月),效果与上述方案效果一致,但尚待更多的验证。

(周　娟)

第八章　间质性肺疾病

学习目标

1. 了解间质性肺疾病的分类。
2. 掌握各类型间质性肺疾病的临床特点。
3. 熟悉各类型间质性肺疾病的诊断及治疗原则。

间质性肺疾病(interstitial lung disease,ILD)亦称作弥漫性实质性肺疾病(diffuse parenchymal lung disease,DPLD),是以因肺泡壁和肺泡腔的不同形式和程度的炎症和纤维化导致的肺泡-毛细血管功能单位丧失的弥漫性肺疾病。临床主要表现以限制性通气功能障碍伴弥散功能降低,进行性加重的呼吸困难、低氧血症以及影像学上的双肺弥漫性病变。ILD 可最终发展为弥漫性肺纤维化和蜂窝肺,导致呼吸衰竭而死亡。

第一节　间质性肺疾病的概论

间质性肺疾病包括 200 多种急性和慢性肺部疾病,既有临床常见病,也有临床少见病,其中大多数疾病的病因还不明确。根据其病因、临床和病理特点,2002 年美国胸科学会(ATS)和欧洲呼吸学会(ERS)将 ILD 按以下分类:①已知病因的 ILD;②特发性间质性肺炎(IIP);③肉芽肿性 ILD;④其他罕见 ILD(表 2-8-1)。

表 2-8-1　间质性肺疾病的临床分类

1. 已知病因的 ILD
1.1 职业或家居环境因素相关
吸入有机粉尘——过敏性肺炎
吸入无机粉尘——石棉沉着病、硅沉着病、尘埃沉着病等
1.2 药物或治疗相关
药物如胺碘酮、博来霉素、甲氨蝶呤等,放射线治疗、高浓度氧疗等
1.3 结缔组织疾病(connective tissue diseases,CTD)或血管炎相关
系统性硬皮病、类风湿关节炎、多发性肌炎/皮肌炎、干燥综合征、系统性红斑狼疮
ANCA 相关性血管炎:坏死性肉芽肿血管炎、变应性肉芽肿血管炎、显微镜下多血管炎
2. 特发性间质性肺炎(idiopathic interstitial penumonia,IIP)
2.1 特发性肺纤维化(idiopathic pulmonary fibrosis,IPF)
2.2 非特异性间质性肺炎(nonspecific interstitia pneumonia,NSIP)
2.3 隐源性机化性肺炎(cryptogentic organizing pneumonia,COP)
2.4 急性间质性肺炎(acute interstitial pneumonia,AIP)
2.5 呼吸性细支气管炎伴间质性肺疾病(respiratory bronchiolitis-interstitial lung disease,RB-ILD)
2.6 脱屑性间质性肺炎(desquamative interstitial pneumonia,DIP)

续表

2.7 淋巴细胞性间质性肺炎(lympocytic interstitial pneumonia,LIP)
3. 肉芽肿性 ILD
结节病(sarcoidosis)
4. 罕见 ILD
4.1 肺淋巴管平滑肌瘤病(pulmonary lymphangioleiomyomatosis,NPLAM)
4.2 肺朗汉斯细胞组织增生症(pulmonary langerhans cell histiocytosis,PLCH)
4.3 慢性嗜酸粒细胞性肺炎(chronic eosinophilic peneumonia,CEP)
4.4 肺泡蛋白沉积症(pulmonary alveolar proteinosis,PAP)
4.5 特发性肺含铁血黄素沉着症(idiopathic pulmonary haemosiderosis)
4.6 肺泡微石症(alveolar micrlithiasis)
4.7 肺淀粉样变(pulmonary amyloidosis)

表 2-8-2 特发性间质性肺炎的组织病理学和临床分类

组织病理学分类	临床-影像学-病理学分类(CRP)
普通型间质性肺炎(UIP)	特发性肺纤维化(IPF)
非特异性间质性肺炎(NSIP)	非特异性间质性肺炎(NSIP)
机化性肺炎(OP)	隐源性机化性肺炎(COP)
弥漫性肺泡损伤(DAD)	急性间质性肺炎(AIP)
呼吸性细支气管炎(RB)	呼吸性细支气管炎伴间质性肺疾病(RB-ILD)
脱屑性间质性肺炎(DIP)	脱屑性间质性肺炎(DIP)
淋巴细胞性间质性肺炎(LIP)	淋巴细胞性间质性肺炎(LIP)

特发性间质性肺炎仅是 ILD 中的一组疾病,其特点是原因不明。ATS/ERS 于 2002 年联合发表的“特发性间质性肺炎分类”的多学科国际共识报告根据临床-影像学-病理学分类方法将 IIP 分成 7 个实体病(表 2-8-2)。2012 年 IIP 新分类方法将 IIP 分为三大类:①主要的 IIP:按照起病的轻重缓急可进一步分为慢性致纤维化性间质性肺炎(包括 IPF、iNSIP)、急性/亚急性间质性肺炎(包括 COP、AIP)以及吸烟相关性间质性肺炎(包括 RB-ILD、DIP);②少见的 IIP:包括特发性淋巴细胞性间质性肺炎(iLIP),特发性胸膜肺弹性纤维组织增生症(PPFE);③未能分类的 IIP(占 IIP 的 10% ~ 30%)主要包括病理表现不同,和临床资料不完善而无法确诊等情况。

因为 ILD/DPLD 包括的疾病谱很广,许多疾病还缺乏准确的定义和统一的诊断标准,因此有关 ILD/DPLD 的流行病学资料很少,也不十分准确。我国最新调查显示近几年间质性肺疾病患者比例呈明显的上升趋势。

【临床表现】

1. 症状 呼吸困难是 ILD 患者的最常见和主要症状,疾病早期,仅在活动时出现,随着疾病进展呈进行性加重。其次是咳嗽,多为持续性干咳,少有咯血、胸痛和喘鸣。如果患者还有皮疹、肌肉关节疼痛、肿胀、口干、眼干燥等,通常提示可能存在结缔组织疾病等。

2. 相关病史 重要的既往病史包括心脏病、结缔组织疾病、肿瘤、脏器移植等;药物应用史,尤其是一些可以诱发肺纤维化的药物如胺碘酮、甲氨蝶呤等;家族史;吸烟史包括每日吸烟支数,烟龄及戒烟时间;职业或家居环境暴露史;宠物嗜好或接触史。这些病史的详细了解对于明确 ILD 的病因具有重要作用。

3. 体征

(1) 爆裂音或 Velcro 啰音:两肺底闻及的吸气末细小的干性爆裂音或 Velcro 啰音是 ILD 的常见体征,尤其是 IPF。爆裂音也可以出现于胸部影像学正常者。因此,爆裂音对 ILD 缺乏诊断特异性。

(2) 杵状指:是 ILD 患者一个比较常见的晚期征象,通常提示严重的肺脏结构破坏和肺功能受损,多见于 IPF。

(3) 肺动脉高压和肺心病的体征:ILD 进展到晚期,也可以出现肺动脉高压和肺心病,进而表现发绀、呼吸急促、第二心音亢进、下肢水肿等征象。但是,在一些结缔组织疾病尤其是系统性硬皮病,肺动脉高压可以为原发性。

【影像学评价】 绝大多数 ILD 患者 X 线胸片显示弥漫性浸润性阴影,但胸片正常也不能除外 ILD。胸部高分辨率 CT(HRCT)更能细致地显示肺实质异常的程度、范围和性质,能发现 X 线胸片不能显示的病变,是诊断 ILD 的重要工具。ILD 的 HRCT 表现包括弥漫性结节影,磨玻璃样变,肺泡实变,小叶间隔增厚,胸膜下线,网络影伴囊腔形成或蜂窝状改变,常伴牵拉性支气管扩张或肺结构改变。

【肺功能】 ILD 患者以限制性通气功能障碍为特征,限制性通气功能障碍表现为肺容量包括肺总量(TLC)、肺活量(VC)和残气量(RV)均减少,肺顺应性降低,一秒钟用力呼气容积/用力肺活量(FEV_1/FVC)正常或增加。气体交换障碍表现为一氧化碳弥散量(DLCO)减少,(静息时或运动时)肺泡-动脉氧分压差增加和低氧血症。

【实验室检查】 常规进行全血细胞学、尿液、生物化学及肝肾功能、红细胞沉降率(ESR)检查,结缔组织疾病相关的自身抗体、类风湿因子(RF)及抗中性粒细胞胞质抗体(anti-neutrophil cytoplasmic antibodies,ANCA)检查。酌情进行巨细胞病毒(CMV)或肺孢子菌(机会感染)、肿瘤细胞(怀疑肿瘤)等检查,这些检查对 ILD 的病因或伴随疾病具有提示作用。

【支气管镜检查】 纤维支气管镜检查并进行支气管肺泡灌洗(bronchoalveolar lavage,BAL)和(或)经支气管肺活检(transbronchial lung biopsy,TBLB)对于了解弥漫性肺部渗出性病变的性质,鉴别 ILD 具有一定的帮助。正常支气管肺泡灌洗液(BALF)细胞学分类为巨噬细胞>85%,淋巴细胞≤10%~15%,嗜中性粒细胞≤3%,嗜酸粒细胞≤1%。如果 BALF 细胞学分析显示淋巴细胞,嗜酸粒细胞或中性粒细胞增加,各自具有特定的临床意义,能够帮助临床医生缩小鉴别诊断的范围。多数情况下,BALF 细胞学分析或 TBLB 不足以诊断 ILD 的特殊类型,胸部 HRCT 表现为普通型间质性肺炎(usual interstitial pneumonia,UIP)的患者已经足够进行临床诊断,因此,是否进行 BAL 或 TBLB 检查,需要权衡这些检查是否有利于诊断 ILD 可能的类型,患者的心肺情况、出血倾向,以及患者的意愿。

【外科肺活检】 外科肺活检包括开胸肺活检(open lung biopsy,OLB)和电视辅助胸腔镜肺活检(video assisted thoracoscopy,VATS)。ILD,尤其对于 IIP,除了具有典型临床影像表现的 IPF 病例及诊断明确的病例外,外科肺活检对于确定临床病理类型是必要的。

第二节　特发性肺纤维化

特发性肺纤维化(idiopathic pulmonary fibrosis, IPF)也称作隐源性纤维化性肺泡炎(CFA),是一种慢性、进行性、纤维化性间质性肺炎,组织学和(或)胸部 HRCT 特征性表现为 UIP,病因不清,好发于老年人。

【流行病学】 IPF 是临床最常见的一种特发性间质性肺炎,其发病率呈现上升趋势。美国 IPF 的患病率和发病率分别是(14~42.7)/10 万人口和(6.8~16.3)/10 万人口。我国缺乏相应的流行病学资料,但是临床实践中发现近年来 IPF 的病例呈明显增多的趋势。

【病因与发病机制】 迄今,有关 IPF 的病因还不清楚。危险因素包括吸烟和环境暴露(如金属粉尘、木尘等),吸烟指数超过 20 包年,患 IPF 的危险性明显增加。还有研究提示了 IPF 与病毒感染(如 EB 病毒)的关系,但是病毒感染在 IPF 发病中的确切作用不明确。IPF 常合并胃食管反流(gastroesophageal reflux, GER),提示胃食管反流所致的微小吸入可能与 IPF 发病有关,但是两者之间的因果关系还不十分清楚。家族性 IPF 病例的报道提示 IPF 存在一定的遗传易感性,但是还未证实特定的遗传异常。

目前认为 IPF 起源于肺泡上皮反复发生微小损伤后的异常修复。反复的微小损伤导致肺泡上皮凋亡,上皮异常激活产生多种生长因子和趋化因子诱导固有成纤维细胞增生,趋化循环纤维细胞到肺脏损伤部位,刺激上皮基质转化(epithelial mesenchymal transition, EMT)和成纤维细胞分化为肌成纤维细胞,促进成纤维细胞和肌成纤维细胞灶的形成。肌成纤维细胞增生分泌过量细胞外基质(ECM)导致纤维瘢痕和蜂窝囊形成,肺结构破坏和功能丧失。

【病理】 普通型间质性肺炎(UIP)是 IPF 的特征性病理改变类型。UIP 的组织学特征是病变呈斑片状分布,主要累及胸膜下外周肺腺泡或小叶,低倍镜下病变不均一,表现为纤维化,蜂窝状改变,间质性炎症和正常肺组织并存,致密的纤维斑痕区伴散在的成纤维细胞灶。蜂窝状改变是由一些囊性纤维化的气腔组成,纤维化和蜂窝样变部位常见平滑肌增生。

【临床表现】 IPF 多于 50 岁以后发病,一般不发生于儿童,呈隐匿起病,主要表现为活动性呼吸困难,渐进性加重,常伴干咳。全身症状不明显,可有不适、乏力和体重减轻等,但很少发热。75%有吸烟史。

约半数患者可见杵状指,90%的患者可在双肺基底部闻及吸气末细小的 Velcro 啰音。在疾病晚期可出现明显发绀,肺动脉高压和右心功能不全等征象。

【辅助检查】

1. 胸部 X 线　通常显示双肺外带,胸膜下和基底部分布明显的网状或网结节模糊影,伴有蜂窝样变和下叶肺容积减低。

2. 胸部 HRCT　可以显示 UIP 的特征性改变,诊断 UIP 的准确性大于 90%,因此 HRCT 已成为诊断 IPF 的主要方法,可以替代外科肺活检。HRCT 的典型 UIP 表现为:①病变呈网格改变,蜂窝改变或不伴牵拉支气管扩张;②病变以胸膜下,基底部分布为主。

3. 肺功能　主要表现为限制性通气功能障碍,弥散量降低伴低氧血症或 I 型呼吸衰竭。早期静息肺功能可以正常或接近正常。

4. 血液化验　血液乳酸脱氢酶(LDH)、ESR、抗核抗体和类风湿因子可以轻度增高,但没有特异性。结缔组织疾病相关自身抗体检查有助于 IPF 的鉴别。

5. BALF/TBLB　BALF 细胞分析多表现中性粒细胞和(或)嗜酸粒细胞增加,淋巴细胞增加不明显。TBLB 取材太小,不可能做出 UIP 的病理诊断。BALF 或 TBLB 对于 IPF 无诊断意义。

6. 外科肺活检　对于 HRCT 呈不典型 UIP 改变,诊断不清楚,没有手术禁忌证的患者应该考虑外科肺活检。IPF 的组织病理类型是 UIP,UIP 的病理诊断标准为:①明显纤维化或结构变形,伴或不伴蜂窝肺,胸膜下间质分布;②斑片肺实质纤维化;③成纤维细胞灶。

【诊断】

1. IPF 诊断遵循如下标准　①ILD,但排除了其他原因(如环境、药物和结缔组织疾病等)。②限制性肺通气功能障碍和(或)气体交换障碍。③HRCT 表现为 UIP 型。④联合 HRCT 和外科肺活检病理表现诊断 UIP。

2. IPF 急性加重(acute exacerbation of IPF)　指 IPF 患者出现无已知原因可以解释的病情加重或急性呼吸衰竭等。

【鉴别诊断】　IPF 的诊断需要排除其他原因的 ILD。UIP 是诊断 IPF 的金标准,但 UIP 也可见于慢性过敏性肺炎、石棉沉着病、CTD 等。过敏性肺炎多有环境抗原暴露史(如饲养鸽子、鹦鹉等),BAL 细胞分析显示淋巴细胞比例增加。石棉沉着病、硅沉着病或其他职业尘肺多有石棉、二氧化硅或其他粉尘接触史。CID 多有皮疹、关节炎,累及全身多系统和自身抗体阳性。

IPF 与其他类型 IIP 的鉴别见表 2-8-3。

【治疗】　目前除肺移植外,尚无有效治疗 IPF 的药物。因此,需要建立医生与患者的良好合作关系,对疾病进行监测与评估,并视病情变化和患者意愿调整治疗措施,帮助患者减轻痛苦,提高生活质量。

1. 药物治疗　联合应用糖皮质激素和细胞毒性制剂为目前治疗 IPF 的标准方案,但目前还没有循证医学证据证明任何药物治疗 IPF 有效,因此不推荐常规应用糖皮质激素、糖皮质激素+免疫抑制剂、糖皮质激素+免疫抑制剂+*N*-乙酰半胱氨酸(*N*-acetylcysteine,NAC)、干扰素-γ1b、波生坦以及华法林治疗。*N*-乙酰半胱氨酸或吡非尼酮(pirfenidone)可以在一定程度上减慢肺功能恶化或降低急性加重频率,部分 IPF 患者可以考虑使用。对于 IPF 急性加重目前多采用较大剂量糖皮质激素治疗,但是尚无循证医学证据。

2. 非药物治疗　IPF 患者尽可能进行肺康复训练,静息状态下存在明显的低氧血症(PaO_2<55mmHg)患者还应该实行长程氧疗,但是一般不推荐使用有创机械通气治疗 IPF 所致的呼吸衰竭。

3. 肺移植　是目前 IPF 最有效的治疗方法,合适的患者应该积极推荐肺移植。

4. 并发症治疗　积极治疗合并存在的胃食管反流及其他并发症,但是对 IPF 合并的肺动脉高压多不推荐给予波生坦进行针对性治疗。

5. 对症治疗　减轻患者因咳嗽、呼吸困难、焦虑带来的痛苦,提高生活质量。

6. 加强患者教育与自我管理　建议吸烟者戒烟,预防流感和肺炎。

表 2-8-3 特发性间质性肺炎的临床、影像、病理及预后比较

临床-影像-病理诊断	IPF	NSIP	COP	DIP	RB-ILD	LIP	AIP
病程	慢性(>12 个月)	亚急性/慢性(数月~数年)	亚急性(<3 个月)	亚急性/慢性(数周~数月)吸烟者	慢性	慢性(>12 个月)	急性(1~2 周)
发病年龄(岁)	>50	50	55	40~50	40~50	40~50	50
男/女	3∶2	1∶1	1∶1	2∶1	2∶1	1∶5	1∶1
HRCT	外周、胸膜下、基底部明显 网格,蜂窝肺,牵拉性支气管/细支气管扩张,肺结构变形	外周、胸膜下、基底部,对称磨玻璃影,可有网格,实变(不常见),偶见蜂窝肺	胸膜下、支气管周围斑片实变,常常多发,伴磨玻璃影,结节	弥漫,外周,基底部明显 磨玻璃影,伴网格	弥漫斑片磨玻璃影,小叶中心结节,气体陷闭,支气管和细支气管壁增厚	弥漫,基底部明显磨玻璃影,小叶中心结节,索条影,薄壁囊腔	弥漫,两侧斑片实变,主要影响重力依赖区,斑片磨玻璃影,间或有正常肺小叶,支气管扩张,肺结构变形
组织学类型	UIP	NSIP	OP	DIP	RB-ILD	LIP	DAD
治疗	对激素或细胞毒制剂反应差	对激素反应较好	对激素反应好	戒烟/激素效果好	戒烟/激素效果好	对激素反应好	对激素的效果不清楚
预后	差,5 年病死率 50%~80%	中等,5 年病死率<10%	好,很少死亡	好,5 年病死率 5%	好,5 年病死率 5%	中等	差,病死率>50%,且多在发病后 1~2 个月内死亡

【自然病程与预后】 IPF 诊断后中位生存期为 2~4 年,但 IPF 自然病程及结局个体差异较大。大多数患者表现为缓慢、逐步,可预见的肺功能下降;少数患者在病程中反复出现急性加重;极少数患者呈快速进行性发展。影响 IPF 患者预后的因素包括呼吸困难、肺功能下降、HRCT 纤维化和蜂窝样改变的程度,6 分钟步行试验(6MWT)的结果,尤其是这些参数的动态变化。基线状态下 DLCO<40%预计值和 6MWT 时 SpO_2<88%,6~12 个月内 FVC 绝对值降低 10%以上或 DLCO 绝对值降低 15%以上都是预测死亡风险的可靠指标。

第三节　结　节　病

结节病(sarcoidosis)是一种原因不明的多系统累及的肉芽肿性疾病,主要侵犯肺和淋巴系统,其次是眼部和皮肤。

【流行病学】 由于部分病例无症状和可以自然痊愈,所以没有确切的流行病学数据。结节病多发于中青年(<40 岁),女性发病稍高于男性,患病率从不足 1/10 万到高于 50/10 万都有报道,以斯堪的那维亚国家和美籍非洲人群的患病率最高,寒冷地区多于热带地区,黑人多于白人,呈现出明显的地区和种族差异。

【病因和发病机制】

1. 遗传因素 结节病的临床表型以及患病的种族差异提示有遗传因素的作用,家族和病例对照研究证实与结节病易感和表型关系最为密切的基因位于 6 号染色体的 MHC。其他候选基因如细胞因子,化学趋化因子受体等均不具备可重复性,功能的有效性未能得到证实。

2. 环境因素 伯氏疏螺旋体(borrelia burgdorferi)、痤疮丙酸杆菌(propionibacterium acne)、结核和其他分枝杆菌等作为结节病的可能病因没有被证实。迄今没有感染性病因或其他因素被一致证明与结节病的发病相关。

3. 免疫机制 结节病以受累脏器,尤其是肺脏的非干酪样坏死性肉芽肿为病理特点,病变组织聚集大量激活的 Th1 型 $CD4^+$T 细胞和巨噬细胞是其特征性免疫异常表现。结节病的确切病因和发病机制还不清楚。目前观点是遗传易感者受特定的环境抗原刺激,抗原呈递细胞吞噬处理抗原,经Ⅱ类白细胞相关抗原(HLA)分子传递到 $CD4^+$细胞的 T 细胞受体(TCR),诱发受累脏器局部产生 Th1 型免疫反应,导致细胞聚集、增生、分化和肉芽肿形成;同时产生的白介素(IL)-2、IL-12、IL-18、IFN-γ、肿瘤坏死因子等细胞因子和化学趋化因子促进肉芽肿形成。

【病理】 结节病的特征性病理改变是非干酪样上皮样细胞性肉芽肿,主要由高分化的单核吞噬细胞(上皮样细胞和巨噬细胞)和淋巴细胞组成。巨噬细胞可以有包涵体如舒曼小体(schaumanbodies)和星状小体(asteroid bodies)。肉芽肿的中心主要是 $CD4^+$淋巴细胞。而外周主要是 $CD8^+$淋巴细胞。结节病性肉芽肿或消散,或发展成纤维化。肺脏 75%的肉芽肿沿淋巴管分布,接近或位于支气管鞘、胸膜下或小叶间隔,开胸肺活检或尸检发现半数以上累及血管。

【临床表现】 结节病的临床过程表现多样,与起病的急缓和脏器受累的不同以及肉芽肿的活动性有关,还与种族和地区有关。

1. 急性结节病 急性结节病(lofgren syndrome)表现为双肺门淋巴结肿大、关节炎和结节性红斑,常伴有发热、肌肉痛、不适。85%的患者于 1 年内自然缓解。

2. 亚急性/慢性结节病　约 50% 的亚急性/慢性结节病无症状，为体检或胸片偶尔发现。

（1）系统症状：约 1/3 患者可以有非特异性表现如发热、体重减轻、无力、不适和盗汗。

（2）胸内结节病：90% 以上的结节病累及肺脏。临床表现隐匿，30% ~50% 患者有咳嗽、胸痛或呼吸困难，20% 有气道高反应性或伴喘鸣音。

（3）胸外结节病

1）淋巴结：30% ~40% 能触及淋巴结肿大，不融合，可活动，无触痛，不形成溃疡和窦道，以颈、腋窝、肱骨内上髁、腹股沟淋巴结最常受累。

2）皮肤：25% 累及皮肤，表现皮肤结节性红斑（多位于下肢伸侧，6~8 周内消散），冻疮样狼疮（lupus pernio）和皮下结节等。

3）眼：11% ~83% 累及眼部，以葡萄膜炎最常见。

4）心脏：尸检发现 30% 累及心脏，但临床只发现 5%，主要表现为心律失常、心力衰竭或猝死。

5）内分泌：2% ~10% 患者有高钙症，高尿钙的发生率大约是其 3 倍。高钙血症与激活的巨噬细胞和肉芽肿 1,25-$(OH)_2D_3$的产生调节障碍有关。

6）其他系统：肌肉、骨骼、神经、腮腺、肝、胃肠、血液、肾以及生殖系统等都可受累。

【辅助检查】

1. 影像学检查

（1）胸部 X 线检查：90% 以上的患者表现 X 线胸片异常，胸片是提示诊断的敏感工具，双侧肺门淋巴结肿大（BHL）（伴或不伴右侧气管旁淋巴肿大）是最常见的征象。临床上通过根据后前位 X 线胸片对结节病进行分期（表 2-8-4），目前对这种分期尚存在争议。

表 2-8-4　结节病的胸部 X 线分期

分期	表现
0	无异常 X 线表现
Ⅰ	双侧肺门淋巴结肿大，无肺部浸润影
Ⅱ	双侧肺门淋巴结肿大，伴肺部网状、结节状或片状浸润影
Ⅲ	肺部网状、结节状或片状浸润影，无双侧肺门淋巴结肿大
Ⅳ	肺纤维化、蜂窝肺、肺大泡、肺气肿

（2）胸部 CT/HRCT：HRCT 的典型表现为沿着支气管血管束分布的微小结节，可融合成球。其他异常有磨玻璃样变、索条带影、蜂窝肺、牵拉性支气管扩张以及血管或支气管的扭曲或变形。病变多侵犯上叶，肺底部相对正常。可见气管旁、主动脉旁和隆突下区的淋巴结肿大。

（3）^{67}Ga 核素显像：肉芽肿活性巨噬细胞摄取^{67}Ga 明显增加，肉芽肿性病变可被^{67}Ga 显示，除显示 Panda 和 Lambda 图像具有诊断意义外，通常无诊断特异性，但可以帮助判断结节病的活动性。

2. 肺功能试验　80% 以上的Ⅰ期结节病患者的肺功能正常。Ⅱ期或Ⅲ期结节病的肺功能异常者占 40% ~70%，特征性变化是限制性通气功能障碍和弥散量降低及氧合障碍，约 1/3 以上的患者同时有气道阻塞。结节病晚期可以有低氧血症合并高碳酸血症。

3. 纤维支气管镜与支气管肺泡灌洗　纤维支气管镜检查是肺结节病诊断的重要手段，支气管镜下可以见到因隆突下淋巴结肿大所致的气管隆突增宽，气管和支气管黏膜受累所致的黏膜结。BALF 检查主要显示淋巴细胞增加，CD4/CD8 的比值增加（>3.5 或 4）。结节病可以通过支气管黏膜活检，TBLB，经支气管淋巴结针吸（transbronchial needle aspiration，TBNA）和支气管内超声引导（endobronchial ultrasonography，EBUS）活检得到诊断，这些检查的诊断率较高，风险低，成为目前肺结节病的主要确诊手段。一般不需要纵隔或外科肺活检。

4. 血液检查　40%～90% 的活动性结节病患者有血清 ACE 增高，但其他疾病造成的假阳性将近 20%，因此，血清 ACE 增高对于结节病不是一个敏感和特异的生化标志，在结节病的诊断中已经不再具有价值，可能对判断结节病的活动尚有一定帮助，但也有活动性结节病患者的血清 ACE 水平正常。其他疾病活动指标包括血清可溶性白介素-2（Sil-2R）、血钙增高等。

5. 结核试验　对结核菌素 5U 的结核菌素皮肤试验无或弱反应是结节病的特点，理论上可以用来鉴别结核和结节病，近年来 T-SPOT-TB 试验作为结核的敏感指标可予鉴别。

【诊断】　结节病的诊断应符合三个条件：①临床和胸部影像表现与结节病相符合；②活检证实有非干酪样坏死性类上皮细胞肉芽肿；③除外其他原因。

建立诊断以后，还需要判断疾病累及的脏器范围，分期（如上述）和活动性。活动性判断缺乏严格的标准。起病急，临床症状明显，病情进展较快，重要脏器受累，血清 ACE 增高等提示属于活动期。

【鉴别诊断】　结节病应与下列疾病鉴别。

1. 肺门淋巴结结核　患者较年轻，结核菌素试验多阳性。肺门淋巴结肿大一般为单侧性，有时伴有钙化，可见肺部原发病灶。CT 可见淋巴结中心区有坏死，以上差别可予鉴别。

2. 淋巴瘤　淋巴瘤患者多有发热、消瘦、贫血、胸腔积液等表现。常累及上纵隔、隆突下等处的纵隔淋巴结，大多为单侧或双侧不对称肿大，淋巴结可呈现融合。结合其他检查及活组织检查可进行鉴别。

3. 肺门转移性肿瘤　肺癌和肺外肿瘤转移至肺门淋巴结，皆有相应的症状和体征。对可疑原发灶进行进一步的检查可帮助鉴别。

4. IgG4 相关性肺疾病　IgG4 相关性肺疾病的临床表现主要为咳嗽、劳力性呼吸困难和胸痛等不具特异性的呼吸道症状。实验室检查特点主要为血清 IgG4 水平升高（大于 1.4g/L），基本病理学分型可分为炎性假瘤样、间质性肺炎样和淋巴瘤样肉芽肿样；影像学分型可分为实性结节型、支气管血管束型、肺泡间隙型和圆形磨玻璃影型。结合血清学、影像学及病理检查可鉴别。

5. 其他肉芽肿病　过敏性肺炎、铍肺、硅沉着病以及感染性，化学性因素所致的肉芽肿，结合临床资料及相关检查的综合分析有助于结节病进行鉴别。

【治疗】　结节病的自然缓解率在Ⅰ期是 55%～90%，Ⅱ期 40%～70%，Ⅲ期 10%～20%。因此，无症状和肺功能正常的Ⅰ期结节病无需治疗；无症状和病情稳定的Ⅱ期和Ⅲ期，肺功能轻微异常，也不需要治疗。结节病出现明显的肺内或肺外症状，尤其累及心脏、神经系统等，需要全身使用糖皮质激素治疗。常用泼尼松 0.5mg/（kg.d），连续 4 周，随病情好转逐渐减量至维持量，通常 5～10mg。疗程 6～24 个月。长期服用糖皮质激素者，应严密观察激素的不良反应。当糖皮质激素不能耐受或治疗无效，可考虑使用其他免疫抑制如甲氨蝶呤、硫唑嘌呤、甚至英夫利昔单抗(infliximab)。结节病的复发率较高,因此,结节病治疗结束后也需要每3~6个月随访一次,至少3年或直至病情稳定。

【预后】 结节病的病程和预后变化很大,自发缓解率为70%,慢性病程者仅占10%~30%,病死率为1%~5%,其中75%的死亡与进展期肺结节病有关,但是目前还没能确定重症慢性进展性结节病的预后判断指标。

第四节 其他间质性肺疾病

一、过敏性肺炎

过敏性肺炎(hypersensitivity pneumonitis,HP)也称为外源性过敏性肺泡炎(extrinsic allergical-veolitis,EAA),是指易感个体反复吸入有机粉尘抗原后诱发的一种主要通过细胞免疫和体液免疫反应介导的肺部炎症反应性疾病。以淋巴细胞渗出为主的慢性间质性肺炎、细胞性支气管炎(气道中心炎症)和散在分布的非干酪样坏死性肉芽为特征性病理改变。农民肺是HPDE典型形式,是农民吸入霉干草中的嗜热放线菌或热吸水链真菌孢子所致。吸入含动物蛋白的羽毛和排泄物尘埃引起饲鸟者肺(如鸽子肺、鹦鹉肺),生活在有嗜热放线菌污染的空调或湿化器的环境引起的空调肺等。各种病所致HP的临床表现相同,可以是急性、亚急性或慢性。

急性形式是最常见和具有特征的表现形式。一般在职业或家居环境抗原接触后2~9h出现“流感”样症状如畏寒、发热、全身不适伴胸闷、呼吸困难和咳嗽。症状于6~24h最典型,如果脱离抗原接触,病情可于24~72h内恢复。如果持续暴露,反复急性发作导致数周或数月内逐渐出现持续进行性发展的呼吸困难,伴体重减轻,表现为亚急性形式。慢性形式是长期暴露于低水平抗原或急性或亚急性反复发作后的结果,主要表现为进行性发展的呼吸困难伴咳嗽和咳痰及体重减轻,肺底部可以闻及吸气末Velcro啰音,少数有杵状指。晚期有发绀、肺动脉高压及右心功能不全征象。

根据明确的抗原接触史,典型的症状发作特点,胸部HRCT具有细支气管中心结节,斑片磨玻璃影间或伴实质,气体陷闭形成的马赛克征象等特征性表现,肺功能改变,BALF检查显示明显增加的淋巴细胞,可以做出明确的诊断。TBLB取得的病理资料能进一步支持诊断,通常不需要开胸肺活检。

根本的治疗措施是脱离或避免抗原接触。急性重症伴有明显的肺部渗出和低氧血症,激素治疗有助于影像学和肺功能明显改善。

二、嗜酸粒细胞肺炎

嗜酸粒细胞肺炎是一种以肺部嗜酸粒细胞浸润伴有或不伴有外周血嗜酸粒细胞增多为特征的临床综合征,既可以是已知原因所致,如Loeffle综合征、热带肺嗜酸粒细胞增多、变异性支气管肺曲霉菌病、药物或毒素诱发,也可以是原因不明的疾病,如急性嗜酸粒细胞肺炎、慢性嗜酸粒细胞肺炎、变应性肉芽肿血管炎。

慢性嗜酸粒细胞肺炎(CEP)的发病原因不明,最常发生于中年女性,通常于数周或数月内出现呼吸困难、咳嗽、发热、盗汗、体重减轻和喘鸣,呈现亚急性或慢性病程。X线胸片的典型表现有肺外带的致密肺泡渗出影，中心带清晰，这种表现称作“肺水肿反转形状（photographic negative of pulmonary edema）”，而且渗出性病变多位于上叶。80%的患者有外周血嗜酸粒细胞增多，血清 lgE 增高也常见。如果患者有相应的临床和影像学特征，BALF 嗜酸粒细胞大于 40%，高度提示嗜酸粒细胞性肺炎。嗜酸粒细胞性肺炎治疗主要采用糖皮质激素。

三、肺朗汉斯细胞组织细胞增生症

肺朗格汉斯细胞组织细胞增生症（PLCH）是一种与吸烟相关的肉芽肿性疾病，多发于成年人，临床罕见，多发生于肺，同时也可能累及其他器官，特别是骨骼和淋巴结。特征性的病理改变为以呈支气管中心分布的朗汉斯细胞渗出形成肉芽肿，机化形成“星形”纤维化病灶伴囊腔形成，伴嗜酸粒细胞混合性浸润。其起病隐匿，表现为咳嗽和呼吸困难，1/4 为胸部影像偶然发现，也有部分患者因气胸就诊发现。X 线胸片显示结节或网格结节样渗出性病变，常分布于上叶和中叶肺，肋膈角清晰。HRCT 特征性的表现为多发的管壁厚薄不等的不规则囊腔，早期多伴有细支气管周围结节（直径 1～4mm），主要分布于上中肺野。主要涉及上，中肺野的多发性囊腔和结节或 BALF 朗汉斯细胞（OKT6 或 CDla 抗体染色阳性）超过 5%，高度提示 PLCH 的诊断。一般认为外科肺活检是诊断该病的“金标准”。疾病有自限倾向，治疗须首先劝告患者戒烟；对于严重或进行性加重的患者，尽管已经戒烟，但还需要应用糖皮质激素。

四、肺淋巴管平滑肌瘤病

肺淋巴管平滑肌瘤病（PLAM）是一种原因不明的临床罕见病，可以散发，也可以伴发于遗传疾病复合型结节性硬化病（tuberous sclerosis complex，TSC）。散发的 PLAM 几乎只发生于育龄妇女。病理学以肺泡壁，细支气管壁和血管壁的类平滑肌细胞（LAM 细胞，HMB-45 +）呈弥漫性或结节性增生，导致局限性肺气肿或薄壁囊腔形成，最终导致广泛的蜂窝肺为特征。

临床上主要表现为进行性加重的呼吸困难，反复出现的气胸和乳糜胸，偶有咯血。肺功能呈现气流受限和气体交换障碍，有时伴有限制性通气功能障碍。胸部 HRCT 特征性的显示大小不等的薄壁囊腔（直径 2～20mm）弥漫性分布于两侧肺脏。PLAM 与 PLCH 在 CT 上的主要区别是 PLCH 一般不影响肋膈角。囊腔壁更厚，疾病早期有更多的结节。

对于 PLAM 尚无有效的治疗办法。目前临床上还在使用的孕激素治疗并没有研究证实有效。近来研究显示免疫抑制剂雷帕霉素可以使一些患者的肺功能稳定或改善。终末期 PLAM 可以考虑肺移植。

五、肺泡蛋白沉着症

肺泡蛋白沉着症（pulmonary alveolar proteinosis，PAP）以肺泡腔内和远端气道内积聚大量富含磷脂和蛋白质样物质为特征的罕见疾病。主要是由于体内存在的抗粒细胞-巨噬细胞集落刺激因子（GM-CSF）自身抗体导致肺泡巨噬细胞对表面活性物质的清除障碍所致。隐匿起病，10%～30%诊断时无症状。常见症状是呼吸困难伴咳嗽，偶有咳痰。X 线胸片显示两侧弥漫性的肺泡渗出,分布于肺门周围,形成“蝴蝶(butterfly)”样的图案。经常是广泛的肺部渗出与轻微的临床症状不相符合,胸部 HRCT 特征性的表现:① 磨玻璃影与正常肺组织截然分开,形成“地图(geographic)”样图案;②小叶间隔和小叶内间隔增厚,形成多边形或“不规则铺路石(crazy paving)”样图案。特征性生理功能改变是肺内分流导致的严重低氧血症。BAL 回收液特征性地表现奶白色,稠厚且不透明,静置后沉淀分层,BALF 细胞或 TBLB 组织的过碘酸雪夫(PAS)染色阳性和阿辛蓝染色阴性可以证实诊断。

约 8% 的患者可以自行缓解。对于有明显呼吸功能障碍的患者,全肺灌洗是首选和有效的治疗。近来发现部分患者对 GM-CSF 替代治疗的反应良好。

六、特发性肺含铁血黄素沉着症

特发性肺含铁血黄素沉着症(idiopathic pulmonary hemosiderosis, IPH)的发病原因不明,多发生于儿童和青少年,以反复发作的弥漫性肺泡出血为特征,临床表现为咯血、呼吸困难和缺铁性贫血。胸部 X 线的典型表现是两肺中、下肺野弥漫性分布的边缘不清的斑点状阴影。

诊断主要根据反复的咯血,肺内弥漫分布的边缘不清的斑点状阴影及继发的缺铁性贫血做出初步诊断。常规进行 BAL 检查确诊有无肺泡出血,并可以发现隐匿性出血。BALF 发现游离红细胞或含吞噬红细胞的肺泡巨噬细胞提示近期肺泡出血,发现许多含铁血黄素巨噬细胞提示远期肺泡出血。同时也应该常规检测循环自身免疫抗体(如 anti-GBM, ANCA, ANA, RF 等)以除外其他原因所致的弥漫性肺泡出血。

一般而言,IPH 的临床过程比较轻,成人的预后通常好于儿童,约 25% 可以自行缓解。但是弥漫性肺泡出血可导致死亡。治疗以支持治疗为主。糖皮质激素联合硫唑嘌呤或环磷酰胺治疗对于改善急性加重期的预后和预防反复出血有益,但是尚无确定的疗效判断指征。

(唐海成)

第九章　肺血栓栓塞症

学习目标

1. 掌握肺栓塞的概念。
2. 熟悉肺栓塞的危险因素。
3. 掌握肺栓塞的诊断和治疗方法。

肺栓塞(pulmonaryembolism)是以各种栓子阻塞肺动脉或其分支为其发病原因的一组疾病或临床综合征的总称,包括肺血栓栓塞症(pulmonary thromboembolism,PTE)、脂肪栓塞综合征、羊水栓塞、空气栓塞等。

肺血栓栓塞症为肺栓塞最常见的类型,是来自静脉系统或右心的血栓阻塞肺动脉或其分支所导致的以肺循环和呼吸功能障碍为主要临床和病理生理特征的疾病。引起 PTE 的血栓主要来源于深静脉血栓形成(deepvenousthrombosis,DVT)。DVT 与 PTE 实质上为一种疾病过程在不同部位、不同阶段的表现,两者合称为静脉血栓栓塞症(venous thromboembolism,VTE)。

【流行病学】 最新研究表明,全球每年确诊的肺栓塞和深静脉血栓形成患者约数百万人。美国致死性和非致死症状性 VTE 发生例数每年超过 90 万,其中约 29.64 万例死亡,其余非致死性 VTE 包括 37.64 万例 DVT 和 23.71 万例 PTE;在致死性病例中,约 60% 的患者被漏诊,只有 7% 的患者得到及时与正确的诊断和治疗。

过去我国医学界曾将 PTE 视为“少见病”,随着对该疾病认识的深入以及诊断技术的提高,现在这种观念已被彻底改变。近年来国内 VTE 的诊断例数迅速增加,来自国内 60 家大型医院的统计资料显示,住院患者中 PTE 的比例从 1997 年的 0.26‰上升到 2008 年的 1.45‰。尽管如此,由于 PTE 的症状缺乏特异性,确诊需特殊的检查技术,故 PTE 的检出率偏低,临床上仍存在较严重的漏诊和误诊现象,对此应当给予充分关注。

【危险因素】 DVT 和 PTE 具有共同的危险因素,即 VTE 的危险因素,包括任何可以导致静脉血液淤滞、静脉系统内皮损伤和血液高凝状态的因素,即 Virchow 三要素。具体可以分为易栓倾向和获得性危险因素。

易栓倾向除 factor V leiden 等导致易栓症外(表 2-9-1),还发现 ADRB2 和 LPL 基因多态性与 VTE 独立相关,非裔美国人 VTE 死亡率高于白人也提示遗传因素是重要的危险因素。研究还发现肺栓塞死亡率随着年龄增加而增加;肺栓塞发病率无明显性别差异;另外肥胖患者 VTE 发病率为正常人群的 2~3 倍;肿瘤患者 VTE 发病率为非肿瘤人群的 5 倍等,提示获得性危险因素在 VTE 发病机制中起重要作用(表 2-9-2)。

如患者特别是 40 岁以下的患者无明显诱因反复发生 DVT 和 PTE,或发病呈家族聚集倾向,应注意做相关遗传危险因素的检查。上述危险因素既可以单独存在,也可以同时存在、协同作用。年龄是独立的危险因素,随着年龄的增长,DVT 和 PTE 的发病率逐渐增高。

表 2-9-1　VTE 相关的遗传性易栓倾向

factor V leiden 导致蛋白 C 活化抵抗
凝血酶原 20210A 基因突变
抗凝血酶Ⅲ缺乏
蛋白 C 缺乏
蛋白 S 缺乏

表 2-9-2　VTE 常见获得性危险因素

高龄
动脉疾病包括颈动脉和冠状动脉病变
肥胖
真性红细胞增多症
管状石膏固定患肢
VTE 病史
近期手术史、创伤或活动受限如脑卒中

【病理和病理生理】　引起 PTE 的血栓可以来源于下腔静脉径路、上腔静脉径路或右心腔，其中大部分来源于下肢深静脉，特别是从腘静脉上端到髂静脉段的下肢近端深静脉（占 50%～90%）。

肺动脉血栓栓塞既可以是单一部位的，也可以是多部位的。病理检查发现多部位或双侧性的血栓栓塞更为常见。影像学发现栓塞更易发生于右侧和下肺叶。PTE 发生后，栓塞局部可能继发血栓形成，参与发病过程。

1. 血流动力学改变　栓子阻塞肺动脉及其分支达一定程度后，通过机械阻塞作用，加之神经体液因素和低氧所引起的肺动脉收缩，导致肺循环阻力增加、肺动脉高压；右心室后负荷增高，右心室壁张力增高，至一定程度引起急性肺源性心脏病，右心室扩大，可出现右心功能不全，回心血量减少，静脉系统淤血；右心扩大致室间隔左移，致左心室功能受损，导致心排出量下降，进而可引起体循环低血压或休克；主动脉内低血压和右心房压升高，使冠状动脉灌注压下降，心肌血流减少，特别是心室内膜下心肌处于低灌注状态，加之 PTE 时心肌耗氧增加，可致心肌缺血，诱发心绞痛。右心室心肌耗氧量增加和右心室冠状动脉灌注压下降相互作用，导致右心室缺血和功能障碍，并且可能产生恶性循环最终导致死亡。

2. 呼吸功能障碍　肺栓塞还可导致气道阻力增加、相对性肺泡低通气、肺泡无效腔增大以及肺内分流等呼吸功能改变，引起低氧血症和低二氧化碳血症等病理生理改变。

3. 肺梗死　肺动脉发生栓塞后，若其支配区的肺组织因血流受阻或中断而发生坏死，称为肺梗死（pulmonary-infarction）。由于肺组织同时接受肺动脉、支气管动脉和肺泡内气体三重氧供，故肺栓塞时只有约 15% 的患者出现肺梗死。

4. 慢性血栓栓塞性肺动脉高压　慢性血栓栓塞性肺动脉高压（chronic thromboembolic pulmonary hypertension，CTEPH）若急性 PTE 后肺动脉内血栓未完全溶解，或反复发生 PTE，则可能形成慢性血栓栓塞性肺动脉高压（CTEPH），继而出现慢性肺源性心脏病，右心代偿性肥厚和右心衰竭。

【临床表现】

1. 症状　肺血栓栓塞症的症状缺乏特异性，主要取决于栓子的大小、数量、栓塞的部位及患者是否存在心、肺等器官的基础疾病。较小栓子可能无任何临床症状。较大栓子可引起呼吸困难、发绀、昏厥、猝死等。有时昏厥可能是 APTE 的唯一或首发症状。当肺栓塞引起肺梗死时，临床上可出现“肺梗死三联征”，表现为：①胸痛，为胸膜炎性胸痛或心绞痛样疼痛；②咯血；③呼吸困难。合并感染时伴咳嗽、咳痰、高热等症状，但仅见于约 20% 的患者。由于低氧血症及右心功能不全，可出现缺氧表现，如烦躁不安、头晕、胸闷、心悸等。因上述症状缺乏临床特异性，给诊断带来一定的困难，应与心绞痛、脑卒中及肺炎等疾病相鉴别。

2. 体征　以呼吸急促最为常见。另有发绀,肺部哮鸣音和(或)细湿性啰音,或胸腔积液的相应体征。循环系统体征包括心动过速、血压变化,严重时可出现血压下降甚至休克,颈静脉充盈或搏动,肺动脉瓣区第二音亢进($P_2>A_2$)或分裂,三尖瓣区收缩期杂音。可伴发热,多为低热,少数患者可有中度(38℃)以上的发热。

3. DVT 的症状与体征　主要表现为患肢肿胀、周径增粗、疼痛或压痛、皮肤色素沉着,行走后患肢易疲劳或肿胀加重。但需注意,半数以上的下肢 DVT 患者无自觉症状和明显体征。

应测量双侧下肢的周径来评价其差别。大、小腿周径的测量点分别为髌骨上缘以上 15cm 处,髌骨下缘以下 10cm 处。双侧相差>1cm 即考虑有临床意义。

【诊断】　诊断 PTE 的关键是提高意识,诊断一般按疑诊、确诊、求因三个步骤进行。

1. 根据临床情况疑诊 PTE(疑诊)　如患者出现上述临床症状、体征,特别是存在前述危险因素的病例出现不明原因的呼吸困难、胸痛、晕厥、休克,或伴有单侧或双侧不对称性下肢肿胀、疼痛等,应进行如下检查。

(1) 血浆 D-二聚体(D-dimer):是交联纤维蛋白在纤溶系统作用下产生的可溶性降解产物。在血栓栓塞时,因血栓纤维蛋白溶解使其血中浓度升高。血浆 D-二聚体对 APTE 诊断的敏感度达 92%~100%,但其特异度较低,仅为 40%~43%,手术、外伤和急性心肌梗死(acute myocardial infarction,AMI)时 D-二聚体也可增高。血浆 D-二聚体测定的主要价值在于能排除 APTE。低度可疑的 APTE 患者首选用 ELISA 法定量测定血浆 D-二聚体,若低于 500μg/L 可排除 APTE;高度可疑 APTE 的患者不主张做此检查,因为对于该类患者,无论血浆 D-二聚体检测结果如何,都不能排除 APTE,均需进行 CT 肺动脉造影等重要评价检查。

(2) 动脉血气分析:常表现为低氧血症、低碳酸血症、肺泡-动脉血氧分压差[$P(A\text{-}a)O_2$]增大,部分患者的血气结果可以正常。

(3) 心电图:对 APTE 的诊断无特异性。心电图早期常常表现为胸前导联 $V_1 \sim V_4$ 及肢体导联Ⅱ、Ⅲ、aVF 的 ST 段压低和 T 波倒置,部分病例可出现 $S_Ⅰ Q_Ⅲ T_Ⅲ$(即Ⅰ导联 S 波加深,Ⅲ导联出现 Q/q 波及 T 波倒置),这是由于急性肺动脉堵塞、肺动脉高压、右心负荷增加、右心扩张引起。应注意与非 ST 段抬高的 ACS 进行鉴别,并观察心电图的动态改变。

(4) X 线胸片:肺动脉栓塞如果引起肺动脉高压,X 线平片可出现肺缺血征象如肺纹理稀疏、纤细,肺动脉段突出或瘤样扩张,右下肺动脉干增宽或伴截断征,右心室扩大征。也可出现肺野局部浸润阴影;尖端指向肺门的楔形阴影;盘状肺不张;患侧膈肌抬高;少量胸腔积液等;胸膜增厚粘连等。

(5) 超声心动图:超声心动图不能作为 APTE 的确诊方法,但在预后评估及除外其他心血管疾患方面有重要价值。超声心动图可提供 APTE 的直接征象和间接征象。直接征象能看到肺动脉近端或右心腔血栓,但阳性率低。间接征象多是右心负荷过重的表现,如右心室壁局部运动幅度降低,右心室和(或)右心房扩大,三尖瓣反流速度增快以及室间隔左移运动异常,肺动脉干增宽等。超声检查符合下述两项指标时即可诊断右心室功能障碍:①有心室扩张;②右心室壁运动幅度减低;③吸气时下腔静脉不萎陷;④三尖瓣反流压差>30mmHg,而右心室壁增厚(>5mm)对于提示是否存在 CTEPH 有重要意义。

(6) 下肢深静脉检查:下肢为 DVT 最多发部位,超声检查为诊断 DVT 最简便的方法。另外,放射性核素或 X 线静脉造影、CT 静脉造影(CTV)、MRI 静脉造影(MRV)等对于明确是否存在 DVT 亦具有重要价值。

2. 对疑诊病例进一步明确诊断(确诊)　在临床表现和初步检查提示 PTE 的情况下,应安排 PTE 的确诊检查,包括以下 4 项,其中 1 项阳性即可明确诊断。

(1) 螺旋 CT:是 PTE 的一线确诊手段。CT 具有无创、扫描速度快、图像清晰、较经济的特点,可直观判断肺动脉栓塞累及的部位及范围,肺动脉栓塞的程度及形态。PTE 的直接征象为肺动脉内低密度充盈缺损,部分或完全包围在不透光的血流之内(轨道征),或者呈完全充盈缺损,远端血管不显影;间接征象包括肺野楔形密度增高影条带状的高密度区或盘状肺不张,中心肺动脉扩张及远端血管分布减少或消失等。CT 肺动脉造影是诊断 PTE 的重要无创检查技术,敏感性为 90%,特异性为 78%~100%。其局限性主要在于对亚段及以远端肺动脉内血栓的敏感性较差。

(2) 放射性核素肺通气/血流灌注(V/Q)显像:是 PTF 的重要诊断方法。典型征象是呈肺段分布的肺血流灌注缺损,并与通气显像不匹配。一般可将 V/Q 显像结果分为三类:①高度可能,其征象为至少 2 个或更多肺段的局部灌注缺损,而该部位通气良好或 X 线胸片无异常;②正常或接近正常;③非诊断性异常,其征象介于高度可能与正常之间。若结果呈高度可能,具有诊断意义。V/Q 显像对于远端肺栓塞诊断价值更高,且可用于肾功能不全和碘造影剂过敏患者。新近发展的 V/Q 断层显像(V/Q SPECT)诊断 PTE 的准确性更高,定位、定量更精确,敏感性为 96%~99%,特异性为 91%~98%。

(3) 磁共振成像和磁共振肺动脉造影(magnetic resonance imaging/pulmonary angiography,MRI/MRPA):MRPA 可以直接显示肺动脉内的栓子及 PTE 所致的低灌注区,可确诊 PTE,但对肺段以下水平的 PTE 诊断价值有限。可用于肾功能严重受损、对碘造影剂过敏或妊娠患者。

(4) 肺动脉造影(pulmonary angiography):是诊断肺栓塞的"金标准",其敏感性为 98%,特异性为 95%~98%。PTE 的直接征象有肺动脉内造影剂充盈缺损,伴或不伴轨道征的血流阻断;间接征象有肺动脉造影剂流动缓慢,局部低灌注,静脉回流延迟。肺动脉造影是一种有创性检查,发生致命性或严重并发症的可能性分别为 0.1% 和 1.5%,应严格掌握适应证。

3. 寻找 PTE 的病因和危险因素(求因)

(1) 明确有无 DVT:对某一病例只要疑诊 PTE,无论其是否有 DVT 症状,均应进行下肢深静脉加压超声等检查,以明确是否存在 DVT 及栓子的来源。

(2) 寻找发生 DVT 和 PTE 的诱发因素:如制动、创伤、肿瘤、长期口服避孕药等。同时要注意患者有无易栓倾向,尤其是对于年龄小于 40 岁,复发性 PTE 或有突出 VTE 家族史的患者,应考虑易栓症的可能性,应进行相关原发性危险因素的检查。对不明原因的 PTE 患者,应对隐源性肿瘤进行筛查。

4. PTE 的临床分型

(1) 高危(大面积)PTE:临床上以休克和低血压为主要表现,即体循环动脉收缩压<90mmHg,或较基础值下降≥40mmHg,持续 15min 以上。需除外新发生的心律失常、低血容量或感染中毒症所致的血压下降。此型患者病情变化快,预后差,临床病死率>15%,需要积极予以治疗。

(2) 中危(次大面积)PTE:血流动力学稳定,但存在右心功能不全和(或)心肌损伤。右心功能不全的诊断标准:临床上出现右心功能不全的表现,超声心动图提示存在右心室功能障碍,或脑钠肽(BNP)升高(>90pg/ml)或 N 末端脑钠肽前体(NT-proBNP)升高(>

500pg/ml)。心肌损伤:心电图 ST 段升高或压低,或 T 波倒置;肌钙蛋白 I(cTNI)升高>0.4ng/ml 或肌钙蛋白 T(cTNT)升高>0.1ng/ml。此型患者可能出现病情恶化,临床病死率为 3%~15%,故需密切监测病情变化。

(3) 低危(非大面积)PTE:血流动力学稳定,无右心功能不全和心肌损伤。临床病死率<1%。

5. 慢性血栓栓塞性肺动脉高压　CTEPH 常表现为呼吸困难、乏力、运动耐量下降。多可追溯到呈慢性、进行性发展的肺动脉高压的相关临床表现,后期出现右心衰竭;影像学检查证实肺动脉阻塞,经常呈多部位、较广泛的阻塞,可见肺动脉内贴血管壁、环绕或偏心分布、有钙化倾向的团块状物等慢性血栓栓塞征象;常可发现 DVT 的存在;右心导管检查示静息肺动脉平均压>25mmHg;超声心动图检查示右心室壁增厚(右心室游离壁厚度>5mm),符合慢性肺源性心脏病的诊断标准。

【鉴别诊断】

1. 冠状动脉粥样硬化性脏病(冠心病)　一部分 PTK 患者因血流动力学变化,可出现冠状动脉供血不足,心肌缺氧,表现为胸闷、心绞痛样胸痛,心电图有心肌缺血样改变,易误诊为冠心病所致心绞痛或心肌梗死。冠心病有其自身发病特点,冠状动脉造影可见冠状动脉粥样硬化、管腔阻塞证据,心肌梗死时心电图和心肌酶水平有相应的特征性动态变化。需注意,PTE 与冠心病有时可合并存在。

2. 肺炎　当 PTE 有咳嗽、咯血、呼吸困难、胸膜炎样胸痛,出现肺不张、肺部阴影,尤其同时合并发热时,易被误诊为肺炎。肺炎有相应肺部和全身感染的表现,如咳脓性痰伴寒战、高热,外周血白细胞和中性粒细胞比例增加等,抗感染治疗有效。

3. 主动脉夹层　PTE 可表现胸痛,需与主动脉夹层相鉴别。后者多有高血压,疼痛较剧烈,胸片常显示纵隔增宽,心血管超声和胸部 CT 造影检查可见主动脉夹层征象。

4. 表现为胸腔积液的鉴别　PTE 患者可出现胸膜炎样胸痛,合并胸腔积液,需与结核、肺炎、肿瘤、心力衰竭等其他原因所致的胸腔积液相鉴别。

5. 表现为晕厥的鉴别　PTE 有晕厥时,需与迷走反射性、脑血管性晕厥及心律失常等其他原因所致的晕厥相鉴别。

6. 表现为休克的鉴别　PTE 所致的休克属心外梗阻性休克,表现为动脉血压低而静脉压升高,需与心源性、低血容量性、血容量重新分布性休克等相鉴别。

7. 特发性肺动脉高压等非血栓栓塞性肺动脉高压　CTEPH 通常肺动脉压力高,出现右心肥厚和右心衰竭,需与特发性肺动脉高压相鉴别。CTPA 等检查显示 CTEPH 有肺动脉腔内阻塞的证据,放射性核素肺灌注扫描显示呈肺段分布的肺灌注缺损,而特发性肺动脉高压则无肺动脉腔内占位征,放射性核素肺灌注扫描正常或呈普遍放射性稀疏。CTEPH 亦需与其他类型肺动脉高压相鉴别。

【治疗】　急性肺栓塞的处理原则是早期诊断,早期干预,根据患者的危险度分层选择合适的治疗方案和治疗疗程。

1. 一般处理与呼吸循环支持治疗　对高度疑诊或者确诊的 APTE 患者,应密切监测患者的生命体征,对有焦虑和惊恐症状的患者应适当使用镇静剂,胸痛者予以止痛药治疗。绝对卧床至达到抗凝治疗有效(保持国际标准化比值在 2.0 左右)方可,保持大便通畅,避免用力。并应用抗生素控制下肢血栓性静脉炎和预防肺栓塞并发感染。动态监测心电图、动脉血气分析。

对有低氧血症的患者,采用鼻导管或面罩吸氧。当合并呼吸衰竭时,可使用经鼻面罩无创性机械通气或经气管插管行机械通气。确诊以后尽可能避免应用其他有创的检查手段,以免在抗凝或溶栓治疗过程中出现局部大出血。应用机械通气中应尽量减少正压通气对循环系统的不良影响。

对于出现右心功能不全、心排血量下降但血压尚正常的患者,可给予具有一定肺血管扩张作用和正性肌力作用的药物,如多巴胺或多巴酚丁胺;若出现血压下降,可增大剂量或使用其他血管加压药物,如去甲肾上腺素等。血管活性药物在静脉注射负荷量后(多巴胺3~5mg,去甲肾上腺素1mg),持续静脉滴注维持。对于液体负荷疗法需谨慎运用,因为过多的液体负荷可能会加重右心室扩张并进而影响心排血量,一般所予负荷量限于500ml之内。

2. 抗凝治疗 高度疑诊或确诊APTE的患者应立即予以抗凝治疗。抗凝治疗为PTE和DVT的基本治疗方法,可以有效地防止血栓再形成和复发,为机体发挥自身的纤溶机制溶解血栓创造条件。抗凝药物主要有普通肝素(unfractionated heparin,UFH)、低分子肝素(low-molecular-weight heparins,LMWH)、磺达肝癸钠(fondaparinux Na)和华法林(warfarin)等。抗血小板药物的抗凝作用不能满足PTE或DVT的抗凝要求。

抗凝治疗前应测定基础活化部分凝血酶时间(APTT)、凝血酶原时间(PT)及血常规(含血小板计数、血红蛋白);应注意是否存在抗凝的禁忌证,如活动性出血、凝血功能障碍、未予以控制的严重高血压等。对于确诊的PTE病例,大部分禁忌证属相对禁忌证。

(1)普通肝素:给予2000~5000U或按80U/kg静脉注射,继之以18U/(kg.h)持续静脉滴注。抗凝必须充分,否则将严重影响疗效,并可导致血栓的复发率明显增高。在开始治疗后的最初24h内需每4~6h测定部分凝血活酶时间(APTT)1次,并根据该测定值调整普通肝素的剂量,每次调整剂量后3h测定APTT,使APTT尽快达到并维持于正常值的1.5~2.5倍。治疗达到稳定水平后,改为每日测定APTT1次。

肝素应用期间,应注意监测血小板,以防出现肝素诱导的血小板减少症(heparin-induced thrombocytopenia,HIT)。故在使用普通肝素的第3~5日必须复查血小板计数,若较长时间使用普通肝素,应在第7~10日和14日复查,而普通肝素治疗的2周后则较少出现血小板减少症。若患者出现血小板计数迅速或持续降低超过30%,或血小板计数小于100×10^9/L,应立即停用普通肝素,一般停用10日内血小板数量开始逐渐恢复。

(2)低分子肝素:使用该药的优点是无需监测APTT。但对肾功能不全的患者需谨慎使用低分子肝素,并应根据抗Ⅹa因子活性来调整剂量。对于有严重肾功能不全的患者在初始抗凝时使用普通肝素是更好的选择(肌酐清除率<30 ml/min),因为普通肝素不经肾代谢。对于有严重出血倾向的患者,也应使用普通肝素进行初始抗凝,因为其抗凝作用可被很快逆转。此外对过度肥胖患者或孕妇应监测血浆抗Xa因子活性,并据此调整剂量。而对于其他APTE患者,都可使用皮下注射低分子肝素进行抗凝。必须根据体重给药(anti-Xa U/kg或mg/kg。不同LMWH的剂量不同,详见下文),每日1~2次,皮下注射。

各种LMWH的具体用法:①那曲肝素(Nadroparin)钙,86anti-XaU/kg皮下注射,每12h 1次,单次总量不超过17100U;②依诺肝素(Enoxaparin)钠,1mg/kg皮下注射,每12h 1次,单次总量不超过180mg;③达肝素(Dalteparin)钠,100anti-XaU/kg皮下注射,每12h 1次,单次总量不超过18000U。不同厂家制剂需参照其产品使用说明。

(3)磺达肝癸钠:是一种小分子的合成戊糖,通过与抗凝血酶特异结合,介导对Xa因子的抑制作用,无HIT作用。可用于VTE的初始治疗,也可替代肝素用于出现HIT患者的抗凝治疗。应用方法,5mg(体重<50kg)、7.5mg(体重50~100kg),10mg(体重>100kg),皮下注射,每日1次。

(4) 华法林:在肝素/磺达肝癸钠开始应用后的第1日即可加用口服抗凝剂华法林,初始剂量为3.0~5.0mg。由于华法林需要数日才能发挥全部作用,因此与肝素需至少重叠应用5日,当国际标准化比率(INR)达到2.5(2.0~3.0)时,或PT延长至正常值的1.5~2.5倍时,持续至少24h,方可停用肝素,单用华法林抗凝治疗,根据TNR或PT调节其剂量。

抗凝治疗的持续时间因人而异。一般口服华法林的疗程至少为3个月。部分病例的危险因素短期可以消除,例如,服雌激素或临时制动,疗程可能为3个月即可;对于栓子来源不明的首发病例,需至少给予6个月的抗凝;对复发性VTE、或危险因素长期存在者,抗凝治疗的时间应更为延长,达12个月或以上,甚至终生抗凝。

妊娠期间可用肝素或低分子肝素治疗。产后和哺乳期妇女可以服用华法林。

华法林的主要并发症是出血。华法林所致出血可以用维生素K拮抗。华法林有还可能引起血管性紫癜,导致皮肤坏死,多发生于治疗的前几周。

(5) 新型抗凝药物:包括直接凝血酶抑制剂阿加曲班(argatroban)、达比加群酯(dabigatran)以及直接Xa因子抑制剂利伐沙班(rivaroxaban)、阿哌沙班(apixaban)等。

3. 溶栓治疗　溶栓药可直接或间接地将纤维蛋白溶酶原转变成纤维蛋白溶酶,迅速降解纤维蛋白,使血块溶解;另外,还通过清除和灭活纤维蛋白原、凝血因子Ⅱ、Ⅴ、Ⅷ及系统纤维蛋白溶酶原,干扰血凝;纤维蛋白原降解产物增多,抑制纤维蛋白原向纤维蛋白转变,并干扰纤维蛋白的聚合。溶栓治疗可以迅速溶解血栓和恢复肺组织灌注,逆转右心衰竭,增加肺毛细血管血容量及降低病死率和复发率。欧美多项随机临床试验一致证实,溶栓治疗能够快速改善肺血流动力学指标,改善患者早期生存率。

主要适用于高危(大面积)PTE病例(有明显呼吸困难、胸痛、低氧血症等)。对于部分中危(次大面积)PTE,若无禁忌证可考虑溶栓,次大面积PTE的溶栓适应证仍有待确定。对于血压和右心室运动功能均正常的低危病例,不宜溶栓。溶栓的时间窗一般定为14日以内,但若近期有新发PTE征象可适当延长。溶栓应尽可能在PTE确诊的前提下慎重进行。对有明确溶栓指征的病例宜尽早开始溶栓。

溶栓治疗绝对禁忌证:①活动性内出血;②近期自发性颅内出血。

相对禁忌证:①2周内的大手术、分娩、器官活检或不能以压迫止血部位的血管穿刺;②2个月内的缺血性脑卒中;③10日内的胃肠道出血;④15日内的严重创伤;⑤1个月内的神经外科或眼科手术;⑥难于控制的重度高血压(收缩压>180mmHg,舒张压>110mmHg);⑦近期曾行心肺复苏;⑧血小板计数低于$100\times10^9/L$;⑨妊娠;⑩细菌性心内膜炎;⑪严重肝肾功能不全;⑫糖尿病出血性视网膜病变;⑬出血性疾病;⑭动脉瘤;⑮左心房血栓;⑯年龄>75岁。

对于致命性大面积PTE,上述绝对禁忌证亦应被视为相对禁忌证。

溶栓治疗的主要并发症是出血。最严重的是颅内出血,发生率为1%~2%,发生者近半数死亡。用药前应充分评估出血的危险性,必要时应配血,做好输血准备。溶栓前宜留置外周静脉套管针,以方便溶栓中取血监测,避免反复穿刺血管。

常用的溶栓药物有尿激酶(UK)、链激酶(SK)和重组组织型纤溶酶原激活剂(rt-PA)。溶栓方案与剂量:①尿激酶2h溶栓方案:按20 000U/kg剂量,持续静脉滴注2h;另可考虑负荷量4400U/kg,静脉注射10min,随后以2200U/(kg·h)持续静脉滴注12h;②链激酶,负荷量 250 000U，静脉注射 30min，随后以 100 000U/h 持续静脉滴注 24h。链激酶具有抗原性，故用药前需肌内注射苯海拉明或地塞米松，以防止变态反应。链激酶 6 个月内不宜再次使用；③rt-PA 50mg，持续静脉滴注 2h。

使用尿激酶、链激酶溶栓期间不同时使用肝素治疗；但以 rt-PA 溶栓，在 rt-PA 注射结束后即可使用肝素。

溶栓治疗后，应每 2~4h 测定一次 APTT，当其水平降至正常值的 2 倍(≤60s)时，即应启动规范的肝素治疗。

4. 经静脉导管碎栓+溶栓　对于血栓栓塞于肺动脉近段的高危 APTE 患者，当有溶栓禁忌证或溶栓治疗及积极内科治疗无效，可用导管碎解和抽吸肺动脉内巨大血栓或行球囊血管成形术，同时局部给予小剂量溶栓剂溶栓，可明显改善肺循环血流动力学指标。需注意，当血流动力学改善后就应终止治疗，而不是以造影结果为参照标准。由于导管内溶栓可直接溶解肺动脉血栓，因而溶栓药物剂量大大减少，发生出血等并发症的危险性显著降低，尤其适合年龄>75 岁、外科术后、既往有脑血管病史等有溶栓相对禁忌证的急性大块肺栓塞患者。

5. 肺动脉血栓摘除术　风险大，病死率高，需要较高的技术条件，仅适用于经积极的内科治疗或导管介入治疗无效的紧急情况，如致命性肺动脉主干或主要分支堵塞的高危(大面积)PTE，有溶栓禁忌证，或在溶栓起效前(在数小时内)很可能会发生致死性休克。

6. 放置腔静脉滤器　可防止下肢深静脉血栓再次脱落引起肺栓塞，主要适应证：①下肢近端静脉血栓，但抗凝治疗禁忌或抗凝治疗出现并发症者；②下肢近端静脉大块血栓溶栓治疗前；③经充分抗凝治疗后肺栓塞复发者；④伴有血流动力学不稳定的大块肺栓塞；⑤行导管介入治疗或肺动脉血栓剥脱术者；⑥伴严重肺动脉高压或肺源性心脏病患者。因滤器只能预防肺栓塞复发，并不能治疗深静脉血栓形成，因此需严格掌握适应证，植入滤器后仍需长期抗凝治疗，防止血栓形成。永久型滤器植入后能减少肺栓塞的发生，但并发症发生率较高。早期并发症如滤器植入部位血栓形成的发生率为 10%；晚期 DVT 发生率约 20%。40%的患者出现栓塞后综合征，5 年闭塞率约 22%，9 年闭塞率约 33%。为避免腔静脉滤器长期留置体内带来的并发症，可选择植入可回收滤器，单中心临床研究表明可回收滤器能有效预防 PE 再发，且滤器回收后血栓栓塞事件复发的发生率与对照组无明显差异。待下肢静脉血栓消失或无血栓脱落风险时可将腔静脉滤器回收取出。建议回收取出时间控制在 12~14 日内。

7. CTEPH 的治疗　口服华法林抗凝治疗，根据 INR 调整剂量，维持 TNR2~3。若阻塞部位处于手术可及的肺动脉近端，可考虑行肺动脉血栓内膜剥脱术；反复下肢深静脉血栓脱落者，可放置下腔静脉滤器。

【预防】　早期识别危险因素并早期进行预防是防止 VTE 发生的关键。对存在发生 DVT-PTE 危险因素的病例，宜根据临床情况采用相应的预防措施。主要方法有：①机械预防措施，包括梯度加压弹力袜、间歇充气压缩泵和静脉足泵等；②药物预防措施，包括低分子肝素，磺达肝癸钠、低剂量普通肝素、华法林等。对重点高危人群，应根据病情轻重、年龄、是否合并其他危险因素等来评估发生 DVT-PTE 的危险性以及出血的风险，给予相应的预防措施。

(周　娟)

第十章　肺源性心脏病

学习目标

1. 掌握慢性肺源性心脏病的概念、病因。
2. 熟悉慢性肺源性心脏病发病机制。
3. 了解慢性肺源性心脏病的治疗原则。

肺源性心脏病(cor pulmonale,简称肺心病)主要是由于支气管-肺组织或肺动脉血管病变所致肺动脉高压引起的心脏病。根据起病缓急和病程长短,可分为急性和慢性两类。临床上以后者多见。本节重点概述慢性肺源性心脏病。

慢性肺源性心脏病

慢性肺源性心脏病(chronic pulmonary heart disease)是由于肺、胸廓或肺动脉血管慢性病变所致的肺循环阻力增加、肺动脉高压,进而使右心肥厚、扩大,甚至发生右心衰竭的心脏病。

慢性肺心病是我国呼吸系统的一种常见病,多数继发于慢性支气管、肺疾病,尤其是慢阻肺,因此本节重点讨论的是慢阻肺所致肺动脉高压和慢性肺心病。

1992 年在北京、湖北、辽宁农村调查 10 2230 例居民的慢性肺心病患病率为 0.44%,其中≥15 岁人群的患病率为 0.67%。急性发作以冬、春季多见。急性呼吸道感染常为急性发作的诱因,常导致肺、心功能衰竭,病死率较高。慢性肺心病的患病率存在地区差异,北方地区患病率高于南方地区,农村患病率高于城市,并随年龄增高而增加。吸烟者比不吸烟者患病率明显增多,男女无明显差异。冬、春季节和气候骤然变化时,易出现急性发作。

【病因】 肺源性心脏病按原发病的不同部位,可分为三类。

1. 支气管、肺疾病 以慢阻肺最为多见,占 80%~90%,其次为支气管哮喘、支气管扩张、重症肺结核、尘肺、慢性弥漫性肺间质纤维化、结节病、过敏性肺泡炎、嗜酸性肉芽肿等。

2. 胸廓运动障碍性疾病 较少见,严重的脊椎后、侧凸、脊椎结核、类风湿关节炎、胸膜广泛粘连及胸廓形成术后造成的严重胸廓或脊椎畸形,以及神经肌肉疾病如脊髓灰质炎,可引起胸廓活动受限、肺受压、支气管扭曲或变形,导致肺功能受限,气道引流不畅,肺部反复感染,并发肺气肿,或纤维化、缺氧、肺血管收缩、狭窄,使阻力增加,肺动脉高压,发展成肺心病。

3. 肺血管疾病 甚少见。如累及肺动脉的过敏性肉芽肿病(allergic granulomatosis),广泛或反复发生的多发性肺小动脉栓塞及肺小动脉炎,以及原因不明的原发性肺动脉高压症,均可使肺小动脉狭窄、阻塞,引起肺动脉血管阻力增加、肺动脉高压和右心室负荷加重,发展成肺心病。

4. 其他 原发性肺泡通气不足及先天性口咽畸形、睡眠呼吸暂停低通气综合征(sleep apnea hypopnea syndrom,SAHS)等均可产生低氧血症,引起肺血管收缩,导致肺动脉高压,发展成慢性肺心病。

【发病机制和病理】 引起右心室肥厚、扩大的因素很多,但其先决条件是肺的功能和结构的改变,发生反复的气道感染和低氧血症。导致一系列的体液因子和肺血管的变化,使肺血管阻力增加,引起肺动脉高压。

1. 肺动脉高压的形成

(1) 肺血管阻力增加的功能性因素:缺氧、高碳酸血症的呼吸性酸中毒使肺血管收缩、痉挛。对缺氧性肺血管收缩的原因目前国内外研究颇多,多从神经和体液因子方面进行观察,现认为体液因素在缺氧性肺血管收缩中占重要地位。特别受人重视的是花生四烯酸环氧化酶产物前列腺素和脂氧化酶产物白三烯。前列腺素可分为收缩血管的如 TXA_2、$PGF_2\alpha$ 舒张血管的如 PGI_2、PGE_1 等两大类。白三烯主要有收缩血管的作用。缺氧时收缩血管的活性物质增多,使肺血管收缩,血管阻力增加,形成肺动脉高压。此外尚有组胺、血管紧张素、血小板激活因子参与缺氧性肺血管收缩反应。最近内皮源性舒张因子(EDRF)和内皮源性收缩因子(EDCF)在缺氧性肺血管收缩反应中的作用特别引人重视,多数人认为缺氧时 EDRF 的生成减少。缺氧性肺血管收缩并非完全取决于某种缩血管物质的绝对量,而很大程度上取决于局部缩血管物质和扩血管物质的比例。

缺氧可直接使肺血管平滑肌收缩,其作用机制可能因缺氧使平滑肌细胞膜对 Ca^{2+} 通透性增高,肌肉兴奋-收缩偶联效应增强,使肺血管收缩。也有人提出 ATP 依赖性钾通道的开放可能是缺氧性肺血管收缩反应的基础。

高碳酸血症时 $PaCO_2$ 本身不能收缩血管,主要是 $PaCO_2$ 增高时,产生过多的 H^+,后者使血管对缺氧收缩敏感性增强,使肺动脉压增高。

(2) 肺血管阻力增加的解剖学因素:解剖学因素系指肺血管解剖结构的改变形成肺循环血流动力学的障碍。主要原因是:

1) 长期反复发作的慢阻肺及支气管周围炎,可累及邻近肺小动脉,引起血管炎,腔壁增厚,管腔狭窄或纤维化,甚至完全闭塞,使肺血管阻力增加,产生肺动脉高压。

2) 随肺气肿的加重,肺泡内压增高,压迫肺泡毛细血管,也造成毛细血管管腔狭窄或闭塞。

3) 肺泡壁的破裂造成毛细血管网的毁损,肺泡毛细血管床减损至超过 70% 时则肺循环阻力增大,促使肺动脉高压的发生。

4) 慢性缺氧导致肺血管收缩,管壁张力增高,同时缺氧时肺内产生多种生长因子(如多肽生长因子),可直接刺激管壁平滑肌细胞、内膜弹力纤维及胶原纤维增生。

5) 血栓形成:尸检发现,部分慢性肺心病急性发作期患者存在多发性肺微小动脉原位血栓形成,引起肺血管阻力增加,加重肺动脉高压。

肺心病肺血管阻力增加、肺动脉高压的原因中功能性因素较解剖学的因素更为重要。在急性加重期经过治疗,缺氧和高碳酸血症得到纠正后,肺动脉压可明显降低,部分患者甚至可恢复到正常范围。

(3) 血容量增多和血液黏稠度增加:慢性缺氧产生继发性红细胞增多,血液黏稠度增加。缺氧可使醛固酮增加,导致水、钠潴留;缺氧又使肾小动脉收缩,肾血流减少也加重水、钠潴留,血容量增多。血液黏稠度增加和血容量增多,可导致肺动脉压升高。

2. 心脏病变和心力衰竭　肺循环阻力增加时,右心发挥其代偿功能,以克服肺动脉压升高的阻力而发生右心室肥厚。肺动脉高压早期;右心室尚能代偿,舒张末期压仍正常。随着病情的进展,特别是急性加重期,肺动脉压持续升高且严重,超过右心室的负荷,右心失代偿,右心排血量下降,右心室收缩末期残留血量增加,舒张末压增高,促使右心室扩大和右心室功能衰竭。

肺心病多发生于中年以上患者，尸检时除发现右心室改变外，也有少数可见左心室肥厚。对肺心病左心室发生肥厚的原因有不同的认识，有认为由伴发的高血压或冠心病等所致，而与肺心病无直接关系，国内较多临床研究表明，肺心病甚至失代偿期，测得肺动脉嵌楔压属正常范围。认为左心室肥大患者应首先考虑左心病变。但也有认为肺心病时由于缺氧、高碳酸血症、酸中毒、相对血流量增多等因素，如持续性加重，则可发生左、右心室肥厚，甚至导致左心衰竭。

此外，由于：①心肌缺氧、乳酸积累、高能磷酸键合成降低，使心功能受损；②反复肺部感染、细菌毒素对心肌的毒性作用；③酸碱平衡失调、电解质紊乱所致的心律失常等，均可影响心肌，促进心力衰竭。

3. 其他重要器官的损害　缺氧和高碳酸血症除对心脏影响外，尚对其他重要器官如脑、肝、肾、胃肠及内分泌系统、血液系统等发生病理改变，引起多脏器的功能损害。

【临床表现】　本病发展缓慢，临床上除原有肺、胸疾病的各种症状和体征外，主要是逐步出现肺、心功能衰竭以及其他器官损害的征象。按其功能的代偿期与失代偿期进行分述。

1. 肺、心功能代偿期　此期主要是慢阻肺的表现。慢性咳嗽、咳痰、气急，活动后可感心悸、呼吸困难、乏力和劳动耐力下降。体检可有明显肺气肿征，听诊多有呼吸音减弱，偶有干、湿性啰音，下肢轻微水肿，下午明显，次晨消失。心浊音界常因肺气肿而不易叩出。心音遥远，但肺动脉瓣区可有第二心音亢进，提示有肺动脉高压。三尖瓣区出现收缩期杂音或剑突下示心脏搏动，多提示有右心肥厚、扩大。部分病例因肺气肿使胸膜腔内压升高，阻碍腔静脉回流，可见颈静脉充盈。又因膈肌下降，使肝上界及下缘明显地下移，应与右心衰竭的肝淤血征相鉴别。

2. 肺、心功能失代偿期

（1）呼吸衰竭：急性呼吸道感染为常见诱因。呼吸困难加重，夜间为甚，常有头痛、失眠、食欲下降，但白天嗜睡，甚至出现表情淡漠、神志恍惚、谵妄等肺性脑病的表现。体征上可见明显发绀，球结膜充血、水肿，严重时可以有视网膜血管扩张、视乳头水肿等颅内压增高的表现。腱反射减弱或消失，出现病理反射。因高碳酸血症可出现周围血管扩张的表现，如皮肤潮红、多汗。

（2）右心衰竭：表现为气促更明显，心悸、食欲缺乏、腹胀、恶心等。体征上可见发绀更明显，颈静脉怒张，心率增快，可出现心律失常，剑突下可闻及收缩期杂音，甚至出现舒张期杂音。肝大且有压痛，肝颈静脉回流征阳性，下肢水肿，重者可有腹水。少数患者可出现肺水肿及全心衰竭的体征。

【实验室和其他检查】

1. X线检查　除肺、胸基础疾病及急性肺部感染的特征外，尚可有肺动脉高压征，如右下肺动脉干扩张，其横径≥15mm；其横径与气管横径之比值≥1.07；肺动脉段明显突出或其高度≥3mm；中心肺动脉扩张和外周分支纤细，形成“残根”征；圆锥部显著凸出（右前斜位45°）或其高度≥7mm；右心室增大征（图2-10-1）。具有上述任一条均可诊断。

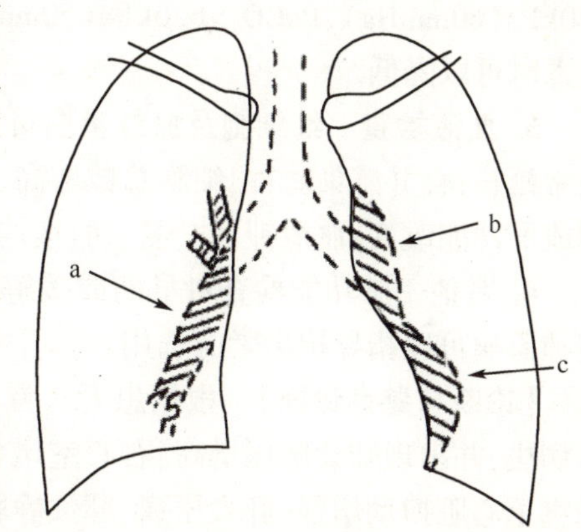

图2-10-1　慢性肺源性心脏病X线胸片正位

a. 右下肺动脉干增宽；b. 肺动脉段凸出；c. 心尖上凸

2. 心电图检查　心电图对慢性肺心病的诊断阳性率为 60.1% ~88.2%。主要表现有右心室肥大的改变，如电轴右偏，额面平均电轴 ≥ +90°，重度顺钟向转位，$Rv_1+Sv_5 \geq 1.05mV$ 及肺型 P 波。也可见右束支传导阻滞及低电压图形，可作为诊断肺心病的参考条件。在 V_1、V_2、甚至延至 V_3，可出现酷似陈旧性心肌梗死图形的 QS 波，应注意鉴别。典型肺心病心电图表现见图 2-10-2。

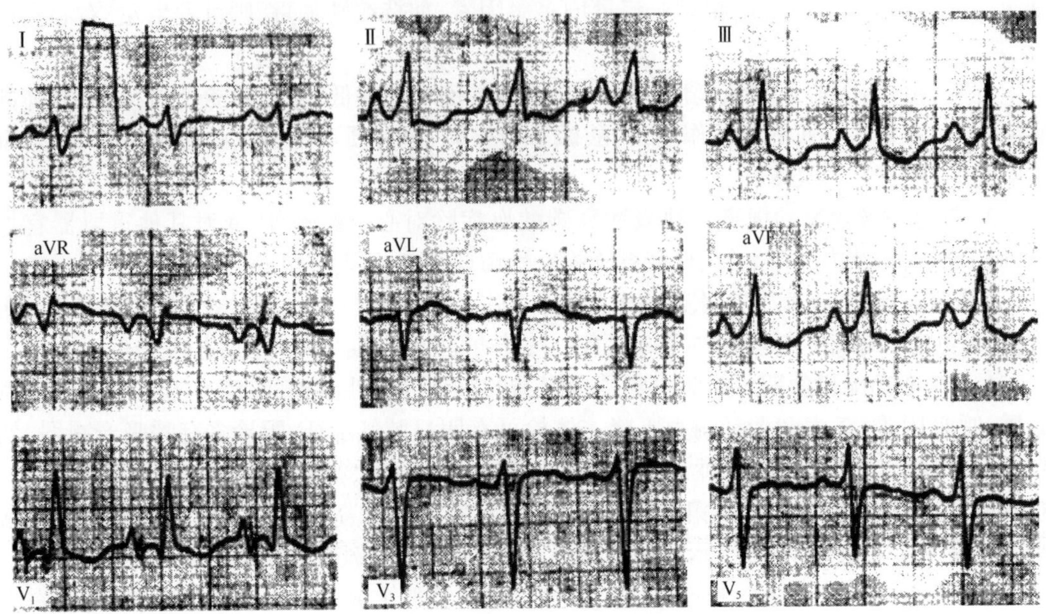

图 2-10-2　慢性肺心病的心电图改变

电轴右偏，顺钟向转位，肺型 P 波，V_1 导联 QRS 波群呈 qR，$V_5R/S<1$，$Rv_1+Sv_5=1.5mV$

3. 超声心动图检查　超声心动图诊断肺心病的阳性率为 60.6% ~87.0%。慢性肺心病的超声心动图诊断标准：①右心室流出道内径 ≥30mm；②右心室内径 ≥20mm；③右心室前壁厚度 ≥5mm 或前壁搏动幅度增强；④左、右心室内径比值<2；⑤右肺动脉内径 ≥18mm 或肺动脉干 ≥20mm；⑥ 流出道/左心房内径>1.4。

4. 血气分析　肺心病肺功能失代偿期可出现低氧血症或合并高碳酸血症，当 $PaO_2<8.0kPa$(60mmHg)、$PaCO_2>6.6kPa$(50mmHg)，表示有呼吸衰竭。H^+ 浓度可正常或升高，碱中毒时可以降低。

5. 血液检查　红细胞及血红蛋白可升高。全血黏度及血浆黏度可增加，红细胞电泳时间常延长；合并感染时，白细胞总数增高、中性粒细胞增加。部分患者血清学检查可有肾功能或肝功能改变；血清钾、钠、氯、钙、镁均可有变化。除钾以外，其他多低于正常。

6. 其他　肺功能检查对早期或缓解期肺心病患者有意义。痰细菌学检查对急性加重期肺心病可以指导抗生素的选用。

【诊断与鉴别诊断】　根据患者有慢阻肺或慢性支气管炎、肺气肿病史，或其他胸肺疾病病史，并出现肺动脉压增高、右心室增大或右心功能不全的征象，如颈静脉怒张、$P_2>A_2$、剑突下心脏搏动增强、肝大压痛、肝颈静脉反流征阳性、下肢水肿等，心电图、X 线胸片、超声心动图有肺动脉增宽和右心增大、肥厚的征象，可以做出诊断。

本病需与下列疾病相鉴别：

1. 冠状动脉粥样硬化性心脏病(冠心病)　肺心病与冠心病均多见于老年人,有许多相似之处,而且常有两病共存。冠心病有典型的心绞痛、心肌梗死的病史或心电图表现,若有左心衰竭的发作史、原发性高血压、高脂血症、糖尿病史更有助于鉴别。体检、X 线及心电图检查呈左心室肥厚为主的征象,可资鉴别。肺心病合并冠心病时鉴别有较多的困难,应详细询问病史,体格检查和有关心、肺功能检查加以鉴别。

2. 风湿性心瓣膜病　风湿性心脏病三尖瓣疾患应与肺心病的相对三尖瓣关闭不全相鉴别。前者往往有风湿性关节炎和心肌炎的病史,其他瓣膜如二尖瓣、主动脉瓣常有病变,X 线、心电图、超声心动图有特殊表现。

3. 原发性心肌病　本病多为全心增大,无慢性呼吸道疾病史,无肺动脉高压的 X 线表现等。

【治疗】

1. 肺、心功能代偿期　原则上是采用中西药结合的综合措施,目的是增强患者的免疫功能,去除诱发因素,减少或避免急性加重期的发生,希望逐渐使肺、心功能得到部分或全部恢复。

2. 肺、心功能失代偿期　积极控制感染;通畅呼吸道,改善呼吸功能;纠正缺氧和二氧化碳潴留;控制呼吸和心力衰竭。积极处理并发症。

(1) 控制感染:呼吸系统感染是引起慢性肺心病急性加重致肺、心功能失代偿的常见原因,积极控制感染。参考痰菌培养及药物敏感试验选择抗生素。在还没有培养结果前,根据感染的环境及痰涂片革兰染色选用抗生素。

(2) 通畅呼吸道,纠正缺氧和二氧化碳潴留。给予扩张支气管、化痰等治疗,通畅呼吸道,改善通气功能。合理氧疗纠正缺氧。需要时给予无创正压通气或气管插管有创正压通气治疗。

(3) 控制心力衰竭:肺心病心力衰竭的治疗与其他心脏病、心力衰竭的治疗有其不同之处,因为肺心病患者一般在积极控制感染,改善呼吸功能后心力衰竭便能得到改善。患者尿量增多,水肿消退,肿大的肝缩小、压痛消失。不需加用利尿剂,但对治疗后无效的较重患者可适当选用利尿、强心或血管扩张药。

1) 利尿剂:有减少血容量减轻右心负荷,消除水肿的作用。原则上宜选择作用温和的利尿药,联合保钾利尿药,小剂量、短疗程使用。如氢氯噻嗪 25mg,1~3 次/日,联用螺内酯 20~40mg,1~2 次/日。重度而急需行利尿的患者可用呋塞米(furosemide)20mg 肌内注射或口服。利尿剂应用后出现低钾、低氯性碱中毒,使痰液黏稠不易排痰和血液浓缩,应注意预防。

2) 强心剂:肺心病患者由于慢性缺氧及感染,对洋地黄类药物耐受性很低,疗效较差,且易发生心律失常,这与处理一般心力衰竭有所不同。强心剂的剂量宜小,一般约为常规剂量的 1/2 或 2/3 量,同时选用作用快、排泄快的强心剂,如毒毛花苷 K 0.125~0.25mg,或毛花苷 C 0.2~0.4mg 加入 10% 葡萄糖液内缓慢静脉推注。用药前应注意纠正缺氧,防治低钾血症,以免发生药物毒性反应。低氧血症、感染等均可使心率增快,故不宜以心率作为衡量强心药的应用和疗效考核指征。应用指征:①感染已被控制,呼吸功能已改善,利尿剂不能取得良好的疗效而反复水肿的心力衰竭患者;②以右心衰竭为主要表现而无明显急性感染的患者;③出现急性左心衰竭者;④合并室上性快速心律失常,如室上性心动过速、心房颤动(心室率>100 次/分)者。

3) 血管扩张剂的应用:血管扩张剂作为减轻心脏前、后负荷,降低心肌耗氧量,增加心肌收缩力，对部分顽固性心力衰竭有一定效果，但并不像治疗其他心脏病那样效果明显。血管扩张剂对降低肺动脉压力仍有不同看法。因为目前还没有对肺动脉具有选择性的药物应用于临床。血管扩张药在扩张肺动脉的同时也扩张体动脉，往往造成体循环血压下降，反射性使心率增快，氧分压下降、二氧化碳分压上升等副作用。因而限制了一般血管扩张剂在肺心病的临床应用。有研究认为钙离子拮抗剂、中药川芎嗪等有一定降低肺动脉压效果而无副作用，长期应用的疗效还在研究中。

(4) 控制心律失常：一般心律失常经过治疗肺心病的感染、缺氧后可自行消失。如果持续存在可根据心律失常的类型选用药物。

(5) 加强护理工作：本病多急重、反复发作，多次住院，造成患者及家属思想、精神上和经济上的极大负担，加强心理护理，提高患者对治疗的信心，配合医疗十分重要。同时又因病情复杂多变，必须严密观察病情变化，宜加强心肺功能的监护。翻身、拍背排除呼吸分泌物是改善通气功能的一项有效措施。

【并发症】

1. 肺性脑病　是由于呼吸功能衰竭所致缺氧、二氧化碳潴留而引起精神障碍、神经系统症状的一种综合征。但必须除外脑动脉硬化、严重电解质紊乱、单纯性碱中毒、感染中毒性脑病等。是肺心病死亡的首要原因，应积极防治。

2. 酸碱失衡及电解质紊乱　肺心病出现呼吸衰竭时，由于缺氧和二氧化碳潴留，当机体发挥最大限度代偿能力仍不能保持体内平衡时，可发生各种不同类型的酸碱失衡及电解质紊乱，使呼吸衰竭、心力衰竭、心律失常的病情更加恶化。对治疗及预后皆有重要意义，应进行监测及时采取治疗措施。

3. 心律失常　多表现为房性期前收缩及阵发性室上性心过速，其中以紊乱性房性心动过速最具特征性。也可有心房扑动及心房颤动。少数病例由于急性严重心肌缺氧，可出现心室颤动以致心搏骤停。应注意与洋地黄中毒等引起的心律失常鉴别。

4. 休克　肺心病休克并不多见，一旦发生，预后不良。发生原因有：感染中毒性休克、失血性休克，多由上消化道出血引起；心源性休克由严重心力衰竭或心律失常所致。

5. 消化道出血　慢性肺心病由于感染，呼吸衰竭致缺氧和二氧化碳潴留，心力衰竭致胃肠道淤血，以及应用糖皮质激素等，常常并发消化道出血。因此，除了针对消化道出血的治疗外，还需病因治疗和预防治疗。

6. 深静脉血栓形成　慢性肺心病易形成肺微小动脉原位血栓形成及深静脉血栓，应用普通肝素或低分子肝素可预防。

7. 其他　弥散性血管内凝血。

【预后】　肺心病常反复急性加重，随肺功能的损害病情逐渐加重，多数预后不良，病死率为 10%～15%，但经积极治疗可以延长寿命，提高患者生活质量。

【预防】　主要是防治易引起本病的支气管、肺和肺血管等疾病。

(1) 积极采取各种措施（包括宣传、有效戒烟等），提倡戒烟。

(2) 积极防治原发病的诱发因素，如呼吸道感染、各种过敏原，有害气体的吸入，粉尘作业等的防护工作和个人卫生的宣教。

(3) 开展多种形式的群众性体育活动和卫生宣教，提高人群的卫生知识，增强抗病能力。

（周　娟）

第十一章　胸膜疾病

学习目标

1. 掌握胸腔积液、气胸的临床表现、诊断与鉴别诊断及治疗。
2. 熟悉胸腔积液、气胸的实验室及影像学检查。
3. 了解胸腔积液、气胸的病因和发病机制。

第一节　胸腔积液

胸膜腔是位于肺和胸壁之间的一个潜在的腔隙。在正常情况下脏层胸膜和壁层胸膜表面上有一层很薄的液体,在呼吸运动时起润滑作用。胸膜腔和其中的液体并非处于静止状态,在每一次呼吸周期中胸膜腔形状和压力均有很大变化,使胸腔内液体持续滤出和吸收并处于动态平衡。任何因素使胸膜腔内液体形成过快或吸收过缓,即产生胸腔积液(pleural effusions)。

【胸腔积液循环机制】 过去传统的观点认为:液体从壁层胸膜的毛细血管中渗出,80%~90%的液体被脏层胸膜的肺静脉毛细血管回吸收,其余10%~20%的液体被胸膜的淋巴吸收。近年来人们对胸膜腔解剖和生理的研究,提出了与以上传统观点不同的有关胸腔积液形成的理论。新理论认为,壁层胸膜是胸腔的"交换末梢",正常情况下,对胸腔积液的形成起十分重要的作用。壁层胸膜上的间皮细胞之间有2~12μm的淋巴管微孔(stomata),根据这些小孔可以识别壁层胸膜。这些小孔对于胸腔积液、蛋白和胸腔积液内细胞的存在是必需的。胸腔积液及其成分通过小孔直接和淋巴管交流和引流入纵隔淋巴结。与以前的观点不同,现在认为一个成人每日只能产生100~200ml的胸腔积液,而以前认为每日有几升的胸腔积液通过胸腔。事实上胸腔积液的形成和回吸收都是缓慢进行的,胸腔积液从壁层胸膜滤过进入胸腔,然后经壁层胸膜的小孔重吸收。正常胸腔积液的蛋白含量比肺和周围淋巴的蛋白含量低。在正常情况下,脏层胸膜对胸腔积液的形成或重吸收几乎都不起作用(图2-11-1)。

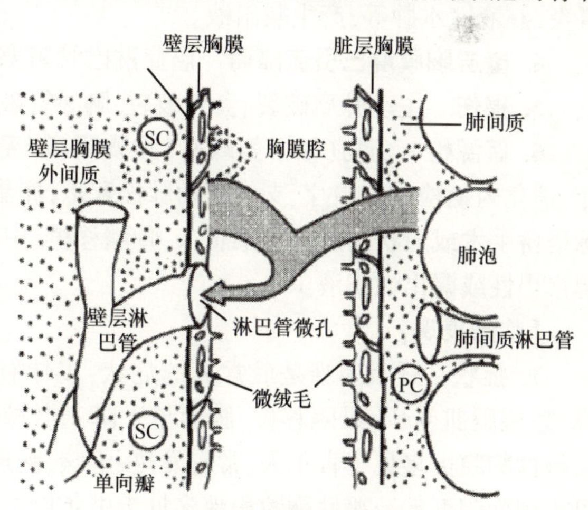

图2-11-1　胸膜腔结构模拟图

SC. 体循环毛细血管;PC. 肺毛细血管

人类胸膜腔影响液体从毛细血管向胸腔移动的压力大小的估计(见图2-11-2)。壁层胸膜的流体静水压约30cmH_2O,而胸腔内压约-5cmH_2O,其流体静水压差等于30-(-5)=35cmH_2O,故液体从壁层胸膜的毛细血管向胸腔内移动。与流体静水压相反的压力是胶体渗透压梯度,血浆胶体渗透压约 34cmH_2O。胸腔积液含有少量的蛋白质,其胶体渗透压约 5cmH_2O,产生的胶体渗透压梯度为 34-5=29cmH_2O。因此,流体静水压与胶体渗透压的梯度差为 35-29=6cmH_2O,故液体从壁层胸膜的毛细血管进入胸腔(图 2-11-2 带箭头虚线)。由于脏层胸膜液体移动的净梯度接近零,故胸腔积液主要由壁层淋巴管微孔重吸收。胸腔积液滤过胸腔上部大于下部,吸收则主要在横膈和胸腔下部纵隔胸膜。

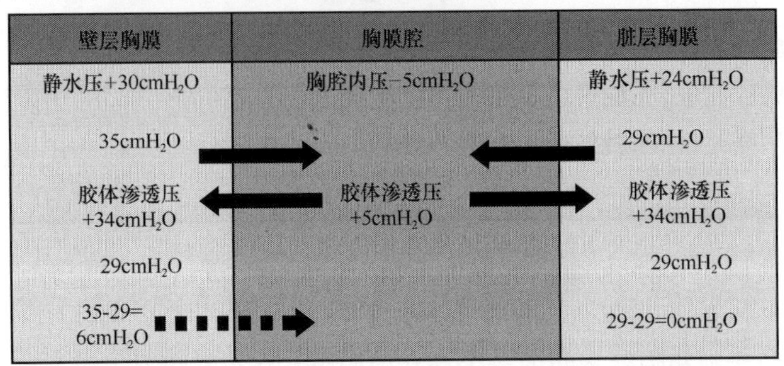

图 2-11-2 人体正常情况下影响液体进出胸膜的压力对比

【**病因和发病机制**】 胸腔积液是常见的内科问题,肺、胸膜和肺外疾病均可引起。临床上常见的病因和发病机制如下。

1. 胸膜毛细血管内静水压增高 如充血性心力衰竭、缩窄性心包炎、血容量增加、上腔静脉或奇静脉受阻,产生漏出液。

2. 胸膜通透性增加 如胸膜炎症(肺结核、肺炎)、风湿性疾病〔系统性红斑狼疮(SLE)、类风湿关节炎(RA)〕、胸膜肿瘤(恶性肿瘤转移、间皮瘤)、肺梗死、膈下炎症(膈下脓肿、肝脓肿、急性胰腺炎)等,产生渗出液。

3. 胸膜毛细血管内胶体渗透压降低 如低蛋白血症、肝硬化、肾病综合征、急性肾小球肾炎、黏液性水肿等,产生漏出液。

4. 壁层胸膜淋巴引流障碍 癌症淋巴管阻塞、发育性淋巴管引流异常等,产生渗出液。

5. 损伤 主动脉瘤破裂、食管破裂、胸导管破裂等,产生血胸、脓胸和乳糜胸。

6. 医源性 药物(如甲氨蝶呤、胺碘酮、苯妥英钠、呋喃妥因、β 受体拮抗剂)、放射治疗、消化内镜检查和治疗、支气管动脉栓塞术,卵巢过度刺激综合征、液体负荷过大、冠状动脉搭桥手术或冠状动脉内支架置入、骨髓移植、中心静脉置管穿破和腹膜透析等,都可以引起渗出性或漏出性积液。

【**临床表现**】

1. 症状 呼吸困难是最常见的症状,多伴有胸痛和咳嗽。呼吸困难与胸廓顺应性下降,患侧膈肌受压,纵隔移位,肺容量下降刺激神经反射有关。病因不同其症状有所差别。结核性胸膜炎多见于青年人,常有发热、干咳、胸痛,随着胸腔积液量的增加胸痛可缓解,但可出现胸闷气促。恶性胸腔积液多见于中年以上患者,一般无发热,胸部隐痛,伴有消瘦和呼吸道或原发部位肿瘤的症状。炎症性积液为渗出性,常伴有咳嗽、咳痰、胸痛及发热。心力衰竭所致胸腔积液为漏出液,有心功能不全的其他表现。肝脓肿所伴右侧胸腔积液可为反应性胸膜炎,亦可为脓胸,多有发热和肝区疼痛。症状也和积液量有关,积液量少于0. 3~0. 5L 时症状多不明显,大量积液时心悸及呼吸困难明显。

2. 体征 与积液量有关。少量积液时，可无明显体征，或可触及胸膜摩擦感及闻及胸膜摩擦音。中大量积液时，患侧胸廓饱满，触觉语颤减弱，局部叩诊浊音，呼吸音减低或消失。可伴有气管、纵隔向健侧移位。肺外疾病如胰腺炎和类风湿关节炎等，胸腔积液时多有原发病的体征。

【实验室和其他检查】

1. 诊断性胸腔穿刺和胸腔积液检查 对明确积液性质及病因诊断均至关重要，大多数积液的原因通过胸腔积液分析可确定。疑为渗出液必须做胸腔穿刺，如有漏出液病因则避免胸腔穿刺。不能确定时也应做胸腔穿刺抽液检查。

（1）外观和气味：漏出液透明清亮，静置不凝固，比重<1.016~1.018。渗出液多呈草黄色稍混浊，易有凝块，比重>1.018。血性胸腔积液呈洗肉水样或静脉血样，多见于肿瘤、结核和肺栓塞。乳状胸腔积液多为乳糜胸。巧克力色胸腔积液考虑阿米巴肝脓肿破溃入胸腔的可能。黑色胸腔积液可能为曲霉感染。黄绿色胸腔积液见于类风湿关节炎。厌氧菌感染胸腔积液常有臭味。

（2）细胞：胸膜炎症时，胸腔积液中可见各种炎症细胞及增生与退化的间皮细胞。漏出液细胞数常少于 $100\times10^6/L$，以淋巴细胞与间皮细胞为主。渗出液的白细胞常超过 $500\times10^6/L$。脓胸时，白细胞多达 $10\times10^9/L$ 以上。中性粒细胞增多时提示为急性炎症；淋巴细胞为主则多为结核性或肿瘤性；寄生虫感染或结缔组织病时嗜酸粒细胞常增多。胸腔积液中红细胞超过 $5\times10^9/L$ 时，可呈淡红色，多由恶性肿瘤或结核所致。胸腔穿刺损伤血管亦可引起血性胸腔积液，应谨慎鉴别。红细胞超过 $100\times10^9/L$ 时应考虑创伤、肿瘤或肺梗死。血细胞比容>外周血压积50%以上时称为血胸。

恶性胸腔积液中有40%~90%可查到恶性肿瘤细胞，反复多次检查可提高检出率。胸腔积液标本有凝块应固定及切片行组织学检查。胸腔积液中恶性肿瘤细胞常有核增大且大小不一、核畸变、核深染、核浆比例失常及异常有丝核分裂等特点，应注意鉴别。胸腔积液中间皮细胞常有变形，易误认为肿瘤细胞。结核性胸腔积液中间皮细胞比例常低于5%。

（3）pH和葡萄糖：正常胸腔积液pH接近7.6。pH降低见于脓胸、食管破裂、RA积液；如pH<7.0者仅见于脓胸以及食管破裂所致胸腔积液。结核性和恶性积液也可降低。

正常胸腔积液中葡萄糖含量与血中含量相近。漏出液与大多数渗出液葡萄糖含量正常；脓胸、RA明显降低，SLE、结核和恶性胸腔积液中含量可<3.3mmol/L。若胸膜病变范围较广，使葡萄糖及酸性代谢物难以透过胸膜，葡萄糖和pH均较低，提示肿瘤广泛浸润，其胸腔积液肿瘤细胞发现率高，胸膜活检阳性率高，胸膜固定术效果差，患者存活时间亦短。

（4）病原体：胸腔积液涂片查找细菌及培养，有助于病原诊断。结核性胸腔积液沉淀后做结核菌培养，阳性率仅20%，巧克力色胸腔积液应镜检阿米巴滋养体。

（5）蛋白质：渗出液的蛋白含量较高（>30g/L），胸腔积液/血清比值大于0.5。漏出液蛋白含量较低（<30g/L），以白蛋白为主，黏蛋白试验（Rivalta 试验）阴性。

（6）类脂：乳糜胸腔积液呈乳状混浊，离心后不沉淀，苏丹Ⅲ染成红色，三酰甘油（TG）含量>1.24mmol/L，胆固醇不高，脂蛋白电泳可显示乳糜微粒，多见于胸导管破裂。假性乳糜胸的胸腔积液呈淡黄或暗褐色，含有胆固醇结晶及大量退变细胞（淋巴细胞、红细胞），胆固醇多大于5.18mmol/L，TG含量正常。多见于陈旧性结核性胸膜炎，也见于恶性、肝硬化和RA胸腔积液等。

（7）酶：渗出液乳酸脱氢酶（LDH）含量增高，大于200U/L，且胸腔积液/血清LDH比值大于 0.6。LDH 是反映胸膜炎症程度的指标，其值越高，表明炎症越明显。LDH>500U/L 常提示为恶性肿瘤或并发细菌感染。

淀粉酶升高可见于急性胰腺炎、恶性肿瘤等。急性胰腺炎伴胸腔积液时，淀粉酶溢漏致使该酶在胸腔积液中含量高于血清中含量。部分患者胸痛剧烈、呼吸困难，可能掩盖其腹部症状，此时胸腔积液淀粉酶已升高，临床诊断应予注意。淀粉酶同工酶（CK-MB）测定有助于肿瘤的诊断，如唾液型淀粉酶升高而非食管破裂所致，则恶性肿瘤可能性极大。

腺苷脱氨酶（ADA）在淋巴细胞内含量较高。结核性胸膜炎时，因细胞免疫受刺激，淋巴细胞明显增多，故胸腔积液中 ADA 多高于 45U/L。其诊断结核性胸膜炎的敏感度较高。HIV 合并结核患者 ADA 不升高。

（8）免疫学检查：结核性胸膜炎胸腔积液中，γ 干扰素增高，结核感染 T 细胞斑点试验（T-SPOT. TB）其敏感性和特异性都较高。SLE 和 RA 引起的胸腔积液中补体 C3、C4 成分降低，且免疫复合物的含量增高。SLE 胸腔积液中抗核抗体（ANA）滴度可达 1∶160 以上。RA 胸腔积液中类风湿因子>1∶320。

（9）肿瘤标志物：癌胚抗原（CEA）在恶性胸腔积液中早期即可升高，且比血清更显著。若胸腔积液 CEA 升高或胸腔积液/血清 CEA>1，常提示为恶性胸腔积液。近年还开展许多肿瘤标志物检测，如糖链肿瘤相关抗原、细胞角蛋白 19 片段、神经元特异烯醇酶、间皮素等，可作为诊断的参考。这些可溶性指标的敏感性普遍不高，多为 40%～60%，但特异性相对较高，可达 80%～90%，因此具有一定的参考价值。联合检测多种标志物，可提高肿瘤阳性检出率。

2. X 线和核素检查 其表现与积液量和是否有包裹或粘连有关。极小量的游离性胸腔积液，后前位胸片仅见肋膈角变钝；积液量增多时显示有向外侧、向上的弧形上缘的积液影（图 2-11-3）。平卧时积液散开，使整个肺野透亮度降低。注意少量积液时平卧位时胸片可正常或仅见叶间胸膜增厚。大量积液时患侧胸部致密影，气管和纵隔推向健侧。液气胸时有气液平面。包裹性积液不随体位改变而变动，边缘光滑饱满，多局限于叶间或肺与膈之间。肺底积液可仅有膈肌升高或形状的改变。积液时常遮盖肺内原发病灶，故复查胸片应在抽液后，可发现肺部肿瘤或其他病变。CT 或 PET/CT 检查可显示少量的胸腔积液、肺内病变、胸膜间皮瘤、胸内和胸膜转移性肿瘤、纵隔和气管旁淋巴结等病变，有助于病因诊断。CT 或 PET/CT 诊断胸腔积液的准确性，在于能正确鉴别支气管肺癌的胸膜侵犯或广泛转移，良性或恶性胸膜增厚，对恶性胸腔积液的病因诊断、肺癌分期与选择治疗方案至关重要。

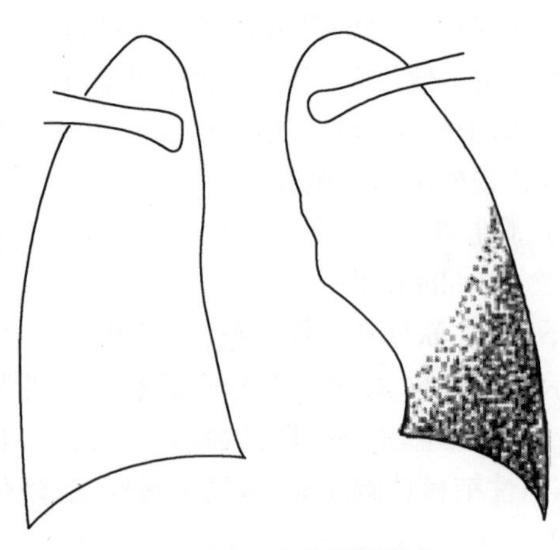

图 2-11-3 渗出性胸膜炎

3. 超声检查 探测胸腔积液的灵敏度高，定位准确。临床用于估计胸腔积液的深度和积液量，协助胸腔穿刺定位。B 超引导下胸腔穿刺用于包裹性和少量的胸腔积液。

4. 胸膜活检 经皮闭式针刺胸膜活检对胸腔积液病因诊断有重要意义，可发现肿瘤、结核和其他胸膜肉芽肿性病变。拟诊结核病时，活检标本除做病理检查外，必要时还可做结核分枝杆菌培养。胸膜针刺活检具有简单、易行、损伤性较小的优点，阳性诊断率为 40%～75%。CT 或 B

超引导下活检可提高成功率。脓胸或有出血倾向者不宜做胸膜活检。如活检证实为恶性胸膜间皮瘤,1 个月内应对活检部位行放射治疗。

5. 胸腔镜或开胸活检 对上述检查不能确诊者,必要时可经胸腔镜或剖胸直视下活检。由于胸膜转移性肿瘤 87% 在脏层,47% 在壁层,故此项检查有积极的意义。胸腔镜检查对恶性胸腔积液的病因诊断率最高,可达 70% ~ 100%,为拟定治疗方案提供依据。通过胸腔镜能全面检查胸膜腔,观察病变形态特征、分布范围及邻近器官受累情况,且可在直视下多处活检,故诊断率较高,肿瘤临床分期亦较准确。与外科胸腔镜检查相比,内科胸腔镜检查具有一定优势,如只需进行局部麻醉或镇静,可对胸部、隔膜、纵隔、心包膜及肺脏的病灶进行活检,具有比外科胸腔镜检查创伤性小且价格便宜等优势。临床上有少数胸腔积液的病因虽经上述诸种检查仍难以确定,如无特殊禁忌,可考虑剖胸探查。

6. 支气管镜 对咯血或疑有气道阻塞者可行此项检查。

【诊断与鉴别诊断】 胸腔积液的诊断和鉴别诊断分三个步骤。

1. 确定有无胸腔积液 中量以上的胸腔积液诊断不难,症状和体征都较明显。少量积液(0.3L)仅表现肋膈角变钝,有时易与胸膜粘连混淆,可行患侧卧位胸片,液体可散开于肺外带。体征上需与胸膜增厚鉴别,胸膜增厚叩诊浊音,听诊呼吸音减弱,但往往伴有胸廓扁平或塌陷,肋间隙变窄,气管向患侧移位,语音传导增强等体征。B 超、CT 等检查可确定有无胸腔积液。

2. 区别漏出液和渗出液 诊断性胸腔穿刺可区别积液的性质。漏出液外观清澈透明,无色或浅黄色,不凝固;而渗出液外观颜色深,呈透明或混浊的草黄或棕黄色,或血性,可自行凝固。两者划分标准多根据比重(以 1.018 为界)、蛋白质含量(以 30g/L 为界)、白细胞数(以 500×10^6/L 为界),小于以上界限为漏出液,反之为渗出液,但其诊断的敏感性和特异性较差。目前多根据 Light 标准,符合以下任何 1 项可诊断为渗出液:①胸腔积液/血清蛋白比例>0.5;②胸腔积液/血清 LDH 比例>0.6;③胸腔积液 LDH 水平大于血清正常值高限的 2/3。此外,诊断渗出液的指标还有胸腔积液胆固醇浓度>1.56mmol/L,胸腔积液/血清胆红素比例>0.6,血清-胸腔积液白蛋白梯度<12g/L。有些积液难以确切地划入漏出液或渗出液,系由于多种机制参与积液的形成,见于恶性胸积液。N 末端前脑利钠肽(NT-proBNT)对心力衰竭所致胸腔积液有很好的诊断价值。

3. 寻找胸腔积液的病因 漏出液常见病因是充血性心力衰竭,多为双侧,积液量右侧多于左侧,强烈利尿可引起假性渗出液。肝硬化胸腔积液多伴有腹水,极少仅表现为胸腔积液。肾病综合征胸腔积液多为双侧,可表现为肺底积液。低蛋白血症的胸腔积液多伴有全身水肿。腹膜透析的胸腔积液类似于腹透液,葡萄糖高,蛋白质<1.0g/L。心包疾病引起的胸腔积液多为双侧,且左侧多于右侧。如不符合以上特点,或伴有发热、胸痛等症状应行诊断性胸腔穿刺。

我国渗出液最常见的病因为结核性胸膜炎,多见于青壮年,胸痛(积液增多后胸痛减轻或消失,但出现气急),并常伴有干咳、潮热、盗汗、消瘦等结核中毒症状,胸腔积液检查以淋巴细胞为主,间皮细胞<5%,蛋白质多大于 40g/L,ADA 及 γ 干扰素增高,沉渣找结核分枝杆菌或培养可阳性,但阳性率仅约 20%。胸膜活检阳性率达 60% ~ 80%,结核菌素皮试强阳性。老年患者可无发热,结核菌素试验亦常阴性,应予注意。T-SPOT.TB 检测胸腔积液是较准确的辅助诊断结核性胸膜炎的方法,与 ADA 联合检测可显著提高诊断的特异度。

类肺炎性胸腔积液(parapneumonic effusions)系指肺炎、肺脓肿和支气管扩张感染引起的胸腔积液,如积液呈脓性则称脓胸。患者多有发热、咳嗽、咳痰、胸痛等症状,血白细胞升高,中性粒细胞增加和核左移。X 线先有肺实质的浸润影,或肺脓肿和支气管扩张的表现,然后出现胸腔积液,积液量一般不多。胸腔积液呈草黄色甚或脓性,白细胞明显升高,以中性粒细胞为主,葡萄糖和 pH 降低,诊断不难。脓胸是胸腔内致病菌感染造成积脓,多与未能有效控制肺部感染,致病菌直接侵袭穿破入胸腔有关。常见细菌为金黄色葡萄球菌、肺炎链球菌、化脓性链球菌以及大肠埃希菌、肺炎克雷伯杆菌和假单胞菌等,且多合并厌氧菌感染,少数可由结核分枝杆菌或真菌、放线菌、奴卡菌等所致。急性脓胸常表现为高热、胸痛等;慢性脓胸有胸膜增厚、胸廓塌陷、慢性消耗和杵状指(趾)等。胸腔积液呈脓性、黏稠;涂片革兰染色找到细菌或脓液细菌培养阳性。

恶性肿瘤侵犯胸膜引起恶性胸腔积液,常由肺癌、乳腺癌和淋巴瘤等直接侵犯或转移至胸膜所致,其他部位肿瘤包括胃肠道和泌尿生殖系统。也可由原发于胸膜的恶性间皮瘤引起。以 45 岁以上中老年人多见,有胸部钝痛、咳血丝痰和消瘦等症状,胸腔积液多呈血性、量大、增长迅速,CEA 或其他肿瘤标志物升高,LDH 多大于 500U/L,胸腔积液脱落细胞检查、胸膜活检、胸部影像学、支气管镜及胸腔镜等检查,有助于进一步诊断和鉴别。疑为其他器官肿瘤需进行相应检查。特别强调,并非所有罹患恶性肿瘤的患者出现的胸腔积液均是恶性,有可能为肿瘤旁胸腔积液,其积液中不存在恶性细胞,胸膜也无转移瘤。早期的研究表明,出现胸腔积液的肺癌患者中仍有 5% 的患者有手术机会。因此,在诊断和鉴别诊断恶性肿瘤并发胸腔积液时,尤其应该特别慎重对待胸腔积液中细胞学检查结果为阴性的患者,只要无胸膜转移及其他部位转移的证据,结合其他条件,有手术条件时应施行手术。

【治疗】 胸腔积液为胸部或全身疾病的一部分,病因治疗尤为重要。漏出液常在纠正病因后可吸收,其治疗参阅有关章节。

1. 结核性胸膜炎

(1) 一般治疗:包括休息、营养支持和对症治疗。

(2) 抽液治疗:由于结核性胸膜炎胸腔积液蛋白含量高,容易引起胸膜粘连,原则上应尽快抽尽胸腔内积液或肋间插细管引流。可解除肺及心、血管受压,改善呼吸,使肺功能免受损伤。抽液后可减轻毒性症状,体温下降,有助于使被压迫的肺复张。大量胸腔积液者每周抽液 2~3 次,直至胸腔积液完全消失。首次抽液不要超过 700ml,以后每次抽液量不应超过 1000ml,过快、过多抽液可使胸腔压力骤降,发生复张后肺水肿或循环衰竭。表现为剧咳、气促、咳大量泡沫状痰,双肺满布湿性啰音,PaO_2下降,X 线显示肺水肿征。治疗应立即吸氧,酌情应用糖皮质激素及利尿剂,控制液体入量,严密监测病情与酸碱平衡,有时需气管插管机械通气。若抽液时发生头晕、冷汗、心悸、面色苍白、脉细等表现应考虑“胸膜反应”,应立即停止抽液,使患者平卧,必要时皮下注射 0. 1% 肾上腺素 0. 5ml,密切观察病情,注意血压变化,防止休克。一般情况下,抽胸腔积液后,没必要胸腔内注入抗结核药物,但可注入链激酶等防止胸膜粘连。

(3) 抗结核治疗:见本篇肺结核。

(4) 糖皮质激素:疗效不肯定。如全身毒性症状严重、大量胸腔积液者,在抗结核治疗的同时,可尝试加用泼尼松 30mg/d,分 3 次口服。待体温正常、全身毒性症状减轻、胸腔积液量明显减少时,即应逐渐减量以至停用。停药速度不宜过快,否则易出现反跳现象,一般疗程约 4~6 周。注意不良反应或结核播散,应慎重掌握适应证。

2. 类肺炎性胸腔积液和脓胸 类肺炎性胸腔积液一般积液量少,经有效的抗生素治疗后可吸收,积液多者应胸腔穿刺抽液,胸腔积液 pH<7.2 应肋间插管引流。

脓胸治疗原则是控制感染、引流胸腔积液及促使肺复张,恢复肺功能。抗生素要足量,体温恢复正常后再持续用药2周以上,防止脓胸复发,急性期可联合抗厌氧菌的药物,全身及胸腔内给药。引流是脓胸最基本的治疗方法,反复抽脓或肋间插管闭式引流。可用2%碳酸氢钠或生理盐水反复冲洗胸腔,然后注入适量链激酶,使脓液变稀便于引流。对有支气管胸膜瘘者不宜冲洗胸腔,以免引起细菌播散。慢性脓胸应改进原有的脓腔引流,也可考虑外科胸膜剥脱术等治疗。此外,一般支持治疗亦相当重要,应给予高能量、高蛋白及富含维生素的食物,纠正水电解质紊乱及维持酸碱平衡。

3. 恶性胸腔积液　包括原发病和胸腔积液的治疗。例如,部分小细胞肺癌所致胸腔积液全身化疗有一定疗效,纵隔淋巴结有转移者可行局部放射治疗。胸腔积液多为晚期恶性肿瘤常见并发症,其胸腔积液生长迅速,常因大量积液的压迫引起严重呼吸困难,甚至导致死亡。常需反复胸腔穿刺抽液,但反复抽液可使蛋白丢失太多,且1个月后复发率较高,因此不推荐用于预期寿命超过1个月的患者。可选择化学性胸膜固定术,在抽吸胸腔积液或胸腔插管引流后,胸腔内注入博来霉素、顺铂、丝裂霉素等抗肿瘤药物,或胸膜粘连剂,如滑石粉等,可减缓胸腔积液的产生。也可胸腔内注入生物免疫调节剂,如短小棒状杆菌疫苗、白介素-2、干扰素、淋巴因子激活的杀伤细胞、肿瘤浸润性淋巴细胞等,可抑制恶性肿瘤细胞、增强淋巴细胞局部浸润及活性,并使胸膜粘连。此外,可胸腔内插管持续引流,目前多选用细管引流,具有创伤小、易固定、效果好、可随时胸腔内注入药物等优点。大量恶性胸腔积液的引流应逐步增加,首次引流不应超过1L。随后每隔2h可引流1L,引流过程中患者一旦出现胸部不适、持续性咳嗽或血管迷走神经性症状应停止引流。如果肺脏无明显萎缩,肋间置管引流后应行胸膜固定术防止恶性胸腔积液复发。对插管引流后胸腔积液持续或肺不能复张者,可行胸-腹腔分流术或胸膜切除术。虽经上述多种治疗,恶性胸腔积液的预后不良。

第二节　气　　胸

胸膜腔是不含气体的密闭的潜在性腔隙。当气体进入胸膜腔造成积气状态时,称为气胸(pneumothorax)。气胸可分成自发性、外伤性和医源性三类。自发性气胸又可分成原发性和继发性,前者发生在无基础肺疾病的健康人,后者常发生在有基础肺疾病的患者。外伤性气胸系胸壁的直接或间接损伤引起,医源性气胸由诊断和治疗操作所致。气胸是常见的内科急症,男性多于女性,原发性气胸的发病率男性为(18~28)/10万人口,女性为(1.2~6)/10万人口。发生气胸后,胸膜腔内负压可变成正压,致使静脉回心血流受阻,产生程度不同的心、肺功能障碍。本节主要叙述自发性气胸。

【病因和发病机制】　正常情况下胸膜腔内没有气体,这是因为毛细血管血中各种气体分压的总和仅为706mmHg,比大气压低54mmHg。呼吸周期胸腔内压均为负压,系胸廓向外扩张,肺向内弹性回缩对抗产生的。胸腔内出现气体仅在三种情况下发生:①肺泡与胸腔之间产生破口,气体将从肺泡进入胸腔直到压力差消失或破口闭合;②胸壁创伤产生与胸腔的交通;③胸腔内有产气的微生物。临床上主要见于前两种情况。气胸时失去了负压对肺的牵引作用,甚至因正压对肺产生压迫,使肺失去膨胀能力,表现为肺容积缩小、肺活量减低、最大通气量降低的限制性通气功能障碍。由于肺容积缩小,初期血流量并不减少,产生通气/血流比率减少，导致动静脉分流，出现低氧血症。大量气胸时，由于吸引静脉血回心的负压消失，甚至胸膜腔内正压对血管和心脏的压迫，使心脏充盈减少，心排血量降低，引起心率增快、血压降低，甚至休克。张力性气胸可引起纵隔移位，循环障碍，甚或窒息死亡。

原发性自发性气胸（primary spontaneous pneumothorax，PSP）多见于瘦高体型的男性青壮年，常规X线检查肺部无显著病变，但可有胸膜下肺大疱（pleural bleb），多在肺尖部，此种胸膜下肺大疱的原因尚不清楚，与吸烟、身高和小气道炎症可能有关，也可能与非特异性炎症瘢痕或弹性纤维先天性发育不良有关。

继发性自发性气胸（secondary spontaneous pneumothorax，SSP）多见于有基础肺部病变者，由于病变引起细支气管不完全阻塞，形成肺大疱（emphysematous bulla）破裂。如肺结核、慢阻肺、肺癌、肺脓肿、肺尘埃沉着症及肺淋巴管平滑肌瘤病等。月经性气胸仅在月经来潮前后24~72h内发生，病理机制尚不清楚，可能是胸膜上有异位子宫内膜破裂所致。妊娠期气胸可因每次妊娠而发生，可能跟激素变化和胸廓顺应性改变有关。

脏层胸膜破裂或胸膜粘连带撕裂，如其中的血管破裂可形成自发性血气胸。航空、潜水作业而无适当防护措施时，从高压环境突然进入低压环境，以及机械通气压力过高时，均可发生气胸。抬举重物用力过猛、剧咳、屏气，甚至大笑等，可能是促使气胸发生的诱因。

【临床类型】 根据脏层胸膜破裂情况不同及其发生后对胸腔内压力的影响，自发性气胸通常分为以下三种类型。

1. 闭合性（单纯性）**气胸**　胸膜破裂口较小，随肺萎缩而闭合，空气不再继续进入胸膜腔。胸膜腔内压接近或略超过大气压，测定时可为正压亦可为负压，视气体量多少而定。抽气后压力下降而不复升，表明其破裂口已不再漏气。

2. 交通性（开放性）**气胸**　破裂口较大或因两层胸膜间有粘连或牵拉，使破口持续开放，吸气与呼气时空气自由进出胸膜腔。胸膜腔内压在0cmH_2O上下波动，抽气后可呈负压，但观察数分钟，压力又复升至抽气前水平。

3. 张力性（高压性）**气胸**　破裂口呈单向活瓣或活塞作用，吸气时胸廓扩大，胸膜腔内压变小，空气进入胸膜腔；呼气时胸膜腔内压升高，压迫活瓣使之关闭，致使胸膜腔内空气越积越多，内压持续升高，使肺脏受压，纵隔向健侧移位，影响心脏血液回流。此型气胸胸膜腔内压测定常超过10cmH_2O，甚至高达20cmH_2O，抽气后胸膜腔内压可下降，但又迅速复升，对机体呼吸循环功能的影响最大，必须紧急抢救处理。

【临床表现】 症状轻重与有无肺的基础疾病及功能状态、气胸发生的速度、胸膜腔内积气量及其压力大小三个因素有关。若原已存在严重肺功能减退，即使气胸量小，也可有明显的呼吸困难，即症状与气胸量不成比例；年轻人即使肺压缩80%以上，有的症状亦可以很轻。因此，SSP比PSP患者症状更为明显或程度更重。

1. 症状　起病前有的患者可能有持重物、屏气、剧烈体力活动等诱因，但大多数患者在正常活动或安静休息时发生，偶有在睡眠中发病者。大多数起病急骤，患者突感一侧胸痛，针刺样或刀割样，持续时间短暂，继之胸闷和呼吸困难，可伴有刺激性咳嗽，系气体刺激胸膜所致。少数患者可发生双侧气胸，以呼吸困难为突出表现。积气量大或原已有较严重的慢性肺疾病者，呼吸困难明显，患者不能平卧。如果侧卧，则被迫气胸侧向上卧位，以减轻呼吸困难。

张力性气胸时胸膜腔内压骤然升高，肺被压缩，纵隔移位，迅速出现严重呼吸循环障碍；患者表情紧张、胸闷、挣扎坐起、烦躁不安、发绀、冷汗、脉速、虚脱、心律失常，甚至发生意识不清、呼吸衰竭。

2. 体征　取决于积气量的多少和是否伴有胸腔积液。少量气胸体征不明显，尤其在肺气肿患者更难确定，听诊呼吸音减弱具有重要意义。大量气胸时，气管向健侧移位，患侧胸部隆起，呼吸运动与触觉语颤减弱，叩诊过清音或鼓音，心或肝浊音界缩小或消失，听诊呼吸音减弱或消失。左侧少量气胸或纵隔气肿时，有时可在左心缘处听到与心跳一致的气泡破裂音，称 Hamman 征。液气胸时，胸内有振水声。血气胸如失血量过多，可使血压下降，甚至发生失血性休克。

为了便于临床观察和处理，根据临床表现把自发性气胸分成稳定型和不稳定型，符合下列所有表现者为稳定型，否则为不稳定型：呼吸频率<24 次/分；心率 60～120 次/分；血压正常；呼吸室内空气时 SaO_2>90%；两次呼吸间隔说话成句。

【影像学检查】　立位后前位 X 线胸片检查是诊断气胸的重要方法，可显示肺受压程度，肺内病变情况以及有无胸膜粘连、胸腔积液及纵隔移位等。必要时可摄侧位胸片。气胸的典型表现为外凸弧形的细线条形阴影，称为气胸线，线外透亮度增高，无肺纹理，线内为压缩的肺组织。大量气胸时，肺脏向肺门回缩，呈圆球形阴影。大量气胸或张力性气胸常显示纵隔及心脏移向健侧。合并纵隔气肿在纵隔旁和心缘旁可见透光带。

肺结核或肺部慢性炎症使胸膜多处粘连，气胸时多呈局限性包裹，有时气胸互相通连。气胸若延及下部胸腔，肋膈角变锐利。合并胸腔积液时，显示气液平面。局限性气胸在后前位胸片易遗漏，侧位胸片可协助诊断。

CT 表现为胸膜腔内出现极低密度的气体影，伴有肺组织不同程度的萎缩改变。CT 对于小量气胸、局限性气胸以及肺大疱与气胸的鉴别比 X 线胸片更敏感和准确。对气胸量大小的评价也更为准确。

气胸容量的大小可依据 X 线胸片判断。由于气胸容量近似于肺直径立方和单侧胸腔直径立方的比率[（单侧胸腔直径^3-肺直径^3）/单侧胸腔直径^3]，在肺门水平侧胸壁至肺边缘的距离为 1cm 时，占单侧胸腔容量的 25%，2cm 时约 50%。故从侧胸壁与肺边缘的距离≥2cm 为大量气胸，<2cm 为小量气胸。如从肺尖气胸线至胸腔顶部估计气胸大小，距离≥3cm 为大量气胸，<3cm 为小量气胸（图 2-11-4）。由于目前大多数医院已使用影像归档与通信系统（picture-archiving communication systems，PACS），故在测量气胸量时可使用其辅助功能，对测定气胸量的大小可能更准确。

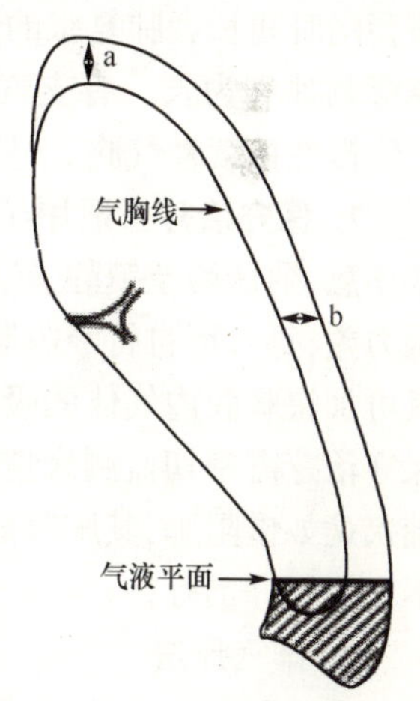

图 2-11-4　气胸容量测定法

【诊断和鉴别诊断】　根据临床症状、体征及影像学表现，气胸的诊断通常并不困难。X 线或 CT 显示气胸线是确诊依据，若病情十分危重无法搬动做 X 线检查时，应当机立断在患侧胸腔体征最明显处试验穿刺，如抽出气体，可证实气胸的诊断。

自发性气胸尤其是老年人和原有心、肺慢性疾病者，临床表现酷似其他心、肺急症，必须认真鉴别。

1. 哮喘与慢性阻塞性肺疾病　两者均有不同程度的气促及呼吸困难，体征亦与自发性气胸相似，但哮喘患者常有反复阵发性喘息发作史，慢阻肺患者的呼吸困难多呈长期缓慢进行性加重。当哮喘及慢阻肺患者突发严重呼吸困难、冷汗、烦躁，支气管舒张剂、抗感染药物等治疗效果不好，且症状加剧，应考虑并发气胸的可能，X 线或 CT 检查有助于鉴别。

2. AMI 有突然胸痛、胸闷，甚至呼吸困难、休克等临床表现，但常有高血压、动脉粥样硬化、冠状动脉粥样硬化性心脏病史。体征、心电图、X 线检查、血清酶学检查有助于诊断。

3. 肺血栓栓塞症 大面积肺栓塞也可突发起病，呼吸困难、胸痛、烦躁不安、惊恐甚或濒死感，临床上酷似自发性气胸。但患者可有咯血、低热和晕厥，并常有下肢或盆腔血栓性静脉炎、骨折、手术后、脑卒中、心房颤动等病史，或发生于长期卧床的老年患者。体检、胸部 X 线、CT 检查可鉴别。

4. 肺大疱 位于肺周边的肺大疱，尤其是巨型肺大疱易被误认为气胸。肺大疱通常起病缓慢，呼吸困难并不严重，而气胸症状多突然发生。影像学上，肺大疱气腔呈圆形或卵圆形，疱内有细小的条纹理，为肺小叶或血管的残遗物。肺大疱向周围膨胀，将肺压向肺尖区、肋膈角及心膈角。而气胸则呈胸外侧的透光带，其中无肺纹理可见。从不同角度行胸部透视，可见肺大疱为圆形透光区，在大疱的边缘看不到发丝状气胸线。肺大疱内压力与大气压相仿，抽气后，大疱容积无明显改变。如误对肺大疱抽气测压，甚易引起气胸，须认真鉴别。

5. 其他 消化性溃疡穿孔、胸膜炎、肺癌、膈疝等，偶可有急起的胸痛、上腹痛及气促等，亦应注意与自发性气胸鉴别。

【治疗】 目的是促进患侧肺复张、消除病因及减少复发。具体措施有保守治疗、胸腔减压、经胸腔镜手术或开胸手术等。应根据气胸的类型与病因、发生频次、肺压缩程度、病情状态及有无并发症等适当选择。部分轻症者可经保守治疗治愈，但多数需作胸腔减压帮助患肺复张，少数患者(10%～20%)需手术治疗。

影响肺复张的因素包括患者年龄、基础肺疾病、气胸类型、肺萎陷时间长短以及治疗措施等。老年人肺复张的时间通常较长；如交通性气胸较闭合性气胸需时长；有基础肺疾病、肺萎陷时间长者肺复张的时间亦长；单纯卧床休息肺复张的时间显然较胸腔闭式引流或胸腔穿刺抽气为长。有支气管胸膜瘘、脏层胸膜增厚、支气管阻塞者，均可妨碍肺复张，并易导致慢性持续性气胸。

1. 保守治疗 适用于稳定型小量气胸，首次发生的症状较轻的闭合性气胸。应严格卧床休息，酌情给予镇静、镇痛等药物。由于胸腔内气体分压和肺毛细血管内气体分压存在压力差，每日可自行吸收胸腔内气体容积(胸片的气胸面积)的 1.25%～2.20%。高浓度吸氧可加快胸腔内气体的吸收，经鼻导管或面罩吸入 10L/min 的氧，可达到比较满意的疗效。保守治疗需密切监测病情改变，尤其在气胸发生后 24～48h 内。如患者年龄偏大，并有肺基础疾病如慢阻肺，其胸膜破裂口愈合慢，呼吸困难等症状严重，即使气胸量较小，原则上亦不主张保守治疗。

2. 排气疗法

(1) 胸腔穿刺抽气：适用于小量气胸(20%以下)，呼吸困难较轻，心肺功能尚好的闭合性气胸患者。抽气可加速肺复张，迅速缓解症状。通常选择患侧胸部锁骨中线第 2 肋间为穿刺点，局限性气胸则要选择相应的穿刺部位。皮肤消毒后用气胸针或细导管直接穿刺入胸腔，连接 50ml 或 100ml 注射器或气胸机抽气并测压，直到患者呼吸困难缓解为止。一次抽气量不宜超过 1000ml，每日或隔日抽气 1 次。张力性气胸病情危急，应迅速解除胸腔内正压以避免发生严重并发症，如无条件紧急插管引流，紧急时亦需立即胸腔穿刺排气；无抽气设备时，为了抢救患者生命，可用粗针头迅速刺入胸膜腔以达到暂时减压的目的。亦可用粗注射针头，在其尾部扎上橡皮指套，指套末端剪一小裂缝，插入胸腔临时排气，此时高压气体从小裂缝排出，待胸腔内压减至负压时，套囊即行塌陷，小裂缝关闭，外界空气即不能进入胸膜腔。

（2）胸腔闭式引流：适用于不稳定型气胸，呼吸困难明显、肺压缩程度较重，如交通性或张力性气胸，反复发生气胸的患者。无论其气胸容量多少，均应尽早行胸腔闭式引流。对经胸腔穿刺抽气效果不佳者也应插管引流。插管部位一般多取锁骨中线外侧第2肋间，或腋前线第4~5肋间，如为局限性气胸或需引流胸腔积液，则应根据X线胸片选择适当部位插管。在选定部位局麻下沿肋骨上缘平行做1.5~2cm皮肤切口，用套管针穿刺进入胸膜腔，拔去针芯，通过套管将灭菌胶管插入胸腔。或经钝性分离肋间组织达胸膜，再穿破胸膜将导管直接送入胸膜腔。目前多用带有针芯的硅胶管经切口直接插入胸腔，使用方便。16~22F导管适用于大多数患者，如有支气管胸膜瘘或机械通气的患者，应选择24~28F的大导管。导管固定后，另一端可连接Heimlich单向活瓣，或置于水封瓶的水面下1~2cm（图2-11-5），使胸膜腔内压力保持在$-1\sim-2cmH_2O$以下，插管成功则导管持续逸出气泡，呼吸困难迅速缓解，压缩的肺可在几小时至数日内复张。对肺压缩严重，时间较长的患者，插管后应夹住引流管分次引流，避免胸腔内压力骤降产生肺复张后肺水肿。如未见气泡溢出1~2日，患者气急症状消失，胸片见肺已全部复张时，可以拔除导管。有时虽未见气泡冒出水面，但患者症状缓解不明显，应考虑为导管不通畅，或部分滑出胸膜腔，需及时更换导管或做其他处理。

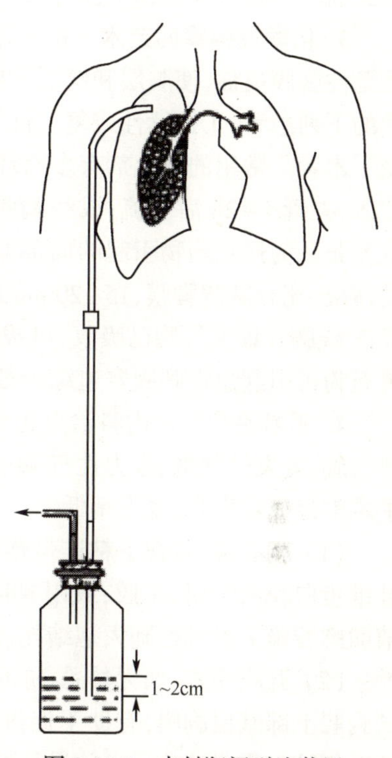

图2-11-5　水封瓶闭引流装置

PSP经导管引流后，即可使肺完全复张；SSP常因气胸分隔，单根导管引流效果不佳，有时需在患侧胸腔插入多根导管。两侧同时发生气胸者，可在双侧胸腔做插管引流。若经水封瓶引流后胸膜破口仍未愈合，表现水封瓶中持续气泡逸出，可加用负压吸引装置（图2-11-6）。可用低负压可调节吸引机，如吸引机形成的负压过大，可用调压瓶调节，一般负压为$-10\sim-20cmH_2O$，如果负压超过设置值，则空气由压力调节管进入调压瓶，因此胸腔所承受的吸引负压不会超过设置值，可避免过大的负压吸引对肺的损伤。

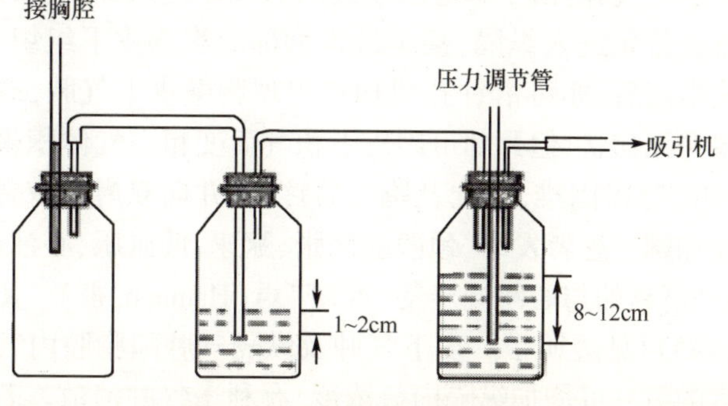

图2-11-6　负压吸引水瓶装置

闭式负压吸引宜连续,如经 12h 后肺仍未复张,应查找原因。如无气泡冒出,表示肺已复张,停止负压吸引,观察 2~3 日,经胸片证实气胸未再复发后,即可拔除引流管。

水封瓶应放在低于患者胸部的地方(如患者床下),以免瓶内的水反流进入胸腔。应用各式插管引流排气过程中,应注意严格消毒,防止发生感染。

3. 化学性胸膜固定术 由于气胸复发率高,为了预防复发,可胸腔内注入硬化剂,产生无菌性胸膜炎症,使脏层和壁层胸膜粘连从而消灭胸膜腔间隙。适应于不宜手术或拒绝手术的下列患者:①持续性或复发性气胸;②双侧气胸;③合并肺大疱;④肺功能不全,不能耐受手术者。常用的硬化剂有多西环素、滑石粉等,用生理盐水 60~100ml 稀释后经胸腔导管注入,夹管 1~2h 后引流;或经胸腔镜直视下喷洒粉剂。胸腔注入硬化剂前,尽可能使肺完全复张。为避免药物引起的局部剧痛,先注入适量利多卡因(标准剂量 200mg),让患者转动体位,充分麻醉胸膜,15~20min 后注入硬化剂。若一次无效,可重复注药。观察 1~3 日,经 X 线胸片证实气胸已吸收,可拔除引流管。此法成功率高,主要不良反应为胸痛、发热,滑石粉可引起急性呼吸窘迫综合征,应用时应予以注意。

4. 手术治疗 经内科治疗无效的气胸为手术适应证,主要适应于长期气胸、血气胸、双侧气胸、复发性气胸、张力性气胸引流失败者、胸膜增厚致肺膨胀不全或多发性肺大疱者。手术治疗成功率高,复发率低。

(1) 胸腔镜:直视下粘连带烙断术可促使受牵拉的破口关闭;对肺大疱或破裂口喷涂纤维蛋白胶或医用 ZT 胶;或用 Nd-YAG 激光或二氧化碳激光烧灼<20mm 的肺大疱。电视辅助胸腔镜手术可行肺大疱结扎、肺段或肺叶切除,具有微创、安全、不易复发等优点。

(2) 开胸手术:如无禁忌,亦可考虑开胸修补破口,肺大疱结扎,手术过程中用纱布擦拭胸腔上部壁层胸膜,有助于促进术后胸膜粘连。若肺内原有明显病变,可考虑将肺叶或肺段切除。手术治疗远期效果最好,复发率最低。

5. 并发症及其处理

(1) 脓气胸:由金黄色葡萄球菌、肺炎克雷伯杆菌、铜绿假单胞菌、结核分枝杆菌以及多种厌氧菌引起的坏死性肺炎、肺脓肿以及干酪样肺炎可并发脓气胸,也可因胸穿或肋间插管引流医源性感染所致。病情多危重,常有支气管胸膜瘘形成。脓液中可查到病原菌。除积极使用抗生素外,应插管引流,胸腔内生理盐水冲洗,必要时应根据具体情况考虑手术。

(2) 血气胸:气胸伴有胸膜腔内出血常与胸膜粘连带内血管断裂有关,肺完全复张后,出血多能自行停止,若出血不止,除抽气排液及适当输血外,应考虑开胸结扎出血的血管。

(3) 纵隔气肿与皮下气肿:由于肺泡破裂逸出的气体进入肺间质,形成间质性肺气肿。肺间质内的气体沿着血管鞘进入纵隔,甚至进入胸部或腹部皮下组织,导致皮下气肿。张力性气胸抽气或闭式引流后,亦可沿针孔或切口出现胸壁皮下气肿,或全身皮下气肿及纵隔气肿。大多数患者并无症状,但颈部可因皮下积气而变粗。气体积聚在纵隔间隙可压迫纵隔大血管,出现干咳、呼吸困难、呕吐及胸骨后疼痛,并向双肩或双臂放射。疼痛可因呼吸运动及吞咽动作而加剧。患者发绀、颈静脉怒张、脉速、低血压、心浊音界缩小或消失、心音遥远、心尖部可听到清晰的与心跳同步的"咔嗒"声(Hamman 征)。X 线检查于纵隔旁或心缘旁(主要为左心缘)可见透明带。皮下气肿及纵隔气肿随胸腔内气体排出减压而自行吸收。吸入较高浓度的氧气可增加纵隔内氧浓度,有利于气肿消散。若纵隔气肿张力过高影响呼吸及循环,可做胸骨上窝切开排气。

【预防】 气胸患者禁止乘坐飞机,因为在高空上可加重病情,引致严重后果;如肺完全复张后1周可乘坐飞机。英国胸科学会(BTS)则建议,如气胸患者未接受外科手术治疗,气胸发生后1年内不要乘坐飞机,因为有复发的危险。

(孙　建)

第十二章　睡眠呼吸暂停低通气综合征

学习目标

1. 掌握 SAHS 的临床表现。
2. 熟悉 SAHS 的诊断及鉴别诊断。
3. 了解 SAHS 的治疗。

人的一生大约有 1/3 的时间是在睡眠中度过的。睡眠中，机体处于低代谢状态，使机体和精力得以恢复，然而，有些疾病却在睡眠中发生，睡眠呼吸暂停低通气综合征(sleep apnea hypopnea syndrome，SAHS)就是其一，它是多种原因导致睡眠状态下反复出现低通气和(或)呼吸中断，引起间歇性低氧血症伴高碳酸血症以及睡眠结构紊乱，进而使机体发生一系列病理改变的综合征。主要临床表现为睡眠打鼾伴呼吸暂停及日间嗜睡、疲乏等。随病情发展可导致高血压、冠心病、心律失常、脑血管意外、糖与脂类代谢紊乱及肺动脉高压等一系列并发症。

【定义和分型】 睡眠呼吸暂停(sleep apnea)是指睡眠过程中口鼻呼吸气流停止 10s 或以上。其类型可分为：①中枢型睡眠呼吸暂停(CSA)：无上气道阻塞，呼吸气流及胸腹部的呼吸运动均消失；②阻塞型睡眠呼吸暂停(OSA)：上气道完全阻塞，呼吸气流消失但胸腹呼吸运动仍存在，常呈现矛盾运动；③混合型睡眠呼吸暂停(MSA)：同时兼有两者的特点，两种呼吸暂停发生在同一患者。相应的综合征称为中枢型睡眠呼吸暂停综合征(central sleep apnea hypopnea syndrome，CSAS)、阻塞型睡眠呼吸暂停综合征(obstructive sleep apnea hypopnea syndrome，OSAS)和混合型睡眠呼吸暂停综合征(MSAS)，临床上以 OSAS 最为常见。

低通气(hypopnea)是指睡眠过程中口鼻气流较基础水平降低≥30%伴动脉血氧饱和度(SaO_2)减低≥4%；或口鼻气流较基础水平降低≥50%伴 SaO_2 减低≥3%或微觉醒。由于低通气的临床后果及诊治与睡眠呼吸暂停相同，常合称为 SAHS。

SAHS 是指每夜 7h 睡眠过程中呼吸暂停和(或)低通气反复发作 30 次以上或睡眠呼吸暂停低通气发作≥5 次/小时并伴有白天嗜睡等临床症状。每小时呼吸暂停低通气的次数称为睡眠呼吸暂停低通气指数(apnea hypopnea index，AHI)，结合临床症状和并发症的发生情况，可以用于评估病情的严重程度。

睡眠呼吸暂停和低通气的分型见图 2-12-1。

【流行病学】 在欧美等发达国家，SAHS 的成人患病率为 2%～4%，国内多家医院的流行病学调查显示有症状的 SAHS 的患病率为 3.5%～4.8%。男女患者的比率大为(2～4)∶1，进入更年期后女性的患病率明显升高。老年人睡眠时呼吸暂停的发生率增加，但 65 岁以上的重症患者减少。

【病因和发病机制】

1. 中枢型睡眠呼吸暂停综合征(CSAHS)　CSAHS 一般不超过呼吸暂停患者的 10%，原发性更为少见，继发性 CSAHS 的常见病因包括各种中枢神经系统疾病、脑外伤、充血性心力衰竭、麻醉和药物中毒等。中枢神经系统病变主要有血管栓塞或变性疾病引起的脑干病

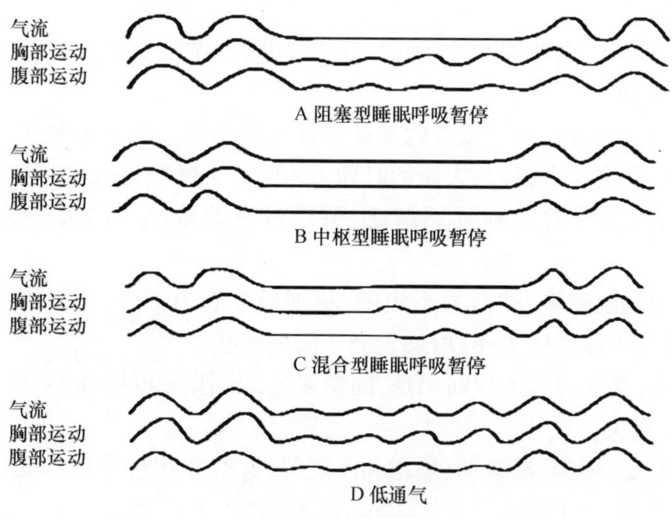

图 2-12-1　睡眠呼吸暂停和低通气的分型

A. 阻塞型睡眠呼吸暂停：呼吸气流消失但胸腹呼吸运动仍存在；B. 中枢型睡眠呼吸暂停：呼吸气流及胸腹部呼吸运动均消失；C. 混合型睡眠呼吸暂停：呼吸暂停过程中先出现的 CSA，接着为 OSA；D. 低通气：呼吸气流幅度降低但未完全消失

变、脊髓病变、脊髓灰质炎、脑炎、枕骨大孔发育畸形和家族性自主神经功能异常等。一半以上的慢性充血性心力衰竭患者出现称为 Cheyne-Stokes 模式的中枢型睡眠呼吸暂停。中枢型睡眠呼吸暂停的发生主要与呼吸中枢呼吸调控功能的不稳定性增强有关。

2. 阻塞型睡眠呼吸暂停低通气综合征（OSAHS）　OSAHS 是最常见的睡眠呼吸疾病。其发病有家庭聚集性和遗传倾向，多数患者肥胖或超重，存在上呼吸包括鼻、咽部位的解剖狭窄，如变应性鼻炎、鼻息肉、扁桃体腺样体肥大、软腭下垂松弛、悬雍垂过长过粗、舌体肥大、舌根后坠、下颌后缩、颞颌关节功能障碍和小颌畸形等。部分内分泌疾病如甲状腺功能减退、肢端肥大症常合并 OSAHS。OSAHS 的发生与上气道解剖学狭窄直接相关，呼吸中枢反应性降低及与神经、体液、内分泌等因素亦与发病相关。

【临床表现】　临床上最常见的 SAHS 是 OSAHS，其临床特点主要包括睡眠时打鼾、他人目击的呼吸暂停和日间嗜睡。患者多伴发不同器官的损害，生活质量受到严重影响。

1. 夜间临床表现

（1）打鼾：几乎所有的 OSAHS 患者均有打鼾。典型者表现为鼾声响亮且不规律，伴间歇性呼吸停顿，往往是鼾声–喘气–鼾声交替出现。夜间或晨起口干是自我发现夜间打鼾的可靠征象。

（2）呼吸暂停：是主要症状，多为同室或同床睡眠者发现患者有呼吸间歇停顿现象。一般气流中断的时间为数十秒，个别长达 2min 以上，多伴随大喘气、憋醒或响亮的鼾声而终止。患者多有胸腹呼吸的矛盾运动，严重者可出现发绀、昏迷。

（3）憋醒：多数患者只出现脑电图觉醒波，少数会突然憋醒而起坐，感觉心慌、胸闷、心前区不适，深快呼吸后胸闷可迅速缓解，有时伴胸痛，症状与不稳定型心绞痛（unstable angina，UA）极其相似。有食管反流者可伴剧烈呛咳。

（4）多动不安：患者夜间睡眠多动与不宁，频繁翻身，肢体舞动甚至因窒息而挣扎。

（5）夜尿增多：部分患者诉夜间小便次数增多，少数患者出现遗尿。以老年人和重症者表现最为突出。

(6) 睡眠行为异常:表现为磨牙、惊恐、呓语、幻听和做噩梦等。

2. 白天临床表现

(1) 嗜睡:是主要症状,也是患者就诊最为常见的主诉。轻者表现为开会时或看电视、报纸时困倦、瞌睡,重症在吃饭、与人谈话时即可入睡。入睡快是较敏感的征象。

(2) 疲倦乏力:患者常感睡觉不解乏,醒后没有清醒感。白天疲倦乏力,工作效率下降。

(3) 认知行为功能障碍:注意力不集中,精细操作能力下降,记忆力、判断力和反应能力下降,症状严重时不能胜任工作,可加重老年痴呆症状。

(4) 头晕头痛:常在清晨或夜间出现,隐痛多见,不剧烈,可持续1~2h。与血压升高、高CO_2致脑血管扩张有关。

(5) 个性化改变:烦躁、易激动、焦虑和多疑等,家庭和社会生活均受影响,可表现抑郁症状。

(6) 性功能减退:约有10%的男性患者可出现性欲减退甚至阳痿。

3. 并发症及全身靶器官损害的表现　OSAHS患者由于反复发作的夜间间歇性缺氧和睡眠结构破坏,可引起一系列靶器官功能受损,包括高血压、冠心病、心律失常、肺动脉高压和肺源性心脏病、缺血性或出血性脑卒中、代谢综合征、心理异常和情绪障碍等症状和体征。此外,OSAHS也可引起左心衰竭、哮喘夜间反复发作,儿童患有OSAHS可导致发育迟缓、智力低下。

4. 体征　多数患者肥胖或超重,可见颈粗短、下颌短小、下颌后缩,鼻甲肥大和鼻息肉、鼻中隔偏曲,口咽部阻塞、软腭垂肥大下垂、扁桃体和腺样体肥大、舌体肥大等。

【实验室和其他检查】

1. 血常规及动脉血气分析　病程长、低氧血症严重者,血红细胞计数和血红蛋白可有不同程度的增加。当病情严重或已并发肺心病、呼吸衰竭者,可有低氧血症、高碳酸血症和呼吸性酸中毒。

2. 多导睡眠图(polysomnography,PSG)　通过多导生理记录仪进行睡眠呼吸监测是确诊SAHS的主要手段,通过监测可以确定病情严重并分型,及与其他睡眠疾病相鉴别,评价各种治疗手段对OSAHS的疗效。可参照AHI及夜间最低SaO_2对SAHS病情严重程度进行分级,分级标准见表2-12-1,实践中多需要结合临床表现和并发症的发生情况综合评估。家庭或床边应用的便携式初筛仪也可作为OSAHS的初步筛查。

(1) 整夜PSG监测:是诊断OSAHS的标准手段,包括脑电图,多采用C4A1、C3A2、01A2和02A1导联,二导眼电图(EOG),下颌颏肌电图(EMG),心电图,口、鼻呼吸气流和胸腹呼吸运动,血氧饱和度,体位,鼾声,胫前肌肌电图等。正规监测一般需要整夜不少于7小时的睡眠。其适应证为:①临床上怀疑为OSAHS者;②临床上其他症状体征支持患有OSAHS,如难以解释的白天嗜睡或疲劳;③难以解释的白天低氧血症或红细胞增多症;④疑有肥胖低通气综合征;⑤高血压尤其是难治性高血压;⑥原因不明的心律失常、夜间心绞痛;⑦慢性心功能不全;⑧顽固性难治性糖尿病及胰岛素抵抗;⑨脑卒中、癫痫、老年痴呆及认知功能障碍;⑩性功能障碍;⑪晨起口干或顽固性慢性干咳;⑫监测患者夜间睡眠时低氧程度,为氧疗提供客观依据;⑬评价各种治疗手段对OSAHS的治疗效果;⑭诊断其他睡眠障碍性疾患。

（2）夜间分段 PSG 监测：在同一日晚上的前 2~4 h 进行 PSG 监测，之后进行 2~4 h 的持续气道正压（continuouspositive airway pressure，CPAP）通气压力调定。其优点在于可以减少检查和治疗费用，只推荐在以下情况采用：①中度以上 OSAHS，反复出现持续时间较长的睡眠呼吸暂停或低通气，伴有严重的低氧血症；②因睡眠后期快动眼相（rapid eye movement，REM）睡眠增多，CPAP 压力调定的时间应>3 h；③当患者处于平卧位时，CPAP 压力可完全消除 REM 及非 REM 睡眠期的所有呼吸暂停、低通气及鼾声。如果不能满足以上条件，应进行整夜 PSG 监测并另选整夜时间进行 CPAP 压力调定。

（3）午间小睡的 PSG 监测：对于白天嗜睡明显的患者可以试用，通常需要保证有 2~4 小时的睡眠时间（包括 REM 和 NREM 睡眠）才能满足诊断 OSAHS 的需要，因此存在一定的失败率和假阴性结果。

表 2-12-1　SAHS 的病情程度分级

病情分度	AHI（次/小时）	夜间最低 SaO_2（%）
轻度	5~15	85~90
中度	>15~30	80~<85
重度	>30	<80

3. 胸部 X 线检查　并发肺动脉高压、高血压、冠心病，可有心影增大，肺动脉段突出等相应表现。

4. 肺功能检查　患者可表现为限制性肺通气功能障碍，流速容量曲线的吸气部分平坦或出现凹陷。肺功能受损程度与血气改变不匹配提升有 OSAHS 的可能。

5. 心电图及超声心动图检查　有高血压、冠心病时，出现心肌肥厚、心肌缺血或心率失常等变化。动态心动图检查发现夜间心率失常提示 OSAHS 的可能。

6. 其他　头颅 X 线检查可以定量地了解颌面部异常的程度，鼻咽镜检查有助于评价上气道解剖异常的程度，对判断阻塞层面和程度及是否考虑手术治疗有帮助。

【诊断】　根据典型临床症状和体征，诊断 SAHS 并不困难，确诊并了解病情的严重程度和类型，则需进行相应的检查。

根据患者睡眠时打鼾伴呼吸暂停、白天嗜睡、上气道狭窄及其他临床症状可做出 OSAHS 临床初步诊断。PSG 监测 AHI≥5 次/小时，伴有日间嗜睡者等症状者可以确定诊断。

【鉴别诊断】

1. 单纯性鼾症　睡眠时有明显的鼾声，规律而均匀，可有日间嗜睡、疲劳。PSG 检查 AHI 小于 5，睡眠低氧血症不明显。

2. 上气道阻力综合征　上气道阻力增加，PSG 检查反复出现 α 醒觉波，夜间微醒觉>10 次/小时，睡眠连续性中断，有疲倦及白天嗜睡，可有或无明显鼾声，无呼吸暂停和低氧血症等情况。食管压力测定可反应与胸腔内压力的变化及呼吸努力相关的觉醒。试验性无创通气治疗常可缓解症状。

3. 发作性睡病　是 OSAHS 引起白天犯困的第二大病因。主要表现为白天过度嗜睡、发作性猝倒、睡眠瘫痪和睡眠幻觉，多发生在青少年。除典型猝倒症状外，主要诊断依据为多次小睡睡眠潜伏时间试验时平均睡眠潜伏期<8min 伴≥2 次的异常快速眼动睡眠。鉴别

时应注意询问家族史、发病年龄、主要症状及 PSG 监测的结果，同时应注意该病与 OSAHS 合并发生的机会也很多，临床上不可漏诊。少数有家族史。

4. 肥胖低通气综合征　过度肥胖，清醒时 CO_2潴留，$PaCO_2$>45 mmHg（1mm Hg＝0.133 kPa），多数患者合并 OSAHS。

5. 不宁腿综合征和睡眠中周期性腿动　不宁腿综合征患者日间犯困，晚间强烈需求腿动，常伴异样不适感，安静或卧位时严重，活动时缓解，夜间入睡前加重，PSG 监测有典型的周期性腿动，应和睡眠呼吸事件相关的腿动鉴别。后者经 CPAP 治疗后常可消失。通过详细向患者及同室睡眠者询问患者睡眠病史，结合查体和 PSG 监测结果可以鉴别。

【治疗】　睡眠呼吸暂停低通气症状的治疗目的是消除睡眠低氧和睡眠结构紊乱，改善临床症状，防止并发症的发生，提高患者生活质量，改善预后。

1. 一般治疗

（1）减肥：包括饮食控制、药物或手术。

（2）睡眠体位改变：侧位睡眠，抬高床头。

（3）戒烟酒，慎用镇静促进睡眠药物。

2. 病因治疗　纠正引起 OSAHS 或使之加重的基础疾病，如应用甲状腺激素治疗甲状腺功能减低等。

3. 药物治疗　因疗效不肯定，目前尚无有效的药物治疗。

4. 无创气道正压通气治疗　包括持续气道正压通气（continuous positive airway pressure，CPAP）、双水平气道正压通气（bi-level positive airway pressure，BiPAP）和智能型 CPAP（auto-CPAP）。受睡眠体位、睡眠阶段、体重和上气道结构等因素的影响，不同患者维持上气道开放所需的最低有效治疗压力不同，同一患者在一夜睡眠中的不同阶段所需压力也不断变化。因此，在进行无创通气治疗前应先行压力滴定（pressure titration），设定个体所需最适治疗压力后在家中长期治疗，并定期复诊，根据病情变化调整治疗压力。

（1）经鼻持续气道内正压通气（nasal-CPAP）：是治疗中重度 OSAHS 患者的首选方法，采用气道内持续正压送气，可减低上气道阻力，使患者的功能残气量增加，特别是通过机械压力使上气道畅通，同时通过刺激气道感受器增加上呼吸道肌张力，从而防止睡眠时上气道塌陷。可以有效地消除夜间打鼾、改善睡眠结构、改善夜间呼吸暂停和低通气、纠正夜间低氧血症，也显著改善白天嗜睡、头痛及记忆力减退等症状。

适应证：①AHI≥15 次/小时的患者；②AHI<15 次/小时，但白天嗜睡等症状明显或合并心血管疾病和糖尿病的患者；③手术治疗失败或复发者；④不能耐受其他方法治疗者。

不良反应：口鼻黏膜干燥、憋气、局部压迫、结膜炎和皮肤过敏等。选择合适的鼻罩和加用湿化装置可以减轻不适症状。多可通过加温湿化、选择合适的鼻罩而改善。

禁忌证：昏迷，有肺大疱、咯血、气胸和不稳定者。

（2）双水平气道正压（BiPAP）治疗：使用鼻（面）罩呼吸机时，在吸气和呼气相分别给予不同的送气压力，在患者自然吸气时，送气压力较高，而自然呼气时，送气压力较低。因而既保证上气道开放，又更符合呼吸生理过程，有利于 CO_2排出增加了治疗依从性。适用于 CPAP 压力需求较高的患者，不耐受 CPAP 者，OSAHS 合并 COPD（即重叠综合征）的 CO_2潴留患者。

（3）智能（auto-CPAP）呼吸机治疗：根据患者夜间气道阻塞程度及阻力的不同，呼吸机送气压力随时调整。耐受性可能优于 CPAP 治疗。

5. 口腔矫治器(oral appliance,OA)　下颌前移器是目前临床应用较多的一种,通过前移下颌位置,使舌根部及舌骨前移,上气道扩大。优点是简单、温和、费用低。适应证:①单纯性鼾症;②轻、中度 OSAHS 患者;③不能耐受其他治疗方法者。有颞颌关节炎或功能障碍者不宜采用。

6. 手术治疗　手术治疗包括耳鼻喉科手术和口腔颌面外科手术两大类,其主要目标是纠正鼻部及咽部的解剖狭窄、扩大口咽腔的面积,解除上气道阻塞或降低气道阻力。包括鼻手术(如鼻中隔矫正术、鼻息肉摘除术、鼻甲切除术等)、扁桃体手术、气管切开造瘘术、腭垂软腭咽形成术(uvulopala-topharyngoplasty,UPPP)和正颌手术(如下颌前移术、颏前移术、颏前移和舌骨肌肉切断悬吊术、双颌前移术等)。

(刘　华)

第十三章　急性呼吸窘迫综合征

学习目标

1. 掌握急性呼吸窘迫综合征的临床表现、诊断与鉴别诊断及治疗。
2. 熟悉急性呼吸窘迫综合征的实验室及影像学检查。
3. 了解急性呼吸窘迫综合征的病因和发病机制、病理生理。

急性呼吸窘迫综合征(acute respiratory distress syndrome,ARDS)是指由各种肺内或肺外致病因素所导致的急性弥漫性肺损伤和进而发展的急性呼吸衰竭。主要病理特征是炎症导致的肺微血管通透性增高,肺泡腔渗出富含蛋白质的液体,进而导致肺水肿及透明膜形成,常伴肺泡出血。主要病理生理改变是肺容积减少、肺顺应性降低和严重通气/血流比例失调。临床表现为呼吸窘迫、顽固性低氧血症和呼吸衰竭,肺部影像学表现为双肺渗出性病变。

1994 年的美欧 ARDS 共识会议(AECC)同时提出了急性肺损伤(acute lung injury,ALI)/ARDS 的概念。ALI 和 ARDS 为同一疾病过程的两个阶段,ALI 代表早期和病情相对较轻的阶段,而 ARDS 代表后期病情较严重的阶段。鉴于用不同名称区分严重程度可能给临床和研究带来困惑,2012 年发表在 JAMA 上的 ARDS 柏林定义取消了 ALI 命名,将本病统一称为 ARDS,原 ALI 基本相当于现在的轻症 ARDS。

【病因和发病机制】

1. 病因　引起 ARDS 的原因或危险因素很多,可以分为肺内因素(直接因素)和肺外因素(间接因素),但是这些直接和间接因素及其所引起的炎症反应、影像改变及病理生理反应常常相互重叠。ARDS 的常见危险因素列于表 2-13-1。

表 2-13-1　急性呼吸窘迫综合征的常见危险因素

肺炎	重度烧伤
非肺源性感染中毒症	非心源性休克
胃内容物吸入	药物过量
大面积创伤	输血相关急性肺损伤
肺挫伤	肺血管炎
胰腺炎	溺水
吸入性肺损伤	

2. 发病机制　ARDS 的发病机制尚未完全阐明。尽管有些致病因素可以对肺泡膜造成直接损伤,但是 ARDS 的本质是多种炎症细胞(巨噬细胞、中性粒细胞、血管内皮细胞、血小板)及其释放的炎症介质和细胞因子间接介导的肺脏炎症反应。ARDS 是系统性炎症反应综合征(systemic inflammatory response syndrome,SIRS)的肺部表现。SIRS 即指机体失控的自我持续放大和自我破坏的炎症瀑布反应;机体与 SIRS 同时启动的一系列内源性抗炎介质和抗炎性内分泌激素引起的抗炎反应称为代偿性抗炎症反应综合征(compensatory anti-inflammatory response syndrome,CARS)。如果 SIRS 和 CARS 在疾病发展过程中出现平衡失调,则会导致多器官功能障碍综合征(multiple organ dysfunction syndrome,MODS)。ARDS 是 MODS 发生时最早受累或最常出现的脏器功能障碍表现。

炎症细胞和炎症介质是启动早期炎症反应与维持炎症反应的两个主要因素,在 ARDS

的发生发展中起关键作用。炎症细胞产生多种炎症介质和细胞因子，最重要的是肿瘤坏死因子-α（TNF-α）和白细胞介素-1（interleukin-1，IL-1），导致大量中性粒细胞在肺内聚集、激活，并通过“呼吸暴发”释放氧自由基、蛋白酶和炎症介质，引起靶细胞损害，表现为肺毛细血管内皮细胞和肺泡上皮细胞损伤，肺微血管通透性增高和微血栓形成，大量富含蛋白质和纤维蛋白的液体渗出至肺间质和肺泡，形成非心源性肺水肿，透明膜形成，进一步导致肺间质纤维化。

【病理】 ARDS 的病理改变为弥漫性肺泡损伤（diffuse alveolar damage），主要表现为肺广泛性充血水肿和肺泡腔内透明膜形成。病理过程可分为三个阶段：渗出期、增生期和纤维化期，三个阶段常重叠存在。ARDS 肺脏大体表现为暗红色或暗紫红色的肝样变，重量明显增加，可见水肿、出血，切面有液体渗出，故有“湿肺”之称。显微镜下可见肺微血管充血、出血、微血栓形成，肺间质和肺泡腔内有富含蛋白质的水肿液及炎症细胞浸润。经过约 72h 后，由凝结的血浆蛋白、细胞碎片、纤维素及残余的肺表面活性物质混合形成透明膜，伴灶性或大面积肺泡萎陷。可见Ⅰ型肺泡上皮细胞受损坏死。经 1~3 周以后，逐渐过渡到增生期和纤维化期。可见Ⅱ型肺泡上皮细胞、成纤维细胞增生和胶原沉积。部分肺泡的透明膜经吸收消散而修复，亦可有部分形成纤维化。ARDS 患者容易合并或继发肺部感染，可形成肺小脓肿等炎症改变。

【病理生理】 由于肺毛细血管内皮细胞和肺泡上皮细胞损伤，肺泡膜通透性增加，引起肺间质和肺泡水肿；肺表面活性物质减少，导致小气道陷闭和肺泡萎陷不张。通过 CT 观察发现，ARDS 肺形态改变具有两个特点，一是肺水肿和肺不张在肺内呈“不均一”分布，即在重力依赖区（dependent regions，仰卧位时靠近背部的肺区）以肺水肿和肺不张为主，通气功能极差，而在非重力依赖区（non-dependent regions，仰卧位时靠近前胸壁的肺区）的肺泡通气功能基本正常；二是由于肺水肿和肺泡萎陷，使功能残气量和有效参与气体交换的肺泡数量减少，因而称 ARDS 患者的肺为“婴儿肺（baby lung）”或“小肺（small lung）”。上述病理和肺形态改变可引起严重通气/血流比例失调、肺内分流和弥散障碍，造成顽固性低氧血症和呼吸窘迫。呼吸窘迫的发生机制：①低氧血症刺激颈动脉体和主动脉体化学感受器，反射性刺激呼吸中枢，产生过度通气；②肺充血、水肿刺激毛细血管旁感受器，反射性使呼吸加深、加快，导致呼吸窘迫。由于呼吸的代偿，$PaCO_2$最初可以降低或正常。极端严重者，由于肺通气量减少以及呼吸窘迫加重呼吸肌疲劳，可发生高碳酸血症。

【临床表现】 ARDS 大多数于原发病起病后 72h 内发生，几乎不超过 7 日。除原发病的相应症状和体征外，最早出现的症状是呼吸增快，并呈进行性加重的呼吸困难、发绀，常伴有烦躁、焦虑、出汗等。其呼吸困难的特点是呼吸深快、费力，患者常感到胸廓紧束、严重憋气，即呼吸窘迫，不能用通常的吸氧疗法改善，亦不能用其他原发心肺疾病（如气胸、肺气肿、肺不张、肺炎、心力衰竭）解释。早期体征可无异常，或仅在双肺闻及少量细湿性啰音；后期多可闻及水泡音，可有管状呼吸音。

【影像及实验室检查】

1. X 线胸片 早期可无异常，或呈轻度间质改变，表现为边缘模糊的肺纹理增多，继之出现斑片状以致融合成大片状的磨玻璃或实变浸润影（图 2-13-1）。其演变过程符合肺水肿的特点，快速多变；后期可出现肺间质纤维化的改变。

2. 动脉血气分析 典型的改变为 PaO_2降低，$PaCO_2$降低，pH 升高。根据动脉血气分析和吸入氧浓度可计算肺氧合功能指标，如肺泡-动脉氧分压差［$P_{(A-a)}O_2$］、肺内分流（Qs/Q_T）、呼

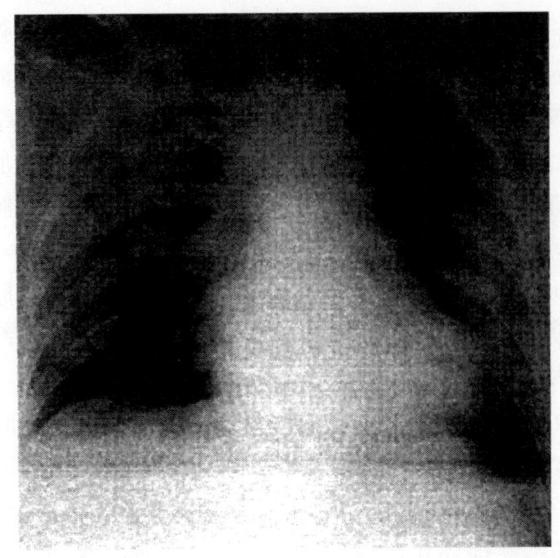

图 2-13-1 ARDS 患者的 X 线胸片显示两肺广泛斑片浸润影

吸指数[$P_{(A-a)}O_2/PaO_2$]、氧合指数(PaO_2/FiO_2)等指标,对建立诊断、严重性分级和疗效评价等均有重要意义。

目前在临床上以 PaO_2/FiO_2 最为常用,PaO_2的单位采用 mmHg,FiO_2为吸入氧浓度(吸入氧分数),如某位患者在吸入40%氧气的条件下,PaO_2为 80mmHg,则 PaO_2/FiO_2为 80/0.4 = 200mmHg。正常值为 400 ~ 500mmHg, ≤ 300mmHg 是诊断 ARDS 的必要条件。考虑到 ARDS 的病理生理特点,新的 ARDS 柏林定义对监测 PaO_2/FiO_2时患者的呼吸支持形式进行了限制,规定在监测动脉血气分析时患者应用的呼气末正压(PEEP)/持续气道内正压(CPAP)不低于 5cmH_2O。

早期由于过度通气而出现呼吸性碱中毒,pH 可高于正常,$PaCO_2$低于正常。后期若出现呼吸肌疲劳或合并代谢性酸中毒,则 pH 可低于正常,甚至出现 $PaCO_2$高于正常。

3. 床边呼吸功能监测 ARDS 时血管外肺水增加、肺顺应性降低、出现明显的肺内右向左分流,但无呼吸气流受限。上述改变,对 ARDS 疾病严重性评价和疗效判断有一定的意义。

4. 心脏超声和 Swan-Ganz 导管检查 有助于明确心脏情况和指导治疗。通过置入 Swan-Ganz 导管可测定肺动脉楔压(PAWP),这是反映左心房压较为可靠的指标。PAWP 一般<12mmHg,若>18mmHg 则支持左心衰竭的诊断。考虑到心源性肺水肿和 ARDS 有合并存在的可能性,目前认为 PAWP>18mmHg 并非 ARDS 的排除标准,如果呼吸衰竭的临床表现不能完全用左心衰竭解释时,应考虑 ARDS 诊断。

【诊断】 根据 ARDS 柏林定义,满足如下 4 项条件方可诊断 ARDS。

(1) 明确诱因下 1 周内出现的急性或进展性呼吸困难。

(2) 胸部 X 线平片/胸部 CT 显示双肺浸润影,不能完全用胸腔积液、肺叶/全肺不张和结节影解释。

(3) 呼吸衰竭不能完全用心力衰竭和液体负荷过重解释。如果临床没有危险因素,需要用客观检查(如超声心动图)来评价心源性肺水肿。

(4) 低氧血症根据 PaO_2/FiO_2确立 ARDS 诊断,并将其按严重程度分为轻度、中度和重度 3 种。需要注意的是上述氧合指数中 PaO_2的监测都是在机械通气参数 PEEP/CPAP 不低于 5cmH_2O 的条件下测得;所在地海拔超过 1000m 时,需对 PaO_2/FiO_2进行校正,校正后的 PaO_2/FiO_2 = (PaO_2/FiO_2)×(所在地大气压值/760)。

轻度:200mmHg<PaO_2/FiO_2≤300mmHg

中度:100mmHg<PaO_2/FiO_2≤200mmHg

重度:PaO_2/FiO_2≤100mmHg

【鉴别诊断】 上述 ARDS 的诊断标准是非特异的,建立诊断时必须排除大面积肺不张、心源性肺水肿、高原肺水肿、弥漫性肺泡出血等,通常能通过详细询问病史、体检和 X 线胸片、心脏超声及血液化验等做出鉴别。心源性肺水肿患者卧位时呼吸困难加重,咳粉红色泡沫样痰,肺湿性啰音多在肺底部,对强心、利尿等治疗效果较好。鉴别困难时,可通过测定 PAWP、超声心动图检测心室功能等做出判断并指导治疗。

【治疗】 治疗原则与一般急性呼吸衰竭相同。主要治疗措施包括:积极治疗原发病、氧疗、机械通气以及调节液体平衡等。

1. 原发病的治疗 是治疗 ARDS 的首要原则和基础,应积极寻找原发病并予以彻底治疗。感染是 ARDS 的常见原因,也是 ARDS 的首位高危因素,而 ARDS 又易并发感染,所以对所有患者都应怀疑感染的可能,除非有明确的其他导致 ARDS 的原因存在。治疗上宜选择广谱抗生素。

2. 纠正缺氧 采取有效措施尽快提高 PaO_2。一般需高浓度给氧,使 $PaO_2 \geq 60mmHg$ 或 $SaO_2 \geq 90\%$。轻症者可使用面罩给氧,但多数患者需使用机械通气。

3. 机械通气 尽管 ARDS 机械通气的指征尚无统一标准,多数学者认为一旦诊断为 ARDS,应尽早进行机械通气。轻度 ARDS 患者可试用无创正压通气(NIPPV),无效或病情加重时尽快气管插管行有创机械通气。机械通气的目的是维持充分的通气和氧合,以支持脏器功能。由于 ARDS 肺病变具有"不均一性"和"小肺"的特点,当采用较大潮气量通气时,气体容易进入顺应性较好、位于非重力依赖区的肺泡,使这些肺泡过度扩张,造成肺泡上皮和血管内皮损伤,加重肺损伤;而萎陷的肺泡在通气过程中仍处于萎陷状态,在局部扩张肺泡和萎陷肺泡之间产生剪切力,也可引起严重肺损伤。因此,ARDS 机械通气的关键在于:复张萎陷的肺泡并使其维持开放状态,以增加肺容积和改善氧合,同时避免肺泡过度扩张和反复开闭所造成的损伤。目前,ARDS 的机械通气推荐采用肺保护性通气策略,主要措施包括合适水平的 PEEP 和小潮气量。

(1) PEEP 的调节:适当水平的 PEEP 可使萎陷的小气道和肺泡再开放,防止肺泡随呼吸周期反复开闭,使呼气末肺容量增加,并可减轻肺损伤和肺泡水肿,从而改善肺泡弥散功能和通气/血流比例,减少肺内分流,达到改善氧合和肺顺应性的目的。但 PEEP 可增加胸内正压,减少回心血量,并有加重肺损伤的潜在危险。因此在应用 PEEP 时应注意:①对血容量不足的患者,应补充足够的血容量以代偿回心血量的不足;同时不能过量,以免加重肺水肿;②从低水平开始,先用 $5cmH_2O$,逐渐增加至合适的水平,争取维持 PaO_2 大于 60mmHg 而 FiO_2 小于 0.6。一般 PEEP 水平为 $8 \sim 18cmH_2O$。

(2) 小潮气量:ARDS 机械通气采用小潮气量,即 6~8ml/kg,旨在将吸气平台压控制在 $30 \sim 35cmH_2O$ 以下,防止肺泡过度扩张。为保证小潮气量,可允许一定程度的 CO_2 潴留和呼吸性酸中毒(pH7.25~7.30),即允许性高碳酸血症。合并代谢性酸中毒时需适当补碱。

迄今为止,对 ARDS 患者机械通气时如何选择通气模式尚无统一标准。压力控制通气可以保证气道吸气压不超过预设水平,避免呼吸机相关肺损伤,因而较容量控制通气更常用。其他可选的通气模式包括双相气道正压通气、反比通气、压力释放通气等,并可联用肺复张法(recruitment maneuver)、俯卧位通气等进一步改善氧合。

4. 液体管理 为减轻肺水肿,应合理限制液体入量,以可允许的较低循环容量来维持有效循环,保持肺脏处于相对"干"的状态。在血压稳定和保证脏器组织灌注前提下,液体出入量宜轻度负平衡,可使用利尿药促进水肿的消退。关于补液性质尚存在争议,由于毛细血管通透性增加,胶体物质可渗至肺间质,所以在 ARDS 早期,除非有低蛋白血症,不宜输注胶体液。对于创伤出血多者,最好输新鲜血;输库存 1 周以上的血时,应加用微过滤器,以免发生微栓塞而加重 ARDS。

5. 营养支持与监护　ARDS 时机体处于高代谢状态，应补充足够的营养。静脉营养可引起感染和血栓形成等并发症，应提倡全胃肠营养，不仅可避免静脉营养的不足，而且能够保护胃肠黏膜，防止肠道菌群异位。ARDS 患者应入住 ICU，动态监测呼吸、循环、水电解质、酸碱平衡及其他重要脏器的功能，以便及时调整治疗方案。

6. 其他治疗　糖皮质激素、表面活性物质、鱼油和吸入一氧化碳等在 ARDS 中的治疗价值尚不确定。

【预后】　文献系统综述提示 ARDS 的病死率为 36%～44%。预后与原发病和疾病严重程度明显相关。继发于感染中毒症或免疫功能低下患者并发条件致病菌引起的肺炎患者预后极差。ARDS 单纯死于呼吸衰竭者仅占 16%，49% 的患者死于 MODS。另外，老年患者（年龄超过 60 岁）预后不佳。有效的治疗策略和措施是降低病死率改善预后的关键因素。ARDS 存活者大部分肺脏能完全恢复，部分遗留肺纤维化，但多不影响生活质量。

（孙　建）

第十四章 呼吸衰竭

学习目标

1. 掌握呼吸衰竭的概念、病因、分类。
2. 熟悉呼吸衰竭发病机制。
3. 熟悉低氧血症和高碳酸血症的发生机制。
4. 熟悉呼吸衰竭的治疗。

呼吸衰竭(respiratory failure)是各种原因引起的肺通气和(或)换气功能严重障碍,以致不能进行有效的气体交换,导致缺氧伴(或不伴)二氧化碳潴留,从而引起一系列生理功能和代谢紊乱的临床综合征。在海平大气压下,于静息条件下呼吸室内空气,并排除心内解剖分流和原发于心排血量降低等情况后,动脉血氧分压(PaO_2)低于 8kPa(60mmHg),伴或不伴有二氧化碳分压($PaCO_2$)高于 6.65kPa(50mmHg),可诊断为呼吸衰竭。

【病因】 完整的呼吸过程由相互衔接且同时进行的外呼吸、气体运输和内呼吸三个环节组成。参与外呼吸(即肺通气和肺换气)任何一个环节的严重病变都可导致呼吸衰竭。临床上常见的病因有如下几方面。

1. 气道阻塞性病变 支气管炎症、痉挛、上呼吸道肿瘤、异物等阻塞气道,引起通气不足,气体分布不匀导致通气/血流比例失调,发生缺氧和二氧化碳潴留。

2. 肺组织病变 肺炎、重度肺结核、肺气肿、弥散性肺纤维化、肺水肿、成人呼吸窘迫综合征(ARDS)、矽肺等,可引起肺容量、通气量、有效弥散面积减少,通气/血流比例失调导致肺动脉样分流,引起缺氧和(或)二氧化碳潴留。

3. 肺血管疾病 肺栓塞、肺血管炎等可引起通气/血流比例失调,或部分静脉血未经氧合直接流入肺静脉,导致呼吸衰竭。

4. 胸廓病变 胸部外伤所致的连枷胸、严重的自发性或外伤性气胸、严重的脊柱畸形、大量胸腔积液、胸膜肥厚与粘连、强直性脊柱炎等,均可限制胸廓活动和肺扩张,导致通气不足及吸入气体分布不均,从而发生呼吸衰竭。

5. 神经中枢及其传导系统呼吸肌疾病 脑血管病变、脑炎、脑外伤、电击、药物中毒等直接或间接抑制呼吸中枢;脊髓灰质炎以及多发性神经炎所致的肌肉-神经接头阻滞影响传导功能;重症肌无力和等损害呼吸动力引起通气不足。

【分类】 在临床实践中,通常按动脉血气、发病急缓及发病机制进行分类。

1. 按动脉血气分析分类

(1) Ⅰ型呼吸衰竭:即低氧性呼吸衰竭,血气分析特点是 $PaO_2<60mmHg$,$PaCO_2$降低或正常。

主要见于肺换气功能障碍(通气/血流比例失调、弥散功能损害、肺动-静脉分流等),如严重肺部感染性疾病、间质性肺疾病、急性肺栓塞等。

(2) Ⅱ型呼吸衰竭:即高碳酸性呼吸衰竭,血气分析特点是 $PaO_2<60mmHg$,同时伴有 $PaCO_2>50mmHg$。系肺泡通气不足所致。单纯通气不足,低氧血症和高碳酸血症的程度是平行的,若伴有换气功能障碍,则低氧血症更为严重,如慢阻肺。

2. 按照发病机制分类

(1) 通气性呼吸衰竭:驱动或调控呼吸运动的中枢神经系统、外周神经系统、神经肌肉组织(包括神经-肌肉接头和呼吸肌)以及胸廓统称为呼吸泵,这些部位的功能障碍引起的呼吸衰竭又称为泵衰竭。通常泵衰竭主要引起通气功能障碍,造成Ⅱ型呼吸衰竭。

(2) 换气性呼吸衰竭:气道阻塞、肺组织和肺血管病变造成的呼吸衰竭称为肺衰竭。肺实质和肺血管病变常引起换气功能障碍,表现为Ⅰ型呼吸衰竭。严重的气道阻塞性疾病(如慢阻肺)影响通气功能,造成Ⅰ型呼吸衰竭。

3. 按病程可分为急性和慢性

(1) 急性呼吸衰竭是指呼吸功能原来正常,由于前述几类病因的突发原因,引起通气,或换气功能严重损害,突然发生呼吸衰竭的临床表现,如脑血管意外、药物中毒抑制呼吸中枢、呼吸肌麻痹、肺梗死、ARDS 等,因机体不能很快代偿,如不及时抢救,会危及患者生命。

(2) 慢性呼吸衰竭:一些慢性疾病可使呼吸功能的损害逐渐加重,经过较长时间发展为呼吸衰竭。如慢阻肺、肺结核、间质性肺疾病、神经肌肉病变等,其中以慢阻肺最常见。早期虽有低氧血症或伴高碳酸血症,但机体通过代偿适应,生理功能障碍和代谢紊乱较轻,仍保持一定的生活活动能力。另一种临床较常见的情况是在慢性呼吸衰竭的基础上,因合并呼吸系统感染、气道痉挛或并发气胸等情况,病情急性加重,在短时间内出现 PaO_2 显著下降和(或)$PaCO_2$ 显著升高,称为慢性呼吸衰竭急性加重,其病理生理学改变和临床表现兼有慢性和急性呼吸衰竭的特点。

【发病机制和病理生理】

1. 低氧血症和高碳酸血症的发生机制　各种病因通过肺通气不足、弥散障碍、通气/血流比例失调、肺内动-静脉解剖分流增加、氧耗量增加五个主要机制,使通气和(或)换气过程发生障碍,导致呼吸衰竭。临床上单一机制引起的呼吸衰竭很少见,往往是多种机制并存或随着病情的发展先后参与发挥作用。

(1) 肺泡通气不足:正常成人静息时肺泡通气约为 4L/min 时,才能维持正常的肺泡氧分压(PAO_2)和肺泡二氧化碳分压($PACO_2$)。肺泡通气量减少会引起 PAO_2 下降和 $PACO_2$ 上升,从而发生缺氧和 CO_2 潴留。除无效腔通气量增加可直接减少肺泡通气量外,凡能减弱呼吸的动力或增加胸壁与肺的弹性阻力或非弹性阻力的任何原因,都可引起肺泡通气不足而导致呼吸衰竭。

(2) 弥散障碍:肺泡与血流经肺泡膜进行气体交换的过程是一个物理性弥散过程。单位时间内气体的弥散量取决于肺泡膜两侧的气体分压差、肺泡的面积与厚度和气体的弥散常数。弥散常数又与气体的分子量和溶解度相关。此外,气体总弥散量还决定于血液与肺泡接触的时间。静息状态时,流经肺泡壁毛细血管的血液与肺泡的接触时间约为 0. 72 秒,而氧完成气体交换的时间为 0. 25~0. 3 秒,CO_2 则只需 0. 13 秒,并且氧的弥散能力仅为 CO_2 的 1/20,故弥散障碍时常以低氧血症为主。

(3) 肺泡通气与血流比例失调:有效的换气不仅取决于肺泡膜面积与厚度、肺泡总通气量与血流量,还取决于肺泡通气量与血流量之间的正常比例。肺部疾病时肺的总通气量与总血流量有时可以正常,但通气与血流的分布不均匀以及比例的严重失调(ventilation-perfusion imbalance)却可使患者不能进行有效的换气。这是肺部疾病引起呼吸衰竭最常见的机制。正常人在静息状态下,肺泡每分通气量(VA)每分约为 4L,肺血流量(Q)约为每分

5L,两者的比率(VA/Q)为0.8左右。但是即使在健康人,肺的各部分通气与血流的分布也都不是均匀的。直位时,肺泡的通气量和血流量都是自上而下递增的,而血流量的上下差别更大,其结果是各部肺泡的V/Q比率自上而下递减。在正常青年人VA/Q比率的变动范围自上而下约为0.6~3;随着年龄增大,变动范围扩大。尽管如此,PaO_2和$PaCO_2$最终仍可维持在正常范围。肺泡通气/血流比例失调有两种主要形式:①部分肺泡通气不足:肺部病变如肺泡萎陷、肺炎、肺不张、肺水肿等引起病变部位的肺泡通气不足,通气/血流比值变小,部分未经氧合或未经充分氧合的静脉血(肺动脉血)通过肺泡的毛细血管或短路流入动脉血(肺静脉血)中,故又称肺动-静脉样分流或功能性分流(functional shunt);②部分肺泡血流不足:肺血管病变如肺栓塞引起栓塞部位血流减少,通气/血流比值增大,肺泡通气不能被充分利用,又称为无效腔样通气(dead space-like ventilation)。通气/血流比例失调通常仅导致低氧血症,而无CO_2潴留。其原因主要是:①动脉与混合静脉血的氧分压差为59mmHg,比CO_2分压差5.9mmHg大10倍;②氧解离曲线呈S形,正常肺泡毛细血管的血氧饱和度已处于曲线的平台段,无法携带更多的氧以代偿低PaO_2区的血氧含量下降。而CO_2解离曲线在生理范围内呈直线,有利于通气良好区对通气不足区的代偿,排出足够的CO_2不至于出现CO_2潴留。然而,严重的通气/血流比例失调亦可导致CO_2潴留。

(4) 肺内动、静脉解剖分流增加:肺动脉内的静脉血未经氧合直接流入肺静脉,导致PaO_2降低,是通气/血流比例失调的特例,常见于肺动-静脉瘘。这种情况下,提高吸氧浓度并不能提高分流静脉血的血氧分压。分流量越大,吸氧后提高动脉血氧分压的效果越差,若分流量超过30%,吸氧并不能明显提高PaO_2。

(5) 发热、寒战、呼吸困难和抽搐均增加氧耗量。寒战时耗氧量可达500ml/min;严重哮喘时,呼吸肌做功增加,氧耗量可达正常的十几倍。所以,若氧耗量增加的患者同时伴有通气功能障碍,则会出现严重的低氧血症。

2. 低氧血症和高碳酸血症对机体的影响　低氧血症和高碳酸血症能够影响全身各系统脏器的代谢、功能甚至使组织结构发生变化。

在呼吸衰竭的初始阶段,各系统脏器的功能和代谢可发生一系列代偿性反应,以改善组织供氧、调节酸碱平衡、适应内环境的变化。当呼吸衰竭进入严重阶段时,则出现代偿不全,表现为各系统脏器严重的功能和代谢紊乱直至衰竭。

(1) 中枢神经系统变化:呼吸衰竭时,由于低氧血症与高碳酸血症的作用,中枢神经系统的功能可发生明显变化,轻度时可使兴奋性升高,严重时将发生一系列中枢神经系统的功能障碍,直接威胁生命。

中枢神经对缺氧很敏感,通常完全停止供氧4~5min即可引起不可逆性脑损害。低氧对中枢神经系统影响的程度与缺氧发生的速度和程度有关。PaO_2为8.0kPa(60mmHg)时可出现智力和视力轻度减退。如PaO_2迅速降至5.33~6.66kPa(40~50mmHg)以下时,就会引起一系列神经精神症状,如头痛、不安、定向与记忆障碍、精神错乱、嗜睡,以致惊厥和昏迷,PaO_2低于2.67kPa(20mmHg)时,只需几分钟就可造成神经细胞的不可逆性损害。

二氧化碳潴留发生迅速而严重时,也能引起严重的中枢神经系统功能障碍。一般认为,当$PaCO_2$超过10.7kPa(80mmHg)时,可引起头痛、头晕、烦躁不安、言语不清、扑翼样震颤、精神错乱、嗜睡、昏迷、抽搐等。这种由缺氧和CO_2潴留所致的神经精神障碍综合征称为肺性脑病(pulmonaryencephalopathy),又称CO_2麻醉(carbon dioxide narcosis)。肺性脑病早期,患者往往有失眠、兴奋、烦躁不安等症状。除上述神经精神症状外,还可表现为木僵、视力障碍、球结膜水肿及发绀等。肺性脑病的发病机制尚未完全阐明,但目前认为低氧血症、CO_2潴留和酸中毒三个因素共同损伤脑血管和脑细胞是最根本的发病机制。

缺氧和CO_2潴留均会使脑血管扩张、血流阻力降低、血流量增加以代偿脑缺氧。缺氧和酸中毒还能损伤血管内皮细胞使其通透性增高,导致脑间质水肿;缺氧使红细胞 ATP 生成减少,造成Na^+-K^+泵功能障碍,引起细胞内Na^+及水分增多,形成脑细胞水肿。以上情况均可引起脑组织充血、水肿和颅内压增高,压迫脑血管,进一步加重脑缺血、缺氧,形成恶性循环,严重时出现脑疝。

(2) 循环系统变化:一定程度的PaO_2降低和$PaCO_2$升高,可使心率反射性增快、心肌收缩力增强、心排血量增加;缺氧和CO_2潴留时,交感神经兴奋使皮肤和腹腔脏器血管收缩,而冠状动脉血管由于主要受局部代谢产物的影响发生扩张,其血流量是增加的。严重的缺氧和CO_2潴留可直接抑制心血管中枢,造成心脏活动抑制和血管扩张、血压下降、心律失常等严重后果。急性严重缺氧可导致心室颤动或心搏骤停。长期持续缺氧可引起心肌变性、坏死、纤维化等病变。长期慢性缺氧可引起肺血管收缩,二氧化碳潴留,血液氢离子浓度增高,更可增加肺血管对缺氧的敏感性,使肺血管收缩进一步加重,从而大大增加肺循环的阻力。原发肺部疾病引起肺小动脉壁增厚、管腔狭窄或纤维化、肺毛细血管网受压破坏与减少、毛细血管内皮细胞肿胀或微血栓阻塞等变化,则亦可增加肺循环阻力而导致肺动脉高压。缺氧、肺动脉高压以及心肌受损等多种病理变化共同作用,最终导致肺源性心脏病(corpulmonale)。

(3) 呼吸系统变化:呼吸衰竭患者的呼吸变化受到PaO_2降低和$PaCO_2$升高所引起的反射活动及原发疾病的影响。

低氧($PaO_2<60mmHg$)作用于颈动脉体和主动脉体的化学感受器,可反射性兴奋呼吸中枢,增强呼吸运动,使呼吸频率增快甚至出现呼吸窘迫。当缺氧程度缓慢加重时,这种反射性兴奋呼吸中枢的作用将变得迟钝。缺氧对呼吸中枢的直接作用是抑制作用,当$PaO_2<30mmHg$时,此作用可大于反射性兴奋作用而使呼吸抑制。

CO_2是强有力的呼吸中枢兴奋剂。当$PaCO_2$急骤升高时,呼吸加深加快;长时间严重的CO_2潴留,会造成中枢化学感受器对CO_2的刺激作用发生适应;当$PaCO_2>80mmHg$时,会对呼吸中枢产生抑制和麻醉效应,此时呼吸运动主要靠低PaO_2对外周化学感受器的刺激作用来维持。因此对这种患者进行氧疗时,如吸入高浓度氧,由于解除了低氧对呼吸中枢的刺激作用,可造成呼吸抑制,应注意避免。

(4) 肾功能变化:呼吸衰竭时肾功能也可遭到损害,轻者尿中出现蛋白、红细胞、白细胞及管型等。严重时可发生急性肾衰竭,出现少尿、氮质血症和代谢性酸中毒等变化。此时肾结构往往无明显变化,故常为功能性肾衰竭。只要呼吸功能好转,肾功能就可较快恢复。肾衰竭的基本发病机制在于缺氧与高碳酸血症反射性引起肾血管收缩,从而使肾血流量严重减少。

(5) 消化系统变化:严重缺氧可使胃壁血管收缩,因而能降低胃黏膜的屏障作用。二氧化碳潴留可增强胃壁细胞碳酸酐酶活性,使胃酸分泌增多,故呼吸衰竭时可出现胃肠道黏膜糜烂、坏死、出血与溃疡形成等变化。缺氧可直接或间接损害肝细胞,使丙氨酸氨基转移酶升高,若缺氧能够得到及时纠正,肝功能可逐渐恢复正常。

(6) 酸碱平衡及电解质紊乱:呼吸功能障碍导致血$PaCO_2$增高、pH 下降、H^+浓度升高,发生呼吸性酸中毒。在持续或严重缺氧的患者体内,组织细胞能量代谢的中间过程,如三羧酸循环、氧化磷酸化和有关酶的活性受到抑制，使能量生成减少，体内乳酸和无机磷产生增多，导致代谢性酸中毒。此时患者表现为呼吸性酸中毒合并代谢性酸中毒。由于能量不足，体内转运离子的钠泵功能障碍，使细胞内 K^+ 转移至血液，而 Na^+ 和 H^- 进入细胞内，造成细胞内酸中毒和高钾血症。

慢性呼吸衰竭时因 CO_2 潴留发展缓慢，肾可通过减少 HCO^- 的排出来维持 pH 恒定。当 HCO^- 持续增加时血中 Cl^- 相应降低，产生低氯血症。当呼吸衰竭恶化，CO_2 潴留进一步加重时，HCO^- 已不能代偿，pH 低于正常范围（<7.35），则呈现失代偿性呼吸性酸中毒合并代谢性碱中毒。

第一节 急性呼吸衰竭

【病因】 呼吸系统疾病如严重呼吸系统感染、急性呼吸道阻塞性病变、重度或危重哮喘、各种原因引起的急性肺水肿、肺血管疾病、胸廓外伤或手术损伤、自发性气胸和急剧增加的胸腔积液等，导致肺通气或（和）换气障碍；脑炎、脑外伤、电击、药物麻醉或中毒等直接或间接抑制呼吸中枢，或神经–肌肉疾病，如脊髓灰质炎、急性多发性神经根炎、重症肌无力等，从而引起肺通气不足。上述各种原因均可造成急性呼吸衰竭。

【临床表现】

1. 呼吸困难 表现在频率、节律和幅度的改变。较早表现为呼吸频率增快，病情加重时出现呼吸困难，辅助呼吸肌活动加强，如三凹征。中枢性疾病或中枢神经抑制性药物所致的呼吸衰竭，表现为呼吸节律改变，如潮式呼吸、比奥呼吸等。

2. 发绀 是缺氧的典型症状。当动脉血氧饱和度低于 90% 时，可在血流量较大的口唇指甲出现发绀。

3. 精神神经症状 急性呼吸衰竭的精神症状较慢性为明显，急性缺氧可出现精神错乱、狂躁、昏迷、抽搐等症状。急性 CO_2 潴留，pH<7.3 时，会出现精神症状。严重 CO_2 潴留可出现腱反射减弱或消失，锥体束征阳性等。

4. 循环系统症状 多数患者有心动过速；严重低氧血症和酸中毒可导致心肌损害，亦可引起周围循环衰竭、血压下降、心律失常、心搏停止。

5. 消化和泌尿系统症状 严重呼吸衰竭对肝、肾功能都有影响，如蛋白尿、尿中出现红细胞和管型。常因胃肠道黏膜充血水肿、糜烂渗血，或应激性溃疡引起上消化道出血。

【诊断】 能客观反映呼吸衰竭的性质和程度，对指导氧疗、机械通气各种参数的调节，以及纠正酸碱平衡和电解质均有重要价值。

1. 血气分析 对判断呼吸衰竭和酸碱失衡的严重程度及指导治疗均具有重要意义。pH 可反映机体的代偿状况，有助于鉴别急性或慢性呼吸衰竭。主要用于检测动脉血氧分压（PaO_2）、动脉血氧饱和度（SaO_2）、动脉血氧含量（CaO_2）、动脉血二氧化碳分压（$PaCO_2$）、pH、二氧化碳结合力（CO_2CP）等各项指标。

2. 肺功能检测 尽管在某些重症患者，肺功能检测受到限制，但肺功能检测有助于判断原发病的种类，通气功能障碍的性质（阻塞性、限制性或混合性）及是否合并换气功能障碍，并对通气和换气功能障碍的严重程度进行判断。呼吸肌功能测试能够提示呼吸肌无力的原因和严重程度。

3. 胸部影像学检查 包括 X 线胸片、胸部 CT 和放射性核素肺通气/灌注扫描等，有助于分析引起呼吸衰竭的原因。

【治疗】 呼吸衰竭的总体治疗原则是:加强呼吸支持,包括保持呼吸道通畅、纠正缺氧和改善通气等;呼吸衰竭病因和诱因的治疗;加强一般支持治疗以及对其他重要脏器功能的监测与支持。

1. 建立通畅的气道 对任何类型的呼吸衰竭,保持呼吸道通畅是最基本、最重要的治疗措施。在氧疗和改善通气之前,必须采取各种措施,保持呼吸道通畅。

若患者昏迷应使其处于仰卧位,头后仰,托起下颌并将口打开;痰黏稠不易咳出,用溴己新喷雾吸入,或用支气管解痉剂 β_2受体激动剂扩张支气管,必要时可给予肾上腺皮质激素吸入缓解支气管痉挛;还可用纤维支气管镜吸出分泌物。如经上述处理效果差,则采用气管插管或气管切开,建立人工气道。

2. 氧疗 是通过提高肺泡内氧分压(P_AO_2),增加氧弥散能力,提高动脉血氧分压和血氧饱和度,增加可利用的氧。在保证 PaO_2迅速提高到 60 mmHg 或 SpO_2达 90% 以上的前提下,尽量降低吸氧浓度。

(1) 吸氧浓度:①Ⅰ型呼吸衰竭,可给予吸较高氧浓度(35%~45%),纠正缺氧。但晚期患者吸高浓度氧效果较差;②Ⅱ型呼吸衰竭,其氧疗原则应给予低浓度(<35%)持续给氧,可以缓解低氧血症而不会引起 CO_2潴留。

(2) 氧疗的方法:常用的氧疗为:①鼻导管或鼻塞吸氧,吸入氧浓度(FiO_2)与吸入氧流量大致呈如下关系:$FiO_2=21+4\times$吸入氧流量(L/min);②面罩供氧,包括简单面罩、带储气囊无重复呼吸面罩和文丘里(Venturi)面罩。面罩内氧浓度稳定,不受呼吸频率和潮气量的影响。其缺点是进食、咳痰不便。

3. 增加通气量、减少 CO_2潴留 CO_2潴留是肺泡通气不足引起的,只有增加肺泡通气量才能有效地排出 CO_2。机械通气治疗呼吸衰竭疗效已肯定;而呼吸兴奋剂的应用,因其疗效不一,尚存在争论。

(1) 合理应用呼吸兴奋剂:呼吸兴奋剂刺激呼吸中枢或周围化学感受器,通过增强呼吸中枢兴奋性,增加呼吸频率和潮气量以改善通气。与此同时,患者的氧耗量和 CO_2产生量亦相应增加,且与通气量成正相关。

由于其使用简单、经济,且有一定疗效,故仍较广泛使用于临床,但应掌握其临床适应证。呼吸兴奋剂的使用原则:必须保持气道通畅,否则会促发呼吸肌疲劳,加重 CO_2潴留;脑缺氧、脑水肿未纠正而出现频繁抽搐者慎用;患者的呼吸肌功能基本正常;不可突然停药。主要适用于以中枢抑制为主、通气量不足引起的呼吸衰竭,不宜用于以肺换气功能障碍为主所致的呼吸衰竭。常用的药物有尼可刹米和洛贝林,用量过大可引起不良反应。近年来,这两种药物在西方国家几乎已被淘汰,取而代之的有多沙普仑(doxapram),该药对于镇静催眠药过量引起的呼吸抑制和慢阻肺并发急性呼吸衰竭者均有显著的呼吸兴奋效果。

(2) 机械通气:是患者自然通气和(或)氧合功能出现障碍时,运用器械(主要指呼吸机)使患者恢复有效通气并改善氧合的方法。当呼吸衰竭患者经上述处理不能有效改善缺氧和 CO_2潴留,需使用机械通气。呼吸衰竭时应用机械通气能维持必要的肺泡通气量,降低 $PaCO_2$;改善肺的气体交换效能;使呼吸肌得以休息,有利于恢复呼吸肌功能。

机械通气根据是否建立人工气道分为有创或无创通气。近年来,无创正压通气(non-invasive positive pressure ventilation,NIPPV)用于急性呼吸衰竭的治疗已取得了良好效果。包括双水平正压通气(bi-level positive airway pressure,BiPAP)和持续气道内正压(continuous positive airway pressure，CPAP）等多种气道内正压通气模式。经鼻/面罩行无创正压通气，无需建立有创人工气道，简便易行，与机械通气相关的严重并发症发生率低。但患者应具备以下基本条件：①清醒能够合作；②血流动力学稳定；③不需要气管插管保护（即患者无误吸、严重消化道出血、气道分泌物过多且排痰不利等情况）；④无影响使用鼻/面罩的面部创伤；⑤能够耐受鼻/面罩。

当急性呼吸衰竭患者出现意识障碍，呼吸不规则或出现暂停，自主呼吸微弱，呼吸道分泌物增多，咳痰无力，咳嗽和吞咽反射明显减弱甚至消失，严重缺氧（$PO_2 \leqslant 50mmHg$）和 $PaCO_2$进行性升高，pH 动态下降时，应及早建立人工气道使用有创机械通气。机械通气过程中应根据血气分析和临床资料调整呼吸机参数。在肺功能极差、反复发生呼吸衰竭、分泌物多、机体极度虚弱、营养不良、需长期机械通气支持的患者，可做气管切开，长期留置气管套管机械通气治疗。

4. 病因治疗　在解决呼吸衰竭本身所致危害的前提下，针对不同病因采取适当的治疗措施是治疗呼吸衰竭的根本所在。

5. 一般支持疗法　及时纠正电解质紊乱和酸碱平衡失调。呼吸衰竭患者由于摄入不足或代谢失衡，往往存在营养不良，需保证充足的营养及热量供给。加强液体管理，防止血容量不足和液体负荷过大，对于维持氧输送能力和防止肺水过多具有重要意义。

6. 其他重要脏器功能的监测与支持　重症患者需加强对重要脏器功能的监测与支持，预防和治疗肺动脉高压、肺源性心脏病、肺性脑病、肾功能不全、消化道功能障碍和弥散性血管内凝血（DIC）等。尤其需预防多器官功能障碍综合征（multiple organ dysfunction syndrome，MODS）的发生。

第二节　慢性呼吸衰竭

【病因】　慢性呼吸衰竭常为支气管-肺疾病所引起，如慢性阻塞性肺病、重症肺结核、肺间质性纤维化、尘肺等。胸廓病变和胸部手术、外伤、广泛胸膜增厚、胸廓畸形亦可导致慢性呼吸衰竭。

【临床表现】　除引起慢性呼吸衰竭的原发症状外，主要是缺氧和 CO_2潴留所致的多脏器功能紊乱的表现。

1. 呼吸困难　表现在频率、节律和幅度的改变。如中枢性呼吸衰竭呈潮式、间歇或抽泣样呼吸；慢阻肺是由慢而较深的呼吸转为浅快呼吸，辅助呼吸肌活动加强，呈点头或提肩呼吸。中枢神经药物中毒表现为呼吸匀缓、昏睡；严重肺心病并发呼吸衰竭二氧化碳麻醉时，则出现浅慢呼吸。

2. 发绀　是缺氧的典型症状。当动脉血氧饱和度低于 90% 时，可在血流量较大的口唇指甲出现发绀；另应注意红细胞增多者发绀更明显，贫血者则发绀不明显或不出现；严重休克末梢循环差的患者，即使动脉血氧分压尚正常，也可出现发绀。发绀还受皮肤色素及心功能的影响。

3. 精神神经症状　急性呼吸衰竭的精神症状较慢性为明显，急性缺氧可出现精神错乱、狂躁、昏迷、抽搐等症状。慢性缺氧多有智力或定向功能障碍。CO_2潴留出现中枢抑制之前的兴奋症状，如失眠、烦躁、躁动，但此时切忌用镇静或安眠药，以免加重 CO_2潴留。发生肺性脑病，表现为神志淡漠、肌肉震颤、间歇抽搐、昏睡、甚至昏迷等。pH 代偿，尚能进行日常个人生活活动,急性 CO_2潴留,pH<7.3 时,会出现精神症状。严重 CO_2潴留可出现腱反射减弱或消失,锥体束征阳性等。

4. 循环系统症状 严重缺氧和 CO_2潴留引起肺动脉高压,可发生右心衰竭,伴有体循环淤血体征。CO_2潴留使外周体表静脉充盈、皮肤红润、湿暖多汗、血压升高、心搏量增多而致脉搏洪大;因脑血管扩张,产生搏动性头痛。晚期由于严重缺氧、酸中毒引起心肌损害,出现周围循环衰竭、血压下降、心律失常、心跳停搏。

5. 消化和泌尿系统症状 严重呼吸衰竭对肝、肾功能都有影响,如谷丙转氨酶与非蛋白氮升高、蛋白尿、尿中出现红细胞和管型。常因胃肠道黏膜充血水肿、糜烂渗血,或应激性溃疡引起上消化道出血。以上这些症状均可随缺氧和 CO_2潴留的纠正而消失。

【诊断】 慢性呼吸衰竭失代偿期,根据患者呼吸系统慢性疾病或其他导致呼吸功能障碍的病史,有缺氧和(或)CO_2潴留的临床表现,结合有关体征,故诊断并不困难。动脉血气分析能客观反映呼吸衰竭的性质和程度,对指导氧疗、机械通气各种参数的调节,以及纠正酸碱平衡和电解质均有重要价值。

【治疗】 慢性呼吸衰竭多有一定的基础疾病,但急性发作发生失代偿性呼吸衰竭,可直接危及生命,必须采取及时而有效的抢救。呼吸衰竭处理的原则是保持呼吸道通畅条件下,改善缺氧和纠正 CO_2潴留,以及代谢功能紊乱,从而为基础疾病和诱发因素的治疗争取时间和创造条件,但具体措施应结合患者的实际情况而定。

1. 建立通畅的气道 对任何类型的呼吸衰竭,保持呼吸道通畅是最基本、最重要的治疗措施。

2. 氧疗 慢阻肺是导致慢性呼吸衰竭的常见呼吸系统疾病,患者常伴有 CO_2潴留,应予低浓度(<35%)持续吸氧,控制 PaO_2 于 60mmHg 或 SaO_2 于 90% 或略高,防止血氧含量过高。慢性高碳酸血症患者呼吸中枢的化学感受器对 CO_2反应性差,呼吸主要靠低氧血症对颈动脉体、主动脉体化学感受器的刺激来维持。若吸入高浓度氧,使血氧迅速上升,解除了低氧对外周化学感受器的刺激,会造成患者呼吸抑制,造成通气状况进一步恶化,导致 CO_2 进一步上升,甚至导致肺性脑病。

3. 增加通气量、减少 CO_2潴留 包括使用呼吸兴奋剂及呼吸机治疗。根据病情选用无创机械通气或有创机械通气。慢阻肺急性加重早期及时应用无创机械通气可以防止呼吸功能不全加重,缓解呼吸肌疲劳,减少后期气管插管率,改善预后。

4. 纠正酸碱平衡失调和电解质紊乱 慢性呼吸衰竭常呼吸性酸中毒。呼吸性酸中毒的发生多为慢性过程,机体常通过增加碱储备来代偿,以维持 pH 于相对正常水平。当以机械通气等方法较为迅速地纠正呼吸性酸中毒时,原已增加的碱储备会使 pH 升高,对机体造成严重危害,故在纠正呼吸性酸中毒时,应注意同时纠正潜在的代谢性碱中毒,通常给予患者盐酸精氨酸和补充氯化钾。

5. 抗感染治疗 呼吸系统感染是呼吸衰竭发生的重要因素,尤在人工气道机械通气和免疫功能低下的患者可反复发生感染,且感染不易控制。需根据痰菌培养及其药敏试验,选择有效的药物控制呼吸道感染。

6. 其他重要脏器功能的监测与支持 呼吸衰竭往往会累及其他重要脏器,应加强对重要脏器功能的监测与支持,预防和治疗肺动脉高压、肺源性心脏病、肺性脑病、肾功能不全、消化道功能障碍和弥散性血管内凝血(DIC)等。

7. 营养支持 呼吸衰竭患者因摄入热量不足和呼吸功增加、发热等因素,导致能量消耗增加,机体处于负代谢。常规给予高蛋白、高脂肪和低糖类饮食,以及多种维生素和微量元素的饮食,必要时作静脉高营养治疗。

第三节 呼吸支持技术

一、氧 疗

通过增加吸入氧纠正患者缺氧状态的治疗方法即为氧气疗法(简称氧疗)。合理的氧疗能提高动脉血氧含量,改善组织缺氧,并减少呼吸做功,降低缺氧性肺动脉高压。

1. 适应证 一般而言,只要 PaO_2 低于正常即可氧疗,但临床实践中往往采用更严格的标准。对于成年患者,特别是慢性呼吸衰竭者,PaO_2<60mmHg 是比较公认的氧疗指征。而对于急性呼吸衰竭患者,氧疗指征应适当放宽。

Ⅰ型呼吸衰竭患者的主要问题为氧合功能障碍,而通气功能基本正常。可给予较高浓度吸氧(>35%),Ⅱ型呼吸衰竭应给予低浓度(<35%)持续吸氧,使 PaO_2 提高到 60mmHg 以上或 SaO_2 达 90% 以上即可。

2. 吸氧装置 常用的氧疗为鼻导管或鼻塞吸氧、面罩供氧。鼻导管或鼻塞吸氧患者较舒适,但吸氧浓度不够稳定。若流量比较大就会因流速和冲击力很大让人无法耐受,同时容易导致气道黏膜干燥。面罩供氧面罩内氧浓度稳定,不受呼吸频率和潮气量的影响。适宜较严重缺氧者,吸氧浓度可达 40%~50%,感觉较舒适,无黏膜刺激及干吹感觉。但氧耗量较大,存在进食和排痰不便的缺点。

二、人工气道的建立与管理

建立人工气道,及时准确地应用机械通气,能迅速改善患者的缺氧状况,防止重要脏器的组织损害和功能障碍,是抢救呼吸衰竭患者的重要手段,是关系到重要脏器功能保障和救治能否成功的重要环节。

1. 建立人工气道的主要目的 ①保证呼吸道的通畅;②保护气道,预防误吸;③便于呼吸道分泌物的清除;④为机械通气提供封闭通道。

2. 建立人工气道的适应证 ①上呼吸道梗阻;②气道保护性机制受损:昏迷、麻醉等;③气道分泌物潴留;④机械通气。

3. 建立人工气道的方法

(1) 人工气道的种类:①简易人工气道:口咽、鼻咽通气管、喉罩;②经口气管内插管;③经鼻气管内插管;④气管切开。呼吸衰竭患者以气管插管最为常用,下面主要介绍气管插管相关内容。

(2) 插管前的准备:首先知情同意应先与家属交代清楚可能发生的意外,使其理解插管的必要性和危险性,取得一致认识。其他喉镜、简易呼吸器、气管导管、负压吸引等设备。

(3) 插管操作方法:有经口腔和鼻腔的插管术,具体操作方法见《麻醉学》。

(4) 插管过程的监测:监测基础生命体征,如呼吸状况、血压、心电图、SpO_2 及呼气末二氧化碳($ETCO_2$),$ETCO_2$ 对判断气管导管是否插入气管内有重要价值。

4. 气管插管的并发症

(1) 动作粗暴可致牙齿脱落或损伤口鼻腔和咽喉部黏膜,引起出血或造成了颌关节脱位。插管经过声门,可使声门创伤及声带受压出现声音嘶哑。

(2) 气管插管时迷走神经过度兴奋而产生心动过缓、心律失常甚至心搏骤停;有时也会引起血压剧升。

(3) 导管过细使呼吸阻力增加,甚至因压迫、扭曲而使导管堵塞;导管过粗则容易引起喉头水肿。

(4) 导管插入过深误入一侧支气管内,可引起另一侧肺不张。

(5) 多次插管,可反复损伤气管内黏膜。插管固定不妥当,上下移动,反复摩擦,损伤黏膜,使局部纤维组织增生,肉芽形成,瘢痕愈合,管腔变窄,造成局部黏膜形成溃疡和肉芽肿,影响通气。

(6) 气管食管瘘多发生在较长时间的插管者及气囊压力过高。

(7) 气管导管误入食管较为常见。有少部分未能被及时发现而发生严重脑损伤或者死亡,关键在于能否迅速识别。

5. 人工气道的管理　妥善固定好插管,防止脱落移位。详细记录插管的日期和时间、插管型号、插管外露的长度、气囊的最佳充气量等。保持气道的湿化,按需吸痰,注意无菌操作。每日定时口腔护理,以预防口腔病原菌所致的呼吸道感染。在拔管及气囊放气前必须清除气囊上滞留物,以防止误吸、呛咳及窒息。对长期机械通气患者,需注意观察气囊有无漏气现象,定时更换气管套管。

三、机械通气

机械通气是在患者自然通气和(或)氧合功能出现障碍时,运用呼吸机使患者恢复有效通气并改善氧合的技术方法。机械通气根据是否建立人工气道分为有创和无创通气。

适应证:①通气功能障碍为主的疾病,包括阻塞性通气功能障碍(如慢阻肺急性加重、哮喘急性发作等)和限制性通气功能障碍(如神经肌肉疾病、间质性肺疾病、胸廓畸形、外伤等);②换气功能障碍为主的疾病,如 ARDS、重症肺炎等。

禁忌证:随着机械通气技术的进步,现代机械通气已无绝对禁忌证,相对禁忌证仅为肺大疱;未经引流的气胸及纵隔气肿。

1. 无创通气　是指无需建立人工气道的机械通气方法,包括气道内正压和胸外负压通气。近年来,无创正压通气(non-invasive positive pressure ventilation,NIPPV)用于呼吸衰竭的治疗已取得了良好效果。包括双水平正压通气(bi-level positive airway pressure,BiPAP)和持续气道内正压(continuous positive airway pressure,CPAP)等多种气道内正压通气模式。

2. 有创通气　是指通过建立人工气道的机械通气方法。

(1) 常用通气模式及参数:控制通气适用于无自主呼吸或自主呼吸极微弱的患者,辅助通气模式适用于有一定自主呼吸但尚不能满足需要的患者。常用的通气模式包括控制通气(CMV),辅助通气(AMV)、辅助-控制通气(A-CV)、同步间歇指令通气(SIMV)、压力支持通气(PSV)、持续气道正压通气(CPAP)、呼吸末正压(PEEP)、双相气道正压(BIPAP)等。

(2) 并发症:机械通气的并发症主要与正压通气和人工气道有关。

1）呼吸机相关肺损伤(ventilator-associated lung injury,VALI)：包括气压-容积伤、剪切伤和生物伤。

2）血流动力学影响：引起循环障碍。胸腔内压力升高，心输出量减少，血压下降。

3）呼吸机相关肺炎(VAP)。

4）气囊压迫导致气管-食管瘘。

5）氧中毒。

6）通气不足或通气过度。

3. 撤机 由机械通气状态恢复到完全自主呼吸需要一个过渡阶段，此阶段即为撤机。撤机前应基本去除呼吸衰竭的病因，改善重要脏器的功能，纠正水电解质紊乱、酸碱平衡失调。可以采用T型管、PSV、有创-无创序贯通气等方式逐渐撤机。

4. 其他通气技术 高频通气(HFV)、液体通气(LV)、气管内吹气(TGI)、体外模式氧合(ECMO)等技术，亦可应用于急性呼吸衰竭的治疗。

（周 娟）

第三篇　循环系统疾病

第一章　总　　论

学习目标

1. 熟悉心血管病的种类分类、诊断方法和治疗原则。
2. 了解心血管病的预后、研究进展。

循环系统疾病包括心脏及血管病,合称心血管病。是危害人民健康和影响社会劳动力的重要疾病。近年来,我国心血管病患病率处于持续上升阶段。目前,估计全国有心血管病患者2.9亿,每5个成人中有1人患心血管病。2012年心血管病在城市居民疾病死亡构成中占41.1%,在农村占38.7%,高于肿瘤及其他疾病,居各种疾病之首。每5例死亡中就有2例死于心血管病。

一、心血管病的分类

心血管病的分类包括病因、病理解剖和病理生理的分类。

【病因分类】 心血管病分为先天性和获得性两大类。

1. 先天性心血管病 是由于胎儿的心脏、大血管在母体内发育缺陷或部分发育停顿所致。患儿出生后可发现有心血管病变。

2. 获得性心血管病 是出生后心脏受到外来或机体内在因素作用所致。包括以下类型。①动脉粥样硬化:常累及主动脉、冠状动脉、脑动脉、肾动脉以及周围动脉等。②原发性高血压:是最常见的慢性非传染疾病,也是心血管病最重要的危险因素。③风湿性心脏病:常累及心内膜、瓣膜、心肌、心包等,急性期引起风湿性心脏病,慢性期主要导致瓣膜的狭窄和(或)关闭不全。④肺源性心脏病:为肺、肺血管、胸腔疾病引起的肺循环阻力增加而导致。⑤内分泌病性心脏病:如甲状腺功能亢进性心脏病。⑥营养代谢性心脏病:如维生素 B_1 缺乏性心脏病。⑦血液病性心脏病:如贫血性心脏病。⑧感染性心脏病:为病毒、细菌、真菌、立克次体、寄生虫等感染侵袭心脏而导致。⑨心脏神经症:由自主神经功能失调导致的心血管功能紊乱。⑩其他:药物、化学制剂、放射线、高原环境、物理因素导致的心脏病,或心脏肿瘤及原因不明性心肌病。

【病理解剖分类】 不同病因的心血管病可分别或同时引起各种特征性的病理解剖改变。①心内膜病:如心内膜炎症、纤维弹性组织增生,心脏瓣膜脱垂、钙化、狭窄或关闭不全。②心肌病:如心肌炎症、变性、缺血、坏死、肥厚、纤维化、乳头肌或腱索断裂等,进而导致心肌舒张和(或)收缩功能下降、心脏扩大等。③心包病:如心包炎症、积液、积血或积脓、缩窄等。④大血管病:如动脉粥样硬化、动脉瘤样扩张、中膜囊性变性、夹层、炎症、血栓形成、栓塞等。⑤各组织结构的先天性畸形。

【病理生理分类】 不同病因的心血管病可引起不同或共同的病理生理改变。①心力衰竭:是各种心脏结构或功能性疾病导致心室充盈和(或)射血功能受损所致。分为急性或慢性,左心、右心或全心衰竭。见于各种心血管病尤其是晚期。②休克:为周围循环灌注不良导致的内脏和外周组织缺血、微循环障碍等一系列变化。③心律失常:为心肌的自律、兴奋或传导功能失调,造成的心动过缓、过速和(或)心律不规则的改变。④心肌缺血:为心脏的血液灌注下降、供氧减少,导致心肌能量代谢不正常,不能支持心脏正常工作。冠状动脉粥样硬化为最常见原因。⑤乳头肌功能不全:二尖瓣或三尖瓣乳头肌缺血或其他病变导致的调节瓣叶功能的异常,引起瓣膜的关闭不全。⑥心脏压塞:心包腔大量快速的积液、积血,或纤维化、缩窄导致的心脏充盈及射血障碍。⑦冠状动脉痉挛:指心外膜下冠状动脉发生的一过性异常收缩,易发生于有粥样硬化斑块的冠状动脉,是众多心脏疾病的共同病理机制之一,如急性心肌梗死、致命性心律失常以及心搏骤停等。⑧其他:如体循环与肺循环之间、动脉与静脉之间的血液分流,体动脉或肺动脉、体静脉或肺静脉压力的增高或降低等。

诊断心血管病时,常需同时列出病因、病理解剖及病理生理诊断。如:①风湿性心脏病(病因诊断);②二尖瓣狭窄(病理诊断);③心力衰竭(病理生理诊断);④心房颤动(病理生理诊断)。

二、心血管病的诊断

应根据患者病史、临床症状、体征、实验室检查以及器械检查等资料综合分析后做出诊断。

【症状、体征和实验室检查】

1. 症状 心血管病的常见症状有:胸痛、心悸、呼吸困难、发绀、水肿、咳嗽、咯血、头昏、头痛、黑矇、晕厥、上腹痛、恶心、呕吐等。多数症状也见于一些其他系统的疾病,因此分析时需仔细鉴别。

2. 体征 多数心血管病的体征具有一定的特异性。仔细的查体有助于做出诊断及鉴别诊断。心血管病的常见体征有:

视诊:主要观察一般情况,有无端坐呼吸、贫血、发绀、颈静脉怒张、水肿等。此外,环形红斑、皮下结节有助于诊断风湿热,两颧紫红色有助于诊断二尖瓣狭窄和肺动脉高压,皮肤黏膜淤点、Osler 结节、Janeway 点有助于诊断感染性心内膜炎,杵状指(趾)有助于诊断右向左分流的先天性心脏病。

触诊:主要观察有无心尖异常搏动、毛细血管搏动、静脉充盈或搏动异常、脉搏的异常变化、肝颈反流征、下肢水肿等。

叩诊:主要观察有无心界增大等。

听诊:主要观察有无肺部啰音、心律失常、心脏杂音、心音的异常变化或额外心音、心包摩擦音和周围动脉的杂音等。

3. 实验室检查 心血管病的实验室检查除常规血、尿检查外,还包括多种生化检查,如动脉粥样硬化时血糖、血脂的检测,急性心肌梗死时心肌坏死标记物的检测,心力衰竭时脑钠肽的检测等。此外,微生物及免疫学的检查有助于诊断,如感染性心脏病时体液的微生物培养、血液细菌、病毒核酸及抗体检查等；风湿性心脏病时有关链球菌抗体和炎症反应（如抗链球菌溶血素“O”、红细胞沉降率、C 反应蛋白等）的检测。

【器械检查】

1. 非侵入性检查

（1）血压监测：包括诊所血压、家庭自测血压和 24h 动态血压监测。

（2）心电图检查：包括常规心电图、24h 动态心电图、心电图运动负荷试验、遥测心电图、心室晚电位和心率变异性分析等。

（3）X 线胸片：能显示出心脏及大血管的轮廓、形态和位置，观察心脏与毗邻器官的关系和肺内血管的变化。左前斜位片可观察主动脉的全貌和左右心室及右心房增大的情况。右前斜位片可观察左心房增大、肺动脉段突出和右心室漏斗部增大的变化。左侧位片能观察心、胸的前后径和胸廓畸形等情况，对主动脉瘤与纵隔肿物的鉴别及定位尤为重要。

（4）心脏超声检查：应用超声波回声探查心脏和大血管一组无创性检查方法。包括 M 型、二维和多普勒超声心动图、经食管超声、声学造影、血管内超声和三维实时超声等。

1）M 型超声心动图：以运动曲线的形式显示心脏各层的解剖结构回声，主要用于重点检测主动脉根部、二尖瓣和左心室的功能活动。

2）二维超声心动图：将从人体反射回来的回波信号以光点形式组成切面图像。能清晰、直观、实时显示心脏各结构的形态、空间位置及连续关系等。是最基本的心脏超声检查方法。

3）多普勒超声心动图：包括脉冲多普勒、连续波多普勒、彩色多普勒和组织多普勒超声心动图。可分析血流发生的时间、方向、流速以及血流性质，结合二维超声心动图可很好地观察心脏各瓣膜功能，定量评估心脏收缩、舒张功能以及左心室充盈血流动力学。

4）经食管超声：将超声探头置入食管内，从心脏的后方向近距离探查其深部结构，避免了胸壁、肺气等因素的干扰，进一步提高了图像的分辨率，也便于进行心脏手术中的超声监测与评价。

（5）心脏 CT：CT 冠状动脉造影可评估冠状动脉粥样硬化。新型双源 CT 同时使用了 2 个射线源和 2 个探测器系统，进一步提高了检测的准确率，减少了放射剂量。

（6）心脏 MRI：可以观察心脏结构、功能、心肌和心包病变，还可用于识别急性心肌梗死冠状动脉微血管阻塞。采用延迟增强技术可定量测定心肌瘢痕大小，识别存活的心肌。

（7）心脏核医学：指利用正常或有功能的心肌可摄取某些显像药物，而坏死或缺血的心肌不显影（缺损）或影像变淡（稀疏），用以定量分析心肌灌注、心肌存活和心脏功能。显像方法包括心血池显像、心肌灌注显像、心肌代谢显像等。

2. 侵入性检查

（1）右心导管检查：将心导管经周围静脉送入上、下腔静脉、右心房、右心室、肺动脉及其分支，在腔静脉及右侧心腔进行血流动力学、血氧和心排血量测定，评估心功能状态。还可经导管内注射对比剂进行腔静脉、右心房、右心室或肺动脉造影，诊断先天性心脏病和判断手术适应证。此外，在床旁经静脉（多为股静脉或颈内静脉）将漂浮导管送至肺动脉远端，可进行持续床旁血流动力学测定。

（2）左心导管检查

1）左心导管检查：导管经周围动脉逆行至主动脉、左心室等处进行压力测定和造影，探查主动脉病变，了解左心室大小、功能、室壁运动及主动脉瓣和二尖瓣功能。还可行颈动脉、锁骨下动脉、肾动脉及髂总动脉的造影以探查血管病变。

2）选择性冠状动脉造影：冠状动脉造影导管选择性插入冠状动脉开口，注入少量对比剂显示冠状动脉解剖走行及病变。是目前诊断冠心病的“金标准”。

（3）心脏电生理检查：以整体心脏或心脏的一部分为对象，记录心内心电图、标测心电图和应用各种特定的电脉冲刺激，借以诊断和研究心律失常的一种方法。

（4）心包穿刺：是借助穿刺针直接刺入心包腔的诊疗技术。可用于明确心包积液的性质，引流心包积液降低心包腔内压，心包腔内注射药物等。

（5）心内膜和心肌活检：利用活检钳夹取心脏内壁组织，以了解心脏组织结构及其病理变化。对于心肌炎、心肌病、心脏淀粉样变性、心肌纤维化等疾病具有确诊意义。对心脏移植后排异反应的判断及疗效评价具有重要意义。

三、心血管病的治疗

团队协作和医疗服务整合是现代心血管病治疗的核心。一方面，心血管病患者老年人居多，常合并多种疾病，治疗措施的复杂性和危险性都不容忽视。如冠状动脉血运重建治疗需要心外科医生、介入医生和非介入心脏科医生共同制订血运重建方案。另一方面，要把患者作为一个整体，综合协调各种治疗措施，从住院治疗到出院康复，实现连续的“无缝隙”的医疗服务。

【药物治疗】　药物治疗是心血管病治疗的基石，是最为重要和首选的方法之一。治疗心血管病的常用药物常按作用机制进行分类，如血管紧张素转化酶抑制剂类、血管紧张素受体拮抗剂类、钙通道阻滞剂、β受体拮抗剂、扩血管药、利尿剂、α受体拮抗剂、正性肌力药物、调脂类药物等。也可按具体疾病的治疗药物选择进行分类，如降血压药物、治疗冠心病药物、治疗心功能不全药物、抗凝抗栓药物、抗心律失常药物等。药物的药理机制、适应证、禁忌证、毒副作用及应用注意事项对临床实践都非常重要。同时个体化治疗也是药物治疗成功的关键。

【介入治疗】　心血管病是介入治疗应用最为广泛的领域。随着介入治疗技术的不断发展，许多心血管病都可以通过介入治疗的手段进行治疗，极大地改善了患者的预后和生活质量。

1. 冠心病的介入治疗　经皮冠状动脉介入术（percutaneous coronary intervention，PCI）是通过特制的导管、导丝、球囊、支架等，疏通狭窄或闭塞的冠状动脉管腔，从而改善心肌的血流灌注的介入治疗方法。该技术自20世纪70年代末以来，历经四十多年的迅猛发展，已成为治疗冠心病的一种最常用、最成熟和最有前途的技术。极大地改善了患者的预后和生活质量。包括经皮冠状动脉球囊血管成形术、冠状动脉支架植入术、冠状动脉旋磨术、冠状动脉内血栓抽吸术、切割球囊血管成形术等。

2. 心律失常的介入治疗

（1）快速型心律失常的介入治疗：射频消融术（radiofrequency catheter ablation，RFCA）是将电极导管经静脉或动脉血管送入心腔特定部位，释放射频电流导致局部心内膜及心内膜下心肌凝固性坏死，达到阻断快速心律失常异常传导束和起源点的介入治疗方法。该方法创伤小、成功率高，已成熟应用于治疗房室旁道及房室结双径路引起的折返性心动过速、房性心动过速、心房扑动、室性心动过速以及心房颤动。

(2) 缓慢型心律失常的介入治疗：心脏起搏器主要用于病态窦房结综合征和高度房室传导阻滞患者。由起搏电极和起搏发生器两部分组成。临时起搏器用于紧急或临时情况，埋藏式起搏器起搏电极和起搏发生器均植入人体。

(3) 致命性快速型心律失常的介入治疗：心脏性猝死(sudden cardiac death，SCD)在所有心脏原因引起的死亡中约占83%。发生SCD的心律失常中，心动过缓所致仅占17%。其余均为心室颤动或室性心动过速引起。植入型心律转复除颤器(implantable cardioverter defibrillator，ICD)能明显降低SCD高危患者的病死率，是目前防止SCD最有效的方法。

3. 先天性心脏病的介入治疗　先天性心脏病介入治疗是近10多年来得到快速发展的新技术之一，相对于传统的开胸手术而言，它的突出优点是创伤小、恢复快、操作简便、安全性好、不留手术瘢痕，且能达到与外科手术治疗相同的效果。

4. 慢性心力衰竭的介入治疗　心脏再同步化治疗(cardiac resynchronization therapy，CRT)在传统的双腔起搏(右心房、右心室)让心房心室顺序起搏的基础上增加了左心室起搏(通过冠状窦进入靠近左心室侧壁或者后壁的静脉，在心外膜起搏)，主要通过双心室起搏纠正室间或心室内不同步，增加心室排血和充盈，减少二尖瓣反流，提高射血分数。对于慢性心力衰竭伴心室失同步的患者，这种治疗可以改善患者的心脏功能，提高运动耐量以及生活质量，同时显示出逆转左心室重构的作用。

5. 心脏瓣膜病的介入治疗　心脏瓣膜病的介入治疗是近10多年来得到快速发展的新技术之一，包括瓣膜病球囊扩张成形术、经皮瓣膜植入或修补技术。高危主动脉瓣狭窄患者的经皮主动脉瓣植入术和二尖瓣关闭不全患者的经皮修补术目前发展迅猛，且显示出良好的治疗效果。

【外科手术治疗】　包括冠状动脉搭桥手术、心脏各瓣膜修补术及置换手术、先天性心脏病矫治手术、心包剥离术、心脏移植等。

(朱健华)

第二章　心力衰竭

学习目标

1. 掌握慢性心力衰竭的治疗原则、药物的合理应用。
2. 掌握急性心力衰竭的抢救方法。
3. 熟悉心力衰竭的发病机制和病理生理。
4. 了解心力衰竭的临床表现、诊断和鉴别诊断。

心力衰竭(heart failure)是由于任何心脏结构或功能异常导致心室充盈和(或)射血能力受损的一组复杂临床综合征。可同时出现肺循环和(或)体循环淤血,临床表现主要是呼吸困难和乏力(活动耐量受限),以及液体潴留(肺淤血和外周水肿)。

【病因】

1. 基本病因

(1) 原发性心肌损害。

1) 缺血性心肌损害:冠心病、急性心肌梗死是引起心力衰竭最常见的原因之一。

2) 心肌炎和心肌病:以病毒性心肌炎及原发性扩张型心肌病最为常见。

3) 心肌代谢障碍性疾病:以糖尿病心肌病最为常见。

(2) 心脏负荷过重。

1) 压力负荷(后负荷)过重:见于高血压、主动脉瓣狭窄、肺动脉高压、肺动脉瓣狭窄等左、右心室收缩期射血阻力增加的疾病。持久的负荷过重,心肌发生结构和功能改变致失代偿,心排血量下降。

2) 容量负荷(前负荷)过重:①心脏瓣膜关闭不全,如主动脉瓣关闭不全、二尖瓣关闭不全等;②左、右心或动静脉分流性先天性心血管病如室间隔缺损、动脉导管未闭等。

2. 诱因

(1) 感染:呼吸道感染是最常见、最重要的诱因。

(2) 心律失常:心房颤动是器质性心脏病最常见的心律失常之一,也是诱发心力衰竭最重要的因素。

(3) 血容量增加:如摄入钠盐过多,静脉输入液体过多、过快等。

(4) 过度体力劳累或情绪激动:如妊娠后期及分娩过程、暴怒等。

(5) 治疗不当:如不恰当停用利尿药物或降压药等。

(6) 原有心脏病变加重或并发其他疾病如冠心病发生心肌梗死等。

【病理生理】　心力衰竭是心脏不能或仅在提高充盈压后方能泵出组织代谢所需相应血量的一种病理生理状态。心力衰竭时最重要的病理生理变化可归纳为以下 4 个方面。

1. 代偿机制

(1) Frank-Starling 机制:增加心脏的前负荷,使回心血量增多,心室舒张末容积增加,从而增加心排血量及提高心脏做功量。舒张末压力增高使心房压、静脉压升高,待后者达到一定程度时即出现肺的阻性充血或腔静脉系统充血。图 3-2-1 示左心室功能曲线。

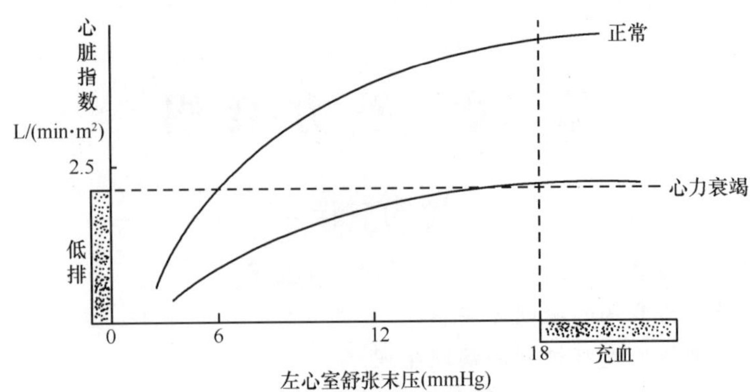

图 3-2-1　左心室功能曲线

上图表明在正常人和心力衰竭时左心室收缩功能(以心脏指数表示,为纵坐标)和左心室前负荷(以左心室舒张末压表示,为横坐标)的关系,心力衰竭时,心功能曲线向右下偏移,当左心室舒张末压>18mmHg时,出现肺充血的症状和体征,若心脏指数<2.2L/(min·m²)时,出现低心排血量的症状和体征

(2) 神经体液的代偿机制:当心排血量不足,心腔压力升高时,启动神经体液机制,包括:

1) 交感神经兴奋性增强:心力衰竭患者去甲肾上腺素(NE)水平升高,作用于心肌 β_1 肾上腺素能受体,增强心肌收缩力并提高心率,以提高心排血量。但与此同时周围血管收缩,增加心脏后负荷,心率加快,导致心肌耗氧增加。除了上述血流动力学效应外,NE 对心肌细胞有直接的毒性作用,可促使心肌细胞凋亡,参与心脏重塑的病理过程。此外,交感神经兴奋还可使心肌应激性增强而有促心律失常作用。

2) 肾素-血管紧张素-醛固酮系统(renin-angiotensin-aldosterone system,RAAS)激活:由于心排血量降低,肾血流量随之减低,RAAS 被激活。其有利的一面是心肌收缩力增强,周围血管收缩维持血压,调节血液的再分配,保证心、脑等重要脏器的血液供应。同时促进醛固酮分泌,使水、钠潴留,增加总体液量及心脏前负荷,对心力衰竭起到代偿作用。

但 RAAS 被激活后,血管紧张素Ⅱ(angiotensinⅡ,AⅡ)及醛固酮分泌增加使心肌、血管平滑肌、血管内皮细胞等发生一系列变化,称之为细胞和组织的重塑。在心肌上 AⅡ促使新的收缩蛋白合成增加;细胞外的醛固酮刺激成纤维细胞转变为胶原纤维,促使心肌间质纤维化。在血管中使平滑肌细胞增生管腔变窄,同时降低血管内皮细胞分泌一氧化氮的能力,使血管舒张受影响。这些不利因素的长期作用,加重心肌损伤和心功能恶化,后者又进一步激活神经体液机制,如此形成恶性循环,使病情日趋恶化。

2. 心肌肥厚　当心脏后负荷增高时常以心肌肥厚作为主要的代偿机制,可伴或不伴心室扩张。心肌肥厚以心肌细胞肥大、心肌纤维化为主,但心肌细胞数量并不增多。细胞核及线粒体的增大、增多均落后于心肌的纤维化,心肌从整体上显得能源不足,继续发展终至心肌细胞死亡。心肌肥厚收缩力增强,克服后负荷阻力,使心排血量在相当长时间内维持正常,但心肌顺应性差,舒张功能降低,心室舒张末压升高。

前两种代偿机制启动迅速,在严重心功能不全发生的数个心脏周期内即可发生并相互作用,使心功能维持相对正常的水平。心肌肥厚进展缓慢,在心脏后负荷增高的长期代偿中起到重要作用。但任何一种代偿机制均作用有限,最终导致失代偿。

3. 心室重塑 心力衰竭的主要发病机制之一为心肌病理性重构,导致心力衰竭进展的两个关键过程,一是心肌死亡(坏死、凋亡、自噬等)的发生;二是神经内分泌系统过度激活所致的系统反应,其中 RAAS 和交感神经系统过度兴奋起着主要作用。

在心脏功能受损,心腔扩大、心肌肥厚的代偿过程中,心肌细胞、胞外基质、胶原纤维网等均发生相应变化,即心室重塑(ventricular remodeling)是心力衰竭发生发展的基本病理机制。除了因为代偿能力有限、代偿机制的负面影响外,心肌细胞的能量供应不足及利用障碍导致心肌细胞坏死、纤维化也是失代偿发生的一个重要因素。心肌细胞减少使心肌整体收缩力下降;纤维化的增加又使心室顺应性下降,重塑更趋明显,心肌收缩力不能发挥其应有的射血效应,形成恶性循环,最终导致不可逆转的终末阶段。

4. 关于舒张功能不全 心脏舒张功能不全的机制,大体上可分为两大类:一种是主动舒张功能障碍,其原因多为 Ca^{2+} 不能及时地被肌浆网回摄及泵出胞外,因为这两种过程均为耗能过程,所以当能量供应不足时,主动舒张功能即受影响。另一类舒张功能不全是由于心室肌的顺应性减退及充盈障碍,当左心室舒张末压过高时,肺循环出现高压和淤血。舒张与收缩功能不全的心腔压力与容量的变化,见图 3-2-2。

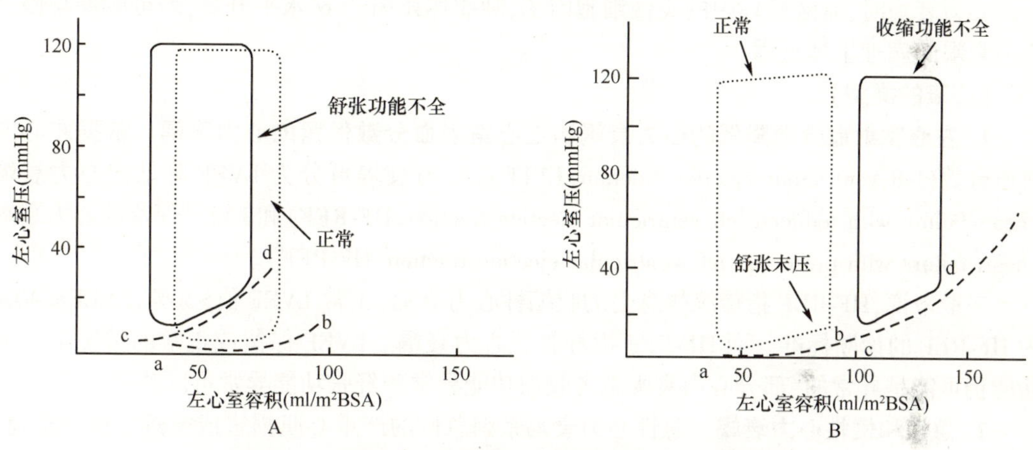

图 3-2-2 舒张与收缩功能不全的心腔压力与容量的变化

A. 示单纯舒张功能不全时压力-容积较正常左移,舒张末容积略减少而以舒张期压力增高为主;

B. 示收缩功能不全时压力-容积较正常右移,收缩及舒张期容量明显增加的同时舒张末压增高

5. 心力衰竭时各种体液因子的改变 近年来不断发现一些新的肽类细胞因子参与心力衰竭的发生和发展,重要的有:

(1) 利钠肽:人类有三种利钠肽类:心钠肽(atrialnatriureticpeptide, ANP),脑钠肽(brainnatriureticpeptide,BNP)和 C 型利钠肽(C-typenatriureticpeptide,CNP)。ANP 主要由心房分泌,当心房压力增高,ANP 分泌增加,其生理作用为扩张血管,增加排钠,对抗肾上腺素、肾素-血管紧张素等的水、钠潴留效应。正常人 BNP 主要储存于心室肌内,其分泌量亦随心室充盈压的高低变化,BNP 的生理作用与 ANP 相似。心力衰竭时心室壁张力增加,心室肌内不仅 BNP 分泌增加,ANP 的分泌也明显增加,使血浆中 ANP 及 BNP 水平升高,其增高的程度与心力衰竭的严重程度呈正相关。为此,血浆 ANP 及 BNP 水平可作为评定心力衰竭的进程和判断预后的指标。

(2) 精氨酸加压素(arginine vasopressin,AVP):由垂体分泌,具有抗利尿和周围血管收缩的生理作用,对维持血浆渗透压起关键作用。AVP 的释放受心房牵张受体的调控。心力衰竭时心房牵张受体的敏感性下降,使 AVP 的释放不能受到相应的抑制,而使血浆 AVP 水平升高,继而水潴留增加;同时其周围血管的收缩作用又使心脏后负荷增加;对于心力衰竭早期,AVP 的效应有一定的代偿作用,而长期的 AVP 增加,其负面效应将使心力衰竭进一步恶化。

(3) 内皮素(endothelin):由血管内皮释放的肽类物质,具有很强的收缩血管的作用。心力衰竭时,受血管活性物质如去甲肾上腺素、血管紧张素、血栓素等的影响,血浆内皮素水平升高,且直接与肺动脉压力特别是肺血管阻力升高相关。除血流动力学效应外,内皮素还可导致细胞肥大增生,参与心脏重塑过程。临床应用内皮素受体拮抗剂初步显示可改善心力衰竭患者的血流动力学效应。

(4) 细胞因子:心肌细胞和成纤维细胞等能表达肽类生长因子如转化生长因子-β,在心力衰竭时能诱导心肌细胞、血管平滑肌细胞、内皮细胞、成纤维细胞的生长并调节基因的表达,血流动力学超负荷和去甲肾上腺素能促进该类细胞因子表达。它们在调节心力衰竭的心肌结构和功能改变中可能起着重要作用。

心力衰竭时,血液循环中的炎性细胞因子、肿瘤坏死因子-α 水平升高,均可能参与慢性心力衰竭的病理生理过程。

【心衰的类型】

1. 左心室射血分数降低的心力衰竭和左心室射血分数保留的心力衰竭　依据左心室射血分数(left ventricular ejection fraction, LVFF),心力衰竭可分为 LVEF 降低的心力衰竭(heart failure with reduced left ventricular ejection fraction, HF-REF)和 LVEF 保留的心力衰竭(heart failure with preserved left ventricular ejection fraction, HF-PEF)。

一般来说,HF-REF 指传统概念上的收缩性心力衰竭,正常 LVEF 值>50%,LVEF≤40%为 HF-REF 的诊断标准。而 HF-PEF 指舒张性心力衰竭。LVEF 保留或正常的情况下收缩功能仍可能是异常的,部分心力衰竭患者收缩功能异常和舒张功能异常可以共存。

2. 急性和慢性心力衰竭　急性心力衰竭系因急性的严重心肌损害或突然加重的负荷,使心功能正常或处于代偿期的心脏在短时间内发生衰竭或使慢性心力衰竭急剧恶化。临床上以急性左心衰竭常见,表现为急性肺水肿或心源性休克。

慢性心力衰竭有一个缓慢的发展过程,一般均有代偿性心脏扩大或肥厚及其他代偿机制参与。

3. 心力衰竭的分期与分级

(1) 心力衰竭是各种心脏结构性和功能性疾病所导致的,其病理生理过程不断进展的临床综合征。2013 年美国 ACCF/AHA 和 2014 中国的心力衰竭指南上仍然沿用了心力衰竭的分期的概念,具体分期如下:

A 期,心力衰竭高危但无结构性心脏病或心力衰竭症状。

B 期,有结构性心脏病但无心力衰竭体征或症状。

C 期,有结构性心脏病且或曾有心力衰竭症状。

D 期,顽固性心力衰竭且需要特殊干预。

这种分期强调疾病的发生与进展,用于描述具体的患者和人群。

心力衰竭的分期对每一个患者而言只能是停留在某一期或向前进展而不可能逆转,为此,只有在 A 期对各种高危因素进行有效的治疗,在 B 期进行有效干预,才能减少或延缓进入到有症状的临床心力衰竭。

（2）心力衰竭的分级：NYHA 分级是按诱发心力衰竭症状的活动程度将心功能的受损状况分为四级。这一分级方案于 1928 年由美国纽约心脏病学会（NYHA）提出，临床上沿用至今（表 3-2-1）。

这种分级方案的优点是简便易行，为此，几十年以来仍为临床医生所习用。但其缺点是仅凭患者的主观陈述，有时症状与客观检查有很大差距，同时患者个体之间的差异也较大。

表 3-2-1　NYHA 心功能分级

分级	症状
Ⅰ级	活动不受限，日常活动不引起疲乏、气促、心悸或心绞痛。
Ⅱ级	活动轻度受限，休息时无自觉症状，但日常活动可出现疲乏、气促、心悸或心绞痛。
Ⅲ级	活动明显受限，轻微日常活动即引起上述的症状。
Ⅳ级	休息状态下也有症状，稍有体力活动症状即加重。任何体力活动均会引起不适。

（3）6min 步行试验：以评定患者的运动耐力。6min 步行距离<150m 为重度心力衰竭；150~450m 为中度心力衰竭；>450m 为轻度心力衰竭。本试验除用以评价心脏的储备功能外，常用以评价心力衰竭治疗的疗效。

第一节　慢性心力衰竭

【流行病学】　慢性心力衰竭（chronic heart failure，CHF）是大多数心血管疾病的最终归宿，也是最主要的死亡原因。根据我国 2003 年的抽样统计，成人心力衰竭患病率为 0.9%。

引起 CHF 的基础心脏病的构成比，我国过去以风湿性心脏病为主，但近年来其所占比例已趋下降而高血压、冠心病的比例明显上升。冠心病、高血压已成为慢性心力衰竭的最主要病因，据 2005 年对我国 17 个地区的 CHF 病因调查，冠心病占 57.1%居首位，原发性高血压占 30.4%。

【临床表现】　临床上左心衰竭最为常见，单纯右心衰竭较少见。左心衰竭后继发右心衰竭而致全心衰竭者，以及由于严重广泛心肌疾病同时波及左、右心而发生全心衰竭者临床上更为多见。

1. 左心衰竭　以肺淤血及心排血量降低表现为主。

（1）症状

1）程度不同的呼吸困难：

A. 劳力性呼吸困难：是左心衰竭最早出现的症状，系因运动使回心血量增加，左心房压力升高，加重了肺淤血。

B. 端坐呼吸：肺淤血达到一定的程度时，患者不能平卧，因平卧时回心血量增多且横膈上抬，呼吸更为困难。高枕卧位、半卧位甚至端坐时方可使憋气好转。

C. 夜间阵发性呼吸困难：患者已入睡后突然因憋气而惊醒，被迫采取坐位，呼吸深快，重者可有哮鸣音，称之为“心源性哮喘”。大多于端坐休息后可自行缓解。其发生机制除因睡眠平卧血液重新分配使肺血量增加外，夜间迷走神经张力增加，小支气管收缩，横膈高位,肺活量减少等也是促发因素。

D. 急性肺水肿:是“心源性哮喘”的进一步发展,是左心衰竭呼吸困难最严重的形式。

2) 咳嗽、咳痰、咯血:咳嗽、咳痰是肺泡和支气管黏膜淤血所致,开始常于夜间发生,坐位或立位时咳嗽可减轻,白色浆液性泡沫状痰为其特点。偶可见痰中带血丝。长期慢性淤血肺静脉压力升高,导致肺循环和支气管血液循环之间形成侧支,在支气管黏膜下形成扩张的血管,此种血管一旦破裂可引起大咯血。

3) 乏力、疲倦、头晕、心慌:是心排血量不足,器官、组织灌注不足及代偿性心率加快所致的主要症状。

4) 少尿及肾功能损害症状:严重的左心衰竭血液进行再分配时,首先是肾的血流量明显减少,患者可出现少尿。长期慢性的肾血流量减少可出现血尿素氮、肌酐升高并可有肾功能不全的相应症状。

(2) 体征

1) 肺部湿性啰音:由于肺毛细血管压增高,液体可渗出到肺泡而出现湿性啰音。随着病情的由轻到重,肺部啰音可从局限于肺底部直至全肺。

2) 心脏体征:除基础心脏病的固有体征外,慢性左心衰竭的患者一般均有心脏扩大、肺动脉瓣区第二心音亢进及舒张期奔马律。

2. 右心衰竭　以体静脉淤血的表现为主。

(1) 症状

1) 消化道症状:胃肠道及肝淤血引起腹胀、食欲缺乏、恶心、呕吐等是右心衰竭最常见的症状。

2) 劳力性呼吸困难:继发于左心衰竭的右心衰竭呼吸困难业已存在。单纯性右心衰竭为分流性先天性心脏病或肺部疾病所致,也均有明显的呼吸困难。

(2) 体征

1) 水肿:体静脉压力升高使皮肤等软组织出现水肿,其特征为首先出现于身体最低垂的部位,常为对称性可压陷性。胸腔积液也是因体静脉压力增高所致,因胸膜静脉还有一部分回流到肺静脉,所以胸腔积液更多见于同时有左、右心力衰竭时,以双侧多见,如为单侧则以右侧更为多见,可能与右膈下肝淤血有关。

2) 颈静脉征:颈静脉搏动增强、充盈、怒张是右心衰时的主要体征,肝颈静脉反流征阳性则更具特征性。

3) 肝肿大:肝因淤血肿大常伴压痛,持续慢性右心衰竭可致心源性肝硬化,晚期可出现黄疸、肝功能受损及大量腹水。

4) 心脏体征:除基础心脏病的相应体征之外,右心衰竭时可因右心室显著扩大而出现三尖瓣关闭不全的反流性杂音。

3. 全心衰竭　右心衰竭继发于左心衰竭而形成的全心衰竭,当右心衰竭出现之后,右心排血量减少,因此阵发性呼吸困难等肺淤血症状反而有所减轻。扩张型心肌病等表现为左、右心室同时衰竭者,肺淤血症状往往不很严重,左心衰竭的表现主要为心排血量减少的相关症状和体征。

【辅助检查】

1. 常规检查

(1) 二维超声心动图及多普勒超声:可用于①诊断心包、心肌或心瓣膜疾病;②定量分析心脏结构及功能各指标；③区别舒张功能不全和收缩功能不全；④估测肺动脉压；⑤为评价治疗效果提供客观指标。

LVEF 反映左心室收缩功能，初始评估心力衰竭或有可疑心力衰竭症状患者均应测量，病情变化时，可重复测量。

（2）心电图：可提供既往心肌梗死、左心室肥厚、广泛心肌损害及心律失常等信息。可判断是否存在心脏不同步，包括房室、室间和（或）室内运动不同步。有心律失常或怀疑存在无症状性心肌缺血时应做 24 小时动态心电图。

（3）实验室检查：全血细胞计数、尿液分析、血生化（包括钠、钾、钙、血尿素氮、肌酐、肝酶和胆红素、血清铁/总铁结合力）、空腹血糖和糖化血红蛋白、血脂及甲状腺功能等，应列为常规。对某些特定心力衰竭患者应进行血色病或 HIV 的筛查，在相关人群中进行风湿性疾病、淀粉样变性、嗜铬细胞瘤的诊断性检查。

（4）生物学标志物

1）血浆利钠肽：B 型利钠肽（BNP）或 N 末端 B 型利钠肽原（NT-proBNP）测定：可用于因呼吸困难而疑为心力衰竭患者的诊断和鉴别诊断，BNP<35ng/L，NT-proBNP<125ng/L 时不支持慢性心力衰竭诊断，其诊断敏感性和特异性低于急性心力衰竭时。利钠肽可用来评估慢性心力衰竭的严重程度和预后。

2）心肌损伤标志物：心脏肌钙蛋白可用于诊断原发病如急性心肌梗死，也可以对心力衰竭患者做进一步的危险分层。

3）其他生物学标志物：纤维化、炎症、氧化应激、神经激素紊乱及心肌和基质重构的标记物已广泛应用于评价心力衰竭的预后，如反映心肌纤维化的可溶性 ST2 及半乳糖凝集素-3 等指标在慢性心力衰竭的危险分层中可能提供额外信息。

（5）X 线胸片：可提供心脏增大、肺淤血、肺水肿及原有肺部疾病的信息。

肺淤血的有无及其程度直接反映心功能状态。早期肺静脉压增高时，主要表现为肺门血管影增强，上肺血管影增多与下肺纹理密度相仿，甚至多于下肺。

由于肺动脉压力增高可见右下肺动脉增宽，进一步出现间质性肺水肿可使肺野模糊，Kerley B 线是在肺野外侧清晰可见的水平线状影，是肺小叶间隔内积液的表现，是慢性肺淤血的特征性表现。

急性肺泡性肺水肿时肺门呈蝴蝶状，肺野可见大片融合的阴影。

2. 特殊检查

（1）心脏磁共振（CMR）：CMR 检测心腔容量、心肌质量和室壁运动的准确性和可重复性较好。经超声心动图检查不能做出诊断时，CMR 是最好的替代影像检查。疑诊心肌病、心脏肿瘤（或肿瘤累及心脏）或心包疾病时，CMR 有助于明确诊断，对复杂性先天性心脏病患者则是首选检查。

（2）冠状动脉造影：适用于有心绞痛、心梗或心脏停搏史的患者，也可鉴别缺血性或非缺血性心肌病。

（3）核素心室造影及核素心肌灌注和（或）代谢显像：前者可准确测定左心室容量、LVEF 及室壁运动。后者可诊断心肌缺血和心肌存活情况。

（4）负荷超声心动图：运动或药物负荷试验可检出是否存在可诱发的心肌缺血及其程度，并确定心肌是否存活。对于疑为 HF-PEF、静息舒张功能参数无法作结论的患者，也可采用舒张性心功能负荷试验，有一定辅助诊断价值。

(5) 经食管超声心动图:适用于经胸超声窗不够而 CMR 不可用或有禁忌证时,还可用于检查左心耳血栓,但有症状心力衰竭患者宜慎用该检查。

(6) 心肌活检:对不明原因的心肌病诊断价值有限,但有助于区分心肌炎症性或浸润性病变。

(7) 有创性血流动力学检查:对急性重症心力衰竭患者必要时采用漂浮导管在床边进行,经静脉插管直至肺小动脉,测定各部位的压力及血液含氧量,计算心脏指数(CI)及肺小动脉楔压(PCWP),直接反映左心功能,正常时 CI>2.5L/(min · m^2);PCWP<12mmHg。

(8) 心脏不同步检查:心力衰竭常并发心脏传导异常,导致房室、室间和(或)室内运动不同步,心脏不同步可严重影响左心室收缩功能。通常用超声心动图来判断心脏不同步。

【诊断和鉴别诊断】

1. 诊断　心力衰竭的诊断是综合病因、病史、症状、体征及客观检查而做出的。首先应有明确的器质性心脏病的诊断。心力衰竭的症状体征是诊断心力衰竭的重要依据。疲乏、无力等由于心排血量减少的症状无特异性,诊断价值不大,而左心衰竭的肺淤血引起不同程度的呼吸困难,右心衰竭的体循环淤血引起的颈静脉怒张、肝大、水肿等是诊断心力衰竭的重要依据。

2. 鉴别诊断　心力衰竭主要应与以下疾病相鉴别。

(1) 支气管哮喘:左心衰竭夜间阵发性呼吸困难,常称之为“心源性哮喘”,需和支气管哮喘相鉴别。前者多见于老年人有高血压或慢性心瓣膜病史,后者多见于青少年有过敏史;前者发作时需坐起,重症者肺部有干湿性啰音,甚至咳粉红色泡沫痰,后者发作时双肺可闻及典型哮鸣音,咳出白色黏痰后呼吸困难常可缓解。测定血浆 BNP 水平对鉴别心源性和支气管性哮喘有较重要的参考价值。

(2) 心包积液、缩窄性心包炎:由于腔静脉回流受阻同样可以引起颈静脉怒张、肝大、下肢水肿等表现,应根据病史、心脏及周围血管体征进行鉴别,超声心动图检查可得以确诊。

(3) 肝硬化腹水伴下肢水肿:应与慢性右心衰竭鉴别,除基础心脏病体征有助于鉴别外,非心源性肝硬化不会出现颈静脉怒张等上腔静脉回流受阻的体征。

【治疗】　慢性心力衰竭的治疗从 20 世纪 90 年代以来已有重大转变:从旨在改善短期血流动力学状态转变为长期的修复性策略,以改变衰竭心脏的生物学性质;从采用强心、利尿、扩血管药物转变为神经内分泌抑制剂,并积极应用非药物的器械治疗。

心力衰竭的治疗目标不仅是改善症状、提高生活质量,更重要的是针对心肌重构的机制,防止和延缓心肌重构的发展,从而降低心力衰竭的病死率和住院率。以下重点讲述慢性 HF-REF 的治疗

1. 一般治疗

(1) 去除诱因:各种感染、肺梗死、心律失常、电解质紊乱和酸碱失衡、贫血、肾功能损害、过量摄盐、过度静脉补液以及应用损害心肌或心功能的药物等均可引起心力衰竭恶化,应及时处理或纠正。

(2) 监测体质量:每日测定体质量以早期发现液体潴留非常重要。如在 3 日内体质量突然增加 2kg 以上,应考虑患者已有水、钠潴留(隐性水肿),需要利尿或加大利尿剂的剂量。

(3) 调整生活方式

1) 限钠:心力衰竭急性发作伴有容量负荷过重的患者,要限制钠摄入<2g/d。一般不

主张严格限制钠摄入和将限钠扩大到轻度或稳定期心力衰竭患者,因其对肾功能和神经体液机制具有不利作用,并可能与慢性代偿性心力衰竭患者预后较差相关。

2）限水:严重低钠血症(血钠<130mmol/L)患者液体摄入量应<2 L/d。严重心力衰竭患者液量限制在 1.5~2.0 L/d 有助于减轻症状和充血。轻中度症状患者常规限制液体并无益处。

3）营养和饮食:宜低脂饮食、戒烟,肥胖患者应减轻体质量。严重心力衰竭伴明显消瘦者,应给予营养支持。

4）休息和适度运动:失代偿期需卧床休息,多做被动运动以预防深静脉血栓形成。临床情况改善后在不引起症状的情况下,鼓励体力活动。

(4) 心理和精神治疗:抑郁、焦虑和孤独在心力衰竭恶化中发挥重要作用,也是心力衰竭患者死亡的重要预后因素。综合性情感干预包括心理疏导可改善心功能,必要时酌情应用抗焦虑或抗抑郁药物。

(5) 氧气治疗:可用于急性心力衰竭,对慢性心力衰竭并无指征。无肺水肿的心力衰竭患者,给氧可导致血流动力学恶化,但对心力衰竭伴睡眠呼吸障碍者,无创通气加低流量给氧可改善低氧血症。

2. 药物治疗

(1) 利尿剂:通过抑制肾小管特定部位钠或氯的重吸收,消除心力衰竭时的水、钠潴留。合理使用利尿剂是其他治疗心力衰竭药物取得成功的关键因素之一。如利尿剂用量不足造成液体潴留,会降低对血管紧张素转换酶抑制剂(angiotensin converting enzyme inhibitors,ACEI)的反应,增加使用 β 受体拮抗剂的风险。另一方面,不恰当的大剂量使用利尿剂则会导致血容量不足,增加发生低血压、肾功能不全和电解质紊乱的风险。

1）适应证:有液体潴留证据的所有心力衰竭患者均应给予利尿剂。

2）应用方法:从小剂量开始,逐渐增加剂量直至尿量增加,体质量每日减轻 0.5~1.0 kg 为宜。一旦症状缓解、病情控制,即以最小有效剂量长期维持,并根据液体潴留的情况随时调整剂量。每日体质量的变化是最可靠的监测利尿剂效果和调整利尿剂剂量的指标(表 3-2-2)。

制剂的选择:常用的利尿剂有袢利尿剂和噻嗪类利尿剂。首选袢利尿剂如呋塞米或托拉塞米,特别适用于有明显液体潴留或伴有肾功能受损的患者。呋塞米的剂量与效应呈线性关系,剂量不受限制。噻嗪类仅适用于有轻度液体潴留、伴有高血压而肾功能正常的心力衰竭患者。新型利尿剂托伐普坦是血管加压素 V_2受体拮抗剂,具有仅排水不利钠的的作用,伴顽固性水肿或低钠血症者疗效更显著。

表 3-2-2　慢性 HF-REF 常用利尿剂及其剂量

药物	起始剂量	每天最大剂量	每天常用剂量
袢利尿剂			
呋塞米	20~40mg,1 次/日	120~160mg	40~80mg
布美他尼	0.5~1.0mg,1 次/日	6~8mg	1~4mg
托拉塞米	10mg,1 次/日	100mg	10~40mg
噻嗪类利尿剂			
氢氯噻嗪	12.5~25.0mg,1~2 次/日	100mg	25~50mg
美托拉宗	2.5mg,1 次/日	20mg	2.5~10.0mg

续表

药物	起始剂量	每天最大剂量	每天常用剂量
吲达帕胺[a]	2.5mg,1次/日	5mg	2.5~5.0mg
保钾利尿剂			
阿米洛利	2.5mg[b]/5.0mg[c],1次/日	20mg	5~10mg[b]/10~20mg[c]
氨苯蝶啶	25mg[b]/50mg[c],1次/日	200mg	100mg[b]/200mg[c]
血管加压素 V_2 受体拮抗剂			
托伐普坦	7.5~15.0mg,1次/日	30mg	15mg

注:a 吲达帕胺是非噻嗪类磺胺类药物,b 与 ACEI 或 ARB 合用时剂量,c 不与 ACEI 或 ARB 合用时剂量

3）不良反应:电解质丢失较常见,如低钾血症、低镁血症、低钠血症。利尿剂的使用可激活内源性神经内分泌系统,特别是 RAAS 系统和交感神经系统,故应与血管紧张素转换酶抑制剂(ACEI)或血管紧张素受体拮抗剂(ARB)以及β受体拮抗剂联用。

（2）血管紧张素转换酶抑制剂:ACEI 是被证实能降低心力衰竭患者病死率的第一类药物,也是循证医学证据积累最多的药物,是公认的治疗心力衰竭的基石和首选药物。

ACEI 治疗心力衰竭的机制:抑制 RAAS,除对循环 RAAS 的抑制可达到扩张血管,抑制交感神经兴奋性的作用,更重要的是对心脏组织中的 RAAS 的抑制,在改善和延缓心室重塑中起关键的作用;抑制缓激肽的降解可使具有血管扩张作用的前列腺素生成增多,同时亦有抗组织增生的作用。

1）适应证:所有 LVEF 下降的心力衰竭患者必须且终身使用,除非有禁忌证或不能耐受。阶段 A 为心力衰竭高发危险人群,应考虑用 ACEI 预防心力衰竭。

2）禁忌证:曾发生致命性不良反应如喉头水肿,严重肾衰竭和妊娠妇女。以下情况慎用:双侧肾动脉狭窄,血肌酐>265.2μmol/L(3 mg/dl),血钾>5.5mmol/L,伴症状性低血压(收缩压<90mmHg),左心室流出道梗阻(如主动脉瓣狭窄、肥厚型梗阻型心肌病)等。

3）制剂和剂量:参见表 3-2-3。

表 3-2-3　治疗慢性 HF-REF 常用的 ACEI 及其剂量

药物	起始剂量	目标剂量
卡托普利	6.25mg,3次/日	50mg,3次/日
依那普利	2.5mg,2次/日	10mg,2次/日
福辛普利	5mg,1次/日	20~30mg,1次/日
赖诺普利	5mg,1次/日	20~30mg,1次/日
培哚普利	2mg,1次/日	4~8mg,1次/日
雷米普利	2.5mg,1次/日	10mg,1次/日
贝那普利	2.5mg,1次/日	10~20mg,1次/日

4）应用方法:从小剂量开始,逐渐递增,直至达到目标剂量,一般每隔 1~2 周剂量倍增 1 次。滴定剂量及过程需个体化。调整到合适剂量应终生维持使用,避免突然撤药。

5）不良反应:常见有两类:①与血管紧张素Ⅱ(AngⅡ)抑制有关的,如低血压、肾功能恶化、高血钾;②与缓激肽积聚有关的,如咳嗽和血管性水肿。

（3）β受体拮抗剂:由于长期持续性交感神经系统的过度激活和刺激,慢性心力衰竭患

者的心肌 β_1 受体下调和功能受损，β 受体拮抗剂治疗可恢复 β_1 受体的正常功能，使之上调。这是由于 β 受体拮抗剂发挥了改善内源性心肌功能的“生物学效应”。

1）适应证：结构性心脏病，伴 LVEF 下降的无症状心力衰竭患者，无论有无 MI，均可应用。伴二度及以上房室传导阻滞、活动性哮喘和反应性呼吸道疾病患者禁用。

2）应用方法：推荐用琥珀酸美托洛尔、比索洛尔或卡维地洛，均能改善患者预后。LVEF 下降的心力衰竭患者一经诊断，症状较轻或得到改善后应尽快使用 β 受体拮抗剂。

β 受体拮抗剂治疗心力衰竭要达到目标剂量或最大可耐受剂量。起始剂量宜小，一般为目标剂量的 1/8，每隔 2~4 周剂量递增 1 次，滴定的剂量及过程需个体化（表 3-2-4）。这种生物学效应往往需持续用药 2~3 个月才逐渐产生，而初始用药主要产生的药理作用是抑制心肌收缩力，可能诱发和加重心力衰竭，为避免这种不良影响，起始剂量须小，递加剂量须慢。静息心率是评估心脏 β 受体有效阻滞的指标之一，通常心率降至 55~60 次/分的剂量为 β 受体拮抗剂应用的目标剂量或最大可耐受剂量。

表 3-2-4　慢性 HF-REF 常用的 β 受体拮抗剂及其剂量

药物	初始剂量	目标剂量
琥珀酸美托洛尔	11.875~23.750mg，1 次/日	142.5~190.0mg，1 次/日
比索洛尔	1.25mg，1 次/日	10mg，1 次/日
卡维地洛	3.125~6.250mg，2 次/日	25~50mg，2 次/日
酒石酸美托洛尔	6.25mg，2~3 次/日	50mg，2~3 次/日

3）不良反应：应用早期如出现某些不严重的不良反应一般不需停药，可延迟加量直至不良反应消失。起始治疗时如引起液体潴留，应加大利尿剂用量，直至恢复治疗前体质量，再继续加量。

A. 低血压：一般出现于首剂或加量的 24~48 小时内，通常无症状，可自动消失。如低血压伴有低灌注的症状，则应减量或停用。

B. 液体潴留和心力衰竭恶化：用药期间如心力衰竭有轻或中度加重，应加大利尿剂用量。如病情恶化，且与 β 受体拮抗剂应用或加量相关，宜暂时减量或退回至前一个剂量。

C. 心动过缓和房室传导阻滞：如心率低于 55 次/分，或伴有眩晕等症状，或出现二度或三度房室传导阻滞，应减量甚至停药。

（4）醛固酮受体拮抗剂：醛固酮对心肌重构，特别是对心肌细胞外基质促进纤维增生的不良影响独立和叠加于 AngⅡ的作用。心力衰竭时心脏醛固酮生成及活化增加，且与心力衰竭严重程度成正比。长期应用 ACEI 或 ARB 时，起初醛固酮降低，随后即出现“逃逸现象”。因此，加用醛固酮受体拮抗剂，可抑制醛固酮的有害作用，对心力衰竭患者有益。

1）适应证：LVEF≤35%、NYHAⅡ~Ⅳ级的患者；已使用 ACEI（或 ARB）和 β 受体拮抗剂治疗，仍持续有症状的患者；AMI 后、LVEF≤40%，有心力衰竭症状或既往有糖尿病史者。

2）应用方法：从小剂量起始，逐渐加量，尤其螺内酯不推荐用大剂量：初始剂量 10~20mg，1 次/日，目标剂量 20mg，1 次/日。

3）注意事项：血钾>5.0mmol/L、肾功能受损者肌酐>221μmol/L（2.5 mg/dl），或 eGFR<30ml/（min·1.73m²）不宜应用。螺内酯可引起男性乳房增生症，为可逆性，停药后消失。

（5）血管紧张素受体拮抗剂（angiotensin receptor blockers，ARB）可阻断 AngⅡ与 AngⅡ

的 1 型受体(AT1R)结合,从而阻断或改善因 AT1R 过度兴奋导致的不良作用,如血管收缩、水钠潴留、组织增生、胶原沉积、促进细胞坏死和凋亡等,这些都在心力衰竭发生发展中起作用。ARB 还可能通过加强 AngⅡ与 AngⅡ的 2 型受体结合发挥有益效应。

1) 适应证:基本与 ACEI 相同,推荐用于不能耐受 ACEI 的患者。

2) 应用方法:小剂量起用,逐步将剂量增至目标推荐剂量或可耐受的最大剂量(表 3-2-5)。

表 3-2-5　慢性 HF-REF 常用的 ARB 及其剂量

药物	起始剂量	目标剂量
坎地沙坦	4mg,1 次/日	32mg,1 次/日
缬沙坦	20~40mg,1 次/日	80~160mg,2 次/日
氯沙坦	25mg,1 次/日	100~150mg,1 次/日
厄贝沙坦	75mg,1 次/日	300mg,1 次/日
替米沙坦	40mg,1 次/日	80mg,1 次/日
奥美沙坦	10mg,1 次/日	20~40mg,1 次/日

注:所列药物中坎地沙坦、缬沙坦和氯沙坦已有临床试验证实可降低心力衰竭患者病死率;ARB:血管紧张素受体拮抗剂

3) 注意事项:与 ACEI 相似,如可能引起低血压、肾功能不全和高血钾等;开始应用及改变剂量的 1~2 周内,应监测血压(包括不同体位血压)、肾功能和血钾。此类药物与 ACEI 相比,不良反应(如干咳)少,极少数患者也会发生血管性水肿。

(6) 地高辛:洋地黄类药物通过抑制衰竭心肌细胞膜 Na^+/K^+-ATP 酶,使细胞内 Na^+水平升高,促进 Na^+-Ca^{2+}交换,提高细胞内 Ca^{2+}水平,发挥正性肌力作用。目前认为其有益作用可能是通过降低神经内分泌系统活性,发挥治疗心力衰竭的作用。

1) 适应证:适用于慢性 HF-REF 已应用利尿剂、ACEI(或 ARB)、β 受体拮抗剂和醛固酮受体拮抗剂,LVEF≤45%,仍持续有症状的患者,伴有快速心室率的心房颤动患者尤为适合。心功能 NYHA Ⅰ级患者不宜应用地高辛。

2) 应用方法:用维持量 0.125~0.25mg/d,老年或肾功能受损者剂量减半。控制心房颤动的快速心室率,剂量可增加至 0.375~0.50mg/d。应严格监测地高辛中毒等不良反应及药物浓度。

(7) 伊伐布雷定:该药是心脏窦房结起搏电流(I_f)的一种选择性特异性抑制剂,降低窦房结发放冲动的频率,从而减慢心率。由于心率减缓,舒张期延长,冠状动脉血流量增加,可产生抗心绞痛和改善心肌缺血的作用。

1) 适应证:适用于窦性心律的 HF-REF 患者。使用 ACEI 或 ARB、β 受体拮抗剂、醛固酮受体拮抗剂,已达到推荐剂量或最大耐受剂量,心率仍然≥70 次/分,并持续有症状(NYHA Ⅱ~Ⅳ级),可加用伊伐布雷定。不能耐受 β 受体拮抗剂、心率≥70 次/分的有症状患者,也可使用伊伐布雷定。

2) 应用方法:起始剂量 2.5mg,2 次/日,根据心率调整用量,最大剂量 7.5mg,2 次/日,患者静息心率宜控制在 60 次/分左右,不宜低于 55 次/分。

3) 不良反应:心动过缓、光幻症、视力模糊、心悸、胃肠道反应等。

(8) 神经内分泌抑制剂的联合应用

1) ACEI 和 β 受体拮抗剂的联用:两药合用称之为"黄金搭档",可产生相加或协同的

有益效应,使死亡危险性进一步下降。

2）ACEI与醛固酮受体拮抗剂联用:临床研究证实,两者联合进一步降低慢性心衰患者的病死率,又较为安全,但要严密监测血钾水平,通常与排钾利尿剂合用以避免发生高钾血症。在上述ACEI和β受体拮抗剂黄金搭档基础上加用醛固酮受体拮抗剂,三药合用可称之为“金三角”,应成为慢性HF-REF的基本治疗方案。

3）ACEI与ARB联用:两者联合使用时,不良反应如低血压、高钾血症、血肌酐水平升高,甚至肾功能损害发生率增高。

醛固酮受体拮抗剂的应用获得积极推荐,在ACEI和β受体拮抗剂黄金搭档之后优先考虑加用,故一般情况下ARB不再考虑加用,尤其禁忌将ACEI、ARB和醛同酮受体拮抗剂三者合用。

4）ARB与β受体拮抗剂或醛固酮受体拮抗剂联用:不能耐受ACEI的患者,ARB可代替应用。此时,ARB和β受体拮抗剂的合用,以及在此基础上再加用醛固酮受体拮抗剂,类似于“黄金搭档”和“金三角”。

慢性HF-REF药物治疗流程见图3-2-3。

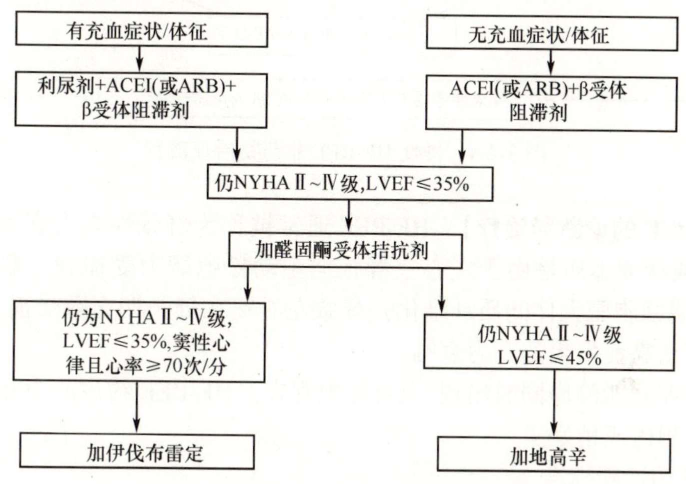

图3-2-3 慢性HF-REF药物治疗流程

3. 非药物治疗

（1）心脏再同步化治疗(cardiac resynchronization therapy,CRT):心力衰竭患者心电图上有QRS波时限延长>120ms提示可能存在心室收缩不同步。对于存在左右心室显著不同步的心力衰竭患者,CRT治疗可恢复正常的左右心室及心室内的同步激动,减轻二尖瓣反流,增加心输出量,改善心功能。

对于心房颤动伴心力衰竭的患者,目前尚无确实证据评估CRT的疗效。其他情况,如单纯右束支传导阻滞、右心室起搏伴心室不同步等,是否可从CRT获益,目前不明确。

处理要点:应严格掌握适应证,选择适当治疗人群,特别是有效药物治疗后仍有症状的患者。要选择理想的左心室电极导线置入部位,通常为左心室侧后壁。术后优化起搏参数,包括AV间期和VV间期的优化。尽量维持窦性心律及降低心率,尽可能实现100%双心室起搏。术后继续规范化药物治疗。

（2）植入型心律转复除颤器(implantable cardioverter defibrillator,ICD):中度心力衰竭

患者逾半数以上死于严重室性心律失常所致的 SCD,ICD 能降低猝死率,可用于心力衰竭患者猝死的一级预防,也可降低心脏停搏存活者和有症状的持续性室性心律失常患者的病死率,即用作心力衰竭患者猝死的二级预防。

处理要点和注意事项:适应证的掌握主要根据 SCD 的危险分层、患者的整体状况和预后,要因人而异。猝死的高危人群,尤其为心肌梗死后或缺血性心肌病患者,符合 CRT 适应证,应尽量置入 CRT-D。所有接受 ICD 治疗的低 LVEF 患者,应密切注意置入的细节、程序设计和起搏功能。非药物治疗流程见图 3-2-4。

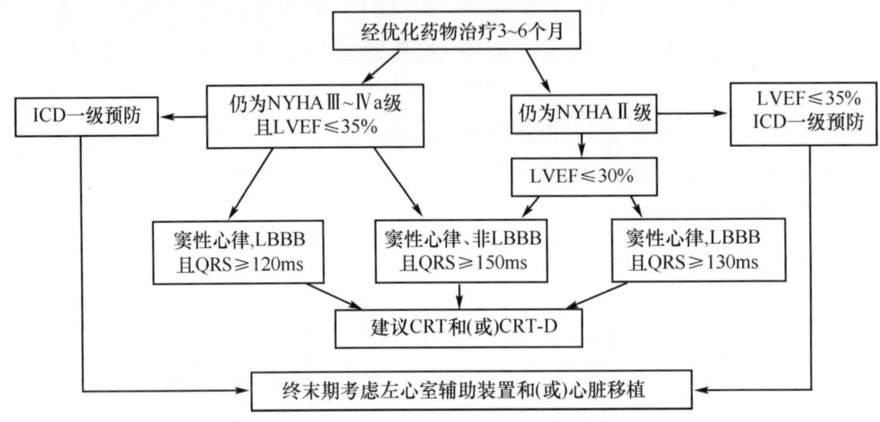

图 3-2-4　慢性 HF-REF 非药物治疗流程

【慢性 HF-PEF 的诊断和治疗】　HF-PEF 通常被称为舒张性心力衰竭,其病理生理机制尚不明确,目前认为本病是由于左心室舒张期主动松弛能力受损和心肌顺应性降低,即僵硬度增加(心肌细胞肥大伴间质纤维化),导致左心室在舒张期充盈受损,心搏量减少,左心室舒张末期压增高而发生的心力衰竭。

本病可与收缩功能障碍同时出现,也可单独存在。HF-PEF 约占心力衰竭总数 50%,其预后与 HF-REF 相仿或稍好。

1. HF-PEF 的诊断标准

(1) 主要临床表现:①有典型心力衰竭的症状和体征;②LVEF 正常或轻度下降(≥45%),且左心室不大;③有相关结构性心脏病存在的证据(如左心室肥厚、左心房扩大)和(或)舒张功能不全;④超声心动图检查无心瓣膜病,并可排除心包疾病、肥厚型心肌病、限制型(浸润性)心肌病等。

本病的 LVEF 标准尚未统一。LVEF 在 41%~49% 被称为临界 HF-PEF,其人群特征、治疗及预后均与 HF-REF 类似,这提示将 LVEF>50% 作为临床诊断标准可能更好。此外,有的患者既往出现过 LVEF 下降至≤40%,其临床预后与 LVEF 持续性保留的患者可能也不同。

(2) 其他需要考虑的因素

1) 应符合本病的流行病学特征:大多为老年患者、女性,心力衰竭的病因是高血压或既往有长期高血压史,部分患者可伴糖尿病、肥胖、心房颤动等。

2) BNP 和(或)NT-proBNP 测定有参考价值,但尚有争论。如测定值呈轻至中度升高,或至少在"灰区值"之间,有助于诊断。

2. 辅助检查　超声心动图参数诊断左心室舒张功能不全准确性不够、重复性较差,应结合所有相关的二维超声参数和多普勒参数,综合评估心脏结构和功能。二尖瓣环舒张早期心肌速度(e′)可用于评估心肌的松弛功能,E/e′值则与左心室充盈压有关。

左心室舒张功能不全的超声心动图证据可能包括e′减少(e′平均<9 cm/s),E/e′值增加(>15),E/A异常(>2或<1),或这些参数的组合。至少2个指标异常和(或)存在心房颤动,增加左心室舒张功能不全诊断的可能性。

3. 治疗要点　HF-PEF的临床研究均未能证实对HF-REF有效的药物如ACEI、ARB、β受体拮抗剂等可改善HF-PEF患者的预后和降低病死率。应该针对HF-PEF的症状、并存疾病及危险因素,采用综合性治疗。

(1) 积极控制血压:目标血压宜低于单纯高血压患者的标准,即收缩压<130/80mmHg。5大类降压药均可应用,优选β受体拮抗剂、ACEI或ARB。

(2) 应用利尿剂:消除液体潴留和水肿十分重要,可缓解肺淤血,改善心功能。但不宜过度利尿,以免前负荷过度降低而致低血压。

(3) 控制和治疗其他基础疾病和并发症:控制慢性心房颤动的心室率,可使用β受体拮抗剂或非二氢吡啶类CCB(地尔硫䓬或维拉帕米)。如有可能,转复并维持窦性心律,对患者有益。

积极治疗糖尿病和控制血糖。伴左心室肥厚者,为逆转左心室肥厚和改善左心室舒张功能,可用ACEI、ARB、β受体拮抗剂等。地高辛不能增加心肌的松弛性,不推荐使用。

(4) 血运重建治疗:由于心肌缺血可以损害心室的舒张功能,冠心病患者如有症状或证实存在心肌缺血,应做冠状动脉血运重建术。

(5) 如同时有HF-REF,以治疗后者为主。

第二节　急性心力衰竭

急性心力衰竭是指心力衰竭症状和体征迅速发生或恶化。临床上以急性左心衰竭最为常见,急性右心衰竭较少见。

急性左心力衰竭是指急性发作或加重的左心功能异常所致的心肌收缩力明显降低、心脏负荷加重,造成急性心排血量骤降、肺循环压力突然升高、周围循环阻力增加,从而引起肺循环充血而出现急性肺淤血、肺水肿,以及伴组织器官灌注不足的心源性休克的一种临床综合征。

(一) 急性心力衰竭的病因和诱因

1. 急性心力衰竭的常见病因　①慢性心力衰竭急性加重;②急性心肌坏死和(或)损伤;③急性血流动力学障碍。

2. 急性心力衰竭的诱发因素

(1) 可能导致心力衰竭迅速恶化的诱因:快速心律失常,或严重心动过缓如各种类型的房室传导阻滞;ACS及其机械并发症,如室间隔穿孔、二尖瓣腱索断裂、右心室梗死等;急性肺栓塞、高血压危象、心包填塞、主动脉夹层、手术的围术期、感染、围产期心肌病。

(2) 可能导致慢性心力衰竭急性失代偿的诱因:感染,慢性阻塞性肺疾病或支气管哮喘急性加重,贫血,肾功能不全(心肾综合征),药物治疗和生活管理缺乏依从性,医源性因素如应用了非甾体消炎剂(nonsteroidal anti-inflammatory drugs,NSAIDs)、皮质激素、抗肿瘤治疗(化疗或放疗),以及药物相互作用等;心律失常,未控制的高血压,甲状腺功能亢进或减退，乙醇或药物滥用。

（二）临床表现

急性心力衰竭发作迅速，可以在几分钟到几小时，或数日至数周内恶化。患者的症状也可有所不同，从呼吸困难、外周水肿加重到威胁生命的肺水肿或心源性休克，均可出现。

1. 基础心血管疾病的病史和表现　大多数患者有各种心脏疾病史。

2. 早期表现　原来心功能正常的患者出现原因不明的疲乏或运动耐力明显减低，以及心率增加 15～20 次/分，可能是左心功能降低的最早期征兆。

继续发展可出现劳力性呼吸困难、夜间阵发性呼吸困难、不能平卧等；检查可发现左心室增大、舒张早期或中期奔马律、第二心音亢进、两肺尤其肺底部有湿性啰音，还可有干性啰音。

3. 急性肺水肿　起病急骤，病情可迅速发展至危重状态。突发严重呼吸困难、端坐呼吸、喘息不止、烦躁不安，并有恐惧感，呼吸频率可达 30～50 次/分；频繁咳嗽并咯出大量粉红色泡沫样血痰；听诊心率快，心尖部常可闻及奔马律；两肺满布湿性啰音和哮鸣音。

4. 心源性休克　主要表现为：①持续性低血压，收缩压降至 90mmHg 以下，且持续 30min 以上，需要循环支持；②血流动力学障碍：肺毛细血管楔压（PCWP）≥18mmHg，心脏指数≤2.2 L/（min · m）（有循环支持时）或 1.8 L/（min · m）（无循环支持时）；③组织低灌注状态，可有皮肤湿冷、苍白和发绀等表现；尿量显著减少（<30ml/h），甚至无尿；意识障碍，代谢性酸中毒。

（三）急性心力衰竭严重程度分级

主要有 Killip 法（表 3-2-6）、Forrester 法（表 3-2-7）和临床程度床边分级（表 3-2-8）三种。

表 3-2-6　AMI 的 Killip 法分级

分级	症状与体征
Ⅰ	无心力衰竭，无肺部啰音，无 S3
Ⅱ	有心力衰竭，两肺中下部有湿性啰音，占肺野下 1/2，可闻及 S3
Ⅲ	严重心力衰竭，有肺水肿，细湿性啰音遍布两肺（超过肺野下 1/2）
Ⅳ	心源性休克

表 3-2-7　急性心力衰竭的 Forrester 法分级

分级	PCWP（mmHg）	心脏指数[L/（min · m）]	组织灌注状态
Ⅰ	≤18	>2.2	无肺淤血，无组织灌注不良
Ⅱ	>18	>2.2	有肺淤血
Ⅲ	≤18	≤2.2	无肺淤血，有组织灌注不良
Ⅳ	>18	≤2.2	有肺淤血，有组织灌注不良

注：1mmHg=0.133kPa

Killip 法主要用于 AMI 患者，根据临床和血流动力学状态分级。Forrester 法适用于监护病房。临床程度床边分级主要根据末梢循环的观察和肺部听诊，无需特殊的监测条件，适用于一般的门诊和住院患者。

表 3-2-8　急性心力衰竭的临床程度床边分级

分级	皮肤	肺部啰音
Ⅰ	温暖	无
Ⅱ	温暖	有
Ⅲ	寒冷	无或有
Ⅳ	寒冷	有

（四）急性心力衰竭的治疗

1. 临床评估和处理流程(图 3-2-5)

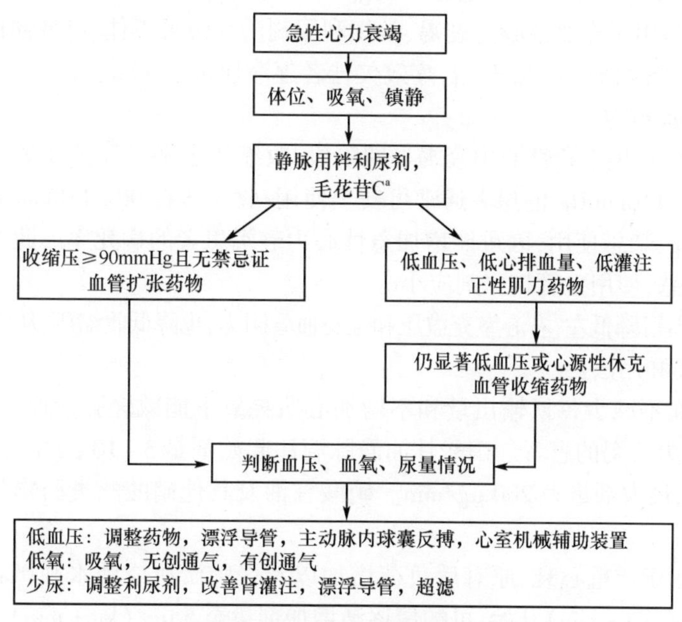

图 3-2-5　急性心力衰竭处理流程

a:适用于心房颤动患者伴有快速心室率者、严重收缩功能不全者

（1）临床评估:对患者应根据上述检查方法以及病情变化做出临床评估,包括:基础心血管疾病;急性心力衰竭发生的诱因;病情的严重程度和分级,并估计预后;治疗的效果。

（2）治疗目标:改善急性心衰症状,稳定血流动力学状态,维护重要脏器功能,避免急性心力衰竭复发,改善远期预后。

2. 一般处理

（1）体位:静息时明显呼吸困难者应半卧位或端坐位,双腿下垂以减少回心血量,降低心脏前负荷。

（2）吸氧:适用于低氧血症和呼吸困难明显,尤其指端血氧饱和度<90%的患者。无低氧血症的患者不应常规应用,这可能导致血管收缩和心输出量下降。

可采用不同方式:①鼻导管吸氧:低氧流量(1～2 L/min)开始,根据动脉血气分析结果调整氧流量。②面罩吸氧:适用于伴呼吸性碱中毒患者。必要时还可采用无创性或气管插管呼吸机辅助通气治疗。

（3）出入量管理：肺淤血、体循环淤血及水肿明显者应严格限制饮水量和静脉输液速度。

3. 药物治疗

（1）基础治疗：阿片类药物如吗啡可减少急性肺水肿患者焦虑和呼吸困难引起的痛苦。此类药物也被认为是血管扩张剂，降低前负荷，也可减少交感兴奋。主要应用吗啡。伴明显和持续低血压、休克、意识障碍、COPD 等患者禁忌使用。洋地黄类能轻度增加心输出量、降低左心室充盈压和改善症状。伴快速心室率心房颤动患者可应用毛花苷 C 0.2~0.4mg 缓慢静脉注射，2~4h 后可再用 0.2mg。

（2）利尿剂

1）袢利尿剂：适用于急性心力衰竭伴肺循环和（或）体循环明显淤血以及容量负荷过重的患者，应首选，及早应用。常用呋塞米，宜先静脉注射 20~40mg，继以静脉滴注 5~40mg/h，其总剂量在起初 6h 不超过 80mg，起初 24h 不超过 160mg。亦可应用托拉塞米 10~20mg 静脉注射。

2）托伐普坦：用于充血性心力衰竭、常规利尿剂治疗效果不佳、有低钠血症或有肾功能损害倾向患者。7.5~15.0mg/d 开始，疗效欠佳者逐渐加量至 30mg/d。

（3）血管扩张药物

1）应用指征：可用于急性心力衰竭早期阶段，收缩压水平是评估此类药是否适宜的重要指标。收缩压>110mmHg 的患者通常可安全使用；收缩压在 90~110mmHg，应谨慎使用；收缩压<90 mmHg，禁忌使用，因可能增加急性心力衰竭患者的病死率。此外，HF-PEF 患者因对容量更加敏感，使用血管扩张剂应小心。

2）作用机制：可降低左、右心室充盈压和全身血管阻力，也降低收缩压，从而减轻心脏负荷。

3）药物种类和用法：

硝酸酯类：在不减少每搏输出量和不增加心肌耗氧下能减轻肺淤血，特别适用于急性冠脉综合征伴心力衰竭的患者。硝酸甘油静脉滴注起始剂量 5~10 μg/min，每 5~10min 递增 5~10 μg/min，最大剂量为 200 μg/min。硝酸甘油及其他硝酸酯类药物长期应用均可能发生耐药。

硝普钠：适用于严重心衰、原有后负荷增加以及伴肺淤血或肺水肿患者。临床应用宜从小剂量 0.3 μg/（kg · min）开始，可酌情逐渐增加剂量至 5 μg/（kg · min），静脉滴注，通常疗程不要超过 72h。由于具有强效降压作用，应用过程中要密切监测血压，根据血压调整合适的维持剂量。

萘西立肽（重组人 BNP）：其主要药理作用是扩张静脉和动脉（包括冠状动脉），从而降低前、后负荷。实际上该药并非单纯的血管扩张剂，而是一种兼具多重作用的药物，有一定的促进钠排泄和利尿作用；还可抑制 RAAS 和交感神经系统。先给予负荷剂量 1.5~2 μg/kg 静脉缓慢推注，继以 0.01 μg/（kg · min）静脉滴注；也可不用负荷剂量而直接静脉滴注。疗程一般 3 日。

ACEI：该药在急性心力衰竭中的应用仍有诸多争议。急性期、病情尚未稳定的患者不宜应用。AMI 后的急性心力衰竭可试用，但起始剂量宜小。在急性期病情稳定 48 h 后逐渐加量，不能耐受 ACEI 者可应用 ARB。

正在研究的药物：重组人松弛素-2（serelaxin）是一种血管活性肽激素，具有多种生物学和血流动力学效应。该药治疗急性心力衰竭可缓解患者呼吸困难，降低心力衰竭恶化病死率，耐受性和安全性良好，且对 HF-REF 或 HF-PEF 效果相仿，但对心力衰竭再住院率无影响。

（4）正性肌力药物

1）应用指征和作用机制：适用于低心排血量综合征，如伴症状性低血压（≤85 mmHg）或心输出量降低伴循环淤血患者，可缓解组织低灌注所致的症状，保证重要脏器血液供应。

2）药物种类和用法：

多巴胺：小剂量[＜3 μg/(kg·min)]应用有选择性扩张肾动脉、促进利尿的作用；大剂量[＞5 μg/(kg·min)]应用有正性肌力作用和血管收缩作用。

多巴酚丁胺：短期应用可增加心输出量，改善外周灌注，缓解症状。2～20 μg/(kg·min)静脉滴注。

磷酸二酯酶抑制剂：米力农，首剂25～75 μg/kg 静脉注射（＞10 min），继以0.375～0.750 μg/(kg·min)[1]静脉滴注。常见不良反应有低血压和心律失常。

左西孟旦：一种钙增敏剂，通过结合于心肌细胞上的 TnC 促进心肌收缩，还通过介导 ATP 敏感的钾通道而发挥血管舒张作用和轻度抑制磷酸二酯酶的效应。用法：首剂 12 μg/kg 静脉注射（＞10min），继以 0.1 μg/(kg·min)[1]静脉滴注，可酌情减半或加倍。对于收缩压＜100mmHg 的患者，不需负荷剂量，可直接用维持剂量，防止发生低血压。应用时需监测血压和心电图，避免血压过低和心律失常的发生。

（5）血管收缩药物：对外周动脉有显著缩血管作用的药物，如去甲肾上腺素、肾上腺素等，适用于已经使用了正性肌力药物仍出现心源性休克，或合并显著低血压状态时。这些药物可以使血液重新分配至重要脏器，收缩外周血管并提高血压，但以增加左心室后负荷为代价。

（6）抗凝治疗：抗凝治疗（如低分子肝素）建议用于深静脉血栓和肺栓塞发生风险较高，且无抗凝治疗禁忌证的患者。

（7）改善预后的药物：HF-REF 患者出现失代偿和心力衰竭恶化，如无血流动力学不稳定或禁忌证，可继续原有的优化药物治疗方案。

4. 非药物治疗

（1）主动脉内球囊反搏（intra-aortic balloon counterpulsation，IABP）：可有效改善心肌灌注，又降低心肌耗氧量和增加心输出量。

适应证：①急性心肌梗死或严重心肌缺血并发心源性休克，且不能由药物纠正；②伴血流动力学障碍的严重冠心病；③心肌缺血或急性重症心肌炎伴顽固性肺水肿；④作为左心室辅助装置或心脏移植前的过渡治疗。

（2）机械通气：指征为心跳呼吸骤停而进行心肺复苏及合并Ⅰ型或Ⅱ型呼吸衰竭。有下列两种方式：

1）无创呼吸机辅助通气：分为持续气道正压通气和双相间歇气道正压通气两种模式。

2）气道插管和人工机械通气：应用指征为心肺复苏时、严重呼吸衰竭经常规治疗不能改善者，尤其是出现明显的呼吸性和代谢性酸中毒并影响到意识状态的患者。

（3）血液净化治疗。

（4）心室机械辅助装置：急性心力衰竭经常规药物治疗无明显改善时，有条件的可应用该技术。此类装置有体外模式人工肺氧合器（ECMO）、心室辅助泵（如可置入式电动左心辅助泵、全人工心脏）。

（陆　齐）

第三章　心律失常

学习目标

1. 掌握常见心律失常的病因、临床表现、心电图特征和治疗原则。
2. 熟悉心律失常的分类、心电生理诊断方法和快速性心律失常的药物治疗。
3. 了解心律失常的发病机制和射频消融治疗方法。

第一节　概　　述

【心脏传导系统的解剖】　心脏传导系统由窦房结、结间束、房室结、希氏束、左、右束支和浦肯野纤维等组成(图 3-3-1),其主要功能是形成及传导冲动。

窦房结(sinus node)是正常窦性心律的“天然起搏点”,位于上腔静脉和右心耳的界沟内,长 10~20mm,宽 2~3mm。主要由 P(起搏)细胞与 T(移行)细胞组成。冲动在 P 细胞形成后,通过 T 细胞传导至窦房结以外的心房组织,直至房室结。

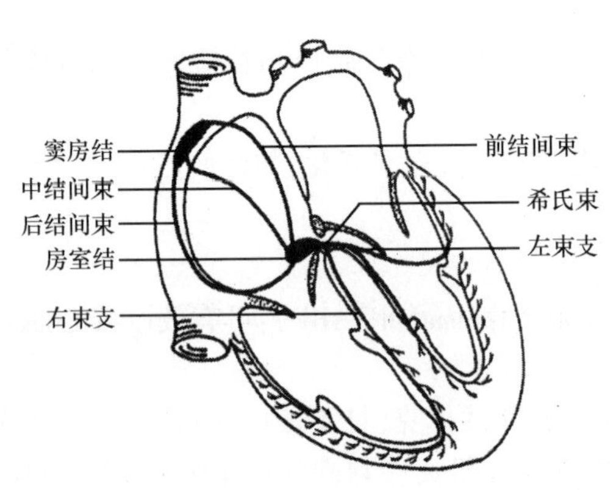

图 3-3-1　心脏传导系统示意图

结间束是连接窦房结与房室结的传导纤维,分前、中、后三束。房室结(atrioventricular node)位于房间隔的右后下部、冠状窦口前、三尖瓣环上方,长 7mm,宽 4mm。其上部为移行细胞区,与心房肌接续;中部为致密部,肌纤维交织排列;下部纤维呈纵向行走,延续至希氏束。

希氏束(His bundle)为索状结构,长 15mm,起自房室结前下缘,穿越中央纤维体后骑跨室间隔顶部,然后分为左、右束支。左束支稍后分为左前、后分支,分别进入两组乳头肌。由于左束支最先抵达室间隔左室面,因此该区域成为心脏最早的激动部位。右束支沿室间隔右侧面行进,至前乳头肌根部再分成许多细小分支。左、右束支的终末部呈树枝状分布,组成浦肯野纤维网,潜行于心内膜下。

冲动在窦房结形成后,随即由结间通道和普通心房肌传递,抵达房室结及左心房。冲动在房室结内传导为生理性延搁,抵达希氏束后传导再度加速。束支与浦肯野纤维的传导速度均极迅速,使全部心室肌几乎同时被激动。最后,冲动抵达心外膜,完成一次心动周期。

心脏传导系统接受迷走与交感神经支配。迷走神经兴奋性的增加会抑制窦房结的自律性与传导性,延长窦房结与周围组织的不应期,减慢房室结的传导并延长其不应期。交感神经的作用与之相反。

【心律失常的分类】 正常人心脏起搏点位于窦房结,按正常传导系统顺序激动房室。心律失常(cardiac arrhythmia)是指心脏冲动的起源部位、节律、频率、传导速度或激动次序的异常,分为冲动起源异常、冲动传导异常及人工起搏器引起的心律失常这三大类。

1. 冲动起源异常

(1) 窦性心律失常:①窦性心动过速;②窦性心动过缓;③窦性心律不齐;④窦性停搏。

(2) 异位心律

1) 被动性异位心律:①逸搏(房性、房室交界区性、室性);②逸搏心律(房性、房室交界区性、室性)。

2) 主动性异位心律:①期前收缩(房性、房室交界区性、室性);②阵发性心动过速(房性、房室交界区性、室性);③非阵发性心动过速(房性、房室交界区性、室性);④心房扑动、心房颤动;⑤心室扑动、心室颤动。

2. 冲动传导异常

(1) 生理性传导障碍:干扰与脱节。

(2) 病理性传导阻滞:①窦房传导阻滞;②房内传导阻滞;③房室传导阻滞;④束支或分支阻滞(左、右束支及左束支分支传导阻滞)或室内阻滞;⑤意外传导:超常传导、裂隙现象、维登斯基现象。

(3) 房室间传导途径异常:预激综合征。

3. 人工起搏器引起的心律失常 如起搏介导的心动过速等。

按照心律失常发生时心率的快慢,可将其分为快速性心律失常与缓慢性心律失常两大类。本章主要依据心律失常发生部位、同时参照心律失常时心率快慢分类,对常见心律失常的临床表现、心电图诊断、处理加以分析。

【心律失常发生机制】

1. 冲动起源的异常

(1) 自律性异常:心肌细胞具有自动产生动作电位的能力,称自律性。窦房结、结间束、冠状窦口附近、房室结的远端和希氏束-浦肯野系统等处的心肌细胞均具有自律性。自主神经系统兴奋性改变或其内在病变,均可导致不恰当的激动。此外,原来无自律性的心肌细胞,如心房、心室肌细胞,亦可在病理情况下表现异常自律性,如心肌缺血、药物、电解质紊乱等均可导致自律性异常增高从而导致多种快速性心律失常。

(2) 触发活动(triggered activity):指心房、心室与希氏束-浦肯野组织在动作电位后产生除极活动,称为后除极(after depolarization)。若后除极的振幅增高至阈值,即可诱发反复激动,形成快速性心律失常。常见于局部儿茶酚胺浓度增高、心肌缺血-再灌注、低血钾、高血钙及洋地黄中毒时。

2. 冲动传导异常 折返是快速心律失常的最常见发生机制。产生折返的基本条件是传导异常,它包括:①心脏两个或多个部位的传导性、不应期各不相同,连接形成一个闭合环;②其中一条通道发生单向传导阻滞;③另一通道传导缓慢,使原先发生阻滞的通道恢复兴奋性;④原先阻滞的通道再次激动,从而完成一次折返激动。冲动在环内反复循环,产生快速性心律失常(图 3-3-2)。

3. 冲动产生和传导异常同时存在所导致的心律失常

(1) 并行心律:并行心律是指除了主导心律(通常是窦性心律)外,还存在一个或多个异位起搏点,两者同时并存。由于该异位起搏点周围具有保护性传入阻滞(entrance

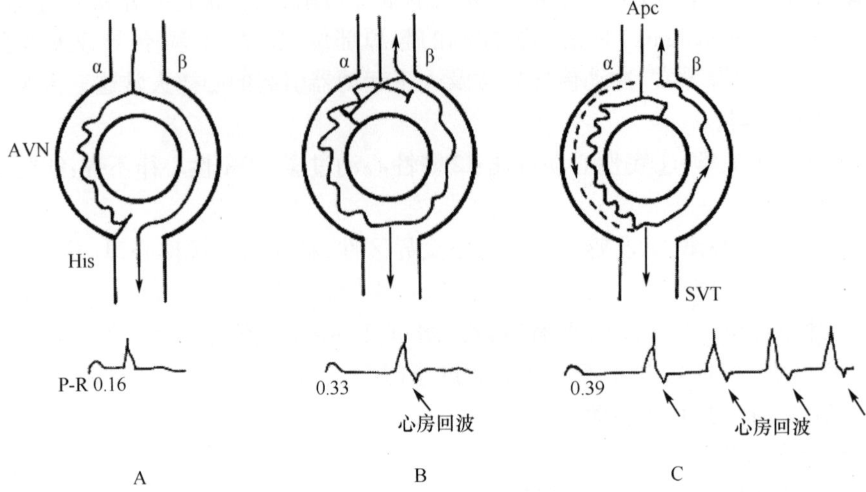

图 3-3-2　房室结折返示意

房室结双路径示意：β(快)路径传导速度快而不应期长；α(慢)路径传导速度慢而不应期短。A：正常窦性冲动沿 β 路径前传，PR 间期正常，冲动同时沿 α 路径前传，但受阻于不应期而未能下传希氏束；B：当房性期前收缩发生于适当时间，下传时受阻于 β 路径，只能由 α 路径前向传导至心室，因传导慢，使原处于不应期的 β 路径获得足够时间恢复兴奋性，冲动沿 β 路径返回心房，完成单次折返，产生单次心房回波；C：若反复折返，心房波再循 α 路径前传，便可形成心动过速。AVN：房室结；His：希氏束；APC：房性期前收缩；SVT：室上性心动过速

block)，可以阻止其他激动传入，而异位起搏点可以发出激动，间断或连续地使心房或心室除极。这样，主导心律与异位心律同时存在并竞争控制心房或心室，构成并行心律。有时，异位起搏点可同时存在传出阻滞，阻断自身冲动向外传导。临床上按照部位分为房性、交界性和室性并行心律。

(2) 复极化延长和舒张期自动除极

1) 复极化延长：正常情况下，毗邻细胞间的复极化过程基本一致，但在时间上仍有微小的差异，属生理性复极不同步。病理情况下，部分心肌细胞复极化延长，出现复极化非同步现象，当两者电位差达到阈值，所产生的局部电流可再次激动已完成复极化的细胞，引起期前收缩或心动过速。复极化延长的心电图特征是 QT 间期延长，可导致尖端扭转室性心动过速、心室扑动和心室颤动。

2) 舒张期自动除极：当兴奋到达某一部位，如希氏束或束支的分支，该部位处于舒张期(4 相)自动除极过程中，膜电位已部分除极，但未达阈电位水平，就会发生传导阻滞(4 相阻滞)。舒张期自动除极既可使快钠通道失活，形成传导阻滞，又可除极达到阈电位而形成动作电位。

【心律失常的诊断】

1. 病史　详尽采集病史是诊断心律失常的第一步。让患者客观描述发生症状时的感受有助于：①心律失常的存在及其类型；②心律失常的诱因：烟、酒、咖啡、运动及精神刺激等；③心律失常发作的频繁程度、起止方式；④心律失常对患者造成的影响；⑤心律失常对药物和非药物方法如体位、呼吸、活动等的反应。

2. 体格检查　除检查心率与节律外，某些心脏体征可帮助心律失常的诊断。例如，完全性房室传导阻滞或房室分离时心律规则，因 PR 间期不同，第一心音强度亦随之变化。若

心房收缩与房室瓣关闭同时发生，第一心音极响亮呈“大炮音”。左束支传导阻滞可伴随第二心音反常分裂。

3. 心电图检查　心电图是诊断心律失常最重要最常用的一项无创伤性检查技术。应记录12导联或18导联心电图，并记录清楚显示P波导联的心电图长条以备分析，通常选择V_1或Ⅱ导联。系统分析应包括：心房与心室节律是否规则，频率各为多少？PR间期是否恒定？P波与QRS波群形态是否正常？P波与QRS波群的相互关系等。

4. 长时间心电图记录　动态心电图（Holter ECG monitoring）检查使用一种小型便携式记录器，连续记录患者24h的心电图，信息量较常规心电图增加千倍，患者日常工作与活动均不受限制。这项检查便于了解心悸与晕厥等症状的发生是否与心律失常有关、明确心律失常或心肌缺血发作与日常活动的关系以及昼夜分布特征、协助评估抗心律失常药物疗效、起搏器或埋藏式心脏复律除颤器的疗效以及是否出现功能障碍。

若患者心律失常间歇发作、且不频繁，动态心电图难以发现。此时，可应用事件记录器（event recorder），记录发生心律失常及其前后的心电图，通过直接回放或经电话或互联网将实时记录的心电图传输至医院。尚有一种植入式心脏事件循环记录器（implantable loop recorder，ILR），可埋植于患者皮下，装置可自行启动、检测和记录心律失常，可用于发作不频繁、原因未明而可能系心律失常所致的晕厥患者。

5. 运动试验　患者在运动时出现心悸症状，可通过运动试验改变机体交感神经系统的兴奋性和体内微环境，增加心律失常的发作几率。但需注意，正常人做运动试验亦可发生室性期前收缩。

6. 经食管心电图及食管调搏术　解剖上左心房后壁毗邻食管，因此，插入食管电极导管并置于心房水平时，能记录到清晰的心房电位，并能进行心房快速起搏或程序电刺激。

（1）在窄QRS波群心动过速中，可使用食管心电图鉴别室上性心动过速和心房扑动2∶1传导；在宽QRS波群心动过速中，可以发现体表心电图不易识别的室房分离。

（2）终止阵发性室上性心动过速。

（3）终止某些房性心律失常，如心房扑动。

（4）作为临时起搏器，用于超速起搏后长间歇、停搏。也可作为心脏电复律术和外科危重患者手术时的保护措施，在基层医院可用于转送患者过渡性治疗。

7. 心内电生理检查　心腔内心电生理检查是将几根多电极导管经静脉和（或）动脉送入，放置在心腔内的不同部位并以多导生理仪同步记录各部位电活动，包括右心房、右心室、希氏束、冠状窦。与此同时，应用程序电刺激和快速心房或心室起搏，测定心脏不同组织的电生理功能；诱发临床出现过的心动过速；预测和评价不同的治疗措施（如药物、起搏器、植入式心脏复律除颤器、导管消融与手术治疗）的疗效。患者接受电生理检查，大多基于以下三个方面的原因：①诊断性应用，确立心律失常及其类型的诊断，了解心律失常的起源部位与发生机制；②治疗性应用，以电刺激终止心动过速发作或评价某项治疗措施能否防止电刺激诱发的心动过速；植入性电装置能否正确识别与终止电诱发的心动过速；通过电极导管，以不同种类的能量（射频、冷冻、超声等）消融参与心动过速形成的心肌，以达到治愈心动过速的目的；③判断预后：通过电刺激确定患者是否易于诱发室性心动过速、有无发生SCD的危险。

8. 三维心脏电生理标测及导航系统　对复杂的快速心律失常的机制解释和病灶定位，常规心电生理标测方法常常难以达到指导射频消融的目的。近年来，有两种新的标测定位技术即三维电磁导管定位系统(CARTO 系统)和心内非接触标测系统(Ensite)应用于临床,已显示出简化复杂心律失常的标测定位,具有一定的优越性。与常规电生理标测相比优越之处:①可以三维显示心腔结构,对判断导管位置,心腔内特殊解剖位置帮助很大;②显示传导径路,寻找折返环狭窄部位,设计消融点或画线部位;③据电压图显示瘢痕区、低电压区和正常心肌部位,对冠心病室性心动过速、手术切口性房性心动过速、室性心动过速特别有用。④定位记忆功能:在三维空间中,对大头消融导管进行定位,可准确返回原点,无需在 X 线曝光操作。⑤可判断线性消融的连续性。

第二节　窦性心律失常

一、窦性心动过速

【心电图检查】　P 波为窦性(P 波在Ⅰ、Ⅱ、aVF 导联直立,aVR 倒置),频率超过 100 次/分,PR 间期 0.12～0.20s,是窦性心动过速(sinus tachycardia)(图 3-3-3)。一般在 100～150 次/分之间,刺激迷走神经可使其频率逐渐减慢。

【临床意义】　窦性心律失常分生理(如运动、兴奋)和病理(如甲状腺功能亢进)两种原因。但临床所见窦性心动过速更多见于合并基础疾病或其他危急情况,如心肌缺血、贫血、心力衰竭、休克、低氧血症、发热、血容量不足等。

(1) 寻找并去除引起窦速的原因,针对病因治疗是根本措施。要积极纠正存在的心力衰竭,心肌缺血、贫血、低氧血症、发热、血容量不足等情况。

(2) 控制窦性心动过速建议使用对基础疾病以及窦性心动过速均有作用的药物,如心肌缺血时使用 β 受体拮抗剂等。

(3) 在窦性心动过速的原因没有根本纠正之前,不应追求将心率降至正常范围。

(4) 对少见的不适当窦性心动过速,窦房结折返性心动过速,可考虑射频消融治疗。

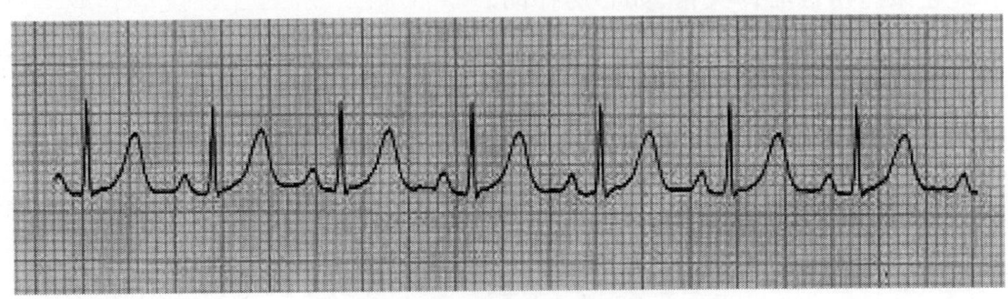

图 3-3-3　窦性心动过速

二、窦性心动过缓

【心电图检查】　成人窦性心律的频率低于 60 次/分,称为窦性心动过缓(sinus bradycardia)(图 3-3-4)。窦性心动过缓常同时伴有窦性心律不齐(不同 PP 间期的差值超过 0.12s)。

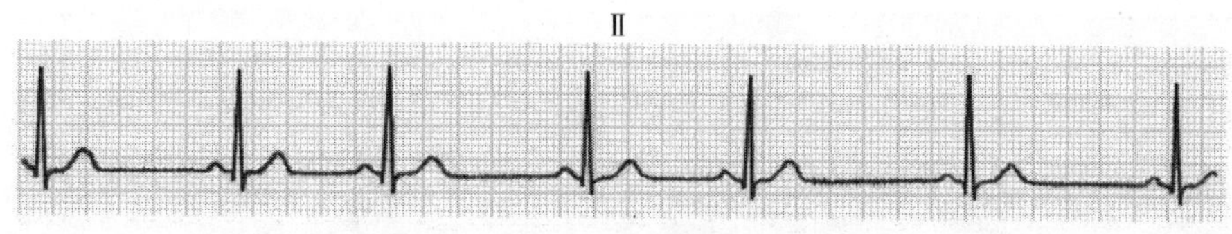

图 3-3-4 窦性心动过缓伴窦性心律不齐

【临床意义】 窦性心动过缓常见于健康的青年人。其他原因包括颅内疾病、严重缺氧、低温、甲状腺功能减退,以及应用胺碘酮、β 受体拮抗剂、非二氢吡啶类的 CCB 或洋地黄等药物。窦房结病变和急性下壁心肌梗死亦常发生窦性心动过缓。

无症状的窦性心动过缓通常无需治疗。如因心率过慢,出现心排血量不足症状,可应用阿托品、麻黄碱或异丙肾上腺素等药物,但长期应用往往效果不确定,易发生严重副作用,故应考虑心脏起搏治疗。

三、窦性停搏

窦性停搏或窦性静止(sinus pause or sinus arrest)是指在窦性心律中,有时因迷走神经张力增加或窦房结本身原因,在一段时间内停止发放冲动,心房无除极和心室无搏动。心电图上在一段较正常 PP 间期明显延长的时间内无 P 波,且所失去的 P 波之前与之后的 P-P 间隔与正常 P-P 间隔不成倍数关系。窦性静止后常出现逸搏(图 3-3-5)。过长时间的窦性停搏,并且无逸搏发生时,患者可出现黑矇或晕厥,严重者可发生 Adams-Stokes 综合征,直至猝死。

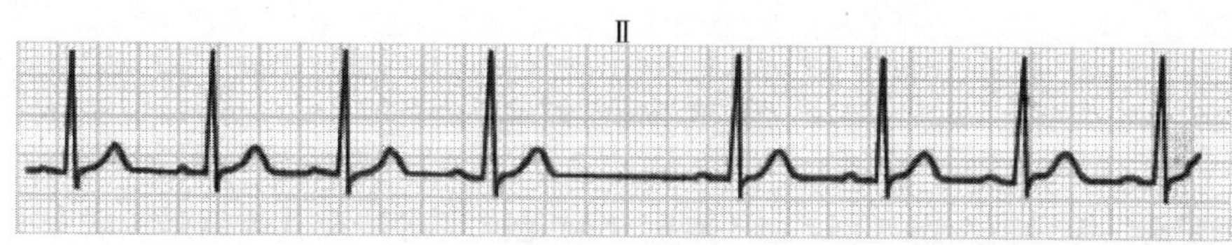

图 3-3-5 窦性停搏

迷走神经张力增高或颈动脉窦过敏均可发生窦性停搏。此外,AMI、窦房结变性与纤维化、心肌炎、应用洋地黄类药物亦可引起窦性停搏。治疗可参照病态窦房结综合征。

四、窦房传导阻滞

窦房传导阻滞(sinoatrial block,SAB)指窦房结冲动传导至心房时发生延缓或阻滞。理论上 SAB 亦可分为三度。

普通心电图机无法描记窦房结电位,故Ⅰ度窦房阻滞不能观察到,Ⅲ度窦房阻滞难与窦性静止相鉴别。Ⅱ度窦房传导阻滞分为两型:莫氏(Mobitz)Ⅰ型即文氏(Wenckebach)阻滞,表现为 PP 间期进行性缩短,直至出现一次长 PP 间期,该长 PP 间期短于基本 PP 间期的两倍,此型窦房传导阻滞应与窦性心律不齐鉴别;莫氏Ⅱ型阻滞时,长 PP 间期为基本 PP 间期的整倍数。窦房传导阻滞后可出现逸搏心律(图 3-3-6,图 3-3-7)。

窦房传导阻滞的病因及治疗参见窦性停搏及病态窦房结综合征。

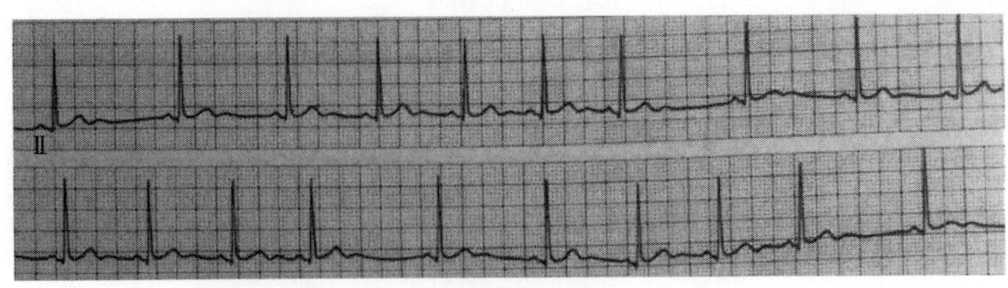

图 3-3-6

图中可见多个 PP 间期逐渐缩短,窦房结到心房的传导脱落,产生一个长 PP,然后重新开始一个新的周期。该长 PP 间期短于基本 PP 间期的两倍

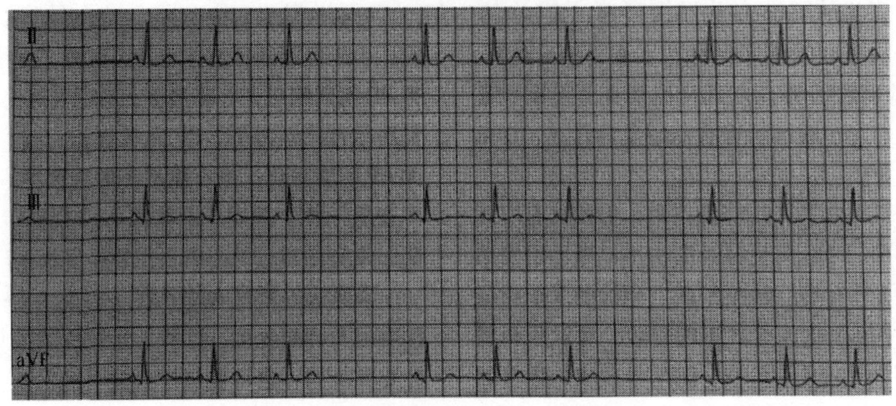

图 3-3-7

图中可见每三个 P 波后有规律的脱落一个 P 波,长 PP 间期为基本 PP 间期的 2 倍

五、病态窦房结综合征

病态窦房结综合征(sick sinus syndrome,SSS)是由窦房结及其周围组织病变所导致的窦房结功能减低,产生多种心律失常的综合病症。临床上可出现一系列与心动过缓有关的心、脑等脏器供血不足的症状。

【病因】 冠心病、心肌病及窦房结退行性变及其周围组织发生缺血、纤维化、退行性变及炎症。

【临床表现】 发作性头晕、黑曚、乏力等,严重者可发生晕厥或 Adams-Stokes 综合征,甚至死亡。如伴随心动过速发作,可有心悸、心绞痛等症状。

【诊断】

1. 心电图及动态心电图 主要表现:①持续而显著的窦性心动过缓(50 次/分以下),且并非由于药物引起;②窦性停搏与窦房传导阻滞;③窦房传导阻滞与房室传导阻滞同时并存;④心动过缓-心动过速综合征(bradycardia-tachycardia syndrome),这是指心动过缓与房性快速性心律失常(心房扑动、心房颤动或房性心动过速)交替发作。

其他心电图表现:①未使用抗心律失常药物下,心房颤动的心室率缓慢;②房室交界区逸搏心律等。

2. 阿托品试验 阿托品 0.02～0.04mg/kg,静脉注射,记录 5min 内最快窦性心率,

15min 时<90 次/分为阳性。

3. 固有心率(intrinsic heart rate,IHR)测定　原理:应用药物完全阻断自主神经系统对心脏的支配后,测定窦房结频率。方法是以普萘洛尔(0.2mg/kg)静脉注射后 10min,再以阿托品(0.04mg/kg)静脉注射,然后检测心率。固有心率正常值可参照以下公式计算:118.1-(0.57×年龄)。病态窦房结综合征患者的固有心率低于正常值。

4. 窦房结恢复时间与窦房传导时间测定　可应用心内电生理检查技术或食管心房电刺激方法。

(1) 窦房结恢复时间(sinus node recovery time,SNRT):于高位右心房起搏,频率逐级加速,随后骤然终止起搏。SNRT 是从最后一个右心房起搏波至第一个恢复的窦性心房波之间的时限。如将此值减去起搏前窦性周期时限,称为校正的窦房结恢复时间(corrected SNRT,CSNRT)。正常时,SNRT 不应超过 2000ms,CSNRT 不超过 525ms。

(2) 窦房传导时间(sinoatrial conduction time,SACT):通过对心房程序期前刺激模拟具有不完全代偿的期前收缩进行测定和计算。SACT 正常值不超过 147ms。

【治疗】

(1) 如患者无心动过缓相关的症状,不必治疗,只需定期随诊。

(2) 对于有症状的患者,可选提升心率的药物如阿托品、肾上腺素、异丙肾上腺素。

(3) 植入起搏器。

(4) 积极寻找并治疗可逆性诱因,包括肺栓塞、急性下壁心肌梗死、心肌炎、低血容量、低氧、高钾血症等。

第三节　房性心律失常

一、房性期前收缩

房性期前收缩(atrial premature beat)(图 3-3-8),激动起源于窦房结以外心房的任何部位。正常成人可有房性期前收缩发生。各种器质性心脏病患者均可发生房性期前收缩。

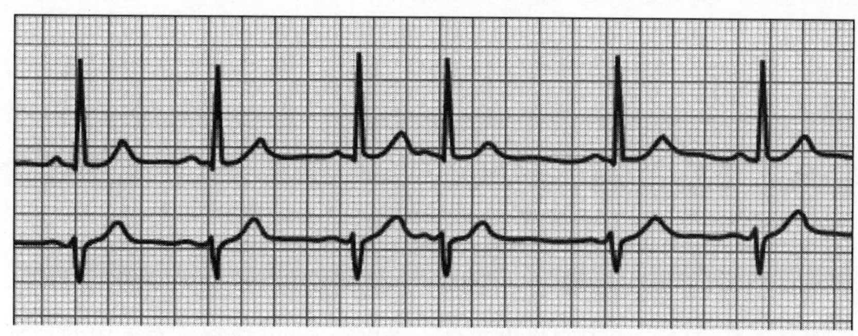

图 3-3-8

可见提前出现的 P′波,P′—R 间期>0.12s;P′后 QRS 波群正常;其后代偿间歇不完全

【心电图检查】　房性期前收缩常使窦房结提前发生除极,因而包括期前收缩在内前后两个窦性 P 波的间期,短于窦性 PP 间期的 2 倍,称为不完全性代偿间歇。如房早发生在舒张早期,由于房室结处于不应期,可产生传导中断,无 QRS 波群发生(被称为未下传的房性

期前收缩)的现象。房性期前收缩下传的 QRS 波群形态通常正常,较早发生的房性期前收缩有时亦可出现宽大畸形的 QRS 波群,称为室内差异性传导(图 3-3-9)。

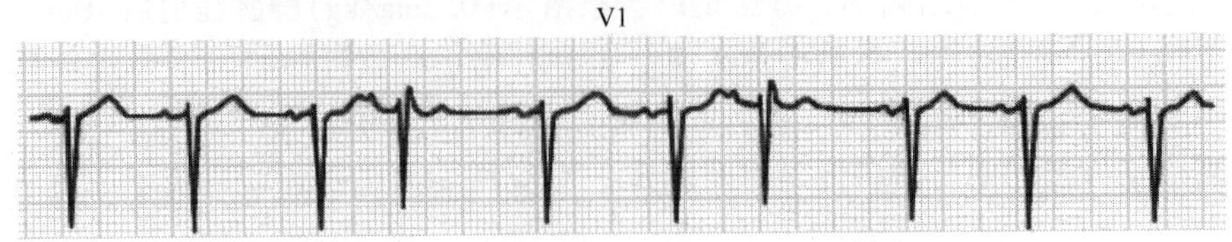

图 3-3-9 房性期前收缩伴室内差异性传导

【治疗】 房性期前收缩通常无需治疗。当有明显症状或因房性期前收缩触发室上性心动过速时,应给予治疗。治疗药物包括 β 受体拮抗剂、普罗帕酮、莫雷西嗪。

二、房性心动过速

房性心动过速(atrial tachycardia)简称房速。可分为自律性房性心动过速(automatic atrial tachycardia)、折返性房性心动过速(reentrant atrial tachycardia)与紊乱性房性心动过速(chaotic atrial tachycardia)三种。

【病因】 房性心动过速是由于心房异位兴奋灶自律性增高或折返激动所引起。房速可见于器质性心脏病,尤其是心房明显扩大者,也可发生于无器质性心脏病者。特发性房速少见,多发生于儿童和青少年,药物疗效差。

【临床表现】 发作呈短暂、间歇或持续发生。当房室传导比率发生变动时,听诊心律不恒定,第一心音强度变化。

【心电图与心电生理检查】 房性心动过速时心率一般多在 140~220 次/分之间,但也有慢至 140 次/分以下或高至 250 次/分者。如同时伴有房室不同比例下传,心律可不规则。

心电图表现包括:①P 波形态与窦性者不同,在Ⅱ、Ⅲ、aVF 导联通常直立;②常出现二度Ⅰ型或Ⅱ型房室传导阻滞,但心动过速不受影响;③P 波之间的等电线仍存在;④刺激迷走神经不能终止心动过速,仅加重房室传导阻滞(图 3-3-10)。

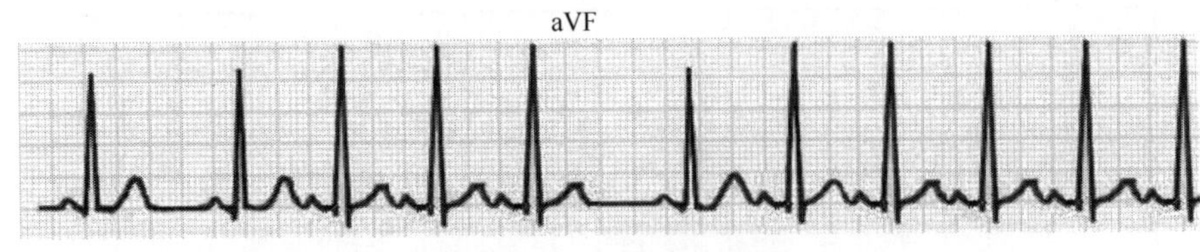

图 3-3-10 房性心动过速

【治疗】

1. 短阵房性心动过速 如无明显血流动力学影响,可以观察。存在引起房速的病因和诱因,应予以处理。

2. 持续房性心动过速 抗心律失常药(包括洋地黄类和 β 受体拮抗剂)一般是通过不同机制延长房室结有效不应期,增加其隐匿性传导,减慢房室传导,使心室率减慢。部分药物可终止房性心动过速(如普罗帕酮、胺碘酮)。其具体用法与心房颤动治疗相同。

3. 慢性持续房性心动过速 可造成心动过速性心肌病。临床表现和检查酷似扩张型心肌病，易被误为心肌病引起的房性心动过速。急性处理主要以维持血流动力学稳定，治疗心力衰竭为主。对心律失常本身，可使用洋地黄或胺碘酮控制心室率。因存在心力衰竭，急诊情况下慎用β受体拮抗剂，禁用Ⅰ类抗心律失常药（如普罗帕酮），有严重心功能抑制作用的如索他洛尔或非二氢吡啶类 CCB 不宜应用。此类患者可行射频消融根治，部分患者也可用口服胺碘酮终止并控制发作，从而使心脏结构逆转。

三、心房扑动

心房扑动（atrial flutter）简称房扑。

【病因】 心房扑动可发生于无器质性心脏病者，也可见于一些心脏病患者，病因包括风湿性心脏病、冠心病、高血压性心脏病、心肌病等。其他病因有肺栓塞、慢性充血性心力衰竭、甲状腺功能亢进等。

【临床表现】 心房扑动通常有不稳定的趋势，可恢复窦性心律或进展为心房颤动，但亦可持续数月或数年。

心房扑动的心室率不快时，患者可无症状。心房扑动伴有极快的心室率，可诱发心绞痛与充血性心力衰竭。当房室传导比率发生变动时，第一心音强度亦随之变化。

【心电图检查】 心电图特征为：①P 波消失、代之以快速而规则的锯齿状扑动波（F 波），扑动波的频率在 250～350 次/min，其间无等电位线；②扑动波通常 2∶1 下传，表现为规则的 RR 间期，扑动波不等比例下传，RR 间期呈不规则状。预激综合征并发的心房扑动，房室传导可达 1∶1，产生极快的心室率；③QRS 波群形态正常，当出现室内差异传导、原先有束支传导阻滞或经房室旁路下传时，QRS 波群增宽、形态异常（图 3-3-11）。

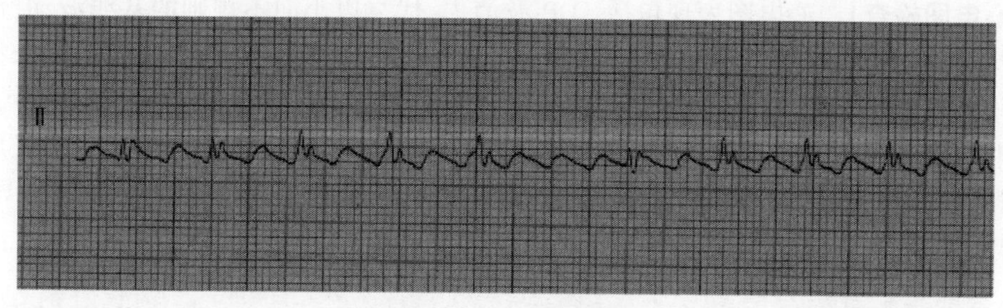

图 3-3-11　心房扑动

【治疗】

（1）心房扑动的总体治疗原则和措施与心房颤动相同，应针对原发疾病进行治疗。

（2）最有效终止心房扑动的方法是直流电复律。通常应用很低的电能（低于 50J），便可迅速将心房扑动转复为窦性心律。

（3）心房扑动的心室率较难控制，需要的药物剂量较大。CCB 维拉帕米或地尔硫䓬，能有效减慢心房扑动的心室率。超短效的β受体拮抗剂艾司洛尔，亦可减慢心房扑动时的心室率。洋地黄制剂（地高辛或毛花苷 C）减慢心室率的效果较差，常需较大剂量始能达到目的。

（4）某些药物（如普罗帕酮）在转复心房扑动时，可造成传导加速而使室率突然加快，患者出现严重症状。应考虑立即行电复律。

(5) 射频消融可根治心房扑动,因心房扑动的药物疗效有限,对于症状明显或引起血流动力学不稳定的心房扑动,应选用射频消融治疗。

四、心房颤动

心房颤动(atrial fibrillation)简称房颤,是一种十分常见的心律失常。据统计,我国30岁以上人群,心房颤动患病率为0.77%,并随年龄而增加,男性高于女性(0.9%∶0.7%)。

【病因】 心房颤动的发作呈阵发性或持续性。心房颤动可见于正常人,可在情绪激动、手术后、运动或大量饮酒时发生。心脏与肺部疾病患者发生急性缺氧、高碳酸血症、代谢或血流动力学紊乱时亦可出现心房颤动。

【分类】 一般将心房颤动分为四种类型:首次发作的心房颤动称为初发心房颤动;能够自行终止者为阵发性心房颤动(持续时间<7日,一般<48h,多为自限性);不能自行终止但经过治疗可以终止者为持续性心房颤动(持续时间>7日);经治疗也不能终止或不拟进行节律控制的心房颤动为持久性心房颤动。

【临床表现】 心房颤动症状的轻重受心室率快慢的影响。心室率超过150次/分,患者可发生心绞痛与充血性心力衰竭。心室率不快时,患者可无症状。心房颤动时心房有效收缩消失,心排血量比窦性心律时减少达25%或更多。

心房颤动并发体循环栓塞的危险性甚大。栓子来自左心房,多在左心耳部,因血流淤滞、心房失去收缩力所致。据统计,非瓣膜性心脏病者合并心房颤动,发生脑卒中的机会较无心房颤动者高出5~7倍。

心脏听诊第一心音强度变化不定,心律极不规则。当心室率快时可发生脉短绌。

【心电图检查】 心电图表现包括:①P波消失,代之以小而不规则的基线波动,形态与振幅均变化不定,称为f波;频率为350~600次/分;②心室率极不规则,心房颤动未接受药物治疗、房室传导正常者,心室率通常在100~160次/分之间,药物(儿茶酚胺类等)、运动、发热、甲状腺功能亢进等均可缩短房室结不应期,使心室率加速;相反,洋地黄延长房室结不应期,减慢心室率;③QRS波群形态通常正常,当心室率过快,发生室内差异性传导,QRS波群增宽变形(图3-3-12)。

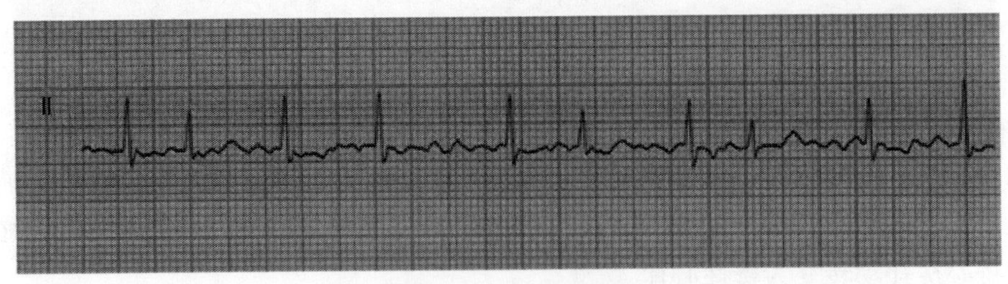

图3-3-12　心房颤动

【治疗】 应积极寻找心房颤动的原发疾病和诱发因素,做出相应处理。

1. 心房颤动急性发作期的治疗原则

(1) 评价血栓栓塞的风险并确定是否给予抗凝治疗;维持血流动力学稳定;减轻心房颤动所致的症状。

(2) 处理宜个体化。依据伴发的症状、生命体征、心房颤动持续时间、发作的严重程度及伴发的基础疾病情况而不同。

(3) 根据症状的严重程度确定对心房颤动本身治疗的策略。对大多数患者应采取控制心室率的方法,对少数有血流动力学障碍的心房颤动或症状严重的患者,可以考虑复律治疗。

2. 急性期的抗凝治疗　评价血栓栓塞的风险并给予抗凝治疗是急性心房颤动患者治疗的一项首要和重要措施。

(1) 对所有急性心房颤动患者都应评价血栓栓塞的风险。

(2) 急性心房颤动需要抗凝治疗的患者包括:准备进行复律及可能自行转律的患者;使用有转复作用的药物(如伊布利特、普罗帕酮、胺碘酮等);瓣膜病心房颤动;具有血栓栓塞危险因素的非瓣膜病患者(见表3-3-1);有其他抗凝指征的心房颤动患者(如合并体循环栓塞、肺栓塞等)。

(3) 若有食管超声检查条件且未发现心房血栓,可在肝素或低分子肝素抗凝的前提下提前转复,以后在评估是否要长期抗凝。

(4) 对于所有瓣膜病心房颤动患者或有卒中危险因素的非瓣膜病心房颤动患者,无论是否试图转复或是否转为窦性心律,均应长期抗凝。对非瓣膜病心房颤动患者,应根据心房颤动的栓塞危险因素评估(CHADS2 评分)决定抗凝治疗。评分≥2 分应给予华法林抗凝治疗,评分为 1 分者可以用华法林或阿司匹林片治疗(最好用华法林),评分为 0 分,可暂时不用抗凝。

3. 控制心房颤动心室率治疗　快速心室率和心律不齐易导致心房颤动患者出现严重的血流动力学紊乱和临床症状。快速心室率的心房颤动患者通常需要积极控制心室率。

(1) 急性心房颤动发作时,心室率控制的靶目标为 80~100 次/分。

(2) 不伴心力衰竭、低血压或预激综合征的患者,可选择静脉β受体拮抗剂或非二氢吡啶类钙离子拮抗剂来控制心室率。

表 3-3-1　非瓣膜病性心房颤动血栓栓塞危险因素评分(CHADS2 评分)

危险因素	评分
充血性心力衰竭(CHF)	1分
高血压(Hypertension)	1分
年龄> 75 岁(Age)	1分
糖尿病(DM)	1分
既往卒中或 TIA(Stroke)	2分

(3) 对于合并左心功能不全、低血压者应给予胺碘酮或洋地黄类药物。

(4) 在静脉用药控制心室率的同时,可根据病情同时开始口服控制心室率的药物。一旦判断口服药物起效,则可停用静脉用药。

4. 导管射频消融及外科手术　心房颤动发作频繁、心室率很快、药物治疗无效者,可施行房室结阻断消融术,并同时安置心室按需或双腔起搏器。其他治疗方法包括射频消融(环肺静脉前庭电隔离术及冷冻球囊消融)、外科手术、左心耳封堵等。近年来有关心房颤动消融的方法,标测定位技术及相关器械的性能均有了较大的进展。心房颤动消融的适应证有扩大趋势,目前国际权威指南中已将消融疗法列为心房颤动的一线治疗。

第四节　房室交界区性心律失常

一、房室交界区性期前收缩

房室交界区性期前收缩(premature atrioventricular junctional beat)简称交界性期前收缩。冲动起源于房室交界区,可前向和逆向传导,分别产生提前发生的 QRS 波群与逆行 P 波。逆行 P 波可位于 QRS 波群之前(PR 间期<0.12s)、之中或之后(RP 间期<0.20s)。ORS 波群形态正常,当发生室内差异性传导,QRS 波群形态可有变化(图 3-3-13)。

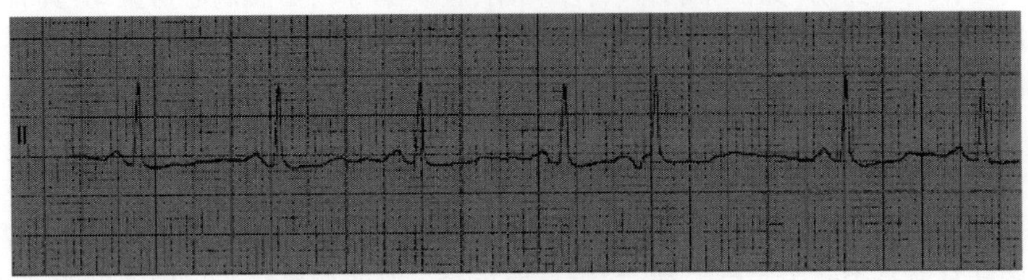

图 3-3-13　交界性期前收缩

二、房室交界区性逸搏与心律

房室交界区组织在正常情况下不表现出自律性,只作为潜在起搏点。只有当窦房结发放冲动频率减慢,低于上述潜在起搏点的固有频率,潜在起搏点除极产生逸搏。房室交界区性逸搏(AV junctional escape beats)的频率通常为 40~60 次/分。心电图表现为在长于正常 PP 间期的间歇后出现一个正常的 QRS 波群,P 波缺失,或逆行 P 波位于 QRS 波群之前或之后,此外,亦可见到未下传至心室的窦性 P 波。

房室交界区性心律(AV junctional rhythm)指房室交界区性逸搏连续发生形成的节律。心电图显示正常下传的 QRS 波群,频率为 40~60 次/分。可有逆行 P 波或存在独立的缓慢的心房活动,从而形成房室分离。此时,心室率超过心房率(图 3-3-14)。房室交界区性逸搏或心律的出现,与迷走神经张力增高、显著的窦性心动过缓或房室传导阻滞有关,并作为防止心室停搏的生理保护机制。

一般无需治疗。必要时可起搏治疗。

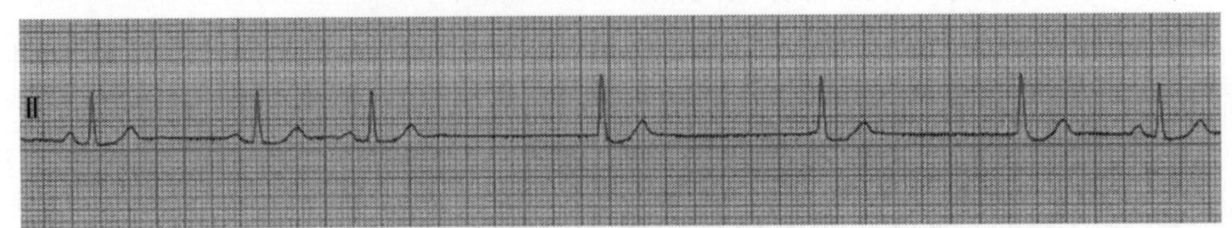

图 3-3-14　房室交界区性心律

三、非阵发性房室交界区性心动过速

非阵发性房室交界区性心动过速(nonparoxysmal atrioventricular junctional tachycardia)

的发生机制与房室交界区组织自律性增高或触发活动有关。最常见的病因为洋地黄中毒。其他为下壁心肌梗死、心肌炎或心瓣膜手术后，亦偶见于正常人。

心动过速发作起始与终止时心率是呈逐渐变化，不同于阵发性心动过速，故称为"非阵发性"。心率70~150次/分或更快，心律通常规则。QRS波群正常。自主神经系统张力变化可影响心率快慢。如心房活动由窦房结或异位心房起搏点控制，可发生房室分离。洋地黄过量引起者，经常合并房室交界区文氏型传导阻滞，使心室律变得不规则。

治疗主要针对基本病因。本型心律失常通常能自行消失，假如患者耐受性良好，仅需密切观察和治疗原发疾病。已用洋地黄者应立即停药，亦不应施行电复律。洋地黄中毒引起者，可给予钾盐、利多卡因或β受体拮抗剂治疗。其他患者可选用ⅠA、ⅠC与Ⅲ类（胺碘酮）药物。

四、与房室交界区相关的折返性心动过速

阵发性室上性心动过速（paroxysmal supraventricular tachycardia，PSVT）简称室上速。大多数心电图表现为QRS波群形态正常、RR间期规则的快速心律。大部分室上速由折返机制引起，狭义的室上速主要是房室结折返性心动过速和旁路所致的房室折返性心动过速。如果室上速患者窦性心律或心动过速时心电图QRS波群上呈现预激波，这种情况又称为"预激综合征"。

房室结内折返性心动过速（atrioventricular nodal reentrant tachycardia，AVNRT）是最常见的阵发性室上性心动过速类型。

【病因】 患者通常无器质性心脏病表现，不同性别与年龄均可发生。

【临床表现】 心动过速发作突发突止，持续时间长短不一。症状包括心悸、胸闷、头晕，少见有晕厥、心绞痛、心力衰竭与休克者。症状轻重取决于发作时心室率增快的程度以及持续时间，亦与原发病的严重程度有关。

【心电图检查】 心电图表现为：①心率150~250次/分，节律规则；②QRS波群形态与时限均正常，但发生室内差异性传导或原有束支传导阻滞时，QRS波群形态异常；③P波为逆行性（Ⅱ、Ⅲ、aVF导联倒置），常埋藏于QRS波群内或位于其终末部分，P波与QRS波群保持固定关系；④起始突然，通常由一个房性期前收缩触发，其下传的PR间期显著延长，随之引起心动过速发作（图3-3-15）。

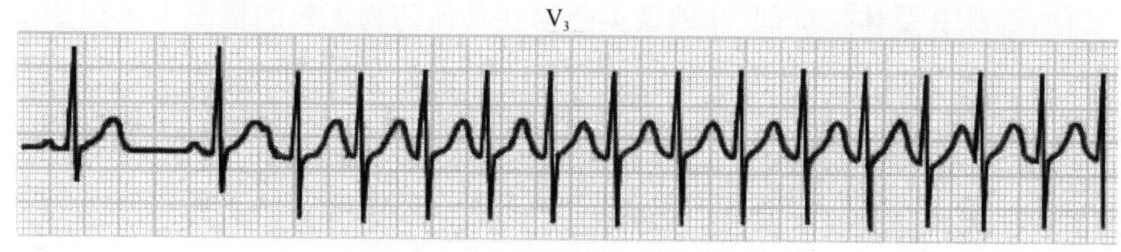

图3-3-15　阵发性室上性心动过速

【心电生理检查】 在大多数患者能证实存在房室结双径路。房室结双径路是指：①β（快）路径传导速度快而不应期长；②α（慢）路径传导速度缓慢而不应期短。正常时窦性冲动沿快径路下传，PR间期正常。最常见的房室结内折返性心动过速类型是通过慢路径下传，快路径逆传。其发生机制如下：当房性期前收缩发生于适当时间，下传时受阻于快径路

(因不应期较长),遂经慢路径前向传导至心室,由于传导缓慢,使原先处于不应期的快路径获得足够时间恢复兴奋性,冲动经快路径返回心房,产生单次心房回波,若反复折返,便可形成心动过速。由于整个折返回路局限在房室结内,故称为房室结内折返性心动过速(图3-3-2)。

其他心电生理特征包括:①心房期前刺激能诱发与终止心动过速;②心动过速开始几乎一定伴随着房室结传导延缓(PR 或 AH 间期延长);③心房与心室不参与形成折返回路;④逆行激动顺序正常,即位于希氏束邻近的电极部位最早记录到经快路径逆传的心房电活动。

【治疗】

1. 急性发作期　应根据患者基础的心脏状况,既往发作的情况以及对心动过速的耐受程度做出适当处理。

(1) 如患者心功能与血压正常,可使用刺激迷走神经方法:患者可以通过深吸气后屏气,再用力做呼气动作(Valsalva 法)、或用压舌板等刺激悬雍垂(即咽喉部)产生恶心感、压迫眼球、按摩颈动脉窦等方法终止心动过速。

(2) 药物:

1) 腺苷:6mg 加入 2~5ml 葡萄糖快速静脉注射,无效可在数分钟后给予 12mg 快速静脉注射。腺苷对窦房结和房室结传导有很强的抑制作用,可出现窦性停搏,房室传导阻滞等缓慢性心律失常。但因持续时间短,仅数十秒,不需特殊处理。对有冠心病患者、严重支气管哮喘、预激综合征不宜选用。

2) 维拉帕米:0. 15~0. 2mg/kg(一般可用 5mg)稀释到 20ml 后 10min 内缓慢静脉注射。无效者 15~30min 后可再注射一次。室上速终止后即停止注射。

3) 地尔硫䓬:将注射用盐酸地尔硫䓬 15~20mg 用 5ml 以上的生理盐水或葡萄糖溶液溶解,约 3min 内缓慢静脉注射。无效者 15min 后可重复一次。

4) 普罗帕酮:1. 0~1. 5mg/kg(一般可用 70mg),稀释到 20ml 后 10min 内缓慢静脉注射。无效者 10~15min 后可重复一次,总量不宜超过 210mg。室上速终止后即停止注射。

5) 胺碘酮:上述方法无效或伴有器质性心脏病应用上述药物存在禁忌证时可应用胺碘酮。胺碘酮 150mg 加入 20ml 葡萄糖溶液,10min 内静脉注射,若无效以后 10~15min 可重复静脉注射 150mg。完成第一次静脉推注后即刻使用 1mg/min,维持 6h,随后以 0. 5 mg/min 维持 18h。第一个 24h 内用药一般为 1200mg。最高不超过 2000 mg。终止后即停止用药。

6) 其他:静脉 β 受体拮抗剂、洋地黄类药物在其他药物无效的情况下可以用。静脉美托洛尔可以 1~2mg/min 的速度静脉给药,用量可达 5mg。间隔 5min,可再给 5mg,直到取得满意的效果,总剂量不超过 10~15mg。毛花苷 C 首次剂量 0. 4~0. 6mg,用葡萄糖注射液稀释后缓慢注射;2~4h 后可再给予 0. 2~0. 4mg,总量可达 1. 0~1. 2mg。

(3) 食管心房调搏术常能有效中止发作。

(4) 直流电复律当患者出现严重心绞痛、低血压、充血性心力衰竭表现,应立即电复律。急性发作以上治疗无效亦应施行电复律。但应注意,已应用洋地黄者不应接受电复律治疗。

2. 预防复发　是否需要给予患者长期药物预防,取决于发作频繁程度以及发作的严重性。药物的选择可依据临床经验或心内电生理试验结果。洋地黄、长效 CCB 或 β 受体拮抗剂可供首先选用。洋地黄制剂(地高辛每日 0. 125~0. 25mg),长效 CCB(缓释维拉帕米

240mg/d，长效地尔硫䓬60~120mg，每日2次)，长效β受体拮抗剂，单独或联合应用。普罗帕酮(100~200mg，每日3次)。

导管消融技术已十分成熟，安全、有效且能根治心动过速，应优先考虑应用。

[附]利用隐匿性房室旁路的房室折返性心动过速

此类房室折返性心动过速(atrioventricular reentrant tachycardia，AVRT)也是阵发性室上性心动过速的一个较常见的类型。这类患者存在房室旁路(见预激综合征)，该旁路仅允许室房逆向传导而不具有房室前传功能，故心电图无预激波形，被称为"隐匿性"旁路。本型心动过速与预激综合征患者常见的房室折返性心动过速(经房室结前向传导，房室旁路逆向传导，称正向房室折返性心动过速)，具有相同的心电图特征：QRS波群正常，逆行P波位于QRS波群终结后，落在ST段或T波的起始部分。本型心动过速发作时心室率可超过200次/分，心率过快时可发生晕厥。

治疗方法与房室结内折返性心动过速相同。导管消融成功率高，应优先选择。

五、预激综合征

预激综合征(preexcitation syndrome)又称Wolf-Parkinson-White综合征(WPW综合征)，是指心电图呈预激表现，临床上有心动过速发作。心电图的预激是指心房冲动提前激动心室的一部分或全体。发生预激的解剖学基础是，在房室特殊传导组织以外，还存在一些由普通工作心肌组成的肌束。连接心房与心室之间者，称为房室旁路(accessory atrioventricular pathways)或Kent束，Kent束可位于房室环的任何部位(图3-3-16)。除Kent束以外，尚有三种较少见的旁路：房-希氏束、结室纤维和分支室纤维。这些解剖联系构成各自不尽相同的心电图表现。

【病因】 预激综合征患者大多无其他心脏异常征象。可于任何年龄经体检心电图或发作PSVT被发现，以男性居多。先天性心血管病如三尖瓣下移畸形、二尖瓣脱垂与心肌病等可并发预激综合征。

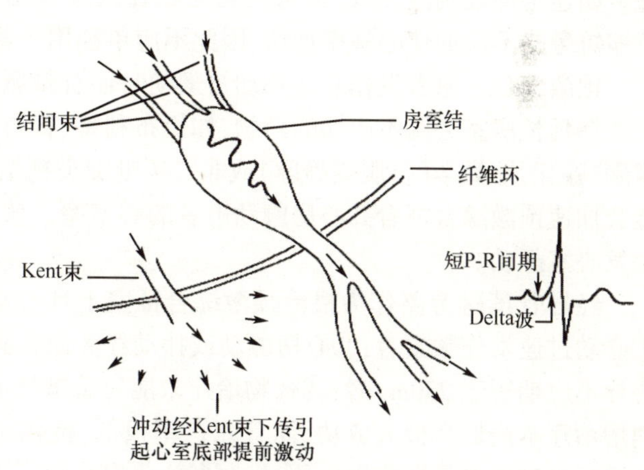

图3-3-16 房室旁路示意图

【临床表现】 预激本身不引起症状。具有预激心电图表现者，心动过速的发生率为1.8%，并随年龄增长而增加。其中大约80%心动过速发作为房室折返性心动过速，15%~30%为心房颤动，5%为心房扑动。频率过于快速的心动过速(特别是持续发作心房颤动)，可恶化为心室颤动或导致充血性心力衰竭、低血压。

【心电图表现】 房室旁路典型预激表现为：①窦性心搏的PR间期短于0.12s；②某些导联QRS波群超过0.12s，QRS波群起始部分粗钝(称delta波)，终末部分正常；③ST-T波呈继发性改变，与QRS波群主波方向相反(图3-3-17)。

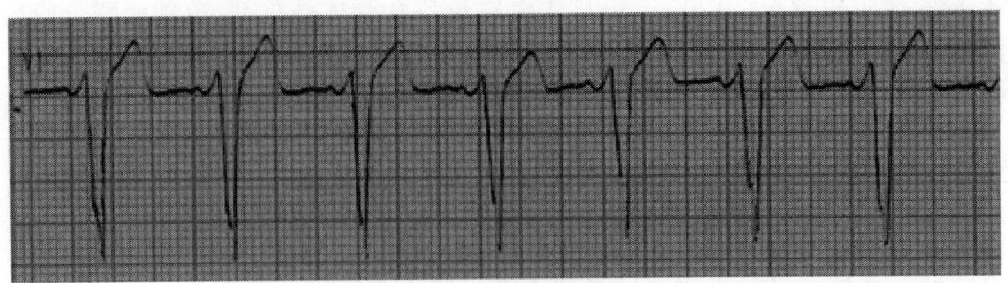

图 3-3-17 预激

预激综合征发作房室折返性心动过速，最常见的类型是通过房室结前向传导，经旁路做逆向传导，称正向房室折返性心动过速。此型心电图表现与利用“隐匿性”房室旁路逆行传导的房室折返性心动过速相同，QRS 波群形态与时限正常，但可伴有室内差异传导，而出现宽 QRS 波群。大约 5%的患者，折返路径恰巧相反：经旁路前向传导、房室结逆向传导，产生逆向房室折返性心动过速。发生心动过速时，QRS 波群增宽、畸形，此型极易与室性心动过速混淆，应注意鉴别。预激综合征患者亦可发生心房颤动与心房扑动，若冲动沿旁路下传，由于其不应期短，会产生极快的心室率，甚至演变为心室颤动。

预激综合征患者遇下列情况应接受心电生理检查：①协助确定诊断；②确定旁路位置与数目；③确定旁路在心动过速发作时，直接参与构成折返回路的一部分或仅作为“旁观者”；④了解发作心房颤动或扑动时最高的心室率；⑤对药物、导管消融与外科手术等治疗效果做出评价。

【治疗及预防】 若患者从无心动过速发作或偶有发作但症状轻微者，无需给予治疗。如心动过速发作频繁伴有明显症状，应给予治疗。治疗方法包括药物和导管消融术。

预激综合征患者发作正向房室折返性心动过速，可参照房室结内折返性心动过速处理。如迷走神经刺激无效，首选药物为腺苷或维拉帕米静脉注射，也可选普罗帕酮。洋地黄缩短旁路不应期使心室率加快，因此不应单独用于曾经发作心房颤动或扑动的患者。

预激综合征患者发作心房扑动与颤动时伴有晕厥或低血压，应立即电复律。治疗药物宜选择延长房室旁路不应期的药物，如伊布利特、普鲁卡因胺。应当注意，静脉注射使用胺碘酮、腺苷、地高辛（口服或静脉）或非二氢吡啶类钙拮抗（口服或静脉）可能是有害的，这可能会加速预激综合征合并心房颤动患者的心室率。假如心房颤动的心室率已很快，甚至会诱发心室颤动。

经导管消融旁路作为根治预激综合征室上性心动过速发作应列为首选，其适应证是：①心动过速发作频繁者；②心房颤动或扑动经旁路快速前向传导，心室率极快，旁路的前向传导不应期短于 250ms 者；③药物治疗未能显著减慢心动过速时的心室率者。近年来射频消融治疗本病取得极大成功，而且死亡率很低，提供了一个治愈心动过速的途径。射频消融治疗可考虑在早期应用，可取代大多数药物治疗或手术治疗。

第五节 室性心律失常

一、室性期前收缩

室性期前收缩（premature ventricular beat），这是一种最常见的心律失常。

【病因】 正常人与各种心脏病患者均可发生室性期前收缩。心肌炎、缺血、缺氧均可使心肌受到机械、电、化学性刺激而发生室性期前收缩。洋地黄、奎尼丁、三环类抗抑郁药中毒发生严重心律失常之前常先有室性期前收缩出现。电解质紊乱(低钾、低镁等)、精神不安、过量烟、酒、咖啡亦能诱发室性期前收缩。

【临床表现】 室性期前收缩常无与之直接相关的症状;每一患者是否有症状或症状的轻重程度与期前收缩的频发程度不直接相关。患者可感心悸,类似电梯快速升降的失重感或代偿间歇后有力的心脏搏动。

听诊时,室性期前收缩后出现较长的停歇,室性期前收缩之第二心音强度减弱,仅能听到第一心音。

【心电图检查】 心电图的特征如下。

(1) 提前发生的 QRS 波群,时限通常超过 0. 12s、宽大畸形,ST 段与 T 波的方向与 QRS 主波方向相反。

(2) 室性期前收缩与其前面的窦性搏动之间期(称为配对间期)恒定。

(3) 室性期前收缩很少能逆传心房,提前激动窦房结,故窦房结冲动发放节律未受干扰,室性期前收缩后出现完全性代偿间歇,即包含室性期前收缩在内前后两个下传的窦性搏动之间期,等于两个窦性 RR 间期之和。如果室性期前收缩恰巧插入两个窦性搏动之间,不产生室性期前收缩后停顿,称为间位性室性期前收缩(图 3-3-18)。

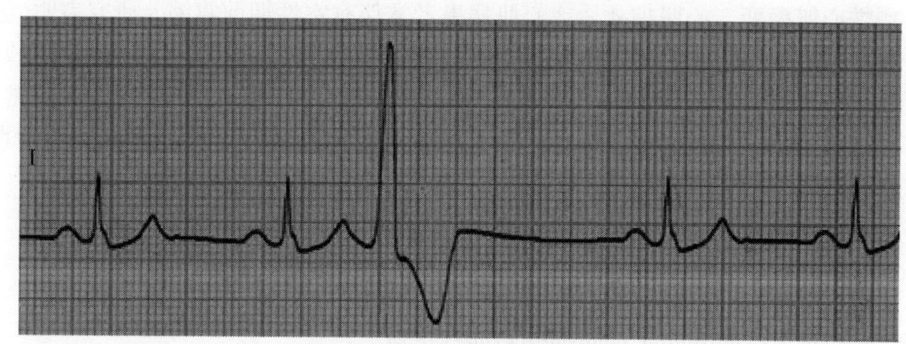

图 3-3-18　室性期前收缩

(4) 室性期前收缩的类型:室性期前收缩可孤立或规律出现。二联律是指每个窦性搏动后跟随一个室性期前收缩;三联律是每两个正常搏动后出现一个室性期前收缩;如此类推。连续发生两个室性期前收缩称成对室性期前收缩。连续三个或以上室性期前收缩称室性心动过速。同一导联内,室性期前收缩形态相同者,为单形性室性期前收缩;形态不同者称多形性或多源性室性期前收缩。

(5) 室性并行心律(ventricular parasystole):心室的异位起搏点规律地自行发放冲动,并能防止窦房结冲动入侵。其心电图表现为:①异位室性搏动与窦性搏动的配对间期不恒定;②长的两个异位搏动之间距,是最短的两个异位搏动间期的整倍数;③当主导心律(如窦性心律)的冲动下传与心室异位起搏点的冲动几乎同时抵达心室,可产生室性融合波,其形态介于以上两种 QRS 波群形态之间。

【治疗】 首先应对患者室性期前收缩的类型、症状及其原有心脏病变作全面的了解;然后,根据不同的临床状况决定是否给予治疗,采取何种方法治疗以及确定治疗的终点。

1. 无器质性心脏病　室性期前收缩不会增加此类患者发生心脏性死亡的危险性,如无明显症状，不必使用药物治疗。如患者症状明显，治疗以消除症状为目的。避免诱发因素，如吸烟、咖啡、应激等。药物宜选用β受体拮抗剂、美西律、普罗帕酮、莫雷西嗪等。

2. 急性心肌缺血　在AMI发病开始的24h内，患者有很高的原发性心室颤动的发生率。过去认为，AMI发生室性期前收缩是出现致命性室性心律失常的先兆，特别是在出现以下情况时：频发性室性期前收缩（每分钟超过5次）；多源（形）性室性期前收缩；成对或连续出现的室性期前收缩；室性期前收缩落在前一个心搏的T波上（R-on-T）（图3-3-19）。若AMI发生窦性心动过速与室性期前收缩，早期应用β受体拮抗剂可能减少心室颤动的危险。

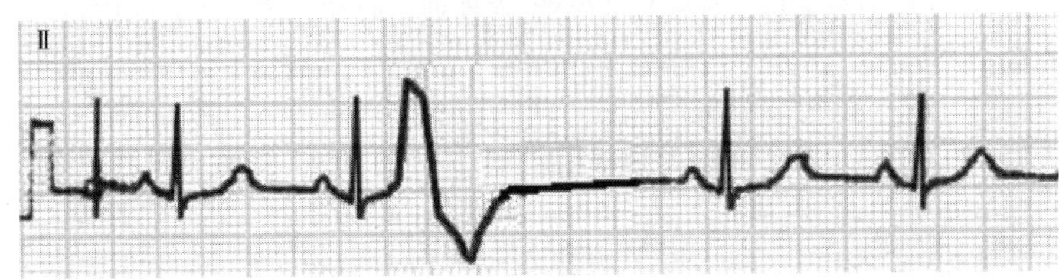

图3-3-19　室性期前收缩R-on-T

急性肺水肿或严重心力衰竭并发室性期前收缩，治疗应针对改善血流动力学障碍，同时注意有无洋地黄中毒或电解质紊乱（低钾、低镁）。

3. 慢性心脏病变　心肌梗死后或心肌病患者常伴有室性期前收缩。研究表明，应用IA类抗心律失常药物治疗心肌梗死后室性期前收缩，尽管药物能有效减少室性期前收缩，总死亡率和猝死的风险反而增加。原因是这些抗心律失常药物本身具有致心律失常作用。因此，应当避免应用Ⅰ类药物治疗心肌梗死后室性期前收缩。β受体拮抗剂对室性期前收缩的疗效不显著，但能降低心肌梗死后猝死发生率、再梗死率和总病死率。

二、室性心动过速

室性心动过速（ventricular tachycardia）简称室速。

【病因】　室速常发生于各种器质性心脏病患者。最常见为冠心病，特别是曾有心肌梗死的患者。其次是心肌病、心力衰竭、二尖瓣脱垂、心瓣膜病等，其他病因包括代谢障碍、电解质紊乱、长QT综合征等。室速偶可发生在无器质性心脏病者。

【临床表现】　室速的临床症状轻重视发作时心室率、持续时间、基础心脏病变和心功能状况不同而异。非持续性室速（发作时间短于30s，能自行终止）的患者通常无症状（图3-3-20）。持续性室速（发作时间超过30s，需药物或电复律始能终止）常伴有明显血流动力学障碍与心肌缺血。临床症状包括低血压、少尿、晕厥、气促、心绞痛等。

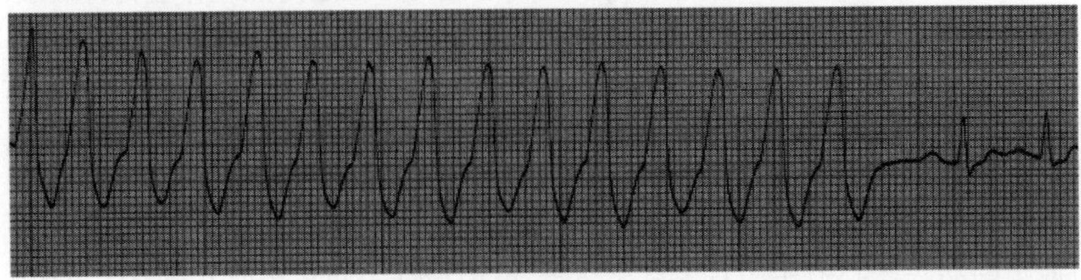

图3-3-20　非持续性室速

【心电图检查】 室速的心电图特征为:①3 个或以上的室性期前收缩连续出现;②QRS 波群形态畸形,时限超过 0.12s;ST-T 波方向与 QRS 波群主波方向相反;③心室率通常为 100~250 次/分;心律规则,但亦可略不规则;④心房独立活动与 QRS 波群无固定关系,形成室房分离;偶尔个别或所有心室激动逆传夺获心房;⑤通常发作突然开始;⑥心室夺获与室性融合波:室速发作时少数室上性冲动可下传心室,产生心室夺获,表现为在 P 波之后,提前发生一次正常的 QRS 波群。心室夺获与室性融合波的存在对确立室性心动过速诊断提供重要依据。按室速发作时 QRS 波群的形态,可将室速区分为单形性室速和多形性室速。

下列心电图表现提示为室性心动过速:①室性融合波;②心室夺获;③室房分离;④全部心前区导联 QRS 波群主波方向呈同向性:即全部向上或向下。

【治疗】 首先应决定哪些患者应给予治疗。目前除了 β 受体拮抗剂、胺碘酮以外,尚未能证实其他抗心律失常药物能降低 SCD 的发生率。目前对于室速的治疗,一般遵循的原则是:有器质性心脏病或有明确诱因应首先给予针对性治疗;无器质性心脏病患者发生非持续性短暂室速,如无症状或血流动力学影响,处理的原则与室性期前收缩相同;持续性室速发作,无论有无器质性心脏病,应给予治疗。

1. 终止室速发作 室速患者如无显著的血流动力学障碍,首先给予静脉注射利多卡因或普鲁卡因胺,同时持续静脉滴注。静脉注射普罗帕酮亦十分有效,但不宜用于心肌梗死或心力衰竭的患者,其他药物治疗无效时,可选用胺碘酮静脉注射或改用直流电复律。如患者已发生低血压、休克、心绞痛、充血性心力衰竭或脑血流灌注不足等症状,应迅速施行电复律。洋地黄中毒引起的室速,不宜用电复律,应给予药物治疗。

持续性室速患者,如病情稳定,可经静脉插入电极导管至右心室,应用超速起搏终止心动过速,但应注意有时会使心率加快,室速恶化转变为心室扑动或颤动。

2. 预防复发 应努力寻找和治疗诱发及使室速持续的可逆性病变,如缺血、低血压及低血钾等。治疗充血性心力衰竭有助于减少室速发作。窦性心动过缓或房室传导阻滞时,心室率过于缓慢,亦有利于室性心律失常的发生,可给予阿托品治疗或应用人工心脏起搏。

单一药物治疗无效时,可联合应用作用机制不同的药物,各自药量均可减少。不应使用单一药物大剂量治疗,以免增加药物的不良反应。

抗心律失常药物亦可与埋藏式心室起搏装置合用,治疗复发性室性心动过速。植入式心脏复律除颤器、外科手术亦已成功应用于选择性病例。对于无器质性心脏病的特发性单源性室速导管射频消融根除发作疗效甚佳。

【特殊类型的室性心动过速】

1. 加速性心室自主节律(accelerated idioventricular rhythm) 其发生机制与自律性增加有关。心电图通常表现为连续发生 3~10 个起源于心室的 QRS 波群,频率 60~110 次/分。心动过速的开始与终止呈渐进性,跟随于一个室性期前收缩之后,或当心室起搏点加速至超出窦性频率时发生。由心室与窦房结两个起搏点轮流控制心室节律。

本型室速常发生于心脏病患者,特别是 AMI 再灌注期间、心脏手术、心肌病、风湿热与洋地黄中毒。发作短暂或间歇。患者一般无症状,亦不影响预后。通常无需抗心律失常治疗。

2. 尖端扭转型室速(torsades de pointes) 是多形性室性心动过速的一个特殊类型,因发作时 QRS 波群的振幅与波峰呈周期性改变,如同围绕等电位线连续扭转得名。频率 200~250 次/分。其他特征包括,QT 间期通常超过 0.5s,U 波显著。当室性期前收缩发生在舒张晚期、落在前面 T 波的终末部可诱发室速。此外，在长–短周期序列之后易引发尖端扭转型室速(图 3-3-21)。尖端扭转型室速亦可进展为心室颤动和猝死。

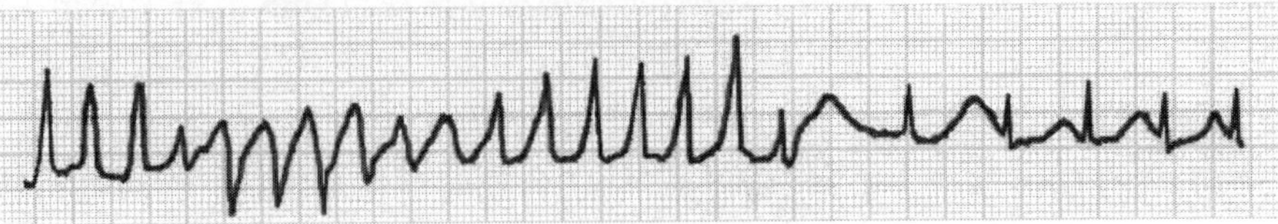

图 3-3-21　尖端扭转型室速

本型室速的病因可为先天性、电解质紊乱(如低钾血症、低镁血症)、抗心律失常药物(如ⅠA 类或Ⅲ类)、吩噻嗪和三环类抗抑郁药、颅内病变、心动过缓(特别是第三度房室传导阻滞)等。

应努力寻找和去除导致 QT 间期延长的病因和停用有关药物。首先给予静脉注射镁盐，IA 类或Ⅲ类药物可使 QT 间期更加延长，故不宜应用。亦可使用临时心房或心室起搏。起搏前可先试用异丙肾上腺素或阿托品。先天性长 QT 间期综合征治疗应选用 β 受体拮抗剂。对于基础心室率明显缓慢者，可起搏治疗，联合应用 β 受体拮抗剂。药物治疗无效者，可考虑左颈胸交感神经切断术，或置入埋藏式心脏复律除颤器。

三、心室扑动与心室颤动

心室扑动与颤动(ventricular flutter and ventricular fibrillation)常见于缺血性心脏病。此外，抗心律失常药物，特别是引起 QT 间期延长与尖端扭转的药物，严重缺氧、缺血、预激综合征合并心房颤动与极快的心室率、电击伤等亦可引起。心室扑动与颤动为致命性心律失常。

【心电图检查】　心室扑动呈正弦图形，波幅大而规则，频率 150～300 次/分(通常在 200 次/分以上)，有时难与室速鉴别。心室颤动的波形、振幅与频率均极不规则，无法辨认 QRS 波群、ST 段与 T 波。AMI 的原发性心室颤动，可由于舒张早期的室性期前收缩落在 T 波上触发室速，然后演变为心室颤动(图 3-3-22)。

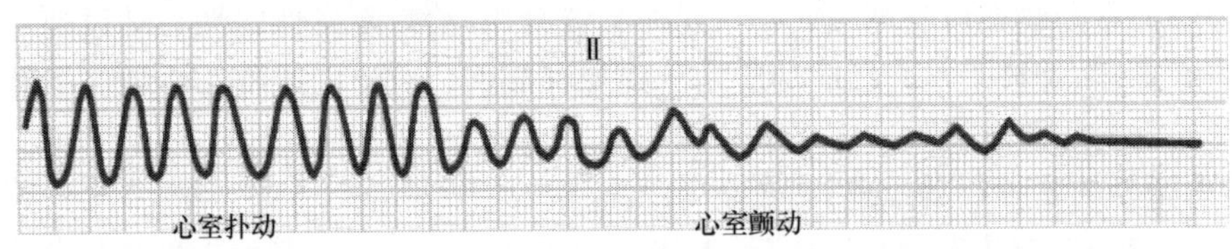

图 3-3-22　心室扑动与颤动

【临床表现】　临床症状包括意识丧失、抽搐、呼吸停顿甚至死亡、听诊心音消失、脉搏触不到、血压亦无法测到。

伴随 AMI 发生而不伴有泵衰竭或心源性休克的原发性心室颤动，预后较佳，抢救存活率较高，复发率很低。相反，非伴随 AMI 的心室颤动，1 年内复发率高达 20%～30%。

第六节　心脏传导阻滞

冲动在心脏传导系统的任何部位的传导均可发生减慢或阻滞。如发生在窦房结与心房之间,称窦房传导阻滞。在房与室之间,称房室传导阻滞。位于心房内,称房内阻滞。位于心室内,称为室内阻滞。

按照传导阻滞的严重程度,通常可将其分为三度。第一度传导阻滞的传导时间延长,全部冲动仍能传导。第二度传导阻滞,分为两型:莫氏(Mobitz)Ⅰ型和Ⅱ型。Ⅰ型阻滞表现为传导时间进行性延长,直至一次冲动不能传导;Ⅱ型阻滞表现为间歇出现的传导阻滞。第三度又称完全性传导阻滞,此时全部冲动不能被传导。

窦房阻滞已在本章第二节内叙述。

一、房室传导阻滞

房室传导阻滞(atrioventricular block,AVB)是指房室之间的传导障碍。可发生于房室结、希氏束或左右束支。

【病因】 正常人或运动员可发生文氏型房室传导阻滞(莫氏Ⅰ型),与迷走神经张力增高有关,常发生于夜间。其他导致房室传导阻滞的病变有:AMI、冠状动脉痉挛、病毒性心肌炎、心内膜炎、心肌病、心脏手术、电解质紊乱等。Lev 病(心脏纤维支架的钙化与硬化)与 Lenegre 病(传导系统本身的原发性硬化变性疾病)可能是成人孤立性慢性心脏传导阻滞最常见的病因。

【临床表现】 一度房室传导阻滞患者通常无症状。二度房室传导阻滞可引起心搏脱漏,可有心悸症状,也可无症状。三度房室传导阻滞的症状取决于心室率的快慢与伴随病变,症状包括疲倦、乏力、头晕、晕厥、心绞痛、心力衰竭。如合并室性心律失常、患者可感到心悸不适。当一、二度房室传导阻滞突然进展为完全性房室传导阻滞,因心室率过慢导致脑缺血,患者可出现暂时性意识丧失,甚至抽搐,称为 Adams-Strokes 综合征,严重者可致猝死。

【心电图表现】

1. 一度房室传导阻滞 每个心房冲动都能传导至心室,但 PR 间期超过 0.20s(图 3-3-23)。房室传导延缓部位几乎都在房室结,极少数在希氏束本身;QRS 波群呈现束支传导阻滞图形者,传导延缓可能位于房室结和(或)希氏束-浦肯野系统。

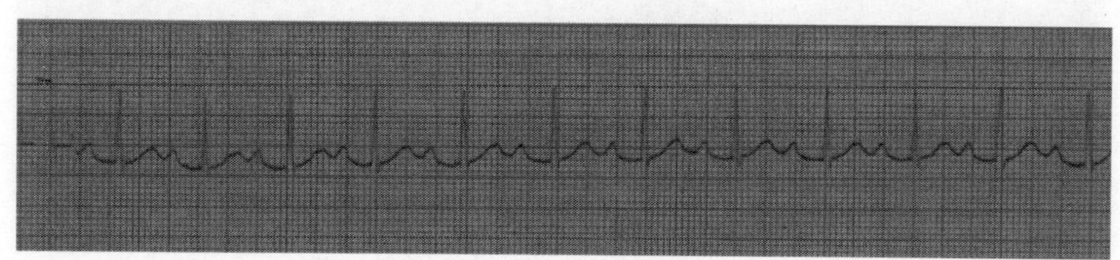

图 3-3-23　一度房室传导阻滞

2. 二度房室传导阻滞 通常将二度房室传导阻滞分为Ⅰ型和Ⅱ型(图 3-3-24)。Ⅰ型又称文氏阻滞(Wenche-bach block)。

(1)二度Ⅰ型房室传导阻滞:是最常见的二度房室传导阻滞类型。表现为:①PR 间期进行性延长、直至一个 P 波受阻不能下传心室;②相邻 RR 间期进行性缩短,直至一个 P 波不能下传心室;③包含受阻 P 波在内的 RR 间期小于正常窦性 PP 间期的 2 倍。最常见的房室传导比率为 3∶2 和 5∶4。在大多数情况下,阻滞位于房室结,QRS 波群正常,极少数可位于希氏束下部,QRS 波群呈束支传导阻滞图形。二度Ⅰ型房室传导阻滞很少发展为三度房室传导阻滞。

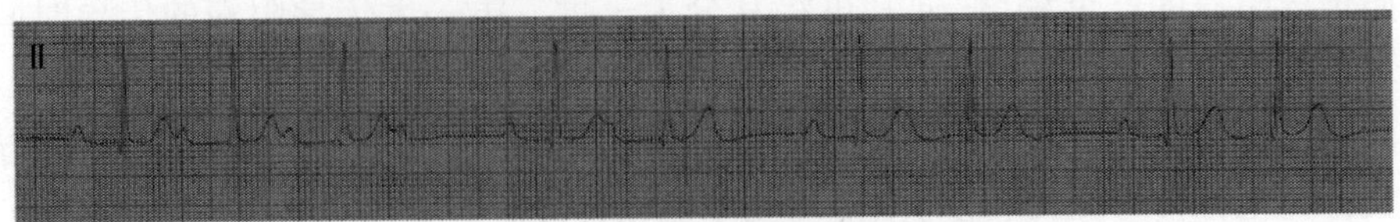

图 3-3-24　二度Ⅰ型房室传导阻滞

(2) 二度Ⅱ型房室传导阻滞:心房冲动传导突然阻滞,但 PR 间期恒定不变。下传搏动的 PR 间期大多正常。当 QRS 波群增宽,形态异常时,阻滞位于希氏束-普肯野系统。若 QRS 波群正常,阻滞可能位于房室结内(图 3-3-25)。

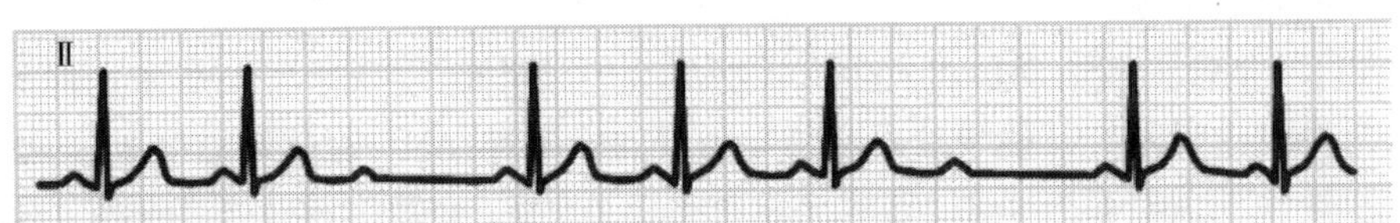

图 3-3-25　二度Ⅱ型房室传导阻滞

2∶1 房室传导阻滞可能属Ⅰ型或Ⅱ型房室传导阻滞。QRS 波群正常者,可能为Ⅰ型;若同时记录到 3∶2 阻滞,第二个心动周期的 PR 间期延长者,便可确诊为Ⅰ型阻滞。当 QRS 波群呈束支传导阻滞图形,需做心电生理检查,才能确定阻滞部位。

3. 三度(完全性)房室传导阻滞　此时全部心房冲动均不能传导至心室。其特征为:①心房与心室活动各自独立、互不相关;②心房率快于心室率,心房冲动来自窦房结或异位心房节律(房性心动过速、扑动或颤动);③心室起搏点通常在阻滞部位稍下方。如位于希氏束及其近邻,心室率为 40~60 次/分,QRS 波群正常,心律亦较稳定;如位于室内传导系统的远端,心室率可低至 40 次/分以下,QRS 波群增宽,心室律亦常不稳定(图 3-3-26)。心电生理检查如能记录到希氏束波,有助于确定阻滞部位。

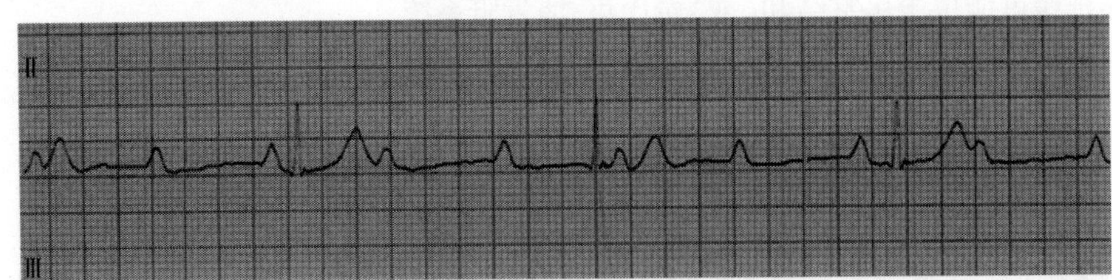

图 3-3-26　三度(完全性)房室传导阻滞

【治疗】　应针对不同的病因进行治疗。一度房室传导阻滞与二度Ⅰ型房室传导阻滞心室率不太慢者,无需特殊治疗。二度Ⅱ型与三度房室传导阻滞如心室率显著缓慢,伴有明显症状或血流动力学障碍,甚至 Adams-Strokes 综合征发作者,应给予起搏治疗。

阿托品可提高房室传导阻滞的心率,适用于阻滞位于房室结的患者。异丙肾上腺素适用于任何部位的房室传导阻滞,但应用于 AMI 时应十分慎重,因可能导致严重室性心律失常。以上药物使用超过数日,往往效果不佳且易发生严重的不良反应,因此,对于症状明显、心室率缓慢者，应及早给予临时性或永久性心脏起搏治疗。

二、室内传导阻滞

室内传导阻滞（intraventricular block）又称室内阻滞，是指希氏束分叉以下部位的传导阻滞。室内传导系统由三个部分组成：右束支、左前分支和左后分支，室内传导系统的病变可波及单支、双支或三支。

右束支阻滞较为常见，常发生于风湿性心脏病、高血压性心脏病、冠心病、心肌病与先天性心血管病，亦可见于大面积肺梗死、AMI后。此外，正常人亦可发生右束支阻滞。

左束支阻滞常发生于充血性心力衰竭、AMI、急性感染、奎尼丁与普鲁卡因胺中毒、高血压性心脏病、风湿性心脏病、冠心病与梅毒性心脏病。左前分支阻滞较为常见，左后分支阻滞则较为少见。

【心电图检查】

1. 右束支阻滞（right bundle branch block，RBBB）　QRS时限≥0.12s。V1～2导联呈rsR，R波粗钝；V5、V6导联呈QRS，S波宽阔。T波与QRS主波方向相反（图3-3-27）。不完全性右束支阻滞的图形与上述相似，但QRS时限<0.12s。

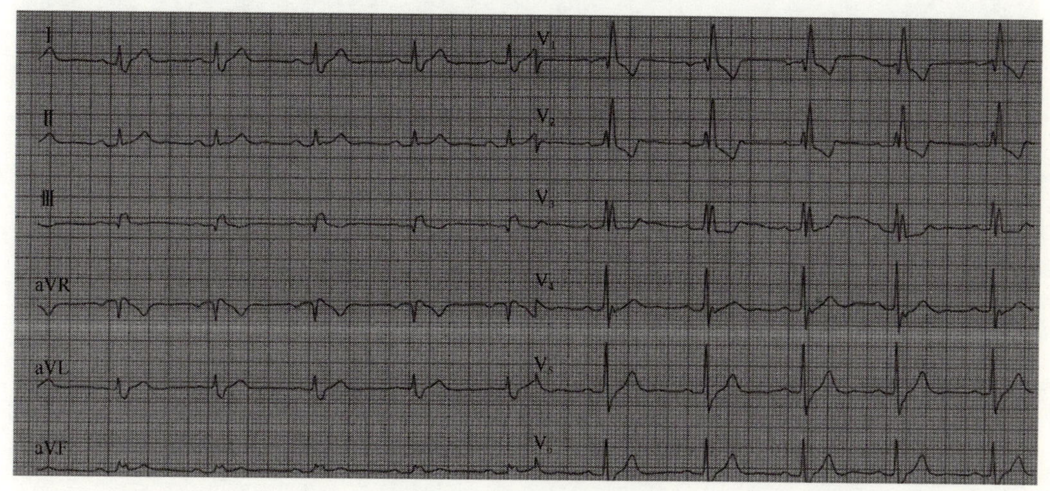

图3-3-27　完全性右束支阻滞

2. 左束支阻滞（left bundle branch block，LBBB）　QRS时限≥0.12s。V5、V6导联R波宽大，顶部有切迹或粗钝，其前方无q波。V1、V2导联呈宽阔的QS波或rS波形。T波与QRS主波方向相反（图3-3-28）。不完全性左束支阻滞图形与上述相似，但QRS时限<0.12s。

3. 左前分支阻滞（left anterior fascicular block）　额面平均QRS电轴左偏达－45°～－90°。Ⅰ、aVL导联呈qR波，Ⅱ、Ⅲ、aVF导联呈rS图形，QRS时限<0.12s（图3-3-29）。

4. 左后分支阻滞（left posterior fascicular block）　额面平均QRS电轴右偏达＋90°～＋120°（或＋80°～＋140°）。Ⅰ导联呈rS波，Ⅱ、Ⅲ、aVF导联呈qR波，且RⅢ>RⅡ，QRS时限<0.12s（图3-3-30）。确立诊断前应首先排除常见引起电轴右偏的病变，如右心室肥厚、肺气肿、侧壁心肌梗死与正常变异等。

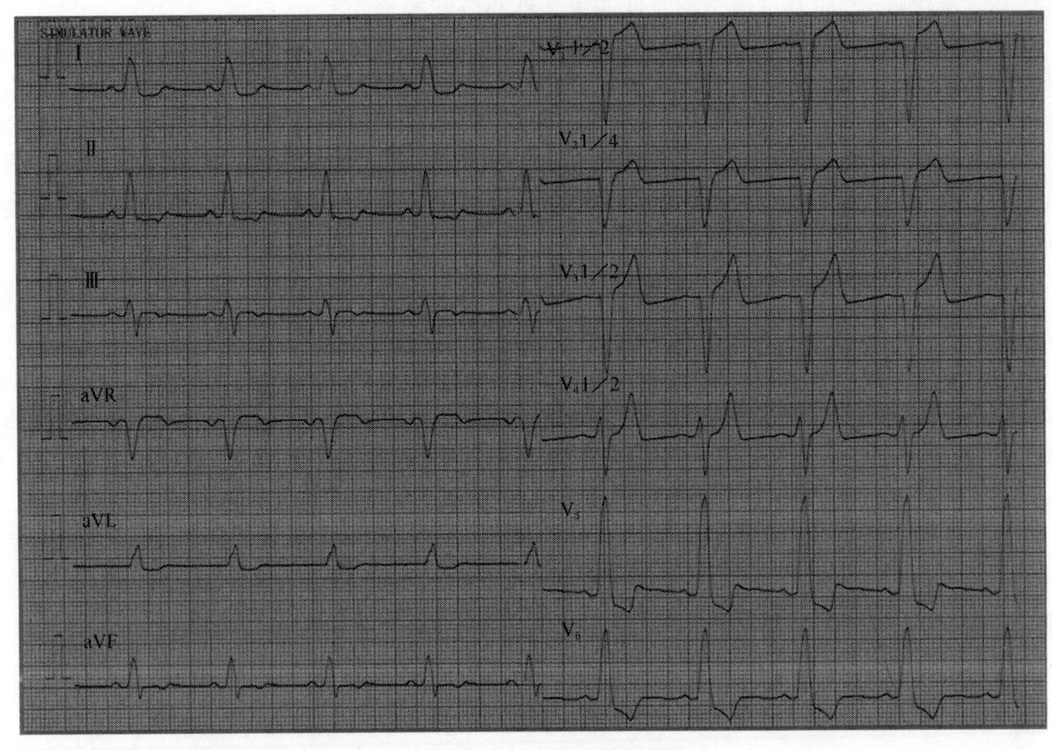

图 3-3-28　完全性左束支阻滞

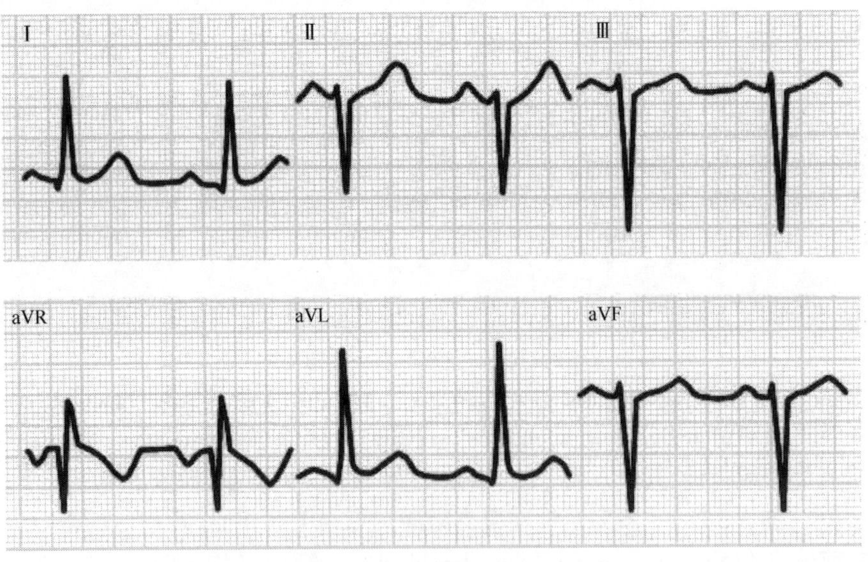

图 3-3-29　左前分支阻滞

5. 双分支阻滞与三分支阻滞（bifascicular block and trifascicular block）　前者是指室内传导系统三分支中的任何两分支同时发生阻滞。后者是指三分支同时发生阻滞。如三分支均阻滞，则表现为完全性房室传导阻滞。由于阻滞分支的数量、程度、是否间歇发生等不同情况组合，可出现不同的心电图表现。最常见为右束支合并左前分支阻滞。右束支合并左后分支阻滞较罕见。当右束支阻滞与左束支阻滞两者交替出现时，双侧束支阻滞的诊断便可成立。

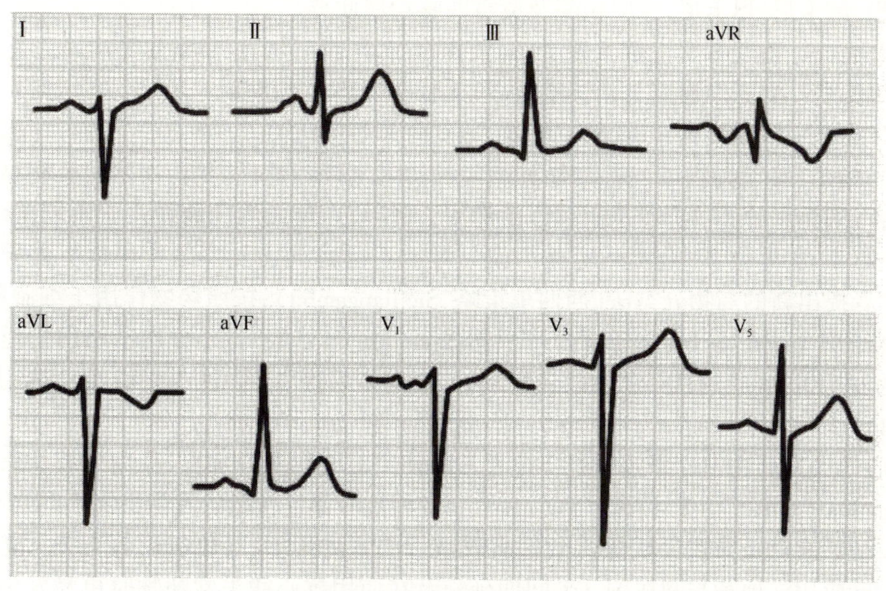

图 3-3-30 左后分支阻滞

【治疗】 慢性单侧束支阻滞的患者如无症状,无需接受治疗。双分支与不完全性三分支阻滞有可能进展为完全性房室传导阻滞,但是否一定发生以及何时发生均难以预料,不必常规预防性起搏器治疗。急性前壁心肌梗死发生双分支、三分支阻滞,或慢性双分支、三分支阻滞,伴有晕厥或 Adams-Stroke 综合征发作者,则应及早考虑心脏起搏器治疗。

第七节 抗心律失常药物的合理应用

给予心律失常患者长期药物治疗之前,应先了解心律失常发生的原因、基础心脏病变及其严重程度和有无可纠正的诱因,如心肌缺血、电解质紊乱、甲状腺功能异常或抗心律失常药物的致心律失常作用。目前应用的抗心律失常药物中,有些能迅速终止心律失常的发作;有些显著减少心动过速的复发,从而减轻患者的症状;有些药物则通过减少心律失常而改善患者的预后。

正确合理使用抗心律失常药物的原则包括:①首先注意基础心脏病的治疗以及病因和诱因的纠正;②注意掌握抗心律失常药物的适应证,并非所有的心律失常均需应用抗心律失常药物,只有直接导致明显的症状或血流动力学障碍或具有引起致命危险的恶性心律失常时才需要针对心律失常的治疗,包括选择抗心律失常的药物。众多无明显症状无明显预后意义的心律失常,如期前收缩,短阵的非持续性心动过速,心室率不快的心房颤动,Ⅰ度或Ⅱ度文氏阻滞,一般不需要抗心律失常药物治疗;③注意抗心律失常药物的不良反应,包括对心功能的影响,致心律失常作用和对全身其他脏器与系统的不良作用。

现今临床常用的抗心律失常药物分类是 VaughanWilliams 分类法,该法将药物抗心律失常作用的电生理效应作为分类依据,药物被分为四大类,其中Ⅰ类再分为三个亚类。

1. Ⅰ类药 阻断快速钠通道,ⅠA 类药物减慢动作电位 0 相上升速度 Vmax,延长动作电位时程,奎尼丁、普鲁卡因胺、丙吡胺等属此类。ⅠB 类药物不减慢 Vmax,缩短动作电位时程,美西律、苯妥英钠与利多卡因属此类。ⅠC 类药减慢 Vmax,减慢传导与轻微延长动作电位时程，氟卡尼、恩卡尼、普罗帕酮及莫雷西嗪均属此类。

2. Ⅱ类药　阻断β肾上腺素能受体，美托洛尔、阿替洛尔、比索洛尔等均属此类。

3. Ⅲ类药　阻断钾通道与延长复极，包括胺碘酮和索他洛尔。

4. Ⅳ类药　阻断慢钙通道，维拉帕米、地尔硫䓬等属此类。

应当指出，某类药物可兼备其他类别药物的电生理特性；同类药物之间又有显著不同的特性；不同类别的药物亦可呈现相似的作用。此外，在体内因药物作用于不同的组织，或因病程、心率、膜电位、细胞外环境离子成分等的不同而药物发挥的作用也有差异。近年来，有学者提出新的药物分类法（西西里策略，Siciliangambit），按照药物作用于细胞膜通道、受体与泵的不同加以区分，临床医师可根据患者特定的心律失常（如房室结内折返性心动过速）的发生机制（钙通道依赖性折返活动）及其薄弱环节（传导性与兴奋性），选用治疗药物（CCB）。

抗心律失常药物治疗导致新的心律失常或使原有心律失常加重，称为致心律失常作用（proarrhythmic effect）。发生率为5%～10%。各种抗心律失常药的发生机制不同，分别与复极延长、早期后除极导致尖端扭转型室速或减慢心室内传导、易化折返等有关。充血性心力衰竭、已应用洋地黄与利尿剂、QT间期延长者在使用抗心律失常药物时更易发生致心律失常作用。大多数致心律失常现象发生在开始治疗后数日或改变剂量时，较多表现为持续性室速、长QT间期与尖端扭转型室速。氟卡尼和恩卡尼致心律失常现象并不局限于治疗的开始，可均匀分布于整个治疗期间。

第八节　心律失常的介入治疗和手术治疗

一、心脏电复律和电除颤

【机制】　心脏电复律（cardioversion）和电除颤（defibrillation）是指在严重快速心律失常时，将一定强度的电流直接或经胸壁作用于心脏，使全部或大部分心肌在瞬间除极，然后心脏自律性最高的起搏点（通常是窦房结）重新主导心脏节律的治疗过程，也就是说通过电击的方式将异常心脏节律转复为正常窦性节律。电复律是药物和射频消融以外的治疗异位快速心律失常的另一种方法，具有作用快、疗效高、简便和比较安全的特点，已成为救治心室颤动和其他快速心律失常患者的首选或重要的措施。

心室颤动时已无心动周期可在任何时间放电。电复律不同于电除颤，任何异位快速心律只要有心动周期，心电图上有R波，放电时需要和心电图R波同步，以避开心室的易损期。如果电复律时在心室的易损期放电可能导致心室颤动。心室易损期位于T波顶峰前20～30ms（约相当于心室的相对不应期）。

【种类】

1. 交流和直流电除颤　根据所使用电流的性质不同可以区分为直流电与交流电复律（电除颤）。电复律早期均是以交流电电击来终止严重快速型心律失常，交流电放电时电流量大，放电时间长达20ms，不易避开心室易损期，易引起心肌损伤及更严重的心律失常，尤其体内交流电除颤可直接导致心功能恶化。因此，交流电复律（除颤）很快便废弃不用。目前世界各国均采用直流电复律。与交流电复律相比，直流电复律放电量容易控制，安全性较高，且便于同步电复律。直流电容器充电后可在非常短的时间（2.5～4.0ms）释放很高的电能,可以设置与R波同步放电,反复电击对心肌损伤较轻,适于进行电转复和电除颤。

2. 体外与体内电复律和电除颤 体内电复律(电除颤)常用于心脏手术或急症开胸抢救的患者,一个电极板置于右室面,另一个电板置于心尖部,电流能量通常为20~30J,一般不超过70J。非手术情况下,大多采用经胸壁复律(除颤),亦即体外电复律(电除颤);通常将APEX(阴极电板)放在左前胸或心尖部,STERNUM(阳极电板)放在右胸或后背,从而保证电流可以正好通过心脏,达到理想的除颤效果。

3. 同步电复律与非同步电除颤

(1)直流电同步电复律:同步电复律是指利用同步触发装置,用体表心电图R波来控制电流脉冲的发放,使电流仅在心动周期的绝对不应期中发放(脉冲电流落在R波的下降支上,而避免落在T波顶峰前20~30ms以内的易损期),避免诱发心室颤动,临床上用于除心室颤动以外的其他快速型心律失常的转复。电复律前一定要核查仪器上的"同步"功能处于开启状态。

(2)直流电非同步电除颤:不用同步触发装置可在任何时间内放电,用于转复心室颤动或心室扑动,称为非同步电除颤,临床上通常仅用于心室颤动或心室扑动的复律治疗;还有就是无法识别R波的快速室性心动过速,由于无法同步直流电电复律,只能非同步电击(相当于除颤)。

4. 植入式心脏复律除颤器 近年来,经静脉置放心内膜除颤电极已取代了早期开胸置放心外膜除颤电极。植入式心脏复律除颤器的体积也明显减小,已可埋藏于胸大肌和胸小肌之间,甚至像起搏器一样可埋藏于皮下囊袋中。

【适应证和禁忌证】 电复律和电除颤的适应证主要包括两大类:各种严重的、甚至危及生命的恶性心律失常,以及各种持续时间较长的快速型心律失常。总的原则是,对于任何快速型的心律失常,如导致血流动力学障碍或心绞痛发作加重,药物治疗无效者,均应考虑电复律或电除颤。但是对于异位兴奋灶(自律性增强)性快速型心律失常,例如伴有或不伴有房室传导阻滞的房性心动过速、非阵发性交界区心动过速和加速性室性自主心律,电复律的效果较差,并有可能增加自律性和触发激动,所以一般不主张电转复。

1. 恶性室性心律失常 患者发生室性心动过速后,如果经药物治疗后不能很快纠正,或一开始血流动力学即受到严重影响,如室性心动过速伴意识障碍、严重低血压或急性肺水肿,应立即采用同步电复律,不要因反复选用药物延误抢救。

2. 心房颤动 近期发生的室率较快的心房颤动转复成功后,血流动力学得以改善,患者临床症状减轻、运动耐量提高、生活质量改善。

符合下列条件者可考虑电转复:①心房颤动病史<1年者,既往窦性心率不低于60次/分;②心房颤动后心力衰竭或心绞痛恶化和不易控制者;③心房颤动伴心室率较快,且药物控制不佳者;④原发病(如甲状腺功能亢进)已得到控制,心房颤动仍持续存在者;⑤风湿性心脏病瓣膜置换或修复后3~6个月以上,先心病修补术后2~3个月以上仍有心房颤动者;⑥预激综合征伴发的心室率快的心房颤动应首选电复律。

下列情况不适于或需延期电转复:①病情危急且不稳定,如严重心功能不全或风湿活动,严重电解质紊乱和酸碱失衡;②心房颤动发生前心室率缓慢,疑诊病窦综合征或心室率可用药物控制,尤其是老年患者;③洋地黄中毒引起的心房颤动;④不能耐受预防复发的药物,如胺碘酮、普罗帕酮等。

以上所列适应证和禁忌证都是相对的,在临床上需全面评估患者的情况,权衡利弊。

3. 心房扑动　是一种药物难以控制的快速型心律失常。当心房扑动以 1:1 比例下传时,心室率快,可导致血流动力学迅速恶化,甚至危及生命,这时若进行电复律往往会取得成功,因而心房扑动是同步电复律的最佳适应证,成功率几乎 100%,且所需电能较小。

4. 室上性心动过速　绝大多数室上性心动过速不需要首选电复律,应当根据当时具体情况选用其他非电转复方法纠正室上性心动过速。如果以上处理不能使室上性心动过速纠正,且因发作持续时间长使血流动力学受到影响,如出现低血压时,应立即电复律。

【操作方法】

1. 患者准备　对心室颤动或伴严重血流动力学障碍的快速室性心动过速患者,因需紧急心肺复苏,应立即电除颤。

择期电转复前,应进行全面的体格检查及有关实验室检查,包括电解质、肝、肾功能,正在抗凝治疗者,应测定凝血酶原时间和活动度。复律前应禁食 6h,以避免复律过程中发生恶心和呕吐。如果患者正在服用洋地黄类药物,应在复律前停服 24~48h。

2. 设施　施行电复律的房间除了除颤器外,还应配备各种复苏设施,如氧气、吸引器、急救箱、血压和心电监护设备。

3. 麻醉　除患者已处于麻醉状态或心室颤动时意识已经丧失,而无需麻醉外,一般均需要快速、安全和有效的麻醉,以保证电复律和电除颤时患者没有不适感和疼痛感。这对于可能需要反复电击者尤为重要。

目前最常使用的是丙泊酚或咪达唑仑直接静脉注射。

4. 操作技术要点　患者仰卧于硬木板床上,连接除颤器和心电图监测仪,选择一个 R 波高耸的导联进行示波观察。患者一旦进入理想的麻醉状态后,则充分暴露其前胸,并将两个涂有导电糊或裹有湿盐水纱布的电极板分别置于一定位置。导电糊涂抹时不应太多或太少,只要能使电极板和皮肤达到紧密接触,没有空隙即可。

电极板的安放:常用的位置是将一电极板置于胸骨右缘第 2、3 肋间(心底部),另一个电极板置于心尖部。两个电极板之间距离不小于 10cm,电极板放置要贴紧皮肤,并有一定压力。准备放电时,操作人员及其他人员不应再接触患者、病床以及同患者相连接的仪器,以免发生触电。

电复律后应立即进行心电监测,并严密观察患者的心率、心律、血压、呼吸和神志。监测应持续 24h。

【能量选择】　电复律和电除颤的能量通常用焦耳来表示,即能量(J)= 功率(W)×时间(s)。电能高低的选择主要根据心律失常的类型和病情。

一般情况下,不同心律失常的单相波电复律(电除颤)能量选择如下:心房扑动 50~100J,心房颤动 100~200J,室上性心动过速 100~150J,室性心动过速 100~200J,心室颤动 200~360J。而双相波电复律(电除颤)能量则常为单向波能量的一半。一般一次电击未奏效时可增加电能再次电击。

【并发症】　虽然电复律和电除颤对快速型心律失常是一种快速、安全和有效的治疗措施,但仍可伴发许多并发症,主要包括:诱发各种心律失常,出现急性肺水肿、低血压、体循环栓塞和肺动脉栓塞,血清心肌酶增高以及皮肤烧伤等。

二、埋藏式心脏复律除颤器

1980 年,1 例 SCD 幸存者埋置了第一台埋藏式心脏复律除颤器(implantable cardioverter

defibrillator,ICD),此后技术有了明显的改进,应用日益广泛。现今,ICD已具备除颤、复律、抗心动过速起搏(antitachycardia pacing,ATP)及抗心动过缓起搏(antibradycardia pacing)等功能。

ICD的适应证包括:①非一过性或可逆性原因引起的室性心动过速(简称室速)或心室颤动(简称室颤)所致的心搏骤停,自发的持续性室速。②原因不明的晕厥,在电生理检查时能诱发有血流动力学显著临床表现的持续性室上性心动过速或心室颤动,药物治疗无效、不能耐受、或不可取。③伴发于冠心病、陈旧性心肌梗死和左心室功能不良的非持续性室速,在电生理检查时可诱发持续性室上性心动过速或心室颤动,不能被Ⅰ类抗心律失常药物所抑制。

ICD的随访:植入ICD的患者必须经常随诊,术后第1年每2~3个月随诊1次,此后可半年随诊1次。随诊时,有关ICD的工作状态的测试及有关功能及参数的设置,技术性要求很高,应由相关的专科医生接诊。

大量临床试验均证明了ICD可有效降低猝死高危患者的病死率。与常用的抗心律失常药物比较可明显降低总病死率。但是有部分患者会出现恐惧、焦虑、抑郁等精神心理问题。这些心理反应使患者情绪紧张,对电击恐惧,反而使心律失常更易发生。因此患者对ICD的治疗尚需要一段心理适应的过程。临床医师在随访时应对ICD置入者予以精神卫生教育及心理治疗。

三、心脏起搏治疗

【概述】 永久性心脏起搏器是治疗各种原因引起的不可逆的心脏起搏和传导功能障碍性疾病的主要方法。常用于“有症状的心动过缓”患者。所谓“有症状的心动过缓”是指心室率缓慢致脑供血不足,可产生头昏、眩晕、黑矇及晕厥(短暂意识丧失)等;全身供血不足可产生疲乏、体力活动耐量降低、充血性心力衰竭等表现。

目前全世界已有约几百万人接受了起搏治疗。近几年我国每年约有1万余名患者植入了人工心脏起搏器,且植入起搏器的种类由原来以植入单腔VVI起搏器为主而逐渐向生理性起搏过渡,双腔、三腔起搏器应用于临床,为心动过缓、传导阻滞、心动过速及心力衰竭的患者解除痛苦,也为难治性心力衰竭患者提供了新的治疗途径。随着起搏器的功能逐渐完善,新型起搏器不断问世,使临床缓慢性心律失常治疗效果已近治愈目标。近年来起搏器的储存功能和分析诊断功能的完善,对心律失常的诊断和心脏电生理的研究起到积极作用。

【目的】 通过不同的起搏方式纠正心率和心律的异常,以及左右心室的协调收缩,提高患者的生存质量,减少病死率。

【适应证】

(1) 伴有临床症状的任何水平的完全或高度房室传导阻滞。

(2) 束支-分支水平阻滞,间歇发生二度Ⅱ型房室传导阻滞,有症状者;在观察过程中阻滞程度进展、H-V间期>100ms者,虽无症状,也是植入起搏器的适应证。

(3) 病窦综合征或房室传导阻滞,心室率经常低于50次/分,有明确的临床症状,或间歇发生心室率<40次/分;或有长达3s的R-R间隔,虽无症状,也应考虑植入起搏器。

(4) 由于颈动脉窦过敏引起的心率减慢,心率或RR间隔达到上述标准,伴有明确症状者,起搏器治疗有效;但血管反应所致的血压降低,起搏器不能防治。

(5) 有窦房结功能障碍和(或)房室传导阻滞的患者,因其他情况必须采用具有减慢心率的药物治疗时,为了保证适当的心室率,应植入起搏器。

近年来,随着起搏新技术的不断研究和开发,起搏器治疗的应用探索从单纯治疗缓慢性心律失常扩展到多种疾病的治疗,如预防心房颤动,预防和治疗长 QT 间期综合征的恶性室性心律失常。除此,起搏器还用于辅助治疗肥厚梗阻型心肌病、扩张型心肌病、顽固性心力衰竭和神经介导性晕厥。有些患者如 AMI 合并房室传导阻滞、某些室速的转复、心肺复苏的抢救可能需要临时心脏起搏。

【起搏方式的选择】

1. VVI 方式　是最基本的心脏起搏方式,优点是简单、方便、经济、可靠。适用于:①一般性的心室率缓慢,无器质性心脏病,心功能良好者;②间歇性发生的心室率缓慢及长 R-R 间隔。

2. AAI 方式　简单、方便、经济、可靠等优点可与 VVI 方式比拟,且能保持房室顺序收缩,属生理性起搏,适合我国国情,适用于房室传导功能正常的病窦综合征。

3. DDD 方式　是双腔起搏器中对心房和心室的起搏和感知功能最完整者,故称为房室全能型。但不如单腔起搏器方便、经济,适用于房室传导阻滞伴或不伴窦房结功能障碍。不适宜慢性心房颤动、心房扑动的患者。

4. 频率自适应方式　起搏器可通过感知体动、血 pH 判断机体对心排血量的需要而自动调节起搏频率,以提高机体运动耐量,适用于:需要从事中至重度体力活动者。可根据具体情况选用 VVIR、AAIR、DDDR 方式。但心率加快后心悸等症状加重,或诱发心力衰竭、心绞痛症状加重者,不宜应用频率自适应起搏器。

总之,最佳起搏方式选用原则为:①窦房结功能障碍而房室传导功能正常者,以 AAI 方式最好;②完全性房室传导阻滞而窦房结功能正常者,以 VDD 方式最好;③窦房结功能和房室传导功能都有障碍者,DDD 方式最好;④需要从事中至重度体力活动者,考虑加用频率自适应功能。

四、导管射频消融治疗快速性心律失常

射频电能(radio frequency energy)是一种低压高频(30kHz~1.5MHz)电能。射频消融是将电极导管经静脉或动脉血管送入心腔特定部位,释放射频电流导致局部心内膜及心内膜下心肌凝固性坏死,达到阻断快速心律失常异常传导束和起源点的介入性技术。

目前尚有冷冻球囊消融技术兴起,应用于临床进行快速性心律失常的消融。而三维标测系统的发展,为复杂房性及室性心律失常的导管射频消融提供了很好的技术保障,增加了手术安全性和成功率。

【适应证】

(1) 预激综合征合并阵发性心房颤动伴快速心室率。

(2) 房室折返性心动过速、房室结折返性心动过速、房性心动过速和无器质性心脏病证据的室性心动过速(特发性室速)呈反复发作性,或合并有心动过速心肌病,或者血流动力学不稳定者。

(3) 发作频繁、心室率不易控制的典型心房扑动。

(4) 发作频繁、心室率不易控制的非典型心房扑动。

(5) 发作频繁,症状明显的心房颤动。

(6) 不适当窦速合并心动过速心肌病。

(7) 发作频繁和(或)症状重、药物预防发作效果差的心肌梗死后室上性心动过速。

【方法】

(1) 首先明确心律失常的诊断。

(2) 经心内电生理检查在进一步明确心律失常的基础上确定准确的消融靶点。

(3) 根据不同的靶点位置,经股静脉或股动脉置入消融导管,并使之到达靶点。

(4) 依消融部位及心律失常类型不同放电消融。

(5) 检测是否已达到消融成功标准,如旁路逆传是否已不存在,原有心律失常用各种方法不再能诱发等。

【并发症】 导管射频消融可能出现的严重并发症为误伤希氏束,造成二度或三度房室传导阻滞;心脏穿孔致心脏压塞等,但发生率极低。

五、快速性心律失常的外科治疗

外科治疗快速性心律失常的目的在于切除、隔置、离断参与心动过速生成、维持与传播的组织,保存或改善心脏功能。外科治疗方法包括直接针对心律失常本身以及各种间接的手术方法,后者包括室壁瘤切除术、冠状动脉旁路移植术(coronary artery bypass graft, CABG)和矫正瓣膜关闭不全或狭窄的手术,左颈胸交感神经切断术等。外科治疗心律失常由于创伤大、手术复杂、费用高昂,不可能常规地广泛应用于临床。特别是心脏介入性治疗迅速发展的今天,心律失常外科手术治疗的领域已逐渐被射频消融治疗所取代。但是,外科手术对于某些介入治疗难以奏效的病例,仍可作为一种最后的选择。

(吴　翔)

第四章　动脉粥样硬化和冠状动脉粥样硬化性心脏病

学习目标

1. 掌握动脉粥样硬化和冠心病的危险因素、发生机制。
2. 掌握稳定型心绞痛型的临床表现、诊断和鉴别诊断及其防治措施。
3. 掌握 ACS 的分型、发病机制、临床表现、诊断和鉴别诊断及治疗原则。
4. 掌握再灌注心肌治疗的方法。
5. 了解冠状动脉疾病的其他表现形式。
6. 了解冠心病的介入治疗适应证。

第一节　动脉粥样硬化

动脉粥样硬化(atherosclerosis)是一组动脉硬化的血管病中最常见、最重要的一种。各种动脉硬化的共同特点是动脉血管管壁增厚变硬、失去弹性和管腔变小。动脉粥样硬化的特点是受累动脉病变从内膜开始。一般先有脂质和复合糖类积聚、出血及血栓形成,纤维组织增生及钙质沉着,并有动脉中层的逐渐蜕变和钙化,病变常累及弹性及大中等肌性动脉。继发性病变尚有斑块内出血、斑块破裂和局部血栓形成,称为粥样硬化血栓形成(atherosclerosis thrombosis)。一旦发展到足以阻塞动脉腔,则该动脉所供应的组织或器官将缺血或坏死。由于在动脉内膜积聚的脂质外观呈黄色粥样,因此称为动脉粥样硬化。

动脉粥样硬化虽仅是动脉硬化的一种,但临床上常见且意义重大。习惯上简称的"动脉硬化"多指动脉粥样硬化。

【病因】 病因尚未完全明确。目前认为,动脉粥样硬化为多病因的复杂性状疾病,即多种危险因素分别和(或)共同作用于不同环节所致。主要的危险因素包括以下几种。

1. 年龄、性别 尽管本病临床上多见于40岁以上中、老年人,但无症状动脉粥样硬化早在儿童时期就已经存在。近年来本病发病有年轻化趋势。女性绝经期前发病率较低,但绝经期后发病率迅速增加。年龄、性别属于不可改变的危险因素。

2. 高血压 是动脉粥样硬化的独立危险因素。约70%的脑卒中和50%的心肌梗死的发生与血压升高有关。高血压时,动脉壁承受较高的压力,导致血管内皮细胞损伤,低密度脂蛋白胆固醇(low density lipoprotein-cholesterol,LDL-C)易于进入动脉壁,并刺激平滑肌细胞增生,引发动脉粥样硬化。

3. 吸烟 是急性冠心病事件、急性缺血性脑卒中的独立危险因素之一。19.9%的急性冠心病事件和11.0%的急性缺血性脑卒中归因于吸烟。被动吸烟也是危险因素。吸烟使动脉壁内氧合不足,内膜下层脂肪酸合成增多,前列环素释放减少,导致血小板易在动脉壁黏附聚集。此外,烟草所含尼古丁可直接作用于冠状动脉和心肌,引起动脉痉挛和心肌受损。

4. 异常脂质血症 脂质代谢异常是动脉粥样硬化最重要的危险因素。动物实验及临床研究均证实高胆固醇血症可导致动脉粥样硬化。总胆固醇(total cholesterol,TC)、三酰甘油(triglyceride,TG)、低密度脂蛋白胆固醇(low density lipoprotein-cholesterol,LDL-C)或极低密度脂蛋白胆固醇(very low density lipoprotein-cholesterol,VLDL-C)及相应的载脂蛋白 B(apoB)增高,高密度脂蛋白胆固醇(high density lipoprotein-cholesterol,HDL-C)及相应的载脂蛋白 A(apoA)减低都被认为是动脉粥样硬化危险因素。在临床实践中,以 TC、TG 和 LDL-C 增高最受关注。

5. 糖尿病和糖耐量异常　与非糖尿病者相比,糖尿病患者动脉粥样硬化发病率高 2~4 倍。本病也是 2 型糖尿病死亡的主要原因。本病患者糖耐量减低者也十分常见。糖尿病者常伴有异常脂质血症,如再伴有高血压,则动脉粥样硬化的发病率明显增高。此外,糖尿病患者还多有血小板功能增强及凝血Ⅷ因子的增高,加速了动脉粥样硬化血栓形成。另外,2 型糖尿病患者常有胰岛素抵抗及高胰岛素血症,而胰岛素抵抗与本病的发生发展密切相关。

6. 超重和肥胖　标准体重(kg)= 身高(cm)-105(或 110);体重指数(body mass index,BMI)= 体重(kg)/身高(m)^2。超过标准体重 10%~20% 为超重,超过标准体重 20% 或 BMI >24 称肥胖症。肥胖可导致异常脂质血症,并常伴发高血压、糖尿病和(或)胰岛素抵抗,导致动脉粥样硬化的发病率明显增高。

7. 体力活动不足　体力活动量不仅与 BMI、腰围和体脂含量呈明显的负相关,且与糖尿病发病风险呈明显的负相关。因而,体力活动不足者动脉粥样硬化的发病率增高。

8. 家族史　有冠心病、糖尿病、高血压、异常脂质血症家族史者冠心病的发病率增加。家族中有早发动脉粥样硬化者,其后代得病的机会增加 4 倍。近年来,已发现与本病相关的易感或突变基因 200 种以上。

9. 其他　与本病相关的其他危险因素包括:①A 型性格者,有较高的冠心病患病率,精神过度紧张者也易患本病;②口服避孕药,长期口服避孕药可使血压升高、血脂异常、糖耐量异常,同时改变凝血机制,增加血栓形成机会;③不合理膳食,进食高热量、高动物脂肪、高胆固醇、高糖饮食及微量元素摄入不足易患本病。

【发病机制】　至今尚未完全明了。目前较为公认的是“内皮损伤反应学说”。其核心是,本病各种主要危险因素最终导致动脉血管内膜损伤,而粥样硬化病变的形成则是动脉对内皮、内膜损伤做出的炎症-纤维增生性反应的结果。

动脉内膜受损可为功能紊乱或解剖损伤。在长期的各种主要危险因素的作用下,LDL-C 通过受损的内皮进入管壁内膜,并氧化修饰成低密度脂蛋白胆固醇(ox LDL-C),对动脉内膜造成进一步损伤;单核细胞和淋巴细胞表达黏附因子增加,在内皮细胞黏附增多,并从内皮细胞之间移入内膜下成为巨噬细胞,通过清道夫受体吞噬 ox LDL-C,转变为泡沫细胞(图 3-4-1),形成最早的粥样硬化病变脂质点和条纹。充满氧化修饰脂蛋白的巨噬细胞合成分泌多种生长因子和促炎介质,包括血小板源生长因子(PDGF)、成纤维细胞生长因子(FGF)、肿瘤坏死因子(TNF)-α 和白介素(IL)-1,进一步促进斑块的生长和炎症反应。进入内膜的 T 细胞识别巨噬细胞和树突状细胞提呈的抗原同时被激活,产生具有强烈致动脉粥样硬化的细胞因子,如干扰素-γ、TNF 和淋巴毒素等。在血小板源生长因子和成纤维细胞生长因子的作用下,平滑肌细胞(SMC)从中膜迁移至内膜并增殖,同时合成和分泌胶原、蛋白多糖和弹性蛋白等,构成斑块基质。在上述生长因子和促炎介质作用下,脂质条纹演变为纤维脂肪病变及纤维斑块。内膜损伤和促炎介质还可以激活血液中的血小板,在内膜发生黏附、聚集，形成附壁血栓。活化的血小板进一步释放许多细胞因子，促进粥样硬化病变中平滑肌细胞的增殖。

【病理】 正常动脉壁由内膜、中膜和外膜三层构成。动脉粥样硬化的病理变化主要累及体循环系统的大型肌弹力型动脉（如主动脉）和中型肌弹力型动脉（冠状动脉和脑动脉受累最多，肢体各动脉、肾动脉和肠系膜动脉次之），肺循环动脉极少受累。

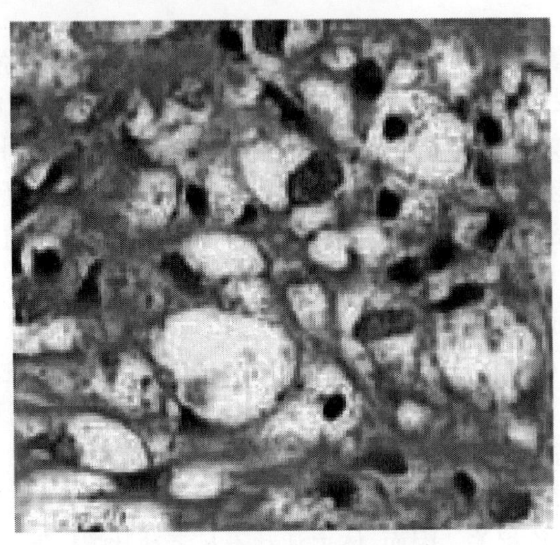

图 3-4-1　泡沫细胞，胞质内充满脂滴

动脉粥样硬化时相继出现脂质点和条纹、粥样和纤维粥样斑块、复合病变 3 类变化。美国心脏病学学会根据其病变发展过程将其细分为 6 型（图 3-4-2）。

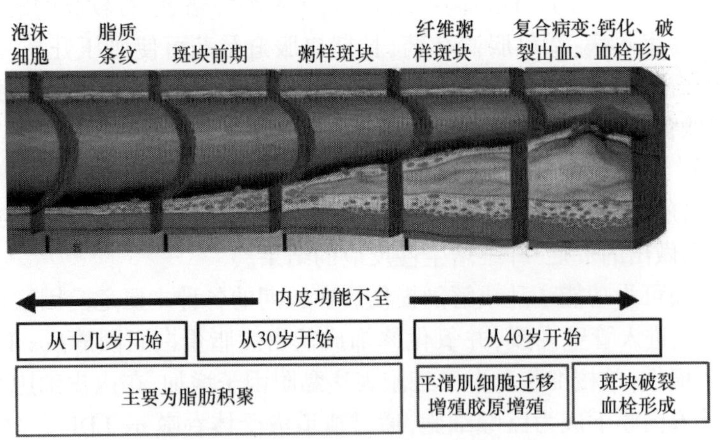

图 3-4-2　动脉粥样硬化进展过程示意

Ⅰ型　脂质点。动脉内膜出现小黄点，为小范围泡沫细胞积聚。

Ⅱ型　脂质条纹。动脉内膜见黄色条纹，为泡沫细胞积聚成层，平滑肌细胞迁移至内膜并吞噬脂质，有 T 淋巴细胞浸润。

Ⅲ型　斑块前期。细胞外出现较多脂滴，在内膜和中膜平滑肌层之间形成脂核，但尚未形成脂质池。

Ⅳ型　粥样斑块。脂质积聚增多，形成脂质池，内膜结构破坏，动脉壁变形。

Ⅴ型 纤维粥样斑块。为动脉粥样硬化最具特征性的病变，呈白色斑块突入动脉腔内引起管腔狭窄。斑块表面内膜被破坏而由增生的纤维膜（纤维帽）覆盖于脂质池之上。病变可向中膜扩展，破坏管壁，并同时可有纤维结缔组织增生，变性坏死等继发病变。

Ⅵ型 复合病变。为严重病变。由纤维斑块发生出血、坏死、溃疡、钙化和附壁血栓所形成。粥样斑块可因内膜表面破溃而形成所谓粥样溃疡，破溃后粥样物质进入血流成为栓子。

【病理生理】 动脉粥样硬化是连续且缓慢的进展过程，明显的病变多见于壮年以后。受累动脉弹性降低，脆性增加，管腔逐渐变窄甚至完全闭塞，也可因斑块不稳定、破裂，引起血栓形成。部分受累动脉可扩张而形成动脉瘤。

1. 主动脉管壁弹性减弱 收缩期主动脉暂时膨胀保留部分血液的作用降低，导致收缩压升高而舒张压降低，脉压增宽。主动脉形成动脉瘤时，管壁为纤维组织所取代，不但失去紧张性而且向外膨隆。这些都足以影响全身血流的调节，加重心脏的负担。

2. 内脏或四肢动脉管腔狭窄或闭塞 在侧支循环不能代偿的情况下，器官和组织的血液供应减少，产生缺血、纤维化或坏死。例如，冠状动脉粥样硬化可引起心绞痛、心肌梗死或心肌纤维化；脑动脉粥样硬化引起脑梗死或脑萎缩；肾动脉粥样硬化引起高血压或肾萎缩；下肢动脉粥样硬化引起间歇性跛行或下肢坏疽等。

【分期和分类】 本病发展过程可分为4期，但临床上各期并非严格按序出现，各期还可交替或同时出现。

1. 无症状期或称隐匿期 包括从较早的病理变化开始，直到动脉粥样硬化已经形成，但尚无器官或组织受累的临床表现。

2. 缺血期 由于血管狭窄而产生器官缺血的症状。

3. 坏死期 由于血管内急性血栓形成或管腔闭塞而产生器官组织坏死的症状。

4. 纤维化期 由于长期缺血，器官组织纤维化萎缩而引起症状。

按受累动脉部位的不同，本病有主动脉及其主要分支、冠状动脉、颈动脉、脑动脉、肾动脉、肠系膜动脉和四肢动脉粥样硬化等类别。

【临床表现】 为有关器官或组织受累后产生的症状。

1. 主动脉粥样硬化 多无特异性症状。主动脉广泛粥样硬化病变，可出现主动脉弹性降低的相关表现，如收缩压升高而舒张压降低，脉压增宽等。X线检查可见主动脉结向左上方凸出，有时可见片状或弧状钙质沉着阴影。

主动脉发生动脉粥样硬化后，中层弹性纤维断裂，管壁薄弱，不能耐受主动脉内血流压力而发生局部膨大，形成主动脉瘤。以发生在肾动脉开口以下的腹主动脉处最为多见，其次是主动脉弓和降主动脉。腹主动脉瘤多因体检时查见腹部有搏动性肿块而发现，腹壁上相应部位可听到杂音，股动脉搏动可减弱。胸主动脉瘤可引起胸痛、气急、吞咽困难、咯血、声嘶、气管移位或阻塞、上腔静脉和肺动脉受压等表现。X线检查可见主动脉的相应部位增宽；主动脉造影可显示出梭形或囊样的动脉瘤。二维超声、磁共振断层显像可显示主动脉瘤样扩张。主动脉瘤破裂可危及生命。主动脉粥样硬化也可形成动脉夹层分离。

2. 冠状动脉粥样硬化 详见本章第二节。

3. 脑动脉粥样硬化 脑缺血可引起眩晕、头痛与昏厥等症状。脑动脉血栓形成或破裂出血时引起脑血管意外，有头痛、眩晕、呕吐、意识突然丧失、肢体瘫痪、偏盲或失语等表现；长期慢性脑缺血造成脑萎缩时，可发展为血管性痴呆。

4. 肾动脉粥样硬化　肾动脉狭窄可引起顽固性高血压;肾动脉血栓形成可引起肾区疼痛、尿闭及发热等;长期肾缺血可致肾萎缩并发展为肾衰竭。

5. 肠系膜动脉粥样硬化　可引起消化不良、便秘和腹痛等症状;血栓形成时,有剧烈腹痛、腹胀和发热,肠壁坏死时,可引起便血、麻痹性肠梗阻和休克等症状。

6. 四肢动脉粥样硬化　下肢动脉受累多于上肢动脉,可引起肢体发凉、麻木和间歇性跛行,即行走时发生腓肠肌麻木、疼痛以至痉挛,休息后消失,再次行走时症状重复出现;严重者可持续性疼痛,下肢动脉尤其是足背动脉搏动减弱或消失。如动脉完全闭塞时可产生坏疽。

【实验室和器械检查】　本病目前尚无敏感、特异的早期实验室诊断方法。血脂检测可发现异常脂质血症。X 线检查仅能发现主动脉粥样硬化。多普勒超声检查有助于判断动脉的血流情况和血管病变,临床上常通过检查颈动脉内膜中层厚度来判断是否有颈动脉粥样硬化斑块形成。颈动脉斑块的出现明显增加心肌梗死、卒中及周围血管动脉粥样硬化的危险。脑电阻抗图、脑电图、CT 或磁共振显像有助于判断脑动脉的功能情况及脑组织的病变情况。心电图、超声心动图和放射性核素心脏检查及负荷试验有助于诊断冠状动脉粥样硬化性心脏病。有创的选择性动脉造影可显示管腔狭窄和(或)动脉瘤样病变,以及病变部位、范围和程度,血管内超声显像和血管镜检查进一步提高了有创造影检查的灵敏性和准确性。CT 血管造影(CTA)和磁共振显像血管造影(MRA)可无创显像动脉粥样硬化病变。

【诊断和鉴别诊断】　本病的早期诊断缺乏敏感、特异的方法。当动脉粥样硬化进展到相当程度,或有器官组织明显病变时,诊断并不困难。但需与其他原因引起的动脉病变和(或)器官组织受累相鉴别。

【防治】　首先应在症状出现前的早期病理阶段有效控制致病危险因素,延缓或阻止无症状动脉粥样硬化发展成临床心脑血管疾病,即动脉粥样硬化的一级预防。已有不少资料证明,动脉粥样硬化病变的进展并非不可逆。例如,实验动物的动脉粥样硬化病变,在药物治疗和停止致动脉粥样硬化饲料一段时间后,病变甚至可完全消退。在人体经血管造影或腔内超声检查证实,控制和治疗各危险因素一段时间后,较早期的动脉粥样硬化病变可部分消退。对已经发生冠心病和其他动脉粥样硬化性血管疾病的患者要早发现、早诊断、早治疗,目的是改善症状、防止病情进展、改善预后,降低病死病残率,同时防止疾病的复发,即动脉粥样硬化的二级预防。对已发生并发症者,应及时治疗,防止其恶化,延长患者寿命。

动脉粥样硬化的发病是多种危险因素共同作用的结果,“整体危险评估”的概念已为全球心血管预防和控制专家广泛认可。其中最经典并被广泛使用的是 Framingham 危险评估模型,包括评估未来 10 年发生冠心病或脑卒中风险两种评分方法。评估未来 10 年发生冠心病风险的危险因素包括:年龄、糖尿病、TC、HDL-C、吸烟、血压;评估未来 10 年发生脑卒中风险的危险因素包括:年龄、高血压、糖尿病、吸烟、心血管病史、房颤、左心室肥厚。40 岁以上或有两个以上危险因素的个体,应该至少每 5 年进行一次危险评估。

1. 生活方式干预　不健康生活方式不仅是超重及肥胖、高血压、糖尿病、异常脂质血症的重要危险因素,还可以直接导致血管内皮功能损伤、炎症和氧化应激加强、促进血栓形成等。

(1) 平衡膳食:每日应摄入蔬菜 300~500g,水果 200~400g,谷类 250~400g,胆固醇少于 300mg/d,食用油少于 25~30g,每日饮水量 1200ml。限制饮酒,每日啤酒 355ml,红酒 2

两，白酒1两。减少钠盐摄入，每日食盐控制在6g以内，钾盐摄入≥4.7g/d。

（2）规律运动：每周至少5日、每日30min的中等强度有氧运动或每周3日、每日20分钟高强度的有氧运动，避免连续2日不运动。推荐每日快步走>6000步，速度是每分钟100步。

（3）控制体重：维持BMI在18～24。

（4）戒烟：医生在劝导吸烟者戒烟中发挥重要作用。

2. 控制危险因素　积极控制与本病有关的危险因素，包括高血压、糖尿病、异常脂质血症、超重和肥胖等。

3. 药物治疗

（1）调脂药物：异常脂质血症者经生活方式干预后未达到目标值，应开始调脂药物治疗。不同的危险分层，调脂治疗的措施和血脂目标值不同。降低TC、LDL-C的调脂药物首选他汀类药物，启动他汀治疗后4～8周复查肝功能，如无异常，调整为6～12个月复查1次；他汀诱发的横纹肌溶解症呈剂量依赖性，开始他汀治疗前应检测肌酸激酶（CK），治疗期间定期监测，如确定发生或高度怀疑肌炎，立即停用他汀；慢性肾疾病患者可安全应用他汀，包括肾移植和透析患者，但应根据肾功能不全的严重程度调整剂量。其他调脂药物包括选择性胆固醇吸收抑制剂、贝特类、烟酸类等。

（2）降压药物：详见高血压章节。

（3）抗血小板药物：主要通过不同的途径抑制血小板黏附、聚集和释放反应，防止血栓形成和发展。最常用的口服药为阿司匹林，其他包括氯吡格雷、替格瑞洛、西洛他唑、普拉格雷等，静脉制剂包括阿西单抗、替罗非班、埃替非巴肽等。

（4）溶血栓和抗凝药物：血栓形成导致动脉阻塞者，可用溶血栓药物。抗凝血药物通过影响凝血过程中的某些凝血因子阻止凝血过程，用于防治血管内血栓形成和栓塞。

（5）改善缺血症状的药物：包括血管扩张药物和β受体拮抗剂。

4. 血运重建治疗　指通过介入或外科手术治疗对已狭窄或闭塞的动脉施行再通或旁路移植实现血运重建，以改善和恢复动脉的供血。介入治疗包括经皮腔内血管成形术、经皮腔内旋切术、旋磨术、支架植入术和血栓抽吸术等。

【预后】　本病预后随病变部位、程度、进展速度、受累器官受损情况和有无并发症而不同。累及心、脑、肾等重要脏器预后不良。

第二节　冠状动脉粥样硬化性心脏病

冠状动脉粥样硬化性心脏病（coronary atherosclerotic heart disease）指冠状动脉（冠状动脉）发生粥样硬化引起管腔狭窄或闭塞，导致心肌缺血缺氧或坏死而引起的心脏病，简称冠心病（coronary heart disease，CHD），也称缺血性心脏病（ischemic heart disease，IHD）。

冠心病是动脉粥样硬化导致器官病变的最常见类型。本病多发于40岁以上成人，男性发病早于女性，经济发达国家发病率较高，近年来我国冠心病及AMI发病率呈上升趋势，其中男性和年轻人群的发病率上升较快。冠心病已成为严重危害人类健康的主要疾病之一。

【分型】　由于病理解剖和病理生理变化的不同，冠心病有不同的临床表型。1979年世界卫生组织曾将之分为五型：①隐匿型或无症状型冠心病；②心绞痛；③心肌梗死；④缺血性心肌病；⑤猝死。近年趋向于根据发病机制和治疗原则不同分为两大类：①稳定型冠状动脉病(stable coronary artery disease,SCAD),包括稳定型心绞痛、隐匿型冠心病和缺血性心肌病等;②急性冠状动脉综合征(acute coronary syndrome,ACS),包括非 ST 段抬高型 ACS(non ST elevation ACS,NSTE-ACS)和 ST 段抬高型心肌梗死(ST elevation myocardial infarction,STEMI),也有将冠心病猝死包括在内。

【病理生理】 冠状动脉粥样硬化斑块基本上可分为两类:一类是稳定型斑块,特点为纤维帽较厚而脂质池较小;另一类是不稳定型斑块,特点为纤维帽较薄而脂质池较大,其内有大量活化的炎症细胞浸润(图 3-4-3)。不稳定型斑块易于破裂,又称为易损型斑块,斑块破裂释放组织因子和血小板活化因子,导致血小板聚集黏附,形成白色血栓;同时,斑块破裂释放大量的炎症因子,促凝物质释放增加,并促进纤溶酶原激活剂抑制物-1(PAI-l)的合成,从而加重血栓形成,并演变为红色血栓(图 3-4-4)。血栓形成引起冠状动脉供血显著减少乃至中断而导致严重的、持续的心肌缺血。

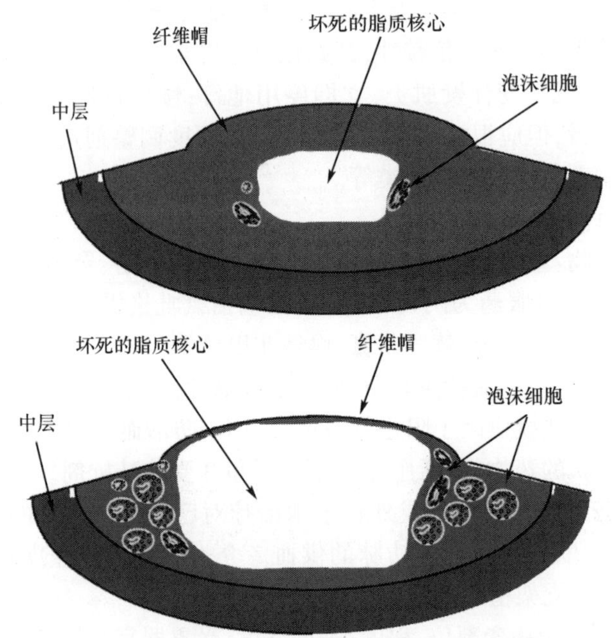

图 3-4-3　稳定型(上)和不稳定型(下)斑块示意

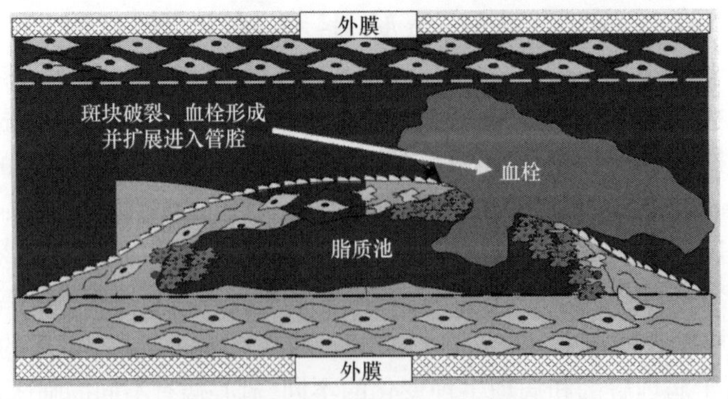

图 3-4-4　不稳定型斑块破裂、血栓形成示意图

不稳定斑块的破裂、血栓形成导致了急性冠状动脉事件的发生。导致斑块不稳定的因素包括炎症反应、血流动力学变化、应激等，其中炎症反应在斑块不稳定和斑块破裂中起重要作用。

【发病机制】 心脏不仅是一个泵，更是一个高耗能器官。心肌供氧量取决于冠状动脉血流量和血液的携氧能力。平时心肌细胞摄取血液氧含量明显高于身体其他组织，达65%~75%，已接近于最大量，需氧增加时更多依靠冠状动脉血流灌注的增加。在正常情况下，冠状动脉循环有很大的储备，通过神经和体液的调节，其血流量可随身体的生理情况而有显著的变化，使冠状动脉的供血和心肌的需血保持着动态的平衡；在剧烈体力活动时，冠状动脉适当地扩张，血流量可增加到静息时的6~7倍。当冠状动脉固定狭窄或微血管阻力增加时冠状动脉血流减少，心率增加时导致的舒张期缩短及各种原因导致的舒张压降低也可显著影响冠状动脉灌注，这是由于冠状动脉血流灌注主要发生在舒张期。此外，严重贫血时即便冠状动脉血流灌注正常，心肌氧供也可显著降低。

当冠状动脉的供血与心肌的需血之间发生矛盾，冠状动脉血流灌注不能满足心肌代谢的需要，就可以引起心肌缺血缺氧，急剧的、暂时的缺血缺氧引起心绞痛，而持续的、严重的心肌缺血可引起心肌梗死。

当冠状动脉管腔存在显著的固定狭窄（>50%~75%），安静时尚能代偿，而运动、心动过速、情绪激动造成心肌需氧量增加时，会导致短暂的心肌供氧和需氧间的不平衡，这种“需氧增加性心肌缺血（demand ischemia）”是大多数稳定型斑块引起稳定型心绞痛发作的机制。而不稳定型斑块破裂，继发血小板聚集和血栓形成导致的管腔狭窄程度急剧加重，或冠状动脉发生痉挛，均可使心肌氧供应减少，这种“供氧减少性心肌缺血（supply ischemia）”是引起ACS的主要原因。但多数情况，心肌缺氧是需氧量增加和供氧量减少共同作用的结果。

心肌缺血后，氧化代谢受抑，心肌内过多积聚的代谢产物或多肽类物质，刺激心脏内自主神经的传入纤维末梢，经1~5胸交感神经节和相应的脊髓段，传至大脑，产生疼痛感觉。这种痛觉反映在与自主神经进入水平相同脊髓段的脊神经所分布的皮肤区域，即胸骨后及两臂的前两侧与小指，尤其是在左侧，而多不在心脏解剖位置处。

第三节　稳定型心绞痛

稳定型心绞痛（stable angina pectoris，SAP）也称劳力性心绞痛，是在冠状动脉显著的固定狭窄基础上，由于心肌负荷的增加引起心肌急剧的、暂时的缺血缺氧的临床综合征。其特点为阵发性的胸前区压榨性疼痛或憋闷感觉，主要位于胸骨后部，可放射至心前区和左上肢尺侧，常发生于劳力负荷增加时，持续数分钟，休息或用硝酸酯制剂后疼痛消失。疼痛发作的程度、频度、性质及诱发因素在数周至数月内无明显变化。

【发病机制】 稳定型心绞痛的发病机制为冠状动脉管腔显著的固定狭窄基础上发生心肌需氧量的增加。由于长期的冠状动脉血流量减少，心肌细胞减少能量代谢以适应这种变化，静息时尚能代偿。在劳力、心动过速、情绪激动、饱食、受寒等造成心肌需氧量增加，而冠状动脉的供血却不能相应地增加以满足心肌对血液的需求时，即可引起心绞痛。

【临床表现】

1. 症状 主要表现为发作性胸痛。

（1）性质：胸痛常为压榨、闷胀或紧缩性，偶伴濒死的恐惧感觉，而非刀割样尖锐痛或抓痛、短促的针刺样或触电样痛。有些患者仅觉胸闷不适而非胸痛。在少数患者可为烧灼感、紧张感或呼吸短促伴有咽喉或气管上方紧榨感。疼痛或不适感开始时较轻，逐渐增剧，然后逐渐消失，很少为体位改变或深呼吸所影响。发作时，患者往往被迫停止正在进行的活动，直至症状缓解。

（2）部位：主要在胸骨后或心前区，有手掌大小范围，甚至横贯前胸。也可发生在上腹至下颌之间的任何水平处。常放射至左肩、左臂内侧达环指和小指，或至颈、咽或下颌部。

（3）时限：多数不超过 10min，更多在数分钟内甚至更短。疼痛持续仅数秒钟多不似心绞痛。

（4）诱因：以体力劳动为主，其次为情绪激动。登楼、平地快步走、饱餐后步行、逆风行走、暴露于寒冷环境，以及恐怖、紧张、发怒、烦恼等情绪变化，都可诱发。典型的劳力性心绞痛常在相似的条件下重复发生，但痛阈在不同时间甚至同一日内也可不尽相同，如晨间痛阈低，轻微劳力如刷牙、剃须、步行即可引起发作；上午及下午痛阈提高，则较重的劳力亦可不诱发。在体力活动后而不是在体力活动的当时发生的不适感，不似心绞痛。

（5）缓解：一般在停止原来诱发症状的活动后即可缓解；舌下含用硝酸甘油等硝酸酯类药物也能在几分钟内使之缓解。

加拿大心血管病学会（CCS）把心绞痛严重度分为四级。

Ⅰ级：一般体力活动（如步行和登楼）不受限，仅在强、快或持续用力时发生心绞痛。

Ⅱ级：一般体力活动轻度受限。快步、饭后、寒冷或刮风中、精神应激或醒后数小时内发作心绞痛。一般情况下平地步行 200m 以上或登楼一层以上受限。

Ⅲ级：一般体力活动明显受限。一般情况下平地步行 200m 内或登楼一层引起心绞痛。

Ⅳ级：轻微活动或休息时即可发生心绞痛。

2. 体征　心绞痛不发作时可无异常体征。症状发作时可有心率增快或减慢、血压升高或降低、表情焦虑、皮肤湿冷等，有时出现第四或第三心音。可有一过性心尖部收缩期杂音，是乳头肌缺血以致功能失调引起二尖瓣关闭不全所致。

【辅助检查】

1. 实验室检查　血糖（包括糖化血红蛋白）、血脂检查可了解冠心病危险因素；有胸痛症状者需检查心肌损伤标志物包括心肌肌钙蛋白（cTn）、肌酸激酶（CK）及同工酶（CK-MB），以与 ACS 相鉴别；血常规检查可排除有无贫血；必要时检查甲状腺功能。

2. 心电图检查

（1）静息时心电图：即便有严重心绞痛，不少患者静息时心电图可无异常，也可能有陈旧性心肌梗死的改变或非特异性 ST 段和 T 波异常，有时出现房室或束支传导阻滞或室性、房性期前收缩等心律失常。

（2）发作时心电图：绝大多数患者可出现暂时性心肌缺血引起的 ST 段压低（≥0.1mv），心绞痛缓解后恢复。有时出现 T 波倒置。在平时有 T 波持续倒置的患者，发作时可变为直立（“假性正常化”）。T 波改变虽然对反映心肌缺血的特异性不如 ST 段压低，但如与静息时心电图比较有明显差别，也有助于诊断（图 3-4-5）。

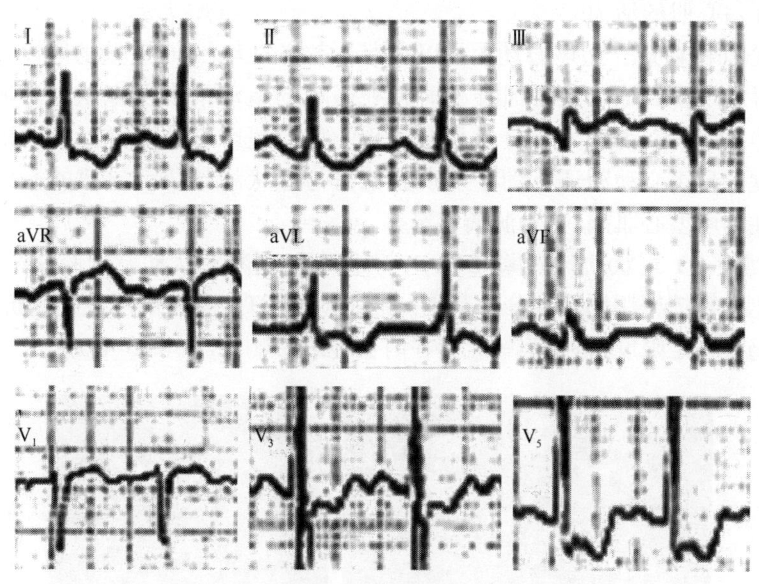

图 3-4-5　心绞痛发作时心电图

Ⅰ、Ⅱ、aVL、aVF、V_3及 V_5导联 ST 段压低，T 波倒置

（3）动态心电图：动态心电图（dynamic electrocardiography，DCG）可连续记录并自动分析 24h 或更长时间的心电图。可发现心电图 ST 段、T 波的改变和各种心律失常，ST-T 改变与时间同步的活动相关分析，有助于心绞痛的诊断、心肌缺血类型的判断，还能检出心肌缺血时伴随的心律失常类型及频率。

（4）负荷心电图：最常用的是运动负荷试验，通过一定量的运动增加心脏负荷以激发心肌缺血。运动负荷量分为极量与次极量两档。极量是指心率达到以年龄预计可达的最大心率。最大心率粗略计算法为（220-年龄数）；次极量是指心率达到 85%～90%最大心率的负荷量，在临床上大多采用次极量运动试验。运动前、运动中每当运动负荷量增加一次均应记录心电图，运动终止后即刻及此后每 2min 均应重复心电图记录直至心率恢复运动前水平。运动中出现典型心绞痛，心电图改变主要以 ST 段水平型或下斜型压低≥0.1mV 持续 2min 为运动试验阳性标准。运动中需严密观察患者的反应，当出现心绞痛、步态不稳、室性心动过速或血压下降时，应立即停止运动。心肌梗死急性期、ACS、严重心力衰竭、严重心律失常或急性疾病者禁作运动试验。本试验有一定比例的假阳性和假阴性，单纯运动心电图阳性或阴性结果不能作为诊断或排除冠心病的依据。

3. 放射性核素检查

（1）心肌核素显像及负荷试验：利用正常或有功能的心肌细胞选择性摄取某些核素标记化合物（^{201}Tl、^{99m}Tc-MIBI 等）获得在特定条件下的心肌血流灌注影像，可使正常或有功能的心肌显影，而心肌坏死、瘢痕及缺血则不显影（缺损）或影像变淡（稀疏）。药物负荷试验（包括双嘧达莫、腺苷或多巴酚丁胺）诱发缺血可取得与运动试验相似的效果。

（2）核素心腔造影：应用^{99m}Tc 进行体内红细胞标记，可得到心腔内血池显影。可测定左心室射血分数及显示室壁局部运动障碍。

（3）正电子发射断层心肌显像（PET）：利用发射正电子的核素示踪剂如^{18}F、^{11}C、^{13}N 等进行心肌显像，可判断心肌的血流灌注及心肌的代谢情况。心肌血流灌注和代谢显像匹配分析可准确评估心肌的活力。

4. 超声心动图检查　超声心动图可以观察心室腔的大小、心室壁的厚度及心肌收缩状态,另外,还可以观察到陈旧性心肌梗死时梗死区域的运动消失及室壁瘤形成。稳定型心绞痛患者的静息超声心动图大部分无异常表现。负荷超声心动图可以帮助识别心肌缺血的范围和程度。超声心动图还有助于发现其他需与冠状动脉狭窄导致的心绞痛相鉴别的疾病如梗阻性肥厚型心肌病、主动脉瓣狭窄等。

5. 多层螺旋 CT 冠状动脉成像(CTA)　不仅可以判断冠状动脉管腔狭窄程度,还可以显示管壁钙化及管壁斑块性质和分布范围。冠状动脉 CTA 有较高阴性预测价值,但对狭窄程度的判断仍有一定限度,特别当钙化存在时会显著影响判断(图 3-4-6)。

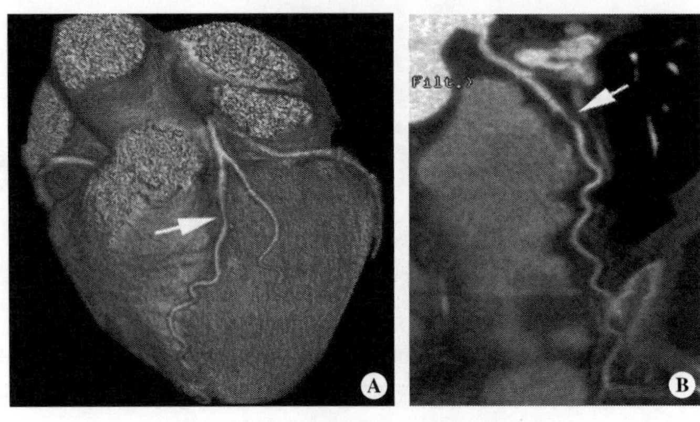

图 3-4-6　多层螺旋 CT 冠状动脉成像

箭头所指为前降支近端病变

6. 经皮冠状动脉造影(coronary angiography,CAG)　用特殊形状的造影导管,经股动脉、桡动脉、肱动脉或尺动脉送到主动脉根部,分别插入左、右冠状动脉口,注入少量含碘对比剂,在不同的投射方位下摄影可使左、右冠状动脉及其主要分支得到清楚的显影,可以了解血管有无狭窄存在,对病变部位、范围、严重程度等作出明确诊断,决定治疗方案。CAG 被认为是诊断冠心病的“金标准”。冠状动脉狭窄根据直径变窄百分率分为四级:①Ⅰ级,25%~49%;②Ⅱ级,50%~74%;③Ⅲ级,75%~99%(严重狭窄);④Ⅳ级,100%(完全闭塞)。一般认为,管腔直径减少 75%以上会严重影响冠状动脉血供(图 3-4-7)。

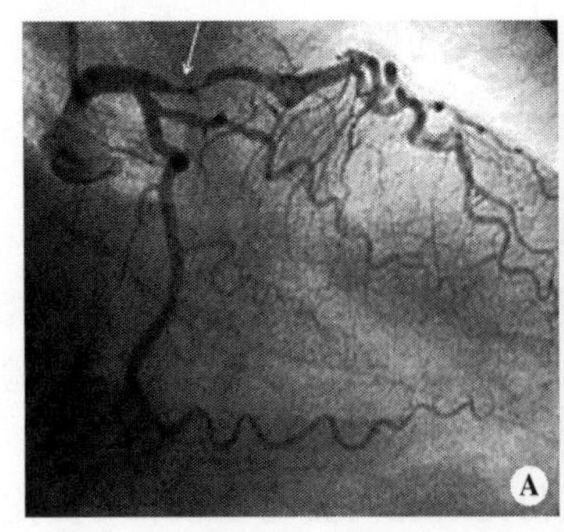

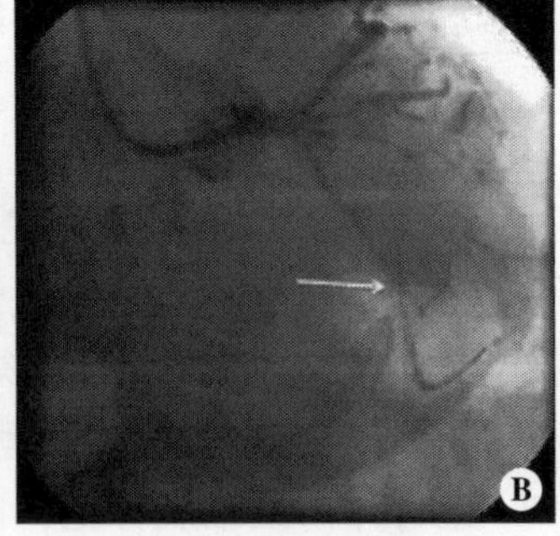

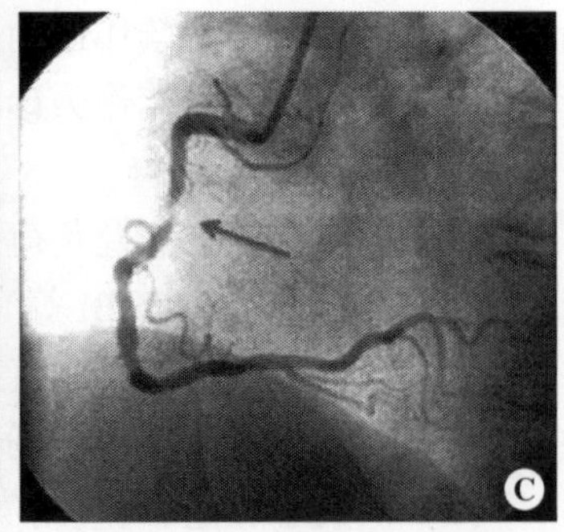

图 3-4-7　冠状动脉造影

A. 箭头所指为前降支近端病变(右前斜 30°+足 30°);B. 箭头所指为回旋支中段病变(右前斜 45°);C. 箭头所指为右冠状动脉近中段病变(左 30°)

7. 其他检查　稳定型心绞痛患者的胸部X线检查大部分无异常表现，但有助于了解其他心肺疾病情况。磁共振显像(MRI)冠状动脉造影也已用于冠状动脉的显像。随着介入技术的发展，一些相关的检查如冠状动脉内血管镜检查、冠状动脉内超声显像、冠状动脉内光学相干断层显像及冠状动脉血流储备分数测定等越来越多地应用于冠心病的诊断和指导介入或药物治疗。

【诊断和鉴别诊断】　稳定型心绞痛的诊断需结合心绞痛的发作特点、冠心病危险因素、心绞痛发作时ST-T的动态改变等，并除外其他原因所致的心绞痛。未捕捉到发作时心电图者可行心电图负荷试验。冠状动脉CTA有助于无创性评价冠状动脉管腔狭窄程度及管壁病变性质和分布，冠状动脉造影可以明确冠状动脉病变部位、范围、严重程度，有助于诊断和指导进一步治疗。

稳定型心绞痛需与下述疾病做鉴别诊断。

1. ACS　NSTE-ACS的疼痛部位、性质、发作时心电图改变等与稳定型心绞痛相似，但发作的劳力性诱因不如稳定型心绞痛典型，常在较轻微活动甚至静息状态下即可诱发，1～2个月内新发的或明显恶化的劳力性心绞痛也属于NSTE-ACS；STEMI的疼痛部位与稳定型心绞痛相似，但性质更剧烈，持续时间多在30min以上甚至数小时，含用硝酸甘油多不能缓解。可伴有心律失常、心力衰竭和(或)休克。心电图常有典型的动态演变过程。心肌损伤标志物升高，可伴有白细胞计数增高和红细胞沉降率增快等。

2. 其他疾病引起的心绞痛　包括严重的主动脉瓣狭窄或关闭不全、冠状动脉炎、梗阻性肥厚型心肌病、梅毒性主动脉炎引起的冠状动脉开口狭窄或闭塞、冠状动脉痉挛、X综合征等。需依据各自的临床表现来进行鉴别。

3. 肋间神经痛和肋软骨炎　肋间神经痛常累及1～2个肋间，但并不一定局限在胸前，为刺痛或灼痛，多为持续性而非发作性，咳嗽、用力呼吸和身体转动可使疼痛加剧，沿神经行径处有压痛，手臂上举活动时局部有牵拉痛；肋软骨炎在肋软骨处有压痛。

4. 心脏神经症　胸痛时间多为短暂(数秒)或持久(数小时)，胸痛性质多为隐痛、刺痛，胸痛部位多在左胸乳房下心尖部附近，或常变动。症状多于劳力之后而非劳力当时出现，含用硝酸甘油无效或10多分钟后才“见效”。患者常喜欢不时地吸一大口气或作叹息性呼吸。常伴有心悸、疲乏、头昏、失眠及其他神经症的症状。

5. 不典型胸痛　包括反流性食管炎等食管疾病、膈疝、消化道溃疡、肠道疾病、颈椎病等。

【治疗】　稳定型心绞痛的治疗有两个主要目的，一是改善冠状动脉血供和降低心肌耗氧以改善患者症状，提高生活质量；二是预防心肌梗死和猝死，延长生存期。

1. 一般治疗

(1) 休息：发作时立刻休息，一般患者在停止活动后症状即逐渐消失。应尽量避免各种确知足以诱致发作的因素。

(2) 改善生活方式：调节饮食，特别是一次进食不应过饱；戒烟限酒；冬日注意保暖；调整日常生活与工作量；减轻精神负担；保持适当的体力活动，以不致发生疼痛症状为度。

2. 药物治疗

(1) 改善缺血、减轻症状的药物

1) 硝酸酯类药物：为内皮依赖性血管扩张剂。这类药物除扩张冠状动脉，改善心内膜下心肌的供血外，还通过对周围血管的扩张作用，减少静脉回心血量，降低心室容量、心腔内压、心排血量和血压,降低心脏前后负荷和心肌的需氧,从而缓解心绞痛。不良反应有头痛、面色潮红、反射性心率增快和低血压等。第一次使用时,应注意可能发生直立性低血压。每日用药时应注意给予足够的无药间期,以减少耐药性的发生。

症状发作较重时,可使用作用较快的硝酸酯类药物,常用硝酸甘油 0.5mg 于舌下含化,1~2min 即起效,约半小时后作用消失。延迟见效或完全无效时提示患者并非患冠心病或为严重的冠心病。也可选用硝酸异山梨酯 5~10mg 舌下含化,2~5min 起效,作用维持 2~3h。此外还有皮肤贴片、喷雾吸入等制剂。

2) β 受体拮抗剂:通过抑制心脏 β 肾上腺素受体,减慢心率、减弱心肌收缩力、降低动脉压,从而降低心肌耗氧量,以缓解心绞痛和增加运动耐量。用药后要求静息心率降至 55~60 次/分,严重心绞痛患者如无心动过缓症状,可降至 50 次/分。推荐使用无内在拟交感活性的选择性 β_1 受体拮抗剂。β 受体拮抗剂的使用剂量应个体化,从较小剂量开始,逐级增加剂量,以能缓解症状,心率不低于 50 次/分为宜。

临床常用的 β 受体拮抗剂有:美托洛尔普通片(25~100mg,每日 2 次口服)、美托洛尔缓释片(47.5~190mg,每日 1 次口服)和比索洛尔(5~10 mg,每日 1 次口服)等。严重心动过缓和高度房室传导阻滞、窦房结功能紊乱、明显的支气管痉挛或支气管哮喘者,禁用 β 受体拮抗剂。外周血管疾病及严重抑郁是应用 β 受体拮抗剂的相对禁忌证。慢性肺心病的患者可小心使用高度选择性的 β_1 受体拮抗剂。

3) CCB:通过抑制钙离子进入细胞内,以及抑制心肌细胞兴奋-收缩偶联中钙离子的利用,起到抑制心肌收缩、减少心肌耗氧,扩张冠状动脉、增加冠状动脉血流,以及扩张周围血管、减轻心脏负荷等作用;CCB 还具有降低血黏度,抗血小板聚集,改善心肌微循环等作用。CCB 常见的不良反应有:外周水肿、面部潮红、心悸、头痛、头晕、失眠、便秘等,低血压也时有发生。

临床常用制剂包括维拉帕米(普通片 40~80mg,每日 3 次;缓释片 240mg,每日 1 次)、硝苯地平(控释片 30mg,每日 1 次)、氨氯地平(5~10mg,每日 1 次)、地尔硫䓬(普通片 30~60mg,每日 3 次;缓释片 90mg,每日 1 次)。维拉帕米和地尔硫䓬能减慢房室传导,常用于伴有心房颤动或心房扑动的心绞痛患者,这两种药不能应用于已有严重心动过缓、高度房室传导阻滞和病态窦房结综合征的患者。

4) 其他:依伐布雷定(5~7.5mg,每日 2 次)通过选择性抑制窦房结(I_f)起搏电流,减慢心率,从而降低心肌耗氧量,且无负性肌力作用及血压影响。用于不能耐受 β 受体拮抗剂或应用 β 受体拮抗剂后心率仍超过 60 次/分的窦性心律的稳定型心绞痛患者;曲美他嗪(20~60mg,每日 3 次)通过抑制脂肪酸氧化和增加葡萄糖代谢,保护细胞在缺氧或缺血情况下的能量代谢而治疗心肌缺血;尼可地尔(2mg,每日 3 次)是 ATP 敏感型钾通道开放剂,可扩张冠状动脉、增加冠状动脉血流,并且结构中具有硝酸酯基,具有类硝酸酯作用,对稳定型心绞痛治疗可能有效。

(2) 预防心肌梗死、改善预后的药物

1) 阿司匹林:通过抑制环氧化酶和血栓烷 A_2 的合成起到抗血小板聚集的作用,所有患者如无用药禁忌证都应该服用。阿司匹林的最佳剂量范围为 75~150mg/d。其主要不良反应为胃肠道出血或对阿司匹林过敏,不能耐受阿司匹林的患者可改用氯吡格雷作为替代治疗。

2) P2Y12 受体拮抗剂:通过抑制血小板 ADP P2Y12 受体而阻断 ADP 介导的血小板激

活和聚集。主要用于支架植入后联合抗血小板治疗及阿司匹林有禁忌证的患者。常用药物氯吡格雷 75mg，每日 1 次。

3）β 受体拮抗剂：冠心病患者长期接受 β 受体拮抗剂治疗，可显著降低死亡等心血管事件。

4）调脂药物：首选他汀类药物。他汀类药物能有效降低 TC 和 LDL-C，还有延缓斑块进展、稳定斑块和抗炎等调脂以外的作用。所有冠心病患者无论其血脂水平如何，均应给予他汀类药物，治疗目标为 LDL-C 水平低于 1.8 mmol/L，或下降超过 50%。临床常用的他汀类药物包括辛伐他汀（20～40mg，每晚 1 次）；阿托伐他汀（10～80 mg，每晚 1 次）、普伐他汀（20～40 mg，每晚 1 次）、氟伐他汀（40～80 mg，每晚 1 次）、瑞舒伐他汀（5～20 mg，每晚 1 次）。应注意定期监测转氨酶及 CK 等指标。

5）肾素-血管紧张素系统（RAS）阻滞剂：血管紧张素转换酶抑制剂（ACEI）可以降低冠心病患者的心肌梗死、卒中、心力衰竭及总死亡率。在稳定型心绞痛患者中，合并高血压、糖尿病、心力衰竭或左心室收缩功能不全的高危患者建议使用 ACEI。常用的 ACEI 类药物包括卡托普利（12.5～50mg，每日 3 次）、依那普利（5～10 mg，每日 2 次）、培哚普利（4～8 mg，每日 1 次）、雷米普利（5～10 mg，每日 1 次）、贝那普利（10～20mg，每日 1 次）、赖诺普利（10～20mg，每日 1 次）等。不能耐受 ACEI 可使用血管紧张素Ⅱ受体拮抗剂（ARB）类药物。

3. 血运重建治疗

（1）经皮冠状动脉介入治疗（percutaneous coronary intervention，PCI）：是指经心导管技术疏通狭窄甚至闭塞的冠状动脉管腔，从而改善心肌的血流灌注的一组经皮介入治疗方法。包括经皮球囊冠状动脉成形术（PTCA）、冠状动脉支架植入术和粥样斑块消蚀技术等。自 1977 年首例 PTCA 应用于临床以来，PCI 术已成为治疗冠心病的重要手段。与优化的药物治疗比较，PCI 总体上不能降低稳定型心绞痛患者死亡及心肌梗死的发生率，但在有较大范围缺血的患者中优势明显，主要适用于有效药物治疗基础上仍有症状及心肌缺血范围较大的患者。在冠状动脉血流储备分数测定指导下的 PCI 与单纯药物治疗比较，可改善稳定型心绞痛患者总死亡率及心肌梗死发生率。

（2）冠状动脉旁路移植术（coronary artery bypass graft，CABG）：是指取自身大隐静脉或内乳动脉作为旁路移植材料，一端连接于主动脉根部，另一端连接于狭窄的冠状动脉远端，以解决病变冠状动脉供血范围心肌缺血问题的外科手术方法。术后心绞痛症状改善者可达 80%～90%，且 65%～85% 的患者生活质量有所提高。CABG 术创伤较大有一定的风险，虽然随手术技能及器械等方面的改进，手术成功率已大大提高，但仍有 1%～4% 的围术期死亡率，死亡率与患者术前冠状动脉病变、心功能状态及有无其他并发症有关。

PCI 或 CABG 术的选择需要根据冠状动脉病变的情况、患者对开胸手术的耐受程度及患者的意愿等综合考虑，必要时由心内、心外科医生组成的“心脏团队”共同讨论后决定。对全身情况能耐受开胸手术者，左主干合并 2 支以上冠状动脉病变（尤其是病变复杂程度评分较高者），或多支血管病变合并糖尿病者，CABG 为首选。

【预后】　稳定型心绞痛患者大多数能生存很多年，但有发生 AMI 或猝死的危险。决定预后的主要因素为冠状动脉病变情况、心功能及伴随临床特征。

第四节 急性冠状动脉综合征

ACS 是以冠状动脉粥样硬化斑块不稳定、破裂或糜烂,导致冠状动脉内血栓形成为病理基础的一组急性心肌缺血的临床综合征。包括非 ST 段抬高型 ACS(NSTE-ACS)和 ST 段抬高型心肌梗死(STEMI)。

一、非 ST 段抬高型 ACS

NSTE-ACS 是由于动脉粥样斑块破裂或糜烂,伴有不同程度的表面血栓形成、血管痉挛及远端血管栓塞所导致的一组临床症状。既往分类包括不稳定型心绞痛(unstable angina, UA)和非 ST 段抬高型心肌梗死(non ST elevation myocardial infarction, NSTEMI)。但 UA 和 NSTEMI 在病理生理方面是连续的,并且除 NSTEMI 有心肌损伤标记物升高外,两者在临床表现上相似。

以下三种类型的心绞痛也属于 NSTE-ACS。①静息型心绞痛(rest angina):发作于休息时,持续时间通常>20 分钟;②初发型心绞痛(new-onset angina):首发症状在 1~2 个月内、很轻的体力活动可诱发(程度至少达 CCS Ⅲ级);③恶化型心绞痛(accelerated angina):在相对稳定的劳力性心绞痛基础上心绞痛逐渐增强(疼痛更剧烈、时间更长或更频繁,按 CCS 分级至少增加Ⅰ级水平,程度至少达 CCS Ⅲ级)。

【病因和发病机制】 NSTE-ACS 的病理特征为冠状动脉不稳定斑块破裂或糜烂基础上的血小板聚集、继发血栓形成导致的急性或亚急性心肌供氧减少和缺血加重。虽然也可因劳力负荷诱发,但劳力负荷中止后胸痛并不能缓解。其中,NSTEMI 常因持续严重的心肌缺血导致心肌坏死,病理上出现灶性或心内膜下心肌坏死。

【临床表现】

1. 症状 NSTE-ACS 患者胸痛的性质与典型的稳定型心绞痛相似,但通常程度更重,持续时间更长,常在较轻微活动甚至静息状态发生。如下临床表现有助于诊断 NSTE-ACS:①诱发心绞痛的体力活动阈值突然或持久降低;②心绞痛发生频率、严重程度和持续时间增加;③出现静息或夜间心绞痛;④常规休息或舌下含服硝酸甘油只能暂时甚至不能完全缓解症状;⑤胸痛放射至附近的或新的部位;⑥发作时伴有新的相关症状,如出汗、恶心、呕吐、心悸或呼吸困难等。但症状不典型者也不少见,尤其在老年女性和糖尿病患者中多见。

2. 体征 症状不发作时可无异常体征。症状发作时可有一过性第三心音或第四心音,以及由于乳头肌缺血、二尖瓣关闭不全引起的一过性收缩期杂音。这些非特异性体征也可出现在稳定型心绞痛和心肌梗死患者。

【辅助检查】

1. 心电图 不仅可以帮助诊断,而且根据其异常的严重程度和范围可以提供预后信息。疑有 NSTE-ACS 的胸痛患者应尽快行心电图检查,以确定缺血性改变。大多数患者胸痛发作时有一过性 ST 段(抬高或压低)和 T 波(低平或倒置)的改变,不常见的心电图表现为 U 波的倒置。若患者具有稳定型心绞痛的典型病史或冠心病诊断明确(既往有心肌梗死,冠状动脉造影提示狭窄或非侵入性试验阳性),即使没有心电图的动态改变,也可以根据临床表现作出诊断。

2. 连续心电监护　可发现无症状或心绞痛发作时的 ST-T 改变。连续 24h 心电监护发现，约 2/3 的 NSTE-ACS 患者心肌缺血时无临床症状。

3. 心肌损伤标记物检查　心肌肌钙蛋白(cTn)T 及 I 较传统的 CK 和 CK-MB 更为敏感可靠，在症状发生后 24h 内，cTn 的峰值超过正常对照值 1 倍需考虑 NSTEMI 的诊断。临床上 NSTE-ACS 的诊断主要依靠临床表现及发作时心电图 ST-T 的动态改变，如 cTn 阳性意味该患者已发生少量心肌损伤，相比 cTn 阴性的患者其预后较差。若胸痛发作 6h 内心肌标志物阴性，应该在症状发作后 8~12h 内重复测定。

4. 冠状动脉造影和其他侵入性检查　CAG 可了解冠状动脉病变部位、范围、严重程度等相关信息，帮助指导治疗并评价预后。CAG 正常或无阻塞性病变，胸痛可能为冠状动脉痉挛、冠状动脉内血栓自发性溶解、微循环灌注障碍所致，也有可能心绞痛诊断为误诊。必要时，冠状动脉内超声显像和冠状动脉内光学相干断层显像可以提供更准确的斑块信息，包括斑块分布、性质、大小和有无斑块破裂及血栓形成等(图 3-4-8)。

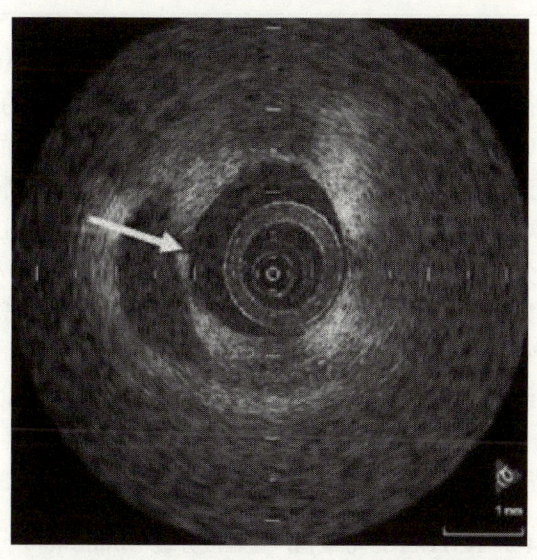

图 3-4-8　冠状动脉内光学相干断层显像显示纤维帽破裂口(箭头所指处)

5. 其他　胸部 X 线、心脏超声和放射性核素检查的结果和稳定型心绞痛患者的结果相似，但阳性发现率会更高。

【诊断和鉴别诊断】　根据病史、体格检查、心电图和最初的心肌损伤标志物测定，可将疑诊 NSTE-ACS 患者分为四类：非心脏性胸痛、稳定型心绞痛、可能的 NSTE-ACS 和明确的 NSTE-ACS。明确的 NSTE-ACS 根据典型心绞痛症状、典型缺血性心电图改变(新发或一过性 ST 段压低≥0.1mV 或 T 波倒置≥0.2mV)及心肌损伤标记物(cTnT、cTnI 或 CK-MB)测定作出。可能的 NSTE-ACS 而病情稳定者，可以在出院前作负荷心电图或负荷超声心动图、核素心肌灌注显像、CT 冠状动脉成像、冠状动脉造影等检查。NSTE-ACS 需与 STEMI 鉴别诊断，见本节“急性 STEMI”部分。与稳定型心绞痛及非心脏性胸痛鉴别诊断参见“稳定型心绞痛”部分。

【危险分层】 NSTE-ACS 患者临床表现严重程度不一，主要是由于基础的冠状动脉病变的严重程度和病变累及范围不同，同时进展至急性 STEMI 的危险性不同。为选择个体化的治疗方案，必须尽早进行危险分层。早期危险分层是决定 NSTE-ACS 治疗策略的基础。

GRACE 风险模型纳入了年龄、充血性心力衰竭史、心肌梗死史、静息时心率、收缩压、血清肌酐、心电图 ST 段偏离、心肌损伤标志物升高以及是否行血运重建等参数，可用于 NSTE-ACS 的风险评估（表 3-4-1）。

表 3-4-1　根据 GRACE 积分评估 NSTE-ACS 患者的死亡风险

危险分层	住院期		出院至 6 个月	
	GRACE 积分	病死率（%）	GRACE 积分	病死率（%）
低危	≤108	<1	≤88	<3
中危	109～140	1～3	89～118	3～8
高危	>140	>3	>118	>8

TIMI（Thrombolysis in Myocardial Infarction）评分是针对 NSTE-ACS 患者预后的危险评分，该评分方法简单易行，也可作为选择治疗方法的依据。其评分的变量来自 TIMI 试验人群经多因素 Logistic 回归分析法筛选出的对预后具有独立预测作用的变量，包括 7 项指标：年龄≥65 岁、≥三个冠心病危险因素、7 日内应用阿司匹林、冠状动脉造影显示冠状动脉狭窄≥50%、24h 内≥两次静息心绞痛发作、心电图 ST 段变化以及心脏损伤标志物水平升高。每项各计 1 分，总分 7 分。0～2 分低危，3～4 分中危，5～7 分高危。14 日内心血管事件发生率（总死亡率、复发或再发 MI、严重的缺血需紧急血运重建）为：低危 4.7%～8.3%；中危 13.2%～19.9%，高危 26.2%～40.9%。

Braunwald 根据心绞痛的特点和基础病因，对 NSTE-ACS 提出以下分级（Braunwald 分级）（表 3-4-2）。详细的危险分层根据患者的年龄、心血管危险因素、心绞痛严重程度和发作时间、心电图、心脏损伤标志物和有无心功能改变等因素作出（表 3-4-3）。

表 3-4-2　NSTE-ACS 心绞痛严重程度分级（Braunwald 分级）

严重程度	定义	一年内死亡或心肌梗死发生率（%）
Ⅰ级	严重的初发型心绞痛或恶化型心绞痛，无静息疼痛	7.3
Ⅱ级	亚急性静息型心绞痛（一个月内发生过，但 48h 内无发作）	10.3
Ⅲ级	急性静息型心绞痛（在 48h 内有发作）	10.8
临床环境		
A	继发性心绞痛，在冠状动脉狭窄基础上，存在加剧心肌缺血的冠状动脉以外的疾病	14.1
B	原发性心绞痛，无加剧心肌缺血的冠状动脉以外的疾病	8.5
C	心肌梗死后心绞痛，心肌梗死后两周内发生的 CIA	18.5

表 3-4-3　NSTE-ACS 患者死亡或非致死性心肌梗死的短期危险分层

项目	高度危险性（至少具备下列一条）	中度危险性（无高度危险特征但具备下列任何一条）	低度危险性（无高度、中度危险特征但具备下列任何一条）
病史	缺血性症状在 48h 内恶化	既往心肌梗死，或脑血管病，或 CABG，或使用阿司匹林	
疼痛特点	长时间（>20min）静息性胸痛	长时间（>20min）静息胸痛目前缓解，并有高度或中度冠心病可能。静息胸痛（<20min）或因休息或舌下含服硝酸甘油缓解	过去 2 周内新发 CCS 分级Ⅲ级或Ⅳ级心绞痛，但无长时间（>20 min）静息性胸痛，有中度或高度冠心病可能
临床表现	缺血引起的肺水肿，新出现二尖瓣关闭不全或原杂音加重，S_3 或新出现啰音或原啰音加重，低血压、心动过缓、心动过速，年龄>75 岁	年龄>70 岁	
心电图	静息性心绞痛伴一过性 ST 段改变（>0.05mv），新出现束支传导阻滞或新出现持续性心动过速	T 波倒置>0.2mv，病理学 Q 波	胸痛期间心电图正常或无变化
心脏标记物	明显增高（cTnT>0.1μg/L）	轻度增高（即 cTnT>0.01，但<0.1μg/L）	正常

【治疗】 NSTE-ACS 是严重、具有潜在危险的疾病，其治疗主要有两个目的：即刻缓解缺血和预防严重不良反应后果（即死亡或心肌梗死或再梗死）。其治疗包括抗缺血治疗、抗血栓治疗和根据危险度分层决定冠状动脉血运重建策略。

对可疑 NSTE-ACS 者的第一步关键性治疗就是在急诊室作出恰当的检查评估，按轻重缓急送至适当的部门治疗，并立即开始抗栓和抗心肌缺血治疗；心电图和心肌标志物正常的低危患者在急诊经过一段时间治疗观察后可进行运动试验，若运动试验结果阴性，可以考虑出院继续药物治疗，反之大部分 NSTE-ACS 患者应入院治疗。对于进行性缺血且对初始药物治疗反应差的患者，以及血流动力学不稳定的患者，均应入心脏监护室（CCU）加强监测和治疗。

1. 一般治疗　患者应卧床休息，消除紧张情绪和顾虑，保持环境安静，可应用小剂量的镇静剂和抗焦虑药物。血氧饱和度<90%、呼吸困难或有其他缺氧表现的患者可予吸氧。同时积极处理可能引起心肌耗氧量增加的疾病，如感染、发热、甲状腺功能亢进、贫血、低血压、心力衰竭、低氧血症、肺部感染和快速型心律失常（增加心肌耗氧量）和严重的缓慢型心律失常（减少心肌灌注）。

2. 药物治疗

（1）抗心肌缺血药物：主要目的是为减少心肌耗氧量（减慢心率、降低血压或减弱左心室收缩力）或扩张冠状动脉，缓解心绞痛发作。

1）硝酸酯类药物：心绞痛发作时，可舌下含服硝酸甘油，每次 0.5mg，必要时每间隔 3～5min 重复，共 3 次。持续性心肌缺血、心力衰竭、或高血压的可静脉应用硝酸甘油，以 5～

10μg/min 开始持续滴注,每 5~10min 增加 10μg/min,直至症状缓解或出现明显不良反应(头痛或低血压、收缩压低于 90mmHg 或相比用药前平均动脉压下降 30mmHg),200μg/min 为一般最大推荐剂量。症状消失 12~24h 后改用口服制剂。常用的口服硝酸酯类药物包括硝酸异山梨酯和 5-单硝酸异山梨酯。近期使用过磷酸二酯酶抑制剂的患者禁用硝酸酯类药物。

2) β 受体拮抗剂:主要作用于心肌的 β_1 受体而降低心肌耗氧量,减少心肌缺血反复发作,减少心肌梗死的发生,对改善近、远期预后均有重要作用。应尽早用于所有无禁忌证的 NSTE-ACS 患者。少数高危患者,可先静脉使用,后改口服;中度或低度危险患者主张直接口服。对于已服用硝酸酯或 CCB 仍发生 NSTE-ACS 的患者加用 β 受体拮抗剂可减少有症状和无症状心肌缺血发作的频度和持续时间。

建议选择具有心脏 β_1 受体选择性的药物如美托洛尔和比索洛尔。口服 β 受体拮抗剂的剂量应个体化,可调整到患者安静时心率 50~60 次/分。艾司洛尔是一种快速作用的 β 受体拮抗剂,可以静脉使用,安全而有效,甚至可用于左心功能减退的患者,药物作用在停药后 20min 内消失。

3) CCB:可有效减轻心绞痛症状,为血管痉挛性心绞痛的首选药物,能有效降低心绞痛的发生率。足量 β 受体拮抗剂与硝酸酯类药物治疗后仍不能控制缺血症状的患者可加用长效 CCB。CCB 与 β 受体拮抗剂联合应用或两者与硝酸酯类药物联合应用,可有效减轻胸痛,减少近期死亡的危险,减少 AMI 和急诊冠状动脉手术的需要。但不提倡 CCB 单独应用于 NSTE-ACS 患者。维拉帕米和 β 受体拮抗剂均有负性传导作用,不宜联合使用。

4) 尼可地尔:兼有 ATP 依赖的钾通道开放作用及硝酸酯样作用,前者通过促进血管平滑肌细胞内钾离子外流使细胞膜超极化,从而关闭细胞膜电位依赖的钙通道,抑制肌浆网钙的释放而使细胞质中钙浓度降低;后者通过活化鸟苷酸环化酶,增加环磷酸鸟苷的合成促进钙泵介导的钙离子外流,并使收缩蛋白对钙离子的敏感性降低,从而扩张冠状动脉。

(2) 抗血小板治疗

1) 阿司匹林:除非有禁忌证,所有 NSTE-ACS 患者均应尽早使用阿司匹林,首次口服非肠溶制剂或嚼服肠溶制剂 300mg,随后 75~100mg,每日一次长期维持。

2) P2Y12 受体拮抗剂:通过阻断血小板的 P2Y12 受体抑制 ADP 诱导的血小板活化,与阿司匹林联合应用可以提高抗血小板疗效。无论是否进行早期介入治疗,NSTE-ACS 患者均应联合应用阿司匹林与 P2Y12 受体拮抗剂共 12 个月。常用的 P2Y12 受体拮抗剂包括:氯吡格雷,首剂可用 300~600mg 的负荷量,随后 75mg,1 次/日;替格瑞洛是可逆性的 P2Y12 受体拮抗剂,起效更快,除有严重心动过缓者外,可用于所有 NSTE-ACS 的治疗,早期治疗替格瑞洛优于氯吡格雷。首次 180mg 负荷量,维持剂量 90mg,2 次/日;普拉格雷不可逆抑制 P2Y12 受体,对冠状动脉病变明确拟行 PCI 治疗的患者,首次 60mg 负荷量,维持剂量 10mg,每日一次,因出血风险较高,禁用于有卒中或短暂脑缺血发作病史和年龄>75 岁者。

3) 血小板糖蛋白 IIb/Ⅲa(GPIIb/Ⅲa)受体拮抗剂:激活的血小板通过 GPIIb/Ⅲa 受体与纤维蛋白原结合,导致血小板血栓的形成,这是血小板聚集的最后、唯一途径。阿昔单抗为直接抑制 GPIIb/Ⅲa 受体的单克隆抗体,在血小板激活起重要作用的情况下,特别是进行介入治疗时,能有效地与血小板表面的 GPIIb/Ⅲa 受体结合,从而抑制血小板的聚集,其口服制剂作用尚不确定。人工合成的拮抗剂包括替罗非班、依替巴肽和拉米非班,主要用于计划接受 PCI 术的 NSTE-ACS 患者。

(3) 抗凝治疗:常规应用于中危和高危的 NSTE-ACS 患者中,常用的抗凝药包括普通肝素、低分子肝素、磺达肝癸钠和比伐卢定。

1) 普通肝素:肝素的推荐用量是静脉注射 80U/kg 后,以 15~18U/(kg·h)的速度静脉滴注维持,治疗过程中在开始用药或调整剂量后 6h 需监测激活部分凝血酶时间(APTT),调整肝素用量,一般使 APTT 控制在 45~70s,为对照组的 1.5~2 倍。静脉应用肝素 2~5 日为宜,后可改为皮下注射肝素 5000~7500U,每日 2 次,再治疗 1~2 日。肝素对富含血小板的白色血栓作用较小,并且作用可由于肝素与血浆蛋白高结合率而受影响。未口服阿司匹林的患者停用肝素后可能发生缺血症状的反跳,这是因为停用肝素后引发继发性凝血酶活性的增高,逐渐停用肝素可能会减少上述现象。由于存在发生肝素诱导的血小板减少症的可能,在肝素使用过程中需监测血小板。

2) 低分子肝素:与普通肝素相比,低分子肝素在降低心脏事件发生方面有更优或相等的疗效。低分子肝素具有强烈的抗 Xa 因子及Ⅱa 因子活性的作用,并且可以根据体重和肾功能调节剂量,皮下应用,不需要实验室监测,故具有疗效更肯定、使用更方便的优点。常用药物包括依诺肝素、达肝素和那曲肝素等。

3) 磺达肝癸钠:是选择性 Xa 因子间接抑制剂。用于 NSTE-ACS 的抗凝治疗不仅能有效减少心血管事件,而且大大降低出血风险。皮下注射 2.5mg,每日一次,采用保守策略的患者尤其在出血风险增加时作为抗凝药物的首选。对需行 PCI 的患者,术中需要追加普通肝素抗凝。

4) 比伐卢定:是直接抗凝血酶制剂,其有效成分为水蛭素衍生物片段,通过直接并特异性抑制Ⅱa 因子活性,能使活化凝血时间明显延长而发挥抗凝作用,可预防接触性血栓形成,作用可逆而短暂,出血事件的发生率降低。主要用于 NSTE-ACS 患者 PCI 术中的抗凝,与普通肝素加血小板 GPIIb/Ⅲa 受体拮抗剂相比,出血发生率明显降低。先静脉推注 0.75mg/kg,再静脉滴注 1.75mg/(kg. h),一般不超过 4h。

(4) 调脂治疗:他汀类药物在急性期应用可促使内皮细胞释放一氧化氮,有类硝酸酯的作用,远期有抗炎症和稳定斑块的作用,能降低冠状动脉疾病的死亡和心肌梗死发生率。无论基线血脂水平,NSTE-ACS 患者均应尽早(24h 内)开始使用他汀类药物。LDL-C 的目标值为<1.8mmol/L。少部分患者会出现肝酶和肌酶(CK、CK-MM)升高等不良反应。

(5) ACEI 或 ARB:长期应用 ACEI 能降低 NSTE-ACS 患者心血管事件发生率,如果不存在低血压(收缩压<100mmHg 或较基线下降 30mmHg 以上)或其他已知的禁忌证(如肾衰竭、双侧肾动脉狭窄和已知的过敏),应该在第一个 24h 内给予口服 ACEI,不能耐受 ACEI 者可用 ARB 替代。

3. 冠状动脉血运重建术　包括 PCI 和 CABG。

(1) PCI:由于技术进步,器械的改善及新一代药物洗脱支架的应用,PCI 在 NSTE-ACS 患者中的应用增加并进一步改善远期疗效。

应依据 NSTE-ACS 患者的危险分层决定何时侵入治疗。GRACE、TIMI 评分系统可用于危险分层。侵入治疗分为即刻(<2h)、早期(<24h)及延迟(25~72h)。对于有顽固性心绞痛、伴有心力衰竭、威胁生命的室性心律失常及血流动力学不稳定的患者,建议行即刻(<2h)冠状动脉造影及血运重建术;对于 GRACE 风险评分>140 分或肌钙蛋白增高或 ST-T 动态改变的患者,建议早期(<24h)行冠状动脉造影及血运重建术;对于症状反复发作且合并

至少一项危险因素（糖尿病、肾功能不全、左心室功能减低、早期心肌梗死后心绞痛、既往PCI或CABG、GRACE风险评分109～140分或TIMI评分2～4分）的NSTE-ACS患者建议延迟（25～72h）行冠状动脉造影。对于低危（TIMI 0或1，GRACE<109）、cTn阴性女性的患者不建议常规行侵入性诊断和治疗，可根据负荷试验的结果选择治疗方案。

（2）冠状动脉旁路搭桥术：选择何种血运重建策略主要根据临床因素、术者经验和基础冠心病的严重程度。近期未发生过心肌梗死的难治性UA患者，冠状动脉旁路术死亡率为3.7%，约为稳定型心绞痛的2倍，围术期心肌梗死发生率为10%。术后每年死亡率为2%；非致死性心肌梗死发生率为每年3%～4%。手术最大的受益者是病变严重、有多支血管病变的症状严重和左心室功能不全的患者。

【预后和二级预防】 NSTE-ACS患者的急性期一般在2个月左右，在此期间发生心肌梗死或死亡的风险最高。尽管住院期间的死亡率低于STEMI，但其长期的心血管事件发生率与STEMI接近，因此出院后要坚持长期药物治疗，控制缺血症状、降低心肌梗死和死亡的发生，包括服用双联抗血小板药物至少12个月，其他药物包括β受体拮抗剂、他汀类药物和ACEI/ARB，严格控制危险因素，进行有计划及适当的运动锻炼。根据住院期间的各种事件、治疗效果和耐受性，予以个体化治疗。ABCDE方案可用于指导二级预防：①抗血小板、抗心绞痛治疗和ACEI；②β受体拮抗剂、控制血压；③控制血脂和戒烟；④控制饮食和糖尿病治疗；⑤健康教育和运动。

二、急性ST段抬高型心肌梗死

STEMI是指急性心肌缺血性坏死，大多是在冠状动脉病变的基础上，发生冠状动脉血供急剧减少或中断，使相应的心肌严重而持久地急性缺血所致。通常原因为在冠状动脉不稳定斑块破裂、糜烂基础上继发血栓形成导致冠状动脉血管持续、完全闭塞。

本病既往在欧美常见，美国35～84岁人群中年发病率男性为71‰，女性为22‰，每年约有150万人发生急性心肌梗死（acute myocardial infarction，AMI），45万人发生再次心肌梗死。在我国本病虽不如欧美多见，但是近年来的数据表明其发病率也在逐渐升高。

【病因和发病机制】 STEMI的基本病因是冠状动脉粥样硬化（偶为冠状动脉栓塞、炎症、先天性畸形、痉挛和冠状动脉口阻塞所致），造成一支或多支管腔狭窄和心肌血供不足，而侧支循环未充分建立。在此基础上，一旦血供急剧减少或中断，使心肌严重而持久地急性缺血达20～30min以上，即可发生STEMI。

大量的研究已证明，绝大多数的STEMI是由于不稳定的粥样斑块溃破，继而出血和管腔内血栓形成，而使管腔闭塞。少数情况下粥样斑块内出血或血管持续痉挛，也可使冠状动脉完全闭塞。

促使斑块破裂出血及血栓形成的诱因有：①晨起6～12时交感神经活动增加，机体应激反应性增强，心肌收缩力、心率、血压增高，冠状动脉张力增高；②在饱餐特别是进食多量脂肪后，血脂增高，血黏稠度增高；③重体力活动、情绪过分激动、血压剧升或用力大便时，致左心室负荷明显加重；④休克、脱水、出血、外科手术或严重心律失常，致心排血量骤降，冠状动脉灌注量锐减。

STEMI可发生在频发心绞痛的患者，也可发生在原来从无症状者中。STEMI后发生的严重心律失常、休克或心力衰竭，均可使冠状动脉灌流量进一步降低，心肌坏死范围扩大。

【病理】

1. 冠状动脉病变　绝大多数 AMI 患者冠状动脉内可见在粥样斑块的基础上有血栓形成,使管腔闭塞,但是由冠状动脉痉挛引起管腔闭塞者中,个别可无严重粥样硬化病变。此外,梗死的发生与原来冠状动脉受粥样硬化病变累及的支数及其所造成管腔狭窄程度之间未必呈平行关系。①左前降支闭塞,引起左心室前壁、心尖部、下侧壁、前间隔和二尖瓣前乳头肌梗死;②右冠状动脉闭塞,引起左心室膈面(右冠状动脉占优势时)、后间隔和右心室梗死,并可累及窦房结和房室结;③左回旋支闭塞,引起左心室高侧壁、膈面(左冠状动脉占优势时)和左心房梗死,可能累及房室结;④左主干闭塞,引起左心室广泛梗死;⑤右心室和左、右心房梗死较少见。

2. 心肌病变　冠状动脉闭塞后 20~30min,受其供血的心肌即有少数坏死,开始了 AMI 的病理过程。1~2h 之间绝大部分心肌呈凝固性坏死,心肌间质充血、水肿,伴多量炎症细胞浸润。以后,坏死的心肌纤维逐渐溶解,形成肌溶灶,随后渐有肉芽组织形成。病理上,大块的梗死累及心室壁的全层或大部分者常见,称为透壁性心肌梗死,是临床上常见的典型 AMI。它可波及心包,引起心包炎症;波及心内膜,致心室腔内附壁血栓形成(图 3-4-9)。缺血坏死仅累及心室壁的内层者称为心内膜下 MI。部分冠状动脉闭塞不完全或自行再通形成小范围心肌梗死呈灶性分布,较少见。

继发性病理变化有:在心腔内压力的作用下,坏死心壁向外膨出,可产生心脏破裂[心室游离壁破裂(图 3-4-10)、心室间隔穿孔或乳头肌断裂]或逐渐形成心室壁瘤。坏死组织 1~2周后开始吸收,并逐渐纤维化,在 6~8 周形成瘢痕愈合,称为陈旧性心肌梗死。

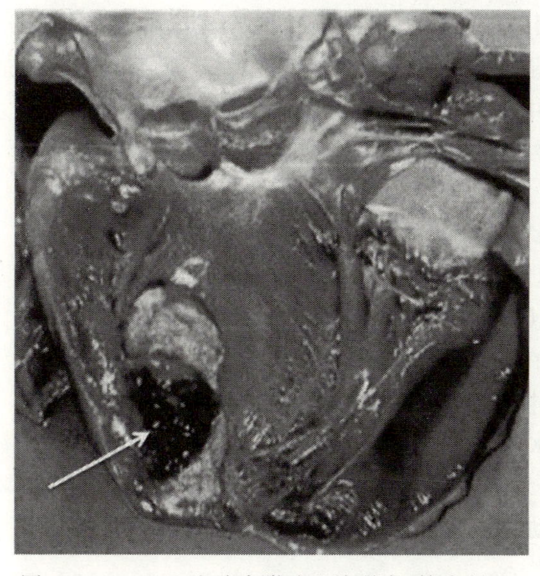

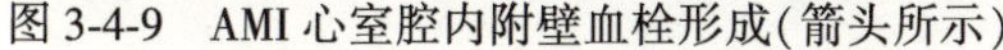

图 3-4-9　AMI 心室腔内附壁血栓形成(箭头所示)

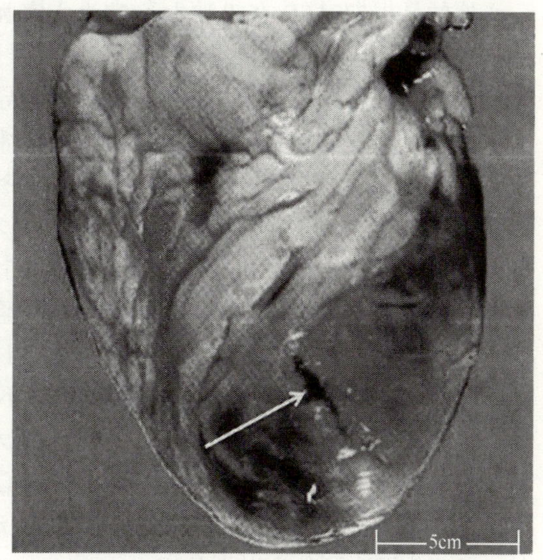

图 3-4-10　AMI 心室游离壁破裂(箭头所示)

【病理生理】　主要出现左心室舒张和收缩功能障碍的一些血流动力学变化,其严重度和持续时间取决于梗死的部位、程度和范围。心脏收缩力减弱、顺应性减低、心肌收缩不协调,左心室压力曲线最大上升速度(dp/dt)减低,左心室舒张末期压增高、舒张和收缩末期容量增多。射血分数减低,心搏量和心排血量下降,心率增快或有心律失常,血压下降。病情严重者,动脉血氧含量降低。急性大面积心肌梗死者,可发生泵衰竭-心源性休克或急性肺水肿。右心室梗死在 MI 患者中少见,其主要病理生理改变是急性右心衰竭的血流动力学变化,右心房压力增高,高于左心室舒张末期压,心排血量减低,血压下降。

心室重塑作为 MI 的后续改变,包括左心室体积增大、形状改变及梗死节段心肌变薄和非梗死节段心肌增厚,对心室的收缩效应及电活动均有持续不断的影响,在 MI 急性期后的治疗中要注意对心室重塑的干预。

【临床表现】 与梗死的面积大小、部位、冠状动脉侧支循环情况密切相关。

1. 症状

(1) 疼痛:是最先出现的症状,多发生于清晨,疼痛部位和性质与心绞痛相同,但诱因多不明显,且常发生于安静时,程度较重,持续时间较长,可达数小时或更长,休息和含用硝酸甘油片多不能缓解。患者常烦躁不安、出汗、恐惧,胸闷或有濒死感。少数患者无疼痛,一开始即表现为休克或急性心力衰竭。部分患者疼痛位于上腹部,被误认为胃穿孔、急性胰腺炎等急腹症;部分患者疼痛放射至下颌、颈部、背部上方,被误认为骨关节痛。

(2) 全身症状:有发热、心动过速、白细胞增高和红细胞沉降率增快等,由坏死物质被吸收所引起。一般在疼痛发生后 24~48h 出现,程度与梗死范围常呈正相关,体温一般在38℃左右,很少达到 39℃,持续约一周。

(3) 胃肠道症状:疼痛剧烈时常伴有频繁的恶心、呕吐和上腹胀痛,与迷走神经受坏死心肌刺激和心排血量降低、组织灌注不足等有关。肠胀气亦不少见。重症者可发生呃逆。

(4) 心律失常:见于 75%~95%的患者,多发生在起病 1~2 日,而以 24h 内最多见,可伴乏力、头晕、晕厥等症状。各种心律失常中以室性心律失常最多,尤其是室性期前收缩,如室性期前收缩频发(每分钟 5 次以上),成对出现或呈短阵室性心动过速,多源性或落在前一心搏的易损期时(R 在 T 波上),常为心室颤动的先兆。心室颤动是 AMI 早期,特别是入院前主要的死因。房室传导阻滞和束支传导阻滞也较多见,室上性心律失常则较少,多发生在心力衰竭者中。前壁 MI 如发生房室传导阻滞表明梗死范围广泛,情况严重。

(5) 低血压和休克:疼痛期中血压下降常见,未必是休克。如疼痛缓解而收缩压仍低于 80mmHg,有烦躁不安、面色苍白、皮肤湿冷、脉细而快、大汗淋漓、尿量减少(<20ml/h)、神志迟钝、甚至晕厥者,则为休克表现。休克多在起病后数小时至数日内发生,见于约 20%的患者,主要是心源性,为心肌广泛(40%以上)坏死,心排血量急剧下降所致,神经反射引起的周围血管扩张属次要,有些患者尚有血容量不足的因素参与。

(6) 心力衰竭:主要是急性左心衰竭,可在起病最初几日内发生,或在疼痛、休克好转阶段出现,为梗死后心脏收缩力显著减弱或不协调所致,发生率为 32%~48%。出现呼吸困难、咳嗽、发绀、烦躁等症状,严重者可发生肺水肿,随后可有颈静脉怒张、肝大、水肿等右心衰竭表现。右心室 MI 者可一开始即出现右心衰竭表现,伴血压下降。

根据有无心力衰竭表现及其相应的血流动力学改变严重程度,STEMI 引起的心力衰竭按 Killip 分级法可分为以下几级。

Ⅰ级 尚无明显心力衰竭。

Ⅱ级 有左心衰竭,肺部啰音<50%肺野。

Ⅲ级 有急性肺水肿,全肺大、小、干、湿啰音。

Ⅳ级 有心源性休克等不同程度或阶段的血流动力学变化。

STEMI 时,重度左心室衰竭或肺水肿与心源性休克同样是左心室排血功能障碍所引起,两者可以不同程度合并存在,常统称为心脏泵功能衰竭,或泵衰竭。在血流动力学上,肺水肿是以左心室舒张末期压及左心房与肺毛细血管压力的增高为主,而休克则以心排血量和动脉压的降低更为突出。心源性休克是较左心室衰竭程度更重的泵衰竭,一定水平的左心室充盈后,心排血指数比左心室衰竭时更低,亦即心排血指数与充盈压之间关系的曲线更为平坦而下移。

Forrester 等对上述血流动力学分级作了调整,并与临床进行对照,分为如下四类。

Ⅰ类 无肺淤血和周围灌注不足;肺毛细血管压力(PCWP)和心排血指数(CI)正常。

Ⅱ类 单有肺淤血;PCWP 增高(>18mmHg),CI 正常[>2.2L/(min·m^2)]。

Ⅲ类 单有周围灌注不足;PCWP 正常(<18mmHg),CI 降低[<2.2L/(min·m^2)],主要与血容量不足或心动过缓有关。

Ⅳ类 合并有肺淤血和周围灌注不足;PCWP 增高(>18mmHg),CI 降低[<2.2L/(min·m^2)]。

在以上两种分级及分类中,都是第四类最为严重。

2. 体征

(1) 心脏体征:心脏浊音界可正常也可轻度至中度增大。心率多增快,少数也可减慢。心尖区第一心音减弱,可出现第四心音(心房性)奔马律,少数有第三心音(心室性)奔马律。10%~20%患者在起病第 2~3 日出现心包摩擦音,为反应性纤维性心包炎所致。心尖区可出现粗糙的收缩期杂音或伴收缩中晚期喀喇音,为二尖瓣乳头肌功能失调或断裂所致,室间隔穿孔时可在胸骨左缘 3~4 肋间新出现粗糙的收缩期杂音伴有震颤。可有各种心律失常。

(2) 血压:除极早期血压可增高外,几乎所有患者都有血压降低。起病前有高血压者,血压可降至正常,且可能不再恢复到起病前的水平。

(3) 其他:可有与心律失常、休克或心力衰竭相关的其他体征。

【实验室和其他检查】

1. 心电图　常有进行性的改变。对 MI 的诊断、定位、定范围、估计病情演变和预后都有帮助。

(1) 特征性改变 STEMI 心电图表现特点为如下。

1) ST 段抬高呈弓背向上型,在面向坏死区周围心肌损伤区的导联上出现。

2) 宽而深的 Q 波(病理性 Q 波),在面向透壁心肌坏死区的导联上出现。

3) T 波倒置,在面向损伤区周围心肌缺血区的导联上出现。

在背向 MI 区的导联则出现相反的改变,即 R 波增高、ST 段压低和 T 波直立并增高。

(2) 动态性改变 ST 段抬高性 MI。

1) 起病数小时内,可尚无异常或出现异常高大两股不对称的 T 波,为超急性期改变。

2) 数小时后,ST 段明显抬高,弓背向上,与直立的 T 波连接,形成单相曲线。数小时至两日内出现病理性 Q 波,同时 R 波减低,是为急性期改变。Q 波在 3~4 日内稳定不变,以后 70%~80%永久存在。

3) 在早期如不进行治疗干预,ST 段抬高持续数日至两周,逐渐回到基线水平,T 波则变为平坦或倒置,是为亚急性期改变。

4) 数周至数月后,T 波呈 V 形倒置,两肢对称,波谷尖锐,是为慢性期改变。T 波倒置可永久存在,也可在数月至数年内逐渐恢复。(图 3-4-11)

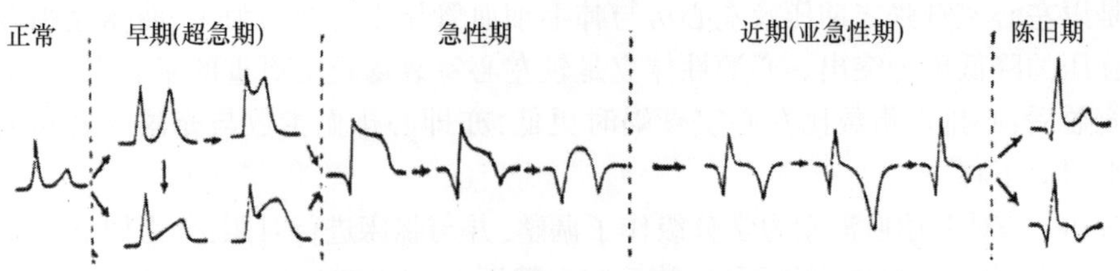

图 3-4-11　STEMI 心电图动态性改变

（3）定位和定范围：STEMI 的定位和定范围可根据出现特征性改变的导联数来判断（表 3-4-4）。

表 3-4-4　ST 段抬高性心肌梗死的心电图定位诊断

导联	前间隔	局限前壁	前侧壁	广泛前壁	下壁①	下间隔	下侧壁	高侧壁②	正后壁③
V1	+			+		+			
V2	+			+		+			
V3	+	+		+		+			
V4		+		+					
V5		+	+	+			+		
V6			+				+		
V7			+				+		+
V8									+
aVR									
aVL		±	+	±	−	−	−	+	
aVF					+	+	+	−	
Ⅰ		±	+	±	−	−	−	+	
Ⅱ					+	+	+	−	
Ⅲ					+	+	+	−	

①即膈面。右心室 MI 不易从心电图得到诊断，但 CR4R（负极置于右上肢前臂，正极置于 V4 部位）或 V4R 导联的 ST 段抬高，可作为下壁 MI 扩展到右心室的参考指标；②在 V5、V6、V7 导联高 1～2 肋处可能有改变；③在 V1、V2、V3 导联 R 波增高。同理，在前侧壁梗死时，V1、V2 导联 R 波也增高

注："+"为正面改变，表示典型 ST 段抬高、Q 波及 T 波变化；"−"为反面改变，表示 QRS 主波向上，ST 段压低及与"+"部位的 T 波方向相反的 T 波；"±"为可能有正面改变

2. 放射性核素检查　利用坏死心肌细胞中的钙离子能结合放射性锝焦磷酸盐或坏死心肌细胞的肌凝蛋白可与其特异抗体结合的特点，静脉注射^{99m}Tc-焦磷酸盐或^{111}In-抗肌凝蛋白单克隆抗体，进行"热点"扫描或照相；利用坏死心肌血供断绝和瘢痕组织中无血管以致^{201}Tl 或^{99m}Tc-MIBI 不能进入细胞的特点，静脉注射这种放射性核素进行"冷点"扫描或照相均可显示 MI 的部位和范围。前者主要用于急性期，后者用于慢性期或陈旧性 MI。目前临床上已很少应用。用门电路 γ 闪烁照相法进行放射性核素心腔造影（常用^{99m}Tc 标记的红细胞或白蛋白），可观察心室壁的运动和 LVEF，有助于判断心室功能、诊断梗死后造成的室壁运动失调和心室壁瘤。目前多用 SPECT 来检查，新的方法 PET 可观察心肌的代谢变化，判断心肌的存活性。

3. 超声心动图　二维和 M 型超声心动图也有助于了解心室壁的运动和左心室功能，诊断室壁瘤和乳头肌功能失调，检测心包积液及室间隔穿孔等并发症。

4. 实验室检查

(1) 起病 24~48h 后白细胞可增至$(10 \sim 20)\times 10^9$/L，中性粒细胞增多，嗜酸粒细胞减少或消失；红细胞沉降率增快；C 反应蛋白增高，均可持续 1~3 周。起病数小时至 2 日内血中游离脂肪酸增高。

(2) 血清心肌坏死标记物：心肌损伤标记物增高水平与心肌坏死范围及预后明显相关。①肌红蛋白起病后 2h 内升高，12h 内达高峰；24~48h 内恢复正常。②肌钙蛋白 I (cTnI)或 T(cTnT)起病 3~4h 后升高，cTnI 于 11~24h 达高峰，7~10 日降至正常，cTnT 于 24~48h 达高峰，10~14 日降至正常。这些心肌结构蛋白含量的增高是诊断 MI 的敏感指标。③CK 同工酶(CK-MB)升高，在起病后 4h 内增高，16~24h 达高峰，3~4 日恢复正常，其增高的程度能较准确地反映梗死的范围，其高峰出现时间是否提前有助于判断溶栓治疗是否成功。

对心肌坏死标记物的测定应进行综合评价，如肌红蛋白在 AMI 后出现最早，也十分敏感，但特异性不很强；cTnT 和 cTnI 出现稍延迟，而特异性很高，在症状出现后 6h 内测定为阴性则 6h 后应再复查，其缺点是持续时间可长达 10~14 日，对在此期间判断是否有新的梗死不利。CK-MB 虽不如 cTnT、cTnI 敏感，但对早期(<4h)AMI 的诊断有较重要价值。

【诊断和鉴别诊断】　根据典型的临床表现，特征性的心电图改变以及实验室检查发现，诊断本病并不困难。对老年患者，突然发生严重心律失常、休克、心力衰竭而原因未明，或突然发生较重而持久的胸闷或胸痛者，都应考虑本病的可能。宜先按 AMI 来处理，并短期内进行心电图、血清心肌坏死标志物测定等的动态观察以确定诊断。对 NSTEMI，血清肌钙蛋白测定的诊断价值更大。

鉴别诊断要考虑以下一些疾病。

1. 心绞痛　鉴别要点列于表 3-4-5。

表 3-4-5　心绞痛和 AMI 的鉴别诊断要点

鉴别诊断项目	心绞痛	AMI
疼痛		
1. 部位	中下段胸骨后	相同，但可在较低位置或上腹部
2. 性质	压榨性或窒息性	相似，但程度更剧烈
3. 诱因	劳力、情绪激动、受寒、饱食等	不常有
4. 时限	短，1~5min 或 15min 以内	长，数小时或 1~2 日
5. 频率	频繁	发作不频繁
6. 硝酸甘油疗效	显著缓解	作用较差或无效
气喘或肺水肿	极少	可有
血压	升高或无显著改变	可降低，甚至发生休克
心包摩擦音	无	可有
坏死物质吸收的表现		
1. 发热	无	常有
2. 血白细胞增加(嗜酸粒细胞减少)	无	常有

续表

鉴别诊断项目	心绞痛	AMI
3. 血沉增快	无	常有
4. 血清心肌坏死标记物升高	无	有
心电图变化	无变化或暂时性 ST 段或 T 波变化	有特征性和动态性变化

2. 主动脉夹层　胸痛一开始即达高峰，常放射到背、肋、腹、腰和下肢，两上肢的血压和脉搏可有明显差别，可有主动脉瓣关闭不全的表现，偶有意识模糊和偏瘫等神经系统受损症状，常无血清心肌坏死标记物升高。二维超声心动图检查、X 线、胸主动脉 CTA 或 MRA 有助于诊断。

3. 急性肺动脉栓塞　可发生胸痛、咯血、呼吸困难和休克。但有右心负荷急剧增加的表现如发绀、肺动脉瓣区第二心音亢进、颈静脉充盈、肝大、下肢水肿等。心电图示 I 导联 S 波加深，Ⅲ导联 Q 波显著，T 波倒置，胸导联过渡区左移，右胸导联 T 波倒置等改变，可资鉴别。常有低氧血症，核素肺通气-灌注扫描异常，肺动脉 CTA 可检出肺动脉大分支血管的栓塞。AMI 和急性肺动脉栓塞时 D-二聚体均可升高，鉴别诊断价值不大。

4. 急腹症　急性胰腺炎、消化性溃疡穿孔、急性胆囊炎、胆石症等，均有上腹部疼痛，可能伴休克。仔细询问病史、作体格检查、心电图检查、血清心肌酶和肌钙蛋白测定可协助鉴别。

5. 急性心包炎　尤其是急性非特异性心包炎可有较剧烈而持久的心前区疼痛。但心包炎的疼痛与发热同时出现，呼吸和咳嗽时加重，早期即有心包摩擦音，后者和疼痛在心包腔出现渗液时均消失；全身症状一般不如 MI 严重；心电图除 aVR 外，其余导联均有 ST 段弓背向下的抬高，T 波倒置，无异常 Q 波出现。

【并发症】

1. 乳头肌功能失调或断裂（dysfunction or rupture of papillary muscle）　总发生率可高达 50%。二尖瓣乳头肌因缺血、坏死等使收缩功能发生障碍，造成不同程度的二尖瓣脱垂并关闭不全，心尖区出现收缩中晚期喀喇音和吹风样收缩期杂音，第一心音可不减弱，可引起心力衰竭。轻症者可以恢复，其杂音可消失。乳头肌整体断裂极少见，多发生在二尖瓣后乳头肌，见于下壁 MI，心力衰竭明显，可迅速发生肺水肿，在数日内死亡。

2. 心脏破裂（rupture of the heart）　少见，常在起病 1 周内出现，多为心室游离壁破裂，造成心包积血引起急性心脏压塞而猝死。偶为心室间隔破裂造成穿孔，在胸骨左缘第 3～4 肋间出现响亮的收缩期杂音，常伴有震颤，可引起心力衰竭和休克而在数日内死亡。心脏破裂也可为亚急性，患者能存活数月。

3. 栓塞（embolism）　发生率为 1%～6%，见于起病后 1～2 周，可为左心室附壁血栓脱落所致，引起脑、肾、脾或四肢等动脉栓塞。也可因下肢静脉血栓形成部分脱落所致，产生肺动脉栓塞，大块肺栓塞可导致猝死。

4. 心室壁瘤（cardiac aneurysm）　主要见于左心室，发生率为 5%～20%。体格检查可见左侧心界扩大，心脏搏动范围较广，可有收缩期杂音。瘤内发生附壁血栓时，心音减弱。心电图 ST 段持续抬高。超声心动图、放射性核素心脏血池显像及左心室造影可见局部心缘突出，搏动减弱或有反常搏动。室壁瘤可导致心功能不全、栓塞和室性心律失常。

5. 心肌梗死后综合征（post-infarction syndrome）　发生率约 10%。于 STEMI 后数周至

数月内出现，可反复发生，表现为心包炎、胸膜炎或肺炎，有发热、胸痛等症状，可能为机体对坏死物质的变态反应。

【治疗】 对于 STEMI，强调及早发现，及早住院，并加强住院前的就地处理。治疗原则是尽快恢复心肌的血液灌注（到达医院后 30min 内开始溶栓或 90min 内开始介入治疗）以挽救濒死的心肌、防止梗死扩大或缩小心肌缺血范围，保护和维持心脏功能，及时处理严重心律失常、泵衰竭和各种并发症，防止猝死，使患者不但能度过急性期，且康复后还能保持尽可能多的有功能的心肌。

1. 监护和一般治疗

（1）休息：急性期卧床休息，保持环境安静。减少探视，防止不良刺激，解除焦虑。

（2）监测：在冠心病监护室进行心电图、血压和呼吸的监测，除颤仪应随时处于备用状态。对于严重泵衰竭者还需监测肺毛细血管压和静脉压。密切观察心律、心率、血压和心功能的变化，为适时采取治疗措施，避免猝死提供客观资料。监测人员必须极端负责，既不放过任何有意义的变化，又保证患者的安静和休息。

（3）吸氧：对有呼吸困难和血氧饱和度降低者，最初几日间断或持续通过鼻管面罩吸氧。

（4）护理：急性期 12h 卧床休息，若无并发症，24h 内应鼓励患者在床上行肢体活动，若无低血压，第 3 日就可在病房内走动；梗死后第 4～5 日，逐步增加活动直至每日 3 次步行 100～150m。

（5）建立静脉通道保持给药途径畅通。

2. 解除疼痛 心肌再灌注治疗开通梗死相关血管、恢复缺血心肌的供血是解除疼痛最有效的方法，但在再灌注治疗前可选用下列药物尽快解除疼痛。

（1）吗啡或哌替啶：吗啡 2～4mg 静脉注射或哌替啶 50～100mg 肌内注射，必要时 5～10min 后重复，可减轻患者交感神经过度兴奋和濒死感。注意低血压和呼吸功能抑制的不良反用。

（2）硝酸酯类药物：通过扩张冠状动脉，增加冠状动脉血流量及增加静脉容量，而降低心室前负荷。大多数 AMI 患者有应用硝酸酯类药物指征，而在下壁 MI、可疑右心室 MI 或明显低血压的患者（收缩压低于 90mmHg），不适合使用。

（3）β 受体拮抗剂：能减少心肌耗氧量和改善缺血区的氧供需失衡，缩小 MI 面积，减少复发性心肌缺血、再梗死、心室颤动及其他恶性心律失常，对降低急性期病死率有肯定的疗效。无下列情况者，应在发病 24h 内尽早常规口服应用：①心力衰竭；②低心输出量状态；③心源性休克危险性增高（年龄>70 岁、收缩压<120mmHg、窦性心动过速>110 次/分或心率<60bpm，以及距发生 STEMI 的时间增加）；④其他使用 β 受体拮抗剂禁忌证（PR 间期>0.24s、二度或三度房室传导阻滞、哮喘发作期或反应性气道疾病）。一般首选心脏选择性的药物，如阿替洛尔、美托洛尔和比索洛尔。口服从小剂量开始（相当于目标剂量 1/4），逐渐递增，使静息心率降至 55～60 次/分。β 受体拮抗剂可用于 AMI 后的二级预防，能降低发病率和死亡率。患者有剧烈的缺血性胸痛或伴血压显著升高且其他处理未能缓解时，也可静脉应用，静脉用药多选择美托洛尔，使用方案如下：①首先排除心力衰竭、低血压（收缩压<90mmHg）、心动过缓（心率<60bpm）或有房室传导阻滞患者；②静脉注射，每次 5mg；③每次推注后观察 2～5min，如果心率<60bpm 或收缩压<100mmHg，则停止给药，静脉注射美托洛尔总量可达 15mg；④末次静脉注射后 15min，继续口服剂量维持。极短作用的静脉注射

制剂艾司洛尔 50～250 μg/(kg · min),可治疗有 β 受体拮抗剂相对禁忌证而又希望减慢心率的患者。

3. 抗血小板治疗　各种类型的 ACS 均需要联合应用包括阿司匹林和 ADP 受体拮抗剂在内的口服抗血小板药物,负荷剂量后给予维持剂量。静脉应用 GPⅡb/Ⅲa 受体拮抗剂主要用于接受直接 PCI 的患者,术中使用。STEMI 患者抗血小板药物选择和用法与 NSTE-ACS 相同,见本节的 NSTE-ACS 部分。

4. 抗凝治疗　凝血酶使纤维蛋白原转变为纤维蛋白是最终形成血栓的关键环节,因此抑制凝血酶非常重要。肝素在急性 STEMI 中应用视临床情况而定。①对溶栓治疗的患者,肝素作为溶栓治疗的辅助用药,一般使用方法是静脉滴注 70U/kg,然后静脉滴注 15U/(kg · h)维持,每 4～6h 测定 APTT,使 APTT 为对照组的 1.5～2 倍,一般在 48～72h 后改为皮下注射 7500U,每 12h 一次,注射 2～3 日。溶栓制剂不同,肝素用法也不同,重组组织型纤维蛋白溶酶原激活剂(rt-PA)治疗中需充分抗凝,而尿激酶和链激酶只需溶栓治疗后行皮下注射治疗,而不需溶栓前的静脉使用。②对未溶栓治疗的患者,肝素静脉应用是否有利并无充分证据。目前临床较多应用低分子肝素,可皮下应用,不需要实验室检测,较普通肝素有疗效更肯定、使用方便的优点。

直接凝血酶抑制剂比伐卢定可用于行直接 PCI 时的术中抗凝,取代肝素和 GPⅡb/Ⅲa,用法同见本节 NSTE-ACS 部分。

5. 再灌注心肌治疗　起病 3～6h 最多在 12h 内,使闭塞的冠状动脉再通,心肌得到再灌注,濒临坏死的心肌可能得以存活或使坏死范围缩小,减轻梗死后心肌重塑,预后改善,是一种积极的治疗措施。近几年新的循证医学证据均支持及时再灌注治疗的重要性。需要强调建立区域性 STEMI 网络管理系统的必要性,通过高效的院前急救系统进行联系,由区域网络内不同单位之间的协作,制订最优化的再灌注治疗方案。要求院前急救人员将 STEMI 患者分流到能够实施直接 PCI 的医院;一旦到达相应医院,应当立即将患者送至导管室,绕过急诊室;如果救护车人员未做出 STEMI 的诊断,并且救护车到达非直接 PCI 医院,则应等待诊断结果,如果证实为 STEMI,应将患者继续转运至直接 PCI 医院(胸痛至就诊时间>3h 者)或溶栓后再转运至能行 PCI 的医院(胸痛至就诊时间<3h 者);将患者从非 PCI 医院转运到 PCI 医院的时间延迟不超过 120min,理想目标是 90min。

(1) PCI:具备施行介入治疗条件的医院在患者抵达急诊室明确诊断之后,对需施行直接 PCI 者边给予常规治疗和做术前准备,边将患者送到心导管室。这些医院的基本条件包括:①能在患者住院 90min 内施行 PCI;②心导管室每年施行 PCI>100 例并有心外科待命的条件;③施术者每年独立施行 PCI>30 例;④AMI 直接 PTCA 成功率在 90% 以上;⑤在所有送到心导管室的患者中,能完成 PCI 者达 85% 以上。

1) 直接 PCI:适应证如下。①所有症状发作 12h 以内并且有持续新发的 ST 段抬高或新发左束支传导阻滞的患者;②即使症状发作时间在 12h 以上,但仍然有进行性缺血证据,或仍然有胸痛和 ECG 变化。最新指南推荐:①如果是有经验的团队在首次医疗接触后 120min 内实施,与溶栓治疗比较,建议优先实施直接 PCI;②在合并严重心力衰竭或心源性休克的患者,建议实施直接 PCI 而非溶栓,除非预计 PCI 相关的延迟时间长并且患者是在症状发作后早期就诊;③与单纯球囊成形术比较,直接 PCI 时优先考虑支架术;④在症状发作超过 24h 并且没有缺血表现的患者(无论是否溶栓),不建议对完全闭塞的动脉常规实施 PCI;⑤如果患者没有双联抗血小板治疗的禁忌证并且能够依从治疗,与金属裸支架比较,优选药物洗脱支架。

2）补救性 PCI：溶栓治疗后仍有明显胸痛，抬高的 ST 段无明显降低者，应尽快进行冠状动脉造影，如显示 TIMI 0~2 级血流，说明相关动脉未再通，宜立即施行补救性 PCI。

3）溶栓治疗再通者的 PCI：溶栓成功后有指征实施急诊血管造影，必要时进行梗死相关动脉血运重建治疗，可缓解重度残余狭窄导致的心肌缺血，降低再梗死的发生；溶栓成功后稳定的患者，实施血管造影的最佳时机是 3~24h。

（2）溶栓疗法：无条件施行介入治疗或因患者就诊延误、转送患者到可施行介入治疗的单位将会错过再灌注时机，如无禁忌证应立即（接诊患者后 30min 内）行本法治疗。

1）适应证：①两个或两个以上相邻导联 ST 段抬高（胸导联≥0.2mV，肢导联≥0.1mV），或病史提示 AMI 伴左束支传导阻滞，起病时间<12h，患者年龄<75 岁；②ST 段显著抬高的 MI 患者年龄>75 岁，经慎重权衡利弊仍可考虑；③ STEMI，发病时间已达 12~24h，但如仍有进行性缺血性胸痛、广泛 ST 段抬高者也可考虑。

2）禁忌证：①既往发生过出血性脑卒中，6 个月内发生过缺血性脑卒中或脑血管事件；②中枢神经系统受损、颅内肿瘤或畸形；③近期（2~4 周）有活动性内脏出血；④未排除主动脉夹层；⑤入院时严重且未控制的高血压（>180/110mmHg）或慢性严重高血压病史；⑥目前正在使用治疗剂量的抗凝药或已知有出血倾向；⑦近期（2~4 周）创伤史，包括头部外伤、创伤性心肺复苏或较长时间（>10min）的心肺复苏；⑧近期（<3 周）外科大手术；⑨近期（<2 周）曾有在不能压迫部位的大血管行穿刺术。

3）溶栓药物的应用：以纤维蛋白溶酶原激活剂激活血栓中纤维蛋白溶酶原，使转变为纤维蛋白溶酶而溶解冠状动脉内的血栓。国内常用：①尿激酶（urokinase，UK）30min 内静脉滴注 150 万~200 万 U。②链激酶（streptokinase，SK）或重组链激酶（rSK）以 150 万 U 静脉滴注，在 60min 内滴完。使用链激酶时，应注意寒战、发热等变态反应。③重组组织型纤维蛋白溶酶原激活剂（recombinant tissue-type plasminogen activator，rt-PA）选择性激活血栓部位的纤溶酶原，100mg 在 90min 内静脉给予：先静脉注射 15mg，继而 30min 内静脉滴注 50mg，其后 60min 内再滴注 35mg（国内有报告用上述剂量的一半也能奏效）。用 rt-PA 前先用肝素 5000U 静脉注射，用药后继续以肝素每小时 700~1000U 持续静脉滴注共 48h，以后改为皮下注射 7500U 每 12h 一次，连用 3~5 日也可用低分子肝素）。

新型的选择性纤溶酶原激活剂（仅作用于血栓部位）包括替奈普酶、阿替普酶和来替普酶。关于溶栓药物的选择，与非选择性纤溶酶原激活剂作用于全身（尿激酶和链激酶）比较，建议优选选择性纤溶酶原激活剂。

4）溶栓再通的判断标准：根据冠状动脉造影观察血管再通情况直接判断（TIMI 分级达到 2、3 级者表明血管再通）。或根据：①心电图抬高的 ST 段于 2h 内回降>50%；②胸痛 2h 内基本消失；③2h 内出现再灌注性心律失常（短暂的加速性室性自主节律，房室或束支传导阻滞突然消失，或下后壁心肌梗死的患者出现一过性窦性心动过缓、窦房传导阻滞或低血压状态）；④血清 CK-MB 酶峰值提前出现（14h 内）等间接判断血栓是否溶解。

（3）紧急冠状动脉旁路搭桥术：介入治疗失败或溶栓治疗无效有手术指征者，宜争取 6~8h内施行紧急 CABG 术，但死亡率明显高于择期 CABG 术。

再灌注损伤：急性缺血心肌再灌注时，可出现再灌注损伤，常表现为再灌注性心律失常。各种快速、缓慢性心律失常均可出现，应作好相应的抢救准备。但出现严重心律失常的情况少见，最常见的为一过性非阵发性室性心动过速，对此不必行特殊处理。

6. ACEI 或血管紧张素受体拮抗剂　ACEI 有助于改善恢复期心肌的重构，减少 AMI 的病死率和充血性心力衰竭的发生。除非有禁忌证，应全部选用，但前壁 MI 或有 MI 史、心力衰竭和心动过速等高危患者受益更大。通常在初期 24h 内开始给药，但在完成溶栓治疗后并且血压稳定时开始使用更理想。一般从小剂量口服开始，防止首次应用时发生低血压，在 24～48h 逐渐增加到目标剂量。如患者不能耐受 ACEI，可考虑给予 ARB，不推荐常规联合应用 ACEI 和 ARB；对能耐受 ACEI 的患者，不推荐常规用 ARB 替代 ACEI。

7. 调脂治疗　他汀类调脂药物的使用同 NSTE-ACS 患者，见本节 NSTE-ACS 部分。

8. 抗心律失常和传导障碍治疗　心律失常必须及时消除，以免演变为严重心律失常甚至猝死。

(1) 发生心室颤动或持续多形性室速时，尽快采用非同步直流电除颤或同步直流电复律。单形性室速药物疗效不满意时也应及早用同步直流电复律。

(2) 一旦发现室性期前收缩或室性心动过速，立即用利多卡因 50～100mg 静脉注射，每 5～10min 重复 1 次，至期前收缩消失或总量已达 300mg，继以 1～3mg/min 的速度静脉滴注维持(100mg 加入 5% 葡萄糖液 100ml，滴注 1～3ml/min)。如室性心律失常反复可用胺碘酮治疗。

(3) 对缓慢性心律失常可用阿托品 0.5～1mg 肌内或静脉注射。

(4) 房室传导阻滞发展到二度或三度，伴有血流动力学障碍者，宜用人工心脏起搏器作临时的经静脉心内膜右心室起搏治疗，待传导阻滞消失后撤除。

(5) 室上性快速心律失常选用维拉帕米、地尔硫䓬、美托洛尔、洋地黄制剂或胺碘酮等药物治疗，不能控制时，可考虑用同步直流电复律治疗。

9. 抗休克治疗　根据休克纯属心源性，抑或尚有周围血管舒缩障碍或血容量不足等因素存在，而分别处理。

(1) 补充血容量：估计有血容量不足，或中心静脉压和肺动脉楔压低者，用右旋糖酐 40 或 5%～10% 葡萄糖液静脉滴注，输液后如中心静脉压上升>18cmH_2O，PCWP>15～18mmHg，则应停止。右心室梗死时，中心静脉压的升高则未必是补充血容量的禁忌。

(2) 应用升压药：补充血容量后血压仍不升，而 PCWP 和 CI 正常时，提示周围血管张力不足，可用多巴胺[起始剂量 3～5 μg/(kg · min)]，或去甲肾上腺素 2～8 μg/min，亦可选用多巴酚丁胺[起始剂量 3～10 μg/(kg · min)]静脉滴注。

(3) 应用血管扩张剂：经上述处理血压仍不升，而 PCWP 增高，CI 低或周围血管显著收缩以致四肢厥冷并有发绀时，硝普钠 15 μg/min 开始静脉滴注，每 5min 逐渐增量至 PCWP 降至 15～18mmHg；硝酸甘油 10～20 μg/min 开始静脉滴注，每 5～10min 增加 5～10 μg/min 直至左心室充盈压下降。

(4) 其他：治疗休克的其他措施包括纠正酸中毒、避免脑缺血、保护肾功能，必要时应用洋地黄制剂等。为了降低心源性休克的病死率，有条件的医院考虑用主动脉内球囊反搏术或左心室辅助装置进行辅助循环，然后做选择性冠状动脉造影，随即施行介入治疗或主动脉-冠状动脉旁路移植手术，可挽救一些患者的生命。

10. 抗心力衰竭治疗　主要是治疗急性左心衰竭，以应用吗啡(或哌替啶)和利尿剂为主，亦可选用血管扩张剂减轻左心室的负荷，或用多巴酚丁胺 10 μg/(kg · min)静脉滴注、用短效 ACEI 从小剂量开始等治疗(参见本篇第二章)。洋地黄制剂可能引起室性心律失常宜慎用。由于最早期出现的心力衰竭主要是坏死心肌间质充血、水肿引起顺应性下降所致，而左心室舒张末期容量尚不增大，因此在梗死发生后 24h 内宜尽量避免使用洋地黄制剂。有右心室梗死的患者应慎用利尿剂。

11. 右心室心肌梗死的处理　治疗措施与左心室梗死略有不同。右心室心肌梗死引起右心衰竭伴低血压，而无左心衰竭的表现时，宜扩张血容量。在血流动力学监测下静脉滴注输液，直到低血压得到纠正或 PCWP 达 15～18mmHg。如输液 1～2L 低血压仍未能纠正者可用正性肌力药，以多巴酚丁胺为优。不宜用利尿药。伴有房室传导阻滞者可予以临时起搏。

12. 其他治疗　下列疗法可能有助于挽救濒死心肌，有防止梗死扩大，缩小缺血范围，加快愈合的作用，有些尚未完全成熟或疗效尚有争论的治疗，可根据患者具体情况考虑选用。

（1）CCB：在起病的早期，如无禁忌证可尽早使用美托洛尔、阿替洛尔或卡维地洛等 β 受体拮抗剂，尤其是前壁 MI 伴有交感神经功能亢进者，可能防止梗死范围的扩大，改善急、慢性期的预后，但应注意其对心脏收缩功能的抑制。CCB 中的地尔硫䓬可能有类似效果，如有 β 受体拮抗剂禁忌者可考虑应用。不推荐 AMI 患者常规使用 CCB。

（2）极化液疗法：氯化钾 1.5g、胰岛素 10U 加入 10% 葡萄糖液 500ml 中，静脉滴注，1～2 次/日，7～14 日为一疗程。可促进心肌摄取和代谢葡萄糖，使钾离子进入细胞内，恢复细胞膜的极化状态，以利心脏的正常收缩、减少心律失常。

13. 恢复期的处理　如病情稳定，体力增进，可考虑出院。近年主张出院前作症状限制性运动负荷心电图、放射性核素和（或）超声显像检查，对未行血运重建者，如显示心肌缺血或心功能较差，宜行冠状动脉造影检查考虑进一步处理。提倡 AMI 恢复后，进行康复治疗，逐步作适当的体育锻炼，有利于体力和工作能力的增进。经 2～4 个月的体力活动锻炼后，酌情恢复部分或轻工作，以后部分患者可恢复全天工作，但应避免过重体力劳动或精神过度紧张。

【预后】　预后与梗死范围的大小、侧支循环产生的情况以及治疗是否及时有关。急性期住院病死率过去一般为 30% 左右，采用监护治疗后降至 15% 左右，采用溶栓疗法后再降至 8% 左右，住院 90min 内施行介入治疗后进一步降至 4% 左右。死亡多发生在第一周内，尤其在数小时内，发生严重心律失常、休克或心力衰竭者，病死率尤高。

【预防】　在正常人群中预防动脉粥样硬化和冠心病属一级预防，已有冠心病和 MI 病史者还应预防再次梗死和其他心血管事件称之为二级预防，二级预防可参考本节第一部分 NSTE-ACS 的 ABCDE 方案。

第五节　冠状动脉疾病的其他表现形式

一、血管痉挛性心绞痛

血管痉挛性心绞痛（vasospastic angina，VSA）既往称变异型心绞痛，最早于 1959 年由 Prinzmetal 首先提出，几乎都在静息情况下发生，常无体力劳动或情绪激动等诱因，表现为冠状动脉的一过性异常收缩，心电图常常伴随一过性 ST 段抬高或压低。

冠状动脉痉挛的发病机制目前尚未完全阐明。内皮功能障碍、炎症瀑布反应、内源性血管活性因子失衡、交感与副交感神经调节失调及遗传因素可能与血管痉挛性心绞痛的发病密切相关。

血管痉挛性心绞痛患者常常较为年轻，除吸烟较多外，大多数患者缺乏冠心病易患因素，发病时间多集中在午夜至上午 8 点之间。其临床表现并不与冠状动脉的狭窄程度成正比，麦角新碱或乙酰胆碱可诱发冠状动脉痉挛。若长时间冠状动脉持续痉挛，则可能导致 AMI、恶性室性心律失常甚至猝死。

戒烟、限酒作用明确，控制高血压、糖尿病、血脂异常及肥胖等危险因素，避免劳累和精神紧张亦有助于控制冠状动脉痉挛的发作。CCB 和硝酸酯类药物是治疗血管痉挛性心绞痛的主要药物。β 受体拮抗剂可用于合并器质性狭窄的冠状动脉痉挛患者。对于顽固性冠状动脉痉挛患者，ATP 敏感型钾通道开放剂（尼可地尔）、Rho 激酶抑制剂（法舒地尔）可能有效。

二、无症状性心肌缺血

无症状性心肌缺血也称隐匿型冠心病，分两种类型。①I 型无症状性缺血：发生于冠状动脉狭窄的患者，心肌缺血可以很严重甚至发生心肌梗死，但临床上患者无心绞痛症状，可能系患者心绞痛警告系统缺陷，该型较少见；②Ⅱ型无症状性心肌缺血：较常见，发生于存在稳定型心绞痛、UA 或血管痉挛性心绞痛的患者，这些患者存在的无症状心肌缺血常在心电监护时被发现。

无症状型心肌缺血的发病机制尚不清楚，可能与下列因素有关：①糖尿病患者的无痛性心肌缺血及无痛性 MI，可能与自主神经疾病有关；②患者的疼痛阈值增高；③患者产生大量的内源性阿片类物质（内啡肽），提高痛觉阈值；④Ⅱ型无症状性心肌缺血患者，无症状心肌缺血可能是由于心肌缺血的程度较轻，或有较好的侧支循环。

这类患者与其他类型的冠心病患者的不同在于并无临床症状，但已有心肌缺血的客观表现（心电图或放射性核素心肌显像），因而部分患者可能为早期冠心病，可能突然转为心绞痛或 MI，亦可能逐渐演变为心脏扩大，发生心力衰竭或心律失常，个别患者也可能猝死。诊断此类患者，可为他们提供较早期治疗的机会。

三、X 综合征

X 综合征指患者具有心绞痛或类似于心绞痛的症状，心电图、运动平板试验出现 ST 段下移的客观表现，而冠状动脉造影无异常表现。本病的预后通常良好，但由于临床症状的存在，常使得患者反复就医，导致各种检查措施的过度应用、药品的消耗及生活质量的下降，日常工作受影响。本病病因尚不清楚，其中一部分患者在运动负荷试验或心房调搏术时心肌乳酸产生增多，提示心肌缺血。另外，微血管灌注功能障碍、交感神经占主导地位的自主神经功能失调、痛觉阈值降低等均可能与本病的发生相关。血管内超声及多普勒血流测定显示可有冠状动脉内膜增厚，早期动脉粥样硬化斑块形成及冠状动脉血流储备降低。

本病以绝经期前女性多见。心电图可正常，也可有非特异性 ST-T 改变，近 20% 的患者可有平板运动试验阳性。本病无特异治疗，β 受体拮抗剂和 CCB 均可以减少胸痛发作次数，硝酸甘油并不能提高大部分患者的运动耐量，但可以改善部分患者的症状，可尝试使用。

四、心　肌　桥

冠状动脉通常走行于心外膜下的结缔组织中,如果冠状动脉某一段走行于心肌纤维内,被形似桥的心肌纤维所覆盖,这束心肌纤维被称为心肌桥,走行于心肌桥下的冠状动脉称为壁冠状动脉。由于壁冠状动脉在每一个心动周期的收缩期被挤压,而产生远端心肌缺血,临床上可表现为类似心绞痛的症状、心律失常、甚至MI或猝死。冠状动脉造影患者中的检出率为0.51%～16%,尸体解剖的检出率为15%～85%,说明大部分心肌桥并没有临床意义。

冠状动脉造影诊断心肌桥的依据为:动态影像显示该节段收缩期血管管腔被挤压,舒张期恢复正常,被称为"挤奶现象(milking effect)"。位于心肌桥下面的冠状动脉较少发生粥样硬化,但由于心肌桥的存在,导致其近端的收缩期前向血流逆转,血流对心肌桥近端的冠状动脉冲击作用加强,损伤该处的血管内膜,所以该处容易形成功脉粥样硬化斑块。本病无特异性治疗,β受体拮抗剂及CCB等降低心肌收缩力的药物可缓解症状。曾有人尝试使用植入支架治疗壁冠状动脉受压,大多数支架可见内膜增生,导致再狭窄,因此并不提倡。手术分离壁冠状动脉曾被认为根治此病的方法,但也有再复发的病例。一旦诊断此病,除非绝对需要,应避免使用硝酸酯类药物及多巴胺等正性肌力药物。

五、冠状动脉畸形

冠状动脉畸形是指其解剖变化在人群中出现的概率小于1%,按是否影响心肌灌注可分为两类:①不影响心肌灌注的冠状动脉畸形;②影响心肌灌注,具有潜在危险性的冠状动脉畸形。前降支与左回旋支双开口、左回旋支起自右冠窦或右冠状动脉占冠状动脉畸形的半数以上,尽管这种异常增加了冠状动脉造影的难度,但不影响心肌灌注,即不引起临床症状,属良性畸形。冠状动脉瘘为先天性冠状动脉与心腔、冠状窦、上腔静脉或肺动脉直接相通,是冠状动脉畸形引起血流动力学障碍的最常见类型。大部分患者因瘘口较小,临床症状不明显,因其他原因在心导管检查时偶然发现;部分患者可发生诸如充血性心力衰竭,亚急性细菌性心内膜炎,心肌缺血或梗死,动脉窦破裂的症状。其他影响心肌灌注的冠状动脉畸形包括左冠状动脉起自肺动脉、先天性冠状动脉狭窄或缺如、左冠状动脉起源于右冠窦、单支冠状动脉等。

冠状动脉畸形是一种少见的先天性心血管畸形,冠状动脉造影可明确诊断。多排螺旋CT作为一种无创、价廉、可复性强的检查,可在一定程度上取代了传统的冠状动脉造影,可准确显示畸形血管的起源、走行、终止、腔内病变及与周围结构的关系,对于冠状动脉畸形的诊断及治疗具有重大意义。良性冠状动脉畸形不会引起明显血流动力学改变,可不予干预。但某些严重的畸形如较大的冠状动脉瘘应该积极治疗,介入治疗或外科手术可取得较好的疗效。

第六节　冠状动脉粥样硬化性心脏病的介入诊断和治疗

(一)冠状动脉疾病的诊断技术

选择性冠状动脉造影是将特殊形态的心导管经股动脉、肱动脉或桡动脉送到主动脉根部,分别插入左、右冠状动脉口,注入少量含碘造影剂,在不同的投射方位下摄影使左、右冠状动脉及其主要分支得到清楚的显影,可发现各支动脉狭窄性病变的部位并估计其程度。一般认为,管腔直径减少 70%~75% 以上会严重影响血供,50%~70% 者也有一定意义。冠状动脉造影适用于:①对冠状动脉疾病的确诊;②术前准确判断左心室功能和冠状动脉疾病;③评估患者预后。

以冠状动脉造影来评定冠状动脉狭窄的程度,一般用 TIMI(thrombo1ysis in myocardial infarction)试验所提出的分级指标。

0 级 无血流灌注,闭塞血管远端无血流。

I 级 造影剂部分通过,冠状动脉狭窄远端不能完全充盈。

Ⅱ级 冠状动脉狭窄远端可完全充盈,但显影慢,造影剂消除也慢。

Ⅲ级 冠状动脉远端造影剂完全且迅速充盈和消除,类同正常冠状动脉血流。

由于冠状动脉造影仅显示造影剂充填的管腔轮廓,通过与“正常”节段的对比间接反映管壁上的粥样硬化病变,具有不可避免的缺陷。近年来,血管内超声显像(intravascular ultrasound imaging,IVUS)、光学相干断层成像(optical coherence tomography,OCT)、冠状动脉内镜等新技术的发展可以更准确的评估冠状动脉病变。对于临界狭窄病变,流量储备分数(fractional flow reserve,FFR)的测量可指导血运重建的治疗决策。对疑有冠状动脉痉挛的患者,可谨慎地进行麦角新碱、乙酰胆碱激发试验。

(二)冠心病的介入治疗

冠心病的介入治疗是用心导管技术疏通狭窄甚至闭塞的冠状动脉管腔,从而改善心肌的血流灌注的方法。它属血管再通(vascular recanalization)术的范畴,是心肌血流重建(myocardial revascularization)术中创伤性最小的一种。临床最早应用的是经皮冠状动脉腔内成形术(percutaneous transluminal coronary angioplasty,PTCA),其后还发展了经冠状动脉内旋切术、旋磨术和激光成形术等,1987 年开发了冠状动脉内支架置入术(intracoronary stenting),2002 年又应用药物洗脱支架降低了再狭窄发生率。这些技术统称为经皮冠状动脉介入治疗(percutaneous coronary intervention,PCI)。目前 PTCA 加上支架置入术已成为治疗本病的重要手段。

1. PTCA 经皮穿刺周围动脉将带球囊的导管送入冠状动脉到达狭窄节段,扩张球囊使狭窄管腔扩大,其主要作用机制为球囊扩张时:①斑块被压回管壁;②斑块局部表面破裂;③偏心性斑块处的无病变血管壁伸展。在此过程中内皮细胞被剥脱,它的再生需 1 周左右,此时中膜平滑肌细胞增生并向内膜游移,使撕裂的斑块表面内膜得到修复。

2. 冠状动脉内支架植入术 将以不锈钢或合金材料刻制或绕制成管状而其管壁呈网状带有间隙的支架(裸支架),置入冠状动脉内已经或未经 PTCA 扩张的狭窄节段支撑血管壁,维持血流畅通,是弥补 PTCA 的不足特别是减少术后再狭窄发生率的 PCI。其作用机制为支架植入后满意的结果是所有支架的网状管壁完全紧贴血管壁,支架管腔均匀地扩张,血流畅通,可减少 PTCA 后的血管壁弹性回缩,并封闭 PTCA 时可能产生的夹层,可使术后残余狭窄程度降低到 20% 以下。术后支架逐渐被包埋在增厚的动脉内膜之中,内膜在 1~8 周内被新生的内皮细胞覆盖。支架管壁下的中膜变薄和纤维化。药物洗脱支架又称为药物涂层支架,是在金属支架表面涂上了不同的药膜,此种支架植入后,平滑肌细胞的增生被抑制,使再狭窄率进一步降低,但药物洗脱支架使血管内皮化过程延迟而造成支架内血栓发生率较裸支架为高。

3. 冠状动脉内血栓抽吸术　PCI 治疗过程中将冠状动脉内的血栓成分通过特殊的导管抽出体外的方法。血栓抽吸装置包括单纯负压血栓抽吸导管、血栓切除导管系统、流体溶血栓抽吸系统等。单纯负压血栓抽吸导管具有结构简单，操作简便、快捷等优点，临床应用最为广泛，多用于血栓性病变或大隐静脉桥血管病变。

施行 PCI 治疗如不成功需作紧急主动脉-冠状动脉旁路移植手术。成功的 PCI 使狭窄的管腔减少至 20% 以下，血流达到 TIMI Ⅲ级，心绞痛消除或显著减轻，心电图变化改善。PTCA 治疗后半年内约 30% 患者发生再狭窄，裸支架植入术后半年内再狭窄率 20%，药物洗脱支架植入术后半年再狭窄率低于 10%，但晚期（30 日到 1 年）和迟发晚期（超过 1 年）支架内血栓发生率高于裸支架，故需要延长联合抗血小板治疗时间。

（潘　闽）

第五章　高　血　压

学习目标

1. 掌握高血压的定义、分类、诊断标准、治疗原则和目标。

2. 熟悉高血压临床表现、实验室检查、常用药物及其特点；熟悉高血压急症和亚急症的临床表现和处理方法。

3. 了解高血压的流行病学与病因发病机制、病理生理表现；了解继发性高血压的常见原因。

循环系统血管压力增高可引起一种或多种不良临床后果。其中以体循环动脉血管压力增高为主要临床表现的综合征为体循环高血压，常简称为高血压(hypertention)，而肺动脉血管压力增高引起的临床综合征称为肺高血压或肺动脉高压。临床上依据病因不同常将高血压分为原发性高血压和继发性高血压。

一、原发性高血压

某些确定性疾病或特定因素可以引起高血压，如肾疾病、嗜铬细胞瘤、原发性醛酮增多症、长期应用皮质激素等，高血压为其临床表现之一。由这些确定性疾病本身或特定因素引起的高血压称为继发性高血压。原发性高血压是指非由某些确定性疾病或特定因素引起的，以体循环动脉压力升高为主要临床表现的心血管综合征。

【血压分类和定义】　血压是否正常或增高是根据临床及流行病学资料界定的。目前，我国采用的血压分类和标准见表 3-5-1。

高血压是指未使用影响血压药物的情况下，非同日休息状态三次以上诊室收缩压≥140mmHg 和(或)舒张压≥90mmHg。根据血压升高水平，进一步将血压分为 1~3 级。

表 3-5-1　血压水平分类和定义　　(单位:mmHg)

分类	收缩压		舒张压
正常血压	<120	和	<80
正常高值血压	120~139	和(或)	80~89
高血压	≥140	和(或)	≥90
1 级高血压(轻度)	140~159	和(或)	90~99
2 级高血压(中度)	160~179	和(或)	100~109
3 级高血压(重度)	≥180	和(或)	≥110
单纯收缩期高血压	≥140	和	<90

注:当收缩压和舒张压分属于不同分级时，以较高的级别作为标准。以上标准适用于任何年龄的成年男性和女性

【流行病学】　高血压患病率和发病率在不同国家、不同地区或种族之间有差别。在老年人较为常见，且其患病率、发病率及血压水平随年龄增加而增高。过去 50 年，我国曾进行

过四次大规模高血压患病率抽样调查。根据2002年调查数据,我国18岁以上成人高血压患病率已达到18.80%。估计我国约有2亿高血压患者,每10个成年人中就有两个高血压患者,约占全球高血压总数的1/5。然而,我国人群高血压知晓率、治疗率和控制率仅分别为30.2%、24.7%和6.1%。

我国高血压患病率和流行存在地区、城乡和民族差别,并随年龄增长而升高。北方高于南方,华北和东北属于高发区;沿海高于内地;城市高于农村;高原少数民族地区患病率较高。男、女性高血压总体患病率差别不大,青年期男性略高于女性,中年后女性略高于男性。

【病因和发病机制】 原发性高血压是遗传和后天获得性因素交互作用的结果。但是这些因素具体通过何种途径升高血压,至今尚无统一的认识,因为高血压不是一种均匀同质性疾病,不同个体间病因和发病机制不尽相同;其次,高血压病程较长,进展一般较缓慢,不同阶段始动、维持和加速机制不同。因此高血压是多因素、多环节、多阶段和个体差异性较大的疾病。

1. 与高血压发病有关的因素

(1) 遗传因素:约60%高血压患者有高血压家族史。高血压的遗传可能存在主要基因显性遗传和多基因关联遗传两种方式。在遗传表型上,不仅高血压发生率体现遗传性,而且在血压高度、并发症发生及其他有关因素如肥胖等方面也有遗传性。近年来有关高血压的基因研究很多,但尚无突破性进展,在全世界进行的二十多个高血压全基因组扫描研究中,共有三十多个可能有关的染色体区段。

(2) 我国人群高血压发病的重要危险因素

1) 高钠、低钾饮食:钠盐(氯化钠)摄入量与高血压患病率呈正相关,而钾盐摄入量与血压水平呈负相关。膳食钠/钾值与血压的相关性更强。

2) 超重与肥胖:身体脂肪含量与血压水平呈正相关。人群中体重指数(BMI)与血压水平呈正相关,有关资料显示 BMI≥24kg/m^2者发生高血压的风险是体重正常者的3~4倍。身体脂肪分布与高血压发生也有关系。腹部脂肪聚集越多,血压水平就越高。

3) 饮酒:高血压患病率随饮酒量增加而升高。虽然少量饮酒后短时间内血压会有所下降,但长期少量饮酒可使血压轻度升高,过量饮酒使血压明显升高。

4) 精神紧张:长期精神过度紧张也是高血压发病的危险因素,长期从事高度精神紧张工作的人群高血压患病率增加。

5) 其他危险因素:①吸烟。吸烟可使交感神经末梢释放去甲肾上腺素增加而使血压增高,同时可以通过氧化应激损害NO介导的血管舒张引起血压增高。②年龄增长。③缺乏体力活动。

有些药物对对血压升高有影响。例如,服避孕药妇女血压升高发生率及程度与服药时间长短有关。口服避孕药引起的高血压一般为轻度,并且可逆转,在终止服药后3~6个月血压常恢复正常。其他如麻黄碱、肾上腺皮质激素、非甾体消炎药(NSAIDs)、甘草等也可使血压增高。

此外,睡眠呼吸暂停低通气综合征(sleep apnea hypopnea syndrom,SAHS)可导致高血压。SAHS是指睡眠期间反复发作性呼吸暂停。SAHS患者50%有高血压,血压升高程度与SAHS病程和严重程度有关。

2. 高血压的发病机制 高血压的发病机制较复杂,多种机制参与了高血压的发生发展。①各种原因引起的水钠潴留，可以使容量负荷增加，增加心排量，进而使外周血管阻力增高。如给大鼠饲高浓度盐水，短期即可形成高血压模型。②肾素-血管紧张素-醛固酮系统(renin angiotensin aldosterone system，RAAS)的激活，可使血压增加。③各种原因引起神经系统功能变化，如各种神经递质浓度与活性异常，包括去甲肾上腺素、肾上腺素、多巴胺、神经肽等，可使交感神经系统活性增加，血浆儿茶酚胺升高，小动脉收缩增强，血压增高。④胰岛素抵抗也在高血压发病中起一定作用，具体机制不明。多数认为胰岛素抵抗引起高胰岛素血症，高胰岛素血症使肾水钠重吸收增强，交感神经系统活性增加，动脉弹性减退，从而使血压增高。⑤血管内皮细胞能生成、激活和释放各种血管活性物质，例如一氧化氮(NO)、前列环素(PGI_2)、内皮素(ET-1)、内皮依赖性血管收缩因子(EDCF)等，调节心血管功能。年龄增长及各种心血管危险因素，如血脂异常、血糖升高、吸烟、高同型半胱氨酸血症等，导致血管内皮细胞功能异常，使氧自由基产生增加，NO 灭活增强，血管炎症、氧化应激反应等影响动脉弹性功能和结构。

【病理生理和病理】　血管及心脑肾等是高血压作用的主要靶器官。长期血压增高，与所伴随的危险因素共同作用，促进动脉粥样硬化的形成和发展，主要累及体循环大中动脉，尤其是冠状动脉粥样硬化及脑动脉粥样硬化等。

心脏后负荷长期增高，可使循环及心肌组织儿茶酚胺与血管紧张素Ⅱ(ATⅡ)等生长因子增多，刺激心肌细胞肥大和间质纤维化引起左心室肥厚和扩张，称为高血压性心脏病。左心室肥厚可以使冠状动脉血流储备下降，特别是在氧耗量增加时，导致心内膜下心肌缺血。

长期高血压可使脑血管发生缺血与变性，形成微动脉瘤，一旦破裂可发生脑出血。高血压促使脑动脉粥样硬化，可并发脑血栓形成。脑小动脉闭塞性病变，引起针尖样小范围梗死灶，称为腔隙性脑梗死。

长期持续高血压使肾小球内囊压力升高，肾小球纤维化、萎缩，肾动脉硬化，导致肾实质缺血和肾单位不断减少。慢性肾衰竭是长期高血压严重后果之一，合并糖尿病时更易发生。恶性高血压时，入球小动脉及小叶间动脉发生增殖性内膜炎及纤维素样坏死，可于短期内出现肾衰竭。

视网膜小动脉早期发生痉挛，随着病程进展出现硬化。血压急骤升高可引起视网膜渗出和出血。眼底检查有助于对高血压严重程度的了解，目前采用 Keith-Wagener 眼底分级法：Ⅰ级，视网膜动脉变细、反光增强；Ⅱ级，视网膜动脉狭窄、动静脉交叉压迫；Ⅲ级，在上述病变基础上有眼底出血及棉絮状渗出；Ⅳ级，上述基础上又出现视盘水肿。

【临床表现及并发症】

1. 症状　大多数起病缓慢，缺乏特殊临床表现，导致诊断延迟，仅在测量血压时或发生心、脑、肾等并发症时才被发现。常见症状有头晕、头痛、颈项板紧、疲劳、心悸等，也可出现视力模糊、鼻出血等较重症状，典型的高血压头痛在血压下降后即可消失。高血压患者还可以出现受累器官的症状，如胸闷、气短、心绞痛、多尿等。

2. 体征　高血压体征一般较少。周围血管搏动、血管杂音、心脏杂音等是重点检查的项目。应重视的是颈部、背部两侧肋脊角、上腹部脐两侧的血管杂音。心脏听诊可有主动脉瓣区第二心音亢进、收缩期杂音或收缩早期喀喇音。

3. 并发症

(1) 脑血管病：包括脑出血、脑血栓形成、腔隙性脑梗死、短暂性脑缺血发作。参阅神经内科教材。

（2）心力衰竭和冠状动脉粥样硬化性心脏病，见本篇心力衰竭、冠状动脉粥样硬化心脏病章节。

（3）慢性肾衰竭，见第五篇第11章慢性肾衰竭。

（4）主动脉夹层。

【实验室检查】

1. 基本项目　血液生化（钾、钠、空腹血糖、TC、TG、高密度脂蛋白胆固醇、LDC-C和尿酸、肌酐）；全血细胞计数、血红蛋白和血细胞比容；尿液分析；心电图。

2. 推荐项目　24h动态血压监测、超声心动图、颈动脉超声、餐后两小时血糖、血同型半胱氨酸、尿白蛋白定量、眼底、胸部X线检查、脉搏波传导速度及踝臂血压指数。

动态血压监测是由仪器自动定时测量血压，每隔15～30min自动测压，连续24h或更长时间。正常人血压呈明显的昼夜节律，表现为双峰一谷，在上午6～10时及下午4～8时各有一高峰，而夜间血压明显降低。动态血压的正常参考值为：24h平均血压<130/80mmHg，白天血压均值<135/85mmHg，夜间血压均值为<120/70mmHg。动态血压监测可诊断白大衣高血压，发现隐蔽性高血压，检查顽固难治性高血压的原因，评估血压升高程度、短时变异和昼夜节律以及治疗效果等。

3. 选择项目　对怀疑为继发性高血压患者，根据需要可以分别选择以下检查项目：血浆肾素活性、血和尿醛固酮、血和尿皮质醇、血游离甲氧基去甲肾上腺素、血和尿儿茶酚胺、动脉造影、肾和肾上腺超声、CT或MRI、睡眠呼吸监测等。对有并发症的高血压患者，进行相应的脑功能、心功能和肾功能检查。

【诊断和鉴别诊断】　高血压诊断主要根据诊室测量的血压值，采用经核准的水银柱或电子血压计，测量安静休息坐位时的上臂肱动脉部位血压，一般需非同日测量三次血压值收缩压均≥140mmHg和（或）舒张压≥90mmHg可诊断高血压。患者既往有高血压史，正在使用降压药，血压虽然正常，也诊断为高血压。也可参考家庭自测血压收缩压≥135mmHg和（或）舒张压≥85mmHg，夜间收缩压平均值≥120mmHg和（或）舒张压≥70mmHg进一步评估血压状态。一般来说，左、右上臂血压相差10～20mmHg，右侧>左侧。如果左、右上臂血压相差较大，要考虑一侧锁骨下动脉远端有阻塞性病变。如疑似直立性低血压的患者还应测量平卧位和站立位血压。是否血压增高，不能仅凭一次或两次诊室血压测量值，需要经过一段时间的随访，进一步观察血压变化和总体水平。

一旦诊断高血压，必须鉴别是原发性还是继发性。同时，从指导治疗和判断预后的角度，应对高血压患者进行心血管危险分层，将高血压分为低危、中危、高危和很高危。具体危险分层标准根据血压升高水平（1、2、3级）、其他心血管危险因素、糖尿病、靶器官损害及并发症情况。用于分层的其他心血管危险因素、靶器官损害和并发症见表3-5-2。

表3-5-2　高血压患者心血管危险分层标准

其他危险因素和病史	高血压1级	高血压2级	高血压3级
无	低危	中危	高危
1～2个其他危险因素	中危	中危	很高危
≥3个其他危险因素或靶器官损害	高危	高危	很高危
临床并发症或合并糖尿病	很高危	很高危	很高危

【治疗】

1. 目的和原则　原发性高血压降压治疗的最终目的是减少高血压患者心、脑血管病的发生率和死亡率。目前治疗方法有多种，首先强调有关生活方式的干预；而药物治疗是目前最主要的治疗措施之一；近年来应用肾动脉去神经化方法，也就是应用射频能量，通过导管消融使肾动脉血管内膜分布的交感神经末端结构失活，对顽固性高血压患者有一定疗效。也有研究人员尝试植入颈动脉窦刺激装置，以降低血压，但尚未见临床推广应用。

高血压治疗原则如下。

（1）生活方式干预：适用于所有高血压患者。①减轻体重：将 BMI 尽可能控制在<24kg/m^2；体重降低对改善胰岛素抵抗、糖尿病、血脂异常和左心室肥厚均有益；②减少钠盐摄入：应减少烹调用盐，每人每日食盐用量不超过 6g 为宜；③补充钾盐：每日吃新鲜蔬菜和水果；④减少脂肪摄入：减少食用油摄入，少吃或不吃肥肉和动物内脏；⑤戒烟限酒；⑥增加运动：运动有利于减轻体重和改善胰岛素抵抗，提高心血管调节适应能力，稳定血压水平；⑦减轻精神压力，保持心态平衡；⑧必要时补充叶酸制剂。

（2）药物治疗：对象如下：①高血压 2 级或以上患者；②高血压合并糖尿病，或者已经有心、脑、肾靶器官或并发症患者；③血压持续升高，改善生活方式后血压仍未获得有效控制者。从心血管危险分层的角度，高危和很高危患者必须使用降压药物强化治疗。

（3）血压控制目标值：目前一般主张血压控制应<140/90mmHg。糖尿病、慢性肾功能不全、心力衰竭或病情稳定的冠心病合并高血压者，血压控制目标值<130/80mmHg。对于老年收缩期高血压患者，收缩压控制于 150mmHg 以下。应尽早将血压降低到上述目标水平，但并非越快越好。大多数高血压患者，应根据病情在数周至数月内将血压逐渐降至目标水平。

（4）多重心血管危险因素协同控制：大部分高血压患者合并其他心血管危险因素且互有关联。降压治疗后尽管血压控制在正常范围，其他危险因素如糖代谢、脂代谢、尿酸代谢等异常依然对预后有重要影响，因此降压治疗时应同时兼顾其他心血管危险因素控制。

2. 降压治疗药物

（1）降压药物应用基本原则：使用降压药物应遵循以下 4 原则，即小剂量开始，优先选择长效的制剂，联合用药及个体化。

1）小剂量：初始治疗时通常采用较小的有效治疗剂量，根据需要逐步增加剂量。

2）优先选择长效制剂：尽可能使用每日给药一次而有 24h 持续降压作用的长效药物，从而有效控制夜间血压及晨峰血压，更有效预防心脑血管并发症。如使用中、短效制剂，则需每日给药 2~3 次，以达到平稳控制血压的目的。

3）联合用药：可增加降压效果又不增加不良反应，在低剂量单药治疗效果不满意时，可以采用两种或两种以上降压药物联合治疗。对血压≥160/100mmHg、高于目标血压 20/10mmHg 或高危及以上患者，起始即可采用小剂量两种药物联合治疗或用固定复方制剂。

4）个体化：根据患者具体情况、药物有效性和耐受性，兼顾患者经济条件及个人意见，选择适合患者的药物。

（2）降压药物种类：目前常用降压药物可归纳为五大类，即利尿剂、β-受体拮抗剂、CCB、血管紧张素转换酶抑制剂（ACEI）和血管紧张素Ⅱ受体拮抗剂（ARB）。

1）利尿剂：有噻嗪类、袢利尿剂和保钾利尿剂三类。噻嗪类使用最多，常用的有氢氯噻嗪。降压作用主要通过排钠,减少细胞外容量,降低外周血管阻力。降压起效较平稳、缓慢,持续时间相对较长,作用持久。适用于轻、中度高血压,对单纯收缩期高血压、盐敏感性高血压、合并肥胖或糖尿病、更年期女性、合并心力衰竭和老年人高血压有较强的降压效应。利尿剂可增强其他降压药的疗效。主要不良反应是低血钾和影响血糖、血脂、血尿酸代谢,往往发生在大剂量使用时,因此推荐使用小剂量。其他还包括乏力、尿量增多等,痛风患者禁用。保钾利尿剂可引起高血钾,不宜与 ACEI、ARB 合用,肾功能不全者慎用。袢利尿剂主要用于合并肾功能不全的高血压患者。

2) β 受体拮抗剂:有选择性(β_1)、非选择性(β_1与β_2)和兼有 α 受体拮抗剂三类。如美托洛尔、阿替洛尔、卡维地洛、普萘洛尔等。该类药物可通过中枢和周围 RAAS,抑制心肌收缩力和减慢心率发挥降压作用。适用于不同程度高血压患者,尤其是心率较快的中、青年患者或合并心绞痛和慢性心力衰竭者,对老年性高血压疗效相对较差。临床上治疗高血压宜使用选择性 β_1受体拮抗剂或者兼具 α 受体阻滞作用的 β 受体拮抗剂,达到能有效减慢心率的较高剂量。较高剂量治疗时突然停药可导致撤药综合征。虽然糖尿病不是使用 β 受体拮抗剂的禁忌证,但其增加胰岛素抵抗,还可能掩盖和延长低血糖反应,使用时应加以注意。不良反应主要有心动过缓、乏力、四肢发冷。β 受体拮抗剂对心肌收缩力、窦房结及房室结功能均有抑制作用,并可增加气道阻力。急性心力衰竭、病态窦房结综合征、房室传导阻滞者禁用。

3) CCB:根据药物核心分子结构和作用于 L 型钙通道不同的亚单位,分为二氢吡啶类和非二氢吡啶类,前者如硝苯地平、尼群地平、氨氯地平、非洛地平、尼卡地平等;后者如维拉帕米和地尔硫䓬。根据药物作用持续时间,又可分为短效和长效。长效例如氨氯地平、左旋氨氯地平;脂溶性膜型药物,如拉西地平和乐卡地平;缓释或控释制剂,如非洛地平缓释片、硝苯地平控释片。降压作用主要通过阻滞电压依赖 L 型钙通道减少细胞外钙离子进入血管平滑肌细胞内,减弱兴奋收缩耦联,降低阻力血管的收缩反应。CCB 还能减轻 AT 和 α_1 肾上腺能受体缩血管效应,减少肾小管钠重吸收。CCB 降压起效作用迅速,降压疗效和幅度相对较强,与其他类型降压药联合应用能明显增强降压效果。CCB 对血脂、血糖无明显影响,服药依从性较好。开始治疗时有反射性交感活性增加,引起心率增快、面部潮红、头痛、下肢水肿等,尤其是使用短效制剂时。非二氢吡啶类抑制心肌收缩和传导功能,不宜在心力衰竭、窦房结功能低下或心脏传导阻滞患者中应用。

4) ACEI:降压作用主要通过抑制循环和组织 ACE,使 ATⅡ生成减少,同时抑制激肽酶使缓激肽降解减少。此类药物有卡托普利、依那普利、贝那普利、福辛普利、雷米普利、培哚普利等。降压起效缓慢,3~4 周时达最大作用,限制钠盐摄入或联合使用利尿剂可使起效增快和作用增强。ACEI 具有改善胰岛素抵抗和减少蛋白尿作用,对肥胖、糖尿病和心脏、肾靶器官受损的高血压患者具有相对较好的疗效,特别适用于伴有心力衰竭、心肌梗死、心房颤动、蛋白尿、糖耐量减退或糖尿病肾病的高血压患者。不良反应主要是刺激性干咳和血管性水肿。干咳发生率为 10%~20%,可能与体内缓激肽增多有关,停用后可消失。高钾血症、妊娠妇女和双侧肾动脉狭窄患者禁用。应定期监测血肌酐及血钾水平。

5) ARB:降压作用主要通过阻滞组织 ATⅡ受体亚型 AT_1,更充分有效地阻断 ATⅡ的血管收缩、水钠潴留和重构作用。临床常用的品种有缬沙坦、氯沙坦、厄贝沙坦、替米沙坦、坎地沙坦等。降压作用起效缓慢,但持久而平稳。低盐饮食或与利尿剂联合使用能明显增强疗效。多数 ARB 随剂量增大降压作用增强。直接与药物有关的不良反应较少。治疗对象与禁忌证与 ACEI 相同。

除上述五大类主要的降压药物外，在降压药物发展历史中还有一些药物，包括交感神经抑制剂，如利血平、可乐定；直接血管扩张剂如肼屈嗪；α_1 受体拮抗剂，如哌唑嗪、特拉唑嗪等。这些药物曾多年应用于临床并有一定的降压疗效，但因不良反应较多，目前不主张单独应用，但可用于复方制剂或联合治疗。

（3）降压治疗方案：大多数无并发症的患者可单独或联合使用噻嗪类利尿剂、β 受体拮抗剂、CCB、ACEI 和 ARB，治疗应从小剂量开始。

联合治疗应采用不同降压机制的药物，目前我国临床主要推荐应用优化联合治疗方案是：ACEI/ARB+二氢吡啶类 CCB；ARB/ACEI+噻嗪类利尿剂；二氢吡啶类 CCB+噻嗪类利尿剂；二氢吡啶类 CCB+β 受体拮抗剂。次要推荐使用的联合治疗方案是：利尿剂+β 受体拮抗剂；α 受体拮抗剂+β 受体拮抗剂；二氢吡啶类 CCB+保钾利尿剂；噻嗪类利尿剂+保钾利尿剂。三种降压药联合治疗一般必须包含利尿剂。采用合理的治疗方案有良好的治疗依从性，对于有并发症的患者，降压药选择应个体化。

高血压患者需要长期降压治疗，尤其是高危和很高危患者。在每个患者确立有效治疗方案血压控制后，仍应继续治疗，不应随意停止治疗或频繁改变治疗方案。

老年人容易合并多种临床疾病，并发症较多，其高血压的特点是收缩压增高明显，脉压增大；血压波动性大，容易出现直立性低血压及餐后低血压；血压昼夜节律异常、白大衣高血压和假性高血压等相对常见。应逐步降压达标，避免过快降压。

顽固性高血压或难治性高血压是指尽管使用了三种以上合适剂量降压药联合治疗（一般应该包括利尿剂），血压仍未能达到目标水平。使用四种以上降压药物血压达标也应考虑为顽固性高血压。对于顽固性高血压，部分患者存在遗传学和药物遗传学方面的因素，多数患者还应该寻找原因，针对具体原因进行治疗。常见原因如下：①假性难治性高血压，系由于血压测量错误、“白大衣现象”或治疗依从性差等到导致；②生活方式未获得有效改善，比如体重、食盐摄入未得到有效控制，过量饮酒、未戒烟等导致血压难以控制；③降压治疗方案不合理；④其他药物干扰降压作用，例如，同时服用干扰降压作用的药物，如非甾体消炎药、某些具有拟交感活性的滴鼻液、抑制食欲的减肥药、三环类抗抑郁药、环孢素、重组人促红细胞生成素、避孕药、糖皮质激素、甘草等；⑤容量超负荷；⑥胰岛素抵抗；⑦继发性高血压。

3. 相关危险因素处理

（1）调脂治疗：血脂异常是动脉粥样硬化的重要危险因素，对高血压合并血脂异常的患者，应同时采取积极的降压治疗及适度的调脂治疗。调脂治疗首先应强调治疗性生活方式改变，当严格实施治疗性生活方式 3～4 个月后，血脂水平达不到目标值，则考虑药物治疗，首选他汀类药物如阿托伐他汀、瑞舒伐他汀、氟伐他汀、普伐他汀、辛伐他汀等，详见第七篇第 12 章血脂异常和脂蛋白异常血症。

（2）抗血小板治疗：阿司匹林在心脑血管二级预防中的作用有大量临床研究证据支持。①高血压合并稳定性冠心病、心肌梗死、缺血性脑卒中或短暂脑缺血史及合并周围动脉粥样硬化疾病者，需应用小剂量阿司匹林（100mg/d）进行二级预防；②合并血栓症急性发作，如 ACS、缺血性脑卒中、短暂性脑缺血、闭塞性周围动脉粥样硬化时，通常在急性期给予负荷剂量（300mg/d），而后应用小剂量作为二级预防；③高血压伴糖尿病、心血管高风险者可用小剂量阿司匹林进行一级预防；④阿司匹林不能耐受者可以应用氯吡格雷（75mg/d）代替。

(3) 血糖控制:高血压伴糖尿病患者心血管发病率更高。UKPDS 研究提示,强化血糖控制与常规血糖控制比较,可明显降低微血管并发症。

(4) 综合干预多种危险因素:高血压患者往往同时存在多个心血管病危险组分,包括危险因素,并存靶器官损害,伴发临床疾患。除了针对某一项危险组分进行干预外,更应强调综合干预多种危险组分,包括降压、降脂、抗栓治疗。另外有资料显示高同型半胱氨酸血症与脑卒中发生危险有关,而补充叶酸降低血同型半胱氨酸可减少脑卒中发生危险。对伴有血同型半胱氨酸升高的高血压人群,降压同时补充叶酸也是综合干预的措施之一。

【高血压急症和亚急症】 高血压急症是指原发性或继发性高血压患者,在某些诱因的作用下,血压突然升高(一般超过 180/120mmHg),伴有心、脑、肾等重要靶器官功能不全的表现。高血压急症包括高血压脑病、颅内出血(脑出血和蛛网膜下隙出血)、脑梗死、急性心力衰竭、ACS、主动脉夹层、子痫、急性肾小球肾炎、胶原血管病所致肾危象、嗜铬细胞瘤危象及围术期严重高血压等。少数患者病情急骤发作,舒张压≥130mmHg,并有头痛,视力模糊,眼底出血、渗出和视盘水肿,肾损害突出,持续蛋白尿、血尿与管型尿,称为恶性高血压。

高血压亚急症是指血压明显升高但不伴严重临床症状及进行性靶器官损害。患者可以有血压明显升高造成的症状,如头痛、胸闷、鼻出血和烦躁不安等。血压升高的程度不是区别高血压急症与亚急症的标准,区别两者的唯一标准是有无新近发生的急性进行性靶器官损害。

及时正确处理高血压急症十分重要,可在短时间内使病情缓解,预防进行性或不可逆性靶器官损害,降低死亡率。高血压急症和亚急症降压治疗的紧迫程度不同,前者需要迅速降压,采用静脉途径给药;后者需在 24~48h 内降低血压,可使用快速起效的口服降压药。

1. 治疗原则

(1) 及时降低血压:对于高血压急症选择适宜有效的降压药物,静脉滴注给药,同时监测血压。如果情况允许,及早开始口服降压药治疗。

(2) 控制性降压:高血压急症时短时间内血压急骤下降,有可能使重要器官的血流灌注明显减少,应采取逐步控制性降压。一般情况下,初始阶段(数分钟至 1h 内)血压控制的具体目标为平均动脉压的降低幅度治疗前水平的 25%;在随后的 2~6h 内将血压降至较安全水平,一般为 160/100mmHg 左右;如果可耐受,临床情况稳定,在随后 24~48h 逐步降至正常水平。如果降压后发现有重要器官缺血表现,血压降低幅度应更小。在随后的 1~2 周内,再将血压逐步降至正常水平。

(3) 合理选择降压药物:处理高血压急症的药物,要求起效迅速,短时间内达到最大作用;作用持续时间短,停药后作用消失较快;不良反应较小。另外,最好在降压过程中不明显影响心率、心输出量和脑血流量。

(4) 避免使用的药物:应注意有些降压药不宜用于高血压急症,甚至有害。利血平肌内注射的降压作用起效较慢,如果短时间内反复注射可导致难以预测的蓄积效应,发生严重低血压,引起明显嗜睡反应,干扰对神志的判断。治疗开始时也不宜使用强力的利尿药,除非有心力衰竭或明显的体液容量负荷过重,因为多数高血压急症时交感神经系统和 RAAS 过度激活,外周血管阻力明显升高,体内循环血容量减少,强力利尿存在风险。

2. 降压药选择和应用

(1) 硝普钠:同时直接扩张静脉和动脉,降低前、后负荷。开始以 10μg/min 静滴,逐渐增加剂量以达到降压作用,一般临床常用最大剂量为200μg/min。必须密切监测血压,根据血压水平仔细调节滴注速率。停止滴注后,作用仅维持3~5min。在通常情况下不良反应轻微,有恶心、呕吐、肌肉颤动。硝普钠在体内红细胞中产生氰化物,长期或大量使用应注意可能发生硫氰酸中毒,尤其肾功能损害者更容易发生。

(2) 硝酸甘油:扩张静脉与选择性扩张冠状动脉和大动脉,降低动脉压作用不及硝普钠。开始时以5~10μg/min速率静滴。降压起效迅速,停药数分钟后作用消失,可用至100~200μg/min。

(3) 尼卡地平:二氢吡啶类CCB,作用迅速,持续时间较短,降压同时改善脑血流量。开始时以0.5μg/(kg·min)静脉滴注,可逐步增加到1μg/(kg·min)。主要用于高血压急症合并急性脑血管病或其他高血压急症。不良反应有心动过速、面部潮红等。

(4) 拉贝洛尔:兼有α受体拮抗作用的β受体拮抗剂,起效较迅速(5~10min),持续时间较长(3~6h)。开始时缓慢静脉注射20~100mg,以0.5~2mg/min速率静脉滴注,总剂量不超过300mg。拉贝洛尔主要用于高血压急症合并妊娠或肾功能不全患者。不良反应有头晕、直立性低血压、心脏传导阻滞等。

【预后】 高血压患者的预后不仅与血压水平有关,而且与是否合并其他心血管危险因素及靶器官损害程度有关。发生靶器官损害者,其预后与相应器官损害的预后相同。

二、继发性高血压

继发性高血压约占所有高血压的5%。临床上凡遇到以下情况时,要进行全面详尽的筛选检查:①中、重度血压升高的年轻患者;②症状、体征或实验室检查有怀疑线索,如肢体脉搏搏动不对称性减弱或缺失,腹部听到粗糙的血管杂音等;③药物联合治疗效果差,或者治疗过程中血压曾经控制良好但近期内又明显升高;④恶性高血压患者。

继发性高血压的主要疾病和病因如下。

1. 肾疾病　①肾小球肾炎;②慢性肾盂肾炎;③先天性肾病变(多囊肾);④继发性肾病变(结缔组织病,糖尿病肾病,肾淀粉样变等);⑤肾动脉狭窄;⑥肾肿瘤。

2. 内分泌疾病　①库欣综合征;②原发性醛固酮增多症;③肾上腺性变态综合征;④甲状腺功能亢进;⑤甲状腺功能减退;⑥甲状旁腺功能亢进;⑦腺垂体功能亢进;⑧绝经期综合征。

3. 心血管病变　①主动脉瓣关闭不全;②完全性房室传导阻滞;③主动脉缩窄;④多发性大动脉炎。

4. 颅脑病变　①脑肿瘤;②脑外伤;③脑干感染。

5. 其他　①妊娠高血压综合征;②红细胞增多症;③药物(糖皮质激素、拟交感药物、甘草等)。

继发性高血压的治疗应注意消除或控制病因,积极治疗原发病。

(方五旺)

第六章　心肌疾病

学习目标

1. 熟悉扩张型心肌病、肥厚型心肌病的临床表现及诊疗原则。
2. 了解心肌病的分类、病理、病理生理。

心肌病(cardiomyopathy)是一组由不同病因(遗传病因较常见)引起的心肌病变,导致心肌机械和(或)心电功能障碍,常表现为心室肥厚或扩张。该病可局限于心脏本身,亦可为系统性疾病的心脏表现,最终可导致心脏性死亡或进行性心力衰竭。由其他心血管疾病继发的心肌病变不属于心肌病范畴。

目前心肌病的具体分类如下。

1. 遗传性心肌病　如肥厚型心肌病、右心室发育不良心肌病、离子通道病(如长 QT 综合征、Brugada 综合征等),左心室致密化不全等。

2. 混合性心肌病　如扩张型心肌病、限制型心肌病

3. 获得性心肌病　心动过速性心肌病、围生期心肌病、感染性心肌病等。

本节重点讲述扩张型心肌病和肥厚型心肌病。

第一节　扩张型心肌病

扩张型心肌病(dilated cardiomyopathy,DCM)特征为左、右心室或双侧心室扩大伴心室收缩功能减退,室性或房性心律失常多见。该病较常见,我国人群发病率为 13/10 万~84/10 万。病情呈进行性加重,预后差,确诊后 5 年生存率约为 50%,10 年生存率约 25%。

【病因学】　本病的病因迄今未能完全明确,部分患者具有家族遗传性。目前已发现本病与下列因素有关。

1. 感染　病原体直接侵袭和由此引发的慢性炎症和免疫反应是造成心肌损害的机制。动物实验中柯萨奇病毒等不仅可以引起病毒性心肌炎,且可以引起类似扩张型心肌病的病变,临床上急性病毒性心肌炎患者长期随访中发现转变为扩张型心肌病的机会显著大于一般人群。不少本病患者血中柯萨奇病毒中和抗体滴定度比正常人高;在患者的心肌活检标本中也发现有肠道病毒或巨细胞病毒的 RNA,以上均说明本病与病毒感染关系密切,该病有可能是感染的持续存在。

部分细菌、真菌、立克次体等也可引起心肌炎并发展为扩张型心肌病。

2. 基因　扩张型心肌病与组织相容抗原有关,扩张型心肌病患者中 HLA B_{27}、HLA A_2、HLA DR_4、HLA DQ_4各位点较非本病患者增加,而 HLA DRw6 位点则减少,HLA 的变化与常染色体隐性遗传有关,这可能是本病患者具有家族性倾向的原因。另一方面,扩张型心肌病患者存在免疫反应的改变,导致病毒易感性增加,导致心肌自身免疫损伤。

3. 免疫　本病患者中自然杀伤细胞活性减低,减弱机体的防御能力,致病毒易感性增加;抑制性 T 淋巴细胞数量及功能减低,由此发生细胞介导的免疫反应,引起血管和心肌损伤。

【临床表现】 各年龄均可发病,但以中年居多。起病多缓慢,最初表现为心脏扩大、心功能代偿而无自觉不适,这一时期有时可达10年以上。

1. 症状 以充血性心力衰竭为主,以气急和水肿为最常见。最初表现为劳动或劳累后气急,以后在轻度活动或休息时也有发生,病情加重时表现为夜间阵发性呼吸困难、端坐呼吸等左心功能不全症状,并逐渐出现食欲下降、腹胀和双下肢水肿等右心功能不全症状。由于心排血量低,患者常感乏力。合并心律失常时有心悸、黑朦乃至猝死。脑、肾、肺等处发生栓塞时表现为相应脏器的缺血性表现。

2. 体征 主要体征为心脏扩大,心尖搏动向左下移位,常可听到第三或第四心音,心率快时呈奔马律。由于心腔扩大,可有相对性二尖瓣或三尖瓣关闭不全所致的收缩期吹风样杂音,此种杂音在心功能改善后减轻。血压多数正常,但晚期病例血压降低,脉压减小,出现心力衰竭时舒张压可轻度升高。肺部听诊可闻及湿啰音,初为两肺底,随着心力衰竭加重啰音位置增高,急性左心衰竭时湿啰音可遍布两肺或伴哮鸣音。脉搏常较弱,可出现交替脉。右心衰竭时肝大,水肿的出现从身体最低垂部位——下肢开始(卧床患者从骶尾部始),胸腔积液和腹水在晚期患者中常见。各种心律失常都可出现,且有多种心律失常合并存在而构成比较复杂的心律,可以反复发生,有时甚顽固。高度房室传导阻滞、心室颤动、窦房阻滞或暂停可导致阿-斯综合征,成为致死原因之一。

【辅助检查】

1. 胸部X线检查 心影扩大,心胸比大于50%,部分晚期外观如球形,说明各心腔均增大。透视下见心脏搏动减弱。病程较长的患者常有肺淤血、肺间质水肿和肺动脉高压的X线表现,常见胸腔积液。

2. 心电图 缺乏诊断特异性。心电图改变以心脏肥大、心肌损害和心律失常为主。左心室肥大多见,常合并心肌劳损,晚期常有右心室肥大;也可有左或右心房肥大。心肌损害常见,以ST段压低、T波倒置为主要表现。严重的左室纤维化可有病理性Q波,类似心肌梗死,其部位多在前间隔(V_1、V_2导联)。心室内传导阻滞常见,左、右束支或左束支分支的传导阻滞都可出现。心律失常常见,后期犹然,以异位心律和传导阻滞为主。异位心律可来自心房、房室交接处或心室,由期前收缩逐步演变为心动过速,以至扑动或颤动,亦可有窦房病变、房室交接处逸搏或逸律,或心室自身心律等。一至三度房室传导阻滞均可发生。

3. 超声心动图 是诊断和评估扩张型心肌病最常用的重要检查手段。在本病早期仅表现心腔轻度扩大,尤其左心室,后期各心腔均扩大。室壁运动普遍减弱,心肌收缩功能下降,左室射血分数常减至50%以下。二尖瓣前叶双峰可消失而前后叶呈异向活动。可能有少量心包积液。

4. 心肌核素显像 核素心室造影可显示心腔扩大与室壁运动减弱,左室射血分数减少,运动后更为明显。运动或药物负荷心肌显像可除外缺血性心肌病。

5. 心导管检查和心血管造影 早期近乎正常。有心力衰竭时可见左、右心室舒张末期压、左心房压和肺毛细血管楔压增高、心搏量、心脏指数减低。心室造影可见心腔扩大,室壁运动减弱,心室射血分数低下。冠状动脉造影多无异常,有助于与缺血性心肌病的鉴别。

6. 心内膜心肌活检 可见心肌细胞肥大、变性、间质纤维化等。活检标本除发现组织学改变外,尚可进行病毒学检查。

【诊断和鉴别诊断】 本病缺乏特异性诊断指标,临床上有慢性心力衰竭表现,超声心动图证实有心腔扩大与心脏弥漫性搏动减弱,即应考虑有本病的可能,但应除外各种病因明确的器质性心脏病,如心脏瓣膜病、急性病毒性心肌炎、冠心病、先天性心血管病及各种继发性心肌病等后方可确立诊断。

【治疗】 旨在防止基础病因导致的进一步心肌损害,改善心功能、控制心律失常,改善心脏重构和预防猝死和栓塞。

1. 病因治疗 因本病原因未明,尚无特殊的防治方法。注意在病毒感染时密切观察心脏情况并及时治疗,对预防有意义。

2. 心力衰竭的药物治疗

(1) 休息、避免劳累、低盐饮食,必须强调,对心功能失代偿者更应注意,宜合理休息,以免病情恶化。

(2) 心力衰竭者治疗原则与一般心力衰竭相同,采用利尿药、扩血管药和强心药,由于心肌损坏较广泛,洋地黄类、利尿药可有效改善症状,在低肾小球滤过时,氢氯噻嗪疗效不佳时,用袢利尿药,如呋塞米。

(3) 无论心功能代偿或失代偿的患者,无禁忌证、血压耐受情况下,建议早期使用ACEI、ARB、盐皮质激素受体拮抗剂(MRA)和β受体拮抗剂,用时须从小剂量开始,注意避免低血压。但不宜将ACEI、ARB和MRA三种合用。

3. 抗凝治疗 本病在扩大的心房心室腔内易有附壁血栓形成。对有心房颤动或深静脉血栓形成等发生栓塞性疾病风险且没有禁忌证的患者宜口服阿司匹林预防附壁血栓形成。对于已经有附壁血栓形成和发生血栓栓塞的患者必须长期抗凝治疗,口服华法林或达比加群等抗凝药物。

4. 心力衰竭的心脏再同步化治疗 通过置入带有双心室电极的起搏器,同步起搏双心室,使左、右心室的收缩同步化。这一治疗需在药物治疗的基础上选用,对部分心力衰竭患者有显著疗效。

5. 心力衰竭的其他治疗 对长期严重心力衰竭,内科治疗无效的病例,可考虑进行心脏移植。在等待期如有条件尚可行左心机械辅助循环,以改善患者心脏功能。也有试行左室成形术,通过切除部分扩大的左心室同时置换二尖瓣,以减轻反流、改善心功能,但疗效尚待肯定。

6. 心律失常和SCD的防治 心律失常,尤其伴随有症状者需用抗心律失常药。心脏电复律除颤器(implantable cardioverter defibrillator,ICD)可预防猝死的发生。

第二节　肥厚型心肌病

肥厚型心肌病(hypertrophic cardiomyopathy,HCM)是一种常染色体显性遗传的心肌病,以非对称性的心室肥厚为特征,以室间隔为甚,偶尔可呈同心性肥厚或心尖肥厚。根据是否存在左心室流出道梗阻又可分为梗阻型和非梗阻型肥厚型心肌病。国外报道人群患病率为200/10万,我国患病率约为180/10万。

本病预后差异较大,部分表现为猝死,是青少年和运动员猝死的最主要一个原因,少数进展为终末期心力衰竭,部分患者症状轻微或终身无症状,预期寿命接近正常人。

【病因学】 病因未明。目前认为遗传因素是主要病因,其依据是本病有明显的家族性发病倾向,常合并其他先天性心血管畸形,遗传方式表现为常染色体显性遗传,目前已发现至少18个致病基因共500种以上遗传变异。其中最常见的致病基因为β-肌球蛋白重链及肌球蛋白结合蛋白C的编码基因。肥厚型心肌病的表型具有多样性,受致病基因、修饰基因和环境因素的共同影响。

【病理】 病变以心肌肥厚为主,心脏重量增加。心肌肥厚可见于室间隔和游离壁,以前者为甚,常呈不对称(非同心)性肥厚,即心室壁各处肥厚程度不等,部位以左心室为常见,右心室少见。不成比例的心肌肥厚常使室间隔的厚度与左心室后壁厚度之比≥1.3,少数可达3。显微镜下见心肌细胞排列紊乱,细胞核畸形,细胞分支多,线粒体增多,心肌细胞极度肥大,细胞内糖原含量增多,此外,尚有间质纤维增生。各年龄均可发生本病,但心肌肥厚在40岁以下者比40岁以上者严重,此种肥厚与年龄的关系原因未明。随病程发展,心肌纤维化增多,心室壁肥厚减少,心腔狭小程度也减轻,呈晚期表现。

【病理生理】

1. 左室流出道梗阻 在收缩期,肥厚的室间隔肌凸入心室腔,使心室流出道狭窄。在非梗阻型,此种影响尚不明显,在梗阻型则比较突出。同时快速血流通过狭窄的流出道产生负压,引起二尖瓣前向运动,加重梗阻,并造成二尖瓣关闭不全,此作用在收缩中、后期较明显。左心室喷血早期,流出道梗阻轻,喷出约30%心搏量,其余70%在梗阻明显时喷出,因此,颈动脉波示迅速上升的升支,下降后再度向上成一切迹,然后缓慢下降。流出道梗阻在收缩期造成左心室腔与流出道之间压力差,流出道与主动脉间无压力差。有些患者在静息时流出道梗阻不明显,运动后变为明显。静息或运动负荷超声显示左心室流出道压力阶差≥30mmHg者,称梗阻性肥厚型心肌病,约占70%。

2. 舒张功能异常 肥厚的心肌顺应性减低,扩张能力差,使心室舒张期充盈发生障碍,舒张末期压可以升高。舒张期心腔僵硬度增高,左室扩张度减低,由此心搏量减少,充盈增高且压迫心室壁内冠状动脉。快速充盈期延长,充盈速率与充盈量均减小。

3. 心肌缺血 由于心肌需氧超过冠状动脉血供,室壁内冠状动脉狭窄,舒张期过长,心室壁内张力增高等引起。

【临床表现】

1. 症状

(1) 呼吸困难:多在劳累后出现,是由于左心室顺应性减低,舒张末期压升高,继而肺静脉压升高,肺淤血之故。与室间隔肥厚伴存的二尖瓣关闭不全可加重肺淤血。

(2) 心前区痛:多在劳累后出现,似心绞痛,但可不典型,是由于肥厚的心肌需氧增加而冠状动脉供血相对不足所致。

(3) 乏力、头晕与昏厥:多在活动时发生,是由于心率加快,使原已舒张期充盈欠佳的左心室舒张期进一步缩短,加重充盈不足,心排血量减低。活动或情绪激动时由于交感神经作用使肥厚的心肌收缩加强,加重流出道梗阻,心排血量骤减而引起症状。部分患者有晕厥,多为运动时出现,与室性心律失常相关。

2. 体征

(1) 心脏轻度增大,可闻及第四心音,有抬举样心尖搏动。

(2) 胸骨左缘下段心尖内侧可听到收缩中期或晚期喷射性杂音,向心尖部传导,可伴有收缩期震颤,见于有左心室流出道梗阻的患者。凡增加心肌收缩力或减轻心脏负荷的措施如给洋地黄类、异丙肾上腺素、亚硝酸异戊酯、硝酸甘油、作Valsalva动作、体力劳动后或早搏后均可使杂音增强;凡减弱心肌收缩力或增加心脏负荷的措施如给血管收缩药、β受体拮抗剂、下蹲、紧握掌时均可使杂音减弱。约半数患者同时可听到二尖瓣关闭不全的杂音。

(3) 第二音可呈反常分裂,是由于流出道梗阻,左心室射血受阻,主动脉瓣关闭延迟所致。第三音常见于伴有二尖瓣关闭不全的患者。

【辅助检查】

1. 心电图　变化多样。主要表现如下。① ST-T 改变见于 80% 以上患者,大多数冠状动脉正常。心尖肥厚型肥厚型心肌病患者胸前区导联可有巨大倒置的 T 波。②左心室肥大征象见于 60% 患者,其存在与心肌肥大的程度与部位有关。③异常 Q 波的存在。Ⅰ、aVL、$V_4 \sim V_6$ 导联上有深而不宽的 Q 波,反映不对称性室间隔肥厚,有时在Ⅱ、Ⅲ、aVF、V_1、V_2 导联上也可有 Q 波。④左心房波形异常,可能见于 1/4 患者。⑤部分患者合并预激综合征。

2. 胸部 X 线检查　普通胸片显示左心室增大,或心影大小在正常范围。

3. 超声心动图　是肥厚型心肌病主要的临床诊断手段,以不对称性心室肥厚伴左心室腔缩小为特征。①舒张期室间隔厚度≥15mm 或与左心室后壁厚度之比≥1.3。②伴左心室流出道梗阻的患者可见室间隔流出道部分向左心室内突出、二尖瓣前叶的收缩期前移(systolic anterior motion,SAM)。③左心室腔缩小,流出道狭窄。④左心室舒张功能障碍,包括顺应性减低,快速充盈时间延长,等容舒张时间延长。运用多普勒法可以了解杂音的起源和计算梗阻前后的压力差。

但室间隔厚度未达标不能完全除外本病的诊断,静息状态下无流出道梗阻的患者需评估激发状态下的流出道变化。同时心电图提示心前区导联 T 波深倒的患者,需注意心尖部心肌变化,以免漏诊心尖肥厚型肥厚型心肌病。

4. 心脏磁共振　显示室间隔和(或)心室壁局限性或普遍性增厚,同位素钆增强扫描可见室间隔与右心室游离壁连接处心肌呈片状强化。梗阻性肥厚型心肌病同样可见左心室流出道狭窄、收缩期前移现象和二尖瓣关闭不全。

5. 心导管检查和冠状动脉造影　心导管检查示心室舒张末期压增高。有左心室流出道梗阻者在心室腔与流出道间有收缩期压力差。心室造影显示左心室变形,可呈香蕉状或纺锤状(心尖肥厚型心肌病)。冠状动脉造影多无异常。

【诊断】

1. 诊断标准　临床上在胸骨下段左缘有收缩期杂音应考虑本病,用生理动作或药物作用影响血流动力学而观察杂音改变有助于诊断。超声心动图检查是极为重要的无创性诊断方法,室间隔厚度≥15mm 或与后壁厚度之比≥1.3 为标准。心导管检查显示左心室流出道压力差可以确立梗阻型诊断。阳性家族史(心肌肥厚、猝死等)更有助于诊断。基因检查可明确遗传学变异。

2. 鉴别诊断

(1) 除外左心负荷增加引起的心室肥厚,包括主动脉瓣狭窄、高血压性心脏病、先天性心脏病-心室间隔缺损、运动员心脏等。

(2) 除外异常物质沉积引起的心肌肥厚:淀粉样变、糖原贮积症。

(3) 除外其他疾病并存的心肌肥厚:如线粒体肌病、Danon 病等。

【治疗】　由于病因不明,预防较困难。为预防发病应避免劳累、激动、突然用力。凡增强心肌收缩力的药物如洋地黄类、β 受体兴奋药如异丙肾上腺素等,以及减轻心脏负荷的药物如硝酸甘油等使左心室流出道梗阻加重,尽量不用。如有二尖瓣关闭不全,应预防发生感染性心内膜炎。

治疗的目标为改善症状,减少并发症和预防猝死。

1. 药物治疗

(1) 减轻左心室流出道梗阻:①β受体拮抗剂使心肌收缩减弱,减轻流出道梗阻,减少心肌氧耗,同时增加舒张期充盈时间,改善心室舒张功能,且能减慢心率,增加心搏出量,是梗阻性肥厚型心肌病的一线治疗用药。普萘洛尔应用最早,开始每次10mg,3~4次/日,逐步增大剂量,以求改善症状而心率血压不过低,最多可达200mg/d左右。②非二氢吡啶类CCB既有负性肌力作用以减弱心肌收缩,又改善心肌顺应性而有利于舒张功能,可用于不能耐受β受体拮抗剂的患者。维拉帕米120~480mg/d,分3~4次口服,可使症状长期缓解,对血压过低、窦房功能或房室传导障碍者慎用。地尔硫䓬治疗亦有效,用量为30~60mg,3次/日。β受体拮抗剂与CCB合用可出现心率过缓和低血压,一般不建议合用。

(2) 治疗心力衰竭:疾病早期为舒张功能不全,晚期后出现左心室收缩功能减低,出现慢性收缩性心功能不全表现。晚期的治疗与其他原因所导致的心力衰竭相同,主要为ACEI、ARB、β受体拮抗剂和利尿剂、强心药等。

(3) 治疗心律失常:肥厚型心肌病最常见的心律失常是心房颤动。阵发性心房颤动以胺碘酮为较常用,可终止心房颤动并减少发作。持续性心房颤动,可予β受体拮抗剂或非二氢吡啶类CCB控制心室率。建议抗凝治疗,除非禁忌。

2. 非药物治疗

(1) 手术治疗:对诊断肯定,药物治疗效果不佳者梗阻性心肌病患者(压力阶差大于50mmHg)考虑手术治疗,作室间隔肌纵深切开术和肥厚心肌部分切除术以缓解症状。目前美国和欧洲共识将手术列为合适患者的首选治疗。

(2) 室间隔消融术:适应证同手术治疗患者。手术为经冠状动脉间隔支注入无水乙醇造成该区域心肌坏死,从而减轻患者左心室流出道梗阻。但由于消融范围的不确定性,部分患者需要重复消融,长期预后尚不清楚。

(3) 起搏治疗:对于药物治疗效果差又不适合手术或消融的患者可试用双腔永久起搏器,作右心室房室顺序起搏以缓解梗阻型患者的症状。

3. 猝死的风险评估和预防 对具有猝死高危风险的患者,可考虑安装ICD。预测高危的因素:心搏骤停史、一级亲属中有1个或多个肥厚性心肌病猝死事件、左心室严重肥厚(≥30mm)、动态心电图发现反复非持续性室速、运动时出现低血压、不明原因晕厥尤其发生在运动时。

第三节 限制型心肌病

限制型心肌病(restrictive cardiomyopathy,RCM)是以心室壁僵硬度增加、舒张功能降低、充盈受限为特征的一类心肌病。患者早期左心室不扩张,室壁不增厚或仅轻度增厚,收缩功能大多正常,但心房扩张显著。晚期左心室收缩功能受损严重,心腔可以扩张。本病预后差,确诊后5年生存期仅30%左右。

【病因与分类】 本病分为以下3类。①心内膜病变性:病变累及心内膜为主,如心内膜的弹力纤维增生症、高嗜酸细胞综合征、类癌样心脏病和转移性癌、放射性、蒽环类抗生素等;②浸润性:为细胞内或细胞间代谢产物或异常物质堆积,常见为淀粉样变性、糖原贮积症、血色病等;③非浸润性:包括特发性限制型心肌病,肥厚型/假性限制型心肌病,病理改变以纤维化为特征的硬皮病、糖尿病心肌病等。除浸润性病变外,非浸润性的本型心肌病的发病机制研究，集中于嗜酸性细胞，在热带与温带地区所见的一些本型患者不少与嗜酸性细胞增多有关。早期为坏死期，心肌内多嗜酸细胞，一般在5周以内；达10个月时，心内膜增厚并有血栓形成，心肌内炎变减少，即血栓形成期；2年以后进入纤维化期，心内膜及心肌均可纤维化。

【病理】 主要的病理变化为心肌，尤以心内膜面纤维化，炎症细胞浸润和心内膜面瘢痕形成。

【病理生理】 心内膜与心肌纤维化使心室舒张发生障碍，还可伴有不等程度的收缩功能障碍。心室腔减少，使心室的充盈受限制；心室的顺应性低，回血有障碍，随之心排血量也减小，造成类似缩窄性心包炎时的病理生理变化。房室瓣受累时可以出现二尖瓣或三尖瓣关闭不全。

【临床表现】 起病比较缓慢。早期可有发热，逐渐出现乏力、头晕、气急。病变以左心室为主者有左心衰竭和肺动脉高压的表现，如气急、咳嗽、咯血、肺基底部啰音、肺动脉瓣区第二音亢进等；病变以右心室为主者有左心室回血受阻的表现，如颈静脉怒张、肝大、下肢水肿、腹水等。心脏搏动常减弱，浊音界轻度增大，心音轻，心率快，可有舒张期奔马律及心律失常。心包积液也可存在。内脏栓塞不少见。

【辅助检查】

1. 实验室检查 继发性患者可伴随相应原发病的实验室异常，如淀粉样变性患者可有尿本周蛋白。

2. 心电图 QRS波异常和ST-T改变在限制型心肌病患者中较常见，心房或心室肥大、束支传导阻滞、心房颤动，也可在V_1、V_2导联上有异常Q波，心肌淀粉样变患者有低电压。

3. 超声心动图 可见双心房增大和心内膜增厚、心尖部心室腔闭塞，心肌心内膜结构超声回声密度异常，室壁运动减弱，心肌淀粉样变患者心肌呈毛玻璃样改变。

4. X线、CTA 胸片可能见到心内膜心肌钙化的阴影。冠状动脉CT发现冠状动脉狭窄提示缺血性心肌病是心肌损害的原因。

5. 心导管检查 限制型心肌病具有以下特点：①收缩期肺动脉压显著增高（常≥50mmHg）；②舒张压变化大，源于舒张早期充盈快，中、后期则极慢；③右心室舒张压相对较低。

【诊断】 由于本型的临床表现早期不明显，诊断较困难。临床症状出现后结合患者病史、超声心动图见双房大，室壁不厚、左心室不大而充盈受限，应考虑到限制型心肌病可能。

在临床上须与缩窄性心包炎鉴别，尤其右心室病变为主的限制型心肌病，两者临床表现相似。急性心包炎或心包积液病史，查体发现心包叩击音、奇脉，X线示心包钙化，胸部CT或磁共振检查示心包增厚，支持心包炎；心电图上心房或心室肥大、束支传导阻滞支持心肌病，超声心动图对两者的鉴别有较大帮助，心尖部心腔闭塞及心内膜增厚确立心肌病的诊断。进一步可行心导管测定鉴别。

【治疗】 无特异性手段，以对症为主。该病引起的心力衰竭对常规治疗反应不佳，常常成为难治性心力衰竭。有水肿和腹水者宜用利尿药。应用利尿药或血管扩张药时应注意不使心室充盈压下降过多而影响心功能。为防止栓塞可用抗凝药。近年来用手术切除纤维化增厚的心内膜，房室瓣受损者同时进行人造瓣膜置换术，可有较好效果。

对于继发性限制型心肌病，部分疾病有针对病因的特异性治疗。

（盛红专）

第七章 先天性心血管病

学习目标

1. 熟悉常见先天性心血管病的病理解剖、病理生理、临床表现、辅助检查及诊断。
2. 了解先天性心血管病的介入治疗

第一节 成人先天性心血管病

先天性心血管病(congenital cardiovascular diseases,CHD)是指心脏及大血管在胎儿期发育异常引起的、在出生时病变即已存在的疾病,简称先心病。在我国先天性心脏病的发生率为0.7%~0.8%,是严重危害人们健康的疾病。根据患者是否有发绀,可将本病分为无发绀和发绀两大类;通过血流力学检查,用病理解剖和病理生理相结合的方法,可将本病分为:①无分流;②左至右分流(左、右两侧血液循环途径之间有异常的沟通,动脉血从左侧心腔的不同部位流入静脉血中,如发生显著肺动脉高压,则分流亦可转变为右至左);③右至左分流(左、右两侧血液循环途径之间的异常沟通,使静脉血从右侧心腔的不同部位分流入动脉血中)三大类。我国常见的先天性心血管病依次为:房间隔缺损(atrial septal defect,ASD)、动脉导管未闭、室间隔缺损、单纯肺动脉瓣狭窄、法洛四联症、艾森门格综合征、主动脉缩窄、主动脉窦动脉瘤等。本章仅对常见的可自然存活至成人的先天性心血管病做简要介绍。

一、房间隔缺损

ASD是指在胚胎发育过程中,房间隔的发生、吸收和融合出现异常,导致左、右心房之间残留未闭的缺损。本病占成人先天性心脏病的20%~30%,女性多见,男女发病率之比为1∶(1.5~3)。

【病理解剖】 分为继发孔型和原发孔型,前者常见占ASD的60%~70%,又分为中央型缺损、下腔型缺损、上腔型缺损和混合型缺损,以中央型缺损最多见;后者占ASD的15%~20%,缺损位于房间隔的下部,因原发房间隔发育不良或者心内膜垫发育异常导致,其上缘为原发房间隔形成的弧形边缘,下缘为二尖瓣、三尖瓣的共同瓣环。

【病理生理】 ASD时左向右分流量取决于缺损的大小、两侧心室的相对顺应性和体、肺循环的相对阻力。小型ASD,两心房压相差无几,分流量小;大型ASD时,左心房水平大量含氧量高的血流向右心房分流,右心房接受腔静脉回流血量加上左心房分流的血量,导致右心室舒张期容量负荷过重,肺循环血流量可为体循环的2~4倍。小部分病例当分流量已超过肺血管床容量的限度,可产生肺动脉高压。

【临床表现】 多数继发孔ASD的儿童除易患感冒等呼吸道感染外可无症状,活动亦不受限制,一般到青年时期才表现有气急、心悸、乏力等。40岁以后绝大多数患者症状加重,并常出现心房纤颤、心房扑动等心律失常和充血性心衰表现。

体格检查其典型表现为胸骨左缘第 2、3 肋间闻及Ⅱ～Ⅲ级收缩期吹风样杂音，伴有第二心音亢进和固定分裂。病变晚期将发展为充血性心力衰竭，颈静脉怒张、肝增大。

【辅助检查】

1. 心电图检查　表现为电轴右偏、不完全性右束支传导阻滞和右心室肥大。成年患者可有心律失常，以心房纤颤和心房扑动最为常见。

2. 胸部 X 线　主要表现有肺野充血、心影轻到中度增大和肺动脉段突出，左心室和主动脉正常或比正常稍小。

3. 超声心动图　可见右心房和右心室增大、室间隔与左心室后壁同向运动等右心负荷过重表现，房间隔中部连续性中断，并可测量缺损大小。彩色多普勒可以明确血液分流方向、速度并估计分流量。对于静脉窦型缺损超声显像可能有一定困难，而经食管超声检查可获得十分清晰的图像。

4. 心导管检查　右心导管也可经过缺损进入左心房。右心导管检查可计算肺循环与体循环血流量，确定心内分流情况和测量肺动脉压。

【诊断及鉴别诊断】　典型的心脏听诊、心电图、X 线表现可提示 ASD 存在，超声心动图可以确诊。应与肺静脉畸形引流、肺动脉瓣狭窄及小型室间隔缺损等鉴别。

【治疗】　对于成人 ASD 患者，只要超声检查有右心室容量负荷增加的证据，就应尽早关闭缺损。ASD 的治疗方法包括介入治疗和外科开胸手术两种。

1. 介入治疗　参见本章第二节。

2. 手术治疗　在未开展介入手术治疗以前，对所有单纯 ASD 已引起血流动力学改变，即已有肺血增多征象、房室增大及心电图相应表现者均应手术治疗。患者年龄太大已有严重肺动脉高压者手术治疗应慎重。

【预后】　一般随年龄增长而病情逐渐恶化，死亡原因常为心力衰竭，其次为肺部感染、肺动脉血栓形成或栓塞。

二、室间隔缺损

室间隔缺损（ventricular septal defect，VSD）为最常见的先天性心脏畸形，多单独存在，亦可与其他畸形合并发生。本病的发生率占先天性心血管疾病的 25%～30%。

【病理解剖】　室间隔由膜部、漏斗部和肌部三部分组成。根据缺损的部位，室间隔缺损可分为：①膜部缺损，最常见；②漏斗部缺损，又可分为干下型和嵴内型；③肌部缺损。

【病理生理】　室间隔缺损必然导致心室水平的左向右分流，其血流动力学效应为：①肺循环血量增多；②左心室容量负荷增大；③体循环血量下降。由于肺循环血量增加，肺动脉压力增高，早期肺血管阻力呈功能性增高，随着时间推移，肺血管发生组织学改变，形成肺血管梗阻性病变，可使右心压力逐步升高超过左心压力，而转变为右向左分流，形成艾森门格综合征。

【临床表现】　一般与缺损大小和分流量多少有关，缺损小、分流量少的病例，通常无明显的临床症状。缺损大伴分流量大者，可有发育障碍、心悸、气促、乏力、咳嗽，易患呼吸道感染。严重者可发生心力衰竭，显著肺动脉高压发生双向分流或右向左分流者出现活动后发绀或发绀症状。

体格检查其典型表现为胸骨左缘第 3、4 肋间闻及响亮粗糙的收缩期杂音，并占据整个收缩期，常伴有震颤。肺动脉压力升高可引起 P_2亢进。严重肺动脉高压病例可伴有肺动脉瓣膜区关闭振动感，P_2呈金属音性质。艾森门格综合征患者常有发绀和杵状指，右心室抬举样搏动，肺动脉瓣第二心音一般亢进或分裂。由于左向右分流减少，原有的杂音可以减弱或消失。

【辅助检查】

1. 心电图　室间隔小缺损时心电图可正常或电轴左偏，较大室间隔缺损时可有左心室或双室肥大。

2. X 线检查　成人室间隔小缺损 X 线片上可无异常征象；中等大室间隔缺损可见肺血增加，心影略向左增大；大室间隔缺损主要表现为肺动脉及其主要分支明显扩张，但在肺野外 1/3 血管影突然减少，心影大小不一，表现为左心房、左心室大，或左心房、左心室、右心室增大或以右心室增大为主，心尖向上抬举提示右心室肥厚。

3. 超声心动图　用以确定诊断同时可以测定缺损大小及部位，判断心室肥厚及心腔大小。运用多普勒技术可明确心室内分流及间接测量肺动脉的压力。超声心动图是确诊本病的主要的无创方法。

4. 心导管检查　心导管检查可以测量心室水平的分流量及肺循环阻力。

【诊断及鉴别诊断】　典型室间隔缺损根据临床表现及超声心动图即可确诊。轻度肺动脉瓣狭窄、肥厚型心肌病等心前区亦可闻及收缩期杂音，应注意鉴别；大室间隔缺损合并肺动脉高压者应与原发性肺动脉高压及法洛四联症鉴别。

【治疗】

1. 介入治疗　参见本章第二节。

2. 手术治疗　在未开展介入手术治疗以前，成人小室间隔缺损者一般不考虑手术，但应随访观察；中度室间隔缺损者应考虑手术，此类患者在成人中少见；大室间隔缺损伴明显肺动脉压增高，肺血管阻力>7Wood 单位者不宜手术。

【预后】　成人室间隔缺损自然闭合者为数极少，存活至成人的室间隔缺损一般为两种情况，一种是缺损面积较小，对血流动力学影响不大，属于较小室间隔缺损，预后较好；另一种为较大的缺损，儿童期未做手术至成人已发展为严重肺动脉高压导致右向左分流，预后极差。

三、动脉导管未闭

动脉导管未闭(patent ductus arteriosus，PDA)是常见的先天性心脏病之一，其发病率占先天性心脏病的 10%～21%，女性多见，男女比例约为 1∶3。

【病理解剖】　动脉导管连接肺动脉总干与降主动脉，是胎儿期血液循环的主要渠道。出生后一般在数月内因废用而闭塞，如 1 岁后仍未闭塞，即为动脉导管未闭。

【病理生理】　正常情况下，由于主动脉收缩压及舒张压均高于肺动脉压，所以通过未闭动脉导管持续有血流从主动脉进入肺动脉，即左向右分流，使肺循环血流量增多，肺动脉及其分支扩张，回流至左心系统的血流量也相应增加，致使左心负荷加重，左心随之增大。由于舒张期主动脉血分流至肺动脉，故使周围动脉舒张压下降、脉压增大。

【临床表现】　成人动脉导管未闭者可因分流量大小，有不同的临床表现。分流量甚小者临床上可无主观症状,突出的体征为胸骨左缘第二肋间及左锁骨下方可闻及连续性机械样杂音。中等分流量患者常有乏力、劳累后心悸、气喘胸闷等症状,心脏听诊杂音性质同上,常伴有震颤,传导范围广泛。分流量大的未闭动脉导管,常伴有继发性严重肺动脉高压者可导致右向左分流。上述典型杂音的舒张期成分减轻或消失,继之收缩期杂音亦可消失,而仅可闻及因肺动脉瓣关闭不全的舒张期杂音,此时患者多有青紫,且临床症状严重。

【辅助检查】

1. 心电图 常见的有左心室增大、左心房增大的改变,肺动脉高压时,可出现右心房增大,右心室肥大。

2. X 线检查 透视下所见肺门舞蹈征是本病的特征性变化。胸片上可见肺动脉段凸出,肺血增多,左心房及左心室增大。严重病例晚期出现右向左分流时,左向右分流量减少,心影反而较前减小,并出现右心室肥大的表现,肺野外带肺血减少。

3. 超声心动图 二维超声心动图可显示未闭动脉导管,并可见左心室内径增大。彩色多普勒可测得存在于主动脉与肺动脉之间的收缩期与舒张期左向右分流。

4. 心导管检查 左侧位降主动脉造影时,可见未闭导管。有时导管可从肺总动脉通过未闭的动脉导管进入主动脉。

【诊断和鉴别诊断】 根据典型杂音、X 线及超声心动图表现,大部分可以做出正确诊断。需与主动脉瓣关闭不全合并室间隔缺损、主动脉窦瘤破裂等可引起双期或连续性杂音的病变鉴别。

【治疗】 目前多认为动脉导管未闭一经诊断就必须进行治疗,而且大多数能够通过介入方法治愈。

1. 介入治疗 参见本章第二节。

2. 手术治疗 外科手术采用结扎术或切断缝合术。

【预后】 除少数病例已发展至晚期失去手术介入治疗机会外,总体预后良好。本病容易合并感染性心内膜炎。

四、肺动脉瓣狭窄

肺动脉瓣狭窄(pulmonary stenosis,PS)是一类常见的先天性心脏畸形,占所有先天性心脏病的 8%~10%,男女比例大致相等。

【病理解剖】 本病主要病理变化在肺动脉瓣及其上下,可分为三型。瓣膜型表现为瓣膜肥厚,瓣口狭窄,重者瓣叶可融合成圆锥状;瓣下型为右心室流出道漏斗部肌肉肥厚造成梗阻;瓣上型指肺动脉主干或主要分支有单发或多发性狭窄,此型较少见。

【病理生理】 主要的病理生理为右心室的排血受阻,右心室压力增高,右心室代偿性肥厚,最终右心室扩大,以致衰竭。一般根据右心室压力高低来判断病情轻重,如右心室收缩压<50mmHg 为轻型;≥50mmHg,未超过左心室收缩压者为中型;超过左心室收缩压者为重型。右心室压力越高表明肺动脉瓣狭窄越重,而狭窄上下压力阶差也必然越大。

【临床表现】 轻症肺动脉瓣狭窄可无症状,中度狭窄者在活动时可有呼吸困难及疲倦,严重狭窄者可因剧烈活动而导致晕厥甚至猝死。

典型的体征为胸骨左缘第二肋间有一响亮的收缩期喷射性杂音,传导广泛可传及颈部、整个心前区甚至背部,常伴有震颤;肺动脉瓣区第二心音减弱。

【辅助检查】

1. 心电图 轻度狭窄时可正常；中度以上狭窄可出现电轴右偏、右心室肥大、右心房增大，也可见不完全右束支传导阻滞。

2. X 线检查 可见肺动脉段突出，此为狭窄后扩张所致，肺血管影细小，肺野异常清晰；心尖左移上翘为右心室肥大表现。如已有右心衰竭则心影可明显增大。

3. 超声心动图 可见肺动脉瓣增厚，可定量测定瓣口面积；瓣下型漏斗状狭窄也可清楚判定其范围；应用多普勒技术可计算出跨瓣或狭窄上下压力阶差。

4. 右心导管检查和右心室造影 确定狭窄的部位及类型，测定右心室和肺动脉的压力。

【诊断及鉴别诊断】 典型的杂音、X 线表现及超声心动图检查可以确诊。鉴别诊断应考虑原发性肺动脉扩张，房、室间隔缺损，法洛四联症及埃勃斯坦畸形等。

【治疗】

1. 介入治疗 首选方法，参见本章第二节。

2. 手术治疗 球囊扩张不成功或不宜行球囊扩张者，如狭窄上下压力阶差≥40mmHg 应采取手术治疗。

【预后】 轻度狭窄一般可不予治疗，随访观察即可。如患者有症状跨瓣压力阶差≥30mmHg 者，介入或手术治疗效果均良好。重症狭窄如不予处理，可致右心衰而死亡。

五、二叶主动脉瓣

先天性二叶主动脉瓣（congenital bicuspid aortic valve）是成人先天性心脏病中较常见的类型之一。二叶主动脉瓣一方面造成主动脉瓣功能异常，即瓣口狭窄或关闭不全或兼而有之，另一方面局部异常的血流也造成瓣膜的损伤或发生感染。

【病理解剖】 由于二叶主动脉瓣在出生时瓣膜功能一般均与正常三叶瓣无差别，因而可无任何症状体征，可健康存活至成年。随着年龄增长二叶瓣常有渐进性钙化增厚而导致主动脉瓣狭窄，另一方面二叶瓣也可由于瓣叶和瓣环发育不匹配而出现主动脉瓣关闭不全。二叶主动脉瓣畸形与主动脉根部病变中层囊性坏死有着内在的联系，可合并存在。后者可表现为主动脉根部动脉瘤，或突发主动脉夹层。前者多见于老年人，后者常发生于较年轻的患者。

【病理生理】 当二叶瓣功能正常时无血流动力学异常，一旦出现瓣膜狭窄或关闭不全则可出现相应的血流动力学变化。前者以左心室压力负荷增加及心排血量减少为特征；后者以主动脉瓣反流及左心室容量负荷增加为主要病理生理改变。

【临床表现】 瓣膜功能正常时可无任何症状体征。瓣膜功能障碍出现狭窄或关闭不全时表现相应的症状体征，请参阅瓣膜病的相关章节。

【辅助检查】 超声心动图是诊断二叶主动脉瓣最直接、最可靠的检查方法，对伴有瓣膜狭窄或关闭不全的状况，亦可做出明确判断。伴发主动脉瓣狭窄后继发左心室肥厚，或伴发主动脉瓣关闭不全继发左心室扩大，心电图及 X 线可有相应的表现。心导管检查仅用于拟行介入或手术治疗的患者。

【诊断及鉴别诊断】 对临床上表现为孤立的主动脉瓣狭窄或关闭不全的成年患者应考虑本病的可能，根据超声心动图所见诊断并不困难。对于已确定为二叶主动脉瓣畸形的患者无论有无瓣膜功能不全,突发剧烈胸痛症状时,应考虑主动脉夹层的可能。主要应与风湿性瓣膜病及梗阻性肥厚型心肌病相鉴别。

【治疗】

1. 介入治疗 参见本章第二节。

2. 手术治疗 对于有瓣膜狭窄且有相应症状,跨瓣压力阶差≥50mmHg时,宜行瓣膜成形或换瓣手术;对于瓣膜关闭不全,心脏进行性增大者,应考虑换瓣手术治疗。

【预后】 单纯二叶主动脉瓣畸形的预后取决于并发的功能障碍的程度。此外,本病易患感染性心内膜炎,病情可因此急剧恶化。

六、三尖瓣下移畸形

先天性三尖瓣下移畸形多称之为埃勃斯坦畸形(Ebstein anomaly),虽在先天性心脏病中属少见,为0.7%~1%,但因大多可活至成年,故在成人先天性心血管病中并不太少见。

【病理解剖】 本病的主要病变为三尖瓣瓣叶及其附着部位的异常,前瓣叶大多附着于瓣环的正常部位,但增大延长,而隔瓣叶和后瓣叶发育不良且附着部位不在瓣环位置而下移至右心室心尖部,伴有三尖瓣关闭不全,且右心室被下移的三尖瓣分隔为较小的功能性右心室(肌部及流出道)及房化的右心室,与原有的右心房共同构成一大心腔。这类畸形几乎均合并卵圆孔未闭或ASD,部分患者存在右侧房室旁路。

【病理生理】 主要为三尖瓣关闭不全的病理生理变化,右心房压增高,长期导致右心衰竭。如同时有ASD,可能导致右向左分流而有青紫。

【临床表现】 患者自觉症状轻重不一,根据三尖瓣反流程度不一,右心室负荷能力的差别及有无右至左分流等,可有心悸、气喘、乏力、头晕和右心衰竭等。约80%患者有青紫,20%患者有阵发性房室折返性心动过速病史。

最突出的体征是心界明显增大,心前区搏动微弱。心脏听诊可闻及四音心律,系各瓣膜关闭不同步形成心音分裂及心房附加音构成。胸骨左缘下端可闻及三尖瓣关闭不全的全收缩期杂音,颈动脉扩张性搏动及肝大伴扩张性搏动均可出现。

【辅助检查】

1. 心电图 常有一度房室传导阻滞、P波高尖、右束支传导阻滞,约25%有预激综合征。

2. X线检查 球形巨大心影为其特征,以右心房增大为主,有青紫的患者肺血管影减少。

3. 超声心动图 具有重大诊断价值,可见到下移的瓣膜、巨大右心房、房化右心室及相对甚小的功能性右心室,缺损的房间隔亦可显现。

4. 右心导管检查 拟行手术治疗者宜行右心导管检查。

【诊断及鉴别诊断】 临床表现及超声心动图检查可确诊。有青紫者应与其他青紫型先天性心脏病及三尖瓣闭锁鉴别;无青紫者应与扩张型心肌病和心包积液鉴别。

【治疗】 症状轻微者可暂不手术,随访观察;心脏明显增大、症状较重者应行手术治疗,包括三尖瓣成形术、解剖矫治术和三尖瓣置换术,同时应对合并的畸形进行处理。

七、先天性主动脉缩窄

先天性主动脉缩窄(congenital coarctation of the aorta)是指局限性主动脉管腔狭窄,绝大多数狭窄部位在左锁骨下动脉开口远端,为先天性心脏大血管畸形。占所有先天性心脏病的5%~8%,多见于男性,男女比例为(4~5):1。

【病理解剖】 根据缩窄与动脉导管的关系分为“导管前型”与“导管后型”两类。导管前型又称复杂型,较少见,约10%,缩窄常位于左锁骨下动脉与动脉导管之间,此型多合并其他先天性复杂畸形而难以长期存活。导管后型又称单纯型,占90%,缩窄位于左锁骨下动脉开口的远端,不常合并复杂的严重畸形,但有50%以上合并无明显血流动力学障碍的二叶主动脉瓣畸形,活至成人者较多。

【病理生理】 主要病理生理改变是血液通过缩窄段时受阻,导致主动脉缩窄处近端压力升高,缩窄远端血流减少及压力降低,腹腔器官及下肢供血减少,肾供血减少而刺激肾素活性增高也是使血压升高的原因之一。缩窄上下血管分支之间的大量侧支循环形成可部分缓解缩窄以下的器官的血液供应。

【临床表现】 本病主要有三种症状。①由于颈部及上肢血压高,产生的症状,如头痛、头晕、耳鸣、失眠、鼻出血等。严重者可有脑血管意外和心力衰竭。②由于下肢血液供应不足,而产生的症状,如下肢无力、发冷、酸痛、麻木、甚至间歇性跛行等。③由于侧支循环增出的动脉压迫附近器官产生的症状,如压迫脊髓而下肢瘫痪,压迫臂神经丛而引起上肢麻木或瘫痪等。这些症状均在疾病发展到严重状况时方才出现,一般轻型病例可无症状。

最明显的体征表现为上肢血压有不同程度的增高,下肢血压下降。颈动脉、锁骨上动脉搏动增强,而股动脉搏动微弱,足背动脉甚至无搏动。心尖搏动增强,心界常向左下扩大,沿胸骨左缘到中上腹可闻及收缩中后期喷射性杂音,有时可在左侧背部闻及。根据侧支循环形成的部位不同可在胸骨上、锁骨上、腋下及或上腹部闻及连续性血管杂音。因继发于缩窄长期高血压的患者可以出现充血性心力衰竭。

【辅助检查】

1. 心电图 常有左心室肥大和(或)心肌劳损表现。

2. X线检查 可见左心室增大、升主动脉增宽,缩窄上下血管扩张而使主动脉弓呈3字征。后肋下缘近心端可见肋间动脉侵蚀所形成的“切迹”改变,是侧支循环形成的间接征象。

3. 超声心动图 示左心室内径增大;左心室壁肥厚;胸骨上窝主动脉长轴可见缩窄环所在部位及其上下扩张。超声多普勒可测定缩窄上下压力阶差。

4. 磁共振检查 可清楚地显示整个主动脉的解剖构形及侧支循环情况。

5. 心导管检查和主动脉造影术 心导管检查测定血氧饱和度及进行压力测定。主动脉造影显示缩窄的部位、长度及侧支循环的情况、是否存在动脉导管未闭等。

【诊断及鉴别诊断】 典型的上下肢血压的显著差别及胸部杂音可提示本病的诊断,超声心动图检查可确诊。鉴别诊断应考虑主动脉瓣狭窄,动脉导管未闭及多发性大动脉炎等。

【治疗】

1. 介入治疗　包括球囊扩张和带膜支架植入术,但对于严重主动脉缩窄介入治疗难度较大,球囊扩张血时容易使血管内膜撕裂,出现主动脉破裂,导致患者死亡。

2. 手术治疗　一般采用缩窄部位切除端端吻合或补片吻合,术后有时可有动脉瘤形成。较早手术者,预后相对较好。

【预后】　成年后手术死亡率高于儿童期手术,如不手术大多死于50岁以内,其中半数以上死于30岁以内。

八、法洛四联症

先天性法洛四联症(congenital tetralogy of Fallot)是联合的先天性心血管畸形,包括肺动脉狭窄、室间隔缺损、主动脉右位(主动脉骑跨于缺损的室间隔上)和右心室肥大四种异常,是最常见的发绀型先天性心脏病,在成人先天性心脏中所占比例接近10%。

【病理解剖】　本症主要畸形为室间隔缺损,均为大缺损,多位于膜周部,左、右心室压力相等;肺动脉狭窄可为瓣膜型,或瓣上、瓣下型,以右心室流出道漏斗部狭窄为最多;主动脉骑跨右心室所占比例可达15%~95%;右心室肥厚为血流动力学影响的继发改变,本症常可伴发其他畸形,如同时有ASD则称之为法洛五联症。

【病理生理】　由于室间隔大缺损,左、右心室压力相等,相当于一个心室向体循环及肺循环排血,右心室压力增高,但由于肺动脉狭窄,肺动脉压力不高甚至降低,右心室血流大量经骑跨的主动脉进入体循环,使动脉血氧饱和度明显降低,出现青紫并继发红细胞增多症。

【临床表现】　主要是自幼出现的进行性青紫和呼吸困难,易疲乏,劳累后常取蹲踞位休息。严重缺氧时可引起晕厥,长期右心压力增高及缺氧可发生心功能不全。患者除明显青紫外,常伴有杵状指(趾),心脏听诊肺动脉瓣第二心音减弱以致消失,胸骨左缘常可闻及收缩期喷射性杂音。脑血管意外(如脑梗死)、感染性心内膜炎和肺部感染为本病常见并发症。

【辅助检查】

1. 心电图　可见电轴右偏、右心室肥厚。

2. X线检查　主要为右心室肥厚表现,肺动脉段凹陷,形成靴状外形,肺血管纹理减少。

3. 超声心动图　可显示右心室肥厚、室间隔缺损及主动脉骑跨。右心室流出道狭窄及肺动脉瓣的情况也可以显示。

4. 心导管检查　对拟行手术治疗的患者应行心导管检查,根据血流动力学改变、血氧饱和度变化及分流情况进一步确定畸形的性质和程度,以及有无其他合并畸形,为制订手术方案提供依据。

【诊断和鉴别诊断】　根据临床表现、X线及心电图检查可提示本症,超声心动图检查基本上可确定诊断。鉴别诊断应考虑与大动脉错位合并肺动脉瓣狭窄、右心室双出口及艾森门格综合征相鉴别。

【治疗】　未经手术而存活至成年的本症患者,唯一可选择的治疗方法为手术纠正畸形,手术危险性较儿童期手术为大,但仍应争取手术治疗。近年来,随着先天性心血管病介入治疗技术的迅速发展,导管介入与外科手术相结合治疗法洛四联症,大大提高了患者救治的机会。

【预后】 儿童期未经手术治疗者预后不佳,多于 20 岁以前死于心功能不全或脑血管意外、感染性心内膜炎等并发症。

九、艾森门格综合征

艾森门格综合征严格的意义上并不能称为先天性心脏病,而是一组先天性心脏病发展的后果。如先天性室间隔缺损持续存在,肺动脉高压进行性发展,原来的左向右分流变成右向左分流,从无青紫发展至有青紫时,即称之为艾森门格综合征。其他如 ASD、动脉导管未闭等也可有类似的情况。因此,本征也可称之为肺动脉高压性右向左分流综合征。

【病理解剖】 除原发的室间隔缺损、ASD 或动脉导管未闭等原有畸形外,可见右心房、右心室均明显增大;肺动脉总干和主要分支扩大,而肺小动脉壁增厚,内腔狭小甚至闭塞。

【病理生理】 本征原有的左向右分流流量一般均较大,导致肺动脉压增高,开始为功能性肺血管收缩,持续存在的血流动力学变化,使右心室和右心房压力增高;肺动脉也逐渐发生器质性狭窄或闭塞病变,使原来的左向右分流逆转为右向左分流而出现青紫,均有继发性相对性肺动脉瓣及三尖瓣关闭不全,此种情况多见于室间隔缺损者,发生时间多在 20 岁以后。

【临床表现】 轻至中度青紫,于劳累后加重,逐渐出现杵状指(趾),常伴有气急、乏力、头晕等症状,以后可出现右心衰竭的相关症状。

体征示心浊音界明显增大,心前区胸骨左缘 3~4 肋间有明显搏动,原有的左向右分流的杂音减弱或消失。肺动脉瓣第二心音亢进、分裂,以后可出现舒张期杂音,胸骨下段偏左部位可闻及收缩期反流性杂音。

【辅助检查】 心电图、X 线、超声心动图、心导管检查可用于检查原有畸形,并可评估右心负荷及肺动脉压力。

【诊断与鉴别诊断】 根据病史及临床上晚发青紫,结合 X 线及超声心动图检查,诊断一般无困难。鉴别诊断主要与先天性青紫型心脏畸形鉴别,一般亦无困难。

【治疗】 唯一有效的治疗方法是进行心肺联合移植或肺移植的同时修补心脏缺损。

【预后】 为先天性心脏病后期已失去手术治疗机会,预后不良。

第二节　成人常见先天性心血管病介入治疗

目前,由于介入技术的迅速发展和介入器材的不断更新,使介入治疗已成为先天性心血管病治疗的重要手段,在一定范围内替代了外科治疗。

一、动脉导管未闭介入治疗

【适应证】 体重≥8kg,具有临床症状和心脏超负荷表现,不合并需外科手术的其他心脏畸形。

【相对适应证】 体重 4~8kg,具有临床症状和心脏超负荷表现,不合并需外科手术的其他心脏畸形;“沉默型”动脉导管未闭;导管直径≥14mm;合并感染性心内膜炎,但已控制

3 个月。

【禁忌证】 感染性心内膜炎，心脏瓣膜和导管内有赘生物；严重肺动脉高压出现右向左分流，肺总阻力>14woods；合并需要外科手术矫治的心内畸形；依赖动脉导管未闭存活的患者；合并其他不宜手术和介入治疗疾病。

【治疗】 介入器材选择有以下几种，应用最为广泛的是蘑菇伞形封堵器。

1. 蘑菇伞形封堵器 封堵器由镍钛记忆合金编织，呈蘑菇形孔状结构，内有三层高分子聚酯纤维，具有自膨胀性能。

2. 弹簧圈 多用于最窄直径≤2mm 的动脉导管未闭。

【并发症】 封堵器脱落；溶血；残余分流和封堵器移位；降主动脉狭窄；左肺动脉狭窄；心前区闷痛；一过性高血压；血管损伤。

【疗效】 弹簧圈的手术成功率为 95%，Amplatzer 蘑菇伞的手术技术成功率为 98%～100%。

二、ASD 介入治疗

【适应证】 通常年龄≥3 岁；继发孔型 ASD 直径≥5mm，伴右心容量负荷增加，≤36mm的左向右分流 ASD；缺损边缘至冠状静脉窦，上、下腔静脉及肺静脉的距离≥5mm，至房室瓣≥7mm；房间隔的直径大于所选用封堵伞左心房侧的直径；不合并必须外科手术的其他心脏畸形。

【相对适应证】 年龄<2 岁，但伴有右心室负荷增加；ASD 前缘残端缺如或不足，但其他边缘良好；缺损周围部分残端不足 5mm；特殊类型 ASD 如多孔型或筛孔型 ASD；伴有肺动脉高压，但 Q_P/Q_S≥1.5，动脉血氧饱和度≥92%，可试行封堵。

【禁忌证】 原发孔型 ASD 及静脉窦型 ASD；心内膜炎及出血性疾患；封堵器安置处有血栓存在，导管插入处有静脉血栓形成；严重肺动脉高压导致右向左分流；伴有与 ASD 无关的严重心肌疾患或瓣膜疾病；近 1 个月内患感染性疾病，或感染性疾病未能控制者；患有出血性疾病，未治愈的胃、十二指肠溃疡；左心房或左心耳血栓，部分或全部肺静脉异位引流，左心房内隔膜，左心房或左心室发育不良。

【并发症】 残余分流；血栓栓塞；气体栓塞；头痛或偏头痛；穿刺部位血肿和股动静脉瘘；心包填塞；封堵器移位、脱落；心律失常；主动脉至右心房和左心房瘘；溶血。

【疗效】 在我国 ASD 封堵术已经全面推广，经验成熟，对于条件和大小合适的 ASD，成功率可达 100%。

三、室间隔缺损介入治疗

【适应证】 ①膜周部室间隔缺损年龄通常≥3 岁；体重大于 10Kg；有血流动力学异常的单纯性室间隔缺损，直径>3mm，<14mm；室间隔缺损上缘距主动脉右冠瓣≥2mm，无主动脉右冠瓣脱入室间隔缺损及主动脉瓣反流；超声在大血管短轴五腔心切面 9～12 点位置。②肌部室间隔缺损>3 mm。③外科手术后残余分流。④心肌梗死或外伤后室间隔缺损。

【相对适应证】 直径小于 3mm，无明显血流动力学异常的小室间隔缺损；嵴内型室间隔缺损；感染性心内膜炎治愈后 3 个月，心腔内无赘生物；室间隔缺损上缘距主动脉右冠瓣≤2mm，无主动脉右冠窦脱垂，不合并主动脉瓣反流，或合并轻度主动脉瓣反流；室间隔缺损合并一度房室传导阻滞或二度Ⅰ型房室传导阻滞；室间隔缺损合并动脉导管未闭，动脉导管未闭有介入治疗的适应证；伴有膨出瘤的多孔型室间隔缺损，缺损上缘距离主动脉瓣2mm以上，出口相对集中，封堵器的左心室面可完全覆盖全部入口。

【禁忌证】 感染性心内膜炎，心内有赘生物，或存在其他感染性疾病；封堵器安置处有血栓存在，导管插入径路中有静脉血栓形成；巨大室间隔缺损；缺损解剖位置不良，封堵器放置后可能影响主动脉瓣或房室瓣功能；重度肺动脉高压伴双向分流；合并出血性疾病和严重血小板减少；合并明显的肝肾功能异常；心功能不全，不能耐受操作。

【并发症】 心律失常如三度房室传导阻滞和交界性逸搏心律；封堵器移位或脱落；腱索断裂；三尖瓣关闭不全；主动脉瓣反流；残余分流；心脏及血管穿孔；神经系统并发症如头痛、脑卒中；AMI；溶血。

【疗效】 符合适应证条件的膜周部室间隔缺损总体成功率在95%以上，严重并发症包括三度房室传导阻滞、左心室进行性增大及三尖瓣反流等机制尚不十分明确，有待今后进一步探讨。

四、经皮球囊肺动脉瓣成形术

【适应证】 典型肺动脉瓣狭窄，跨肺动脉压差≥40mmHg；对于青少年及成人患者，跨肺动脉瓣压差≥30mmHg，同时合并劳力性呼吸困难、心绞痛、晕厥或先兆晕厥等症状。

【禁忌证】 肺动脉瓣下漏斗部狭窄；肺动脉瓣狭窄伴先天性瓣下狭窄；肺动脉瓣狭窄伴瓣上狭窄；重度发育不良型肺动脉瓣狭窄；婴儿极重型肺动脉瓣狭窄合并重度右心室发育不良或右心衰竭；极重度肺动脉瓣狭窄或室隔完整的肺动脉瓣闭锁合并右心室依赖性冠状动脉循环；肺动脉瓣狭窄伴需外科处理的三尖瓣重度反流。

【并发症】 经皮球囊肺动脉瓣成形术安全、有效，并发症少。常见并发症：肺动脉瓣关闭不全；心脏压塞；三尖瓣反流；血管并发症如动静脉血栓形成，股静脉撕裂，导管穿刺部位出血；呼吸暂停，常由于球囊扩张时间过长或过频引起；心律失常，扩张术中可引起一过性高度房室传导阻滞或快速心律失常；右心室流出道损伤常引起反应性漏斗部狭窄；一过性反应：一过性血压下降、心动过缓、缺氧等。

五、经皮球囊主动脉瓣成形术

【适应证】 典型主动脉瓣狭窄不伴主动脉严重钙化，心输出量正常时经导管检查跨主动脉瓣压差≥60mmHg，无或仅轻度主动脉瓣反流；对于青少年及成人患者，若跨主动脉瓣压差≥50mmHg，同时合并有劳力性呼吸困难、心绞痛、晕厥或先兆晕厥等症状，或者体表心电图（安静或运动状态下）左胸导联出现T波或ST段变化。

【并发症】 主动脉瓣反流；局部血管并发症；左心室及升主动脉穿孔；二尖瓣损伤；栓塞；心律失常：常见，快速心律失常包括期前收缩、室上性心动过速、短阵室性心动过速甚至心室颤动。

六、先天性心脏病的其他介入治疗术

对于某些先天性心脏病不能手术纠正或暂时不宜手术者，有些介入手段可作为缓解症状的处理,争取今后手术时机或姑息治疗以减轻症状。

1. 经皮球囊动脉扩张及支架植入术　可用于:①先天性主动脉缩窄;②肺动脉瓣远端单纯肺动脉主干或分支狭窄;③法洛四联症,外科手术无法纠治的肺动脉分支狭窄。

2. 人工房间隔造口术　可用于:①新生儿或婴儿严重青紫性心脏病,室间隔完整者;②先天性二尖瓣严重狭窄或闭锁;③完全性肺静脉异位引流。

3. 异常血管弹簧圈堵闭术　可用于:①先天性肺动静脉瘘;②先天性冠状动静脉瘘;③先天性心脏病姑息手术后的血管间异常通道。

（李晓飞）

第八章　心瓣膜病

学习目标

1. 熟悉二尖瓣、主动脉瓣疾病的病因、临床表现和诊治原则。
2. 了解三尖瓣、肺动脉瓣疾病。

心脏瓣膜病(valvular heart disease,VHD)是由于炎症、黏液样变性、退行性改变、先天性畸形、缺血性坏死、创伤等原因引起的单个或多个瓣膜结构(包括瓣叶、瓣环、腱索或乳头肌)的功能或结构异常,导致瓣口狭窄和(或)关闭不全。在我国以风湿性心脏病(rheumatic heart disease,RHD,风心病)为最见,是风湿性炎症过程所致瓣膜损害,主要累及 40 岁以下人群。二尖瓣最常受累,其次为主动脉瓣。随着人口老龄化瓣膜黏液样变性和老年人的瓣膜钙化在我国日益增多。

第一节　二尖瓣疾病

一、二尖瓣狭窄

【病因和病理】　二尖瓣狭窄(mitral stenosis,MS)的最常见病因为风湿热。2/3 的患者为女性。单纯二尖瓣狭窄占风湿性心脏病的 25%,二尖瓣狭窄伴有二尖瓣关闭不全占 40%。主动脉瓣常同时受累。先天性畸形、结缔组织病、老年性二尖瓣环或环下钙化为二尖瓣狭窄的少见病因。

风湿热导致二尖瓣装置不同部位粘连融合包括瓣膜交界处、瓣叶游离缘、腱索及以上部位的结合。上述病变导致二尖瓣开放受限,瓣口截面积减少。狭窄显著时呈裂隙样孔,如鱼口状。瓣叶钙化沉积有时可延展累及瓣环,使瓣环显著增厚,加重狭窄。如果风湿热主要导致腱索的挛缩和粘连,明显缩短,整个瓣膜呈漏斗状,活动受限则主要出现二尖瓣关闭不全。

慢性二尖瓣狭窄可导致左心房扩大及左心房壁钙化,合并心房颤动时易在左心耳及左心房内形成附壁血栓。

【病理生理】　正常人的二尖瓣口面积(mitral valve area,MVA)为 4~6cm^2。当瓣口面积减少到 1.5cm^{2}以上为轻度狭窄、1~1.5cm^{2}为中度狭窄、小于 1cm^{2}为重度狭窄。随着二尖瓣狭窄的加重,跨瓣压亦相应增加,严重狭窄时可高达 25mmHg,才能使血流通过狭窄的瓣口充盈左室,以维持正常的心排出量。

轻中度二尖瓣狭窄时,左心房舒张期回流至左心室血流受阻,左心房代偿性扩大及肥厚以增强收缩力,使舒张晚期左心房主动排血增加,左心房平均压升高,随着二尖瓣狭窄程度加重,左心房代偿不能克服二尖瓣狭窄所致血流动力学障碍,左心房压随之升高,致肺静脉压升高,肺顺应性减低,从而发生劳力性呼吸困难。随着左心房压和肺静脉压升高,引起肺小动脉反应性收缩,最终导致肺小动脉硬化,肺血管阻力增高,肺动脉压力升高。长期肺动脉高压可进一步引起肺小动脉内膜各中层的增厚，可导致肺血管床的器质性闭塞性改变，加重肺动脉高压。重度肺动脉高压可引起右心室肥厚、三尖瓣和肺动脉瓣关闭不全和右心衰竭。

【临床表现】

1. 症状　一般在二尖瓣中度狭窄（MVA<1.5cm^2）时方始有明显症状。

（1）呼吸困难：为最常见的早期症状。患者首次呼吸困难发作常以运动、精神紧张、性交、感染、妊娠或心房颤动为诱因，并多先有劳力性呼吸困难，随狭窄加重，出现静息时呼吸困难、端坐呼吸和阵发性夜间呼吸困难，甚至发生急性肺水肿。

（2）咯血：有以下几种情况。①突然咯大量鲜血，通常见于严重二尖瓣狭窄，可为首发症状。支气管静脉同时回流入体循环静脉和肺静脉，当肺静脉压突然升高时，黏膜下淤血、扩张而壁薄的支气管静脉破裂引起大咯血。②阵发性夜间呼吸困难或咳嗽时的血性痰或带血丝痰。③急性肺水肿时咳大量粉红色泡沫状痰。④肺梗死伴咯血为本症晚期伴慢性心力衰竭时少见的并发症。

（3）咳嗽：常见，尤其在冬季明显，有的患者在平卧时干咳，可能与支气管黏膜淤血水肿易患支气管炎或左心房增大压迫左主支气管有关。

（4）声嘶：较少见，由于扩大的左心房和肺动脉压迫左喉返神经所致。

2. 体征　重度二尖瓣狭窄常有“二尖瓣面容”，双颧发红。

（1）二尖瓣狭窄的心脏体征：①望诊，心尖搏动正常或不明显；②心尖区可闻及第一心音亢进和开瓣音；如瓣叶钙化僵硬，则第一心音减弱，开瓣音消失；③心尖区有低调的隆隆样舒张中晚期杂音，局限，不传导。常可触及舒张期震颤。

（2）肺动脉高压和右心室扩大的心脏体征：右心室扩大时可见心前区心尖搏动弥散，肺动脉高压时肺动脉瓣区第二心音亢进或伴分裂。当肺动脉扩张引起相对性肺动脉瓣关闭不全时，可在胸骨左缘第二肋间闻及舒张早期吹风样杂音，称 Graham-Steel 杂音。右心室扩大伴相对性三尖瓣关闭不全时，在三尖瓣区闻及全收缩期吹风样杂音，吸气时增强。

【实验室和其他检查】

1. X 线检查　左心房增大，后前位见左心缘变直，右心缘有双心房影，左前斜位可见左心房使左主支气管上抬，右前斜位可见增大的左心房压迫食管下段后移。

2. 心电图　重度二尖瓣狭窄可有“二尖瓣型 P 波”，P 波宽度>0.12s，伴切迹，Pv_1，终末负性向量增大。QRS 波群示电轴右偏和右心室肥厚表现。

3. 超声心动图　为明确和量化诊断二尖瓣狭窄的可靠方法。M 型可见二尖瓣前叶、后叶于舒张期呈从属于前吐的同向运动，即所谓的城墙样改变（EF 斜率降低，A 峰消失）（图 3-8-1）。二维超声心动图可显示狭窄瓣膜的形态和活动度，测绘 MVA。典型者为舒张期前叶呈圆拱状，后叶活动度减少，交界处粘连融合，瓣叶增厚，瓣尖处前后叶距离明显缩短，瓣口面积缩小（图 3-8-2，图 3-8-3）。彩色多普勒血流显像可实时观察舒张期红彩射流信号及调整正向湍流频谱图（图 3-8-4），经食管超声有利于左心耳及左心房附壁血栓的检出。超声心动图还可对房室大小、室壁厚度和运动、心室功能、肺动脉压、其他瓣膜异常和先天性畸形等方面提供信息。

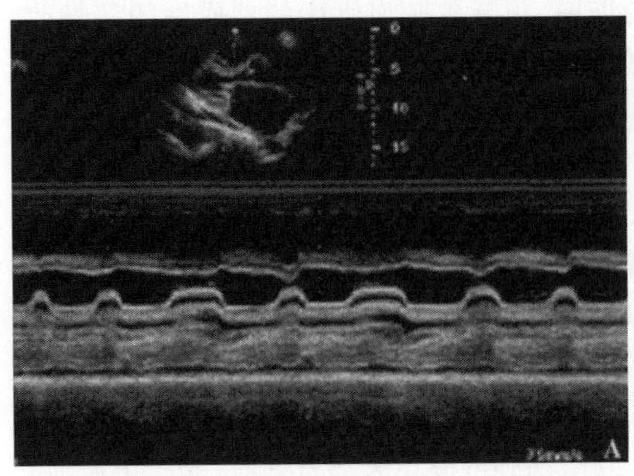

图 3-8-1 二尖瓣狭窄 M 型超声心动图

二尖瓣呈“城墙”样改变,前后叶同向运动

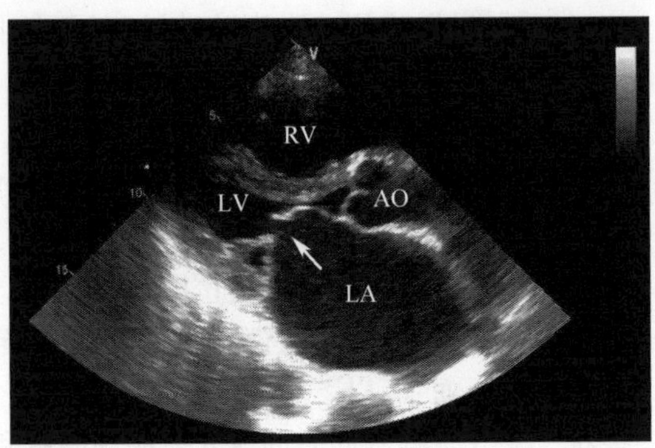

图 3-8-2 二尖瓣狭窄超声心动图(左心室长轴切面)

二尖瓣(箭头所示)增厚,回声增强,舒张期圆顶样运动

AO. 主动脉;LA. 左心房;LV. 左心室;RV. 右心室

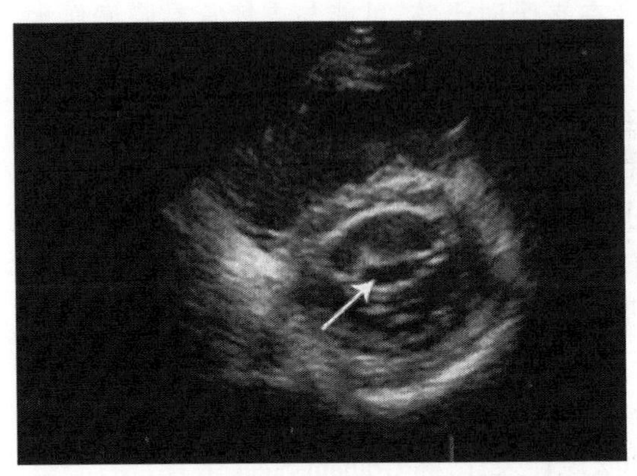

图 3-8-3 二尖瓣狭窄超声心动图(左心室短轴切面)

二尖瓣(箭头所示)开口明显减小,呈“鱼嘴”状

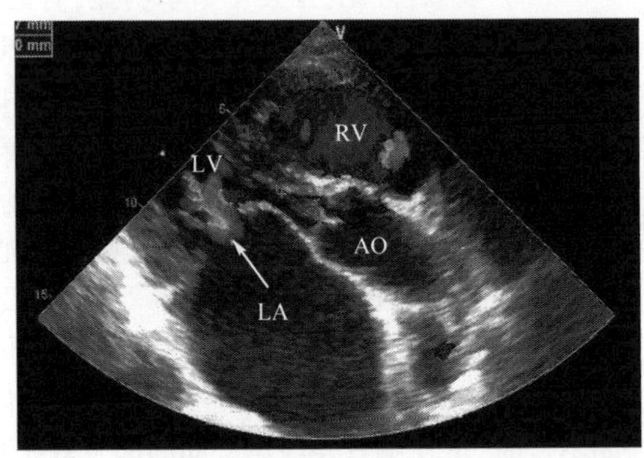

图 3-8-4 二尖瓣狭窄彩色多普勒显示二尖瓣口高速射流

AO. 主动脉;LA. 左心房;LV. 左心室;RV. 右心室

4. 心导管检查 如症状、体征与超声心动图测定和计算 MVA 不一致,在考虑介入或手术治疗时,应经心导管检查同步测定肺毛细血管压和左心室压以确定跨瓣压差和计算瓣口面积,正确判断狭窄程度。

【诊断和鉴别诊断】 心尖区有隆隆样舒张期杂音伴 X 线或心电图示左心房增大,一般可诊断二尖瓣狭窄,超声心动图检查可确诊。注意与以下疾病鉴别。

1. 左心房黏液瘤 为原发于心脏的良性肿瘤。可闻及心尖部与二尖瓣狭窄类似的舒张期杂音,但随体位变化,有时可听到肿瘤扑落音。超声心动图可确定诊断,可见左心房内云雾状团块影。

2. 缩窄性心包炎 结核性心包炎常见,当心包在房室沟形成束带状缩窄时,影响到二尖瓣开放,可听到心尖部舒张期杂音,超声心动图与心脏 X 线检查可鉴别。

3. 功能性二尖瓣狭窄 常见于严重二尖瓣反流、大量左至右分流的先天性心脏病(如室间隔缺损、动脉导管未闭)和高动力循环(如甲状腺功能亢进症、贫血)时,这种情况二尖瓣口血流量加重,心尖区可有短促的隆隆样舒张中期杂音。严重的主动脉瓣,导致相对二尖瓣相对狭窄,此时心尖出现的柔和、低调、递减的舒张中晚期隆隆样杂音。称之为 Austin-

Flint 杂音。

【并发症】

1. 心房颤动　为相对早期的常见并发症，可能为患者就诊的首发病症，也可为首次呼吸困难发作的诱因和患者体力活动明显受限的开始。房性期前收缩常为其前奏。初始为阵发性心房扑动和颤动，之后转为慢性心房颤动。

2. 急性肺水肿　为重度二尖瓣狭窄的严重并发症。患者突然出现重度呼吸困难和发绀，不能平卧，咳粉红色泡沫状痰，双肺满布干湿性啰音。如不及时救治，可能致死。

3. 血栓栓塞　20%的患者发生体循环栓塞，偶尔为首发病症。血栓主要来源于左心耳或左心房。80%的体循环栓塞患者有心房颤动。2/3 的体循环栓塞为脑动脉栓塞，其余依次为外周动脉和内脏（脾、肾和肠系膜）动脉栓塞。1/4 的体循环栓塞为反复发作和多部位的多发栓塞。

4. 右心衰竭　为晚期常见并发症。并发三尖瓣关闭不全时，临床表现为右心衰竭的症状和体征。

5. 感染性心内膜炎　单纯二尖瓣狭窄并发本病者较少见，在瓣叶明显钙化或心房颤动患者更少发生。

6. 肺部感染　常见。

【治疗】

1. 一般治疗　有风湿活动者应给予抗风湿治疗，预防风湿热复发；预防感染性心内膜炎；避免剧烈体力活动，定期复查；呼吸困难者限制钠盐摄入，减少体力活动，口服利尿剂，避免和控制诱发急性肺水肿的因素，如急性感染、贫血等。

2. 药物治疗

（1）心房颤动：治疗目的为满意控制心室率，争取恢复和保持窦性心律，预防血栓栓塞。

急性发作伴快速心室率，如血流动力学稳定，可先静注毛花苷 C，如不能满意控制心室率，可联合经静脉使用 β 受体拮抗剂、地尔硫䓬、维拉帕米；如血流动力学不稳定应立即电复律。

慢性心房颤动：①如心房颤动病程<1 年，左心房直径<60mm，无高度或完全性房室传导阻滞和病态窦房结综合征，可行电复律或药物转复，成功恢复窦性心律后需长期口服抗心律失常药物，预防或减少复发。复律之前 3 周和成功复律之后 4 周需服抗凝药物（华法林），预防栓塞。②如患者不宜复律、复律失败或复律后不能维持窦性心律且心室率快，则可口服 β 受体拮抗剂，如心室率控制不满意，可加用地高辛，每日 0.125～0.25mg。

（2）正常窦性心律的二尖瓣狭窄患者，运动导致症状，可以考虑心率控制。

（3）预防栓塞：二尖瓣狭窄和心房颤动患者（阵发、持续、永久）、二尖瓣狭窄合并既往栓塞事件的患者或二尖瓣狭窄合并左心房血栓的患者，适应抗凝治疗。

3. 介入和手术治疗　为治疗本病的有效方法。当二尖瓣口有效面积<1.5cm²，伴有症状，尤其症状进行性加重时，应用介入或手术方法扩大瓣口面积，减轻狭窄。如肺动脉高压明显，即使症状轻，也应及早干预。

（1）经皮球囊二尖瓣成形术：症状严重二尖瓣狭窄的患者（MVA≤1.5cm²）；无症状重度二尖瓣狭窄患者（MVA≤1.0cm²），如有良好的瓣膜形态，无左房血栓或中-重度二尖瓣反流，可行经皮二尖瓣球囊扩张术。无症状中度二尖瓣狭窄患者（MVA≤1.5cm²），瓣膜形态有利于经皮二尖瓣球囊扩张，无左心房血栓或中-重度二尖瓣反流，并出现新发心房颤动，可以考虑经皮二尖瓣球囊扩张术。有症状 MVA>1.5cm² 的患者，如果证据显示血流动力学明显变化的二尖瓣狭窄，基于运动时肺动脉楔压>25mmHg 或跨二尖瓣平均压力阶差>15mmHg，可以考虑经皮二尖瓣球囊扩张术。严重二尖瓣狭窄（MVA≤1.5cm²）合并严重症状（NYHA Ⅲ~Ⅳ级）的患者，瓣膜解剖结构次佳以及不适合外科手术或外科手术高风险，可以考虑经皮二尖瓣球囊扩张术。

（2）手术治疗：严重二尖瓣狭窄（MVA≤1.5cm²）合并严重症状（NYHA Ⅲ~Ⅳ级）的患者，外科手术非高风险，不适合或既往经皮二尖瓣球囊扩张术失败，适宜二尖瓣外科手术（修复、分离术或瓣膜置换）；严重二尖瓣狭窄患者（MVA≤1.5cm²），由于其他适应证进行心脏手术，同时进行二尖瓣手术是适宜的。严重二尖瓣狭窄（MVA≤1.5cm²）并严重症状（NYHA Ⅲ~Ⅳ级）的患者，只要有其他手术适应证（如主动脉瓣疾病、冠心病、三尖瓣反流、主动脉瘤），二尖瓣外科手术是合理的，轻度二尖瓣狭窄患者（MVA 1.6~2.0cm²），由于其他适应证进行心脏外科手术，可以考虑同时进行二尖瓣手术。严重二尖瓣狭窄患者（MVA≤1.5cm²），虽然接受充分的抗凝治疗，但仍出现复发性血栓事件，可以考虑二尖瓣手术和左心耳切除术。

【预后】 在未开展手术治疗的年代，本病 10 年存活率在无症状被确诊后的患者为 84%，症状轻者为 42%，中、重度者为 15%。从发生症状到完全致残平均 7.3 年。死亡原因为心力衰竭（62%）、血栓栓塞（22%）和感染性心内膜炎（8%）。抗凝治疗后，栓塞发生减少。手术治疗提高了患者的生活质量和存活率。

二、二尖瓣关闭不全

【病因和病理】 收缩期二尖瓣关闭依赖二尖瓣装置（瓣叶、瓣环、腱索、乳头肌）和左心室的结构及功能的完整性，其中任何部分的异常可致二尖瓣关闭不全（mitral regurgitation，MR）。

1. 瓣叶 风湿性损害最为常见，其他如感染性心内膜炎、二尖瓣脱垂、先天性二尖瓣发育不良、二尖瓣裂等。各种病变导致瓣膜僵硬、变性、瓣缘卷缩；原发性黏液性变使瓣叶宽松膨大或伴腱索过长；破坏瓣叶；肥厚型心肌病收缩期二尖瓣前叶向前运动均可导致二尖瓣关闭不全。

2. 瓣环扩大 任何病因引起左心室扩大、二尖瓣环的退行变或钙化，都可造成二尖瓣环扩大而致二尖瓣关闭不全。

3. 腱索 先天性或获得性的腱索病变，如腱索过长、断裂缩短和融合。

4. 乳头肌 血供来自冠状动脉终末分支，冠状动脉灌注不足可引起乳头肌功能失调。如乳头肌缺血短暂，可出现短暂的二尖瓣关闭不全；如 AMI 发生乳头肌坏死，则产生永久性二尖瓣关闭不全。其他少见的疾病为先天性乳头肌畸形，如一侧乳头肌缺如，称降落伞二尖瓣综合征；罕见的乳头肌脓肿、肉芽肿、淀粉样变和结节病等。

【病理生理】 二尖瓣关闭不全时，致左心房容量负荷增加，舒张期左心房流入左心室的血液增多，左心室容量负荷过重，导致左心衰竭。左心衰竭使左心室舒张末期压力升高，左心房压力进一步增高，进而导致肺淤血，甚至肺水肿，之后可致肺动脉高压和右心衰竭。

【临床表现】

1. 症状

(1) 急性:轻度二尖瓣反流仅有轻微劳力性呼吸困难。严重反流(如乳头肌断裂)很快发生急性左心衰竭,甚至发生急性肺水肿、心源性休克。

(2) 慢性:轻度二尖瓣关闭不全可终身无症状。严重反流有心排出量减少,首先出现的突出症状是疲乏无力,肺淤血的症状如呼吸困难出现较晚。

1) 风湿性心脏病:从首次风湿热后,无症状期远较二尖瓣狭窄长,常超过20年。一旦出现明显症状,多已有不可逆的心功能损害。急性肺水肿和咯血较二尖瓣狭窄少见。

2) 二尖瓣脱垂:一般二尖瓣关闭不全较轻,多无症状,或仅有胸痛、心悸、乏力、头昏,体位性晕厥和焦虑等,可能与自主神经功能紊乱有关。严重的二尖瓣关闭不全晚期出现左心衰竭。

2. 体征

(1) 慢性

1) 心尖搏动:呈高动力型,左心室增大时向左下移位。

2) 心音:风湿性心脏病时瓣叶缩短,导致重度关闭不全时,第一心音减弱。

二尖瓣脱垂和冠心病时第一心音多正常。由于左心室射血时间缩短,A_2提前,第二心音分裂增宽。严重反流时心尖区可闻及第三心音。二尖瓣脱垂时可有收缩中期喀喇音。

3) 心脏杂音:瓣叶挛缩所致者(如风湿性心脏病),有自第一心音后立即开始、与第二心音同时终止的全收缩期吹风样高调一贯型杂音,在心尖区最响。杂音可向左腋下和左肩胛下区传导。后叶异常时,如后叶脱垂、后内乳头肌功能异常、后叶腱索断裂,杂音则向胸骨左缘和心底部传导。在典型的二尖瓣脱垂为随喀喇音之后的收缩晚期杂音。冠心病乳头肌功能失常时可有收缩早期、中期、晚期或全收缩期杂音。腱索断裂时杂音可似海鸥鸣或乐音性。反流严重时,心尖区可闻及紧随第三心音后的短促舒张期隆隆样杂音。

(2) 急性:心尖搏动为高动力型。第二心音肺动脉瓣成分亢进。非扩张的左心房强有力收缩所致心尖区第四心音常可闻及。由于收缩末左心室房压差减少,心尖区反流性杂音于第二心音前终止,而非全收缩期杂音,低调,呈递减型,不如慢性者响。严重反流也可出现心尖区第三心音和短促舒张期隆隆样杂音。

【实验室和其他检查】

1. X线检查　急性者心影正常或左心房轻度增大伴明显肺淤血,甚至肺水肿征。慢性重度反流常见左心房左心室增大,左心衰竭时可见肺淤血和间质性肺水肿征。二尖瓣环钙化为致密而粗的C形阴影,在左侧位或右前斜位可见。

2. 心电图　急性者心电图正常,窦性心动过速常见。慢性重度二尖瓣关闭不全主要为左心房增大,部分有左心室肥厚和非特异性ST-T改变,少数有右心室肥厚征,心房颤动常见。

3. 超声心动图　M型和二维超声心动图不能确定二尖瓣关闭不全。脉冲式多普勒超声和彩色多普勒血流显像可于二尖瓣心房侧和左心房内探及收缩期反流束,诊断二尖瓣关闭不全的敏感性几乎达100%,且可半定量反流程度。后者测定的左心房内最大反流束面积,$<4cm^2$为轻度、$4\sim8cm^2$为中度及$>8cm^2$为重度反流。二维超声可显示二尖瓣装置的形态特征,如瓣叶和瓣下结构增厚、融合、缩短和钙化、瓣叶冗长脱垂、连枷样瓣叶、瓣环扩大或钙化、赘生物、左心室扩大和室壁矛盾运动等，有助于明确病因。超声心动图还可提供心腔大小、心功能和合并其他瓣膜损害的资料。

4. 放射性核素心室造影　可测定左心室收缩、舒张末容量和静息、运动时射血分数，以判断左心室收缩功能。通过左心室与右心室心搏量之比值评估反流程度，该比值>2.5 提示严重反流。

5. 左心室造影　经注射造影剂行左心室造影，观察收缩期造影剂反流入左心房的量，为半定量反流程度的"金标准"。

【诊断和鉴别诊断】　急性者，如突然发生呼吸困难，心尖区出现收缩期杂音，X 线心影不大而肺淤血明显和有病因可寻者，如二尖瓣脱垂、感染性心内膜炎、AMI、创伤和人工瓣膜置换术后，诊断不难。慢性者，心尖区有典型杂音伴左心房室增大，诊断可以成立，确诊有赖超声心动图。由于心尖区杂音可向胸骨左缘传导，应注意与以下情况鉴别。

1. 三尖瓣关闭不全　为全收缩期杂音，在胸骨左缘第 4、5 肋间最清楚，右心室显著扩大时可传导至心尖区，但不向左腋下传导。杂音在吸气时增强，常伴颈静脉收缩期搏动和肝收缩期搏动。

2. 室间隔缺损　为全收缩期杂音，在胸骨左缘第 4 肋间最清楚，不向腋下传导，常伴胸骨旁收缩期震颤。

3. 胸骨左缘收缩期喷射性杂音　血流通过左或右心室流出道时产生。多见于左或右心室流出道梗阻（如主、肺动脉瓣狭窄）。杂音自收缩中期开始，于第二心音前终止，呈吹风样和递增递减型。主动脉瓣狭窄的杂音位于胸骨右缘第 2 肋间；肺动脉瓣狭窄的杂音位于胸骨左缘第 2 肋间；肥厚型梗阻型心肌病的杂音位于胸骨左缘第 3、4 肋间。以上情况均有赖超声心动图确诊。

【并发症】　心房颤动可见于 3/4 的慢性重度二尖瓣关闭不全患者；感染性心内膜炎较二尖瓣狭窄常见；体循环栓塞见于左心房扩大、慢性心房颤动的患者，较二尖瓣狭窄少见；心力衰竭在急性者早期出现，慢性者晚期发生；二尖瓣脱垂的并发症包括感染性心内膜炎、脑栓塞、心律失常、猝死、腱索断裂、严重二尖瓣关闭不全和心力衰竭。

【治疗】

1. 急性　治疗目的是降低肺静脉压，增加心排出量和纠正病因。内科治疗一般为术前过渡措施，尽可能在床旁 Swan-Ganz 导管血流动力学监测指导下进行。静脉滴注硝普钠通过扩张小动静脉，降低心脏前后负荷，减轻肺淤血，减少反流，增加心排出量。静脉注射利尿剂可降低前负荷。外科治疗为根本措施，视病因、病变性质、反流程度和对药物治疗的反应，采取紧急、择期或选择性手术（人工瓣膜置换术或修复术）。部分患者经药物治疗后症状基本控制，进入慢性代偿期。

2. 慢性

（1）内科治疗：有症状慢性二尖瓣关闭不全患者，药物治疗收缩功能不全，应限制钠盐摄入，使用利尿剂、ACEI、β 受体拮抗剂和洋地黄。预防风湿热复发及感染性心内膜炎，心房颤动的处理同二尖瓣狭窄。

（2）外科治疗：有症状慢性原发性严重二尖瓣关闭不全和 LVEF>30% 的患者、无症状慢性原发性严重二尖瓣关闭不全和左心室功能不全［左心室射血分数 30%～60% 和（或）左心室收缩末期内径≥40mm］的患者行二尖瓣手术治疗。慢性严重二尖瓣关闭不全局限于后瓣的患者，当适应外科手术治疗时，推荐二尖瓣修复优于二尖瓣置换术。慢性原发性严重二尖瓣关闭不全患者,病变涉及前瓣或两个瓣膜,当成功和耐久的瓣膜修复可以实现,以及适应于外科手术治疗时,推荐二尖瓣修复优于二尖瓣置换术。慢性严重二尖瓣关闭不全患者,由于其他适应证进行心脏手术时,适应于同时行二尖瓣修复或置换术。

无症状慢性严重二尖瓣关闭不全患者,左心室功能保持良好(左心室射血分数>60%和左心室收缩末期内径<40mm),手术成功率大于95%,预期死亡率小于1%,行二尖瓣修复术。慢性中度二尖瓣关闭不全患者,由于其他适应证进行心脏手术时,可同时行二尖瓣修复。

有症状慢性严重二尖瓣关闭不全及左心室射血分数≤30%的患者,可以考虑二尖瓣外科手术治疗。症状严重(NYHA Ⅲ或Ⅳ级)的慢性原发性严重二尖瓣关闭不全患者,具有良好的瓣膜解剖结构适宜修复手术和合理的预期寿命,但由于严重伴发病出现手术禁忌风险,以及即使心力衰竭最佳的药物治疗仍然症状严重,可以考虑经导管二尖瓣修复治疗。

【预后】 急性严重反流伴血流动力学不稳定者,如不及时手术干预,死亡率极高。在手术治疗前的年代,慢性重度二尖瓣关闭不全确诊后内科治疗5年存活率80%,10年存活率60%。单纯二尖瓣脱垂无明显反流,无收缩期杂音者大多预后良好;年龄>50岁、有明显收缩期杂音和二尖瓣反流、瓣叶冗长增厚、左心房左心室增大者预后较差。

第二节　主动脉瓣疾病

一、主动脉瓣狭窄

【病因和病理】

1. 风湿性心脏病　风湿性炎症导致瓣膜交界处粘连融合,瓣叶纤维化、僵硬、钙化和挛缩畸形,因而瓣口狭窄。几乎无单纯的风湿性主动脉瓣狭窄(aortic stenosis,AS),大多伴有关闭不全和二尖瓣损害。

2. 先天性畸形　先天性主动脉瓣发育畸形有单叶式、二叶式、三叶式或圆顶形瓣膜。此病西方国家多见,占先天性心脏病的3%~6%。我国发病率较低,以二叶式主动脉瓣为主,男女之比为4∶1。出生时多无交界处融合和狭窄。由于瓣叶结构的异常,即使正常的血流动力学也可引起瓣膜增厚、钙化、僵硬及瓣口狭窄,约1/3发生狭窄。

3. 退行性老年钙化性主动脉瓣狭窄　为65岁以上老年人单纯性主动脉狭窄的常见原因。瓣叶主动脉面有钙化结节限制瓣叶活动,常伴有二尖瓣环钙化。

【病理生理】 成人主动脉瓣口≥3.0cm^2。当瓣口面积减少一半时,收缩期仍无明显跨瓣压差。瓣口≤1.0cm^2时,左心室收缩压明显升高,跨瓣压差显著。主动脉瓣狭窄所致压力负荷增加,早期左心室通过向心性肥厚代偿,以维持左心室心排出量。晚期由于长期的室壁应力增高、心肌缺血、纤维化等导致左心室功能失代偿。左心室舒张末容量增加,左心衰竭。

【临床表现】

1. 症状　出现较晚。呼吸困难、心绞痛和晕厥为典型主动脉瓣狭窄常见的三联征。

(1) 呼吸困难:劳力性呼吸困难为晚期肺淤血引起的常见首发症状,见于90%的有症状患者。进而可发生阵发性夜间呼吸困难、端坐呼吸和急性肺水肿。

(2) 心绞痛：见于60%的有症状患者。常由运动诱发，休息后缓解。主要由心肌缺血所致，极少数可由瓣膜的钙质栓塞冠状动脉引起。部分患者同时患冠心病，进一步加重心肌缺血。

(3) 晕厥或接近晕厥：见于1/3的有症状患者。多发生于直立、运动中或运动后即刻，少数在休息时发生，由于脑缺血引起。

2. 体征

(1) 心音：第一心音正常，第二心音中主动脉瓣成分延迟，严重狭窄者可呈逆分裂。

(2) 收缩期喷射性杂音：在第一心音稍后或紧随喷射音开始，止于第二心音前，为吹风样、粗糙、递增—递减型，在胸骨右缘第2或左缘第3肋间最响，主要向颈动脉，也可向胸骨左下缘传导，常伴震颤。

【实验室和其他检查】

1. X线检查　心影正常或左心室轻度增大，左心房可能轻度增大，升主动脉根部常见狭窄后扩张。在侧位透视下可见主动脉瓣钙化。晚期可有肺淤血征象。

2. 心电图　重度狭窄者有左心室肥厚伴ST-T继发性改变和左心房大。可有房室阻滞、室内阻滞（左束支阻滞或左前分支阻滞）、心房颤动或室性心律失常。

3. 超声心动图　为明确诊断和判定狭窄程度的重要方法。二维超声心动图探测主动脉瓣异常十分敏感，有助于显示瓣叶数目、大小、增厚、钙化，收缩期呈圆拱状的活动度、交界处融合、瓣口大小和形状及瓣环大小等瓣膜结构，有助于确定狭窄的病因，但不能准确定量狭窄程度（图3-8-5，图3-8-6）。用连续多普勒测定通过主动脉瓣的最大血流速度，可计算出平均和峰跨膜压差以及瓣口面积，所得结果与心导管检查相关良好。超声心动图还提供心腔大小、左心室肥厚及功能等多种信息。

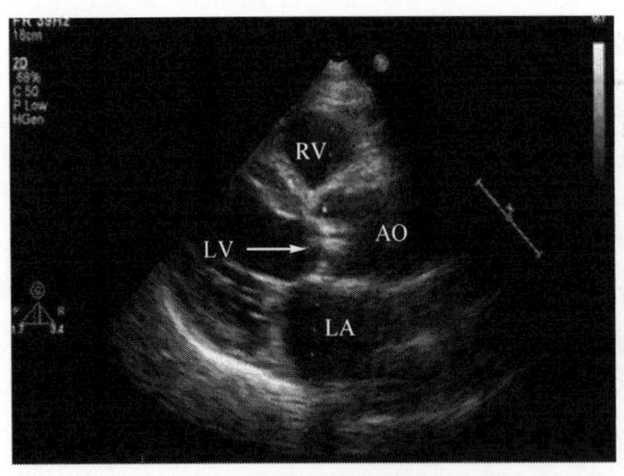

图3-8-5　主动脉瓣狭窄超声心动图
（左心室长轴切面）
主动脉瓣（箭头所示）回声明显增强，开口减小
AO. 主动脉；LA. 左心房；LV. 左心室；RV. 右心室

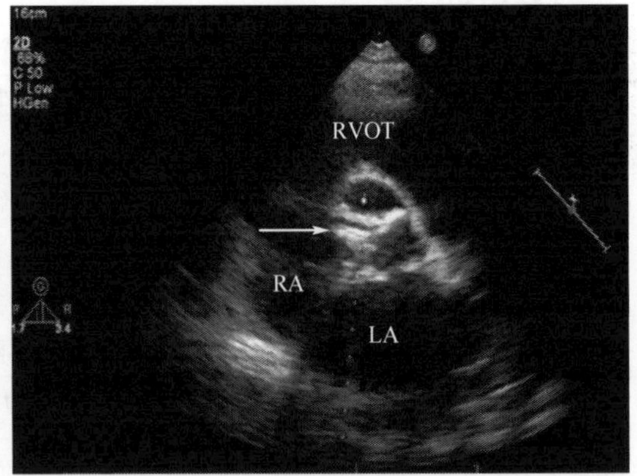

图3-8-6　主动脉瓣狭窄超声心动图
（大血管短轴切面）
主动脉瓣（箭头所示）三个瓣叶均增厚，
回声增强（钙化），开口减小
LA. 左心房；RA. 右心房；RVOT. 右心室流出道

4. 心导管检查　最常用的方法是通过左心双腔导管同步测定左心室和主动脉压，或用单腔导管从左心室缓慢外撤至主动脉连续记录压力曲线。以压差判断，平均压差>50mmHg或峰压差达70mmHg为重度狭窄。

【诊断和鉴别诊断】 典型主动脉瓣狭窄杂音时,较易诊断。如合并关闭不全和二尖瓣损害,多为风湿性心脏病。单纯主动脉瓣狭窄,年龄<15 岁者,以单叶瓣畸形多见;16~65 岁者,以先天性二叶瓣钙化可能性大;>65 岁者,以退行性老年钙化性病变多见。确诊有赖超声心动图。

主动脉瓣狭窄与其他左心室流出道梗阻疾病的鉴别如下。①先天性主动脉瓣上狭窄的杂音最响在右锁骨下,杂音和震颤明显传导至胸骨右上缘和右颈动脉,喷射音少见。约半数患者右颈动脉和肱动脉的搏动和收缩压大于左侧。②先天性主动脉瓣下狭窄难以与主动脉瓣狭窄鉴别。前者常合并轻度主动脉瓣关闭不全,无喷射音,第二心音非单一性。③梗阻性肥厚型心肌病有收缩期二尖瓣前叶前移,致左心室流出道梗阻。产生收缩中或晚期喷射件杂音,胸骨左缘最响,不向颈部传导,有快速上升的重搏脉。

以上情况的鉴别有赖于超声心动图。

【并发症】 心房颤动常见,可发生在 10%左右的患者。1%~3%的患者可有 SCD。失代偿的患者常可发生左心衰竭。感染性心内膜炎与体循环栓塞少见。

【治疗】

1. 内科治疗 主要目的为确定狭窄程度,观察狭窄进展情况,为有手术指征的患者选择合理手术时间。无症状的轻度狭窄患者每 3~5 年复查一次,包括超声心动图定量测定,有导致主动脉瓣狭窄风险的患者和无症状主动脉瓣狭窄患者发生高血压,应该按照标准的指南推荐的药物治疗给予治疗,低剂量开始,以及按需要逐渐增加剂量并进行持续的临床监测。如发生心力衰竭,可用洋地黄类药物和小心应用利尿剂,严重失代偿性主动脉瓣狭窄患者,表现纽约心脏协会Ⅳ级心力衰竭症状,急性期治疗可通过有创血流动力学监测谨慎使用血管扩张剂治疗。积极处理各种心律失常,主动脉瓣狭窄患者不能耐受心房颤动,一旦出现,应及时转复为窦性心律。其他可导致症状或血流动力学后果的心律失常也应积极治疗。

2. 外科治疗

(1) 有症状严重主动脉瓣狭窄患者合并下列情况,推荐进行主动脉瓣置换术(aortic valve replacement, AVR):钙化或先天性主动脉瓣狭窄收缩期瓣膜开放受限和主动脉血流速度≥4.0 米/秒或平均压力阶差≥40mmHg。当主动脉血流速度<4.0 米/秒或平均压力阶差<40mmHg,则静息瓣口面积≤1.0cm^2,左心室射血分数<50%时考虑 AVR。

(2) 无症状严重主动脉瓣狭窄患者并左心室射血分数<50%,出现钙化主动脉瓣收缩期瓣膜开放受限合并主动脉血流速度≥4.0 米/秒或平均压力阶差≥40mmHg,推荐进行AVR。严重主动脉瓣狭窄患者钙化主动脉瓣收缩期瓣膜开放受限以及主动脉血流速度≥4.0 米/秒或平均压力阶差≥40 mmHg,当由于其他适应证进行心脏手术时,适宜 AVR。钙化主动脉瓣收缩期瓣膜开放受限,主动脉血流速度≥5.0 米/秒或平均压力阶差≥60mmHg,手术风险低时可行 AVR。

3. 介入治疗 主要包括经皮主动脉瓣球囊扩张术和近年来发展起来的经导管主动脉瓣置换术(transcatheter aortic valve replacement, TAVR)。前者适用于儿童和青少年的非钙化性的先天性主动脉瓣狭窄。TAVR 主要适用于:符合 AVR 适应证的患者,合并一项外科手术 AVR 的禁忌风险因素(如预测死亡或手术严重并发症的风险,术后一年>50%)及预测TAVR 后寿命 12 个月以上者。患者考虑行 TAVR,应该有一个综合性、多学科的医疗专业人员组成的心脏瓣膜队伍,即心内科、心脏影像、介入性脏病学、心脏麻醉和心外科手术的专家,密切合作提供患者最佳的治疗。

【预后】 可多年无症状,但大部分患者的狭窄进行性加重,一旦出现症状,预后恶化,出现症状后的平均寿命仅 3 年左右(出现晕厥后为 3 年,心绞痛为 5 年,左心衰竭<2 年)。未手术治疗的有症状患者预后较二尖瓣疾病或主动脉瓣关闭不全患者差。人工瓣膜置换术后预后明显改善,手术存活者的生活质量和远期存活率显著优于内科治疗的患者。

二、主动脉瓣关闭不全

【病因和病理】 主动脉瓣关闭不全(aortic regurgitation,AR)可因主动脉瓣叶本身的病变和(或)主动脉根部病变所致。常见于:老年性瓣叶钙化、风湿性心脏病、感染性心内膜炎、结缔组织病(系统性红斑狼疮、类风湿关节炎)、主动脉瓣下狭窄、外伤等。导致主动脉瓣关闭不全的主动脉病变:主动脉根部扩张、马方综合征、梅毒性主动脉炎、严重高血压和(或)动脉粥样硬化导致升主动脉瘤等。

【病理生理】 左心室对慢性容量负荷过度的代偿反应为左心室舒张末期容量增加,使总的左心室心搏量增加;左心室扩张,不至于因容量负荷过度而明显增加左心室舒张末压;心室重量大大增加使左心室壁厚度与心腔半径的比例不变,室壁应力维持正常。另一有利代偿机制为运动时外周阻力降低和心率增快伴舒张期缩短,使反流减轻。以上诸因素使左心室能较长期维持正常心排出量和肺静脉压无明显升高。失代偿的晚期心室收缩功能降低,直至发生左心衰竭。

急性主动脉瓣关闭不全,左心室容量负荷急剧增加,如反流量大,左心室的急性代偿性扩张不能适应容量过度负荷,引起急性左心功能不全。

【临床表现】

1. 症状

(1) 急性:轻者可无症状,重者出现急性左心衰竭和低血压。

(2) 慢性:可多年无症状,甚至可耐受运动。最先的主诉为与心搏量增多有关的心悸、心前区不适、头部强烈搏动感等症状,晚期始出现左心室衰竭表现。心绞痛较主动脉瓣狭窄时少见。常有体位性头昏,晕厥罕见。

2. 体征

(1) 急性:收缩压、舒张压和脉压正常或舒张压稍低,脉压稍增大。无明显周围血管征。第一心音减低,第二心音肺动脉瓣成分增强,第三心音常见。如出现 Austin-Flint 杂音,多为心尖区舒张中期杂音。

(2) 慢性:收缩压升高,舒张压降低,脉压增大。周围血管征常见,包括随心脏搏动的点头征、水冲脉、股动脉枪击音、听诊器轻压股动脉闻及双期杂音(Duroziez 征)和毛细血管搏动征等。心尖搏动向左下移位,呈心尖抬举性搏动。第一心音减弱,第二心音主动脉瓣成分减弱或缺如,心尖区常有第三心音。杂音为与第二心音同时开始的高调叹气样递减型舒张早期杂音,坐位并前倾和深呼气时易听到。轻度反流时,杂音限于舒张早期,音调高;中或重度反流时,杂音粗糙,为全舒张期。杂音为乐音性时,提示瓣叶脱垂、撕裂或穿孔。心底部常有主动脉瓣收缩期喷射性杂音,较粗糙,强度 2/6~4/6 级,可伴有震颤,与左心室心搏量增加和主动脉根部扩大有关。重度反流者,常在心尖区听到舒张中晚期隆隆样杂音

(Austin-Flint 杂音)。

【实验室和其他检查】

1. X 线检查 左心室增大,可有左心房增大。升主动脉和主动脉结扩张,呈“主动脉型心脏”,透视下主动脉搏动增强,心影“摇椅样”摆动。可见主动脉瓣和升主动脉钙化。严重的瘤样扩张提示为马方综合征或中层囊性坏死。左心衰竭时有肺淤血征。

2. 心电图 常见左心室肥厚劳损,电轴左偏和束支传导阻滞,晚期有左心房增大表现。

3. 超声心动图 M 型显示舒张期二尖瓣前叶或室间隔纤细扑动,为主动脉瓣关闭不全的可靠诊断征象。脉冲式多普勒和彩色多普勒血流显像在主动脉瓣的心室侧可探及全舒张期反流束,为最敏感的确定主动脉瓣反流方法,并可通过计算反流血量与搏出血量的比例,判断其严重程度(图 3-8-7)。二维超声可显示瓣膜和主动脉根部的形态改变(图 3-8-8),有助于确定病因。

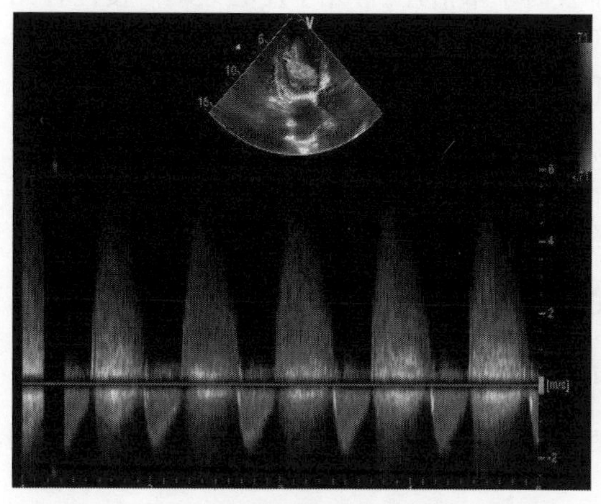

图 3-8-7 主动脉瓣关闭不全连续多普勒显示主动脉瓣反流频谱

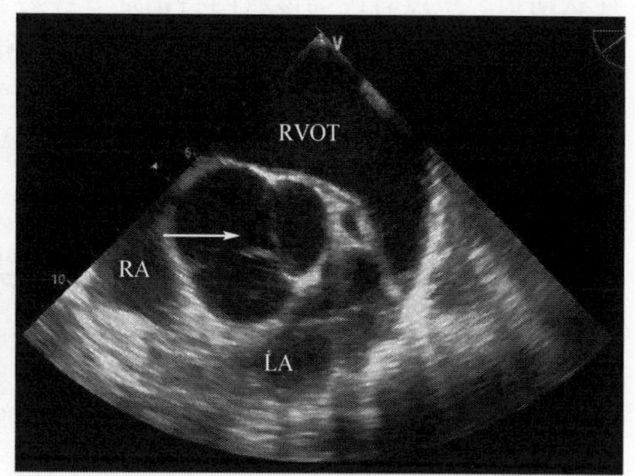

图 3-8-8 主动脉瓣关闭不全超声心动图(大血管短轴切面)

主动脉瓣(箭头所示)关闭不全见裂隙

LA. 左心房;RA. 右心房;RVOT. 右心室流出道

4. 磁共振显像 诊断主动脉疾病如夹层极准确。可目测主动脉瓣反流射流,可靠的半定量反流程度,并能定量反流量和反流分数。

5. 主动脉造影 当无创技术不能确定反流程度,并考虑外科治疗时,可行选择性主动脉造影,半定量反流程度。

【诊断和鉴别诊断】 有典型主动脉瓣关闭不全的舒张期杂音伴周围血管征,可诊断为主动脉瓣关闭不全。主动脉瓣舒张早期杂音于胸骨左缘明显时,应与 Graham-Steel 杂音鉴别。后者见于严重肺动脉高压伴肺动脉扩张所致相对性肺动脉瓣关闭不全,常有肺动脉高压体征,如胸骨左缘抬举样搏动、第二心音肺动脉瓣成分增强等。

【并发症】 感染性心内膜炎较常见;可发生室性心律失常但 SCD 少见;心力衰竭在急性者出现早,慢性者于晚期始出现。

【治疗】

1. 内科治疗 预防感染性心内膜炎,风湿性心脏病如有风湿活动应预防风湿热。舒张压>90mmHg 者应用降压药;无症状的轻或中度反流者,应限制重体力活动,并每 1~2 年随访1次，应包括超声心动图检查。在有严重主动脉瓣关闭不全和左心室扩张者，即使无症状，可使用ACEI，以延长无症状和心功能正常时期；左心室收缩功能不全出现心力衰竭时应用ACEI和利尿剂，必要时可加用洋地黄类药物；心绞痛可用硝酸酯类药物；积极纠正心房颤动和治疗心律失常。

2. 外科治疗　有症状严重主动脉瓣关闭不全的患者，无论左心室收缩功能情况，宜行AVR术。无症状慢性严重主动脉瓣关闭不全患者，静息时左心室收缩功能不全（左心室射血分数<50%），如果确定无其他原因导致的收缩功能不全；左心室收缩功能正常（左心室射血分数≥50%），但左心室高度扩张（左心室舒张末期内径>50mm或左心室舒张末期内径指数>25mm/m^2），适应于行AVR。严重主动脉瓣关闭不全患者，由于其他适应证进行心脏手术时，适应于行AVR。中度主动脉瓣关闭不全患者，当进行升主动脉手术、冠状动脉旁路移植术、或二尖瓣手术时，AVR是合理的。

【预后】　急性重度主动脉瓣关闭不全如不及时手术治疗，常死于左心衰竭。慢性者无症状期长。重度者经确诊后内科治疗5年存活率为75%，10年存活率50%。症状出现后，病情迅速恶化，心绞痛者5年内死亡50%，严重左心室衰竭者2年内死亡50%。

第三节　三尖瓣与肺动脉瓣疾病

一、三尖瓣狭窄

【病因、病理和病理生理】　最常见病因为风湿性心脏病。病理改变与二尖瓣狭窄相似，但损害较轻。三尖瓣狭窄（tricuspid　stenosis，TS）单独存在者极少见，常伴关闭不全、二尖瓣和主动脉瓣损害。

血流动力学异常包括：①舒张期跨三尖瓣压差，运动和吸气时升高，呼气时降低。最大舒张期压差>1.9mmHg提示三尖瓣狭窄；平均跨瓣压差>5mmHg时，平均右心房压升高至足以导致体循环静脉压显著升高，出现颈静脉怒张、肝大、腹水和水肿。②右心室心排出量减少，不随运动而增加，右心室容量正常或减少。

【临床表现】

1. 症状　心排出量低引起疲乏，体循环淤血致腹胀。可并发心房颤动和肺栓塞。

2. 体征　①颈静脉扩张；②胸骨左下缘有三尖瓣开瓣音；③胸骨左缘第4、5肋间或剑突附近有紧随开瓣音后的，较二尖瓣狭窄杂音弱而短的舒张期隆隆样杂音，伴舒张期震颤。杂音和开瓣音均在吸气时增强，呼气时减弱；④肝大伴收缩期前搏动；⑤腹水和全身水肿。

【实验室和其他检查】

1. X线检查　心影明显增大，后前位右心缘见右心房和上腔静脉突出，右心房缘距中线的最大距离常>5cm。

2. 心电图　Ⅱ和V1导联P波振幅>0.25mV，提示右心房增大。

3. 超声心动图　二维超声心动图确诊三尖瓣狭窄具有高度敏感性和特异性，心尖四腔观可见瓣叶增厚，舒张期呈圆拱形。通过连续多普勒测定的经三尖瓣口最大血流速度，可计算出跨瓣压差。彩色多普勒血流显像可见三尖瓣口右心室侧高速"火焰形"射流。

4. 心导管检查　同步测定右心房和右心室压以了解跨瓣压差。

【诊断和鉴别诊断】　具典型听诊表现和体循环静脉淤血而不伴肺淤血，可诊断三尖瓣狭窄。风湿性心脏病二尖瓣狭窄者,如剑突处或胸骨左下缘有随吸气增强的舒张期隆隆样杂音,无明显右心室扩大和肺淤血,提示同时存在三尖瓣狭窄。ASD 如左至右分流量大,通过三尖瓣的血流增多,可在三尖瓣区听到第三心音后短促的舒张中期隆隆样杂音。以上可经超声心动图确诊。

【治疗】

1. 内科治疗 限制钠盐摄入,应用利尿剂,控制心房颤动的心室率。

2. 外科治疗 跨三尖瓣压差>5mmHg 或瓣口面积<2.0cm²时,应手术治疗。严重三尖瓣狭窄的患者,进行左心瓣膜手术时,推荐进行三尖瓣手术。单纯、有症状严重三尖瓣狭窄患者,推荐三尖瓣手术。

3. 经皮球囊三尖瓣成形术 单纯、有症状严重三尖瓣狭窄患者,不合并三尖瓣关闭不全,可以考虑经皮球囊三尖瓣成形术

二、三尖瓣关闭不全

【病因、病理和病理生理】 三尖瓣关闭不全(tricuspid regurgitation,TR)远较狭窄多见。

1. 功能性三尖瓣关闭不全 常见。由于右心室扩张,瓣环扩大,收缩时瓣叶不能闭合,多见于有右心室收缩压增高或肺动脉高压的心脏病,如风湿性二尖瓣病、先天性心血管病(肺动脉瓣狭窄、艾森门格综合征)和肺心病等。

2. 器质性三尖瓣关闭不全 较少见。包括三尖瓣下移畸形(Ebstein 畸形)、风湿性心脏病、三尖瓣脱垂、感染性心内膜炎、冠心病、类癌综合征、心内膜心肌纤维化等。

【临床表现】

1. 症状 重者有疲乏、腹胀等右心室衰竭症状。并发症有心房颤动和肺栓塞。

2. 体征 可出现体循环淤血表现,如颈静脉充盈和搏动、顽固性水肿和腹水、肝脾肿大等。听诊在胸骨左下缘或剑突区闻及全收缩期吹风样杂音,吸气后可增强。

【实验室和其他检查】

1. X 线检查 右心房明显增大,右心室,上腔静脉和奇静脉扩大。可有胸腔积液。

2. 心电图 右心房增大、不完全性右束支阻滞和心房颤动常见。

3. 超声心动图 二维超声心动图对三尖瓣关闭不全的病因诊断有助。确诊反流和半定量反流程度有赖脉冲多普勒和彩色多普勒血流显像,后者尤为准确。

【诊断和鉴别诊断】 典型者诊断不难。鉴别诊断见二尖瓣关闭不全的鉴别。

【治疗】

1. 内科治疗 无肺动脉高压的三尖瓣关闭不全无需手术治疗。右心衰竭者;限制钠盐摄入,用利尿剂、洋地黄类药物和血管扩张药,控制心房颤动的心室率。

2. 外科治疗 严重三尖瓣关闭不全的患者进行左心瓣膜手术时,推荐进行三尖瓣手术。轻、中度或较重的功能性三尖瓣关闭不全患者,进行左心瓣膜手术时,如果合并三尖瓣环扩张或既往证据显示右心衰竭,可行三尖瓣修复可能有益。严重原发性三尖瓣关闭不全导致症状患者,药物治疗无反应,三尖瓣修复可能有益。

三、肺动脉瓣狭窄

肺动脉瓣狭窄(pulmonary stenosis,PS)的最常见病因为先天性畸形。风湿性极少见,且

极少严重者，总是合并其他瓣膜损害，临床表现为后者掩盖。类癌综合征为罕见病因。

四、肺动脉瓣关闭不全

【病因、病理和病理生理】 最常见病因为继发于肺动脉高压的肺动脉干根部扩张，引起瓣环扩大，见于风湿性二尖瓣疾病、艾森曼格综合征等情况。少见病因包括特发性和马方综合征的肺动脉扩张。肺动脉瓣原发性损害少见，如可发生于感染性心内膜炎、肺动脉瓣狭窄或法洛四联症术后、类癌综合征和风湿性心脏病。

【临床表现】 多数病例因原发病的临床表现突出，肺动脉瓣关闭不全的表现被掩盖，仅偶然于听诊时发现。体征如下。

1. 血管和心脏搏动 胸骨左缘第 2 肋间扪及肺动脉收缩期搏动，可伴收缩或舒张期震颤。胸骨左下缘扪及右心室高动力性收缩期搏动。

2. 心音 肺动脉高压时，第二心音肺动脉瓣成分增强。右心室心搏量增多，射血时间延长，第二心音呈宽分裂。胸骨左缘第 4 肋间常有第三和第四心音，吸气时增强。

3. 心脏杂音 继发于肺动脉高压者，在胸骨左缘第 2~4 肋间有第二心音后立即开始的舒张早期叹气样高调递减型杂音，吸气时增强，称为 Graham-Steel 杂音。

【实验室和其他检查】

1. X 线检查 右心室和肺动脉干扩大。

2. 心电图 肺动脉高压者有右心室肥厚征。

3. 超声心动图 多普勒超声对确诊肺动脉瓣关闭不全极为敏感，可半定量反流程度。二维超声心动图有助于明确病因。

【诊断和鉴别诊断】 Graham-Steel 杂音有时难以与主动脉关闭不全的舒张早期杂音鉴别，有赖超声心动图确诊。

【治疗】 以治疗导致肺动脉高压的原发性疾病为主，如缓解二尖瓣狭窄。仅在严重的肺动脉瓣反流导致难治性右心衰竭时，方考虑对该瓣膜进行手术治疗。

第四节　联合瓣膜病

联合瓣膜病(combined valvular disease)，又称多瓣膜病，是指两个或两个以上的瓣膜同时存在病变，最常见于风湿性瓣膜病变。

【病因】

1. 一种疾病同时损害几个瓣膜 最常见为风湿性心脏病，约 1/2 有多瓣膜损害。黏液样变性可同时累及二尖瓣和三尖瓣，二尖瓣脱垂伴三尖瓣脱垂不少见。

2. 一个瓣膜损害致心脏容量或压力负荷过度相继引起近端瓣膜功能受累 如主动脉瓣关闭不全使左心室容量负荷过度而扩大，产生继发性二尖瓣关闭不全；二尖瓣狭窄伴肺动脉高压导致肺动脉瓣和三尖瓣继发性关闭不全。

3. 不同疾病分别导致不同瓣膜损害 较少见，如先天性肺动脉瓣狭窄伴风湿性二尖瓣狭窄。

【病理生理】 血流动力学特征和临床表现取决于受损瓣膜的组合形式和各瓣膜受损的相对严重程度。通常上游瓣膜严重病变导致前向心排血量的降低，会掩盖下游瓣膜病变的严重程度,如严重的二尖瓣病变会导致低估主动脉瓣病变的程度;而下游瓣膜狭窄(如严重主动脉瓣狭窄)会导致心腔压力增高,加重上游瓣膜的反流(二尖瓣关闭不全),或是低估上游瓣膜的狭窄程度(二尖瓣狭窄)。多瓣膜受损时,总的血流动力学异常较各瓣膜单独损害者严重。两个体征轻的瓣膜损害可产生较明显的症状。

【常见多瓣膜病】

1. 二尖瓣狭窄伴主动脉瓣关闭不全 常见于风湿性心脏病。约2/3严重二尖瓣狭窄患者有胸骨左缘舒张早期杂音,其中大部分有不同程度的主动脉瓣关闭不全,并非Graham-Steel杂音。

2. 二尖瓣狭窄伴主动脉瓣狭窄 严重二尖瓣狭窄和主动脉瓣狭窄并存时,后者的一些表现常被掩盖。由于心排血量明显减少,跨主动脉瓣压差降低,可能导致低估主动脉瓣狭窄的严重程度。

3. 主动脉瓣狭窄伴二尖瓣关闭不全 为危险的多瓣膜病,相对少见。前者增加左心室后负荷,加重二尖瓣反流,心搏量减少较两者单独存在时明显,肺淤血加重。X线见左心房、左心室增大较两者单独存在时重。

4. 主动脉瓣关闭不全伴二尖瓣关闭不全 左心室承受双重容量过度负荷,左心房和左心室扩大最为明显,这可进一步加重二尖瓣反流。

5. 二尖瓣狭窄伴三尖瓣和(或)肺动脉瓣关闭不全

【治疗】 内科治疗同单瓣膜损害者。

手术治疗为主要措施。联合瓣膜病变的病情比单一瓣膜病更重预后更差。手术的决策主要取决于症状、血流动力学后果及介入治疗或瓣膜修复的可能性,仅纠正某一瓣膜的病变,可能会加重另一瓣膜的血流动力学异常,当两个瓣膜病变都需外科手术纠正时,应同时进行瓣膜置换(或)修复;当一个可以行介入,或一瓣膜需手术时,可先行介入然后再次评估病变,决定是否需立即还是延迟手术。

一般的原则来说,有症状的重度瓣膜病变患者,如主动脉瓣狭窄伴有晕厥心绞痛,或瓣膜病出现心力衰竭(NYHA Ⅱ级及以上)应该考虑进行手术置换或修补瓣膜。

第五节 心脏瓣膜病与非心脏手术

外科手术对心血管系统的影响主要来自手术引起的一系列反应。心脏瓣膜病患者施行非心脏外科手术及麻醉时,可能引起呼吸和心肌收缩力的抑制,体温、血压、血容量的波动及自主神经兴奋,这些均引起心肌耗氧量、心脏负荷的增加。中年以上的人群中,有25%~50%的非心脏手术致死的原因是由心血管并发症引起的。因此在心脏瓣膜病患者施行非心脏手术时,必须有多学科包括心脏外科、非心脏外科、心脏内科、麻醉科医生团队对患者做仔细的危险因素的评估,完善术前准备,术中与术后的处理,以期使患者最大的获益。

对于严重主动脉瓣狭窄患者需要紧急行非心脏手术,应该在严密的血流动力学监测下进行。对于严重主动脉瓣狭窄需要择期行非心脏外科手术患者,治疗主要取决于症状的存在与外科手术类型,如无症状而非心脏外科手术低危患者,以及非心脏外科手术与AVR手术同时高危的患者可在严密监护下行手术治疗。对于无症状而非心脏外科手术是高危同时AVR手术是低危,以及有症状但AVR手术是低危的患者,可在非心脏外科手术前行 AVR 手术。对有症状且 AVR 手术高危的患者可在严密监测下行手术治疗或在术前行 TAVR 术。对有显著二尖瓣狭窄和肺动脉收缩压<50mmHg 的患者，可进行低风险的非心脏手术。对有症状或者肺动脉收缩压>50mmHg 的患者，应可以在非心脏手术前尝试通过经皮球囊二尖瓣成形术矫正二尖瓣狭窄。对无症状有严重二尖瓣关闭不全或主动脉瓣关闭不全和左心室功能正常的患者，非心脏手术可在低风险情况下完成。对于有症状或者左心室功能减低(左心室射血分数<30%)的患者，应仅在绝对必须时进行非心脏外科手术。

(耿海华)

第九章　心包疾病

学习目标

1. 掌握肿瘤性心包炎的临床特点及诊治原则。
2. 熟悉急性心包炎的常见病因、临床表现及实验室检查。
3. 了解急性心包炎的病理及病理生理。

心包是由壁层和脏层组成的圆锥形浆膜囊，包绕着心脏和大血管的根部，壁层和脏层之间为心包腔，心包内含有少量（少于50ml）的液体，起润滑作用。心包疾病包括先天性心包缺如、心包炎（干性、渗出性、渗出-缩窄性、缩窄性）、肿瘤与囊肿。本章主要介绍心包炎。

第一节　急性心包炎

急性心包炎（acute pericarditis）是由于心包壁层和脏层急性炎症引起的以胸痛、心包摩擦音为特征的临床综合征，表现为干性、纤维素性或渗出性心包炎症。男性多于女性，成人多于青少年和儿童。

【病因】　西方国家以特发性心包炎居首位。综合国内文献，过去常见病因为风湿热、结核及细菌感染，近年来病毒感染、肿瘤及心肌梗死后心包炎的发病率明显增多(表3-9-1)。

表3-9-1　心包炎的主要病因

分类	病因
1. 感染	病毒如柯萨奇A9、B1～4病毒、Echo-8病毒等，细菌如肺炎链球菌、结核杆菌等，真菌如念珠菌属及其他如寄生虫等
2. 自身免疫	系统性红斑狼疮、风湿热、风湿性关节炎、心肌梗死后综合征等
3. 邻近器官疾病	AMI、心肌炎、主动脉夹层、肺梗死、胸膜炎等
4. 代谢紊乱	尿毒症、甲状腺功能减退、妊娠等
5. 创伤	钝器和锐器创伤、介入损伤、放射
6. 肿瘤	原发性间皮细胞肿瘤，继发性如肺癌、乳腺癌、白血病、淋巴瘤等
7. 特发性	

【病理】　急性心包炎早期表现为心包壁层和脏层炎症反应，出现含有纤维蛋白沉积和多核白细胞聚集组成的黏稠液体，称为纤维蛋白性心包炎。由于病因的不同或病程的进展，渗出物中液体增加，渗液可为纤维蛋白性，浆液血性或化脓性等，液量由100ml至2～3L不等，称为渗出性心包炎。炎症反应常累及心包下表层心肌，少数严重者可累及深层心肌，称为心肌心包炎。心包炎渗出物可完全溶解吸收，也可机化为结缔组织瘢痕，甚至引起心包钙化，最终发展为缩窄性心包炎。

【病理生理】　心包积液是急性心包炎引起一系列病理生理改变的主要原因。如果渗液进展缓慢，心包过度伸展，心包腔内虽容纳1～2L液体而不增加心包内压力，这类患者可以没有临床症状。如果渗液急速或大量蓄积，使心包腔内压力急剧上升，心室舒张期充盈减少，心搏量降低，血压下降。此时机体通过升高静脉压以增加心室的充盈，增加心肌收缩力、加快心率使心输出量增加，升高周围小动脉阻力以维持血压。如心包渗液持续增加，一旦心包腔内压力和右心室压力升至左心室舒张压水平，上述代偿机制衰竭而出现急性心脏压塞表现。

【临床表现】

1. 症状

(1) 胸痛：是急性心包炎最主要症状，多见于急性特发性心包炎及感染性心包炎的纤维蛋白渗出阶段，缓慢发展的结核性或肿瘤性心包炎疼痛症状可能不明显。疼痛性质和部位易变，常位于胸骨后或心前区，呈锐痛，多在卧位、咳嗽、深吸气时加重，前倾位时减轻，偶可位于上腹部，类似急腹症，也可类似心绞痛，呈压榨样并放射至左上肢，因此需注意鉴别。

(2) 呼吸困难：是心包积液时最突出的症状，可能与支气管、肺受压及肺淤血有关，表现为端坐呼吸、呼吸浅速、面色苍白、烦躁不安、大汗淋漓等。

(3) 全身症状：可伴有潜在的全身疾病如结核、肿瘤、尿毒症所致的咳嗽、咳痰、贫血、消瘦等症状。

2. 体征

(1) 心包摩擦音为急性纤维蛋白性心包炎特异性体征，炎症导致壁层与脏层心包变得粗糙，在心脏活动时相互摩擦产生的声音，呈搔刮样粗糙音，其特点是瞬息可变，通常在胸骨左缘 3～4 肋间、胸骨下段和剑突附近易听到，深吸气或前倾坐位摩擦音增强。当心包内出现渗液，将两层心包完全分开时，心包摩擦音消失，如心包有部分粘连，虽有心包积液，有时仍可闻及心包摩擦音。

(2) 心包积液体征：①心脏搏动减弱或消失，心浊音界向两侧扩大，心动过速，心音遥远，少数人在胸骨左缘 3～4 肋间可闻及心包叩击音。②大量心包积液时，心脏向左后移位压迫左肺，引起左肺下叶不张，在左肩胛下角区出现肺实变表现，称为 Ewart 征。③快速心包积液可引起急性心脏压塞，表现为显著心动过速、血压下降甚至休克。如积液积聚缓慢，可产生慢性心脏压塞征，主要为体循环静脉淤血，可出现颈静脉怒张、肝大、腹水、下肢水肿、奇脉等。

【实验室和器械检查】

1. 血液检查　急性心包炎常伴有非特异性炎症表现，包括白细胞增多、血沉加快、C 反应蛋白增高等。心肌标志物通常正常，但若心包膜下心肌受损也可升高。抗核抗体测定、血清促甲状腺激素和 T_3、T_4测定、肿瘤标记物测定等可提供病因诊断线索。

2. X 线检查　对渗出性心包炎有一定的价值，当心包积液超过 250ml 以上时，可出现心影增大呈烧瓶状，同时对部分病因如结核或肿瘤也可提供诊断线索。

3. 心电图　急性心包炎时，心包膜下表层心肌受累是心电图变化的病理基础，主要表现如下。①除 aVR 和 V_1导联外，所有导联 ST 段呈弓背向下抬高，T 波高耸直立，一至数日后，ST 段回到基线，T 波低平或倒置，数周后逐渐恢复正常。②心包积液时 QRS 低电压，大量积液时可见电交替。③除 aVR 和 V_1导联外，PR 段压低。④无病理性 Q 波，常有窦性心动过速。

4. 超声心动图　是诊断心包积液简便、安全、灵敏和可靠的无创性方法。M 型或二维超声心动图见液性暗区即可确立诊断。

5. 磁共振显像　可清晰显示心包积液的容量和分布情况，协助分辨积液的性质，如非出血性渗液大都是低信号强度，结核性渗液等含蛋白和细胞较多，可见中或高等信号强度。

6. 心包穿刺　大量心包积液时，心包穿刺抽液减压可缓解心脏压塞症状，或针对病因向心包腔内注入药物进行治疗。明确有心包积液后，行心包穿刺，根据临床表现进行心包积液分析有助于确定心包炎的病因诊断。对于怀疑恶性疾病者应检测细胞学和肿瘤标记物如癌胚抗原（CEA）、甲胎蛋白（AFP）、糖类抗原（CA125、CA199）等；对于怀疑结核性心包炎者可做抗酸杆菌染色、腺苷脱氨酶（ADA）、结核杆菌 PCR 等检测，低水平 ADA 和高水平 CEA 有助于结核性心包炎与肿瘤性心包积液的鉴别；对于怀疑细菌性心包炎者，至少 3 次心包积液需氧菌和厌氧菌培养和血培养。

7. 心包镜及心包活检　有助于明确病因。

【诊断和鉴别诊断】　在可能并发心包炎的疾病过程中，如出现胸痛、呼吸困难、心动过速和病因不明的体循环淤血或心影扩大，应考虑急性心包炎可能。根据心包摩擦音、心电图、超声心动图可做出心包炎的诊断，然后需结合不同病因心包炎的特征及心包穿刺、心包活检等资料对病因鉴别诊断。

【治疗及预后】　急性心包炎的治疗包括对原发疾病的病因治疗、解除心脏压塞和对症治疗。患者须住院观察，非甾体消炎药（nonsteroidal anti-inflammatory drugs，NSAIDs）是治疗的基石，单用秋水仙碱或与非甾体消炎药合用对初发心包炎及预防复发有效。全身的糖皮质激素治疗仅限于结缔组织病、自身免疫性或尿毒症性心包炎。

急性心包炎同时应根据不同病因选择药物治疗。急性心脏压塞时，心包穿刺抽液是解除压迫症状的有效措施。

急性心包炎的自然病程及预后取决于病因，病毒性心包炎、特发性心包炎通常呈自限性，病程约 2~6 周。若心包炎并发于恶性肿瘤、尿毒症等则预后差。

第二节　心包与肿瘤

一、肿瘤性心包炎

肿瘤性心包炎（neoplastic pericarditis）引起心包积液常提示癌症已进入晚期，病因主要由癌细胞直接侵犯或通过血行转移浸润心包膜并阻塞淋巴管回流所致。当积液的量大或产生速度很快时，心包积液可压迫心脏引起心脏压塞症状。

【病因】

1. 原发性心包肿瘤　较少见，分为良性和恶性。良性肿瘤可能是胚胎剩余发展而来或由于心肌长入心包膜内形成，包括畸胎瘤、纤维瘤、血管瘤、平滑肌纤维瘤。恶性肿瘤多发生于青壮年，包括间皮瘤、肉瘤和腺癌，其中间皮瘤最常见，呈浸润型发展，恶性程度高，广泛侵犯和刺激心包脏层，毛细血管扩张、渗出或破溃出血，致心包腔大量积液，其特点为血性、量大、增长快，穿刺排液后迅速再发。

2. 继发性心包肿瘤　常见，其中约 80% 为肺癌、乳腺癌、恶性黑色素瘤、淋巴瘤、白血病等引起的肿瘤性心包炎，此外胃肠道肿瘤、卵巢癌等也可引起。

【临床表现】　恶性心包积液可以是全身肿瘤的最早表现且可无症状。当心包积液量超过 500ml，可出现呼吸困难、咳嗽、胸痛等，体格检查可发现心浊音界向两侧扩大、心动过速、心音遥远、颈静脉怒张、肝大、腹水、下肢水肿、奇脉等，急性心脏压塞时可引起血压显著下降甚至休克。

【辅助检查】 血清肿瘤标记物可升高，但特异性不高，胸部 X 线片可显示心影增大、轮廓异常，但在早期常无改变。超声心动图可明确诊断心包积液，对于原发性心包肿瘤能够准确显示肿瘤大小、部位、形态，还可初步判断肿瘤性质，是首选的辅助检查方法。CT 和 MRI 不但能确定肿瘤的发生部位，而且能直接判断肿瘤对周围组织的侵入及转移情况，对不明原因的心包积液而高度怀疑恶性心包肿瘤者应及时行 CT 或 MRI 检查。心包积液细胞学检测或者心包、心肌活检发现肿瘤细胞是确诊依据。

【诊断】 典型的肿瘤性心包炎根据临床表现及辅助检查诊断并不困难，但需注意 2/3 恶性心包积液患者积液原因非肿瘤本身所致，而是来自于其他如放射性心包炎或机会性感染等，因此病理学证实心包恶性浸润是肿瘤性心包炎唯一的确诊依据。

【治疗】 有心包积液怀疑原发性恶性心包肿瘤者，行心包穿刺或置管引流防止心脏压塞的同时，进行全面检查以确定有无远处转移并排除继发性肿瘤的可能，如无远处转移者应积极争取手术治疗，尤其对于肿瘤造成压迫或阻塞症状或需病理诊断而穿刺困难的患者，术后可考虑放疗或化疗，但效果不理想。

对于肿瘤性心包炎，全身性的抗肿瘤治疗是基石，心包积液有压塞症状时可行心包穿刺或置管引流，为防止复发，可心包腔内滴注化疗药物或免疫调节剂，如继发于肺癌可滴注顺铂，而乳腺癌则塞替派更有效。心包腔内注射硬化剂如四环素、博来霉素可有效控制恶性心包积液，但不良反应如发热、胸痛等常见。对放疗敏感的肿瘤如淋巴瘤，可局部放疗，但同时需注意放疗本身也会引起心肌和心包炎症。

对于大量恶性心包积液与复发性心脏压塞者，行经皮球囊心包切开术造胸膜、心包之间通道，使液体引流到胸膜间隙，有效率为 90% ~ 97%，但同时有潜在的加速肿瘤转移的风险。

二、缩窄性心包炎

缩窄性心包炎（constrictive pericarditis）指心脏被致密厚实的纤维化心包所包围，使心脏舒张期充盈受限而产生一系列循环障碍的临床征象。常见病因为结核、纵隔放疗与心脏外科手术。

心包缩窄多于急性心包炎后一年内发生，少数可长达数年。常见症状为呼吸困难、疲乏、食欲缺乏、上腹胀满或疼痛，体征有颈静脉怒张，肝大，腹水，下肢水肿，可见 Kussmaul 征，指吸气时周围静脉回流增多而已缩窄的心包使心室失去适应性扩张的能力，致静脉压升高，吸气时颈静脉更明显扩张。心脏体检可发现心尖搏动不明显，心浊音界不扩大，心音减低，可闻及心包叩击音。

X 线检查有时可见心包钙化，心电图中有 QRS 低电压、T 波低平或倒置，超声心动图虽然可见心包增厚，但没有特异性指标用于诊断缩窄性心包炎。CT 和 MRI 检查对心包增厚有相当高的特异性和分辨率，可评估心包的形状及心脏大血管的形态，是对可疑的缩窄性心包炎有价值的检测手段。

缩窄性心包炎唯一的治疗方法是外科心包切除术，手术死亡率为 6% ~ 12%，术后 60% 的患者血流动力学可恢复正常。

三、放射性心包炎

放射性心包炎(radiation pericarditis)可发生在照射过程中或之后的数月、数年,甚至潜伏15~20年。心包积液可以呈浆液性或血性,没有心包填塞者建议保守治疗,若用于诊断或有心脏压塞症状可行心包穿刺。约20%的患者可发生心包缩窄,需要外科治疗,而由于心肌纤维化,心包切除术死亡率高(21%),术后5年的存活率很低(1%)。

(姜敏辉)

第十章 感染性心内膜炎

学习目标

1. 熟悉感染性心内膜炎的临床表现及诊断。
2. 了解感染性心内膜炎的发病机制。

感染性心内膜炎(infective endocarditis,IE)指因细菌,真菌和其他微生物(如病毒、立克次体、衣原体,螺旋体等)直接感染心内膜而产生心瓣膜或心室壁内膜的炎症,并伴有大小不等、形状不一的赘生物形成。赘生物是由血小板和纤维素积聚而成的团块,内含大量的微生物和少量炎症细胞。感染性心内膜炎有别于由于风湿热、类风湿、系统性红斑性狼疮等所致的非感染性心内膜炎。瓣膜为感染性心内膜炎最常受累部位,动静脉瘘、动脉瘘或主动脉缩窄处的感染虽属动脉内膜炎,但临床与病理类型均类似于感染性心内膜炎。

感染性心内膜炎的年发病率为(3~10)/10 万。以往多见于年轻心脏瓣膜病(风湿性心脏病为主)患者,目前多见于无明确瓣膜疾病但与医疗活动有关的老年患者及人工心脏瓣膜置换者。随着年龄增长,其发病率逐渐增加,并在 70~80 岁时达到最高,约为 14.5/10 万。男女比例为 2∶1。女性患者预后差、接受瓣膜置换术的概率相对小。

最新资料显示,人工心瓣膜病、二尖瓣脱垂并发感染性心内膜炎的发生率不断增加,而风湿性疾病相关感染性心内膜炎发病率不断下降。一些新的发病因素如心瓣膜修补术后、退行性瓣膜钙化、静脉注射吸毒等也不断增加,而这些多与临床侵入性医疗操作导致的菌血症有关。

根据病程,感染性心内膜炎可分为急性和亚急性。根据获得途径,可分为卫生保健相关性、社区获得性和静脉毒品滥用。根据瓣膜材质又分为自体瓣膜心内膜炎和人工瓣膜心内膜炎。

一、 自体瓣膜心内膜炎

【病因】 链球菌和葡萄球菌是引起感染性心内膜炎的主要病原微生物。发展中国家以链球菌感染为首,发达国家如美国的葡萄球菌性心内膜炎则居首位,链球菌退至第二位,其次为肠球菌。长期血液透析、糖尿病、血管侵入性检查、静脉注射吸毒是金黄色葡萄球菌性心内膜炎的主要因素。

【发病机制】 常多发于原已有病的心脏,近年来发生于原无心脏病变者日益增多,尤其见于接受长时间经静脉治疗,静脉注射麻醉药成瘾,由药物或疾病引起免疫功能抑制的患者,人工瓣膜置换术后的感染性心内膜炎也有增多。

1. 亚急性

(1) 血流动力学异常:多发生在器质性心脏病患者。主要为心脏瓣膜病,尤其是二尖瓣和主动脉瓣;其次为各种先天性心脏病,如动脉导管未闭、室间隔缺损,法洛四联症和主动脉缩窄等。赘生物常位于血流从高压腔经病变瓣口或先天缺损至低压腔产生高速射流和湍流的下游,如主动脉瓣关闭不全时常见的感染部位为主动脉瓣的左心室面和二尖瓣腱索上;二尖瓣关闭不全时感染病灶在二尖瓣的心房面和左心房内膜上;室间隔缺损则在右心室间隔缺损处的内膜面和肺动脉瓣的心室面,然而当缺损面积大到左,右心室不存在压力阶差或合并有肺动脉高压使分流量减少时则不易发生本病,在充血性心力衰竭和心房颤动时,由于血液喷射力和涡流减弱,亦不易发生本病。

(2) 非细菌性血栓性心内膜炎:在心瓣膜病损,先天性心血管畸形或后天性动静脉瘘的病变处,存在着异常的血液压力阶差,引起血液强力喷射和涡流,血流的喷射冲击,使心内膜的内皮受损,胶原暴露,形成血小板-纤维素血栓,成为结节性无菌性赘生物成为细菌定居瓣膜的重要因素。

(3) 短暂菌血症:正常人血流中虽时有少数细菌自口腔、鼻咽部、牙龈、检查操作或手术等伤口侵入引起菌血症,大多为暂时的,很快被机体消除,临床意义不大,但反复的暂时性菌血症使机体产生循环抗体,尤其是凝集素,它可促使少量的病原体聚集成团,易黏附在血小板-纤维素血栓上而引起感染。

(4) 细菌感染无菌性赘生物:取决于发生菌血症的频度和循环中的细菌数量及细菌的黏附力。草绿色链球菌从口腔入血的机会频繁,且黏附力强,因此是发展中国家亚急性感染性心内膜炎的最常见致病菌。大肠埃希菌黏附力差,虽其菌血症常见,但极少致心内膜炎。细菌定居后,迅速繁殖,促使血小板和纤维蛋白原进一步聚积,细菌被包裹在其中,难以被吞噬细胞吞噬。

2. 急性　急性感染性心内膜炎常因化脓性细菌侵入心内膜引起,多由毒力较强的病原体感染所致,金黄色葡萄球菌占50%以上。近年来由于普遍地使用广谱抗生素,致病菌种已明显改变,几乎所有已知的致病微生物都可引起本病。

【病理】　赘生物在心内感染,可引起瓣叶破裂穿孔、腱索断裂。感染在局部扩散可引起传导系统破坏、心肌脓肿、心脏穿孔和心包炎等。赘生物碎片脱落致栓塞,若栓塞动脉可引起组织器官缺血坏死;细菌直接破坏动脉壁,则形成细菌性动脉瘤。若菌血症持续存在,则在心外其他许多部位产生化脓性病变,形成迁移性脓肿。持续菌血症还会刺激机体细胞免疫和体液免疫系统,引起脾大、肾小球肾炎、关节炎、心包炎和微血管炎等。

【临床表现】

1. 主要症状

(1) 发热:是感染性心内膜炎最常见的症状,热型多变,以不规则者为最多,可为间歇型或弛张型,伴有畏寒和出汗,亦可仅有低热者,体温大多为37.5~39℃,也可高达40℃以上,少数患者体温正常或低于正常,多见于老年患者以及严重心力衰竭、尿毒症时,此外尚未诊断本病前已应用过抗生素、退热药或激素者也可暂时不发热。

(2) 贫血:患者有进行性贫血,有时可达严重程度,甚至为最突出的症状,贫血引起全身乏力、软弱和气急。

(3) 全身疼痛可能由于毒血症或身体各部的栓塞引起,关节痛,低位背痛和肌痛在起病时较常见,主要累及腓肠肌和股部肌肉,踝、腕等关节,也可呈多发性关节受累,若病程中有严重的骨疼,应考虑可能由于骨膜炎,骨膜下出血或栓塞,栓塞性动脉瘤压迫骨部或骨血管动脉瘤引起。

2. 主要体征

(1) 心脏杂音：可听到原有心脏病的杂音或原来正常的心脏出现杂音，在病程中杂音性质的改变往往是由于贫血、心动过速或其他血流动力学上的改变所致。急性者比亚急性者更容易出现杂音强度和性质的变化，或出现新的杂音。瓣膜损害所致的杂音主要为关闭不全的杂音，尤其以主动脉瓣关闭不全多见。

(2) 周围体征：①皮肤和黏膜的淤点，常成群也可个别出现，其发生率最高。多见于眼睑结合膜，口腔黏膜，胸前和手足背皮肤，持续数天，消失后再现；②甲床下线状出血，远端不到达甲床前边缘，压之可有疼痛；③Osler 结节，呈紫或红色的痛性结节，稍高于皮面，多发生于手指或足趾末端的掌面、大小鱼际或足底，常持续 4～5 日才消退；④Janeway 损害，在手掌和足底出现的直径 1～4mm 无痛的出血性或红斑性损害；⑤Roth 斑，为视网膜的卵圆形出血斑，其中心呈白色，有时眼底仅见圆形白点称为 Roth 点，多见于亚急性感染，这些周围体征为毒素作用于毛细血管使其脆性增加破裂出血或由于微栓塞引起；⑥杵状指(趾)，主要见于亚急性感染者。

(3) 脾大：脾常有轻至中度肿大，软可有压痛，多见于亚急性者，急性者少见。

【并发症】

1. 心脏

(1) 充血性心力衰竭：是本病最常见的并发症，也是本病的首要致死原因。瓣膜被破坏并穿孔，以及其支持结构如乳头肌、腱索等受损，导致瓣膜功能不全或使原有的瓣膜功能不全加重，是产生心力衰竭的主要原因。

(2) 心律失常：当感染累及心肌及传导组织时，可致各种心律失常，多数为室性过期前收缩动，少数发生心房颤动，如感染侵袭到房室结及左右束支，可引起房室传导阻滞和束支传导阻滞。

(3) 心肌脓肿：感染可影响到心肌引起心肌炎、心肌局部脓肿。大量微栓子落入冠状动脉可引起心肌梗死，并诱发心力衰竭。心肌脓肿偶可穿破室壁导致化脓性心包炎。

2. 动脉栓塞及细菌性动脉瘤　细菌栓子可堵塞动脉，栓塞可发生于机体的各个部位，以脑、心脏、肾、脾、冠状动脉、肠系膜和四肢动脉栓塞常见。心肌、肾和脾栓塞不易察觉，多于尸检中发现，而脑、肺和周围血管栓塞的表现则较明显。细菌侵犯血管壁，可导致细菌性动脉瘤，以近段主动脉、脑、内脏和四肢动脉常见，一般见于病程晚期。发生于深部组织的动脉瘤往往至动脉瘤破裂出血时方可确诊。

3. 迁移性脓肿　急性多见，多发于肝、脾、骨髓和神经系统。

4. 神经系统　约 1/3 患者有神经系统受累的表现，包括：①脑血管栓塞，好发在大脑中动脉及其分支，偏瘫症状最常见；②脑细菌性动脉瘤，除非破裂，多无症状；③脑出血；④中毒性脑病，可有脑膜刺激征；⑤脑脓肿；⑥化脓性脑膜炎。后三者主要见于急性金黄色葡萄球菌性心内膜炎。

5. 肾　大多数患者有肾损害、肾动脉栓塞和肾梗死、肾小球肾炎及肾脓肿。

【检查方法】

1. 常规检查

(1) 血液：贫血常见，尤其在亚急性感染者，多呈正细胞正色素型贫血，白细胞数常增高，伴核左移。血沉几乎均升高。

(2) 尿液：常见镜下血尿和轻度蛋白尿。在并发急性肾小球肾炎，间质性肾炎或大的肾梗死时,可出现肉眼血尿,大量蛋白尿以及脓尿。

2. 免疫学检查 病程长达6周亚急性感染性心内膜炎者,50%类风湿因子呈阳性。有时可出现高γ球蛋白血症或低补体血症,常见于并发肾小球肾炎的患者,其下降水平常与肾功能不良保持一致,约有80%患者的循环免疫复合物CIC阳性。血清免疫学检查经抗生素治疗后,其效价可迅速下降。

3. 血培养 血培养阳性是诊断本病的最直接的证据,急性患者应在应用抗生素前1~2h内抽取2~3个血标本,亚急性者在应用抗生素前24h采集3~4个血标本,先前应用过抗生素的患者应至少每日抽取血培养共3日,以期提高血培养的阳性率,本病的菌血症持续存在,无需在体温升高时采血。每次取血应用更换静脉穿刺的部分,皮肤应严格消毒,每次取血10~20ml。在应用过抗生素治疗的患者,取血量不宜过多,培养液与血液之比至少在10∶1左右,因为血液中过多的抗生素不能被培养基稀释,影响细菌的生长,常规应作需氧和厌氧菌培养,当培养结果阴性时应保持到3周。在人造瓣膜置换,较长时间留置静脉插管、导尿管或有药瘾者,应加做真菌培养,观察时间至少2周。罕见情况下,血培养阴性患者,骨髓培养可阳性。动脉血培养阳性率并不高于静脉血,培养阳性者应作各种抗生素单独或联合的药物敏感试验,以便指导治疗。

如血培养阴性,感染性心内膜炎的发生率为2.5%~31%,因此常延误诊断和治疗,并对预后造成重大影响。最常见原因是血培养前应用抗生素,建议停用抗生素并复查血培养,另一类常见的原因是病原体为苛养微生物等非典型病原体,易见于人工瓣膜、留置静脉导管、置入起搏器、肾衰竭或免疫抑制状态的患者。血培养阴性时应调整检测方法。

4. 放射影像学检查 胸部X线检查仅对并发症如心力衰竭、肺梗死的诊断有帮助,当置换人造瓣膜患者发现瓣膜有异常摇动或移位时,提示可能合并感染性心内膜炎。CT扫描有助于脑梗死、脑脓肿及脑出血的诊断,对怀疑有较大的主动脉瓣周脓肿时有一定的诊断作用。

5. 心电图 一般无特异性,在并发栓塞性心肌梗死,心包炎时可显示特征性改变,在伴有室间隔脓肿或瓣环脓肿时可出现不全性或完全性房室传导阻滞,或束支传导阻滞和室性期前收缩,颅内细菌性动脉瘤破裂,可出现“神经源性”的T波改变。

6. 超声心动图检查 瓣膜上的赘生物、瓣周并发症等可由超声心动图探得,尤在血培养阴性的感染性心内膜炎患者中有着特别重要诊断价值,能探测到赘生物所在部位、大小、数目和形态。经胸超声心动图(transthoracic echocardiography,TTE)及经食管超声心动图(transesophageal echocardiography,TEE)对感染性心内膜炎诊断的敏感性分别为40%~63%和90%~100%,主要诊断依据为赘生物、脓肿及新出现的人工瓣膜瓣周瘘(图3-10-1,图3-10-2)。超声心动图阴性不能除外感染性心内膜炎,需要密切结合临床。感染治愈后,赘生物可持续存在。除非发现原有赘生物增大或新赘生物出现,否则难以诊断复发或再感染。超声检查还可明确基础心脏病及感染性心内膜炎的心脏并发症。

【诊断】 感染性心内膜炎的临床表现缺乏特异性,超声心动图和血培养是诊断感染性心内膜炎的两大基石。据患者的临床表现、实验室检查及超声心动图检查制定了修订版的Duke诊断标准。

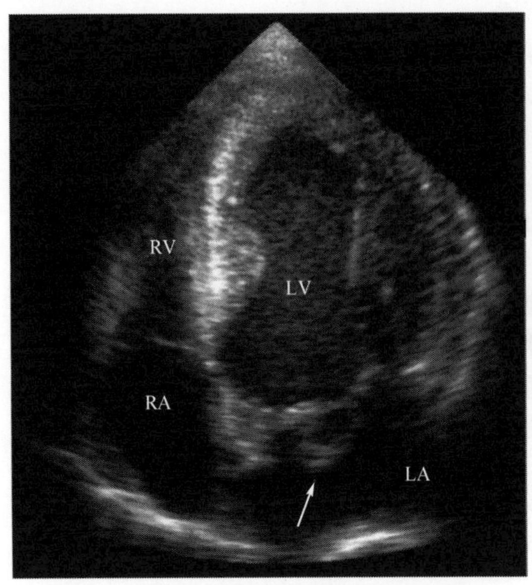

图 3-10-1　感染性心内膜炎经胸超声心动图（心尖四腔观）二尖瓣团块状回声（箭头所示），收缩期脱向左心房

LA. 左心房；LV. 左心室；RA. 右心房；RV. 右心室

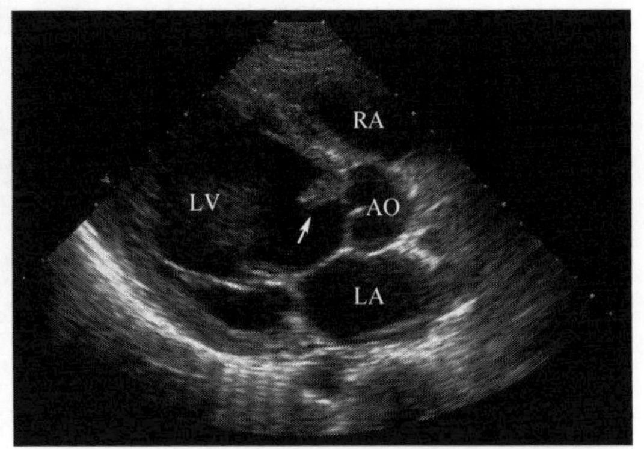

图 3-10-2　感染性心内膜炎经胸超声心动图（左心室长轴切面）主动脉瓣团块状回声（箭头所示）

AO. 主动脉；LA. 左心房；LV. 左心室；RV. 右心室

1. 主要诊断标准

（1）血培养阳性（符合以下至少一项标准）：①两次血培养均阳性，且为同一种典型的感染性心内膜炎致病微生物（如草绿色链球菌、金黄色葡萄球菌）；②多次血培养检出同一种感染性心内膜炎致病微生物（2 次至少间隔 12h 以上的血培养阳性；所有 3 次血培养均阳性或 4 次及以上的多数血培养阳性）；③Q 热病原体 1 次血培养阳性或其 IgG 抗体滴度>1∶800。

（2）心内膜受累证据：①超声心动图发现赘生物、脓肿或人工瓣膜开裂；②发现新的瓣膜关闭不全。

2. 次要诊断标准

（1）有基础心脏病或静脉药瘾史。

（2）发热，体温≥38℃。

（3）血管现象：动脉栓塞、细菌性动脉瘤、结膜淤点、颅内出血、Janeway 损害等。

（4）免疫反应：肾小球肾炎、Osler 结节、Roth 斑及类风湿因子阳性等。

（5）血培养阳性，但不符合主要诊断标准。

确诊：满足 2 项主要标准，或 1 项主要+3 项次要标准，或 5 项次要标准。

疑诊：满足 1 项主要标准+1 项次要标准，或 3 项次要标准。

【鉴别诊断】　由于本病的临床表现多样，常易与其他疾病混淆，以发热为主要表现而心脏体征轻微者须与伤寒、结核、上呼吸道感染、肿瘤、结缔组织疾病等鉴别。在风湿性心脏病基础上发生本病，经足量抗生素治疗而热不退，心力衰竭不见好转，应怀疑合并风湿活动的可能。发热、心脏杂音、栓塞表现有时亦须与心房黏液瘤相鉴别。本病以神经或精神症状为主要表现者，在老年人中应注意与脑动脉硬化所致脑血栓形成，脑出血及精神改变相鉴别。

【治疗】

1. 抗微生物药物治疗　为最重要的治疗措施。用药原则为:①尽早用药,3~5 次血培养后即开始;②药量充足,疗程够长,旨在完全消灭赘生物内的致病菌;③静脉用药,选用杀菌剂;④病原不明时,急性者选用针对阳性球菌和阴性杆菌的广谱抗生素,亚急性者选用针对大多数链球菌的抗生素;⑤血培养阳性者,根据药敏试验选用敏感药。有条件者应测定最小抑菌浓度以判断致病菌对某种抗微生物药物的敏感程度。

(1) 经验治疗:一般认为应选择较大剂量的青霉素类、链霉素、头孢菌素类等杀菌剂,它们能穿透血小板-纤维素的赘生物基质,杀灭细菌,达到根治瓣膜感染、减少复发的危险。对不能耐受 β-内酰胺酶者,可选万古霉素。抑菌剂和杀菌剂的联合应用,有时亦获得良好的疗效。疗效取决于致病菌对抗生素的敏感度,由于细菌深埋在赘生物中,为纤维蛋白和血栓等掩盖,需用大剂量的抗生素,并维持血中有效杀菌浓度。疗程亦要足够长,力求治愈,一般为 4~6 周。

(2) 血培养阳性时的治疗:可根据药敏选择药物。有条件时可在试管内测定患者血清中抗生素的最小杀菌浓度。

1) 草绿色链球菌心内膜炎:以青霉素首选,1200 万~1800 万 U/d,每 4h1 次,分次静脉滴注;对青霉素敏感性差者宜加用氨基糖苷类抗生素,如庆大霉素 12 万~24 万 U/d。青霉素是属细胞壁抑制剂类,和氨基糖苷类药物合用,可增进后者进入细胞内起作用。对青霉素过敏的患者可用红霉素、万古霉素或第一代的头孢菌素,疗程为 4~6 周。但要注意的是有青霉素严重过敏者,如过敏性休克,忌用头孢菌素类,因其与青霉素可出现交叉变态反应。

2) 肠球菌性心内膜炎:对青霉素的敏感性较差,需用 200 万~4000 万 U/d。因而宜首选氨苄青霉素 6~12g/d 或万古霉素和氨基糖苷类抗生素联合应用,疗程 4~6 周。近来一些产 β-内酰胺酶对氨基糖苷类药物耐药的菌株也有所报道,也出现了对万古霉素耐药的菌株。可选用喹诺酮类的药物。

3) 金黄色葡萄球菌和表皮葡萄球菌性心内膜炎:若非耐青霉素的菌株,仍选用青霉素治疗,1000 万~2000 万 U/d 和庆大霉素联合应用。耐药菌株可选用第一代头孢菌素类、万古霉素、利福平和各种耐青霉素酶的青霉素,如苯唑西林等。治疗过程中应仔细地检查是否有必须处理的转移病灶或脓肿,避免细菌从这些病灶再度引起心脏病变处的种植。表皮葡萄球菌侵袭力低,但对青霉素效果欠佳,宜万古霉素、庆大霉素、利福平联合应用,4~6 周。

4) 革兰阴性杆菌性心内膜炎:病死率较高,但作为本病的病原菌较少见。一般以 β-内酰胺类和氨基糖苷类药物联合应用。可根据药敏选用第三代头孢菌素,如头孢哌酮 4~8g/d;头孢噻肟 6~12g/d;头孢曲松 2~4g/d。也可用氨苄青霉素和氨基糖苷类联合应用。

5) 绿脓杆菌性心内膜炎:可选用第三代头孢菌素,其中以头孢他啶最优,6g/d。也可选用哌拉西林和氨基糖苷类合用或多糖菌素 B 100mg/d,多糖菌素 E 150mg/d。

6) 真菌性心内膜炎:死亡率高达 80%~100%,药物治愈极为罕见,应在抗真菌治疗期间早期手术切除受累的瓣膜组织,且术后继续抗真菌治疗才有可能提供治愈的机会。药物治疗仍以两性霉素 B 为优,0.1mg/(kg·d)开始,逐步增加至 1mg/(kg·d),直至总剂量 3~5g。两性霉素 B 的毒性较大,可引起发热、头痛、显著胃肠道反应、局部的血栓性静脉炎和肾功能损害,并可引起神经系统和精神方面的改变。5-氟胞嘧啶是一种毒性较低的抗真菌药物,单独使用仅有抑菌作用,且易产生耐药性。和两性霉素 B 合用,可增强杀真菌作用,减少两性霉素 B 的用量及减轻 5-氟胞嘧啶的耐药性。两性霉素 B 用足疗程后改口服 5-氟胞嘧啶 100~150mg/(kg·d),每 6h 1 次,治疗数月。

7) 立克次体心内膜炎:可选用四环素 2g/d 静脉给药治疗 6 周。

我国庆大霉素发生耐药概率高,且肾毒性较大,在 β-内酰胺类抗生素需要合并氨基糖苷类时,多选用肾毒性较小的阿米卡星替代庆大霉素,用量 0.4~0.6g/d,分次肌内注射或静脉滴注。

(3) 感染性心内膜炎的复发与再发

1) 复发:是指抗生素治疗结束后 6 个月内或治疗期间,感染征象或血培养阳性再现,复发率为 5%~8%,早期复发多在 3 个月以内,可能由于深藏于赘生物内的细菌不易杀尽之故,或先前的抗生素治疗不够充分,因而增加了细菌的抗药性。感染性心内膜炎复发时,应再治疗,且疗程宜适当延长。

2) 再发:在最初发作治愈 6 个月以后,感染性心内膜炎所有的心脏表现和阳性血培养再现称为再发,通常由不同的细菌或真菌引起,再发的病死率高于初发者。

2. 手术治疗 尽管有不断更新换代的抗生素,感染性心内膜炎的死亡率仍达到 10%~50%,其中心脏和神经系统的并发症是导致死亡的重要因素。近年来手术治疗的开展,使感染性心内膜炎的病死率有所降低,尤其在伴有明显心力衰竭患者,死亡率降低得更为明显。

感染性心内膜炎早期手术的 3 个主要指征包括瓣膜功能衰竭所致心力衰竭、难治性感染和栓塞事件:

(1) 心力衰竭:是感染性心内膜炎最常见和最严重的并发症,占全部患者 50%~60%,多由于累及主动脉瓣,其次为二尖瓣所致,也是感染性心内膜炎手术最常见的指征。

(2) 难治性感染:是手术的第二常见原因,虽经积极抗生素治疗,仍有持续败血症。

(3) 栓塞事件:是感染性心内膜炎常见而危及生命的并发症,它与心内赘生物迁移有关。脑和脾是感染性心内膜炎最常见的栓塞部位,脑卒中是最严重的并发症。赘生物的大小和活动性是新发栓塞事件最重要的独立预测因素。赘生物长度>10mm 栓塞风险明显增高,若伴有一种以上的危险因素如赘生物位于二尖瓣闭合的边缘或抗生素治疗下赘生物体积仍在增大,应及早手术。

感染性心内膜炎手术的次要指征包括感染扩散、真菌性和抗生素耐药的革兰阴性杆菌心内膜炎、伴有心力衰竭的左侧急性金黄色葡萄球菌性感染性心内膜炎及持续发热 10 日以上的再发患者。

【预后】 经积极抗生素治疗而治愈后的感染性心内膜炎患者,10 年生存率为 60%~90%。影响患者预后的因素包括由瓣膜损坏导致的心力衰竭、肾小球肾炎引起的肾衰竭、细菌性动脉瘤破裂及颅内感染等。除耐药菌感染外,大多数感染性心内膜炎患者可获得细菌学治愈。感染性心内膜炎的复发率为 2.7%~22.5%,常在治疗后数月到数年再次发病。

【预防】 有心瓣膜病或心血管畸形及人造瓣膜的患者应增强体质,注意卫生,及时清除感染病灶,保持良好的口腔卫生习惯和定期的牙科检查,在进行静脉导管操作或其他有创操作时都必须严格无菌操作。在牙科和上呼吸道手术和机械操作时,一般术前半小时至 1h 给予阿莫西林或氨苄西林 2g,口服或静脉滴注。对青霉素过敏者可给予克林霉素 600mg,口服和静脉滴注。做胃肠道、泌尿生殖系统手术或机械操作时,手术前后可选用氨苄青霉素与庆大霉素联合应用。

二、人工瓣膜和静脉药瘾者心内膜炎

（一）人工瓣膜心内膜炎

污染的人造瓣膜、缝合材料、器械和手是引起人造瓣膜心内膜炎的重要原因，病原体从感染的胸部创口，尿路和各种动静脉插管，气管切开，术后肺炎等进入体内形成菌血症，同时血液经过体外循环转流后吞噬作用被破坏，减弱了机体对病原体的清除能力也是原因之一。人工瓣膜心内膜炎以60日为界分为早期和晚期。早期以葡萄球菌感染为主，晚期以链球菌为主。人造瓣膜心内膜炎的临床表现与自体瓣膜心内膜炎相似，除赘生物形成外，常致人工瓣膜部分破裂、瓣周漏，瓣环周围组织和心肌脓肿。最常累及主动脉瓣。早期者常为急性暴发性起病，晚期以亚急性表现常见。患者术后发热、出现新杂音、二维超声心动图发现赘生物，多次血培养常为同一致病菌可诊断本病。若多次血培养阴性，须警惕真菌或立克次体感染及生长缓慢的类白喉杆菌感染的可能。

人工瓣膜心内膜炎的致病菌常来自医院，故容易具有耐药性，常难以治愈，预后较差。应在自体瓣膜心内膜炎用药基础上，将疗程延长为6~8周。任一用药方案均应加庆大霉素。对耐甲氧西林的表皮葡萄球菌致病者，应用万古霉素15mg/kg，每12h1次，静脉滴注，加利福平300mg，每8h1次，口服，用药6~8周，开始的2周加庆大霉素。人工瓣术后早期（术后<12个月）发生感染性心内膜炎，应积极考虑手术。有瓣膜再置换术的适应证者，应早期手术。明确适应证为：①因瓣膜关闭不全致中至重度心力衰竭；②真菌感染；⑧充分抗生素治疗后持续有菌血症；④急性瓣膜阻塞；⑤X线透视发现人工瓣膜不稳定；⑥新发生的心脏传导阻滞。

（二）静脉药瘾者心内膜炎

静脉药瘾者心内膜炎多见于年轻男性，致病菌最常来源于皮肤，药物污染所致者较少见。主要致病菌为金黄色葡萄球菌，其次为链球菌、革兰阴性杆菌及真菌。大多累及正常心瓣膜，三尖瓣受累占50%以上，其次为主动脉瓣和二尖瓣。急性发病者多见，常伴有转移性感染灶。X线可见肺部多处小片状浸润阴影，是由三尖瓣或肺动脉瓣赘生物所致的脓毒性肺栓塞。亚急性表现多见于曾有感染性心内膜炎病史者。

年轻伴右心金黄色葡萄球菌感染者病死率<5%。左心瓣膜（尤其主动脉瓣）受累、革兰阴性杆菌或真菌感染者预后不良。对甲氧西林敏感的金黄色葡萄球菌所致右心感染，用萘夫西林或苯唑西林2g，每4h1次，静脉注射或滴注，加妥布霉素1mg/kg，每8h1次，静脉滴注，用药2周。其余用药选择与方案同自体瓣膜心内膜炎的治疗。

（潘海燕）

第十一章　心搏骤停与心脏性猝死

学习目标

1. 掌握心肺复苏。
2. 熟悉SCD的常见病因及临床表现。

心搏骤停(cardiac arrest)是指心脏射血功能的突然终止。导致心搏骤停的病理生理机制最常见为快速型室性心律失常(心室颤动和室性心动过速),其次为缓慢性心律失常或心室停顿,较少见的为无脉性电活动(pulseless electrical activity,PEA)。心搏骤停发生后,由于脑血流突然中断,10s左右患者即可出现意识丧失,经及时救治可获存活,否则将发生生物学死亡,罕见自发逆转者。心搏骤停常是SCD的直接原因。

SCD系指由于心脏原因所致的突然死亡。可发生于原有或无心脏病的患者中,常无任何危及生命的前期表现,突然意识丧失,在急性症状出现后1h内死亡,属非外伤性自然死亡,特征为出乎意料的迅速死亡。绝大多数SCD是心律失常所致,但某些非心电意外的情况,如心脏破裂、肺栓塞等亦可1h内迅速死亡,但发生机制及防治原则与心律失常性猝死相异。随着植入式心脏复律除颤器(implantable cardioverter defibrillator,ICD)的临床应用,通过其监护系统对SCD的了解进一步加深。

【流行病学】　由于全球各个地区经济发展速度和生活习惯、生活环境不同,因而很难估测世界总人口的SCD发生率。一般来说,一个地区的SCD发病率平行于该地区冠状动脉疾病发病率。SCD是加拿大和美国患者死亡的主要病因,美国每年大约有32.5万SCD死于院外或急诊室,这一数值高于因肺癌、乳腺癌而死亡的人数,占全部心血管死亡人数的50%以上,而且是20~60岁男性的首位死因。我国由阜外心血管病医院牵头的多中心前瞻性系列研究首次得出中国的SCD发生率为41.84/10万,SCD总死亡人数高达54.4万/年,位居全球各国之首,提示中国的SCD防治工作任务艰巨。在美国仅有2%~15%的患者有机会被送往医院急救,送往医院急救的患者生存率不足5%。对于大多数经历SCD患者,能否存活取决于能否获得专业人员或除颤器的生命支持。因此,自动体外除颤器在社区普遍放置和教育公众如何使用可显著提高SCD生存率。

【病因】　导致SCD原因众多,80%以上是由于心血管疾病原因所致,其中冠状动脉疾病占75%~80%。心肌病引起SCD占5%~15%,是冠心病易患年龄前(<35岁)SCD主要原因。其他引起SCD原因包括肺栓塞,高危人群要注意预防。肺栓塞高危因素包括深静脉血栓形成史、恶性肿瘤、血液高凝状态、近期的机械损伤等。另外需注意主动脉夹层或夹层动脉瘤破裂。非心血管疾病原因导致SCD包括严重创伤、电击伤、窒息等意外事件、中毒、休克、严重电解质紊乱、药物、脑血管意外、重症胰腺炎、手术及其他临床诊疗操作、迷走神经反射、麻醉意外等。SCD危险因素如中老年男性、高血压、左心室肥厚、高脂血症、过多的饱和脂肪酸及过少的不饱和脂肪酸摄入、剧烈运动、过度饮酒、吸烟、情绪压抑、长QT综合征、肥胖、非持续性室性心动过速等。

【病理】　冠心病是SCD患者最常见的基础心脏结构异常,心搏骤停患者中40%~86%

发现有冠心病。SCD患者中有约75%具有两支以上冠状动脉狭窄≥75%，15%～64%具有新近冠状动脉血栓栓塞的证据。病理研究表明，有过心肌梗死病史患者发生SCD危险性更大，SCD患者常见有左心室肥厚。肿瘤对传导系统的局部损害（尤其是间皮瘤、淋巴瘤、癌肿，甚至横纹肌瘤、纤维瘤）发生SCD也有报道。

【病理生理】 SCD主要为致命性快速性心律失常，75%～80%的心搏骤停者首先记录到的心律失常是心室颤动，而持续性室性心动过速不足2%。它的发生是冠状动脉血管事件、心肌损伤、心肌代谢异常和（或）自主神经张力改变等因素相互作用引起的一系列病理生理异常的结果。但这些相互作用产生致死性心律失常的最终机制尚无定论。

严重缓慢性心律失常和心室停搏，其病理生理变化主要是窦房结和（或）房室结无正常功能时，下级自律性组织不能代之起搏所致。常发生于严重的心脏疾病，心内膜下浦肯野纤维弥漫性病变。缺氧、酸中毒、休克、低血钾、休克、肾衰竭等全身情况导致细胞外K^+浓度增高，导致自律性丧失，最终发生持久的心室停搏。

无脉性电活动，过去称电-机械分离（electromechanical dissociation，EMD）即心脏有持续的电节律活动，但无有效的机械功能，泵血功能为零，常继发大块肺栓塞、AMI时心脏破裂、人工瓣膜急性功能不全等。

不论上述何种机制所致的心搏骤停，都标志着临床死亡。但从生物学观点来看，此时机体并未真正死亡。因为机体组织的代谢尚未完全停止，人体生命的基本单位——细胞，仍维持着微弱的生命活动。如予以及时、适当的抢救，尚有可能存活，尤其是突然意外发生的猝死。

人体各系统组织对缺氧的耐受性不一，最敏感的是中枢神经系统，尤其是脑组织，其次是心肌，再次是肝和肾，而骨骼肌、骨和软组织对缺氧的耐受性则较高。一般情况下，心搏骤停后4～6min内，即可导致脑细胞的不可逆损伤，受累部位依次是脑干、基底神经节、丘脑和皮质。在缺氧和酸中毒时发生的病理生理过程，尤其是心脑的病变，又可进一步加重缺氧和酸中毒，从而形成恶性循环。血液循环停止时间越长，复苏成功率越低，并发症越多。如循环停止后未得到及时有效抢救，脑组织的缺氧性损伤往往变为不可逆性，为心搏骤停主要致死原因；即使心跳呼吸暂时复苏成功，终可因脑死亡而致命；偶尔生命得以挽回，仍可因后遗永久脑损伤而造成残疾。故心搏骤停的抢救必须分秒必争。

【临床表现】 心搏骤停或SCD的临床过程可分为4个时期，即前驱期、发病期、心搏骤停期、生物学死亡期。

1. 前驱期 许多患者在发生心搏骤停前有数天或数周，甚至数月的前驱症状，诸如胸痛、气急、心悸的加重，易于疲劳，及其他非特异性的主诉。这些前驱症状并非SCD所特有，而常见于任何心脏病发作之前，仅提示有发生心血管病的危险。

2. 发病期 亦即导致心搏骤停前的急性心血管改变时期，通常不超过1h。典型表现包括：严重胸痛、急性呼吸困难、突然心悸、持续心动过速或头晕目眩等。若心搏骤停瞬间发生，事前无预兆，则95%为心源性，并有冠状动脉病变。从心脏猝死者所获得的连续心电图记录中可见在猝死前数小时或数分钟内常有心电活动的改变，其中以心率增快和室性期前收缩的恶化升级为最常见。猝死于心室颤动者，常先有一阵持续的或非持续的室性心动过速。这些以心律失常发病的患者，在发病前大多清醒并在日常活动中，发病期（自发病到心搏骤停）短。心电图异常大多为心室颤动。另有部分患者以循环衰竭发病，在心搏骤停前已处于不活动状态，甚至已昏迷，其发病期长。在临终心血管改变前常已有非心脏性疾病。

心电图异常以心室停搏较心室颤动多见。

3. 心搏骤停期 意识完全丧失为该期的特征。如不立即抢救,一般在数分钟内进入死亡期。罕有自发逆转者。心搏骤停的症状和体征如下。①意识突然丧失或伴有短阵抽搐。抽搐常为全身性,多发生于心脏停搏后10s内,有时伴眼球偏斜。②脉搏扪不到、血压测不出。③心音消失。④呼吸断续,呈叹息样,以后即停止,多发生在心脏停搏后20~30s内。⑤昏迷,多发生于心脏停搏30s后。⑥瞳孔散大,多在心脏停搏后30~60s出现。但此期尚未到生物学死亡。如能及时恰当的抢救,有复苏的可能。复苏成功率取决于:①复苏开始的迟早;②心搏骤停发生的场所;③心律失常的类型(心室颤动、室性心动过速、无脉性电活动抑或心室停搏);④在心搏骤停前患者的临床情况。在医院或加强病房可立即进行心肺复苏的场所,复苏成功率较高。急性心脏情况或暂时性代谢紊乱,成功率较高。室性心动过速预后最好(成功率67%),心室颤动次之(25%),无脉性电活动的预后很差。高龄也是影响复苏成功的因素之一。

4. 生物学死亡期 从心搏骤停向生物学死亡的演进,主要取决于心搏骤停原发病和心脏复苏的及时性。从统计资料来看,目击者立即施行心肺复苏术和尽早除颤是避免生物学死亡的关键。心室颤动或室性心动过速停搏,如未在4~6min内予心肺复苏,则预后很差。复苏成功后住院死亡最常见的原因是中枢神经系统的损伤。缺血性脑损伤和继发于长期使用呼吸器的感染占死因的60%,低排血量占死因的30%,心律失常的复发为10%。

【治疗】 对心搏骤停或SCD者的处理主要是立即进行心肺复苏(cardiopulmonary resuscitation,CPR)。目前心肺复苏又分为初级心肺复苏和高级心肺复苏,按照下列顺序,分秒必争地进行。

1. 识别心搏骤停 需迅速判断。首先迅速判断患者的反应,一般主张以双手在拍喊患者以判定意识是否存在,拍打其肩膀并大声叫:"喂喂,你怎么啦?"轻拍重喊;快速检查是否没有呼吸或不能正常呼吸;最短时间扪诊其颈动脉了解有无搏动(10s内完成)。如果判断患者无反应时,应立即进行心肺复苏。

在成人中以心音消失诊断心搏骤停并不可靠,血压测不出也未必都是心搏骤停,因此对怀疑心搏骤停的患者反复听诊或测血压,反而会浪费宝贵的时间而延误复苏的进行,影响复苏后的存活率。瞳孔变化的可靠性也较小。呼吸活动可在心脏停搏发生后持续存在1min或更长的时间。相反,如呼吸运动消失或有严重的喘鸣而脉搏却存在,提示原发的呼吸停顿,将在很短时间内导致心脏停搏。

2. 呼救 即在不延缓施行基础心肺复苏术的同时,设法(呼喊、通过他人或应用现代通讯设备)通知和启动急救医疗系统(拨打120),有条件启动自动体外除颤仪(automatic external defibrillator,AED)。

3. 初级心肺复苏 即基础生命活动的支持(basic life support,BLS),旨在迅速建立有效的人工循环,给脑组织及其他重要脏器以氧合血液而使其得到保护。其主要措施包括胸外按压(circulation)、畅通气道(airway)、人工呼吸(breathing)和除颤(defibrillation),被简称为CABD。

(1) 胸外按压和早期电除颤:胸外按压是建立人工循环的主要方法,即有节律地按压患者胸骨的中、下半部。过去称为人工胸外心脏按摩或心脏按压,但是实际上是按压而非按摩,而按压所致的血液流动并非心泵功能而是胸泵功能,研究证明在胸部按压期间,心脏的房室瓣保持开放位,血液是在按压胸部时胸腔内压增高而从心脏和大血管内被推向胸腔外的血管而流动,腔静脉则由于壁薄在胸部按压时塌陷而不发生逆流。此时心脏并无泵血功能。因此宜称为人工胸外按压(external chest compression,ECC)。

人工胸外按压时,首先将患者仰卧位放在水平硬质的平面上,头部不应高于心脏水平,否则由于重力作用而影响脑血流。下肢可抬高,以促进静脉回流和加强人工循环。操作者宜跪在患者身旁或站在床旁的椅凳上,按压部位是胸骨正中线中、下1/3交界处,双乳头之间。按压时,一手掌根部放在胸部正中双乳头之间的胸骨上,另一手掌跟重叠压在手背上,保证手掌根部横轴与胸骨长轴方向一致,保证手掌用力在胸骨上,避免发生肋骨骨折,不要按压剑突。按压时双肘关节伸直,自背肩部直接向前臂、掌根垂直加压,使胸骨下端下陷。成人按压幅度至少5cm,儿童和婴儿的按压幅度至少为胸部前后径的1/3(儿童约5cm,婴儿约4cm)。按压后应放松,使胸廓弹回原来形状而使胸腔内压下降,血液回流。按压和放松时间大致相等,放松时双手不要离开胸壁。按压频率至少100次/分,保证胸廓回弹至原来位置;尽可能减少胸外按压的间断,若中断也应在5~10s内。

心脏体外电除颤是利用除颤仪外加的高能量脉冲电流通过心脏,使全部或大部分心肌细胞在瞬间同时除极,造成心脏短暂的电活动停止,然后由最高自律性的起搏点(通常为窦房结)重新主导心脏节律的治疗过程。由于心搏骤停最常见的心律失常是心室颤动,终止心室颤动最有效的办法是电除颤,时间是治疗心室颤动的关键,每延迟除颤1min,复苏成功率下降7%~10%。但要注意,如心电图显示为心脏停搏与无脉性电活动则除颤无益。

心搏停跳患者治疗期间不应在电击后立即检查心跳或脉搏,而是应该重新进行心肺复苏,先行胸外按压,而心跳检查应在5组(或者约2min)心肺复苏后进行。对所有的急救措施,均应保证胸外按压间隔最短化。按压应规律地、均匀地、不间断地进行。

胸外按压的并发症主要包括:肋骨骨折、胸骨骨折、肋骨与肋软骨脱离、心包积血或心脏压塞、气胸、血胸、肺挫伤、肝或脾撕裂,及脂肪栓塞等并发症。为减少并发症,按压时需注意:按压部位不宜过高或过低,也不可偏于左右侧,切勿按压胸骨下剑突处;在按压间歇的放松期,操作者虽不加任何压力,但仍宜将手置于患者胸骨下半部不离开其胸壁,以免移位;按压需均匀、有节奏地进行,切忌突然急促的猛击。

(2) 开通气道:在意识丧失的患者舌常后移而堵塞气道,因此保证呼吸道通畅是成功复苏重要一步。术前应清除口腔异物和呕吐物,松动的义齿应取下。通常可采用仰头举颏法开放气道。方法是:术者将一手置于患者额部加压使头后仰,便可使下颏前移而使舌根离开咽喉后壁,气道便可通畅,另一手示指、中指抬起下颏,使下颌尖、耳垂的连线与地面呈垂直状态,以畅通气道。对疑有颈部损伤者,则常仅予托举下颏而不常规使头后仰。

(3) 人工呼吸:气管内插管是建立人工通气的最好办法。紧急情况下可口对口、口对鼻、口对通气防护装置呼吸,以及球囊面罩人工呼吸,以确保气道通畅。如患者自主呼吸已经停止,则应做人工呼吸,以口对口呼吸最方便。开放气道后,首先进行2次人工呼吸,每次持续吹气时间1s以上,2次人工呼吸后应该立即胸外按压。操作时,术者将置于患者前额的手的拇指与示指捏住患者的鼻孔,术者深吸气后,使自己的口唇与患者口唇的外缘密合后用力吹气。若患者牙关紧闭,则可改为口对鼻呼吸,即用口唇密合于患者鼻孔的四周后吹气。需注意观察患者胸壁的起伏、感觉吹气时患者呼吸道的阻力和在吹气间歇有无呼气。施救者实施人工呼吸前,正常呼吸即可,无需深吸气。无论单人还是双人进行心肺复苏,按压与通气的比例为30∶2,交替进行。人工呼吸时,常可致胃胀气。因此在吹气时宜参考患者胸部的起伏,控制吹气量。若患者胃严重胀气而影响换气功能时,应使患者侧转并压迫其上腹部使其胃气外排,再继续操作。上述通气只是临时性抢救措施,应争取及时气管内插管,以人工气囊挤压或呼吸机进行辅助呼吸。

4. 高级心肺复苏　即高级生命支持(advanced life support,ALS),是在基础生命支持的基础上,应用辅助设备、特殊技术等建立更为有效的通气和血运循环,恢复患者的自主心搏和呼吸。主要措施包括气管插管建立人工气道、电除颤转复心律成为血流动力学稳定的心律、建立静脉通道并应用必要的药物维持已恢复的循环;连续监测呼吸、心电、血压、脉搏、容积血氧饱和度、呼气末二氧化碳等基础生命体征,必要时还需进行有创血流动力学监测,如动脉血气分析、动脉压、中心静脉压、肺动脉楔压等。

(1) 通气及给氧:一般可迅速逆转缺氧和酸中毒。如果患者自主呼吸没有恢复,应尽早行气管插管。充分通气的目的是改善低氧血症。院外患者可使用简易球囊或便携式呼吸机维持通气,院内患者通常使用呼吸机,根据血气分析结果调整参数。

(2) 电除颤、复律与起搏治疗:成人心搏骤停时的心律主要是心室颤动,除颤复律的速度是心脏复苏成功的关键。在可能的条件下,应在气管插管和建立静脉通道前先予以立即电除颤。在除颤前充电期间仍应持续心脏人工按压和口对口呼吸等基础心肺复苏措施。

除颤电极片的位置:放置位置应能产生最大的经心脏电流。最常用的标准电极片位置是胸骨电极片置于胸骨右缘锁骨下方,心尖电极片置于与左乳头平行的左胸下外侧部。其他位置还有左右外侧旁线处的下胸壁,或者心尖电极放于标准位,其他电极放左右背部上方。若植入置入性装置(起搏器),应避免将电极片直接放在置入装置上。切忌将电极片直接放在经皮置入的治疗性补片的上方(尤其当补片含有镇痛药、激素替代物等)。因为这些补片会阻止电极将能量传至心脏,并且造成局部皮肤灼伤。如果患者躺在水里或胸部被水浸湿或大量出汗,在连接电极板之前应将患者从水中移出,将胸部擦干。

如采用双相波电除颤可以选择150~200J,如采用单相波电除颤可以选择360J。儿科患者2~4 J/kg作为初始除颤能量。一次电击无效应继续胸外按压和人工通气,5个周期的CRP后(约2min)再次分析心律,必要时再次除颤(图3-11-1)。电除颤有条件应越早使用越好,并不拘泥于复苏的阶段。

起搏治疗:对心搏停止的患者不推荐使用起搏治疗,而对有症状心动过缓的患者可以考虑起搏治疗。如果患者出现严重症状,尤其是高度房室传导阻滞发生在希氏束以下时,应立即起搏治疗。如果患者对经皮起搏没有反应,需要进行经静脉起搏治疗。

(3) 药物治疗:心肺复苏应尽快建立静脉通道,进行药物治疗。外周静脉通常选用肘前静脉或颈外静脉,中心静脉可选用颈内静脉、锁骨下静脉和股静脉。对于静脉塌陷或静脉通道无法建立者可以考虑骨髓内注射。如果静脉穿刺或骨髓内注射无法完成,某些复苏药物可以经气管给予。

肾上腺素是心肺复苏首选药物,有助于增加心肌和脑组织的血流量,并可以改变细室性颤动为粗室性颤动,以利电除颤。可用于电击无效的心室颤动及无脉性室速、心脏停搏或无脉性电活动。成人推荐剂量为1.0mg/次,必要时每3~5min重复1次。血管升压素也可以作为一线药物。严重低血压可以给予去甲肾上腺素、多巴胺、多巴酚丁胺。

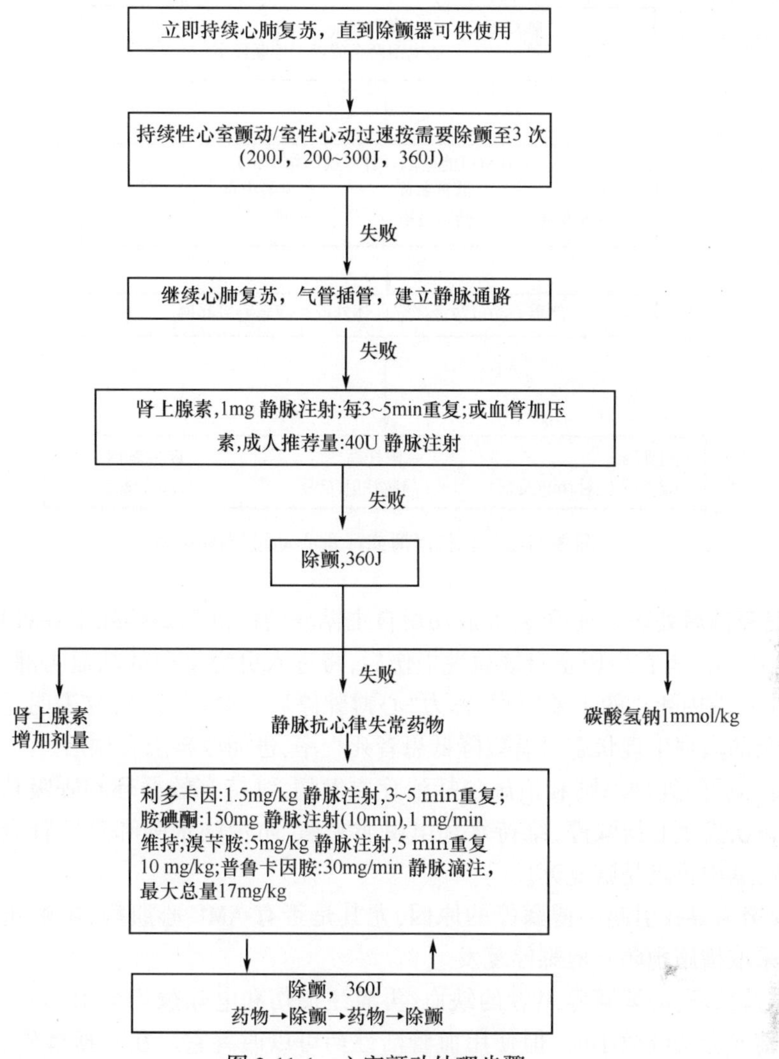

图 3-11-1　心室颤动处理步骤

在心搏骤停和心肺复苏中,可产生代谢性酸中毒和酸血症,可通过改善通气得到改善,不应过分积极补充碳酸氢盐纠正。在心搏骤停或心肺复苏时间过长,或早已存在代谢性酸中毒、高钾血症、三环类抗抑郁药过量,可适当补充碳酸氢钠。初剂量可给予 1mmol/kg。如有可能应根据血气分析或实验室检查结果得到的碳酸氢盐浓度和计算碱剩余来调整碳酸氢盐用量,应避免完全纠正碱剩余。

给予 2~3 次除颤加心肺复苏及肾上腺素之后仍然是心室颤动/无脉性室性心动过速,考虑给予抗心律失常药物,常用胺碘酮,也可以用利多卡因。

缓慢性心律失常、心脏停搏的处理不同于心室颤动(图 3-11-2)。给予基础生命支持后,应尽力设法稳定自主心律,或起搏心脏。上述治疗同时应积极寻找可能存在的可逆性病因,如低血容量、低氧血症、高钾血症等,并给予相应治疗。

经过心肺复苏使心脏节律恢复后,应着重维持稳定的心电与血流动力学状态。

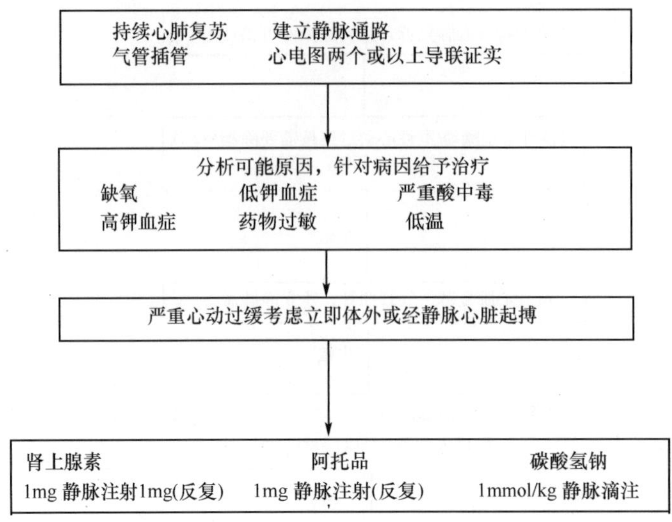

图 3-11-2　心脏停搏或严重心动过缓的处理

5. 心脏复苏后处理　心脏复苏成功后自主循环的恢复仅是猝死幸存者复苏后治疗过程的开始。因为患者在经历全身缺血性损伤后,将进入更为复杂的缺血再灌注阶段。后者是 SCD 发生后院内死亡的主要因素,称为"心搏骤停后综合征"。研究表明,早期干预这一独特的、复杂的病理生理状态可有效降低患者死亡率,进而改善患者预后。

心肺复苏后的处理原则和措施包括治疗原发病,维持有效循环和呼吸功能,特别是脑灌注,防止再次发生心搏骤停,维持水和电解质平衡,防治脑水肿和急性肾衰竭,以及防止继发感染等,其中重点是脑复苏。

首先要努力寻找引起心搏骤停的原因,尤其是否有 AMI、心肌病、电解质紊乱存在,并及时处理,采取措施预防心搏骤停复发。

(1) 维持循环:心搏骤停患者的缺血/再灌注损伤和电除颤均会引起心肌顿抑和功能障碍,这种情况会持续数小时,但使用血管活性药可以改善它。在心搏骤停和心肺复苏期间的冠状动脉缺血或血流减少,导致全心普遍性缺血,从而使心肌标志物水平增高。心肌标志物水平增高也可能表明心搏骤停是心肌梗死所致。心搏骤停后血流动力学不稳定是很常见的,多器官功能衰竭所致的早期死亡与复苏后的最初 24h 持续低心排血量相关。心搏骤停也被认为是多器官缺血损伤和微循环功能障碍重要的启动因素。复苏后医生应当尽力维持氧含量和氧运输,改善多器官缺血损伤和微循环功能障碍,扩容和应用血管活性药物。

(2) 维持呼吸:心搏骤停后患者可能表现出呼吸功能障碍。有些患者可能需要依靠呼吸机来维持通气,并需要较高吸氧浓度。应根据患者的血气分析、呼吸频率、呼吸能力等调整呼吸机的通气参数,呼气末正压通气对呼吸功能不全合并左心衰竭的患者可能很有帮助。一旦患者的自主呼吸增强,就应减少呼吸支持,直到自主呼吸完全恢复而停机。如果患者持续需要吸入较高浓度氧,应该判断这是否是由心或肺引起的,并以此指导治疗。通气支持的患者适当应用镇静药,镇静药与插管患者发生肺炎有一定相关性。镇静药对控制低氧产生的抽搐是必要的。如果选用镇静药后仍然抽搐,应加用神经肌肉阻滞药以加强镇静作用。使用神经肌肉阻断药应尽量用最少剂量。

（3）防治脑缺氧和脑水肿：亦称脑复苏。脑复苏是心肺复苏后成功的关键。在缺氧状态下，脑血流的自主调节功能丧失，脑血流的维持主要依赖脑灌注压，任何导致颅内压升高或体循环平均动脉压降低的因素均可减低脑灌注压，从而进一步减少脑血流。对昏迷患者应维持正常的或轻微增高的平均动脉压，降低增高的颅内压，以保证良好的脑灌注。

主要措施包括：①降温。低温治疗是保护神经系统和心脏功能的最重要治疗策略。复苏后昏迷患者应将体温降低至32~34℃，并维持12~24h。②脱水。应用渗透性利尿剂配合降温处理，以减轻脑组织水肿和降低颅内压，有助于大脑功能恢复。③防治抽搐。通过应用冬眠药物控制缺氧性脑损害引起的四肢抽搐以及降温过程的寒战反应。④高压氧治疗。通过增加血氧含量及弥散，提高脑组织氧分压，改善脑缺氧，降低颅内压。有条件早期使用。⑤促进早期脑血流灌注。抗凝以疏通微循环，用CCB解除脑血管痉挛。⑥由于气管内吸痰可以增加颅内压，因此实施时需要仔细观察，吸痰前给予100%预氧合。⑦加强护理，头部应抬高30°，并保持居中以利于静脉回流。

（4）防治急性肾衰竭：如果心搏骤停时间较长或复苏后持续低血压，则易发生急性肾衰竭。原有肾病变的老年患者尤为多见。心肺复苏早期出现的肾衰竭多为急性肾缺血所致，其恢复时间较肾毒性者长。由于通常已使用大剂量脱水剂和利尿剂，临床可表现为尿量正常甚至增多，但血肌酐升高（非少尿型急性肾衰竭）。

留置导尿管以计算每小时尿量和精确计算出量，同时做好适当监测工作。防治急性肾衰竭时应注意维持有效的心脏和循环功能，避免使用对肾有损害的药物。若注射呋塞米后仍然无尿或少尿，则提示急性肾衰竭。此时应按急性肾衰竭处理，可行连续性肾替代治疗（continuous renal replacement therapy，CRRT）等。

（5）其他：及时发现和纠正水电解质紊乱和酸碱失衡，防治心律失常、控制血糖，防治继发感染。对于肠鸣音消失和机械通气伴有意识障碍患者，应该留置胃管，并尽早地应用胃肠道营养。

【预后】 左心室功能减退，对抗心律失常药物的反应较差，患者心搏骤停复发的可能性较大，死亡率较高。急性广泛前壁心肌梗死合并房室或室内阻滞引起的心搏骤停，继发于急性大面积心肌梗死及血流动力学异常的心搏骤停，心脏复苏往往不易成功。即使复苏成功，亦难以维持稳定的血流动力学状态。目前发现复苏后24小时具备5项预测指标中的4项表明预后差。①24小时没有角膜反射；②24小时没有瞳孔对光反射；③24小时对疼痛刺激没有躲避反应；④24小时没有运动反应；⑤72小时没有运动反应。在复苏24~48小时后做脑电图，对预测预后也很有用，并可帮助确定预后。

【预防】 SCD的预防迄今仍是一个现代医学中尚未解决的问题。近年来在预防心搏骤停中的主要进展是识别心搏骤停的高危对象。冠心病，尤其是心肌梗死的急性期、康复期及其后的慢性过程中，非持续性、可诱发室速、LVEF<40%的患者，心搏骤停的危险性较高。β受体拮抗剂能减少冠心病的猝死，ACEI可能减少心力衰竭的猝死。近年来研究证明ICD能改善一些高度猝死危险患者的预后。

（颜永进）

第四篇　消化系统疾病

第一章　总　　论

学习目标

1. 了解消化系统的结构和功能。
2. 熟悉消化系统疾病的诊断方法。
3. 熟悉消化系统疾病的治疗原则。

消化系统疾病包括食管、胃、肠、肝、胆、胰及腹膜、肠系膜、网膜等器质性与功能性疾病。消化系统疾病在临床上十分常见，本系统疾病可累及其他系统，而其他系统疾病也可导致消化系统疾病和症状。因此要掌握消化系统疾病的诊治知识，需要有整体概念，才能提高消化系统疾病的诊治水平。

【消化系统结构功能及与疾病的关系】　食管、胃、肠组成的消化道是人体消化食物、吸收营养的场所。其基本结构是由黏膜层、黏膜下层、肌层和浆膜层组成的。食物进入食管后在消化道的运动下不断向下推进，在此过程中经过胃肠道平滑肌舒缩的机械性消化和消化酶的化学性消化，分解成为小分子物质被肠道吸收，经肝加工处理，合成人体必需物质供全身组织使用，未被吸收的无营养价值的残渣形成粪便排出体外。

食管长约25cm，食管无浆膜层故食管肿瘤易向纵隔扩散。食管下段平滑肌具有括约肌功能，称为食管下括约肌(lower esophageal sphincter，LES)，有控制食物和胃液反流的作用，当LES功能不全时，导致胃食管反流病。食管下段静脉血流通过胃冠状静脉回流入门静脉，门静脉高压时可出现食管静脉曲张破裂出血。

胃由胃底、胃体和胃窦三部分组成。胃腺体内存在有壁细胞、主细胞和黏液细胞。壁细胞分泌盐酸和内因子，前者激活胃蛋白酶原，后者能与维生素 B_{12} 结合成复合物，附着在回肠上皮特异性受体上，促进其吸收。主细胞分泌胃蛋白酶原，在酸性环境下被激活，参与蛋白质分解过程。黏液细胞分泌黏液，具有中和胃酸和保护胃黏膜作用。胃窦部有G细胞，分泌胃泌素，促进胃酸分泌。壁细胞分泌胃酸能杀灭细菌和激活胃蛋白酶原，但分泌过多能引起消化性溃疡和急性胃黏膜损伤。在酸性环境下，胃内一般细菌不能生存，但胃内存在的幽门螺杆菌(helicobacter pylori，H. pylori)借其自身的尿素酶将胃液中微量尿素分解成二氧化碳和氨，中和胃酸得以自身生存。现已发现Hp与消化性溃疡、胃黏膜相关性淋巴瘤、胃癌的发病有关。胃的运动受神经体液的调节，正常胃排空时间为4～6h。任何影响胃动力的因素都可引起胃动力改变相关的疾病，临床上可出现嗳气、反胃、腹胀和腹痛等症状。

小肠全长约6m，分十二指肠、空肠和回肠。十二指肠位于腹膜后，长约25cm，包括球部、降部、水平部和升部。十二指肠在屈氏韧带连接空肠，空肠与回肠无明确分界。食物在小肠内消化是在胰液、胆汁和小肠液的作用下完成的，空肠是吸收营养的主要场所。食物在小肠内停留的时间一般为3～8h。正常生理情况下，小肠每日分泌1～3L小肠液，如果致病菌感染或其他因素影响，导致肠道通透性改变，肠液分泌增多，肠蠕动增快，即产生腹泻。若肠动力障碍，肠内容停留过长，易出现大便干结和便秘。

肝是人体最大的腺体，是体内物质代谢最重要的场所。肝血供来自门静脉和肝动脉，前者占75%。肝功能非常复杂，具有制造胆汁、胆盐，成人每日分泌胆汁600～1200ml，进行糖、脂肪、蛋白质的代谢，一些激素的合成和分解，对进入人体内的毒素和有害物质的分解和排泄。肝的库普弗细胞具有免疫调节功能。肝的血供大部分来源于门静脉系统，因此肠道来源的致病因子如细菌、毒素、寄生虫、病毒等容易引起肝感染性病变，胃肠道恶性肿瘤也容易转移至肝。某些代谢性疾病也可出现肝表现，如铜代谢障碍所致的肝豆状核变性（Wilson病）、铁代谢障碍引起的血色病（hemochromatosis，HC）等。肝受损时也易导致全身性表现，如失代偿期肝硬化肝合成功能减退，常出现低白蛋白血症。

胆道系统包括肝内胆管和肝外的左右肝管、肝总管、胆囊、胆囊管和胆总管。胆总管开口于十二指肠降部的乳头。胆道系统常见的疾病是结石和恶性肿瘤。

胰腺是体内的重要内分泌腺体，也是最大的消化腺。腺体每日分泌胰液约1500ml，富含各种消化酶如蛋白酶、脂肪酶、淀粉酶，这些酶可将蛋白质、脂肪和糖类分解为氨基酸、脂肪酸、甘油和单糖，以便吸收。胰腺胰岛中的A细胞分泌胰高血糖素，B细胞分泌胰岛素，在人体血糖水平的调节中发挥至关重要的作用。

胃肠道和胰腺内还存在着多种内分泌细胞，所分泌的肽类激素也存在于中枢神经系统，故称为脑肠肽（brain gut peptide）。胃窦的D细胞可分泌生长抑素，十二指肠和空肠的M细胞分泌胃动素，胰腺的G细胞和D1细胞分泌胃泌素和血管活性肠肽。这类细胞分泌的激素对消化系统正常生理功能调节很重要，当分泌异常时可发生特征性临床征群，如G细胞增生引起胃酸过多和消化性溃疡为特征的Zollinger-Ellison综合征，D1细胞增生分泌过多血管活性肠肽，可致水泻、低血钾、无胃酸或低胃酸为特征的WDHA综合征。

胃肠道的功能同时受消化道本身的肠神经系统和中枢神经系统调节，精神状态的变化可影响胃肠道功能，功能性消化不良和肠易激综合征常与精神状态有关。

【消化系统疾病的分类】　消化系统器官较多，病因繁杂，每种疾病可出现不同的症状，同一种症状也可见于不同的疾病。本系统疾病一般根据发病部位不同而分为以下几类。

1. 食管疾病　常见病有胃食管反流病、食管癌、贲门失弛缓症、食管贲门黏膜撕裂综合征和食管静脉曲张破裂出血等。

2. 胃十二指肠疾病　常见的有消化性溃疡、急慢性胃炎、胃癌、淋巴瘤、功能性消化不良、幽门梗阻等。

3. 肠道疾病　常见疾病有急性肠炎、结肠癌、结肠息肉、肠易激综合征、小肠肿瘤、肠结核、溃疡性结肠炎、克罗恩病、吸收不良综合征、急性出血坏死性小肠炎等。

4. 肝胆疾病　常见疾病有病毒性肝炎、肝脓肿、脂肪肝、自身免疫性肝病、肝硬化、肝囊肿、肝癌、肝性脑病、胆石症、胆囊炎、胆管炎、胆道肿瘤、胆道蛔虫症等。

5. 胰腺疾病　急性胰腺炎、慢性胰腺炎、胰腺癌、胰腺内分泌肿瘤、胰腺囊肿等。

6. 腹膜和肠系膜疾病　腹膜炎、肠系膜淋巴结炎、转移性腹膜肿瘤和间皮瘤。

【消化系统疾病的诊断】　正确的诊断依赖于全面了解疾病的临床表现及发展过程、体格检查结果及化验和特殊检查结果。只有将上述资料综合分析才能提高诊断准确率。病史采集和体格检查在消化系统疾病诊断中仍具有重要意义。

1. 病史 许多消化系统疾病有较为典型的临床表现特征，通过询问病史可以为诊断提供重要线索。例如，患者剧烈呕吐，呕吐初期吐出非血性胃内容物，接着呕出新鲜的血性胃液，往往提示为食管贲门黏膜撕裂综合征。采集病史要认真仔细，除了解发病症状本身的情况外，还要注意询问可能与病因有关的资料。例如，对上消化道出血的患者，除了解呕血、黑便的情况，还要了解有无服用非甾体类消炎药、有无慢性上腹痛和消化性溃疡病史，最近有无体重减轻及贫血等。急性腹痛起病者，要了解腹痛性质是持续性或是间歇性、腹痛程度、是否有转移性腹痛。炎症性疼痛常为持续性，而痉挛性疼痛多为间歇性。急性胰腺炎常表现为持续性上腹痛，急性阑尾炎可出现转移性右下腹痛。在询问病史时，不但要注意消化系统本身疾病，也要想到到其他系统疾病的可能。例如，老年人急性上腹痛需排除心源性腹痛，已婚年轻女性急性腹痛要除外宫外孕。有些疾病的发病与遗传、生活习惯、工作性质等因素关系密切，例如，乙肝后肝硬化和肝癌有明显家族倾向，酒精性肝硬化与长期酗酒有关，铅中毒腹痛患者有铅接触史，家族性腺瘤性息肉病患者半数以上有家族史。

2. 体格检查 全身系统检查和腹部检查都具有重要价值。例如，皮肤巩膜黄染、蜘蛛痣、肝掌常提示肝疾病，同时存在贫血貌和锁骨上淋巴结肿大提示可能为胃癌。腹部是消化系统疾病检查的重点，首先观察腹部是否膨隆，有无局部隆起，腹壁有无静脉扩张及血流方向。腹部触诊要了解腹壁的紧张度、压痛和反跳痛。腹部压痛提示腹腔内脏器有炎症病变，反跳痛提示存在腹膜炎症，板状腹见于急性弥漫性腹膜炎。如有异常包块要注意位置、大小、活动度及有无搏动，需与结肠内粪块、妊娠子宫及充盈膀胱鉴别。叩诊注意有无移动性浊音，听诊注意肠鸣音的有无及强弱，肝区如听到血管杂音提示肝癌可能。

3. 实验室及辅助检查

（1）实验室检查：血、尿和粪三大常规作为常规检查对某些消化系统疾病诊断有一定价值，如胃癌、肠癌可出现贫血，肠息肉病、肠癌大便中可有红细胞和隐血阳性。但三大常规检查缺乏特异性，要根据不同临床表现有选择性地进行一些特殊化验和内镜检查、影像学检查，以帮助临床诊断。切勿盲目检查，增加患者痛苦和经济负担。

肝功能检查在肝胆疾病诊断中有重要价值，能反映肝细胞是否有损伤及损伤程度、肝储备功能及胆汁淤积状况。转氨酶是肝细胞损伤的灵敏指标，任何原因所致肝细胞损害都会引起转氨酶升高。γ-谷氨酰转肽酶和碱性磷酸酶升高常提示胆汁淤积。白蛋白水平、血清前白蛋白和胆碱酯酶测定能了解肝储备功能，自身抗体测定对自身免疫性肝病诊断有重要价值，肝炎病毒标志物能排除或确定肝炎的类型。抗线粒体抗体 M2 有助于诊断原发性胆汁性肝硬化，血、尿淀粉酶检测对急性胰腺炎诊断有重要价值，癌胚抗原、CA19-9、甲胎蛋白及 γ-谷氨酰转肽酶同工酶Ⅱ等肿瘤标志物分别对消化道肿瘤、胰腺癌和肝癌的诊断有重要意义。消化道激素测定可助于内分泌肿瘤的诊断。腹水常规检查能鉴别腹水性质，腹水中腺苷脱氨酶（ADA）测定对结核性腹膜炎的诊断和排除诊断均具有重要价值。腹水中脱落细胞、细菌培养阳性可确立转移性腹膜癌及细菌性腹膜炎的诊断。Hp 常采用血清学、胃黏膜尿素酶试验及 13C 或 14C-尿素酶呼气试验。

（2）内镜检查：是最重要的消化系统疾病诊断手段。目前内镜已能到达整个消化道内腔，观察消化道腔内病变，并能取活检进行病理学检查。由于内镜技术的快速发展，现今已可开展放大内镜、染色内镜、共聚焦内镜检查,大大提高了消化道早期癌的诊断水平。超声内镜是通过内镜在消化道腔内进行超声检查,可了解黏膜下病变的深度、大小及与周围脏器的关系,还可在超声引导下进行穿刺活检,提高黏膜下病变诊断准确率。胶囊内镜和双气囊小肠镜对于小肠疾病诊断有重要价值。

(3) 影像学检查

1) X 线检查:在某些消化系统疾病诊断中仍具有重要价值,X 线片可以判断腹腔内有无消化道穿孔所致的游离气体,有无肠梗阻所致的气液平面,消化道气钡双重造影能够发现消化性溃疡、胃肠道肿瘤、静脉曲张、结构畸形及动力异常等。经皮肝穿刺胆道造影能清楚显示梗阻部位,提示病因诊断。数字减影血管造影技术(DSA)对血管畸形,肠道肿瘤所致的消化道出血病因有重要诊断价值。

2) 超声检查:B 超检查无创伤痛苦,已成为腹腔实质性脏器检查的重要手段。B 超能够较好地显示肝、胆、胰、脾等脏器。对这些脏器的肿瘤、结石、囊肿、脓肿有重要诊断价值。此外,B 超还可对腹腔内实质性肿块进行定位测量,明确腹腔内有无肿大淋巴结,探测有无腹水及腹水量的多少。B 超对胆囊疾病的诊断在某种程度上优于 CT,因在 CT 上不能发现透 X 线的结石。CT 受切面的影响有时不能发现胆囊壁上的微小病灶。阻塞性黄疸时通过 B 超检查可以了解有无肝内胆管扩张,鉴别肝内胆汁淤积与肝外梗阻。但 B 超检查易受气体和脂肪的影响。对胃肠胀气及肥胖者检查准确性受影响。彩色多普勒可较好显示肝静脉、门静脉及下腔静脉状况,对门脉高压有较高诊断价值。

3) 计算机 X 线断层显像(computer tomography,CT):CT 检查不受腹壁脂肪和腹腔气体影响,分辨率高,能反应轻微密度的改变,对病灶的定位效果较佳,在同一层面采集图像利于病灶前后对比。CT 平扫不能发现与周围组织密度相同的病灶,增强 CT 扫描可显示这些病灶,并根据增强造影后 CT 图像改变特征,对病灶性质进行有效的诊断和鉴别诊断。CT 对于腹腔内实质性脏器的肿瘤、结石、囊肿及脓肿等病灶及肠道肿瘤具有重要诊断价值。

4) 磁共振成像(MRI):MRI 是利用不同人体组织在强磁场作用下释放出强弱不等的氢核质子磁共振信号而成像的,能反映器官的不同层面结构。对实质性脏器病变分辨力较高,尚具有无创伤、无辐射等优点。MRI 图像经计算机处理后,可进行磁共振胆胰管成像(MRCP)。对胆道病变有很高的诊断价值。现已取代 ERCP 用于胆胰管病变的诊断。磁共振血管造影术(MRA)可显示腹腔内动脉和门静脉,对血管病变有较高诊断价值。

5) 放射性核素检查:静脉注射核素标记红细胞对不明原因的消化道出血有较高诊断价值,放射性核素还能用于研究胃肠运动。因 B 超、CT 和 MRI 等技术的快速发展,核素检查已很少用于肝占位性病变的诊断和鉴别诊断。

6) 正电子发射体层显像(PET-CT):采用正电子核素作为示踪剂,通过病灶部位对示踪剂的摄取了解病灶功能代谢状态,从而对疾病作出正确诊断,能提高对消化系统恶性肿瘤的诊断和鉴别诊断水平。

(4) 活组织脱落细胞检查:内镜下活检行病理学检查是胃肠道病变尤其是恶性肿瘤诊断和鉴别诊断的重要手段。胃镜和肠镜下取活检组织较小,有时不能准确取到典型病变组织,对肉眼可疑而病理阴性的病变需再次活检,并增加钳取的标本量,以提高诊断阳性率。对实质性脏器内的病变可采用 CT 或 B 超引导下穿刺活检,可提高活检的诊断准确性。腹腔镜下活检取材及手术标本的病理学检查在临床也常采用。

脱落细胞检查包括检测内镜下刮擦消化道和胆胰管道收集的细胞及腹水沉渣中的

细胞。

（5）脏器功能检查：如胃分泌功能、胰腺分泌功能、肝储备功能。

（6）胃肠动力学检查：胃肠压力测定、食管 pH 测定等。

【消化系统疾病的防治】 消化系统疾病因致病原因、发病机制、发病部位的差异而疾病种类繁多，治疗也各不相同，但治疗原则是一致的，包括去除病因、一般治疗、药物治疗及介入手术治疗。

1. 去除诱因 去除发病因素非常重要，如药物性肝病停服损肝药物、酒精性肝病戒酒、乙型肝炎活动的抗病毒治疗等。

2. 一般治疗 ①饮食营养：消化系统是消化吸收营养的场所。营养的正常消化吸收对维持消化系统功能十分重要。根据不同疾病制定不同的饮食营养方案。如急性胰腺炎、急性胃肠道感染初期需禁食，肝硬化腹水宜进食低盐高蛋白饮食，肝硬化门脉高压食管静脉曲张患者宜进食软食，富含蛋白、能量和维生素。对食欲下降、呕吐腹泻造成能量不足，水电解质紊乱的患者需予以静脉补液，肠外营养支持。②心理治疗：许多功能性胃肠病与精神因素有关，精神紧张和心理负担重常可导致明显的胃肠道症状。患者的亲友患病不良刺激、对自身疾病的不理解及对症状过度关注也可加重胃肠道症状。因此，心理治疗对功能性胃肠病是非常重要的。向患者详细分析解释病情，取得患者的信任，必要时可请心理医生治疗。不少患者精神因素消除后，功能性胃肠道症状会明显改善或消失。

3. 药物治疗 病因治疗是针对病因明确的疾病的最有效治疗，往往可取得满意疗效。例如，急性胃肠道感染予以抗感染治疗，消化道溃疡给予 PPI 止酸及根除 Hp 治疗。许多消化系统疾病为慢性疾病，治疗是一个长期过程，有些需要根据症状进行按需治疗，有些需长期维持治疗，如胃食管反流病、炎症性肠病（inflammatory bowel disease，IBD）等。对某些疾病，中西医结合治疗的疗效优于西医，如功能性胃肠疾病。

4. 内镜下治疗、介入或手术治疗 近年来，随着消化内镜治疗技术的快速发展，许多以往需手术才能治疗的疾病可经内镜下微创治疗，如消化道癌前病变及早癌的内镜下黏膜切除术及黏膜剥离术、消化道息肉摘除术及消化道黏膜下肿瘤挖除术、胃底贲门失弛缓症的经口内镜下肌切开术（POEM）等。有些消化系统疾病药物治疗难以取得疗效或疗效不佳时需采用手术治疗或介入治疗，如肝囊肿 B 超引导下囊肿穿刺治疗、胆总管结石经内镜十二指肠乳头括约肌切开取石术、胃底食管静脉曲张行组织胶和硬化剂注射治疗术、皮圈套扎术等。

手术治疗仍然是某些消化系统疾病的重要治疗手段，如消化系统恶性肿瘤、消化性溃疡出血不止、消化道穿孔、肠梗阻、失代偿性肝硬化肝移植等。总之，消化系统疾病的治疗要根据不同疾病、不同疾病的分期及症状轻重选择不同的治疗手段，不少以往需外科手术治疗的疾病已被近年发展起来的微创治疗方法所取代。

（倪润洲）

第二章　胃食管反流病

学习目标

1. 掌握胃食管反流病的概念。
2. 了解胃食管反流病的病因和发病机制。
3. 掌握胃食管反流病的诊断及治疗方法。

胃食管反流病(gastroesophageal reflux disease,GERD)是指胃十二指肠内容物反流入食管,引起的胃灼热、胸痛、反酸等症状。广义的胃食管反流病包括食管黏膜破损或无破损两种状态,即内镜阳性胃食管反流病和内镜阴性胃食管反流病。根据是否导致食管黏膜糜烂、溃疡,分为反流性食管炎(reflux esophagitis,RE)及非糜烂性反流病(nonerosive reflux disease,NERD)。胃食管反流病也可引起咽喉、气道等食管临近组织的损害,出现食管外症状。

胃食管反流病是一种常见病,在西方国家十分常见,认为它是一种普遍存在的病症,发病率随年龄的增加而增加,中国人群中胃食管反流病病情较美国等西方国家轻,而非糜烂性反流病较多见。

【病因和发病机制】

1. 抗反流屏障结构与功能异常　LES、膈肌、膈食管韧带、食管与胃之间的角度构成抗反流屏障,其中以LES张力最为重要。胃食管反流病患者LES张力低下,经常处于松弛状态,因此引起反复、持久且多量胃食管反流。食管及贲门手术后、食管裂孔疝、腹腔内压增高,包括妊娠、肥胖、腹水、呕吐等,及长期胃内压增高,如胃扩张、胃排空延迟等,均可以使LES结构受损;某些激素如胆囊收缩素、胰高血糖素,或者服用CCB、地西泮等药物、摄入大量脂肪和巧克力等均可引起LES功能障碍或一过性LES压力下降,诱发胃食管反流。

2. 反流物对食管黏膜的损害　胃酸与胃蛋白酶是反流物中损害食管黏膜的主要成分,当胃液 $pH<4$ 时能使胃蛋白酶具有水解活性,引起食管炎。也可因十二指肠液反流而致食管黏膜破损,又称为碱性反流性食管炎,反流物中含胆汁和胰液,其中胆盐与胰蛋白酶能损伤食管黏膜,尤其胰液中的卵磷脂,可经磷脂酶A作用而形成溶血卵磷脂,对食管黏膜更为有害,故老年人虽有胃酸分泌减少或缺乏,出现胃食管反流时,食管炎并不少见。

3. 食管对反流物清除能力削弱　正常情况下,食管廓清能力是依靠食管的推动性蠕动、唾液的中和作用及食团的重力等多种因素发挥对反流物的清除作用的。干燥综合征时,可以导致食管蠕动和唾液分泌异常。食管裂孔疝时,部分胃可经膈食管裂孔进入胸腔,除了改变LES结构,同时也削弱了食管对反流物的清除作用,导致胃食管反流病。

【病理】　病变主要在食管下段,部分患者可涉及食管中段。胃镜下可见食管黏膜的弥漫或区域性充血水肿,血管网模糊不清,并可覆盖白色或灰黄色渗出物,病变严重时,可出现糜烂或溃疡。组织病理学改变可有:①复层鳞状上皮增生;②固有层内中性粒细胞浸润;③食管下段鳞状上皮被化生的柱状上皮替代,称之为Barrett食管,这种情况因可发生癌变而被重视。

【临床表现】

1. 食管症状

(1) 胃灼热与反流:是本病最常见、最典型的症状。胃灼热是指胸骨后或剑突下的烧灼感,常由胸骨下段向上延伸,是过多的胃、十二指肠内容物反流入食管引起的反酸、胃灼热。胃灼热和反流常在餐后 1h 内出现,卧位、弯腰和腹压增高时可加重,部分患者胃灼热和反流症状可在夜间入睡时发生。

(2) 胸痛:由反流物刺激食管引起,发生在胸骨后,是一种常与心绞痛相混淆的症状,患者可能主诉为一种压榨性或压迫性胸骨后疼痛,它可放射至颈、下颌或肩,有时候可达双上臂。可伴或不伴有胃灼热和反流,硝酸盐类药物对缓解食管痉挛与冠状动脉痉挛性疼痛同样有效,往往因此而误诊。

(3) 吞咽疼痛与吞咽困难:胃食管反流病在食管炎加重、食管痉挛或并发食管溃疡、食管狭窄时,可以出现吞咽困难,多在摄入酸性或过烫食物后。

2. 食管外症状

(1) 咳嗽:常由反流物刺激或损伤呼吸道引起,因此,对于久治不愈的咳嗽患者,在排除了其他病因的前提条件下,要注意是否存在胃食管反流病。胃食管反流病引起的咳嗽可以考虑进行抗反流治疗。

(2) 支气管哮喘:胃食管反流与哮喘有明显的相关性。大量证据显示,胃食管反流是哮喘的病因或促发因素,并可使哮喘加重。

(3) 咽喉炎:表现为咽喉痛、咽部不适或异物感、声音嘶哑等。

(4) 肺部并发症:肺部并发症或许为胃食管反流病的症状之一,包括支气管炎、支气管扩张、吸入性肺炎、慢性哮喘、肺脓肿等。其产生的机制可能为吸入的胃内容物对肺产生损伤并继发感染。

(5) 窒息:有研究表明,窒息、婴儿猝死或呼吸窘迫等可能与胃食管反流病有关。

3. 并发症

(1) 上消化道出血:食管黏膜炎症、糜烂及溃疡可以导致上消化道出血,临床表现可以有呕血和(或)黑便,并伴有不同程度的缺血性贫血。

(2) 食管狭窄:食管炎反复发作致使纤维组织增生,最终导致瘢痕狭窄。

(3) Barrett 食管:Barrett 食管尤其是伴有特殊肠上皮化生者是食管腺癌的主要癌前病变。

【实验室及其他检查】

1. 胃镜　可了解食管黏膜破损情况,可准确判断反流性食管炎的严重程度、有无 Barrett 食管及其他并发症。是诊断反流性食管炎最主要、最准确的方法。

反流性食管炎的洛杉矶分级如下。

A 级:一个或多个黏膜破损,长径小于 5mm。

B 级:一个或以上黏膜破损,长径大于 5mm,但没有融合性病变。

C 级:黏膜破损有融合,但小于 75%的食管周径。

D 级:黏膜破损融合,至少达到 75%的食管周径。

2. 24h 食管 pH 监测　pH 电极置入食管下段,24h 持续监测酸的反流,将信号储存于微电脑内,提供食管是否存在过度酸反流的客观证据,是诊断胃食管反流病的重要方法,曾称之为诊断胃食管反流病的“金标准”,但对胃酸分泌正常或胃食管碱性反流患者没有诊断价值。

3. 食管测压检查　可以测定 LES 压力、显示频繁的一过性 LES 松弛以及评价食管体部的功能。LES 基础压小于等于 1.3kPa(10mmHg)提示有胃食管反流。

4. 食管 X 线钡餐　是了解有无胃食管反流病的简易方法。但诊断敏感性不高,轻型患者常无阳性发现,在食管炎患者可见食管下段黏膜粗乱、食管蠕动减弱、运动不协调,重症或晚期患者可有食管龛影或管腔狭窄。另外,X 线检查还可有助于排除食管裂孔疝、贲门失弛缓症及食管癌。

5. 质子泵抑制剂(PPI)试验　奥美拉唑 20mg 每日 2 次,共 7 日,患者症状消失或显著好转,提示为明显的酸相关性疾病,在排除消化性溃疡等疾病后,考虑胃食管反流病的诊断。

【诊断】　有反流症状、胃镜下发现反流性食管炎、食管过度酸反流的客观证据,可作出胃食管反流病的初步临床诊断。确定是否存在异常反流,建议选用上消化道钡餐造影和食管 pH 监测;确定是否有食管黏膜损害,建议选用上消化道钡剂双重对比造影和内镜检查;确定症状是否由反流引起,可选用 24h 食管 pH 监测和 PPI 试验。

【鉴别诊断】

1. 功能性消化不良　患者可有上腹部烧灼感而非胸骨后烧灼感,常伴餐后饱胀或早饱等症状,并排除器质性病变。

2. 功能性胃灼热　患者有胃灼热、胸骨后疼痛等症状,但无胃食管反流的客观证据,服用抑酸药或中和胆汁的药物无效,多与患者的情绪及精神状况有关。

3. 心源性胸痛　患者除胸痛外,常同时伴有胸闷、气短等表现,心肌酶谱、心电图及超声心动图等相关检查有助于确诊。

【治疗】　治疗的目的在于减轻或消除症状,治愈食管炎,减少复发和防治并发症。

1. 一般治疗

(1) 改变生活方式:包括抬高床头、戒烟、禁酒;避免咖啡、巧克力及饱食;低糖及低脂饮食,睡前 2h 内避免进食。

(2) 注意减少引起腹压增高的因素:如肥胖、便秘及紧缩腰带等。

(3) 避免应用降低 LES 压的药物及引起胃排空延迟的药物:如硝酸甘油、CCB 及抗胆碱能药物等。

2. 抑酸药

(1) PPI:如奥美拉唑 20mg,每日 1~2 次,疗程 4~8 周,可以有效降低损伤因素的作用,是目前治疗本病的主要措施,对初次接受治疗的患者或有症状重、或有严重食管炎的患者,宜以 PPI 治疗,以迅速控制症状,治愈食管炎。

(2) H_2受体拮抗剂:如雷尼替丁和法莫替丁等,但此类药对白天餐后酸抑制的作用有限,对重度胃食管反流病疗效有限,无助于改善动力紊乱。

3. 黏膜保护剂　硫糖铝、铝碳酸镁或铋剂能保护食管黏膜,使食管黏膜免遭胃酸侵袭。

4. 促动力药物　可增加 LES 压力,改善食管蠕动功能,促进胃排空,如多潘立酮、莫沙必利、伊托必利等。

5. 维持治疗　胃食管反流病是一种慢性且极易复发的疾病,应长期治疗,维持治疗是控制胃食管反流病的关键,以 PPI 标准剂量维持治疗;按需治疗是间歇治疗的一种,即只在症状出现时服用药物,持续使用至症状缓解。

6. 手术治疗　抗反流手术,如内镜下贲门缝合术、外科胃底折叠术等,目的是阻止胃内容物反流入食管。

(陆翠华)

第三章　胃　　炎

学习目标

1. 熟悉胃炎的病因。
2. 熟悉胃炎的胃镜及病理组织学改变。
3. 掌握胃炎的治疗原则。

胃炎是多种病因导致的胃黏膜急性或者慢性炎症。如果胃黏膜炎症细胞浸润非常轻微,却有明显的柱状上皮和血管的变化,这种情况可以称为“胃病”而非胃炎。

第一节　急性胃炎

急性胃炎是由多种不同病因引起的急性胃黏膜炎症,亦称为糜烂性胃炎、出血性胃炎或急性胃黏膜病变。

【病因】

1. 药物　各种非甾体类抗炎药物(NSAIDs),包括阿司匹林、吲哚美辛及糖皮质激素、某些抗生素等均可导致胃黏膜损伤。

2. 乙醇　大量酗酒可以导致急性胃黏膜糜烂甚或出血。

3. 应激　多种严重疾病如创伤、烧伤或大手术、颅脑病变、多脏器功能衰竭等,可致胃黏膜微循环障碍,导致胃黏膜缺血缺氧性损伤。由中枢性病变引起的胃十二指肠急性溃疡称为 Cushing 溃疡,而大面积烧伤所致溃疡称为 Curling 溃疡。

4. 局部血供缺乏　胃动脉治疗性栓塞后的局部区域,可有胃黏膜供血不足,缺血糜烂或溃疡出血。肝硬化门脉高压,胃黏膜淤血,容易并发糜烂及溃疡出血,称为门脉高压性胃病。

5. 创伤和物理因素　胃内异物、放置鼻胃管可以损伤胃黏膜,胃镜下各种微创治疗及放射治疗等也可以导致胃黏膜损伤。

【临床表现】　患者常可有上腹痛、腹胀、恶心、呕吐及食欲缺乏等,重症患者可有呕血和(或)黑便,甚至失血性休克,体格检查上腹部有轻压痛。

【实验室检查】　急性糜烂出血性胃炎的确诊有赖于急诊胃镜检查,胃镜下可见胃黏膜的多发糜烂、溃疡及出血灶。

【诊断】　主要由病史和症状做出拟诊,经胃镜检查得以确诊,因胃黏膜修复较快,所以一般应在出血 24~48h 内进行。

【治疗】　针对病因治疗,包括戒酒、停止使用非甾体类消炎药、积极治疗原发疾病和创伤,使用抑制胃酸分泌的药物,如 H_2受体拮抗剂和 PPI,还可同时使用胃黏膜保护药物,促进胃黏膜修复和止血,对于较大量的出血则应采取综合措施抢救。

【预后】　病因去除后,急性胃炎多在短期内恢复正常。

第二节　慢性胃炎

慢性胃炎是指由多种病因引起的胃黏膜慢性炎症，临床上很常见。在接受胃镜检查的患者中，绝大多数有慢性胃炎的改变，根据新悉尼胃炎系统和我国 2012 年颁布的《中国慢性胃炎共识意见》标准，由内镜及病理组织学变化，将慢性胃炎分为非萎缩性胃炎及萎缩性胃炎两大基本类型和一些特殊类型胃炎，幽门螺杆菌（helicobacter pylori，*Hp*）和自身免疫是慢性胃炎的常见原因。

【病因和发病机制】

1. Hp 感染　研究表明，80%～95%的慢性非萎缩性活动性胃炎患者胃黏膜中有 *Hp* 感染，*Hp* 经口腔进入胃内，部分可以被胃酸杀灭，部分则附着于胃窦部黏液层，依靠其鞭毛穿过黏液层，定居于黏液层与胃窦黏膜上皮表面。*Hp* 产生的尿素酶可分解尿素，产生的氨可中和反渗入黏液内的胃酸，形成有利于 *Hp* 定居和繁殖的局部微环境，使感染慢性化。此外，*Hp* 还可以凭借其产生的氨及空泡毒素导致细胞损伤，使炎症反应迁延或加重。Hp 相关胃炎者，*Hp* 胃内分布与炎症分布一致，根除 *Hp* 可使胃黏膜炎症消退。

2. 十二指肠-胃反流　胃肠慢性炎症、消化不良及动力异常、幽门括约肌功能不全时，含胆汁和胰液的十二指肠液反流入胃，可削弱胃黏膜屏障功能，使胃黏膜遭受消化液侵蚀作用，长期反流，可以导致胃黏膜糜烂、出血和上皮化生等病变。

3. 自身免疫　胃体腺壁细胞除分泌盐酸外，还分泌一种黏蛋白，称为内因子。它能与食物中的维生素 B_{12}结合形成复合物，使之不被酶消化，到达回肠后，维生素 B_{12}得以吸收。当体内出现针对壁细胞或内因子的自身抗体时，作为靶细胞的壁细胞总数减少，胃酸分泌降低，内因子不能发挥正常功能，导致维生素 B_{12}吸收不良，出现巨幼红细胞性贫血，称之为恶性贫血。

4. 其他　酗酒、服用非甾体类消炎药等药物、某些刺激性食物等均可反复损伤胃黏膜，这类因素均可各自或与 *Hp* 感染协同作用而引起或加重胃黏膜慢性炎症。

【临床表现】　慢性胃炎的临床表现与一般慢性胃病相似，缺乏特异性，以上腹部不适或上腹痛为主要症状。部分患者表现为腹胀、早饱、嗳气、恶心、食欲缺乏等非特异性消化不良症状。胃黏膜糜烂可引起出血，长期的出血可引起贫血；胃体胃炎患者常有明显贫血，同时因为胃酸明显缺如，胃蛋白酶的激活受到影响，所以患者常常表现为较为严重的消化不良症状，常规的抑酸治疗不能改善症状，甚或加重症状。内镜检查和胃黏膜组织学检查结果与慢性胃炎症状的相关性分析表明，患者的症状缺乏特异性，且症状的有无及严重程度与内镜所见及组织学分级并无明确的相关性。

体格检查多无阳性发现，或者部分患者有上腹部轻度压痛，如果为胃体胃炎患者，可伴有舌炎和贫血的体征。

【辅助检查】

1. 胃镜检查　是慢性胃炎的主要诊断方法，包括内镜下直视观察和活检，并应常规做 *Hp* 检查。内镜下慢性非萎缩性胃炎可见点状或片状红斑、黏膜充血水肿糜烂甚至出血及黏膜附着性黏液等改变。萎缩性胃炎的病变为局灶性或范围较广，但非弥漫性，黏膜色泽白、不同程度的皱襞变平坦或消失，黏膜变薄，以至于黏膜下血管模糊或暴露，可见明显血管分支。

2. 病理组织学检查　慢性非萎缩性胃炎,组织学改变可见黏膜水肿及淋巴细胞、浆细胞浸润及少数嗜中性粒白细胞浸润,黏膜上皮变平,形态不规则,可有糜烂,无腺体萎缩。慢性萎缩性胃炎的确诊依赖于病理组织学检查。胃黏膜层不同程度变薄,固有腺体萎缩,肠上皮化生及间质炎性细胞浸润。萎缩性胃炎的肉眼观察和病理诊断的符合率仅为38%~78%,这与萎缩或肠化甚至*Hp*的分布都是非均匀性的有关。

除了炎症和萎缩以外,还可以发生化生和异型增生,化生是由于长期慢性炎症使胃黏膜表层上皮和腺上皮被杯状细胞和幽门腺细胞所取代,其分布范围越广,发生胃癌的危险性越高。异型增生又称不典型增生,是细胞在再生过程中过度增生和分化缺失引起,异型增生是胃癌的癌前病变,应密切观察。

3. X线钡餐检查　主要是能很好地显示胃黏膜相的气钡双重造影。对于萎缩性胃炎,常常可见胃黏膜皱襞的平坦和减少。

4. *Hp*检测

(1) 非侵入性方法:常用^{13}C或^{14}C尿素呼气试验(*Hp*-UBT),该检查不依赖内镜检查,患者依从性好,准确性较高,可定量检测,为Hp检测的“金标准”之一,目前被广泛用于各医院。另外,还有血清抗体检查,但不能区分既往感染还是现症感染,此外,还有粪便抗原实验。

(2) 侵入性检查:主要包括快速尿素酶试验、胃黏膜组织切片染色检查(如银染色、改良Giemsa染色、甲苯胺蓝染色还有免疫组化染色等)及细菌培养等,其中黏膜组织切片染色是*Hp*检测的“金标准”方法之一,细菌培养多用于科研。

5. 其他

(1) 胃酸分泌功能测定:非萎缩性胃炎胃酸分泌常正常,有时也可增高。萎缩性胃炎,病变局限于胃窦时,胃酸可正常或减低,低酸是由于泌酸细胞数量减少和H^+向胃壁反弥散所致。

(2) 胃蛋白酶原(PG)测定:胃体黏膜萎缩时血清PGI水平及PGⅠ/Ⅱ比例下降。

(3) 血清胃泌素测定:慢性萎缩性胃炎以胃体为主者,因壁细胞分泌胃酸缺乏,反馈性的G细胞分泌胃泌素增多,致胃泌素水平升高。当伴有恶性贫血时,该值会更高。

(4) 自身抗体:血清壁细胞抗体和内因子抗体阳性对诊断慢性胃体萎缩性胃炎有帮助,尽管血清内因子抗体阳性率较低,但胃液中内因子抗体的阳性,则十分有助于恶性贫血的诊断。

【诊断】　鉴于多数慢性胃炎患者无任何症状,或即使有症状,也缺乏特异性,且无特异性体征,因此,有时候根据症状和体征,很难做出慢性胃炎的诊断。临床症状程度和慢性胃炎组织学之间没有明确联系,因此,胃镜及组织学检查是诊断慢性胃炎的主要手段。病因诊断除通过了解病史外,可进行*Hp*检测及血清壁细胞抗体、内因子抗体等测定。

按照悉尼胃炎标准要求,完整的诊断应包括病因、部位和形态学三个方面,对于自身免疫性胃炎的诊断,要予以足够的重视。因为胃体活检者甚少,或者很少开展壁细胞抗体和内因子抗体的检测,诊断该病甚少。为此,如果遇到以全身衰弱和贫血为主要表现,而上消化道症状往往不明显者,应做血清胃泌素测定或胃液分析,异常者进一步做维生素B_{12}吸收试验或血清维生素B_{12}水平检测,可获确诊。注意不能仅凭组织活检诊断本病,特别标本数少时,这是因为Hp感染性胃炎后期,胃窦肠化上移,胃体炎症变得显著,可与自身免疫性胃炎表现相重叠。

【鉴别诊断】

1. 功能性消化不良 一方面,慢性胃炎患者可有消化不良的各种症状,另一方面,一部分有消化不良症状的患者如果胃镜和病理检查无明显阳性发现,可能仅仅为功能性消化不良。但一般来说,消化不良症状的有无及严重程度与慢性胃炎的内镜所见和组织学分级并无明显相关性。

2. 早期胃癌 症状表现有时候与慢性胃炎类似,均表现为慢性上腹痛或消化不良,鉴别诊断的方法主要是胃镜和活组织检查。尤其是对于慢性胃炎的患者,经过积极的制酸、保护胃黏膜和促动力等治疗,效果不佳时,要及时进行内镜检查,内镜检查过程中如发现黏膜糜烂,尤其是隆起性糜烂,要多点活检,必要时短时间多次复查胃镜和活组织检查。

3. 慢性胆囊炎和胆囊结石 临床表现与慢性胃炎相似,两者并存也较多,在诊断时,需要详细询问病史,必要时行腹部 B 超检查,以便了解胆囊情况。

【治疗】

1. 一般治疗 改变生活方式,精神乐观,规律生活。戒烟、戒酒,避免辛辣食物,避免对胃黏膜有刺激的药物,饮食多样化,避免偏食,多食新鲜食物。

2. 针对病因的治疗

(1)根除 *Hp*:对有消化不良症状的 *Hp* 阳性的慢性非萎缩性胃炎,以及伴有胃糜烂的 Hp 阳性患者,都应根除 *Hp* 治疗。大量的研究结果表明,根除 *Hp* 可使胃黏膜组织得到改善,对预防消化性溃疡和胃癌等的发生有重要意义,对改善或消除消化不良的症状具有费用-疗效比优势。常用的联合方案有两种:1 种 PPI+2 种抗生素或 1 种 PPI+1 种铋剂+2 种抗生素,疗程 7~14 日。由于各地抗生素耐药情况不同,抗生素及疗程的选择应视当地耐药情况而定。PPI 包括埃索美拉唑镁、奥美拉唑、兰索拉唑、泮托拉唑以及雷贝拉唑,抗生素包括克拉霉素、阿莫西林、甲硝唑、替硝唑、喹诺酮类抗生素、呋喃唑酮还有四环素,铋剂包括柠檬酸铋钾、果胶铋还有碱式碳酸铋。

(2)抑制胆汁反流:促动力药如多潘立酮可防止或减少胆汁反流;胃黏膜保护药,特别是有结合胆酸作用的铝碳酸镁制剂,可增强胃黏膜屏障、结合吸附胆酸,从而减轻或消除胆汁反流所致的胃黏膜损害。

(3)保护胃黏膜:具有保护和增强胃黏膜防御功能或者防止胃黏膜屏障功能受到损害的一类药物,包括铝碳酸镁、硫糖铝、胶体铋剂、地诺前列酮等。

3. 对症处理

(1)以腹痛、反酸为主要症状者,可选用抗酸药、H_2受体拮抗剂或 PPI。

(2)以腹胀、恶心、呕吐等为主要表现者,可以选择用促动力药物多潘立酮、莫沙必利等。

(3)对于伴有明显精神因素的慢性胃炎患者,在给予耐心解释等心理治疗的同时,可考虑抗抑郁药或抗焦虑药。

(4)若为缺铁性贫血,可考虑补充铁剂,大细胞性贫血者,应根据维生素 B_{12}或叶酸缺乏分别给予补充。

4. 癌前状态处理 环氧化酶 2(COX-2)与炎症及肿瘤的发生、发展有密切的关系,所以口服选择性 COX-2 抑制剂塞来昔布对胃黏膜重度炎症、肠化、萎缩及异型增生的逆转有一定益处,对药物不能逆转的局灶性中、重度不典型增生(高级别内瘤变),在确定没有淋巴结转移时,可在胃镜下行黏膜剥离术,并应视病情定期随访,对药物不能逆转的局灶性重度不典型增生伴有局部淋巴结肿大时,应考虑手术治疗。

【预后】 慢性非萎缩性胃炎预后良好,部分患者萎缩可以改善或逆转,不典型增生虽也可以逆转,但重度者易转化为癌。对有胃癌家族史、食物营养单一的患者,需要警惕肠上皮化生、萎缩及不典型增生向胃癌进展。

第三节 特殊类型的胃炎或胃病

一、糜烂性胃炎

糜烂性胃炎又称为痘疹样胃炎,即黏膜层的缺损,临床表现可有慢性上腹痛、恶心、呕吐或上消化道出血等非特殊性症状。内镜下可见中央脐样凹陷的隆起性病变。本病无特殊治疗,有症状的可按溃疡病治疗。

二、淋巴细胞性胃炎

淋巴细胞性胃炎是胃黏膜局限性或弥漫性淋巴细胞增生的良性疾病,部分患者将来可能发展成为淋巴瘤,可能与 Hp 感染有关。本病在组织学、X 线与胃镜检查方面极易与恶性淋巴瘤混淆,鉴别诊断依靠胃的多点活检、深部活检和大黏膜切除活检。Hp 感染的淋巴细胞性胃炎患者,可以考虑抗 Hp 治疗。

三、巨大胃黏膜肥厚症

巨大胃黏膜肥厚症(giant hypertrophic gastropathy)又称为 Menetrier 病。以胃底体巨大黏膜皱襞、低蛋白血症和水肿为特征,胃镜下常见胃黏膜皱襞粗大,呈脑回状,诊断本病时,应鉴别弥漫浸润性胃癌、胃恶性淋巴瘤。本病无特效治疗,但预后良好。

四、嗜酸粒细胞性胃炎

病因未明,发病机制可能有过敏或免疫反应参与。嗜酸粒细胞侵犯胃壁全层,当病变仅累及肌层或浆膜层时,靠胃黏膜活检难以做出诊断。临床表现中上腹痛、恶心、呕吐等与一般胃病相似,外周血嗜酸粒细胞增高,治疗可以选用糖皮质激素。

(陆翠华)

第四章　消化性溃疡

学习目标

1. 掌握消化性溃疡的病因和发病机制。
2. 掌握消化性溃疡的并发症。
3. 掌握消化性溃疡的治疗方法。

消化性溃疡(peptic ulcer,PU)是最常见的消化疾病之一,主要包括胃溃疡(gastric ulcer,GU)和十二指肠溃疡(duodenal ulcer,DU),此外亦可发生于食管下段、胃-空肠吻合口以及异位胃黏膜。溃疡的黏膜缺损超过黏膜肌层,与糜烂不同。

【流行病学】 消化性溃疡是全球性疾病,通常认为大约10%的个体一生中曾患消化性溃疡。本病好发于男性,十二指肠溃疡较胃溃疡常见。消化性溃疡可发生于任何年龄段,但十二指肠溃疡多见于青壮年,而胃溃疡多见于中老年,溃疡病发作有季节性,秋冬和冬春之交为高发季节。

【病因和发病机制】 消化性溃疡的发生机制是由于对胃、十二指肠黏膜有损害作用的侵袭因素和黏膜自身防御、修复因素之间的失衡,从而导致胃酸对胃黏膜的自身消化。在某一个例中,具体可表现为前者增强,或后者减弱,或兼而有之。十二指肠溃疡与胃溃疡在发病机制上存在不同,表现为前者主要是幽门螺杆菌(helicobacter pylori,*Hp*)感染、胃酸、药物等侵袭因素增强,后者主要是黏膜防御、修复因素减弱所致。

1. Hp 感染 大量研究证明,*Hp* 感染是消化性溃疡的重要病因,十二指肠球部溃疡患者的 *Hp* 感染率高达90%~100%,而胃溃疡患者的 *Hp* 感染率也超过80%。在 *Hp* 感染阳性的个体中,消化性溃疡的发病率显著升高,清除 *Hp* 感染能加速溃疡的愈合,并能显著降低溃疡的复发。

2. 胃酸和胃蛋白酶 消化性溃疡是胃液中的胃酸和胃蛋白酶对胃壁的自身消化所致。虽然 *Hp* 感染和非甾体类消炎药(NSAIDs)在溃疡的发病中至关重要,但其最终仍然是通过自我消化的途径引起溃疡。抑酸药物能够促进溃疡的愈合,难治性溃疡经过抑酸治愈后,一旦停药,常常很快复发,这些事实提示,胃酸的存在是溃疡发生的重要因素。

3. 药物因素 一些药物对消化道黏膜有损伤作用,主要是非甾体类消炎药,其他药物包括肾上腺皮质激素、双磷酸盐、氯吡格雷、氟尿嘧啶等化疗药物等均有类似作用。研究表明,服用非甾体类消炎药的患者,*Hp* 感染将使其溃疡的发生风险增加3.53倍,目前非甾体类消炎药和 *Hp* 感染已经被公认为是独立的消化性溃疡的危险因素。

4. 胃、十二指肠运动异常 主要包括胃排空延缓和十二指肠液反流,它们可以持续刺激胃窦G细胞不断分泌胃泌素,反流的胆汁和胰液可对胃黏膜产生损伤,从而在胃溃疡的发病机制中起重要作用。

5. 遗传易感性 部分消化性溃疡患者有该病的家族史,提示可能存在家族易感性。

6. 精神心理因素 部分消化性溃疡患者,表现为精神紧张、焦虑,失眠,从而导致患者的迷走神经张力提高,胃酸和胃蛋白酶分泌增加,促进消化性溃疡的发生。

【胃镜及组织病理】 胃镜下胃溃疡多发生于胃角及胃窦，一般为单发，也可为多发，形状为圆形或类圆形，胃溃疡的直径一般<2.5cm，溃疡边缘光整，底部由肉芽组织构成，覆盖灰黄色渗出物，周围黏膜充血水肿明显，溃疡也可呈线状或不规则形状。浅的溃疡仅超过黏膜肌层，深者可贯穿肌层甚至浆膜层，引起穿孔。溃疡累及血管时，可引起出血。十二指肠球部溃疡好发于球部的前壁和后壁，球部溃疡的直径一般<1cm，十二指肠球部可因为反复发生的溃疡形成瘢痕收缩而产生假性憩室。

【临床表现】

1. 症状 本病临床表现不一，部分患者可以无症状，或以出血、穿孔为首发症状。慢性、周期性、节律性上腹痛是典型消化性溃疡的主要症状，性质可有钝痛、胀痛、烧灼样痛或饥饿样不适。部分患者有与进餐相关的节律性上腹痛，如饥饿痛或餐后痛，腹痛可被抑酸或抗酸药物缓解，疼痛原因可能与胃酸刺激溃疡壁的神经末梢有关。其他症状如嗳气、反酸、上腹饱胀、恶心、呕吐等可以单独或伴随上腹痛出现。

2. 体征 消化性溃疡缺乏特异性体征，发作时剑突下可有局限性压痛，缓解期无明显体征。

3. 特殊类型的消化性溃疡

(1) 巨大溃疡：指直径>2cm 的溃疡，巨大十二指肠球部溃疡容易发生在后壁，疼痛剧烈而顽固，多放射至背部，易发展为穿透性，或并发大出血。巨大胃溃疡并不一定都是恶性的，随着抗溃疡药物的研发深入，巨大溃疡的预后已经大大好转。

(2) 复合性溃疡：指胃和十二指肠同时存在的溃疡，大多先发生十二指肠溃疡，然后发生胃溃疡，男性多见，疼痛缺乏节律性，出血和幽门梗阻的发生率较高。

(3) 幽门管溃疡：指溃疡位于胃窦远端、十二指肠球部前端幽门管处的溃疡，餐后很快发生疼痛，疼痛剧烈，无节律性，早期出现呕吐，易发生幽门痉挛、梗阻、出血和穿孔。

(4) 球后溃疡：指发生在十二指肠降部、水平部的溃疡，多发生在十二指肠降部后内侧壁、乳头远端，可以穿透入胰腺，疼痛较重而持久，夜间疼痛明显，易伴有出血和穿孔等并发症，漏诊率较高，药物疗效欠佳。

(5) 无症状性溃疡：亦称沉默型溃疡，这些患者无腹痛或消化不良症状，常以上消化道出血、穿孔等并发症为首发症状，以长期服用非甾体类消炎药患者及老年人多见。

(6) 难治性溃疡：经正规抗溃疡治疗而溃疡仍然未愈合者。可能的因素有：①病因未去除，如 *Hp* 感染未根除，继续服用非甾体类消炎药等致溃疡的药物；②穿透性溃疡；③特殊病因，如克罗恩病、胃泌素瘤；④某些疾病或药物影响抗溃疡药物的吸收或效价降低；⑤误诊，如胃或十二指肠恶性肿瘤等；⑥不良诱因存在，包括吸烟、酗酒及精神应激等。难治性溃疡的处理关键在于找准原因。

【并发症】

1. 出血 消化性溃疡是上消化道出血最常见的原因，约占所有病因的 50%，十二指肠球部溃疡较胃溃疡更容易发生。当消化性溃疡侵蚀周围或深处的血管，可发生不同程度的出血，轻者表现为黑便，重者可伴有呕血，有慢性腹痛的患者，出血后腹痛可减轻。

2. 穿孔 当溃疡向深处发展，穿透胃、十二指肠壁，可有三种后果。①溃破入腹腔引起弥漫性腹膜炎呈突发剧烈腹痛，先出现于上腹部，随即延及全腹。体征有腹壁板样强直，压痛，反跳痛，肝浊音界消失，部分患者可出现休克。②溃破穿孔并受阻于毗邻实质性器官，如肝、脾等(穿透性溃疡)发生较慢，改变了腹痛规律，变得顽固而持续。如穿透至胰腺，腹痛放射至背部,血淀粉酶可升高。③穿入空腔脏器形成瘘管,十二指肠球部溃疡可以穿破胆总管,胃溃疡可以穿破入十二指肠或横结肠,可通过钡餐或 CT 检查确定。

3. 幽门梗阻 多由十二指肠球部溃疡及幽门管溃疡引起。炎性水肿和幽门平滑肌痉挛暂时梗阻可因药物治疗、溃疡愈合而消失;瘢痕收缩或与周围组织粘连而阻塞胃流出道,则呈持续性梗阻,需要手术治疗。临床症状常有:明显上腹痛,餐后加重,呕吐后腹痛可以缓解,呕吐物为宿食,严重呕吐可致失水、低氯、低钾性碱中毒;体重下降、营养不良。体检可见胃蠕动波及震水音。

4. 癌变 溃疡由良性演变为恶性的概率很低,估计<1%胃溃疡有癌变,十二指肠球部溃疡发生癌变的概率极低。

【辅助检查】

1. 胃镜及黏膜活检 电子胃镜不仅可直接观察胃、十二指肠黏膜变化及溃疡数量、大小、形态及周围变化,还可以直视下钳取活组织做病理检查,对良恶性溃疡做出鉴别诊断。此外,还能明确出血的部位、出血速度和病因,观察药物治疗的效果。

2. 上消化道 X 线检查 上消化道气钡双重对比造影是诊断消化性溃疡的重要方法。溃疡的直接征象为龛影,间接征象为胃大弯痉挛性切迹,十二指肠球部激惹等。尽管气钡双重造影能较好地显示胃肠黏膜形态,但对小病灶辨别能力不理想,仅仅适用于胃镜禁忌者、不愿接受胃镜检查者或为了了解胃的运动情况。

3. *Hp* 检测 *Hp* 感染状态对分析消化性溃疡的病因、治疗方案的选择具有意义。有消化性溃疡的患者,无论溃疡是否处于活动期,均应检测 *Hp*。

4. 粪便隐血 了解溃疡有无并发出血。

【鉴别诊断】

1. 胃癌 典型表现者鉴别不难。典型胃癌形态多不规则,常>2cm,边缘呈结节状,底部凹凸不平,底苔污秽。胃溃疡活检部位常规选在溃疡边缘,可提高诊断的准确性。中老年患者胃溃疡迁延不愈时,应多点活检,并在正规治疗 6~8 周后复查胃镜,直到溃疡完全愈合。

2. 胃泌素瘤(Zollinger-Ellison 综合征) 是一种胃肠胰神经内分泌肿瘤,肿瘤分泌大量促胃液素,导致胃酸过度分泌而致消化性溃疡,其溃疡特点为多发性、不易治愈、反复发作,并常伴有腹泻。溃疡多发生于十二指肠或胃窦小弯,出血、穿孔等并发症发生率高,按难治性溃疡行手术治疗后易复发。由于胃泌素对胃黏膜有营养作用,患者胃黏膜过度肥大。

3. 功能性消化不良 部分患者症状酷似消化性溃疡,但不伴有出血等改变,内镜检查可以鉴别。

【治疗】 溃疡治疗的目的是为了缓解症状,促进溃疡持久愈合,防止复发和减少并发症,提高生活质量。

1. 一般治疗 做好宣教,生活上避免过度紧张与劳累,缓解精神压力,保持愉快地心态,禁烟酒、慎用非甾体类消炎药、肾上腺皮质激素等损伤胃黏膜的药物。

2. *Hp* 感染的治疗 根除 *Hp* 可有效治疗消化性溃疡,防止复发,阻止胃黏膜持续损伤及其引起的一系列萎缩、化生性改变,从而降低胃癌发生的风险。消化性溃疡不论活动与否,都是根除 *Hp* 的指征之一。由于耐药菌株的出现、抗菌药物的不良反应、患者依从性差等,部分患者胃内的 *Hp* 难以根除,所以为了提高 *Hp* 的根除率,基本选择一种质子泵抑制剂(PPI)、铋剂与两种抗生素的四联组合,疗程由 7 日延长至 10~14 日。

3. 抑制胃酸分泌

(1) H_2受体拮抗剂:是治疗消化性溃疡的主要药物之一,疗效好,用药方便,价格便宜,长期使用不良反应少。

(2) PPI:使 H^+-K^+-ATP 酶失去活性,抑酸效果很强,可使胃内达到无酸水平,其溃疡愈合率略高于 H_2受体拮抗剂,且 PPI 可增强抗 *Hp* 的杀菌作用。

4. 保护胃黏膜 胃黏膜保护药可保护和增强胃黏膜的防御功能,部分药物尚能促进内源性前列腺素合成,增加胃黏膜血流等,从而加速胃黏膜的自身修复,如米索前列醇、铋剂、硫糖铝、铝碳酸镁等。

5. 治疗消化性溃疡的方案及疗程 为提高消化性溃疡的愈合率,抑酸药物的疗程通常为 4~6 周,胃溃疡患者需要 6~8 周。

6. 维持治疗 消化性溃疡愈合后,大多数患者可以停药。但对于反复溃疡复发、*Hp* 阴性及已经去除其他危险因素的患者,可给予维持治疗,即较长时间服用维持剂量的 H_2受体拮抗剂或 PPI,疗程因人而异。

7. 外科手术 大多数消化性溃疡不需要外科手术治疗。手术治疗本身的并发症可能降低患者的生活质量,也无助于预防溃疡的复发。但在下列情况时,可以考虑手术治疗:①大量出血经药物、内镜及血管介入治疗无效时;②急性穿孔、慢性穿透性溃疡;③瘢痕性幽门梗阻;④胃溃疡癌变。

外科手术不只是单纯切除溃疡病灶,而是通过手术永久的减少胃酸和胃蛋白酶分泌的能力。胃大部切除术和迷走神经切断术是治疗消化性溃疡最常用的两种手术方式。胃大部切除术后消化道重建主要有三种方式:①Billroth-I 式吻合,即残胃直接与十二指肠吻合;②Billroth-II 式吻合,将残胃和近端空肠吻合,十二指肠残端缝合;③胃空肠 Roux-en-Y 吻合术。术后并发症有:术后胃出血、十二指肠残端破裂、胃肠吻合口破裂或瘘、术后梗阻、倾倒综合征、胆汁反流性胃炎、吻合口溃疡、缺铁性贫血等。

【预后】 有效的药物治疗可使溃疡愈合率达到 95%,青壮年患者消化性溃疡死亡率接近零,老年患者主要死于严重的并发症,尤其是大出血和急性穿孔,病死率<1%。

(陆翠华)

第五章　肠结核和结核性腹膜炎

学习目标

1. 掌握肠结核和结核性腹膜炎的诊断和鉴别诊断。
2. 熟悉肠结核和结核性腹膜炎的治疗方法。

第一节　肠　结　核

肠结核(intestinal tuberculosis)是临床上较为常见的肺外结核病,是结核杆菌引起的肠道慢性特异性感染。绝大多数继发于肠外结核灶,特别是开放性肺结核,少数原发于肠道。本病多见于中青年,女性发病多于男性。

【病因和发病机制】　肠结核多数由人型结核分枝杆菌引起,少数有因饮用未消毒带菌牛奶或乳制品而发生牛型结核杆菌肠结核。其感染途径如下。

1. 肠源性　是结核杆菌侵犯肠道的主要途径。开放性肺结核患者因经常吞咽含有结核菌的痰液,或经常与开放性肺结核患者共用餐具,饮用被结核菌污染的牛奶,均可引起感染。

2. 血源性　肠外结核病变经血行播散侵犯肠道,主要由粟粒型肺结核血行播散而致,此途径不常见。

3. 直接蔓延　由腹腔内结核病灶如盆腔结核直接蔓延至肠道。结核杆菌侵入肠道后是否发病取决于结核杆菌的致病力和机体的免疫力两方面因素。只有当入侵的结核杆菌数量较多、毒力较强,同时机体免疫功能低下的情况下才会发病。肠结核可发生于十二指肠至直肠任何部位,但85%发生于回盲部,其次是升结肠。其可能原因有:①小肠末端及回盲部淋巴组织极为丰富,而结核杆菌易侵犯淋巴组织;②肠内容物在回肠末端逗留的时间较长,增加了结核杆菌与肠黏膜接触和感染的机会。

【病理】　人体对结核杆菌的免疫力与变态反应程度及结核杆菌的数量和毒力是肠结核病理性质的决定因素。在人体免疫力高、变态反应轻、结核杆菌量少的情况下,表现为增生型;而结核杆菌良多、毒力大、人体变态反应程度重时表现为溃疡型。兼有这两种病变者成为混合型。

1. 溃疡型　该型多见。病变初期肠壁淋巴组织有充血、水肿及炎性渗出,随着病变加重出现干酪样坏死。病变组织同时有闭塞性动脉内膜炎,导致局部缺血,肠黏膜坏死脱落,形成溃疡。由于溃疡基底多有闭塞性动脉内膜炎故较少发生肠出血。溃疡边缘不规则,深浅不一,可深达肌层甚至浆膜层。病变肠段常与周围组织紧密粘连,故溃疡一般不发生急性穿孔,但可形成慢性穿孔而致包裹性腹腔脓肿或肠瘘。结肠溃疡在修复过程中有大量纤维组织增生,可导致肠腔变形狭窄,严重者出现肠梗阻。

2. 增生型　该型少见。病变初期,病变肠段充血、水肿、淋巴管扩张,慢性期结核性肉芽组织和纤维组织增生、形成瘢痕和包块,临床上易误认为肠肿瘤。肠腔因结核性肉芽肿及纤维组织增生造成狭窄，亦可导致肠梗阻。

【临床表现】

1. 腹痛　常见于右下腹，有时也可在中上腹或脐周，疼痛多为隐痛或钝痛，有时进餐可诱发腹痛，系由于胃回肠反射或胃结肠反射所致，疼痛随排便而缓解。体检常可发现右下腹压痛，有时可触及包块。并发肠梗阻时，常有腹绞痛、腹胀、肠鸣音亢进、肠型和肠蠕动波。

2. 腹泻与便秘　溃疡型肠结核常表现为腹泻，增生型肠结核多为便秘。有时出现腹泻与便秘交替，这是由于肠功能紊乱所致。腹泻一般每日 2~4 次，重者每日可多达 10 余次。粪便多为糊状或水样，不含黏液或脓液。因结核性溃疡常有闭塞性动脉内膜炎，故便血少见。

3. 腹部包块　腹部肿块常位于右下腹，中等硬度，较固定，伴有轻度压痛。腹部包块主要见于增生型肠结核，也可见于溃疡型肠结核合并局限性腹膜炎或结核性肠系膜淋巴结炎。

4. 全身症状　结核毒血症常见于溃疡型肠结核患者，表现为午后低热或不规则热型的长期发热、盗汗、倦怠、消瘦、贫血等。病情严重者有维生素缺乏等营养不良的表现。增生型肠结核一般情况较好，多无全身结核毒血症状。

5. 肠外结核与并发症　多数患者有肠外结核证据，以肺结核多见，可表现为咳嗽、咯血等。部分女性患者可同时伴有输卵管结核。晚期患者可出现肠梗阻、结核性腹膜炎、瘘管形成等。急性穿孔、肠出血少见。

【实验室检查】

1. 血常规　溃疡型肠结核可有贫血，白细胞计数多正常，淋巴细胞相对增多。

2. 血沉　病变活动期常增快，静止期正常。

3. 粪便结核杆菌检查　粪便浓缩找抗酸杆菌或粪便结核杆菌培养的阳性率均不高。如获阳性，也只在非开放型肺结核痰菌阴性时才有价值，因吞咽结核杆菌痰液也可出现阳性。

4. X 线检查　胃肠 X 线钡餐检查对肠结核诊断具有重要价值。

(1) 溃疡型肠结核：肠黏膜皱襞紊乱、肠壁轮廓不规则，边缘呈锯齿状。病变部分肠管由于炎症而有激惹现象，当钡剂到达病变肠段时，钡剂充盈不佳、排空迅速，形成两端正常肠段充盈良好，中间病变肠段不充盈或少充盈，即所谓钡剂跳跃征（Stierlin 征）。病变后期出现肠腔变窄，肠段收缩变形，回盲肠正常角度丧失。并发肠梗阻的患者，不宜钡餐检查，以免加重梗阻。

(2) 增生型肠结核：主要表现为病变肠段增生性狭窄缩短，钡剂充盈缺损变形，肠壁僵硬及梗阻所致的近端肠管扩张。

5. 结肠镜检查　可直接观察全结肠、盲肠及回盲部的病变，并可行活检或取样做细菌培养。内镜下见病变部肠黏膜充血、水肿、糜烂、溃疡形成，尚可见多发性息肉状隆起，肠腔变窄。活检如找到干酪样坏死性肉芽肿或结核杆菌则可确诊。

【诊断和鉴别诊断】

1. 诊断　有如下临床表现，需考虑本病诊断：①青壮年患者有肺结核等肠外结核证据；②腹痛、腹泻、右下腹压痛和（或）包块，原因不明的低位肠梗阻，伴有发热、盗汗等结核毒血症状；③X 线钡检回盲部跳跃征，肠管狭窄及变形等；④结肠镜检查发现回盲部黏膜炎症、溃瘘、肠腔狭窄及炎性息肉；⑤结核菌素（PPD）试验强阳性。对疑似患者可予足量抗结核治疗2~4周，治疗有效者可作出诊断。

2. 鉴别诊断

（1）克罗恩病：临床表现酷似肠结核，但以下特点有助于鉴别：①本病无肺结核等肠外结核证据；②病程长，常有缓解与复发；③X线检查可见节段性肠段受累；④瘘管和肛门直肠周围病变多见；⑤抗结核治疗无效；⑥手术探查不能发现结核证据，有肉芽肿病变而无干酪样坏死病灶，镜检与动物接种均不能发现结核杆菌。

（2）结肠癌：以下特点有别于肠结核：①本病发病年龄大，多在40岁以上；②无肠外结核及结核毒血症，但消瘦、贫血明显；③X线钡剂灌肠检查可见局限性充盈缺损，不累及回肠；④结肠镜检查可见肿瘤新生物，活检常可确诊。

（3）阿米巴病：不同于肠结核的特点有：①既往有感染史，粪便可找到阿米巴滋养体或包囊；②X线胃肠钡剂检查无跳跃征；③抗结核无效而抗阿米巴有效。

（4）其他：除上述疾病外，肠结核尚应与其他一些少见病如血吸虫病性肉芽肿、肠恶性淋巴瘤、耶尔森杆菌肠炎、非典型分枝杆菌（多见于艾滋病患者）、肠放线菌病等鉴别。

【治疗】

1. 一般治疗　注意休息、加强营养可提高患者的抵抗力，利于康复。

2. 抗结核药物治疗　肠结核的抗结核药物治疗与肺结核相同，均应强调早期、联合、足量及全程用药。其药物的用法及疗程见肺结核。

3. 对症治疗　腹泻可用止泻剂，腹痛予以抗胆碱能药物。严重腹泻时要补充液体及电解质、维持水电平衡。

4. 手术治疗　本病一般避免手术治疗。因手术可能产生更多肠粘连和瘘管形成，但并发完全性肠梗阻或急性肠穿孔或肠出血内科积极抢救出血不止者需进行手术治疗。

【预后】　本病预后决定于是否得到及时诊断和治疗，如能在早期进行正规抗结核治疗，多能痊愈。

第二节　结核性腹膜炎

结核性腹膜炎（tuberculous peritonitis）是由结核分枝杆菌引起的慢性腹膜感染。任何年龄均可发病，但以20~40岁最多见，女性较多见，男女之比约为1:2。

【病因和发病机制】

结核性腹膜炎多继发于其他器官的结核灶，其感染途径有两种。

1. 直接蔓延　腹腔内结核病灶的结核分枝杆菌直接蔓延至腹膜而引起的感染较多见，如溃疡型肠结核、结核性肠系膜淋巴结炎、盆腔结核等。

2. 血行播散　少数结核性腹膜炎是由腹腔外结核病灶透过血行播散到腹腔而致感染。如粟粒性肺结核、肺部原发综合征等。

【病理】　根据本病的病理特点，可分为渗出、粘连、干酪三型。

1. 渗出型　又称腹水型，最为常见。急性期腹膜充血、水肿，表面覆有纤维蛋白渗出物和无数粟粒样的灰黄结核结节。慢性期腹膜增厚，纤维组织增生，腹膜表面小结节融合粘连成大结节或斑块。腹腔内有浆液渗出，腹水少量至中等量，多呈草黄色，有时可为血性或乳糜性。

2. 粘连型　此型腹腔内没有或仅有少量浆液性渗出液。腹腔大量纤维素渗出,腹腔与小肠、腹壁及网膜形成广泛粘连,大网膜增厚、缩短、变硬、蜷缩成团块。肠袢之间相互粘连,肠管受压迫与束缚可致肠梗阻。

3. 干酪型　此型较为少见,以干酪样坏死病变为主,腹腔内肠管、大网膜、肠系膜或腹腔内其他脏器之间相互粘连,分隔成许多小房,小房腔内有混浊积液。小房可向肠壁、阴道穿破而形成内瘘,向腹壁穿破形成外瘘。

以上各型在病变发展和转归过程中可相互转化,如腹水型或干酪型好转后可转变为粘连型,而粘连型和渗出型进展恶化可变为干酪型。有时可出现两种或三种病理类型并存,称为混合型。

【临床表现】　结核性腹膜炎的临床表现主要有结核毒血症状和慢性腹膜炎症状。临床表现的轻重取决于结核病变的病理类型及机体反应性的差异。

1. 全身症状　最常见的为发热、盗汗。发热以低热与中等热为多见,少数渗出型或干酪型患者可出现弛张热或稽留热。大多数患者尚出现食欲缺乏、乏力、贫血、消瘦等症状。

2. 腹痛　以脐周、下腹痛常见,有时出现全腹痛。疼痛性质多为持续性隐痛或钝痛,并发不完全性肠梗阻时,有阵发性绞痛。当干酪样坏死病灶溃破或肠结核急性穿孔时,出现急性腹痛,并有腹膜刺激征表现。

3. 腹胀　渗出型患者多见,腹水引起的腹胀与腹水量多少相关。但部分腹胀可由结核毒血症及腹膜炎症所致的肠功能紊乱引起。

4. 其他表现　腹泻多见,大便不成形为糊状,每日 3～4 次。在干酪型并发肠瘘或溃疡型肠结核腹泻常较明显。部分患者表现为腹泻与便秘交替。这主要由肠功能紊乱所致。呕吐较为少见,可由腹膜炎症反射引起,也可因肠梗阻而致。

5. 腹部体征　腹部压痛和腹壁柔韧感是较为常见的体征。腹部压痛轻至中度,严重压痛少见,往往见于干酪型患者。腹壁柔韧感系腹壁慢性炎症的典型表现,约见于半数患者。粘连型及干酪型可触及肿块,渗出型者可出现移动性浊音,但腹水量少或伴有肠粘连时移动性浊音阴性。

【实验室和其他检查】

1. 血常规和血沉　贫血见于半数以上患者,白细胞计数多正常,但在结核病灶播散或继发感染时常增高。血沉多数增快,病变静止时恢复正常。

2. 结核菌素(PPD)试验　呈强阳性者对诊断本病有帮助,但部分患者为阴性。

3. 腹水检查　腹水为渗出液改变,多为草黄色渗出液,少数为血性或乳糜性。常规化验比重一般超过 1.018,李凡他试验阳性,蛋白质含量在 30g /L 以上,白细胞计数超过 500×10^6/L,以淋巴细胞为主。肝硬化腹水合并结核性腹膜炎时,腹水常规常介于漏出液与渗出液之间。ADA 活性测定对结核性腹膜炎诊断有重要价值,腹水 ADA>35 U/L 时常提示结核性腹膜炎,ADA 对结核性腹膜炎的诊断有较高的敏感性和特异性。腹水结核分枝杆菌培养阳性率很低,腹水动物接种阳性率较高,但因费时太长,临床实用价值不大。腹水细胞学检查有助于与癌性腹水鉴别,宜作为常规检查。

4. B 超　可发现少量腹水并能准确定位进行穿刺送检。B 超还有助于了解腹腔包块的性质、有无包裹性积液等。

5. 腹腔镜　腹膜无光泽,浑浊粗糙,其表面及网膜上有散在性或密集的粟粒样黄色或白色的结节,活组织检查有很高的阳性率,具有确诊价值。腹腔镜检查主要适用于对诊断有困难的渗出型患者，对粘连型和干酪型者因腹腔注气困难，不宜行该项检查。

【诊断与鉴别诊断】　典型的结核性腹膜炎诊断不困难，主要依据以下特点：①中青年患者，有腹腔外结核和结核毒血症表现，如发热、盗汗、消瘦、贫血、疲乏等；②腹痛、腹胀、腹泻等胃肠道表现；③腹壁柔韧感、腹部包块及腹部移动性浊音；④血沉增快，结核菌素试验呈强阳性；⑤腹水为渗出液性改变，腹水 ADA 活性增高；⑥B 超发现腹腔内粘连，有包裹性积液。对临床表现不典型诊断困难者可用抗结核药诊断性治疗。

本病需与以下疾病鉴别。

1. 腹腔和盆腔恶性肿瘤　腹膜转移癌、腹腔淋巴瘤、腹膜间皮瘤等均可引起渗出性腹水，并伴有消瘦、贫血、疲乏等症状，需与渗出型结核性腹膜炎相鉴别。腹腔及盆腔恶性肿瘤多见于年龄较大者，腹水量较多，病灶发展迅速，腹水 ADA 不增高，抗结核治疗无效，腹水中找到肿瘤脱落细胞可确诊。消化道内镜、B 超、CT 等影像学检查发现原发肿瘤病灶对鉴别诊断有重要意义。腹腔镜检查及腹膜活检有助于疑难病例的鉴别诊断。

2. 肝硬化腹水　单纯性肝硬化腹水为漏出液，有失代偿期肝硬化临床特征，鉴别不困难。但当并发自发性细菌性腹膜炎，或肝硬化并发原发性肝癌腹膜转移时则需认真鉴别。肝硬化并发自发性细菌性腹膜炎时伴有肝功能失代偿表现，腹水细菌培养有时可找到致病菌，腹水 ADA 不增高。腹腔镜检查对鉴别有重要价值。

3. 其他　渗出型者需与结缔组织病、原发性甲状腺功能低下、Budd-Chiari 综合征、缩窄性心包炎、卵巢囊肿等鉴别。腹块需与腹部肿瘤、克罗恩病等鉴别；以发热为主要表现者需与败血症、伤寒、血液系统恶性肿瘤鉴别；以急性腹痛为主要表现者应与外科急腹症鉴别。要注意询问病史，注意结核毒血症，以避免误诊。

【治疗】

1. 一般治疗　包括注意休息、加强营养及支持治疗。充分休息、营养支持有助于疾病的康复。

2. 抗结核药物治疗　与肺结核相同见肺结核。使用抗结核药物治疗疗程宜长，抗结核后腹水可很快消失，但抗结核药物治疗不能中止，需强调足量、全程，否则易导致复发。

3. 肾上腺皮质激素治疗　常用于渗出型患者。在有效抗结核治疗基础上，采用肾上腺皮质激素治疗可起到加速渗出吸收和减少腹膜粘连的作用。常用泼尼松每日 30mg，疗程 4~6 周，需逐渐减量停药。

4. 手术治疗　出现以下情况需手术治疗：①并发粘连性肠梗阻；②并发肠炎或腹腔脓肿内科治疗差者。术后需继续抗结核治疗。

【预后】　本病的预后与是否得到及时诊断和治疗有关。早期诊断并进行正规抗结核治疗者预后良好，多能痊愈。

（倪润洲）

第六章　炎症性肠病

学习目标

1. 熟悉 IBD 的诊断和鉴别诊断。
2. 掌握 IBD 的治疗原则。

炎症性肠病(inflammatory bowel disease,IBD)是胃肠道慢性炎症性疾病,包括溃疡性结肠炎(ulcerative colitis,UC)和克罗恩病(crohn's disease,CD),两者的发病机制相似,故一并叙述。

【病因和发病机制】 IBD 的病因和发病机制至今尚未完全明确。经过大量的研究目前比较公认的学说是在一定的遗传背景下,外源性因素(如环境因素、感染)和宿主因素(如肠上皮黏膜屏障功能)共同作用,导致黏膜免疫功能失调而致病。

1. 遗传因素 IBD 患者的一级亲属的发病率是正常人群的 30~100 倍,而患者配偶的患病率并不增加。单卵双胞的发病率显著高于双卵双胞。IBD 是多基因疾病,基因组筛查结果表明候选疾病相关基因位于 16、12、7、3 和 1 号染色体。有研究发现克罗恩病一个易感等位基因位于 16 号染色体。

2. 外源性因素 IBD 也可能是一种至今尚未分离到致病因素的感染性疾病,但至今尚未证实某一特异微生物与 IBD 的关系。有三种感染因子曾受到广泛关注:副结核分枝杆菌、副黏病毒(或麻疹病毒)和螺旋菌属,但他们的致病性未能得到证实。近有另一种观点认为,多种病原体(如沙门菌、致贺菌、弯曲菌等)可通过促发黏膜免疫系统的失控而发病。IBD 患者有可能把正常菌群识别为病原体,厌氧菌尤其是拟杆菌属可能与 IBD 发病有关,因为改变肠道菌群的药物如甲硝唑、环丙沙星对部分病例治疗有效。IBD 动物模型亦支持这一观点,用转基因或敲除基因方法造成免疫缺陷的 IBD 动物模型,在肠道无菌环境下不会发生肠道炎症,但如重新恢复肠道正常菌群状态,则出现肠道炎症。

3. 免疫调节缺陷 正常人黏膜免疫系统由于存在口服耐受而处于一种抑制状态。通过口服的可溶性抗原可诱导抗原特异性耐受。口服耐受的诱导涉及多种机制,包括抗原反应性 T 细胞的克隆丢失、克隆无能,以及 $CD4^+T$ 细胞活化,后者可通过分泌抑制性细胞因子(IL 和 TGF-β)来抑制肠道炎症。口服耐受使得机体对饮食中的抗原和肠腔内的共生细菌保持无反应状态。在 IBD 患者,这种抑制炎症反应的调控状态发生异常,最终导致炎症反应的失控。利用转基因或敲除基因技术,造成某些细胞因子(IL-2,IL-10,TGF-β)或受体缺失,与 T 细胞抗原识别相关的分子缺失或影响到肠黏膜上皮屏障功能,均可导致结肠炎的发生。

4. 其他因素 IBD 的发病存在明显的地区差异,北欧和北美的发病率远高于亚洲和南美,提示环境因素在 IBD 发病中起一定作用。近几十年来随着我国人民的生活水平的提高和饮食结构的改变,IBD 在我国的发病率也明显升高。心理因素与临床症状恶化有关,重大生活事件(如亲属患病或死亡、夫妻离异、人际关系冲突等)均可加重 IBD 的临床症状。

第一节　溃疡性结肠炎

溃疡性结肠炎(ulcerative colitis,UC)是一种原因尚不十分明确的慢性直肠和结肠炎症,病变主要局限于大肠黏膜与黏膜下层,以溃疡形成为其病理特点。临床表现为黏液血性腹泻、腹痛和里急后重,病程迁延,易反复发作。本病以20~40岁多见,男女发病率差别不大。

【病理】　病变常起始于直肠,向上弥漫分布,多数在直肠乙状结肠和降结肠,严重者累及全结肠,偶尔呈节段性分布。

急性期黏膜固有层中性粒细胞、淋巴细胞、浆细胞、单核细胞浸润,在肠腺隐窝中炎症细胞浸润形成隐窝脓肿,局部组织坏死脱落,形成隐窝溃疡。肉眼见黏膜弥漫充血、水肿、变脆,常见密集的细小溃疡,黏膜表面常覆有黏液脓血。炎症一般位于黏膜层和黏膜下层,较少深达肌层,所以很少出现结肠穿孔、瘘管等并发症。少数重症患者,肠壁可全层受累,发生中毒性巨结肠,可引起急性穿孔。

慢性期由于结肠炎症反复发作,黏膜正常结构破坏,腺窝扭曲变形,隐窝分裂,数目减少,黏膜下层瘢痕形成,最后形成炎性息肉。溃疡愈合形成的瘢痕可引起结肠缩短和肠腔变窄。少数患者可发生癌变。

【临床表现】　多数起病缓慢,少数急性起病。病程呈慢性经过,多表现为发作期与缓解期交替,少数症状持续并逐渐加重。部分患者症状可因饮食失调、精神刺激、感染等诱发或加重。

1. 腹泻与便秘　腹泻是本病最常见的症状,常为血性黏液糊状便。轻者每日2~4次,便血少甚或无,重者每日可达10~30次,脓血便明显,部分重症患者可为血水便。有直肠炎者常有里急后重感。病变位于结肠远端如直肠炎或乙状结肠炎患者,近端结肠传输速度减慢,偶尔也可便秘。

2. 腹痛　一般为轻至中度腹痛,轻型患者可无腹痛。并发中毒性巨结肠或炎症波及腹膜时有持续剧烈腹痛。腹痛多为痉挛性疼痛,常位于左下腹和下腹部,排便后腹痛常可缓解。

3. 消化不良　可有腹胀、食欲减退、恶心、呕吐等症状。

4. 全身表现　多出现在中、重型患者,可有发热、贫血、消瘦、低蛋白血症、水与电解质平衡紊乱。

5. 肠外表现　本病可伴有多种肠外症状,如关节炎,其他包括结节性红斑、复发性口腔溃疡、虹膜炎、强直性脊柱炎等。国内肠外症状发生率较国外为低。

6. 腹部体征　多数患者仅有腹部压痛,以左下腹为主,有时可触及管状的降结肠和乙状结肠。重症患者出现腹部膨隆,腹肌紧张,明显压痛和反跳痛,肠鸣音减弱时应注意中毒性巨结肠及肠穿孔等并发症。

【并发症】

1. 中毒性巨结肠　是本病的一个严重并发症,多见于暴发型或重症溃疡性结肠炎,病变累及全结肠的患者。其定义是急性发作期溃疡性结肠炎患者横结肠直径大于5~6 cm,且结肠袋消失。抗胆碱能药物、抗腹泻药物阿片类制剂、钡剂灌肠、低钾、结肠镜检查过程中注气等可诱发和加重病情。临床表现为全身情况急剧恶化,出现发热(>38.5℃)、心率增快(>120次/分)、白细胞增高、贫血、水与电解质平衡紊乱。上腹部相当于横结肠部位特别膨隆,腹部压痛,可有反跳痛,肠鸣音减弱或消失。腹部 X 线片可见结肠扩大、结肠袋消失。

2. 直肠结肠癌变 病变的危险性和病程长短有关,癌变者多见于病程漫长者,对于溃疡性结肠炎病程在 10 年以上者要警惕癌变可能。

3. 其他并发症 包括肠穿孔、肠梗阻等,临床上发生率很低。

【实验室检查】

1. 血液检查 失血和缺铁常引起贫血,血红蛋白下降幅度与病情轻重相关。活动期白细胞常增高,可出现核左移,胞质出现中毒颗粒。血沉加快和 C 反应蛋白增高是反映病变活动的标志,重症患者常出现低白蛋白血症。

2. 粪便检查 肉眼观多为脓血便、镜检见红细胞和脓细胞,炎症明显者可见巨噬细胞。粪便需做病原学检查除外感染所致的特异性结肠炎,包括常规致病菌培养、溶组织阿米巴检查、寄生虫卵孵化等。

3. 结肠镜检查 本病病变多侵犯结肠下段,从肛端直肠向上扩展,病变呈连续性、弥漫性分布,其内镜下表现为:①黏膜充血、水肿、粗糙呈颗粒状、血管纹理不清;②黏膜多发性小溃疡,大小不等,形态各异,附有脓血性分泌物;③慢性期见假息肉形成,息肉形状不定,可有蒂或无蒂,结肠袋消失或变钝。组织活检可见炎性细胞浸润、糜烂、溃疡、隐窝脓肿。慢性期隐窝结构紊乱,腺上皮增生,杯状细胞减少。

4. X 线钡剂灌肠检查 ①结肠黏膜呈细颗粒状改变;②结肠袋变浅、消失,边缘毛糙,可见尖刺状和线样龛影,提示溃疡形成;③晚期表现为肠管向心性狭窄,边缘僵直、肠管缩短;④有炎性息肉时有多个小的圆形和卵圆形充盈缺损。病情严重时特别是疑有中毒性巨结肠时钡剂灌肠应属禁忌。

5. 自身抗体检测 有研究发现,血中外周型抗中性粒细胞胞质抗体(anti-neutrophil cytoplasmic antibodies,p-ANCA)在溃疡性结肠炎患者中阳性率达 60%~70%,而克罗恩病和正常人阳性率仅分别为 5%~10%和 2%~3%,因此,对溃疡性结肠炎诊断和鉴别诊断有一定价值。

【诊断和鉴别诊断】

1. 诊断 反复发作或持续黏液脓血性便、腹痛,伴或不伴有里急后重及不同程度全身症状,在除外细菌性痢疾、阿米巴痢疾、肠结核及慢性血吸虫病等感染性肠炎,以及克罗恩病、缺血性肠炎、放射性肠炎基础上,结合结肠镜或 X 线钡剂灌肠的改变特点,可得出本病的诊断。如果临床表现不典型而有典型结肠镜检查表现及黏膜活检组织学所见(或典型 X 线钡剂灌肠检查表现者)也可诊断本病。临床表现有典型症状或典型既往史而目前结肠镜或钡剂灌肠检查无典型表现者,应列为“疑诊”病例。

一个完整的关于溃疡性结肠炎的诊断应包括临床类型、病变范围、严重程度及病情分期。

(1) 临床类型:①初发型;②慢性复发型;③慢性持续型;④急性暴发型。

(2) 病变范围:①远端直肠型;②左半结肠型;③全结肠型。

(3) 严重程度:有轻型、中型和重型之分(表 4-6-1)。

(4) 病情分期:①活动期;②缓解期。

表 4-6-1　溃疡性结肠炎病情程度分型

病情程度	特征
轻型	腹泻<4 次/日，体温正常，心率正常，体重不减轻，无贫血或仅轻度贫血，血沉正常
中型	介于轻型和重型之间
重型	腹泻>6 次/日，明显血便，体温 37.8℃以上至少 2～4 日，心率>90 次/分，体重明显减轻，血沉>30mm/h，血浆白蛋白<30g/L，病变范围广泛，多为全结肠炎

2. 鉴别诊断

(1) 慢性细菌性痢疾：常有急性细菌性痢疾病史，粪便检查可分离出痢疾杆菌，抗生素治疗有效。

(2) 阿米巴痢疾：病变多在右半结肠，内镜下溃疡较深、孤立、散在、形态多呈三角形。在溃疡表面分泌物中可找到溶组织阿米巴滋养体或包囊，抗阿米巴药物治疗有效。

(3) 血吸虫病：有疫水接触史，粪便中常可见到血吸虫卵，孵化毛蚴阳性。直肠黏膜活检压片或病理检查可发现血吸虫卵。

(4) 克罗恩病：鉴别要点(表 4-6-2)。

表 4-6-2　溃疡性结肠炎与克罗恩病的鉴别

项目	克罗恩病	溃疡性结肠炎
症状	有腹泻但脓血便少见	脓血便多见
病变分布	呈节段性	病变连续
直肠受累	少见	绝大多数受累
末端回肠受累	多见	少见
肠腔狭窄	多见，偏心性	少见，中心性
瘘管形成	多见	罕见
内镜表现	纵行或匐行溃疡，伴周围黏膜正常或鹅卵石样改变	溃疡浅，黏膜弥漫性充血水肿、颗粒状。脆性增加
病理改变	节段性全壁炎，有裂隙状溃疡、非干酪性肉芽肿	病变主要在黏膜层，有浅溃疡、隐窝脓肿、杯状细胞减少等

(5) 结肠癌：中年以后发病多见，脓血便、腹痛常持续存在，结肠镜检查及 X 线钡剂灌肠检查对诊断和鉴别诊断有重要价值。

(6) 肠易激综合征：黏液便但无血便，粪便常规及结肠镜检查正常。

【治疗】　治疗目的是控制急性发作，维持缓解和防治并发症。治疗方法包括一般治疗，药物治疗和手术治疗。根据具体情况确定治疗方案。

1. 一般治疗

(1) 休息：活动期患者要强调充分休息、避免精神和体力负担，病情好转后逐渐增加活动量。

(2) 饮食：以营养丰富的少渣饮食为宜，应避免牛乳制品。重症及暴发型患者应禁食，给予完全胃肠外营养。

(3) 支持及对症治疗：重症患者有水电解质平衡紊乱应及时纠正，要防止低血钾，后者易诱发中毒性巨结肠。贫血者输血，有低蛋白血症者补充白蛋白。腹痛、腹泻患者的对症治疗要慎重,尤其在重症患者应用吗啡类镇痛药、止泻药(如地芬诺酯)及抗胆碱能药物要特别谨慎。

2. 药物治疗

(1) 氨基水杨酸制剂:最常用的药物为柳氮磺胺吡啶(SASP),口服后约75%到达结肠,偶氮键被肠内细菌分解为5-氨基水杨酸(5-ASA)和磺胺吡啶。5-ASA是起治疗作用的成分,磺胺吡啶则与不良反应关系较大。5-ASA的作用机制尚未完全清楚,一般认为是通过抑制环氧化物酶,阻断前列腺素合成而控制炎症,还可能通过抑制脂质氧化酶途径减少花生四烯酸的代谢产物和白细胞介素等抑制炎症,亦可通过清除氧自由基而减轻炎症反应。该药适用于轻中症患者或重症经糖皮质激素治疗已有缓解者。用法为4g/d,分四次口服,用药3~4周后病情缓解可减量使用3~4周,然后改为维持量2g/d,分次口服,维持1~2年。SASP不良反应有头痛、恶心、呕吐、腹部不适、可逆性男性不育等剂量相关性不良反应和皮疹、发热、粒细胞减少、再障或自身免疫性贫血等过敏性不良反应。服药期间须定期检查血象。当出现血细胞减少或贫血时应停药可改用5-ASA治疗。目前临床上应用的5-ASA制剂有美沙拉嗪(mesalazine)、奥沙拉嗪(olsalazine)和巴柳氮(balsalazide),这些药物疗效与SASP相仿,不良反应减少,但价格昂贵。病变局限于直肠和乙状结肠者可用5-ASA灌肠剂治疗。

(2) 糖皮质激素:适于重型及急性暴发型患者及对氨基水杨酸制剂疗效不佳的轻中型患者。糖皮质激素具有非特异性抗炎作用,对血管通透性增加、血管扩张和白细胞浸润等均有抑制作用。用法:轻中型患者口服泼尼松或泼尼松龙30~40mg/d,一般用10~14日见效后逐渐减量。重型患者通常静脉滴注氢化可的松琥珀酸钠300mg/d,急性症状控制后即改为相应剂量口服糖皮质激素治疗,并逐渐减量。注意减药速度不能过快以防反跳。糖皮质激素减量过程中加用SASP,并逐步用SASP替代糖皮质激素。治疗过程中要注意糖皮质激素的不良反应,如大剂量使用可引起低血钾,易诱发中毒性巨结肠,故需及时补充钾盐。长期使用糖皮质激素可诱发高血压、糖尿病、骨质疏松、向心性肥胖和免疫力低下等。

病变局限在直肠、乙状结肠者可用琥珀酸氢化可的松或地塞米松加生理盐水,或0.5%甲硝唑100m1保留灌肠,每日一次。病程缓解后改每周2~3次,疗程1~3个月。

(3) 免疫抑制剂:硫唑嘌呤或6-巯基嘌呤可作为糖皮质激素辅助治疗,可用于对糖皮质激素治疗效果不佳或对糖皮质激素依赖的慢性持续型病例。成人用量硫唑嘌呤为50~100mg/d,6-巯基嘌呤50~75mg/d,该类药物起效缓慢,一般3个月后才起效,维持用药一般1~2年。主要不良反应有胃肠道反应、白细胞减少、贫血及血小板减少,也有发生急性胰腺炎、胆汁淤积的报道。因可透过胎盘有致畸作用,故孕妇不宜使用。肝肾功能不全者慎用。

(4) 抗菌药物:甲硝唑和喹诺酮类药物对本病有一定疗效。在急性发作期或重型患者与其他药物联合短期使用,可起到增强疗效的作用。抗菌药物不宜长期应用,因久用可产生较多不良反应。

3. 手术治疗 紧急手术适应证包括中毒性巨结肠、结肠大出血、结肠穿孔、重型患者内科治疗无效、完全性肠梗阻。选择性手术适应证包括:病情持续活动,内科治疗无效;病情虽能控制,但需大量激素维持,不良反应危险大;并发结肠癌。病变肠段切除术后复发仍难解决,溃疡性结肠炎根治术包括全结肠切除加回肠造瘘,全结肠切除加回肠肛门囊袋成形术(IPAA),后者是最常用的维持排便功能的术式。IPAA是将回肠做成囊袋样,成为新的直肠,然后回肠囊袋与肛管环周端端缝合。IPAA 并发症发生率是 10%,肠梗阻是主要并发症。5%~10%的患者回肠囊袋失败需转为永久性的回肠造瘘术。IPAA 最常见的后期并发症是囊袋炎,出现腹泻、痉挛、夜间大便溢出、发热等,抗生素治疗有效。少数患者久治不愈,需将囊袋切除。

【预后】 多数患者预后较好,部分患者可长期缓解。急性暴发型出现并发症及老年患者预后欠佳。病程超过 10~15 年者癌变概率增加,需定期随访。

第二节　克 罗 恩 病

克罗恩病(crohn´s disease,CD)是一种胃肠道慢性炎症性肉芽肿性疾病,病因尚不十分清楚。病变可累及胃肠道的任何部位,但以末端回肠和结肠最多见,呈节段性或跳跃性分布,有纵行裂隙状溃疡、非干酪坏死性肉芽肿形成。主要表现为腹痛、腹泻、腹块、瘘管形成、肠梗阻及发热、营养障碍等,部分患者有关节、眼、皮肤、肝等肠外表现。发病多为青中年,男女患病率相近,本病终身复发倾向,重者迁延不愈,预后不良。欧美发病率较高,近年来我国发病率也明显提高,已非少见病。

【病理】 克罗恩病可累及从口腔到肛门的任何消化道部位。30%~40%仅有小肠病变,40%~50%同时有小肠和结肠病变,15%~25%仅有结肠病变。小肠病变者 90%累及回肠末端,结肠病变以右半结肠多见,与溃疡性结肠炎不同,克罗恩病很少侵犯直肠,病变累及口腔、食管、胃及十二指肠者亦很少见。

克罗恩病的大体形态特点有:①病变呈节段性分布,无连续性,与正常肠段之间分界比较清楚;②黏膜水肿,呈铺路石状隆起,在正常黏膜间有与长轴平行的匐行纵行裂隙状溃疡;③病变累及结肠全层,常有瘘管形成,一端与肠壁溃疡相通,另一端溃破入腹腔其他器官或腹壁;④肠壁变厚、变窄、变僵,肠腔狭窄,亦可形成假息肉。

克罗恩病的组织学特点有:①早期肠壁各层炎症,黏膜下层淋巴管扩张、内皮细胞增生、炎性细胞浸润,裂隙样溃疡形成,可深达黏膜下层甚至肌层;②晚期病变部位形成非干酪坏死性肉芽肿,由类上皮细胞、多核巨细胞及单核细胞组成,并有不同程度纤维化,但有些病例无肉芽肿形成。

克罗恩病穿壁的病损可导致肠粘连、局部脓肿及内外瘘形成等,受累肠段因纤维化及息肉样增生而狭窄,严重者可出现肠梗阻。

【临床表现】 本病大多起病隐匿,开始症状轻微,少数呈急性起病。早期常有缓解期,随后呈进行性发展。临床表现随病变部位、病期、严重程度及有无并发症而异。

1. 消化系统表现

(1) 腹痛:为最常见症状,多位于右下腹或脐周,呈间歇性发作,腹痛与肠壁炎症、痉挛、狭窄有关。轻者仅有腹部不适、肠鸣音亢进,严重者可表现为阵发性绞痛,排便或肛门排气后腹痛可有缓解。当出现肠梗阻时出现持续性腹痛和腹部压痛,发生急性肠穿孔时有腹部剧痛、腹肌紧张和反跳痛。

(2) 腹泻:大多数患者出现腹泻,因病变肠段炎症渗出、吸收不良及肠蠕动增加所致。开始每日 2~3 次,可自行缓解,重症或晚期患者腹泻次数增多,持续存在。多数患者为糊状稀便,无脓血,病变累及下段结肠或肛门者有里急后重和脓血便。

(3) 腹块:仅 10%~20%可出现腹块,是因肠粘连、肠壁增厚、肠系膜淋巴结肿大、内瘘或脓肿形成所致。以右下腹或脐周多见。肿块中等硬度、较固定、有压痛。

(4) 瘘管:约见于半数病例,因病变穿透肠壁而形成。病变穿透致腹腔其他脏器可形成内瘘。例如,肠与肠、膀胱、输尿管及阴道等之间的瘘管;经腹壁及肛门周围直肠可形成外瘘,也可在肠系膜、腹膜后等处形成窦道或脓肿。肠与肠之间的内瘘加重腹泻和营养不良,其他内瘘易继发感染。通向膀胱、阴道的内瘘可见粪便与气体排出。

(5) 肛门直肠周围病变:约见于半数病例,局部可见脓肿、窦道及瘘管。

2. 全身表现

(1) 发热:是常见症状之一,与肠道炎症活动程度有关,轻症患者可不发热。中、重度患者常有发热,以低热或中度发热常见,少数可见弛张高热并伴有毒血症状。部分患者早期以发热为主要表现,较长时间后才出现消化道症状。

(2) 营养障碍:表现为贫血、消瘦、低蛋白血症、多种维生素缺乏,青春期前患者可造成生长发育迟滞。

(3) 其他:可有游走性关节疼痛、杵状指、结节性红斑、皮肤溃疡、坏疽性脓皮病、口腔黏膜溃疡、虹膜睫状体炎、葡萄膜炎、硬化性胆管炎、小胆管周围炎、慢性活动性肝炎等。

【并发症】

1. 肠梗阻 疾病早期因肠壁水肿和痉挛可致间断性肠梗阻,常常餐后症状加重。晚期由于病变肠壁的纤维性狭窄而致。

2. 腹腔脓肿 因病变穿透肠壁而致,局部可出现压痛、腹块等体征。

3. 消化道出血 以隐匿性慢性出血多见,少数患者可出现大量便血。

4. 肠穿孔 仅见于少数患者,表现为急性腹痛,有腹肌紧张、压痛、反跳痛等腹膜刺激征。

5. 癌变 直肠、结肠克罗恩病可发生癌变,但癌变率不如溃疡性结肠炎高,有报告克罗恩病患者癌变率约3%。

6. 其他 胆石症、尿路结石、脂肪肝等。

【实验室和其他检查】

1. 实验室检查

(1) 血液检查:贫血常见,白细胞常增高,血沉加快,C－反应蛋白升高,血清白蛋白降低。

(2) 粪便检查:病原体检查阴性,大便隐血常阳性。

(3) 自身抗体检查:抗酿酒酵母菌抗体(anti-saccharomyces cerevisiae antibody,ASCA)在克罗恩病阳性率为60%~70%,而溃疡性结肠炎和正常人群阳性率分别为10%~15%和5%。因此,ASCA对克罗恩病诊断有一定帮助。

2. 结肠镜、小肠镜及胶囊内镜检查 结肠镜可观察全结肠和回肠末端的改变,克罗恩病变呈节段性分布,内镜下病变黏膜充血、水肿、脆性增加,有沟槽状纵行溃疡,黏膜呈鹅卵石样,可见肠腔狭窄、炎性息肉等。病变肠段之间黏膜正常。病变部位活检可发现非干酪样坏死性肉芽肿。由于结肠镜只能观察至回肠末端,对于小肠克罗恩病需借助于小肠镜和胶囊内镜检查,胶囊内镜检查前最好作消化道造影除外肠道狭窄,以免发生胶囊滞留于肠腔。

3. X线检查 胃肠X线钡餐和结肠钡剂灌肠检查可见节段性肠壁受累,常以回肠末端为主。可见病变黏膜皱襞紊乱,多呈鹅卵石样隆起,黏膜纵行性溃疡或裂沟,肠腔狭窄,假性息肉、瘘管形成等。病变部肠段钡剂不能充盈，两端健康肠段充盈良好，呈现钡剂跳跃征象。

【诊断和鉴别诊断】

1. 诊断　本病的诊断主要根据临床表现（中青年患者出现慢性复发性右下腹或脐周腹痛、腹泻、腹块、发热等）和 X 线、结肠镜所见（节段性结肠病变、鹅卵石征、瘘管形成、肠腔狭窄、假性息肉等），病理发现非干酪坏死性肉芽肿则更支持本病诊断。诊断需排除肠道感染性或非感染性炎性疾病及肠道肿瘤。

2. 鉴别诊断

（1）溃疡性结肠炎：见溃疡性结肠炎。

（2）肠结核：好发年龄及病变部位相似，都表现为右下腹痛、腹泻及贫血、血沉增快等症状，尤其是增生性肠结核临床上很容易与克罗恩病相互误诊。鉴别要点：肠结核多继发于开放性肺结核，肠道病变不呈节段性分布，瘘管少见，结核菌素试验呈强阳性。对鉴别困难者可予抗结核诊断性治疗，有时需手术探查，病变肠段及肠系膜淋巴结发现干酪坏死性肉芽肿可确诊。

（3）小肠恶性淋巴瘤：两者都可有腹痛、腹泻、腹块等相似的临床表现。一般而言，淋巴瘤一般状况较克罗恩病差，侵犯的肠段较广泛，进展较快，腹腔淋巴结肿大，而克罗恩病多有裂隙样溃疡，鹅卵石征及瘘管形成。手术探查可获病理确诊。

（4）其他：如慢性细菌性痢疾、阿米巴痢疾、血吸虫病、其他感染性肠炎、结肠癌、缺血性肠炎、放射性肠炎、急性阑尾炎等，在鉴别诊断时均应予考虑。

【治疗】　本病尚无特效疗法，治疗目的是减缓病情活动和发作，以及防治并发症。

1. 一般治疗　包括休息和营养补充。一般给予富于营养的流质或软食，应富含维生素、叶酸及微量元素。重症者需禁食，给予完全胃肠外营养，注意维持水电解质平衡，必要时静脉滴注白蛋白、血浆及鲜血等。

2. 药物治疗

（1）氨基水杨酸制剂：常用水杨酸柳氮磺胺吡啶（SASP），有一定疗效，尤其对病变局限于结肠者疗效较好。近年来上市的 5-氨基水杨酸（5-ASA）不含磺胺吡啶，不良反应大为减少，对急性期的病情活动控制和维持缓解均有作用。详细用法同溃疡性结肠炎。

（2）糖皮质激素：对控制病情活动疗效较好，是病情活动较强时的首选药物，初始剂量要足，症状控制后逐渐减量并停用。一般初始剂量成人为泼尼松 30～40mg/d，重者可达 60mg/d。也可静脉滴注氢化可的松 300mg/d 或甲泼尼龙 30～60mg/d。糖皮质激素对维持期治疗无效，并不能减少复发，一旦获得临床缓解就应根据病程逐渐减量，减量速度泼尼松一般每周不超过 5mg，通常在 4～5 周减至 20mg/d，但共需几个月时间才能完全停药。对于部分糖皮质激素依赖性的患者，可加用免疫抑制剂，然后逐步过渡到用免疫抑制剂或氨基水杨酸制剂维持治疗。病变局限于左半结肠者可采用糖皮质激素保留灌肠。

（3）免疫抑制剂：硫唑嘌呤或 6-巯基嘌呤最为常见。主要用于对糖皮质激素治疗效果不佳或对糖皮质激素依赖的患者。常用剂量为硫唑嘌呤 2mg/（kg · d），6-巯基嘌呤 1.5mg/（kg · d），该类药物起效缓慢，需 3～6 个月，维持用药一般 1～2 年。需注意骨髓抑制等不良反应。

（4）抗菌药物：常用药物为甲硝唑和喹诺酮类药物，多与其他药物联合使用，用于活动期病情的控制。因长期应用不良反应大，较少用于维持治疗。

(5) 抗肿瘤坏死因子(TNF)抗体:TNF是肠道炎症中关键的炎性介质和细胞因子。Inflaximab是一种小鼠和人嵌合性的TNF单克隆抗体,可阻断血清和细胞表面的TNF,并可使产生TNF的巨噬细胞和T细胞溶解。临床试验证明Inflaximab对传统治疗无效的活动性克罗恩病及顽固性肛周病变和肠皮肤瘘的患者有效率为65%左右。

3. 手术治疗　因本病手术切除病变肠段后复发率高,故手术适应证主要针对并发症。当出现以下情况可考虑手术治疗:①自发性肠穿孔;②急性大量出血,内科治疗无效者;③完全性机械性肠梗阻,注意需排除炎症活动引起的功能性痉挛;④瘘管、窦道、腹腔脓肿久治不愈者。手术治疗后仍需予以服药维持治疗。

【预后】　本病目前尚无根治手段,常反复发作,迁延不愈。出现严重并发症者常需手术治疗,本病容易复发,预后欠佳。

(倪润洲)

第七章　功能性胃肠病

学习目标

1. 掌握功能性胃肠病的诊断标准。
2. 熟悉功能性胃肠病的病因和发病机制。

功能性胃肠病(functional gastrointestinal disorders, FGIDs)是指一组具有慢性或反复发作性的胃肠道症状,没有结构、代谢异常能解释上述症状的综合征。主要表现为腹痛、腹胀、恶心、早饱、呕吐、腹泻及排便困难等,常伴有失眠、焦虑、抑郁、头昏、头痛等其他功能性症状,且多伴有精神因素的背景。我国目前采用2006年罗马Ⅲ标准的功能性胃肠病的命名分类。临床上以功能性消化不良和肠易激综合征多见。

第一节　功能性消化不良

功能性消化不良(functional dyspepsia, FD)是指由胃和十二指肠功能紊乱引起的症状,而无器质性疾病的一组临床综合征。FD是最常见的一种功能性胃肠病。在欧美国家,FD发病率为20%~40%,我国某省的流行病学调查显示,城镇居民FD的发病率为18.9%。

【病因和发病机制】　随着人类对疾病谱认识的不断深入,FD的发病机制研究已从单一的生物模式转变为生物-心理-社会模式,FD的病因和发病机制至今尚未清楚,可能与多种生理、病理改变密切相关。

1. 遗传因素　可能有多种遗传因素在功能性胃肠病的发病过程中起作用,pri-miR-325与SLC6A4多态性与FD患者的高敏感有关。

2. 动力异常　FD患者存在胃电节律异常和胃底容受性调节受损及胃排空延迟。

3. 内脏高敏　FD患者胃肠道存在一个或多个部位对机械或化学刺激的敏感性增高,主要表现为:①较小的刺激即产生明显的感觉;② 对刺激的高敏感性,即对感觉刺激产生过度反应;③ 内脏-躯体牵涉痛的异常放大。

4. 精神及社会因素　约半数患者存在焦虑、抑郁状态。

【临床表现】　主要症状包括上腹痛、上腹灼热感、餐后饱胀、早饱,可同时存在上腹胀、嗳气、反酸、恶心、呕吐、食欲缺乏等。常以某一个或某一组症状为主。起病缓慢,病程可长达数年,呈持续性或反复发作,许多患者有饮食、精神等诱发因素。

上腹痛为常见症状,常与进食有关,表现为餐后痛,亦可表现为饥饿痛,也可无规律性。

餐后饱胀、早饱为另一类常见症状,可伴有程度不等的上腹痛,也可无上腹痛,症状的发生与进食明显相关。

患者可同时伴有失眠、多梦、焦虑、抑郁、注意力不集中等精神症状。

【诊断和鉴别诊断】

1. 诊断标准　①有上腹痛、上腹灼热感、餐后饱胀、早饱症状之一或多种,呈持续或反复发作的慢性过程,病程超过半年,近3月来症状持续;②上诉症状排便后不能缓解(排除症状由肠易激综合征所致)；③排除可解释症状的器质性疾病。

根据临床特点，本病可分为两个临床亚型：①上腹痛综合征：上腹痛和(或)上腹灼热感；②餐后不适综合征：餐后饱胀和(或)早饱。两型可有重叠。

2. 诊断程序　在全面病史询问和体格检查的基础上，先判断患者有无下列提示器质性疾病的"报警症状和体征"：45 岁以上，近期出现消化不良症状；有消瘦、贫血、呕血、便血、吞咽困难、腹部肿块、黄疸等；消化不良症状进行性加重。对于有上述"报警症状和体征"者，必须进行全面检查直至找到病因；对年龄在 45 岁以下且无"报警症状和体征"者，可选择基本的实验室检查和胃镜检查，亦可先予经验性治疗 2～4 周观察疗效，对诊断可疑或治疗无效者需有针对性地进一步检查。

需要鉴别的疾病包括：食管、胃和十二指肠的各种器质性疾病如消化性溃疡、胃癌等；各种肝胆胰疾病；由全身性或其他系统疾病引起的上消化道症状如糖尿病、肾病、精神病；药物引起的上消化道症状；其他功能性胃肠病和动力障碍性疾病如胃食管反流病、肠易激综合征等。不少 FD 患者常同时有胃食管反流病、肠易激综合征及其他功能性胃肠病并存，临床上称之为症状重叠。

【治疗】　治疗目的主要为缓解症状、提高生活质量。应遵循综合治疗和个体化治疗的原则。

1. 饮食及行为规范　详细询问病史，发现促发因素并设法予以去除，避免个人生活经历中会诱发症状的食物，培养良好的生活习惯，建立和恢复患者对治疗疾病的信心。

2. 药物治疗　目前尚无特效药，主要是根据发病机制及患者症状给予经验性治疗。

(1) 促动力药：常用药物为多潘立酮(10mg/次，3 次/日)、莫沙比利(5mg/次，3 次/日)、伊托必利(50mg/次，3 次/日)，主要适用于以上腹胀早饱、嗳气为主要症状的患者。

(2) 抑制胃酸分泌药物：包括 H_2 受体拮抗剂或 PPI，主要用于存在胃酸分泌增加、以上腹痛为主要症状的患者。

3. 心理治疗　少数与心理疾病共病或症状顽固的患者，需制订复杂的心理治疗方案，如认知行为疗法、动力心理治疗、催眠疗法和松弛疗法等。必要时可选用抗抑郁和抗焦虑药物如三环类抗抑郁药丙咪嗪、多塞平及 5-HT 再摄取抑制剂氟西汀、帕罗西汀、氟伏沙明、舍曲林和西酞普兰。宜从小剂量开始，注意药物的不良反应。

第二节　肠易激综合征

肠易激综合征(irritable bowel syndrome，IBS)是一种以腹痛或腹部不适伴排便习惯改变为特征而无器质性病变的常见功能性肠病。人群患病率为 8.3%～11.4%，绝大多数国家和地区 IBS 患病率女性高于男性，男女性别比约 1∶2，发达国家患病率高于发展中国家。

【病因和发病机制】　本病病因和发病机制尚不清楚，目前认为是多种因素和多种发病机制共同作用的结果。

1. 遗传因素　IBS 患者存在家族集聚倾向。单卵双生子患 IBS 的同病率是异卵双生子的 2 倍。

2. 动力异常　腹泻为主的 IBS 患者中存在餐后回结肠传输的明显加快，女性患者中便秘为主的 IBS 较腹泻为主的 IBS 患者小肠及结肠转运时间明显延长，具有功能性胃肠病重叠症状的患者更易合并严重的胃肠动力异常。

3. 炎症　大约1/3的IBS患者有胃肠道感染史。持续存在的炎症不仅可增加内脏敏感性，还可导致部分患者平滑肌起搏细胞Cajal间质细胞（ICC）形态的改变，与患者症状的产生有密切关系。

4. 胃肠道激素　某些胃肠道肽类激素如缩胆囊素可能与IBS症状有关。

5. 精神心理因素　IBS患者焦虑、抑郁积分显著高于正常人，应激事件发生频率亦高于正常人，对应激反应更加敏感和强烈。

6. 过敏　导致IBS食物过敏的主要因素是IgG4，去除相应食物因素后可有效缓解症状。

【临床表现】　IBS起病隐匿，症状反复发作或慢性迁延，病程可长达数年至数十年不等，全身健康状况却不受影响。精神、饮食等因素常诱使症状复发或加重。最主要的临床表现是腹痛与排便习惯和粪便性状的改变。

几乎所有的IBS患者均有程度不等的腹痛，部位不定，以下腹及左下腹为多见，排便后可缓解，一般患者每日排便3～5次，严重发作期可达十数次，粪便呈稀糊状，也可为成形便或稀水样，多带有黏液，无脓血，部分患者可表现为腹泻便秘交替。部分患者可表现为便秘、排便不尽感，失眠、焦虑、抑郁、头昏、头痛等精神症状相当部分患者可出现。

一般无明显体征，可在相应部位有轻压痛，部分患者可触及腊肠样肠管，直肠指检可感到肛门痉挛、张力较高，可有触痛。

临床上，根据排便特点和粪便的性状可分为腹泻型、便秘型和混合型。西方国家便秘型多见，我国以腹泻型为主。

【诊断标准】

（1）病程半年以上且近3月来持续存在腹部不适或腹痛，并伴有下列特点中至少2项：①症状在排便后改善；②症状发生伴随排便次数改变；③症状发生伴随粪便性状改变。

（2）以下症状不是诊断所必备，但属于常见症状，这些症状越多越支持IBS的诊断：①排便频率异常（每日排便>3次或每周<3次）；②粪便性状异常（块状/硬便或稀水样便）；③粪便排出过程异常（费力、紧迫感、排便不尽感）；④黏液便；⑤胃肠胀气或腹部膨胀感。

（3）缺少可解释症状的形态学改变和生化异常。

【鉴别诊断】　应与引起腹痛、腹泻、便秘的疾病相鉴别，特别是腹泻者注意与乳糖不耐受症相鉴别；便秘者与药物不良引起的便秘相鉴别。

对存在报警症状的患者不应轻易诊断IBS，这些报警症状包括体重下降、持续性腹泻、夜间腹泻、便中带血、顽固性腹胀、贫血、低热等，特别是50岁以上出现新发症状者更应高度警惕器质性疾病。

【治疗】　治疗目的主要为消除患者思想顾虑、缓解症状、提高生活质量。强调综合治疗和个体化治疗的治疗原则。

1. 一般治疗　详细询问病史以求发现促发因素，并设法予以去除。进行充分的医患沟通，消除患者思想顾虑，提高治疗信心，是治疗最重要的一步。教育患者建立良好的生活习惯，避免进食诱发症状的食物，高纤维膳食可有助于改善便秘，对伴有失眠、焦虑者可适当应用镇静药。

2. 药物对症治疗

（1）解痉药：抗胆碱药物可作为缓解腹痛短期对症治疗。匹维溴胺为选择性作用于胃肠道平滑肌的CCB，对腹痛有一定疗效，不良反应少，每次50mg，3次/日。

(2) 止泻药:洛哌丁胺或地芬诺酯止泻效果好,可短期用于腹泻症状较重者。轻症腹泻者宜使用蒙脱石、药用炭等吸附止泻药。

(3) 泻药:对便秘患者可酌情使用泻药,宜使用作用温和的轻泻剂以减少不良反应和药物依赖性。常用的有渗透性轻泻剂如聚乙二醇、乳果糖或山梨醇,容积性泻药如甲基纤维素也可选用。

(4) 抗抑郁药:对腹痛症状重,上述治疗无效且精神症状明显者可试用。对不伴有明显精神症状者亦有一定疗效。

(5) 肠道微生态制剂:如双歧杆菌、乳酸杆菌、酵母菌等制剂,可纠正肠道菌群失调,对腹泻、腹胀有一定疗效。

3. 心理和行为疗法　症状严重而顽固,经一般治疗和药物治疗无效者可考虑予以心理行为治疗,包括心理治疗、认知疗法、催眠疗法、生物反馈疗法等。

【预后】　IBS 呈良性过程症状可反复或间歇性发作,影响生活质量,但一般不会严重影响全身情况。

(鲍柏军)

第八章　脂肪性肝病

学习目标

1. 掌握脂肪性肝病的诊断标准。
2. 熟悉脂肪性肝病常见病理及临床表现。
3. 了解脂肪性肝病的常用治疗药物。

脂肪性肝病指肝内脂肪(主要是甘油三酯)过度沉积和脂肪变性为特征的临床病理综合征。不同种族、性别、年龄均可发病,随着生活水平的改善和生活方式的改变,脂肪性肝病的发病率不断升高,临床上脂肪性肝病则有非酒精性脂肪性肝病(non-alcoholic fatty liver disease,NAFLD)和酒精性脂肪性肝病(alcoholic liver disease,ALD)之分。

第一节　非酒精性脂肪性肝病

NAFLD 是指除外乙醇和其他明确的肝损害因素所致的,以弥漫性肝细胞大泡性脂肪变为主要特征的临床病理综合征,与胰岛素抵抗和遗传易感性密切相关,包括单纯性脂肪肝、非酒精性脂肪性肝炎(non-alcoholic steato-hepatitis,NASH)及其相关肝硬化。随着肥胖及其相关代谢综合征全球化的流行趋势,NAFLD 现已成为欧美等发达国家和我国富裕地区常见的慢性肝病之一。

【病因及发病机制】 NAFLD 的发生可能是由环境、遗传、饮食和代谢等因素相互作用的结果,肝是机体脂质代谢的中心器官,肝内脂肪主要来源于食物和外周脂肪组织。肝细胞内脂质特别是甘油三酯沉积是形成 NAFLD 的先决条件,其组织病理学改变可能是由于多种机制所致,包括脂肪酸堆积、线粒体功能障碍、自由基的产生、氧应激、脂质过氧化和内毒素介导的细胞因子释放等。目前认为,NAFLD 最常见的易感因素为肥胖、高脂血症和 2 型糖尿病,与高血压、动脉粥样硬化、冠心病等均属于代谢综合征的范畴,其“共同土壤”就是胰岛素抵抗(insulin-resistance,IR)。胰岛素抵抗是指胰岛素作用的靶器官对胰岛素作用的敏感性下降,即正常剂量的胰岛素产生低于正常生物学效应的一种状态。现代研究提出的有关 NAFLD 发病机制的“二次打击”或“多重打击”理论认为,胰岛素抵抗导致肝的脂肪沉积变性,成为 NAFLD 发病中的首次打击;而在此基础上发生的氧化应激和脂质过氧化损伤,是疾病进展的关键,成为 NAFLD 发病中的第二次打击,从而导致肝细胞气球样变性、炎症、坏死,从而形成进展性纤维化和肝硬化。

【病理】 按病理改变程度分类及病变肝组织是否伴有炎症反应和纤维化,NAFLD 的病理改变主要分为三个病理阶段,即单纯性脂肪肝、脂肪性肝炎和脂肪性肝硬化。

1. 单纯性脂肪肝 肝小叶内>30%的肝细胞发生脂肪变,以大泡性脂肪变性为主,而不伴有肝细胞变性坏死、炎症及纤维化。细胞脂肪变常弥漫累及整个肝,根据肝脂肪含量占肝湿重的比例或肝活检组织病理切片脂肪染色镜检,可将脂肪肝分为轻度、中度、重度三种类型。肝小叶内仅少数肝细胞内有脂滴存在,但不够脂肪肝诊断标准者仅称为肝细胞脂肪变。

2. NASH 指在肝细胞大泡性脂肪变或以大泡性脂肪变为主的混合性脂肪变的基础上，出现肝小叶内或门管区中性粒细胞及淋巴细胞等浸润，以及包括气球样变在内的不同程度的肝细胞变性、坏死，可伴有或无 Mallory 小体、嗜酸性小体，以及腺泡 3 区窦周纤维化和静脉周围纤维化。Mallory 小体和活动性炎症为 NASH 病情严重的标志。

3. NASH 相关肝硬化 脂肪性肝硬化为继发于脂肪性肝炎和肝纤维化的肝小叶结构改建、假小叶和再生结节形成，根据纤维间隔有否界面性肝炎，分为活动性和静止性。

【临床表现】 NAFLD 好发于中老年人，男女均可发病，临床起病隐匿，发病缓慢，多呈良性经过，症状轻微且无特异性，多在评估其他疾病或健康体检作血液及影像学检查时偶然发现。少数患者可有肝区隐痛、腹胀、疲乏无力、纳差、不适等症状。发展至肝硬化失代偿期则其临床表现与其他原因所致肝硬化相似。患者常并存肥胖症、糖尿病、高脂血症、高血压、痛风及动脉粥样硬化性心脑血管等代谢综合征相关症状。

【实验室及其他检查】

1. 血清学检查 血清丙氨酸氨基转移酶（ALT）和 γ-谷氨酰转肽酶可有轻、中度升高，部分患者胆红素升高。但这些变化均为非特异性。

2. 影像学检查 肝超声检查可见脂肪肝患者有肝大和肝内弥漫性或局灶性辉度/密度改变，可大致判断肝内脂肪浸润的有无及其在肝内的分布类型；CT 扫描弥漫性肝密度降低，肝/脾 CT 值<1.0 可明确脂肪性肝病的诊断。

3. 病理学检查 肝穿刺活组织胞检查是确诊 NAFLD 最客观、最可靠的检查方法，尤其对局限性脂肪肝、肝肿瘤等病变影像学诊断有困难时，可在 B 超引导下进行穿刺活检，具有独特的、难以比拟的优越性。

【诊断与鉴别诊断】 NAFLD 需除外酒精性肝病、慢性病毒性肝炎、自身免疫性肝病、肝豆状核变性等可导致脂肪肝的特定疾病；并需除外药物（他莫昔芬、胺碘酮、甲胺蝶呤、糖皮质激素）、全胃肠外营养、甲状腺功能减退症、库欣综合征及与先天性胰岛素抵抗综合征等相关的脂肪肝。凡具备下列第 1~5 项和第 6 或第 7 项中任何一项者即可诊断为 NAFLD。

（1）无饮酒史或饮酒折合乙醇量男性每周<140g，女性每周<70g。

（2）除外病毒性肝炎、药物性肝病、全胃肠外营养、肝豆状核变性等可导致脂肪肝的特定疾病。

（3）除原发疾病临床表现外，可有乏力、消化不良、肝区隐痛、肝脾肿大等非特异性症状及体征。

（4）可有体重超重和（或）内脏性肥胖、空腹血糖增高、血脂紊乱、高血压等代谢综合征相关组分。

（5）血清转氨酶和 γ-谷氨酰转肽酶水平可有轻至中度增高（小于 5 倍正常值上限），通常以丙氨酸氨基转移酶增高为主。

（6）肝影像学表现符合弥漫性脂肪肝的影像学诊断标准。

（7）肝活体组织检查组织学改变符合脂肪性肝病的病理学诊断标准。

【治疗】

1. 病因治疗 针对原发病及危险因素治疗，控制导致 NAFLD 的病因，单纯性脂肪性肝病和脂肪性肝炎可以逆转乃至完全恢复，是治疗 NAFLD 的最重要措施。制订合理的能量摄入及饮食结构调整、中等量有氧运动、纠正不良生活方式和行为，减肥和运动可改善胰岛素抵抗,是治疗肥胖相关 NAFLD 的最佳措施。

2. 药物治疗　目前临床用于治疗 NAFLD 的药物,疗效不肯定。多烯磷脂酰胆碱、S-腺苷甲硫氨酸、维生素 E 等用于脂肪性肝炎治疗;NAFLD 合并 2 型糖尿病、糖耐量损害、空腹血糖增高及内脏性肥胖者,可考虑应用二甲双胍和噻唑烷二酮类药物,以期改善胰岛素抵抗和控制血糖;降脂药的使用应慎重,因其常会导致肝细胞的进一步损害,一般认为降脂药只用于血脂升高明显者,用药过程中应密切监测肝功能情况。

【预后】　绝大多数 NAFLD 预后良好,肝组织学进展缓慢甚至呈静止状态,一旦发展为肝硬化则其预后与病毒性肝炎肝硬化、酒精性肝硬化相似。

第二节　酒精性肝病

酒精性肝病(Alcoholic liver disease,ALD)是由于长期大量饮酒导致的肝疾病。初期通常表现为脂肪肝,进而可发展成酒精性肝炎、肝纤维化和肝硬化。本病在欧美等国多见,也是我国常见的肝疾病之一,严重危害人民健康。其主要临床特征是恶心、呕吐、黄疸、可有肝大和压痛,严重酗酒时可诱发广泛肝细胞坏死,甚至肝功能衰竭。

【病因及发病机制】　酒精性肝病的发病机制相当复杂,涉及乙醇及其代谢产物对肝的直接和间接损伤,同时酒精性肝病的发生和进展还与营养状态及遗传易感性密切相关。ALD 主要是乙醇及其衍生物的代谢过程中直接或间接诱导的炎症反应,氧化应激、肠源性内毒素、炎性介质和营养失衡等多种因素相互作用的结果。乙醇在肝代谢过程可使 2 分子的 NAD^+(氧化型辅酶Ⅰ)转变为 NADH(还原型辅酶Ⅰ),于是 NADH/ NAD^+的值明显改变,使细胞的氧化还原状态改变,对葡萄糖合成、脂质代谢及蛋白质的分泌有广泛的影响。乙醇的中间代谢物乙醛是高度反应活性分子,其对肝的毒性作用更大,能与蛋白质结合形成乙醛-蛋白复合物,后者不但对肝细胞有直接损伤作用,而且可以作为新抗原诱导细胞及体液免疫反应,引起肝细胞受免疫反应的攻击,导致包括蛋白酶在内的重要蛋白质及 DNA 的损伤。

影响酒精性肝损伤进展或加重的因素较多,目前国内外研究已经发现的危险因素主要包括:饮酒量、饮酒年限、乙醇饮料品种、饮酒方式、肥胖、性别、肝炎病毒感染、营养状况等。一般而言,平均每日摄入乙醇 80g 达 10 年以上会发展为酒精性肝硬化,但短期反复大量饮酒可发生酒精性肝炎;同样乙醇摄入量女性比男性易患酒精性肝病;合并慢性病毒性肝病可加速肝病的发生和发展。此外,种族、遗传及个体差异也是酒精性肝病的重要危险因素,汉族人群的酒精性肝病易感基因乙醇脱氢酶(ADH)2、ADH3 和乙醛脱氢酶(ALDH)2 的等位基因频率及基因型分布不同于西方国家,可能是中国嗜酒人群和酒精性肝病的发病率低于西方国家的原因之一。

【病理】　依据病变肝组织是否伴有炎症反应和纤维化,可分为酒精性脂肪肝、酒精性肝炎、酒精性肝纤维化和酒精性肝硬化。

酒精性脂肪肝是酒精性肝病最早出现的组织学改变,以肝细胞脂肪变性为特征,受累的肝细胞为胞质内单个大脂肪滴沉积而膨大,胞核被挤到一边,即所谓大泡性脂肪变。初始脂肪变局限于小叶中心带的肝细胞,随着病程延长或纤维化进展,脂肪变性可弥漫遍及整个小叶。

酒精性肝炎组织学特点是：肝细胞显著肿胀呈气球样变；汇管区和小叶内中性粒细胞浸润；小叶中央区肝细胞内 Mallory 小体出现频率高，严重者出现融合性坏死和（或）桥接坏死；窦周/细胞周纤维化和中央静脉周围纤维化，有时可见局灶性或广泛的桥接样坏死，小叶构造塌陷。

酒精性肝硬化肝小叶结构完全毁损，代之以假小叶形成和广泛纤维化，假小叶纤维隔一般细窄，结节直径小于 3mm，大小较均匀，为小结节性肝硬化。

【临床表现】 临床症状为非特异性，可无症状，或有右上腹胀痛、食欲缺乏、乏力、营养不良、体重减轻等，可有发热（一般为低热），常有黄疸，肝大并有触痛，严重者可并发急性肝衰竭；症状一般与饮酒的量和酗酒的时间长短有关，随着病情加重，可有神经精神症状和蜘蛛痣、肝掌等表现。

【实验室及其他检查】

1. 实验室检查 血清谷氨酸氨基转移酶（AST）、丙氨酸氨基转移酶（ALT）、γ-谷氨酰转肽酶（GGT）、平均红细胞容积（MCV）等指标升高，其中 AST/ALT>2、GGT 升高为酒精性肝病的特点，但 AST 和 ALT 值很少大于 500U/L，缺糖转铁蛋白（CDT）测定特异性较高但临床未常规开展。

2. 影像学检查 彩色多普勒检查可见肝实质脂肪浸润的改变，多伴有肝体积增大。CT 平扫检查可准确显示肝形态改变及分辨密度变化。重度脂肪肝密度明显降低，肝与脾的 CT 值之比小于 1，诊断准确率高。

3. 病理学检查 肝活组织检查是确定酒精性肝病及分期分级的可靠方法，可以判断其疾病的严重程度和预后，但很难与其他病因引起的肝损害鉴别。

【诊断与鉴别诊断】 饮酒史是诊断酒精性肝病的必备依据，应详细询问患者饮酒的种类、每日摄入量、持续饮酒时间和饮酒方式等。目前乙醇摄入的安全阈值尚有争议，我国标准为：有长期饮酒史，一般超过 5 年，折合乙醇量男性≥40g/d，女性≥20g/d；或 2 周内有大量饮酒史，折合乙醇量>80g/d。乙醇量换算公式为：乙醇量（g）= 饮酒量（ml）×乙醇含量（%）×0.8。

本病应与 NAFLD、慢性病毒性肝病、药物性肝损害、自身免疫性肝病等其他原因引起的肝病进行鉴别。可根据饮酒史、临床表现及有关实验室及其他检查进行分析。必要时肝穿刺活组织检查可确定诊断。

【治疗】 酒精性肝病的治疗原则是：戒酒和营养支持，减轻酒精性肝病的严重程度，改善已存在的继发性营养不良和对症治疗酒精性肝硬化及其并发症。

1. 戒酒 是治疗酒精性肝病的关键，戒酒 4~6 周后单纯酒精性脂肪肝可停止进展，最终可恢复正常。长期戒酒可有效改善轻、中度的酒精性肝炎临床症状、血清转氨酶升高乃至病理学表现，并显著提高酒精性肝炎、纤维化及肝硬化患者的预后，戒酒过程中应注意防治戒断综合征。

2. 营养支持 酒精性肝病患者由于长期饮酒，蛋白质和维生素摄入不足而引起营养不良，故需要良好的营养支持，应在戒酒的基础上提供高蛋白，低脂饮食，并注意补充叶酸、维生素 B、维生素 C、维生素 K 及叶酸。

3. 药物治疗 S-腺苷蛋氨酸、秋水仙碱、丙硫氧嘧啶、多烯磷脂酰胆碱、抗氧化剂、降脂药、抗内毒素剂和中医中药等有不同程度的抗氧化、抗炎、保护肝细胞膜及细胞器等作用，对于降低脂质过氧化，减轻肝细胞脂肪变性及其以伴随的炎症和纤维化有一定效果；美他多辛有助于改善乙醇中毒。糖皮质激素用于治疗酒精性肝病尚有争论，可能仅适用于少数不伴有肝硬化的重型病例。

4. 肝移植　重度酒精性肝病患者，尤其是终末期肝硬化，若符合严格的筛选标准，可考虑肝移植，但要求患者肝移植前戒酒3~6个月，并且无严重的其他脏器的酒精性损害。与非酒精性肝病患者肝移植相比，酒精性肝病患者手术后有较高的生存率。

【预后】　酒精性脂肪肝一般预后良好，戒酒后可完全恢复。酒精性肝炎如能及时戒酒和治疗，大多可恢复，若长期大量酗酒，酒精性脂肪肝可直接或经酒精性肝炎阶段发展为酒精性肝硬化。除饮酒是影响酒精性肝病预后的重要因素外，性别对酒精性肝病的预后也有影响，女性较男性对乙醇敏感。

（瞿利帅）

第九章　自身免疫性肝病

学习目标

1. 掌握自身免疫性肝病的定义及常见自身抗体。
2. 熟悉自身免疫性肝病的临床及病理表现。
3. 熟悉自身免疫性肝病的糖皮质激素使用指征及用法。

自身免疫性肝炎(autoimmune hepatitis,AIH)是一种以肝实质损伤为主要表现的自身免疫性疾病,Waldenstrom 于 1950 年首先描述此病。临床表现多样,以血清转氨酶持续升高、高 γ-球蛋白血症、多种自身抗体阳性、肝组织学特征性改变(界板性肝炎、汇管区淋巴浆细胞浸润和玫瑰花结样变)及对免疫抑制治疗应答为特点。若不采取治疗常进展至肝硬化、肝衰竭甚至死亡。本病多发于女性,男女之比为 1∶4,可见于各年龄段,发病高峰为 14~60 岁。在世界范围内,AIH 占慢性肝炎的 10%~20%。在我国其确切发病率和患病率尚不清楚,但国内文献报道的病例数呈明显上升趋势。

【病因及发病机制】 AIH 的发病原因尚未完全阐明,可能是诱发因素、自身抗原、遗传易感性和免疫调节等复杂因素相互作用的结果。遗传易感性被认为是主要因素,而其他因素可能是在遗传易感性基础上引起机体免疫耐受机制破坏,产生针对肝自身抗原的免疫反应,从而破坏肝细胞导致肝炎症坏死,并可进展为肝纤维化、肝硬化。

AIH 是一种多基因紊乱性疾病,其中主要组织相容性复合体(MHC)较重要。由于 T 细胞依赖的免疫反应受 MHC 限制,提示 T 细胞介导的机制参与了 AIH 发病。HLA-B8,HLA-DR3 和 DR52a,以及 HLA-DR4 是 AIH 的危险因子。采用 DNA 分型技术的研究结果表明,AIH 与 HLA-DR 区域的特殊位点有关。据国外报告,有 HLA-DRB1 0301、DRB1 0401、DRB3 0101 和 CW 0701 等位基因者更具有对 AIH 的易感性。在免疫发病机制方面,T 细胞起着至关重要的作用,且 $CD4^+$ 和 $CD8^+$T 细胞均参与了由 NK 细胞及 T 细胞介导的免疫反应。人们提出了分子模拟学说,该学说认为病毒或外源性物质的抗原表位与特异性肝细胞表面抗原存在交叉反应。感染了腺病毒的小鼠可表达 P450 2D6,后者是 2 型 AIH 的一种自身抗原,该小鼠可发展为永久性 AIH,并进展为与 P450 2D6 自身抗体相关的肝纤维化。Th17 细胞是新近发现的辅助性 T 细胞的一个亚群,以可分泌 IL-17、IL-22、TNF-α 及重组人巨噬细胞炎性蛋白(CCL20)为特征,Th17 免疫反应也参与人类多种自身免疫性疾病。调节性 T(Treg)细胞以表达转录因子 FoxP3 为特征,其对 Treg 细胞的功能至关重要,Treg 细胞可表达多种共刺激分子,包括细胞毒性 T 淋巴细胞抗原(CTLA),是免疫反应的一种负调节分子。FoxP3 基因的多态性与 1 型 AIH 有关,在 AIH 患者中,Treg 细胞的数目下降、功能减弱表明了 Treg 细胞的缺乏是 AIH 发病基础。

【病理】 AIH 具有慢性活动性肝炎的一般改变,首先是汇管区大量浆细胞浸润,并向周围肝实质侵入形成界板炎症,常伴门静脉周围肝细胞气球样变和玫瑰花结形成,随着肝细胞的持续坏死,刺激胶原结缔组织的增生及肝细胞再生结节形成,肝发生纤维化(出现桥状纤维化),最终发展为结节性再生,即肝硬化期。急性重型 AIH 肝小叶炎症坏死较明显,急性暴发性 AIH 可见典型大面积全小叶坏死。

【临床表现】 AIH 70%以上为女性,各年龄段、各种族均可发病,多呈慢性迁延性病程,长期疲劳、乏力、低热、厌食、厌油腻等类似病毒性肝炎的症状较为普遍;部分患者无任何症状,仅因体检发现肝功异常而就诊;急性 AIH 的临床表现为黄疸、关节疼痛、食欲缺乏和乏力,其血清转氨酶和胆红素水平较高,肝组织活检可能是急性肝炎的表现,也可为纤维化或肝硬化等慢性肝病的表现。AIH 也可能隐匿起病,仅进展到失代偿期肝硬化后才有临床表现,因呕血和(或)黑便等表现而就诊,常见于老年人。体格检查黄疸,肝掌、蜘蛛痣、肝脾肿大等体征较普遍,后期进展为肝硬化时出现巨脾、腹腔积液、腹壁浅表静脉曲张等。

AIH 患者常伴有肝外的临床表现,这是与慢性病毒性肝炎的不同之处,如关节疼痛、皮损、贫血、白细胞和血小板减少等,30%~50%的患者还合并其他自身免疫性疾病,常见的有类风湿关节炎、甲状腺炎、溃疡性结肠炎、1 型糖尿病、干燥综合征、自身免疫性溶血性贫血等。

【实验室检查】 AIH 患者血清转氨酶丙氨酸氨基转移酶(ALT)、谷氨酸氨基转移酶(AST)水平明显升高,而血清 γ-谷氨酸转肽酶(γ-GT)与碱性磷酸酶(ALP)正常或仅轻度升高,血清 γ 球蛋白也明显增高,病毒性肝炎标志物阴性。自身抗体检测对 AIH 的诊断具有重要价值,自身抗体的滴度反应自身免疫的强度,监测某些抗体的动态水平变化有助于病情评价和指导治疗。

1. 抗核抗体(ANA)和(或)抗平滑肌抗体(SMA) ANA 是慢性肝病中第一个被测出的自身抗体,SMA 的主要靶抗原为 F-肌动蛋白,与肝细胞质膜有密切的关系,ANA 和(或)SMA 阳性是 1 型 AIH 的特征性表现。ANA 对 AIH 的特异性不高,它也常可以出现于其他自身免疫性肝病(原发性胆汁性肝硬化)和其他结缔组织病(如系统性红斑狼疮),ANA 的滴度的高低往往与血中的 γ 球蛋白水平成正比。大约 70%的原发性胆汁性肝硬化、少数传染性单核细胞增多症及部分风湿性疾病患者亦可以出现低滴度的 SMA。

2. 抗肝肾微粒体抗体(anti-LKM) anti-LKM 是 2 型 AIH 的标志性抗体,一般不与 ANA 及 SMA 同时出现,在诊断及其鉴别诊断中起着非常重要的作用。LKM 抗体有三型,anti-LKM1:靶抗原是细胞色素 P450 2D6,是一种药物代谢酶,可代谢 25 种常用的药物,包括 β-阻断剂、抗心律失常药、抗忧郁药、抗高血压药物等等,约 5%的丙型肝炎患者血清中也可出现 anti-LKM1。anti-LKM2:靶抗原是细胞色素 P450 2C9,也是药物代谢酶,可见于替尼酸诱发的药物性肝病患者。Anti-LKM3:靶抗原可能是 UDP-葡萄糖醛酸基转移酶,6%~10%的慢性丁型肝炎患者血清中 anti-LKM3 阳性。

3. 抗中性粒细胞胞质抗体(pANCA) ANCA 是一组对中性粒细胞和单核细胞胞质成分所产生的自身抗体,pANCA 主要见于 ANA 及 SMA 阳性的 1 型 AIH 型患者,pANCA 对 AIH 并不特异,除 AIH 外,在韦格纳肉芽肿、原发性硬化性胆管炎、溃疡性结肠炎等患者的血清中也可以检出 pANCA。

4. 抗可溶性肝抗原抗体(anti-SLA)/抗肝胰抗体(anti-LP) 在肝胰组织匀浆上清液中,可以检测出 anti-LP 的靶抗原,这种抗原是一种可溶性蛋白,其分子量为 52 kD 或 48 kD。有些 AIH 患者血清中,可含有 anti-SLA。随后有研究发现 anti-LP 与 anti-SLA 相同的靶抗原起反应,两者可能是同一种抗体,因此现在常合并称之为 anti-SLA/anti-LP。anti-SLA/anti-LP 是 AIH 中高度特异性的自身抗体,仅见于 3 型 AIH。

5. 抗 1 型肝细胞溶质蛋白抗体(anti-LC1) 肝溶质蛋白存在于肝细胞胞质内,其分子量为 240~290kD。在间接免疫荧光法检测时,anti-LC1 只显示于门脉周围的肝细胞胞质中,表明不是所有肝细胞均含有这种靶抗原。近年来,已知这种靶抗原分子是亚胺甲基转移酶环脱氨酶,anti-LC1 被认为是 2 型 AIH 的另一种标记性自身抗体,此抗体的滴度与病情的活动性有一定的关系,经糖皮质激素和免疫抑制剂治疗使病情缓解后,此抗体滴度可以明显下降,甚至消失。丙型肝炎病毒感染与 anti-LKM1 有一定关系,但与 anti-LC1 无关。

6. 其他 除上述抗体外,AIH 患者血清中还可出现其他自身抗体,如抗肝细胞膜脂蛋白特异性抗体、抗去唾液酸糖蛋白抗体、抗肌动蛋白抗体、抗细胞骨架蛋白抗体等。前两种抗体也是 AIH 的特异性抗体,并且与 AIH 发病密切相关,但是检测技术较复杂,目前临床实验室尚未广泛开展。

【诊断】 AIH 缺乏特异性的临床表现。除了自身抗体外,肝功能试验和其他实验室检查项目也并不特异,即使肝活检病理检查亦与病毒性慢性活动性肝炎非常相似。所以,AIH 的诊断基于其相应临床症状与体征、实验室生化、免疫指标异常(血清 AST 或 ALT,免疫球蛋白 IgG 或 γ-球蛋白升高)、血清自身抗体阳性(ANA、SMA、anti-LKM1 或 anti-LC1)及肝组织学(界面性肝炎)等依据,在多方面综合分析的基础上才能作出确切的诊断,此外诊断 AIH 前需排除其他可导致慢性肝炎的病因,如病毒性、遗传性、代谢性、胆汁淤积性及药物损伤性等。

根据临床表现、生化及免疫学检查和肝组织活检可诊断 AIH。为了制定统一的诊断标准,国际 AIH 小组设计了 AIH 诊断标准,制定了一个包括临床表现、血清学和组织学的评分系统。该评分系统于 1993 年制定,1999 年修订。根据修订的评分系统,总评分在治疗前>15 分、治疗后>17 分者确诊为 AIH;治疗前 10~15 分、治疗后 12~17 分者疑诊 AIH(表 4-9-1)。

表 4-9-1 IAIHG 1999 年修正的 AIH 诊断积分系统

项目	因素	评分	项目	因素	评分
性别	女性	+2	HLA	DR3 或 DR4	+1
ALP/AST(或 ALT)的值	>3	-2	其他自身免疫病	任何其他非肝免疫病	+2
	<1.5	+2	其他自身抗体	anit-SLA/LP、anit-LC1 pANCA	+2
γ-球蛋白或 IgG(大于正常值的倍数)	>2.0	+3			
	1.5~2.0	+2	肝组织学检查	界面性炎症	+3
	1.0~1.5	+1		浆细胞浸润	+1
	<1.0	0		玫瑰花结样改变	+1
ANA、SMA 或 anit-LKM1 滴度	>1∶80	+3		无以上情况	-5
	1∶80	+2		胆管改变	-3
	1∶40	+1		非典型特征	-3
	<1∶40	0	对治疗的反应	完全缓解	+2
AMA	阳性	-4		缓解后复发	+3
肝炎病毒标志物	阳性	-3	治疗前		
	阴性	+3		确定 AIH	>15
肝损药物史	有	-4		可疑 AIH	10~15
	无	+1	治疗后		
平均酒精摄入量	<25g/d	+2		确定 AIH	>17
	>60g/d	-2		可疑 AIH	12~17

【鉴别诊断】 首先,应与慢性病毒性肝炎,尤其是乙型和丙型肝炎区别开来,检测各种肝炎病毒指标是重要的鉴别依据。其次,AIH 常与其他自身免疫性疾病合并存在,有些自身免疫性疾病如系统性红斑狼疮、干燥综合征、原发性胆汁性肝硬化、原发性硬化性胆管炎也可以出现 ANA、SMA 等自身抗体,所以应该注意鉴别。

【临床分型】

1. AIH 1 型 特点是血清中的自身抗体主要为:ANA 和(或)SMA,同时可能伴有 pANCA 和抗肌动蛋白抗体(anti-actin antibody)。此型在 AIH 中最为多见,约占全部 AIH 的 80%左右。此型患者中,女性占 70%,常伴有其他与自身免疫有一定关系的疾病,如自身免疫性甲状腺炎、滑膜炎、溃疡性结肠炎等,对免疫抑制剂治疗反应较好。

2. AIH 2 型 anti-LKM1 阳性是 2 型 AIH 的特异标志,此型比较少见,起病年龄较小,多见于 10 岁左右的儿童。病情发展较快,暴发性肝炎比较多见,容易发展为肝硬化,免疫抑制剂治疗缓解率较低,且易复发。

3. AIH 3 型 该型的特征是血清中 anti-SLA/anti-LP 阳性,患者的临床表现及对糖皮质激素治疗的反应状况均与 1 型 AIH 有类似之处,也主要见于女性患者。

【治疗】 AIH 治疗的主要目的是缓解症状,改善肝功能及病理组织异常,减慢向肝纤维化的进展。单独应用糖皮质激素或联合硫唑嘌呤治疗是目前 AIH 的标准治疗方案。

1. 一般治疗 适当限制体力活动和休息。忌酒,吃低脂、高蛋白和含维生素丰富的膳食,避免使用对肝有损害的药物。

2. 免疫抑制剂 主要是肾上腺糖皮质激素和免疫抑制剂。AIH 对免疫抑制治疗反应好,是唯一的可通过药物治疗明显提高生存率的慢性肝病。大部分 AIH 患者需长期应用糖皮质激素和(或)硫唑嘌呤治疗,不论糖皮质激素或其他免疫抑制剂只能缓解病情,停药后或在治疗过程中,病情可能复发。

(1) AIH 免疫抑制治疗指征包括:① 血清 AST 或 ALT 水平>10 倍正常上限(ULN);② AST或 ALT 至少>5 ULN 且 γ-球蛋白至少>2 ULN;③ 肝组织学存在桥接样坏死或多小叶坏死表现。对于无症状、实验室和组织学轻度异常的成人 AIH 患者,研究显示部分患者仍可有病情进展,可考虑行免疫抑制治疗,但治疗方案应个体化并权衡潜在的治疗风险。

(2) 治疗方案:① 泼尼松单用。初始剂量为 40~60mg/d,此后每周减量 10mg,于 4 周内逐渐减量至 20mg/d 维持至病情缓解。单药治疗适用于合并血细胞减少、妊娠、恶性肿瘤的 AIH 患者。② 泼尼松联合硫唑嘌呤治疗。泼尼松初始剂量为 30mg/d,并于 4 周内逐渐减量至 10mg/d;硫唑嘌呤为 50mg/d。联合治疗方案特别适用于同时存在下述情况的 AIH 患者:绝经后妇女、骨质疏松、脆性糖尿病、肥胖、痤疮、情绪不稳及高血压患者。

(3) 缓解和复发:病情缓解是指临床症状消失、血清转氨酶和 γ-球蛋白恢复正常和组织学无明显活动性炎症。80%的患者经泼尼松龙和硫唑嘌呤治疗后可缓解。90%患者开始治疗 2 周内血清转氨酶、胆红素和 γ-球蛋白水平即有改善,但组织学改善滞后 3~6 个月,所以通常需要治疗 12 个月以上才可能达到完全缓解。复发一般在停药后的 2 年内发生,对首次复发者可重新选用初治方案,但复发至少 2 次者则需调整治疗方案,原则是采用更低剂量以及更长时间的维持治疗,以缓解症状并使转氨酶控制在正常值 5 倍以下。

(4) 治疗失败后处理:常规方案治疗失败的成人 AIH 患者可考虑应用其他药物作为替代方案。如环孢素 A、他克莫司、布地奈德等可能对糖皮质激素抵抗的成人患者有效,对不能耐受硫唑嘌呤者可试用6-巯基嘌呤或吗替麦考酚酯。

3. 肝移植　AIH 所致的终末期肝病是肝移植的指征，移植后 5 年和 10 年生存率可达 75%，但 20% AIH 患者有术后复发，所以必须继续应用免疫抑制剂治疗，以降低 AIH 的复发率。

【预后】　AIH 的预后差异较大，血清转氨酶、γ-球蛋白持续升高者、急性病程者、迅速进展为肝硬化者预后较差，免疫抑制剂和肝移植可明显改善 AIH 患者的预后。

（瞿利帅）

第十章　药物性肝病

学习目标

1. 掌握药物性肝病的常见病理及临床表现。
2. 熟悉药物性肝病的诊断与鉴别诊断。
3. 了解药物性肝病的常用治疗药物。

药物性肝病(drug induced liver disease, DILI)是指由于药物和(或)其代谢产物引起的不同程度的肝损害,可以发生在以往没有肝病史的健康者或原来就有严重疾病的患者,在使用某种药物后发生程度不同的肝损害。目前至少有数百种药物可引起药物性肝病,其表现与人类各种肝病的表现类似,可以表现为肝细胞坏死、胆汁淤积、细胞内微脂滴沉积或慢性肝炎、肝硬化等。随着新药的不断增多和中草药疗法的广泛应用,药物性肝病的发生日趋增多。根据 2004 年报道我国药物性肝炎所占的比例约占急性肝炎住院患者的 10%。

【病因及发病机制】 大多数药物性肝损害系不可预测,其危险性受到许多获得和遗传性因素影响,在诊断时应予以考虑。获得性因素包括年龄、性别、营养状态(肥胖促进氟烷引起的肝毒性)、怀孕(大多数四环素诱导的严重肝炎出现在静脉使用四环素的孕妇)、慢性酒精滥用、药物相互作用、肝外疾病。遗传性因素包括细胞色素 P450 酶的缺陷乙酰化作用和磺化氧化作用异常、谷胱甘肽合成酶缺陷、谷胱甘肽 S-转移酶缺陷、免疫系统遗传变异等。

1. 药物代谢异常相关的肝损害机制 药物在肝内进行代谢,通过肝细胞光面内质网上的微粒体内一系列的药物代谢酶,最重要的是细胞色素 P450(CYP450)及胞质中的辅酶Ⅱ(还原型 NADPH),经过氧化或还原或水解形成相应的中间代谢产物(第Ⅰ相反应),再与葡萄糖醛酸或其他氨基酸结合(第Ⅱ相反应,即药物的生物转化),形成水溶性的最终产物,排出体外。由于种种原因导致 CYP450 酶活性降低或消失,导致原药在体内过量蓄积形成中毒,药物本身对药物代谢酶的抑制是产生这类中毒的最常见因素;CYP450 酶激活产生的亲电子和自由基代谢物,对细胞膜和其他细胞组分有化学毒性。当还原型谷胱甘肽、普通糖醛酸等绝对或相对不足时都会影响药物毒性代谢产物的生物转化,产生肝毒性。

2. 药物性肝损害的免疫机制 药物或者药物的活性代谢产物,与内源性蛋白质共价结合形成免疫复合物,从而引起机体的细胞免疫或体液免疫,导致肝的免疫病理损害。肝的 NK 细胞、巨噬细胞、$CD4^+$和 $CD8^+T$ 细胞均与此过程有关。近来研究表明,免疫细胞在活化过程中释放的细胞因子如 IFN、IL-6、IL-10、TNF-α 等也与肝的变态反应和肝细胞的损害有关。与药物的直接毒性肝损害相比,免疫机制介导的肝损害有以下特点:①不可预测性;②仅发生在某些人或人群(特异体质),或有家族集聚现象;③与用药剂量和疗程无关;④在实验动物模型上常无法复制;⑤具有免疫异常的指征;⑥可有肝外组织器官损害的表现。

3. 人体对药物反应的个体差异 由于遗传因素导致个体对药物的特异敏感性在药物性肝病中起着重要的作用,其中以 CYP450 酶的基因遗传变异最为重要,CYP450 酶系是由众多 P450 酶组成的代谢酶系统,该系统中的不同酶由不同的基因编码。药物代谢 CYP450

酶基因的遗传多态性具有明显的种族和地域差异，不同个体某一个酶的变异可产生酶活性的明显差异或缺失。

【病理】 药物对肝组织损害的病理表现复杂多样，可呈现如下病理改变。

1. 肝细胞变性、坏死 肝细胞损害是药物性肝病的主要表现，急性肝炎样损伤病变广泛，以肝细胞坏死伴某种程度的小叶内或汇管区炎症为特征。轻者存在散在的嗜酸性小体和肝细胞坏死灶，伴轻度炎细胞浸润；重者可见肝细胞气球样变和灶性坏死。慢性肝炎样损伤的组织学表现多与慢性活动性肝炎相似，以汇管区或汇管区周围单核细胞浸润伴与汇管区周围肝细胞不规则破坏性炎症（碎屑样坏死）为特征。

2. 肝细胞脂肪变性 可以表现为大泡性脂肪变性和（或）小泡性脂肪变性。小泡性脂肪变性意义更大，具有相对特异性。小泡性脂肪变性的肝细胞膜下见无数细小张力型空泡，整个肝细胞形如泡沫状，故称之泡沫细胞。婴幼儿因水杨酸制剂引起的 Reye 综合征和四环素引起的药物性肝病可导致肝细胞呈泡沫状。

3. 胆汁淤积 胆汁淤积改变是药物性肝损伤中最具代表的类型，包括如下几种。①淤胆性肝炎：有胆汁淤积、汇管区炎症明显、肝小叶病变轻，可有不同程度的肝细胞坏死，炎症以单核细胞浸润为主。②单纯性胆汁淤胆：以毛细胆管胆汁淤积为主要形态学表现。毛细胆管内胆栓常见于小叶中央区，可伴轻度肝细胞损伤，小叶或汇管区炎症缺如或轻微。③慢性淤胆：主要病变是胆管受侵阻塞而致淤胆。按受侵胆管大小分为两型：一型为胆小管和（或）肝小叶间的胆管受损而出现类似于原发性胆汁性肝硬化的临床表现；另一型为肝内或肝外大胆管受侵，类似于硬化性胆管炎的临床表现。

4. 肉芽肿 药物引起的肉芽肿常为非干酪性肉芽肿，因巨噬细胞聚集而使肉芽肿边界明显，类似结节病样。肉芽肿多出现在汇管区，也可见于小叶内，往往伴嗜酸粒细胞浸润。淋巴细胞和浆细胞也可见于一些较典型的病例。肉芽肿可能为唯一组织学变化，也可伴有脂肪变性的非特异性反应。肉芽肿可以由别嘌呤醇、奎尼丁、磺胺类药物引起，肝组织呈肉芽肿病变可伴有肝坏死和淤胆。

5. 肝纤维化及肝硬化 肝纤维化是药物性肝损伤可能的共同病变，如汇管区周围纤维化在慢性药物性肝炎和慢性药物性胆汁淤积中均可发生，并可进展为纤维化和肝硬化。

此外，某些药物引起的小叶中央型纤维化可导致肝静脉闭塞性疾病，可继发于严重的融合性坏死。中央静脉周围性、肝细胞周围性及汇管区周围性分布的各种程度纤维化也可见于乙醇和药物性的脂肪性肝炎。

【分型】 按病程特征药物性肝损伤分为急性药物性肝病（肝炎症在 6 月内消退）及慢性药物性肝病（>6 月或再次肝损伤）。

急性药物性肝病按照临床表现特征，根据国际医学科学理事会的标准，又分为肝细胞性药物性肝病（ALT/ALP>5）、胆汁淤积性药物性肝病（ALT/ALP<2）及混合性药物性肝病（5>ALT/ALP>2）。

慢性药物性肝病分为慢性肝实质损伤（包括慢性肝炎及肝脂肪变性、肝磷脂沉积症等）及慢性胆汁淤积、胆管硬化、血管病变（包括肝静脉血栓、肝小静脉闭塞症、紫癜性肝病、非肝硬化性门脉高压）。

临床上还可见亚临床性肝损伤，仅表现为血清转氨酶和（或）ALP 水平轻微升高，一般不超过正常范围上限的 3 倍，常常自行恢复，但如为特异质或过敏体质，继续用药有可能发生严重致命的不良反应，需引起注意。

【临床表现】 药物诱发的多种肝病理损伤可引起不同的临床表现,与损肝药物的种类及引起肝病的机制不同有关,其中大多数患者以急性肝损伤为主。

1. 急性药物性肝病 以肝细胞坏死为主时,与病毒性肝炎的临床表现相似,可由多种药物所致,如四氯化碳、氯唑西林、氟烷、异烟肼等。患者常有发热、乏力、纳差、黄疸和血清转氨酶升高,ALP 和白蛋白受影响较小,高胆红素血症和凝血酶原时间延长与肝损严重度相关。病情较轻者,停药后短期能恢复(数周至数月),重者发生肝衰竭,出现进行性黄疸、出血倾向和肝性脑病,常发生死亡。以变态反应为主的急性药物性肝病,常有发热、皮疹、黄疸、淋巴结肿大,伴血清转氨酶、胆红素和 ALP 中度升高,药物接触史常较短(4 周以内)。

2. 急性胆汁淤积样表现 临床可分为单纯性胆汁淤积和胆汁淤积性肝炎。

单纯胆汁淤积的主要表现是黄疸和瘙痒,血清结合胆红素、ALP、γ-GT 增高,ALT 正常或轻度升高。能引起该型损伤的药物不多,以雌激素类药物为主,中止用药后病情可完全恢复。

药物相关的急性胆汁淤积性肝炎可表现为发热、黄疸、上腹痛、瘙痒、右上腹压痛及肝大伴血清转氨酶轻度升高、ALP 明显升高,ALT/ALP 值在 2～5 之间,结合胆红素明显升高(34～500μmol/L),胆盐、脂蛋白 X、γ-GT 及胆固醇升高,而抗线粒体抗体阴性。一般于停药后 3 个月～3年恢复,少数出现胆管消失伴慢性进展性过程。偶尔胆管损害为不可逆,进展为肝硬化。

3. 脂肪肝样表现 药物性脂肪肝主要是大泡性脂肪肝,组织学所见为肝细胞内含单个、大的脂滴,将胞核挤向周边,肝细胞的外观如同脂肪细胞样,如糖皮质激素、甲氨蝶呤等药物引起的脂肪肝则具有上述特征。其病理改变与乙醇、糖尿病、肥胖等因素所致脂肪肝相似,发病机制主要是与肝释放脂质的功能障碍有关,临床表现类似慢性肝炎,少数继续用药者可进展为肝硬化,但病情演变过程缓慢。此外,尚有一种组织学类型是小泡性脂肪变者,脂肪以小滴状分散在整个细胞中,胞核仍位于细胞中央,细胞本身仍保持肝细胞的形态。此型常见于四环素、阿米庚酸、丙戊酸和苯基丙酸等所致的肝炎。

4. 慢性药物性肝病 可以有慢性活动性肝炎或脂肪性肝病、胆汁淤积性肝病等表现,药物引起的慢性肝炎与自身免疫慢性肝炎的临床表现相似,可以轻到无症状,而重到发生伴肝性脑病的肝衰竭。生化表现与慢性病毒性肝炎相同,有血清转氨酶、γ-GT 的升高,进展型导致肝硬化伴低蛋白血症及凝血功能障碍。如为血管病变(包括肝静脉血栓、肝小静脉闭塞症、非肝硬化性门脉高压等),临床上主要为门脉高压的表现。如出现腹腔积液、肝大、腹部膨隆及黄疸等,肝小静脉闭塞症患者可出现肝衰竭,表现为血清胆红素迅速升高、体重明显增加,其病情严重,病死率近 100%。

【诊断与鉴别诊断】 药物性肝病的诊断可根据服药史、临床症状、肝功能试验、肝活检及停药的效应作出综合诊断。诊断药物性肝病前应了解如下内容。①用药史:任何一例肝病患者均必须询问发病前 3 个月内服过的药物,包括剂量、用药途径、持续时间及同时使用的其他药物;②原来有无肝病,有无病毒性肝炎和其他原因肝病的证据;③原发病是否有可能累及肝;④以往有无药物过敏史或过敏性疾病史,除用药史外,发现任何有关的变态反应如皮疹和嗜酸粒细胞增多对诊断药肝是十分重要的。

药物性肝病诊断是排除性诊断。由于缺乏公认的金标准,现有诊断量表仅用于评估因果关系,药物性肝病诊断的结论用非常可能、很可能、可能、不大可能、无关等表述,而没有确诊的诊断。1993 年,由 Danan 等提出了急性药物性肝病因果关系评价标准表(RUCAM 评分表),在此基础上 2004 年 DDW 日本会议提出新的诊断标准(表 4-10-1)。

表 4-10-1　RUCAM 评分系统

	肝细胞型		胆汁淤积或混合型		评价
1. 服药至发病时间					
不相关	反应前已开始服药或停药超过 15 日		反应前已开始服药或停药超过 30 日		无相关性
未知	无法计算服药至发病时间				无法评价
	初次治疗	随后的治疗	初次治疗	随后的治疗	评分
从服药开始					
提示	5～90	1～15	5～90	1～90	+2
可疑	<5 或>90	>15	<5 或>90	>90	+1
从停药开始					
可疑	≤15	≤15	≤30	≤30	+1
2. 病程					
停药后	ALT 峰值与 ALT 正常上限间差值		ALP(或 TB)峰值与 ALT 正常上限间差值		
高度提示	8 日内下降≥50%		不适用		+3
提示	30 日内下降≥50%		<180 日内下降≥50%		+2
可疑	在 30 日后不适用		<180 日内下降<50%		+1
无结论	没有相关资料或在 30 日后下降≥50%		不变、上升或没有资料		0
与药物作用相反	30 日后下降<50%或再升高		不适用		-2
如果药物仍在使用					
无结论	所有情况		所有情况		0
3. 危险因子	乙醇		乙醇或怀孕		
有					+1
无					0
年龄≥55 岁					+1
年龄<55 岁					0
4. 伴随用药					
无或伴随用药至发病时间不合适					0
伴随用药至发病时间合适或提示					-1
伴随用药已知有肝毒性且发病时间合适或提示					-2
有证据提示伴随用药致肝损(再用药反应或有价值检测)					-3
5. 除外其他原因					

续表

	肝细胞型	胆汁淤积或混合型	评价
①近期有 HAV 感染(抗 HAV-IgM)、HBV 感染(抗 HBc-IgM)或 HCV 感染(抗 HCV),有非甲非乙肝炎感染背景的依据;胆道梗阻(B 超);酗酒(AST/ALT≥2),近期有急性低血压或休克(特别是严重的心脏病)		所有原因,包括①和②完全排除	+2
		①中 5 个原因排除	+1
		①中 4~5 个原因排除	0
		①中少于 4 个原因排除	-2
②严重疾病并发症;临床和(或)实验室提示 CMV、EBV 或疱疹病毒感染		非药物原因高度可能性	-3
6. 药物既往肝损的报告			
药物反应在产品介绍中已标明			+2
曾有报道但未标明			+1
未报道过有反应			0
7. 再用药反应			
阳性	单用该药 ALT 升高≥2ULN	单用该药 ALP(或 TB 升高)≥2ULN	+3
可疑	再用同样药 ALT 升高≥2ULN	再用同样药 ALP(或 TB)升高≥2ULN	+1
阴性	再用同样药 ALT 升高仍在正常范围	再用同样药 ALP(或 TB)升高仍在正常范围	-2
未做或不可判断	其他情况	其他情况	0

注:最后判断:>8,高度可能;6~8,可能性大;3~5,可能;1~2,不大可能;≤0,可除外

该标准从发病与服药时间关系、发病后 ALT 变化情况、药物反应时相评价、危险因素、伴随用药、其他因素排除、可疑药物既往肝损害情况、再用药反应等方面进行综合判断。该量表提供了一个全球性诊断的依据,不受患者年龄、性别和种族的影响,在特异性的药物性肝病病例评估中结果一致性较好,因此不仅可用于研究,而且可指导常规临床实践。

诊断药物性肝病时应与以下疾病作鉴别诊断:病毒性肝炎、AIH、全身性细菌感染、NAFLD、胆管梗阻、充血性心力衰竭、慢性肝病肝功能恶化。

【治疗】 最重要的是停用和防止重新给予导致药物性肝病或有可能引起药物性肝病的药物、属于同一生化家族的药物,避免同时使用多种药物,特别是应谨慎使用那些因对药物代谢酶有诱导或抑制作用而具有相互作用的药物,如 CYP450 抑制剂西咪替丁、酮康唑和诱导剂利福平、巴比妥酸盐、苯妥英、地塞米松、奥美拉唑等。对营养不良和对药物解毒能力下降的患者和嗜酒的患者应控制给药。适当休息,加强营养,支持疗法,给予高蛋白、高糖低脂饮食,补充维生素 B、C 和 E,应用还原型谷胱甘肽以补充肝内巯基,有利于药物的生物转化,尽快促进药物的排泄。

1. S-腺苷蛋氨酸 在肝中由腺苷蛋氨酸合成酶催化蛋氨酸和 ATP 合成,在肝细胞代谢中具关键性作用,参与重要的代谢通路转甲基化作用和转硫基作用。通过转甲基化作用,增加膜磷脂的生物合成,由于磷脂/胆固醇比例增加,使膜流动性增加并增加 K^+-Na^+ ATP 酶活性,加快胆酸的转动;同时通过转硫基作用,增加生成细胞内主要解毒剂谷胱谷胱甘肽和

半胱氨酸,增加肝细胞细胞的解毒作用和对自由基的保护作用。

2. 还原性谷胱甘肽 是含活性巯基的三肽,由谷氨酸、半胱氨酸和甘氨酸残基组成,具有转巯基作用,在药物代谢的Ⅱ相反应中起重要作用,可抑制肝细胞线粒体脂质体过氧化物的形成,消除体内氧自由基和超氧阴离子,有助于恢复肝细胞膜的流动性,保护肝细胞膜,减少对肝细胞的第2次打击,能有效维护肝的合成和解毒作用,防止肝细胞变性、坏死及肝纤维化的发生。

3. 甘草酸 最主要的活性成分是甘草酸在体内经β-葡萄糖醛酸酶作用而生成的甘草次酸,通过阻断花生四烯酸在起始阶段的代谢水平,选择性抑制花生四烯酸反应代谢酶(磷脂酶A)的活性,保护肝细胞膜;通过抑制磷脂酶A、脂加氧酶的活性,使前列腺素、白三烯等炎性介质无法产生以及抑制补体经典激活而具有抗炎及免疫调节作用。长期或大量用药需注意低血钾、高血压、水钠潴溜、水肿、体重增加等假性醛固酮样作用。

4. 熊去氧胆酸(UDCA) UDCA是一种二羟基胆酸,能显著减轻疏水胆酸诱发的肝细胞溶解,减少肝细胞由毒性胆酸诱发的细胞凋亡;防止胆酸诱发的线粒体膜渗透性改变,通过膜稳定作用来防止毒性胆酸诱发的线粒体膜、基膜和胆管膜损害;抑制毒性胆酸引起的库普弗细胞激活,增加肝细胞谷胱甘肽和含硫醇蛋白的水平,防止肝细胞的氧化损伤;通过降低疏水胆酸的刺激作用间接抑制,并通过激活糖皮质激素受体直接抑制组织相容性复合体(MHC)Ⅰ类和Ⅱ类基因的表达。

5. 糖皮质激素 具有很强的抗炎、免疫抑制及抗过敏作用,对有明显肝细胞损伤及胆汁淤积表现者可短期小剂量使用,尤其是对有发热、皮疹、黄疸、关节疼痛等症状的药物过敏者适用。但也有部分学者认为,单就血清转氨酶等指标下降方面,糖皮质激素有较好的疗效,但也可能因加重感染、影响水电解质平衡等不良反应不利于患者的预后。

6. 肝衰竭的治疗 包括内科支持治疗,还可以采用血液透析、血液滤过、血浆置换、血液灌流、分子吸附再循环系统等人工肝支持疗法。对病情严重,进展较快者,肝移植可能是唯一有效的治疗措施。

【预防】 药物性肝病重在预防,临床医师应熟悉所用药物的性能和毒副作用,尽量少用或不用对肝有毒性作用的药物,既往有药物过敏史或过敏体质的患者,用药时更应谨慎。肝、肾功能不良及婴幼儿、老年人因机体对药物代谢能力降低会使药物毒性增加。

【预后】 绝大多数患者停药后可恢复,发生临床和组织学的改善,快的仅需几周,慢的需几年。少数发生严重和广泛的肝损伤,引起暴发性肝衰竭或进展为肝硬化,如不进行肝移植,将发生死亡。

(瞿利帅)

第十一章　肝　硬　化

学习目标

1. 掌握肝硬化的常见病因和临床表现及其并发症的诊断及治疗。
2. 熟悉肝硬化及并发症的病理生理。
3. 了解肝硬化的研究进展。

肝硬化(hepatic cirrhosis)是一种常见的慢性肝病,可由一种或多种原因引起肝损害,肝呈进行性、弥漫性、纤维性病变。具体表现为肝细胞弥漫性变性坏死,继而出现纤维组织增生和肝细胞结节状再生,导致肝小叶结构和血液循环途径逐渐被改变,使肝变形、硬化。病变逐渐进展,临床上早期可无症状,后期可出现肝衰竭和门静脉高压等表现,最终可出现上消化道出血、肝性脑病等严重并发症,死亡率高。根据世界卫生组织(WHO)提供的数字,肝硬化人群平均发病率约17.1/10万,本病发病年龄以35~50岁多见。

【病因及发病机制】

1. 病因

(1) 病毒性肝炎:主要为乙型、丙型和丁型肝炎病毒感染,占60%~80%,我国的肝硬化患者有一半以上由乙肝病毒引起。

(2) 慢性酒精中毒:在欧美国家慢性酒精中毒是肝硬化最常见的原因(占60%~70%);在我国约占15%,近年来有上升趋势。长期大量饮酒(一般为每日摄入乙醇80g达10年以上),乙醇及其代谢产物(乙醛)的毒性作用,引起酒精性肝炎,继而可发展为肝硬化。

(3) 血吸虫病;虫卵沉积于汇管区,引起纤维组织增生,导致窦前性门静脉高压。但由于再生结节不明显,故严格来说应称为之为血吸虫性肝纤维化。

(4) 非酒精性脂肪性肝炎(Nonalcoholic steato-hepatitis,NASH):随着世界范围肥胖的流行,非酒精性脂肪性肝炎合并2型糖尿病易发展为肝硬化,其起病也与个体的遗传易感性相关。

(5) 胆汁淤积:持续肝内淤胆或肝外胆管阻塞时,高浓度胆酸和胆红素可损伤肝细胞,导致肝细胞的变性、坏死、纤维化,进而引起肝硬化。

(6) 肝血液循环障碍:慢性充血性心力衰竭、缩窄性心包炎、肝静脉阻塞综合征(布-加综合征)、肝小静脉闭塞病等引起肝长期淤血缺氧,导致肝细胞坏死、纤维化,演变为肝硬化。

(7) 遗传代谢性疾病:先天性酶缺陷疾病,致使某些物质不能被正常代谢而沉积在肝,如铜代谢障碍所致的肝豆状核变性(Wilson病)、铁代谢障碍引起的血色病、α-抗胰蛋白酶缺乏症及肝糖原累积症等都可引起肝硬化。

(8) 自身免疫性肝炎:最终可演变为肝硬化。

(9) 工业毒物或药物:长期接触四氯化碳、磷、砷等或服用双醋酚汀、甲基多巴、异烟肼等可引起中毒性或药物性肝炎而演变为肝硬化;长期服用甲氨蝶呤(MTX)可引起肝纤维化而发展为肝硬化。

(10) 隐源性肝硬化:病因仍不明者占5%~10%。

2. 发病机制　以上各种因素导致肝细胞损伤,发生变性坏死,进而肝细胞再生和纤维结缔组织增生,肝纤维化形成,最终发展为肝硬化。其病理演变过程包括以下4个方面:①致病因素的作用使肝细胞广泛的变性、坏死、肝小叶的纤维支架塌陷;②残存的肝细胞不沿原支架排列再生,形成不规则结节状的再生结节;③肝星形细胞(hepatic satellite cell, HSC)激活,各种细胞因子生成增加,细胞外间质(extracellular matrix, ECM)合成增加,促进纤维化的产生,自汇管区—汇管区或自汇管区—肝小叶中央静脉延伸扩展,形成纤维间隔;④增生的纤维组织使汇管区—汇管区或汇管区—肝小叶中央静脉之间纤维间隔相互连接,包绕再生结节或将残留肝小叶重新分割,改建成为假小叶,形成肝硬化典型形态改变。

【病理及病理生理】

1. 病理　大体形态上,肝早期肿大、晚期明显缩小,质地变硬,外观呈棕黄色或灰褐色,表面有弥漫性大小不等的结节和塌陷区。根据结节形态,1994年国际肝病信息小组将肝硬化分为4型。①小结节性肝硬化:肉眼可见肝包膜增厚,表面高低不平,呈弥漫颗粒状,结节大小相仿、直径小于3mm,结节间有纤细的灰白色结缔组织间隔。酒精性和淤血性肝硬化常属于此类型。②大结节性肝硬化:是在肝实质大量坏死基础上形成的,慢性乙型肝炎及丙型肝炎基础上的肝硬化、Wilson病、血色病多数此型。肉眼常可见肝表面大小不等的结节及深浅不同塌陷区,结节大小不等,一般平均大于3mm,最大结节直径可达5cm以上。③大小结节混合性肝硬化:肝内同时存在大、小结节两种病理形态。α-抗胰蛋白酶缺乏症导致的肝硬化属此类型。④再生结节不明显性肝硬化:其特点为多数肝小叶被纤维隔包绕形成结节,纤维隔可向肝小叶内延伸,但不完全分隔肝小叶,再生结节不显著,此型病因在我国为血吸虫病。

肝硬化时脾因长期淤血而肿大,镜检可见脾窦扩张,窦内的网状细胞增生及吞噬红细胞现象。食管、胃肠道黏膜下层的静脉曲张、淤血,常可破裂而大量出血;胃黏膜充血、水肿、糜烂,呈马赛克或蛇皮样改变时称门脉高压性胃病。

2. 病理生理　肝功能减退和门静脉高压是肝硬化发展的两大后果,临床上表现为多系统、多器官受累所产生的症状和体征,进一步发展可产生一系列并发症(表4-11-1)。

表4-11-1　肝硬化病理生理基础与相关临床表现

肝功能减退	门静脉高压
全身症状:乏力、疲倦、体重下降、肌肉萎缩、水肿等	门体侧支循环开放:食管胃底静脉曲张、痔核、腹壁静脉扩张、异位静脉曲张
消化系统表现:恶心呕吐、食欲减退、腹胀、腹泻、腹痛等	脾大及脾功能亢进:白血病、红细胞、血小板减少,凝血因子合成减少,出血倾向及贫血
出血倾向:鼻衄、牙龈出血、鼻腔出血、皮肤黏膜淤点淤斑、紫癜等	腹腔积液:腹胀,移动性浊音阳性
内分泌紊乱相关表现:肝病面容和皮肤色素沉着(黑色素生成增加);蜘蛛痣、肝掌、性功能减退、男性乳房发育、闭经、不孕(肝对雌激素灭活减少);糖尿病患病率增加(肝对胰岛素灭活减少);易发生低血糖(肝糖原储备减少)等	
皮肤黏膜、巩膜黄疸,尿色黄	

(1) 门静脉高压(portal hypertension)指门静脉压力持续升高大于10mmHg,门静脉压力主要取决于门静脉血流量及门静脉阻力。

1) 门静脉阻力增加:各种致病因素的长期作用下,肝实质及其毛细血管网遭到全面破坏与改建。再生肝结节可压迫其周围的门静脉和肝静脉分支,使血管狭窄、中断或闭塞;胶原纤维大量增生致使肝窦毛细血管化,也是门脉系统阻力增加的重要因素。门脉分支血流进入肝窦时发生淤滞,窦后肝静脉流出道亦同样受阻,逐渐形成门静脉高压。

2) 门静脉血流量增加:肝硬化时因肝功能减退及各种因素导致多种血管活性因子失调,肝对去甲肾上腺素等物质清除能力降低及交感神经兴奋,使心脏收缩增加,同时内脏小动脉扩张,形成心输出量增加、低外周血管阻力的内脏高动力循环,是维持和加重门静脉高压的重要因素。

门静脉高压的后果如下。

A. 侧支循环形成:门静脉高压时形成侧支循环来降低门脉压力,在门静脉与腔静脉之间形成许多交通支,交通支逐渐扩张开放,形成侧支循环,部分门静脉血流经交通支进入腔静脉,回流入右心(图4-11-1)。

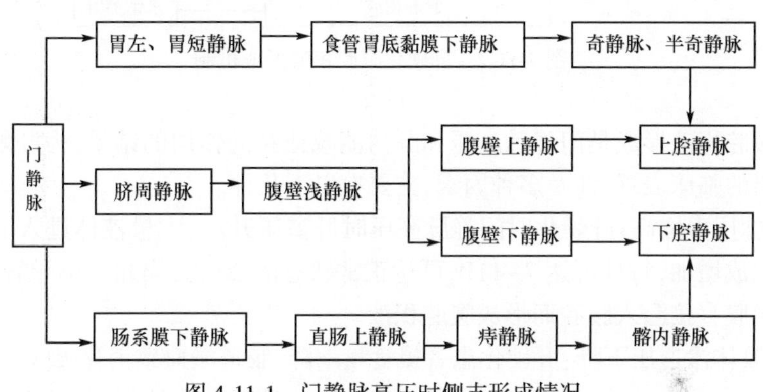

图4-11-1 门静脉高压时侧支形成情况

主要的侧支循环有如下。

①食管下段和胃底静脉曲张:为门静脉系的胃左、胃短静脉与腔静脉系的奇静脉之间胃底和食管黏膜下静脉开放。门静脉高压导致食管胃底静脉曲张和(或)门脉高压性胃病,是肝硬化合并上消化道出血的重要原因。②腹壁静脉显露和曲张:门静脉高压时脐静脉重新开放,通过腹壁静脉回流进入腔静脉,形成脐周和腹壁静脉曲张。③直肠下端静脉丛:为门静脉系的直肠上静脉与下腔静脉系的直肠中、下静脉交通,形成肛管直肠黏膜下静脉曲张,易破裂产生便血。

B. 脾大:肝硬化时由于门静脉压力的增高导致脾血液回流受阻,脾淤血肿大,表现为脾大,血中一种或数种血细胞成分减少而骨髓造血细胞相应增加,临床常出现外周血白细胞、血小板和红细胞减少,称为脾功能亢进。

C. 腹腔积液形成(详见下文)。

(2) 腹腔积液形成的机制:见图4-11-2。

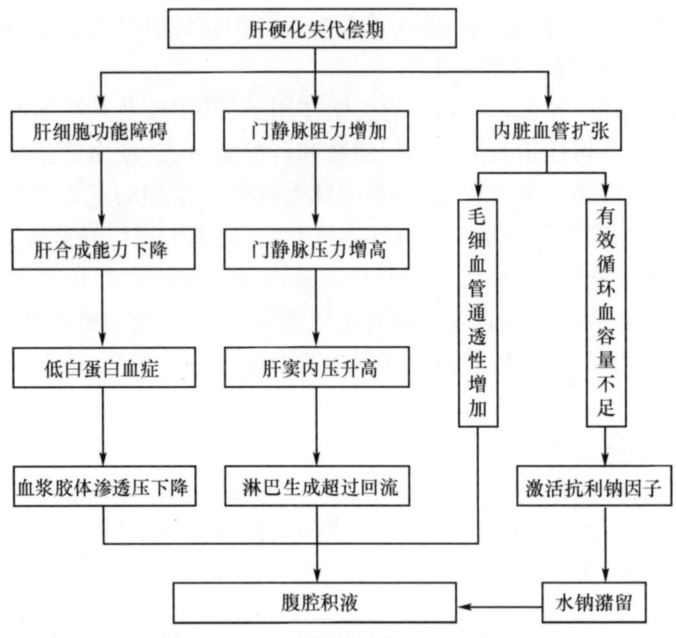

图 4-11-2　肝硬化腹腔积液形成机制

肝硬化腹腔积液形成是门静脉高压和肝功能减退共同作用的结果,为肝硬化肝功能失代偿时最突出的临床表现,涉及多种因素,主要有以下几种。

1）门静脉压力增高:肝硬化时门静脉高压时肝窦压升高,大量液体进入 Disse 间隙,造成肝淋巴液生成增加,每日可达 7~11L,可达正常状态的 20 倍,当超过胸导管引流能力时,淋巴液从肝包膜直接漏入腹腔而形成腹腔积液。

2）血浆胶体渗透压下降:肝硬化患者摄食量下降、肠道淤血致消化吸收障碍、肝贮备功能减退,肝合成白蛋白能力下降而发生低蛋白血症,血浆胶体渗透压下降,血管内液体进入组织间隙,在腹腔可形成腹腔积液。

3）有效血容量不足:肝硬化时机体呈高心输出量、低外周阻力的高动力循环状态,大量血液滞留于扩张的血管内,导致有效循环血容量下降,动脉压下降,从而激活交感神经系统、肾素-血管紧张素-醛固酮系统、增加抗利尿激素释放等,导致肾动脉收缩,肾小球滤过率下降及水钠重吸收增加,发生水钠潴留。

4）其他因素:如抗利尿素分泌增加;继发性醛固酮增多,增加水钠的重吸收;前列腺素、心钠素活性降低,而致肾血流量、排钠和排尿量减少。

【临床表现】　起病隐匿,病程发展缓慢,可隐伏数年至 10 年以上,但少数因短期大片肝坏死,可在数月后发展为肝硬化。代偿期肝硬化症状轻且无特异性,可有乏力、食欲减退、腹胀不适等,患者营养状况一般,可触及肿大的肝,质偏硬,脾可肿大,肝功能检查正常或仅有轻度酶学异常,常在体检或手术中被偶然发现。当出现腹腔积液或并发症时,临床上称之为失代偿期肝硬化。

1. 症状

(1) 全身症状:乏力为早期症状,其程度可自轻度疲倦至严重乏力。体重下降往往随病情进展而逐渐明显。少数患者有不规则低热,与肝细胞坏死有关,但注意与合并感染、肝癌鉴别。

(2) 消化道症状：食欲缺乏为常见症状，可有恶心、呕吐等。腹胀亦常见，与胃肠积气、腹腔积液和肝脾肿大等有关，腹腔积液量多时，腹胀成为患者最难忍受的症状。腹泻往往表现为对脂肪和蛋白质耐受差，油腻进食后即易发生腹泻。

(3) 出血倾向：可有牙龈、鼻腔出血、皮肤紫癜，女性月经过多等，主要与肝合成凝血因子减少及脾功能亢进所致血小板减少有关。

(4) 内分泌紊乱：男性可有性功能减退、男性乳房发育，女性可发生闭经、不孕。肝硬化患者糖尿病发病率增加，严重肝衰竭患者常发生低血糖。

(5) 门静脉高压症状：如食管胃底静脉曲张破裂而致上消化道出血时，表现为呕血及黑便；脾功能亢进可致血细胞减少，因贫血而出现皮肤黏膜苍白等；发生腹腔积液时腹胀更为突出。

2. 体征　呈肝病病容，面色黝黑而无光泽，可见毛细血管扩张等。晚期患者消瘦、肌肉萎缩。皮肤可见蜘蛛痣、肝掌、男性乳房发育。黄疸呈持续性或进行性加深提示预后不良。腹壁静脉以脐为中心显露，严重者脐周静脉突起呈水母状并可听见静脉杂音。肝早期肿大可触及，质硬而边缘钝；后期坚硬缩小，肋下常触不到。半数患者可触及肿大的脾，常为中度，少数重度。腹腔积液是失代偿期肝硬化最常见表现，部分患者可伴胸腔积液，以右侧多见。

3. 并发症相关的症状

(1) 食管胃底静脉曲张破裂出血(esophageal and gastric variceal bleeding，EVB)，为最常见并发症，急性出血死亡率可达30%，变现为呕血和(或)黑便，常为大量出血，引起出血性休克，可诱发肝性脑病，急诊内镜检查可以确诊。

(2) 肝性脑病(hepatic encephalopathy，HE)是本病最严重的并发症，亦是最常见的死亡原因，主要临床表现为性格行为失常、意识障碍、扑翼样震颤等。

(3) 自发性细菌性腹膜炎(spontaneous bacterial peritonitis，SBP)在住院患者中发生率为20%～30%，自发性细菌性腹膜炎是指在无任何邻近组织炎症的情况下发生的腹膜和(或)腹腔积液的细菌性感染，是肝硬化常见的一种严重并发症，病原菌多为来自肠道的革兰阴性菌。临床表现为发热、腹痛、短期内腹腔积液迅速增加，体检发现轻重不等的全腹压痛和腹膜刺激征。

(4) 原发性肝细胞癌(hepatocellular carcinoma，HCC)：肝硬化特别是病毒性肝炎肝硬化发生肝细胞癌的危险性明显增高。当患者出现肝区疼痛、进行性肝大、质地坚硬、表面结节状、血性腹腔积液、无法解释的发热时要考虑此病。

(5) 肝肾综合征(hepatorenal syndrome，HRS)：是指发生在严重肝病基础上的肾衰竭，发病机制主要是由于内脏血管床扩张，心输出量相对不足和有效血容量不足，RAAS和交感神经系统被激活，最导致肾皮质血管强烈收缩、肾小球滤过率下降。肝肾综合征临床表现为顽固性腹腔积液基础上出现自发性少尿或无尿，氮质血症和血肌酐升高，稀释性低钠血症，低尿钠。

【实验室及辅助检查】

1. 实验室检查

(1) 血常规：初期多正常，失代偿期以后由于失血、营养不良等可有轻重不等的贫血。有感染时白细胞升高，但因合并脾功能亢进，需要与自身过去白细胞水平相比较。脾功能亢进时白细胞、红细胞和血小板计数减少。

(2) 尿常规:一般在正常范围,胆汁淤积引起的黄疸尿胆红素阳性,尿胆原阴性;肝细胞性黄疸时可出现胆红素,并有尿胆原增加。

(3) 粪常规:消化道出血时出现肉眼可见的黑便,出血量大时可为暗红色血便;门脉高压性胃病胃黏膜损害导致的慢性出血,粪隐血试验阳性。

(4) 肝功能试验:肝功能代偿期大多正常或仅有轻度的酶学异常,失代偿期发生普遍的异常,且其异常程度往往与肝的储备功能减退程度相关。

1) 血清酶学:血清丙氨酸氨基转移酶(ALT)、谷氨酸氨基转移酶(AST)升高与肝细胞的炎症、坏死密切相关,一般为轻至中度升高,以 ALT 升高较明显,肝细胞严重坏死或酒精性肝硬化时则 AST 升高更明显。

2) 蛋白质代谢:肝是合成白蛋白的唯一场所,血清白蛋白通常反映肝的储备功能。肝功能显著减退时,白蛋白合成下降,血清白蛋白下降,球蛋白升高,白球比例倒置,血清蛋白电泳显示以 γ 球蛋白增加为主,β 球蛋白轻度增高。

3) 凝血酶原时间(PT):是反映肝储备功能的重要指标,与患者的预后密切相关,肝硬化失代偿期患者凝血酶原时间不同程度延长,且不能为注射维生素 K 纠正。

4) 胆红素代谢:肝细胞炎症坏死表现为结合胆红素及非结合胆红素均升高,仍以结合胆红素升高为主。胆红素进行性增高常常提示肝病预后不良。

5) 反映肝纤维化的血清学指标:包括Ⅲ型前胶原氨基末端肽(PⅢP)、Ⅳ型胶原、透明质酸、层粘连蛋白等,上述指标升高及其程度可反映肝纤维化存在及其程度,但要注意这些指标会受肝炎症、坏死等因素影响,尚不能作为确诊肝纤维化的指标,联合检测有一定的临床价值。

(5) 血清免疫学检查

1) 病毒性肝炎血清标记物:乙、丙、丁病毒性肝炎血清标记物有助于分析肝硬化病因。

2) 自身免疫抗体:常见如血清抗线粒体抗体在原发性胆汁性肝硬化患者中阳性率可达 90% 以上,抗核抗体、抗平滑肌抗体阳性往往提示自身免疫性肝炎。

3) 甲胎蛋白(AFP):肝硬化活动时 AFP 可轻度增高,但 AFP 明显升高提示合并原发性肝细胞癌。但注意肝细胞严重坏死时 AFP 亦可升高,但往往伴有转氨酶明显升高,且随转氨酶下降而下降。

2. 影像学检查

(1) 多普勒超声:肝硬化的临床检查中,超声检查是不可缺少的,常表现为肝表面凹凸不平,呈锯齿状,小结节状;肝包膜失去光滑的纤维亮线,回声增强,厚薄不均,肝边缘角变钝或不规则;肝内血管粗细不均匀,扭曲、紊乱;肝实质变化表现肝实质内回声致密,回声弥漫性增强、增粗,结节样光带、光团改变。

(2) 计算机 X 线断层扫描(CT)和磁共振成像(MRI):早期肝可能表现正常或增大,中晚期肝硬化可出现肝叶增大和萎缩,表现为尾状叶、左外叶增大,右叶及左内叶萎缩,肝裂增宽;肝边缘凹凸不平;肝密度高低不均;脾大;门静脉扩张,脾门、胃底、食管下段静脉血管增粗扭曲;腹腔积液。磁共振血管造影(MRA)能清晰地显示门静脉及其属支的开放情况,对门静脉高压病变的病因鉴别及门静脉血管病变的评估有重要意义。

(3) 上消化道造影检查:食管静脉曲张时行食管吞钡 X 线检查显示虫蚀样或蚯蚓状充盈缺损,纵行黏膜皱襞增宽(图 4-11-3),胃底静脉曲张时可见菊花瓣样充盈缺损。

(4) 血管造影:选择性肝动脉造影术可反映肝硬化的程度,范围和类型,对与原发性肝癌的鉴别有一定意义。

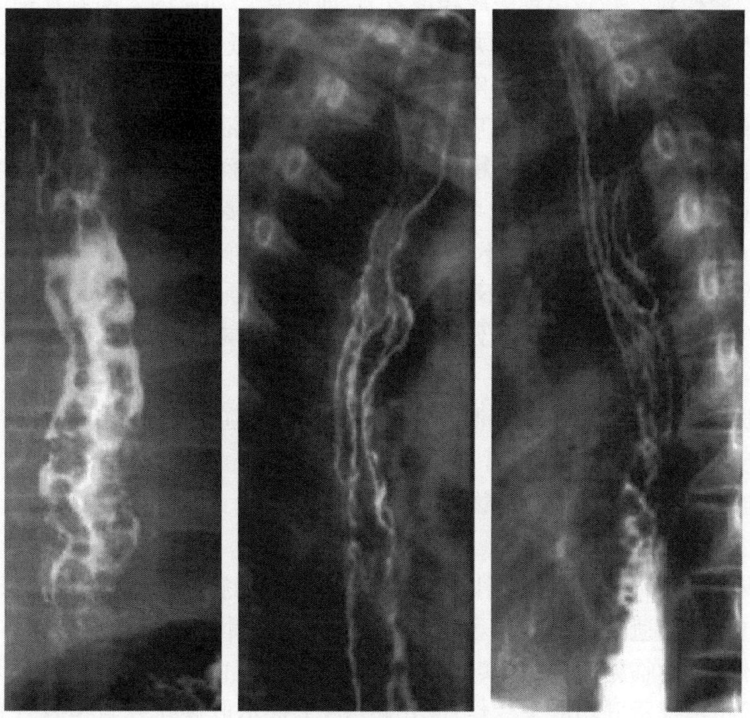

图 4-11-3 食道静脉曲张 X 线下表现

3. 特殊检查

(1) 肝穿刺活组织检查:运用负压吸引一秒钟穿刺技术,在 B 超、CT 的定位和引导下经皮肤穿刺,穿刺获取肝标本一般为 20~30mg,经过处理后作病理组织学、免疫组化等染色,能够了解肝病变的程度和活动性,诊断代偿期的肝硬化,在确定肝纤维化严重程度上是国际公认的金标准。

(2) 胃镜:可确定有无食管胃底静脉曲张,阳性率较钡餐 X 线检查为高,同时了解静脉曲张的程度,并对其出血的风险性进行评估。食管胃底静脉曲张是诊断门静脉高压的最可靠指标(图 4-11-4)。

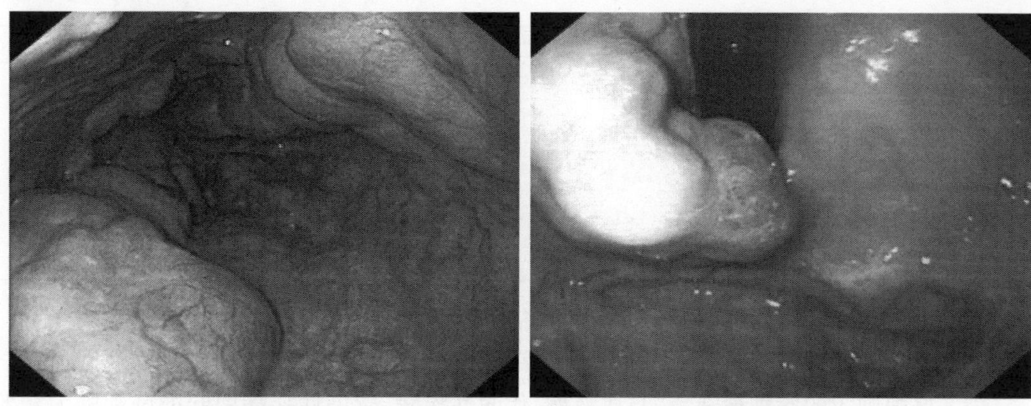

图 4-11-4 左图为重度食道静脉曲张,右图为胃底静脉曲张

4. 腹腔积液检查　新近出现腹腔积液者、较前迅速增加原因未明者及疑似合并 SBP 的患者应做腹腔穿刺，抽腹腔积液作常规检查、腹腔积液白蛋白测定、胆固醇测定、腺苷脱氨酶(ADA)测定、细菌培养及细胞学检查等。腹腔积液检查是区分漏出液和渗出液的主要检测指标，如果怀疑有腹腔积液感染，为提高培养阳性率，腹腔积液培养应在床边进行，使用血培养瓶，分别作需氧和厌氧菌培养。腹腔积液呈血性应高度怀疑癌变，细胞学检查有助诊断。

5. 腹腔镜检查　诊断肝硬化的可靠方法之一，可直接观察肝外形，表面、色泽、边缘及脾等改变，典型者可见肝表面高低不平，呈结节状，腹膜静脉曲张及脾大，还可以在直视下行肝穿刺取活组织检查，对于临床不能确诊的病例经此项检查可确诊，并可以发现早期病变。结合腹腔镜下表现取病变明显处活检对肝硬化的诊断价值高于影像学检查手段或常规肝活检。

6. 门静脉测压　经颈静脉插管测定肝静脉楔入压与游离压，两者之差为肝静脉压力梯度(HVPG)，反映门静脉压力。正常多小于 5mmHg，大于 10mmHg 则为门脉高压症。门静脉压力的测定是评价降门脉压力药物疗效的金标准。

【诊断与鉴别诊断】

1. 肝硬化的诊断　肝硬化依据以下可作出诊断。①病史：有病毒性肝炎、长期大量饮酒、药物使用史、家族遗传性疾病史等可导致肝硬化的病因；②临床症状与体征：有肝功能减退和门静脉高压的临床表现；③实验室检查血清白蛋白下降、血清胆红素升高及凝血酶原时间延长等指标提示肝功能失代偿；④B 超或 CT 提示肝硬化及胃镜发现食管胃底静脉曲张。肝活组织检查见假小叶形成是诊断本病的金标准。

代偿期肝硬化的临床诊断常有困难，对慢性病毒性肝炎、长期大量饮酒者应长期密切随访，注意肝脾情况及肝功能试验的变化，如发现脾大、肝功能异常变化、B 超显示肝实质回声不均等变化，应注意代偿期肝硬化，必要时肝穿刺活检可获确诊。完整的诊断应包括病因、病理和并发症。同时，对肝储备功能的评估不但有助预后估计，且对治疗方案的选择具有重要意义，临床常用 Child-Pugh 分级来评估(表 4-11-2)。根据评分的总和将肝储备功能分为 A、B、C 三级，预示着三种不同严重程度的肝损害(分数越高，肝储备功能越差)。

表 4-11-2　肝硬化患者 Child-Pugh 分级标准

临床及生化指标	分数		
	1	2	3
肝性脑病(级)	无	1~2	3~4
腹腔积液	无	轻度	中度以上
血清胆红素(μmol/L)	<34	34~51	>51
血清白蛋白(g/L)	>35	28~35	<28
凝血酶原时间(INR)	<1.3	1.3~1.5	>1.5
或凝血酶原时间较正常延长(S)	1~3	4~6	>6

Child-Pugh 分级：A 级≤6 分，B 级 7~9 分，C 级为≥10 分

2. 肝硬化的鉴别诊断

(1) 肝脾肿大的鉴别诊断：需与血液病、代谢性疾病、感染性疾病引起的肝脾肿大相鉴别，如疟疾、白血病、霍奇金病、血吸虫及黑热病等。

(2) 腹腔积液的鉴别诊断：肝硬化腹腔积液为漏出液，合并 SBP 时呈渗出液，腹腔积液

中性粒细胞增多。肝硬化腹腔积液需与结核性腹膜炎、缩窄性心包炎、慢性肾小球肾炎等相鉴别。

3. 肝硬化并发症的诊断与鉴别诊断

(1) 上消化道出血:常为食管胃底静脉曲张破裂出血,表现为呕血及黑便,需注意与消化性溃疡、肿瘤等相鉴别,胃镜为最简便而有效的检查方法。国外学者认为早期胃镜检查85%~97%病例可明确诊断。国内经验认为,除休克患者、严重心肺疾病患者和极度衰竭的患者外,一般都能安全的接受胃镜检查。目前主张在出血24h内进行胃镜检查以判断出血病灶的部位和性质。

(2) 原发性肝癌:半数以上患者肝区疼痛为首发症状,多为持续性钝痛、刺痛或胀痛,主要是由于肿瘤迅速生长,使肝包膜张力增加所致,当肝癌结节发生坏死、破裂,可引起腹腔内出血,出现腹膜刺激征等急腹症表现;血清AFP明显增高伴有影像学检查提示肝占位性病变时常可确诊。

(3) 肝肾综合征:是一种特殊的,常并发于肝硬化及暴发性肝衰竭(较少见)的肾衰竭。主要诊断标准包括:发展至门脉高压的肝疾病;肾衰竭;休克的出现;感染;近期肾毒性药物治疗史;体液丧失;经过1500ml生理盐水补液后肾功能仍然没有持续的改善;无蛋白尿;B超下未见泌尿系统梗阻。次要诊断标准包括:低尿量(小于500ml/24h);低尿钠;尿渗透压大于血浆渗透压,尿中无红细胞,血清钠浓度低于130mmol/L。

(4) 自发性细菌性腹膜炎(SBP):肝硬化腹腔积液并发SBP的诊断参考标准如下:肝硬化患者短期内腹腔积液明显增加,出现发热、腹痛及腹部压痛、反跳痛等腹膜刺激征;腹腔积液白细胞大于500×10^6/L,中性粒细胞大于250×10^6/L,腹腔积液培养有致病菌生长或涂片阳性者,可确诊断为SBP。SBP主要需与继发性腹膜炎相鉴别,继发性腹膜炎常发于外科急腹症或腹部外科手术后,起病急骤,常伴有明显的脓毒症表现,多为混合性细菌感染;X线片在空腔脏器穿孔时可见膈下游离气体。必要时行内镜、腹腔镜检查,或行剖腹探查术。

(5) 肝性脑病:详见第12章肝性脑病。

【治疗】 本病目前无特效治疗,关键在于早期诊断,针对病因给予相应处理,阻止肝硬化进一步发展,酒精性肝硬化患者必须戒酒,病毒性肝炎且复制活跃患者可行抗病毒治疗,后期积极防治并发症,至终末期则只能有赖于肝移植。

1. 一般治疗

(1) 代偿期患者宜适当减少活动、避免劳累、保证休息,失代偿期尤其当出现并发症时患者需卧床休息。

(2) 肝硬化是一种慢性消耗性疾病,饮食以高热量、高蛋白(肝性脑病时饮食限制蛋白质)和维生素丰富而易消化的食物为原则。盐(1~2g/d)和水(<1000ml)的摄入视病情调整。禁酒,忌用对肝有损害药物。有食管静脉曲张者避免进食粗糙、坚硬食物。对于病情重、进食少、营养状况差的患者,可通过静脉纠正水电解质平衡,适当补充营养,视情况输注白蛋白或血浆。

2. 药物治疗　目前尚无肯定有效的逆转肝硬化治疗药物,治疗原发病以防止起始病因所致的肝炎症坏死,即可一定程度上起到防止肝纤维化发展的作用。对病毒复制活跃的病毒性肝炎肝硬化患者可予抗病毒治疗。

(1) HBV相关肝硬化的抗病毒治疗:肝硬化抗病毒治疗的首要目标是阻止或延缓肝功能失代偿,降低或延缓肝硬化并发症和肝癌的发生,减少或延缓肝移植的需求。决定代偿期肝硬化是否开始抗病毒治疗的唯一因素是 HBV-DNA 水平，与 ALT 水平无关，中国“慢性乙型肝炎防治指南(2010 年版)”对 HBeAg 状况进行了区分，HBeAg 阳性者和阴性者的治疗指征分别为 HBV DNA≥104 拷贝/ml 和≥103 拷贝/ml；失代偿期肝硬化患者只要 HBV-DNA 可检出，应尽早开始抗病毒治疗。

目前的抗病毒药物包括干扰素 α(IFN-α)和核苷(酸)类似物两类，抗病毒治疗药物的选择，应综合考虑可能的获益、安全性风险、耐药风险和经济状况等。肝硬化患者慎用 IFN，应仅限用于代偿良好、既往无任何失代偿史、无门静脉高压、无禁忌证的年轻肝硬化患者，干扰素治疗应十分谨慎，宜从小剂量开始，并根据患者情况逐渐增加到预定治疗剂量，IFN-α 禁用于失代偿期肝硬化患者。核苷(酸)类似物包括拉米夫定(lamivudine，LAM)、阿德福韦酯(adefovir，ADV)、恩替卡韦(entecavir，ETV)、替比夫定(telbivudine，LdT)和替诺福韦酯(tenofovir，TDF)。对 HBV 相关肝硬化患者，只要条件允许，尽可能选择高效低耐药药物如 ETV、TDF 的单药长期治疗。

(2) HCV 相关肝硬化的抗病毒治疗：肝功能代偿的肝硬化(Child-Pugh A 级)患者，在无治疗禁忌证的情况下，可进行标准的抗病毒治疗方案，但应密切观察药物不良反应，尤其对那些合并脾功能亢进、门静脉高压者，必要时可采用生长因子对抗不良反应。常用治疗方案：①PEG-IFNα 联合利巴韦林治疗方案：PEG-IFNα180μg，每周 1 次皮下注射，联合口服利巴韦林 1000mg/d，至 12 周时检测 HCV-RNA。如 HCVRNA 下降幅度<2 个对数级，则考虑停药。如 HCV-RNA 定性检测为阴转，或低于定量法的最低检测界限，继续治疗至 48 周。如 HCV-RNA 未转阴，但下降≥2 个对数级，则继续治疗到 24 周。如 24 周时 HCV-RNA 转阴，可继续治疗到 48 周；如果 24 周时仍未转阴，则停药观察；②普通干扰素联合利巴韦林治疗方案：IFN-α 3~5Mu，隔日 1 次肌内或皮下注射，联合口服利巴韦林 1000mg/d，建议治疗 48 周；③不能耐受利巴韦林不良反应者的治疗方案：可单用普通 IFNα、复合 IFN 或 PEG-IFNα。

3. 腹腔积液

(1) 一般治疗：限制钠和水的摄入钠摄入量限制在 60~90mmol/d(相当于食盐 1.5~2g/d)。限钠饮食和卧床休息是腹腔积液的基础治疗，部分轻、中度腹腔积液患者经此治疗可发生自发性利尿，腹腔积液消退。应用利尿剂时，可适当放宽钠摄入量。有稀释性低钠血症(<130mmol/L)者，应同时限制水摄入，摄入水量在 800~1000ml/d。

(2) 利尿剂：对上述基础治疗无效或腹腔积液较大量者应使用利尿剂。临床常用的利尿剂为螺内酯和呋塞米。前者为潴钾利尿剂，单独长期大量使用可发生高钾血症；后者为排钾利尿剂，单独应用应同时补钾。由于肝硬化腹腔积液患者血浆醛固酮浓度增高，在钠的重吸收中起重要作用，故目前利尿剂首选醛固酮拮抗剂-螺内酯。先用螺内酯 40~80mg/d，4~5 日后视利尿效果加用呋塞米 20~40mg/d，以后再视利尿效果分别逐步加大两药剂量(最大剂量螺内酯 400mg/d，呋塞米 160mg/d)。目前主张两药合用，既可加强疗效，又可减少不良反应。理想的利尿效果为每日体重减轻 0.3~0.5kg(无水肿者)或 0.8~1kg(有下肢水肿者)。过量使用利尿剂会导致水电解质紊乱，严重者诱发肝性脑病和肝肾综合征。因此，使用利尿剂时应监测体重变化及血生化。如出现肝性脑病、低钠血症(<120mmol/L)，肌酐>120mmol/L 时应停用利尿剂。

(3) 提高血浆胶体渗透压：对低蛋白血症患者，每周定期输注白蛋白或血浆，可通过提高胶体渗透压促进腹腔积液消退。

(4) 腹腔穿刺大量放液(LVP)加输注白蛋白治疗:美国肝病学会实践指南推荐将连续LVP加白蛋白作为治疗顽固性腹腔积液的首选治疗。1次6L穿刺放液可除去10日的潴留钠(780mmol)。大量穿刺放液(>5L)后建议立即予以静脉内胶体液替代,如每去除1L腹腔积液给予白蛋白6~8g,以减少血管内容量不足、血管紧张素及抗利尿激素系统激活、肾功能损伤。

(5) 自身腹腔积液浓缩回输:包括腹腔积液浓缩处理(超滤或透析)回输静脉和回输腹腔,起到清除腹腔积液,保留蛋白,增加有效血容量的作用。不良反应和并发症有发热、寒战、感染、上消化道出血、心力衰竭和肺水肿等,感染性或癌性腹腔积液不能回输。

4. 并发症的治疗

(1) 食管胃底静脉曲张破裂出血:急性出血死亡率高,急救措施包括防治失血性休克、积极的止血措施预防感染和肝性脑病等。治疗目的是控制急性出血和预防再次出血。治疗手段包括药物治疗、三腔管气囊压迫止血、内镜治疗和外科治疗等。

1) 药物治疗:控制急性出血的药物包括血管加压素、生长抑素/奥曲肽和特利加压素等。①血管加压素:有效剂量为0.4 U/min,持续静脉滴注,出血停止后可再减量(0.2 U/min)滴注数小时。由于容易发生腹痛、心肌梗死、心律失常等并发症,现常与硝酸甘油同用以减少并发症的发生和提高控制出血的疗效。②特利加压素是加压素的3-甘氨酰赖氨酸衍生物,半减期5~10h,其降低门脉压、减少侧支血流及曲张静脉压的作用均十分稳定,不良反应少于血管加压素。特利加压素推荐剂量是起始2mg q4h,出血停止后可改为1mg Bid,一般维持5日。③生长抑素及其类似物:生长抑素降门脉压作用强于血管加压素,与特利加压素治疗相当,但是生长抑素的不良反应更少更轻。使用方法是在首剂负荷量250 μg快速静脉内滴注后,持续250 μg /h进行静脉滴注。其半减期非常短,仅2~5min,静脉注射后30s起作用,90s达到最大反应。奥曲肽是人工合成的生长抑素类似物,由8个氨基酸组成,它保留了生长抑素的大多数效应并且半衰期更长,生物半减期为113min,在肝硬化患者可长达4h。常用剂量为50 μg静脉推注,继以50 μg/h持续静脉滴注72 h,使用5日或更长时间。

2) 三腔二囊管压迫止血:三腔二囊管压迫可使80%~90%病例的出血得到控制,但是复发出血率同样很高,同时应注意吸入性肺炎、气管阻塞等并发症,严重者可引起死亡。

3) 内镜下治疗措施:内镜治疗的目的是控制急性食管静脉曲张出血及尽可能使静脉曲张消失或减轻以防止其再出血。内镜治疗包括内镜下曲张静脉套扎术(EVL)、硬化剂(EIS)或组织黏合剂注射治疗。

4) 介入治疗:经颈静脉肝内门体分流术(TIPS)在治疗食管胃静脉曲张破裂出血时能在短期内明显降低门静脉压力,具有创伤性小、技术成功率高、并发症发生率低等优点。影响疗效的主要因素是术后分流道狭窄或闭塞,主要发生在术后6~12个月。

5) 外科手术治疗:采用内科药物、消化内镜及介入治疗措施后,仍有大约20%左右的患者出血不能控制或者出血一度停止之后24h内复发出血。外科分流手术在降低再出血率方面非常有效,但是增加了肝性脑病的风险,所以与内镜及药物治疗相比生存率并未改善,肝移植是最理想的选择。

(2) 自发性细菌性腹膜炎:肝硬化合并SBP常迅速加重肝损害、诱发肝肾综合征、肝性脑病等严重并发症,故应立足于早诊、早治。①抗生素治疗:应选择对肠道革兰阴性菌有效、腹腔积液浓度高、肾毒性小的广谱抗生素,以头孢噻肟等第三代头孢菌素为首选,静脉给药，要足量、足疗程。一般于用药 48h 复查腹腔积液常规，如多形核白细胞（PMN）减少一半以上可认为抗生素有效，继续至腹腔积液白细胞恢复正常数日后停药。②静脉输注白蛋白：SBP 最严重的并发症是肝肾综合征，研究证明可降低肝肾综合征发生率及提高生存率，一旦诊断为 SBP 推荐立即给予白蛋白输注 1.5g/（kg · d）、连用 2 日，继 1g/（kg · d）至病情明显改善。③SBP 的预防：急性曲张静脉破裂出血或腹腔积液蛋白低于 10g/L 为发生 SBP 高危因素，宜予喹喏酮类药物口服或静脉用药。

（3）肝肾综合征：治疗原则是增加动脉有效血容量和降低门静脉压力，包括停用任何肾毒性药物，慎用利尿剂；其治疗着重于扩充血浆容量，同时加用血管收缩剂，从而增加肾的灌注，如血管活性药物加输注白蛋白：特利加压素（terlipressin）加输注白蛋白对肝肾综合征的疗效已证实，用法为特利加压素 0.5～1mg/次、每隔 4～6h 一次，无效时可每 2 日加倍量至最大量 12mg/d；白蛋白第 1 日 1g/（kg · d）、继 20～40g/d（若血白蛋白>45g/L 或出现肺水肿时停用）。

5. 肝移植　是对晚期肝硬化治疗的最佳选择，我国大多数肝硬化由 HBV 慢性感染引起，为预防复发，移植后应给予乙型肝炎免疫球蛋白，移植前应口服核苷（酸）类似物降低病毒复制。

【预后】　肝硬化的预后与病因、肝功能代偿程度及并发症有关。酒精性肝硬化、肝淤血等引起的肝硬化，病因如能在肝硬化未进展至失代偿期前予以消除，则病变可趋静止，相对于病毒性肝炎肝硬化好。Child-Pugh 分级与预后密切相关，一年估计生存率 A 级>95%，B 级 75%～95%，C 级为 50%～80%。死亡原因常为肝性脑病、肝肾综合征、食管胃底静脉曲张破裂出血等并发症。

（瞿利帅）

第十二章 肝性脑病

学习目标

1. 掌握 HE 的定义及临床表现、分期。
2. 熟悉 HE 的常用治疗方法及药物。
3. 熟悉 HE 的氨中毒学说机制及常见处理方法。

肝性脑病(hepatic encephalopathy,HE)过去称为肝性昏迷(hepatic coma),是由严重肝病引起的、以代谢紊乱为基础、中枢神经系统功能失调的综合征,其主要临床表现是意识障碍、行为失常和昏迷。对于有严重肝病尚无明显 HE 的临床表现,而用精细的智力测验或电生理检测可发现异常情况者,称之为轻微 HE,是 HE 发病过程中的一个阶段。

【病因】 大部分 HE 是由各型肝硬化(病毒性肝炎肝硬化最多见)和门体分流手术引起,包括如经颈静脉肝内门体分流术(TIPS),小部分 HE 见于重症病毒性肝炎、中毒性肝炎和药物性肝病的急性或暴发性肝功能衰竭阶段,其余见于原发性肝癌、妊娠期急性脂肪肝、严重胆道感染等。

【诱因】 引起 HE 的诱因可归纳为三方面:①增加氨等含氮物质及其他毒物的来源,如进过量的蛋白质、消化道大出血、氮质血症、口服铵盐、尿素、蛋氨酸等;便秘也是不利的因素,使有毒物质排出减慢;②低钾碱中毒时,NH_4^+容易变成 NH_3,导致氨中毒,常由于大量利尿或放腹腔积液引起;③加重对肝细胞的损害,使肝功能进一步减退,例如手术、麻醉、镇静剂、某些药物、感染和缺氧等。

【发病机制】 关于 HE 的发病机制的研究经历了相当漫长的探索。其中以氨中毒理论的研究最多。近 30 年来,人们对 HE 认识逐渐深入,1971 年 Fischer 等提出了假性神经递质学说,1975 年 Murno 等提出了血浆胰岛素氨基酸失衡学说,1982 年 Schafer 又提出了 γ-氨基丁酸学说。迄今为止 HE 的发病机制仍不甚明了,多数学者认为可能是多种因素综合作用的结果,并提出了多种学说。

1. 氨中毒学说 高血氨与 HE 的关系早已为人们所熟知,所形成的氨学说理论认为肠道产生的氨是 HE 发生机制的关键。血氨主要来自肠道、肾和骨髓肌生成的氨,但胃肠道是氨进入身体的主要门户。正常人胃肠道每日可产氨 4g,大部分是由尿素经肠道细菌的尿素酶分解产生,小部分是食物中的蛋白质被肠道细菌的氨基酸氧化酶分解产生。氨在肠道的吸收主要以非离子型氨(NH_3)弥散进入肠膜,其吸收率比离子型铵(NH_4^+)高得多。游离的 NH_3有毒性,且能透过血脑屏障;NH_4^+呈盐类形式存在,相对无毒,不能透过血脑屏障。NH_3与 NH_4^+的互相转化受 pH 梯度改变的影响。当结肠内 $pH>6$ 时,NH_3大量弥散入血;$pH<6$ 时,则 NH_3从血液转至肠腔,随粪排泄。肾产氨是通过谷氨酰胺酶分解谷氨酰胺为氨,亦受肾小管液 pH 的影响。此外,骨髓肌和心肌在运动时也能产氨。机体清除血氨的主要途径为:①尿素合成,绝大部分来自肠道的氨在肝中经鸟氨酸循环代谢为尿素;②脑、肝、肾等组织在三磷酸腺苷(ATP)的供能条件下,利用和消耗氨以合成谷氨酸和谷氨酰胺;③肾是排泄氨的主要场所,除排出大量尿素外,在排酸的同时,也以 NH_4^+的形式排除大量的氨;④血

氨过高时可从肺部少量呼出。血氨增高后易进入脑内,先和 α-酮戊二酸结合成谷氨酸,进而谷氨酸与氨生成谷氨酰胺,这不仅消耗 ATP,且影响柠檬酸循环,减少 ATP 的形成,导致脑内能量代谢的障碍。但单纯的氨中毒并不直接引起昏迷,它产生中枢神经兴奋反应,表现为过度的运动和抽搐前状态,最后才导致昏迷。临床上,动脉血氨浓度和肝性脑病的严重程度并不都平行,血氨过高本身并不出现 HE 时的脑电图表现。

2. 氨基酸代谢异常和假性神经递质形成 肝为芳香族氨基酸代谢的主要部位,肝衰竭时,血内芳香族氨基酸(包括苯丙氨酸、酪氨酸、色氨酸)升高;而支链氨基酸(包括亮氨酸、异亮氨酸和缬氨酸)主要在肌肉组织和脂库内代谢,肝衰竭时,其代谢增快,同时血胰岛素肝内灭活降低也促进了支链氨基酸的降解,故血内支链氨基酸浓度下降。支链氨基酸与芳香族氨基酸由正常的(3~3.5)∶1 降到 1∶1。酪氨酸、苯丙氨酸等通过血脑屏障,在脑内经 β 羟化酶的作用分别形成鲆胺(β-羟酪胺)和苯乙醇胺,两者的化学结构式与正常兴奋性神经递质去甲肾上腺素相似,通过竞争结合于受体部位,称为假神经递质,但假性神经递质所起的作用仅为真性的 1%。苯丙氨酸和酪氨酸作为酪氨酸羟化酶的底物互相竞争,过多的苯丙氨酸抑制了酪氨酸转变成多巴胺和去甲肾上腺素。脑内过量的色氨酸也增加 5-羟色胺的合成,产生神经抑制作用。

3. γ-氨基丁酸/苯二氮䓬(GABA/BZ)复合体学说 GABA 是哺乳动物大脑的主要抑制性神经递质,由肠道细菌产生,在门体分流和肝衰竭时,可绕过肝进入体循环。近年在暴发性肝衰竭和 HE 的动物模型中发现 GABA 血浓度增高,血脑屏障的通透性也增高,大脑突触后神经元的 GABA 受体显著增多。这种受体不仅能与 GABA 结合,在受体表面的不同部位也能与巴比妥类和苯二氮䓬(benzodimepines,BZ)类药物结合,故称为 GABA/BZ 复合体。GABA 或上述的其他两种的任何一种与受体结合后,都能促进氯离子进入突触后神经元,并引起神经传导抑制,此时用仪器记录的视觉诱发电位与半乳糖胺造成的脑病动物模型的视觉诱发电位相同。临床上肝衰竭患者对苯二氮䓬类镇静药及巴比妥类安眠药极为敏感,而苯二氮䓬拮抗剂如氟马西尼对部分肝性脑病患者具有苏醒作用,支持这一假说。

4. 其他 血中硫醇增多,抑制尿素合成而干扰氨的解毒,抑制线粒体的呼吸过程,抑制脑内钠泵活性;色氨酸在大脑中代谢生成 5-羟色胺及 5-羟吲哚乙酸;锰在大脑中积聚产生毒性等。

【病理生理】 急性肝衰竭所致的 HE 患者的脑部常无明显的解剖异常,主要是继发性脑水肿。慢性肝性脑病患者可能出现 Alzheimer Ⅱ型星形细胞,病程较长者则大脑皮质变薄,神经元及神经纤维消失,皮质深部有片状坏死,甚至累及小脑和基底部,但这些变化与临床神经-精神表现的关系尚不清楚。

【临床表现】 肝性脑病发生在严重肝病和(或)广泛门体分流的基础上,临床上主要表现为高级神经中枢的功能紊乱(如性格改变、智力下降、行为失常、意识障碍等),以及运动和反射异常(如扑翼样震颤、肌阵挛、反射亢进和病理反射等)。肝性脑病的基础疾病不同,其临床表现也比较复杂、多变,早期症状的变异性是本病的特点。根据意识障碍程度、神经系统体征和脑电图改变,可将肝性脑病的临床过程分为四期,分期有助于早期诊断、预后估计及疗效判断。

Ⅰ期,又称前驱期:有细微的性格和行为异常。例如,有的患者不言不语,有的则多言多语;平时表现非常稳重,突然出现幼稚轻率的动作,或衣帽不整,或随地吐痰,随处大小便,脱衣服等;反应和回答问题尚正确,但有时吐字不清,动作缓慢等。此期一般无神经体征,或仅有轻微的表现。令患者两臂平伸,手指分开,可出现手向外侧偏斜,掌指关节、腕关节,甚至肘、肩关节出现急促的不规则扑击样颤抖,称为扑翼样震颤。此期脑电图检查多数正常。

Ⅱ期,又称昏迷前期:以精神错乱、意识模糊、睡眠障碍、行为失常为主要表现,比前一期症状加重。定向力和理解能力均减低,常有语言不清,书写障碍,举动反常如寻衣摸床、手舞足蹈;时有幻视、幻觉、恐惧狂躁,近似一般精神病的表现。此期患者神经系统体征已出现,如肌张力增高、腱反射亢进,锥体束征阳性、脑电图常出现不正常波形,具有一定的特征性。

Ⅲ期,又称昏睡期:以整日昏睡和严重精神错乱为主,各种神经病理体征陆续出现,并逐渐加重。患者24h中大部分时间处在昏睡之中,但呼之能醒,叫醒后数秒钟后又入睡,答话极不准,幻觉,神志不清。扑翼样震颤仍可引出,肌张力增高,四肢被动运动有抵抗,锥体束征常呈阳性,脑电图不正常。

Ⅳ期,又称昏迷期:患者完全丧失神志,进入昏迷状态,呼之不应,不能叫醒。但对疼痛刺激尚有反应,有时出现张目凝视,浅昏迷时膝腱反射亢进,肌张力增高。因查体不能配合,扑翼样震颤不能引出或引出不准确。病情继续发展,则进入深昏迷。此时各种反射消失,肌张力降低,瞳孔散大,呼吸过度换气,阵发性惊厥,各种刺激无反应。

【实验室及辅助检查】

1. 血氨　血氨升高是肝性脑病患者常见的实验室异常。正常人空腹静脉血氨为40~70 μg/dl,慢性肝性脑病尤其是门体分流性脑病患者多半有血氨升高,急性肝性脑病血氨可以正常。

2. 脑电图　是大脑细胞活动时所发出的电活动,正常人的脑电图呈 α 波,每秒8~13次。肝性脑病患者的脑电图表现为节律变慢,Ⅱ~Ⅲ期患者表现为 δ 波或三相波,每秒4~7次;昏迷时表现为高波幅的 δ 波,每秒少于4次,脑电图对轻微肝性脑病和Ⅰ期肝性脑病的诊断价值较小。

3. 诱发电位　是大脑皮质或皮质下层接受到由各种感觉器官受刺激的信息后所产生的电位,其有别于脑电图所记录的大脑自发性电活动。根据受刺激感觉的不同部位可将诱发电位分为视觉诱发电位(VEP)、脑干听觉诱发电位(BAEP)和躯体感觉诱发电位(SEP),可用于轻微肝性脑病的诊断和研究。

4. 心理智能测验　一般将木块图试验、数字连接试验及数字符号试验联合应用,适合于肝性脑病的诊断和轻微肝性脑病的筛选。这些方法简便,无需特殊器材,但受年龄、教育程度的影响。老年人和教育层次比较低者在进行测试时较为迟钝,影响结果。对Ⅱ期以上的肝性脑病不适用。

5. 影像学检查　急性肝性脑病患者进行头部CT或MRI检查时可发现脑水肿,慢性肝性脑病患者则表现为不同程度的脑萎缩。近年来磁共振波谱分析检测慢性肝病患者大脑枕部灰质和顶部皮质可发现某些有机渗透物质如胆碱、谷氨酰胺、肌酸等的含量发生变化。肝性脑病、轻微肝性脑病均有某种程度的改变。此外,MRI检查还可发现基底神经节有T1加权信号增强,与锰在该处沉积有关。

6. 临界视觉闪烁频率　轻度星形细胞肿胀是早期肝性脑病的病理改变,星形胶质细胞轻度肿胀可改变胶质神经元的信号传导。同时,视网膜胶质细胞也有类似变化,故视网膜胶质细胞病变可作为肝性脑病时大脑胶质星形细胞病变的标志,通过测定临界视觉闪烁频率可辅助诊断肝性脑病,用于检测轻微肝性脑病。

【诊断】 诊断肝性脑病的临床表现主要诊断依据为:①严重肝病(或)广泛门体侧支循环;②精神紊乱、昏睡或昏迷;③肝性脑病的诱因;④明显肝功能损害或血氨增高。扑翼样震颤和典型的脑电图改变有重要参考价值。对肝硬化患者进行数字连接试验和心理智能测验可发现轻微肝性脑病。

【鉴别诊断】 有少部分肝性脑病患者肝病病史不明确,以精神症状为突出表现,易被误诊。对于有肝硬化病史的患者肝性脑病首先应与其他因素引起的患者精神状态改变鉴别,尤其是一些常易出现的代谢因素,如低血糖、电解质紊乱等。此外本病应与呼吸衰竭、尿毒症、糖尿病酮症酸中毒引起的代谢性脑病相鉴别,可根据病史、生化检查等明确诊断。对颅内出血、肿瘤、脑炎、脑膜炎、颅内脓肿等可行 CT、MRI 检查、腰穿检查进行鉴别。酒精中毒、药物中毒、重金属中毒等脑病根据病史不难鉴别。此外,肝性脑病还应与多种精神疾病相鉴别。

【治疗】 肝性脑病的治疗是综合性、多环节的。去除肝性脑病发作的诱因、保护肝功能免受进一步损伤、治疗氨中毒及调节神经递质是治疗肝性脑病的主要措施。

1. 及早识别及去除肝性脑病发作的诱因 许多肝性脑病有明确的诱因,这些诱因可增加血氨、其他含氮物质及毒物的水平,促使肝性脑病的发生。因此,控制这些诱因常可有效地制止肝性脑病的发展。例如,上消化道大出血后可诱发肝性脑病,积极止血、纠正贫血、避免输库存血、清除肠道积血等可以预防肝性脑病的发生;低钾性碱中毒是肝硬化患者在进食量减少、利尿过度及大量排放腹腔积液后的内环境紊乱,是诱发或加重肝性脑病的常见原因之一,需及时纠正电解质和酸碱平衡紊乱;合并感染时,肝功能恶化,可促发肝性脑病,一旦发现感染应积极控制感染,选用对肝损害小的广谱抗生素静脉给药;镇静、催眠、镇痛药及麻醉剂可诱发肝性脑病,在肝硬化特别是有严重肝功能减退时应尽量避免使用。当患者发生肝性脑病出现烦躁、抽搐时禁用阿片类、巴比妥类、苯二氮䓬类镇静剂,可试用异丙嗪、氯苯那敏等抗组胺药。

2. 减少肠内氮源性毒物的生成与吸收

(1) 降低饮食中蛋白质负荷:高蛋白饮食可诱发肝性脑病,但过于严格的饮食控制可使已存在的蛋白质-热量营养不良情况加剧,目前饮食蛋白控制仅适用于肝性脑病急性发作时。Ⅲ~Ⅳ期患者应禁止从胃肠道补充蛋白质,可鼻饲或静脉注射 25% 的葡萄糖溶液。Ⅰ~Ⅱ期患者应限制蛋白质在 20g/d 之内,如病情好转,每 3~5 日可增加 10g 蛋白质,以逐渐增加患者对蛋白质的耐受性。待患者完全恢复后每日每千克体重可摄入 0. 8~1. 0g 蛋白质,以维持基本氮平衡。植物蛋白较好,因其含支链氨基酸较多,且所含非吸收性纤维被肠菌酵解产酸有利氨的排出。限制蛋白质饮食的同时应尽量保证热能供应和各种维生素补充。

(2) 乳果糖:是一种合成的双糖,口服后在小肠不会被分解,到达结肠后可被乳酸杆菌、粪肠球菌等细菌分解为乳酸、乙酸而降低肠道的 pH,肠道酸化后对产尿酸酶的细菌生长不利,但有利于不产尿酸酶的乳酸杆菌的生长,使肠道细菌所产的氨减少;此外,酸性的肠道环境可减少氨的吸收,并促进血液中的氨渗入肠道排出。乳果糖疗效确切,可用于各期肝性脑病及轻微肝性脑病的治疗,其剂量为每日 30~60g,分 3 次口服,调整至患者每日排出 2~3 次软便。当患者出现腹泻、腹部痉挛或腹胀气时可将乳果糖减量。对住院的严重肝性脑病患者予大剂量乳果糖口服或鼻胃管灌饲。昏迷的肝性脑病患者可予乳果糖保留灌肠,通常 300ml 乳果糖加 700ml 水保留灌肠,必要时 4h 一次。不良反应主要有腹胀、腹痛、恶心、呕吐等,其口感甜腻,使少数患者不能接受。

(3) 清洁肠道:特别适用于上消化道出血或便秘患者,清除肠道内积食或积血,减少氨、含氮物质及其他有害物质的来源,是重要的辅助治疗。如无上消化道出血,可口服 50% 硫酸镁 40ml 导泻。肝硬化患者上消化道大出血后合并肝性脑病时,可以用弱酸液或乳果糖灌肠。

(4) 抗生素:口服肠道不吸收的抗生素能抑制结肠中分解尿素和蛋白质的细菌的生长,降低结肠中产氨细菌的浓度,目前已较多用于肝性脑病的治疗,由于肠道不吸收或很少吸收,这类药物没有严重的全身反应,常用的有新霉素、甲硝唑等。新霉素的剂量为 2~8g/d,分 4 次口服,口服新霉素很少吸收,长期使用有可能致耳毒性和肾毒性,不宜超过 1 个月。肠道中厌氧的革兰阴性杆菌如拟杆菌是肠道内主要的产氨菌,甲硝唑具有抗厌氧菌作用,能有效用于肝性脑病的治疗。

(5) 生态制剂:肝硬化患者多存在肠道菌群的紊乱,口服某些不产尿素酶的有益菌可抑制有害菌的生长,对减少氨的生成可能有一定作用。目前常用的生态制剂包括嗜酸乳杆菌、双歧杆菌、酪酸菌等。

3. 促进体内氨的代谢

(1) L-鸟氨酸-L-门冬氨酸(ornithine-aspartate,OA):是一种鸟氨酸和门冬氨酸的混合制剂,能刺激肝内尿素合成及谷氨酰胺合成而降低血氨水平。OA 在实验性动物和人的慢性肝衰竭中具有降低血氨的作用。临床随机、双盲、对照研究发现 OA 能有效治疗肝性脑病,降低患者血氨水平,改善精神状态。每日静脉注射 20g 的 OA 可降低血氨,改善症状,不良反应为恶心、呕吐。

(2) 其他:谷氨酸钠、谷氨酸钾及精氨酸等药物理论上具降血氨作用,以往曾在临床上广泛应用,但至今尚无证据肯定其疗效,且这类药物对水电解质、酸碱平衡有较大影响,故近年临床已很少使用。

4. 调节神经递质

(1) GABA/BZ 复合受体拮抗剂:氟马西尼(flumazenil)是一种苯二氮䓬类受体拮抗剂,可以拮抗内源性苯二氮䓬所致的神经抑制。对部分Ⅲ~Ⅳ期患者具有促醒作用。静脉注射氟马西尼起效快,往往在数分钟之内,但维持时间很短,通常在 4h 之内。其用量为 0.5~1mg 静脉注射,或 1mg/h 持续静脉滴注,但目前该药价格较昂贵,使其应用受到限制。

(2) 支链氨基酸:支链氨基酸(BCAA)是一种以亮氨酸、异亮氨酸、缬氨酸等为主的复合氨基酸,可竞争性抑制芳香族氨基酸进入大脑,减少假性神经递质的形成,其疗效尚有争议,但补充支链氨基酸可减少体内蛋白分解,有可能使负氮平衡变为正氮平衡,改善疾病预后。

(3) 纳洛酮:国外有学者发现内源性阿片类物质的积聚与肝性脑病的发病有关。纳洛酮为阿片受体拮抗剂,动物实验发现在急性肝衰竭大鼠模型中应用纳洛酮能改善脑病症状。纳洛酮用于肝性脑病患者治疗,清醒率及清醒时间与对照组差异有显著性。

5. 人工肝　分子吸附剂再循环系统(molecular absorbent recycling system,MARS)可清除肝性脑病患者血液中部分有毒物质、降低血胆红素浓度及改善凝血酶原时间,对肝性脑病有暂时的、一定程度的疗效,有可能赢取时间为肝移植作准备,尤适用于急性肝功能衰竭患者。

6. 肝移植　对于许多目前尚无其他满意治疗方法可以逆转的慢性肝性脑病,肝移植不失为一种有效的治疗方法,故应早期评估患者,尽早列入肝移植名单。

【预后】　该病预后取决于病因。诱因明确并且容易消除者,肝功能较好、分流手术后由于进食高蛋白而引起门体分流性脑病者因诱因明确且容易消除,通常预后较好。有腹腔积液、黄疸、出血倾向的患者多数肝功能很差,其预后也差。暴发性肝衰竭所致的肝性脑病预后最差。肝移植的开展已大大改善难治性肝性脑病的预后。

(瞿利帅)

第十三章　胰　腺　炎

学习目标

1. 了解胰腺炎常见的病因。
2. 掌握慢性胰腺炎的分型及诊断标准。
3. 掌握急性胰腺炎的治疗原则。

第一节　急性胰腺炎

急性胰腺炎(acute pancreatitis,AP)指多种病因引起的胰酶激活,继以胰腺局部炎症反应为主要特征,伴或不伴有其他器官功能改变的疾病。临床以急性持续性上腹痛、影像学显示胰腺损害、血淀粉酶异常增高为特点。多数患者病情较轻,病程呈自限性,少数患者可并发多器官功能障碍及胰腺局部并发症,死亡率高。

【病因】　急性胰腺炎的病因甚多(表4-13-1)。首位原因是胆石症,无明显胆结石者,可能有隐性结石(微结石),部分患者可能存在胰管结石。Oddi括约肌功能障碍(sphincter of Oddi dysfunction,SOD),尤其是胰管型Oddi括约肌功能障碍,往往是无结石患者的病因。酗酒、暴饮暴食亦是急性胰腺炎常见的病因。所谓特发性胰腺炎有时也有因可寻,如遗传因素、解剖异常等。

表4-13-1　急性胰腺炎的病因

胆胰器质性疾病:如结石、细菌感染、寄生虫、瘢痕狭窄、循环障碍、肿瘤等
胆胰功能障碍:Oddi括约肌功能障碍(尤其胰管型Oddi括约肌功能障碍)
酗酒与暴饮暴食
药物:如噻嗪类或襻利尿剂、皮质类固醇、磺胺类等
手术与创伤:如ERCP术后、腹部手术或外伤等
代谢与内分泌因素:如高三酰甘油血症、高钙血症等
感染因素:如流行性腮腺炎、伤寒等
其他:(特发性胰腺炎)

【发病机制】　各种致病因素导致胰管内高压,胰腺细胞内Ca^{2+}水平显著上升,溶酶体在胰泡细胞内提前激活酶原,大量活化的胰酶消化胰腺自身:①损伤腺泡细胞,激活炎症反应的枢纽分子NF-KB,它的下游系列炎症介质如肿瘤坏死因子α、白介素-Ⅰ、花生四烯酸代谢产物(前列腺素、血小板活化因子)、活性氧等均可增加血管通透性,导致大量炎性渗出;②胰腺微循环障碍使胰腺出血、坏死。炎症过程中参与的众多因素可以正反馈方式相互作用,使炎症逐级放大,超过机体的抗炎能力时,炎症向全身扩展,出现多器官炎性损伤及功能障碍。

【病理】　可分为急性水肿型和急性出血坏死型胰腺炎两型。

急性胰腺炎的病理变化主要有胰实质坏死、出血,脂肪坏死和炎性反应。在病变的早期,仅有间质水肿、毛细血管扩张和充血,称为急性间质性(水肿型)胰腺炎。肉眼观察胰腺肿胀、水肿而呈玻璃样光泽,组织质脆。以后胰腺外观呈地图样,色彩斑驳,既有灰色坏死软化区,也有紫黑色出血区,并有散在的黄白色脂肪坏死斑点。腹腔内其他脂肪组织(如大网膜和肠系膜)上也有脂肪坏死灶。如坏死区较陈旧,则有液体或囊肿形成。腹腔内有浆液性稍混浊的带棕红色的渗出液,其中浮有油滴,是为出血坏死型胰腺炎的表现。镜下见胰腺腺泡呈混浊、颗粒状凝固性坏死,间质中有红细胞、中性粒细胞及纤维素渗出,坏死可沿小叶间隙伸展,间隙血管有广泛的坏死性炎,管腔常有血栓形成。后期有化脓性改变,可进展为胰腺坏疽,使整个胰腺毁损。胰腺组织坏死脱落,甚至仅留下一空腔,以致胰腺无法辨认。

胰腺中的脂肪分解酶作用于胰内或其旁的脂肪组织,将脂肪分解为甘油和脂肪酸,出现片状的脂肪坏死。脂肪酸又易与来自血中的钙盐结合,沉积在脂肪坏死的周边部分,形成所谓"皂化斑"。

胰液流入腹腔则引起急性腹膜炎。腹腔渗液内含大量消化酶,可引起网膜及其他腹腔组织和脂肪的消化。胰液并可渗漏入胸腔、胃肠道、肾等胰腺周围组织引起相应损害。此外尚可有胰腺脓肿、假性囊肿等。

【临床表现】

1. 轻症急性胰腺炎(mild acute pancreatitis, MAP) 急性腹痛,位于上腹部,呈持续性,常向背部放射,可向腰背部呈带样放射,取弯腰抱膝位可减轻疼痛,少数无腹痛。可伴有恶心、呕吐,轻度发热。体征上有中上腹压痛,肠鸣音减少,轻度脱水貌。

2. 重症急性胰腺炎 可出现以下全身并发症:低血压,或休克;肺不张、胸腔积液和呼吸衰竭;少尿和急性肾衰竭;耳鸣、复视、谵妄、语言障碍及肢体僵硬,昏迷等胰性脑病表现;上消化道出血;体温持续升高或不降;严重的心律失常、猝死。

体征上可出现腹膜刺激征,上腹或全腹明显压痛,腹肌紧张,反跳痛。肠鸣音减弱或消失,可出现移动性浊音。部分患者由于胰腺渗出、出血、坏死、腹腔出血和积液使血液成分渗入腹壁下,导致脐周皮肤出现青紫或暗红,称 Cullen 征;侧腹壁皮肤出现青紫或暗红者,称 Grey-Turrner 征。少数患者因脾静脉血栓出现门静脉高压,脾大、胃底静脉曲张,发生致命性大出血。横结肠坏死罕见。腹部因液体积聚或假性囊肿形成可触及肿块。

3. 局部并发症

(1) 胰腺脓肿:重症胰腺炎起病 2~3 周后,因胰腺及胰周坏死继发感染形成脓肿。患者常有高热、腹痛、消瘦和全身中毒症状。

(2) 假性囊肿:常在病后 3~4 周形成,多位于胰腺体尾部,囊内无细菌生长,含有胰酶,囊壁无上皮,仅见坏死肉芽和纤维组织,故称"假性囊肿"。一般假性囊肿<5cm,约 50% 的病例 6 周内可自行吸收。

【辅助检查】

1. 诊断急性胰腺炎的重要标志物

(1) 淀粉酶:急性胰腺炎发病后 2~12h 血清淀粉酶开始升高,3~4 日降为正常。淀粉酶高低与急性胰腺炎的病情程度不呈正比例,部分重症胰腺炎合并高三酰甘油血症患者淀粉酶可始终正常,持续升高提示有假性囊肿或其他并发症可能。因淀粉酶主要来自胰腺和唾液腺,淀粉酶增高的其他原因还有唾液腺病、其他急腹症、某些癌肿、肾功能不全、巨淀粉酶血症等。胰源性胸、腹水和胰腺假性囊肿中的淀粉酶常明显升高。

(2) 脂肪酶:只存在于胰腺。急性胰腺炎时血清脂肪酶增高,起病后 24~72h 开始升高,持续 7~10 日,其变化与淀粉酶基本平行,敏感性和特异性均略优于后者。但肠穿孔、肠梗阻时脂肪酶也可增高。

胆石症、胆囊炎、消化性溃疡、肠梗阻等急腹症时,上述两种胰酶的血清水平也可升高,但通常低于正常上限的 2 倍,故这两种胰酶超过正常上限的 3 倍才可诊断急性胰腺炎。

2. 反映重症急性胰腺炎病理生理变化的实验室检测指标 详见表 4-13-2。

表 4-13-2 反映 SAP 病理生理变化的实验室检测指标

检测指标	病理生理变化
白细胞↑	炎症或感染
CRP>150mg/L	炎症
血糖(无糖尿病史)>11.2mmol/L	胰岛素释放减少、胰高糖素释放增加、胰腺坏死
TB、AST、ALT↑	胆道梗阻、肝损伤
白蛋白↓	大量炎性渗出、肝损伤
BUN、肌酐↑	休克、肾功能不全
血氧分压↓	成人呼吸窘迫综合征
血 Ca^{2+}<2mmol/L	Ca^{2+} 内流入腺泡细胞,胰腺坏死
血三酰甘油↑	是急性胰腺炎的病因,也可能是其后果
血钠、钾、pH 异常	肾功能受损、内环境紊乱

3. 了解胰腺等脏器形态改变

(1) 腹部 B 超:在发病初期 24h~48 h 行 B 超检查,可以初步判断胰腺组织形态学变化,有助于判断有无胆道疾病,但受急性胰腺炎时胃肠道积气的影响,对急性胰腺炎常不能作出准确判断。当胰腺发生假性囊肿时,常用腹部超声诊断、随访及协助穿刺定位。

(2) 腹部 CT:CT 扫描为诊断急性胰腺炎的标准影像学方法,必要时行增强 CT 或动态增强 CT 检查。根据炎症的严重程度分级为 A~E 级。

A 级:正常胰腺。

B 级:胰腺实质改变。包括局部或弥漫的腺体增大。

C 级:胰腺实质及周围炎症改变,胰周轻度渗出。

D 级:除 C 级外,胰周渗出显著,胰腺实质内或胰周单个液体积聚。

E 级:广泛的胰腺内、外积液,包括胰腺和脂肪坏死,胰腺脓肿。

A 级~C 级:轻型急性胰腺炎;D 级、E 级:重症急性胰腺炎。

【诊断和鉴别诊断】

1. 诊断 急性、持续性中上腹痛;血清淀粉酶或脂肪酶增高>正常上限 3 倍;急性胰腺炎典型的影像学改变,并排除其他疾病,可诊断急性胰腺炎。轻症急性胰腺炎患者主要表现急性腹痛及腹部压痛,无严重临床表现及并发症,重症急性胰腺炎病情危重,可以并发一个或多个脏器功能障碍和胰腺坏死组织感染,也可伴有严重的代谢紊乱,重症胰腺炎病程发展凶险复杂,国内外提出多种评分系统用于病情严重性及预后的预测,主要有 Ranson 指标、APACHE-Ⅱ指标等。出现下列表现应当按重症胰腺炎处置:①临床表现有烦躁不安、四肢厥冷、皮肤呈斑点状等休克症状;②有明显的腹膜刺激征,Grey-Turrner 征或 Cullen 征;

③实验室检查有血钙显著下降 2mmol/L 以下，血糖>11. 2mmol/L（无糖尿病史），血淀粉酶突然下降；④腹腔诊断性穿刺有高淀粉酶活性的腹水。

2. 鉴别诊断　需与消化性溃疡穿孔、胆石症、急性肠梗阻、AMI 等鉴别。详见本教材相应章节。

【治疗】　轻症急性水肿型胰腺炎患者大都表现为病程自限的特点，治疗的原则是“让胰腺休息”。治疗措施包括禁食、补液、合理使用抗生素、适当止痛，大部分患者 2~3 日后病情可迅速缓解。重症胰腺炎必须采取综合性措施，积极抢救治疗，主要治疗措施如下。

1. 发病初期的处理和监护　目的是纠正水、电解质紊乱，支持治疗，防止局部及全身并发症。内容包括：血、尿、粪常规测定；肝、肾功能、血糖、电解质测定；心电、血压监测；血气分析；中心静脉压测定等。记录 24h 尿量和出入量变化。常规禁食，对有严重腹胀，麻痹性肠梗阻者应进行胃肠减压。在患者腹痛减轻/消失、腹胀减轻/消失、肠道动力恢复/部分恢复时可以考虑开放饮食，开始以碳水化合物为主，逐步过渡至低脂饮食，不以血清淀粉酶活性高低作为开放饮食的必要条件。

2. 器官支持

（1）液体复苏：补液量包括基础需要量和流入组织间隙的液体量。中心静脉压对指导补液量及速度有一定帮助。应根据病情输注胶体物质和补充微量元素、维生素。积极补充碳酸氢钠以纠正代谢性酸中毒。

（2）呼吸功能支持：轻症者可予鼻导管、面罩吸氧，力争使动脉氧饱和度>95%。出现急性肺损伤、呼吸窘迫时，应给予正压机械通气，调节补液量，适当使用利尿剂。

（3）连续性血液净化：SAP 早期使用，可有助于消除部分炎症介质，有利于患者肺、肾、脑等重要器官功能的改善和恢复，避免疾病进一步恶化。

3. 减少胰液分泌及抑制胰酶活性

（1）禁食和胃肠减压：可降低胰液分泌，减轻自身消化。

（2）抑制胃酸分泌：H_2受体拮抗剂和质子泵抑制剂（PPI）可通过抑制胃酸分泌而间接抑制胰腺分泌，此外，尚可预防应激性溃疡的发生。

（3）生长抑素及其拟似物：生长抑素及其拟似物（奥曲肽）可以通过直接抑制胰腺外分泌而发挥作用。生长抑素首次剂量 250 μg，继以 250 μg/h 维持；奥曲肽首次剂量推注 0. 1mg，继以 25~50μg/h 维持治疗。

（4）蛋白酶抑制剂早期、足量应用，可选用加贝酯等制剂。

4. 镇痛　疼痛剧烈时考虑镇痛治疗。在严密观察病情下，可注射盐酸哌替啶。因吗啡可收缩奥狄氏括约肌，胆碱受体拮抗剂如阿托品，654-2 等会诱发或加重肠麻痹，故均不宜使用。

5. 血管活性物质的应用　由于微循环障碍在急性胰腺炎，尤其重症急性胰腺炎发病中起重要作用，可应用改善胰腺和其他器官微循环的药物，如前列腺素 E1 制剂、血小板活化因子拮抗剂制剂、丹参制剂等。

6. 抗生素应用　轻症非胆源性急性胰腺炎不常规使用抗生素。胆源性轻症急性胰腺炎，或重症急性胰腺炎应常规使用抗生素。胰腺感染的致病菌主要为革兰阴性菌和厌氧菌等肠道常驻菌。抗生素的应用应遵循：抗菌谱为革兰阴性菌和厌氧菌为主、脂溶性强、有效通过血胰屏障等三大原则。可选用三代头孢菌素、喹诺酮类抗生素、甲硝唑等药物。临床上无法用细菌感染来解释发热等表现时，应考虑到真菌感染的可能，可经验性应用抗真菌药,同时进行血液或体液真菌培养。

7. 营养支持　轻症急性胰腺炎患者,只需短期禁食,不需肠内或肠外营养。重症急性胰腺炎患者常先施行肠外营养,一般 7~10/d,对于待病情趋向缓解,则考虑实施肠内营养。将鼻饲管放置 Treitz 韧带以下开始肠内营养,应注意补充谷氨酰胺制剂。进行肠内营养时,应注意患者的腹痛、肠麻痹、腹部压痛等胰腺炎症状体征是否加重,并定期复查电解质、血脂、血糖、总胆红素、血清白蛋白水平、血常规及肾功能等,以评价机体代谢状况,调整肠内营养的剂量。

8. 预防和治疗肠道衰竭　对于 SAP 患者,密切观察腹部体征及排便情况,监测肠鸣音的变化。及早给予促肠道动力药物,包括生大黄、硫酸镁、乳果糖等;给予微生态制剂调节肠道细菌菌群;应用谷氨酰胺制剂保护肠道黏膜屏障。同时可应用中药,如芒硝外敷。病情允许下,尽可能尽早恢复饮食或肠内营养对预防肠道衰竭具有重要意义。

9. 胆源型急性胰腺炎(ABP)的内镜治疗　怀疑或已经证实的 ABP,应尽早行治疗性 ERCP,包括鼻胆管引流或 EST 取石,一方面有助于降低胰管内高压,另一方面可迅速控制感染。少数患者或不具备内镜治疗条件的医院需外科手术解除梗阻。

10. 并发症的处理　ARDS 是急性胰腺炎的严重并发症,处理包括机械通气和大剂量、短程皮质类固醇的应用,如甲泼尼龙,必要时行气管镜下肺泡灌洗术。急性肾衰竭主要是支持治疗,稳定血流动力学参数,必要时透析。弥散性血管内凝血(DIC)时应使用肝素。急性胰腺炎有胰液积聚者,部分会发展为假性囊肿。对于胰腺假性囊肿应密切观察,部分会自行吸收,若假性囊肿直径>6cm,且有压迫现象和临床表现,可行穿刺引流或外科手术引流。胰腺脓肿是外科手术干预的绝对指征。上消化道出血,可应用制酸剂,如 H_2受体阻断剂、PPI,少数因门脉高压而致出血者治疗同肝硬化并发胃底食管静脉曲张出血的治疗。

11. 手术治疗　坏死胰腺组织继发感染者在严密观察下考虑外科手术介入。对于重症病例,主张在重症监护和强化保守治疗的基础上,患者的病情仍未稳定或进一步恶化,是进行手术治疗、或腹腔冲洗的指征。

【预后】　轻症患者常在 1 周左右康复,不留后遗症。重症患者死亡率约 15%,经积极抢救幸免于死的患者容易发生胰腺假性囊肿、脓肿等并发症,遗留程度不等的胰腺功能不全。病因未去除的部分患者可反复发作急性胰腺炎,反复炎症及纤维化可演变为慢性胰腺炎。

【预防】　积极治疗胆、胰疾病,适度饮酒及进食,部分患者需严格戒酒。

第二节　慢性胰腺炎

慢性胰腺炎(chronicpancreatitis,CP)是指各种病因引起的胰腺组织和功能不可逆的慢性炎症性疾病,其病理特征为胰腺腺泡萎缩、破坏和间质纤维化。临床以反复发作的上腹部疼痛和(或)胰腺外、内分泌功能不全为主要表现,可伴有胰腺实质钙化、胰管扩张、胰管结石和胰腺假性囊肿形成等。

慢性胰腺炎在欧美国家的发病率为(8.1~26)/10 万,我国 1994~2004 年间多中心临床调查显示,患病率约为 13/10 万,发病率虽低于西方国家,但呈逐年上升的趋势。

【病因和发病机制】　慢性胰腺炎的致病因素较多,且常常是多因素作用的结果。酗酒是主要的因素之一,西方国家占 60%以上,我国约占 35%。其他致病因素有高脂血症、高钙血症、胰腺先天性异常、胰腺外伤或手术、自身免疫性疾病、基因突变或缺失等。20%～30%的患者致病因素不明确。

1. 饮酒 在其他致病因素存在的条件下，乙醇及其代谢产物的细胞毒性作用可导致胰腺进行性损伤和纤维化，胰液黏稠及蛋白沉淀可使胰管引流不畅和结石形成。每日饮酒20g超过10年以上即可造成胰腺不可逆的损伤。

2. 胆道系统疾病 胆道系统疾病是我国慢性胰腺炎的主要病因，占47%～65%，包括急性胆囊炎、胆管炎、胆石症、胆道蛔虫、Oddi括约肌痉挛或功能障碍。

3. 自身免疫性胰腺炎 所有自身免疫病的病理机制均可成为自身免疫性胰腺炎的病因，如干燥综合征、硬化性胆管炎等自身免疫性疾病合并胰腺炎。

4. 急性复发性胰腺炎 小部分反复发生的酒精性急性胰腺炎可逐渐转变为慢性胰腺炎，多数遗传性胰腺炎患者由急性胰腺炎的复发而致。

5. 胰腺分裂症（pancreas divisum） 本病是常见的胰腺先天性发育异常，分裂的背侧胰腺的胰液通过副乳头引流，但常由于副乳头较狭小易引起炎症狭窄造成梗阻，引起胰腺炎及梗阻性疼痛，反复发作可形成慢性胰腺炎。

【病理】 慢性胰腺炎病情轻重不同，病理有较大变化。胰腺表面光滑，但不平整，体积缩小，主胰腺狭窄，远端扩张，其末端常形成带状，管内有白色或无色液体，多数无细菌生长，常可见蛋白沉淀，为结石的前身。显微镜检查可见腺细胞变性坏死、叶间小管扩张、纤维组织增生、炎性细胞浸润及组织硬化。血管变化不大，胰岛受累最晚。上述改变具有进行性不可逆行的特点。自身免疫性胰腺炎组织学表现为非钙化性胰腺腺管的破坏和腺泡细胞的萎缩，组织学显示有淋巴细胞、浆细胞浸润，同时见有纤维化。

【临床表现】

1. 腹痛 是最常见的症状，疼痛常很剧烈，迅速加重并持续较长时间。多呈钻痛或钝痛，局限于上腹部，患者取坐位、膝屈曲时疼痛可有所缓解，但卧位或进食时则疼痛加剧。

2. 胰腺功能不全表现 胰腺有很强的代偿功能，胰腺功能不全多在病变持续5年后发生，外分泌功能低于正常5%以下。腹泻是主要表现，由于脂肪及蛋白质消化酶分泌功能丧失，约半数患者大便次数增多，每日3～10余次不等，带有泡沫和恶臭，多呈酸性反应，有时可见脂肪滴和未消化的纤维。伴有食欲减退、餐后上腹部饱胀、不耐受油腻食物等。长期脂肪和蛋白质吸收不良可引起营养不良、水肿及维生素A、D、E、K等脂溶性维生素缺乏而引起的夜盲症、皮肤粗糙、肌肉无力、出血倾向、钙吸收不良等表现。糖耐量异常是另一主要表现。60%的患者发生隐性糖尿病，糖耐量试验异常，10%～20%的患者有明显的糖尿病症状，是胰岛细胞受累、胰腺内分泌功能不全的结果。

3. 体征 中上腹部轻压痛，压痛与腹痛程度和疾病严重程度不相关。伴有假性囊肿的患者可在中上腹扪及表面光滑的包快。胰头显著纤维化或胰腺假性囊肿可压迫胆总管下端，出现轻、中度黄疸。由于蛋白质、脂肪、糖的消化吸收利用障碍导致体重下降。

【实验室和其他检查】

1. 胰腺内、外分泌功能测定 血糖测定、糖耐量试验及血胰岛素水平可反映胰腺内分泌功能。准确的、临床实用的胰腺外分泌功能检测方法尚有待建立。

2. 免疫学检测 自身免疫性胰腺炎患者血清IgG4常升高，抗核抗体及类风湿因子可阳性。

3. 影像学检查

(1) 胸部和腹部X线片:部分患者可见胰腺钙化,间接征象有“哨兵环”、结肠横断、“肥皂泡”、骨髓梗死、无菌性坏死和胸腔积液等。

(2) 腹部超声和超声内镜(EUS):主要表现为胰腺实质回声增强、主胰管狭窄或不规则扩张及分支胰管扩张、胰管结石、假性囊肿等。腹部超声检查具有无创和经济实惠的优点,可同时显示胰腺周围的组织器官。超声内镜可避免体表超声诊断胰腺疾病的不足,探头更加接近胰腺组织,对慢性胰腺炎和胰腺癌均可提供较为准确的信息。

(3) 腹部CT及MRI:CT可显示胰腺增大或缩小、轮廓不规则、胰腺钙化、胰管不规则扩张或胰腺假性囊肿等改变。MRI对慢性胰腺炎的诊断价值与CT相似,但对胰腺钙化的显示不如CT清楚。

(4) ERCP及MRCP:ERCP是慢性胰腺炎形态学诊断和分期的重要依据。胰管侧支扩张是慢性胰腺炎最早期的特征。其他表现有主胰管和侧支胰管的多灶性扩张、狭窄和形态不规则、结石造成的充盈缺损及黏液栓等。MRCP可显示胰管扩张的程度和结石位置,并能明确部分慢性胰腺炎的病因。近来已逐渐取代诊断性ERCP在慢性胰腺中的作用。

【诊断和鉴别诊断】

1. 诊断　在排除胰腺癌的基础上,将下列4项作为慢性胰腺炎的主要诊断依据:①典型的临床表现(腹痛、胰腺外分泌功能不全症状);②病理学检查;③影像学上有慢性胰腺炎的胰胆改变征象;④实验室检查有胰腺外分泌功能不全的依据。①为诊断所必须,②阳性可确诊,①+③可基本确诊,①+④为疑似患者。

2. 鉴别诊断　慢性胰腺炎与胰腺癌的鉴别尤为重要,且有一定难度,需要内镜超声引导下行细针穿刺活组织检查,甚至开腹手术探查。

【治疗】　慢性胰腺炎的治疗原则为祛除病因、控制症状、改善胰腺功能、治疗并发症和提高生活质量等。

1. 一般治疗　慢性胰腺炎患者需禁酒、戒烟、避免过量高脂、高蛋白饮食。长期脂肪泻患者,应注意补充脂溶性维生素及维生素 B_{12}、叶酸,适当补充各种微量元素。

2. 内科治疗

(1) 急性发作期的治疗:治疗原则同急性胰腺炎。

(2) 胰腺外分泌功能不全的治疗:主要应用外源性胰酶制剂替代治疗并辅助饮食疗法。胰酶制剂对缓解胰源性疼痛也具有一定作用。首选含高活性脂肪酶的超微微粒胰酶胶囊,并建议餐中服用。疗效不佳时可加服PPI、H_2受体拮抗剂等抑酸药物。

(3) 糖尿病:采用强化的常规胰岛素治疗方案,维持慢性胰腺炎患者最佳的代谢状态。由于慢性胰腺炎合并糖尿病患者对胰岛素较敏感,应注意预防低血糖的发生。

(4) 疼痛的治疗:①一般治疗,轻症患者可经戒酒、控制饮食缓解;②药物治疗,止痛药、胰酶制剂和生长抑素及其类似物;③梗阻性疼痛可行内镜治疗,非梗阻性疼痛可行CT、EUS引导下腹腔神经阻滞术;④上述方法无效时可考虑手术治疗。

3. 内镜介入治疗　慢性胰腺炎的内镜治疗主要用于胰管减压和取石,缓解胰源性疼痛、提高生活质量,术式包括胰管扩张、支架置入、取石、碎石、囊肿引流等。对内镜取出困难的、大于5mm的胰管结石,可行体外震波碎石术(ESWL)。ESWL碎石成功率达95%以上,结合内镜治疗,结石清除率可达70%~85%。

4. 外科治疗　手术治疗分为急诊手术和择期手术。

（1）急诊手术适应证：慢性胰腺炎并发症引起的感染、出血、囊肿破裂等

（2）择期手术适应证：①内科和介入治疗无效者；②压迫邻近脏器导致胆道、十二指肠梗阻，内镜治疗无效者，以及左侧门脉高压伴出血者；③假性囊肿、胰瘘或胰源性腹水，内科和介入治疗无效者；④不能排除恶变者。

【预后】 慢性胰腺炎是一种进行性疾病，部分患者可相对稳定，持续进展者可发生内、外分泌功能不全或胰腺癌等，晚期患者多死于并发症。

（鲍柏军）

第十四章 消化道出血

学习目标

1. 掌握上消化道出血的临床表现及诊断依据。
2. 掌握消化道出血的治疗原则。
3. 熟悉消化道出血的病因。

消化道出血(gastrointestinal bleeding)是指从食管到肛门之间消化道的出血,是消化系统常见的病症。轻者可无症状,临床表现多为呕血、便血或潜血,伴有贫血及血容量减少,甚至休克,严重者危及生命。

消化道出血按出血部位可分为上消化出血和下消化道出血,小肠出血是下消化道出血的特殊类型。

【病因】

1. 上消化出血 是指十二指肠悬韧带(Treitz)韧带以上的消化道出血,包括食管、胃、十二指肠的病变,或其邻近脏器病变累及上消化道所致的出血,胃空肠吻合术后的空肠出血亦属这一范畴。

上消化道出血的病因很多,消化性溃疡、肝硬化食管胃底曲张静脉破裂出血、急性糜烂出血性胃炎和胃癌是常见的病因。

其他病因有:①食管疾病,反流性食管炎、食管憩室炎、食管癌、食管异物、食管贲门黏膜撕裂综合征(Mallory-Weiss 综合征)、食管损伤;②胃及十二指肠疾病,胃泌素瘤(Zollinger-Ellison 综合征)、恒径动脉综合征(Dieulafoy 病)、息肉、门脉高压性胃病、胃黏膜脱垂、急性胃扩张、憩室炎、结核、异位胰腺等;③上消化邻近器官或组织的疾病,胆道结石、胆道蛔虫、胆囊癌、胆管癌及壶腹癌、急慢性胰腺炎、胰腺癌合并脓肿溃破、主动脉瘤破入食管、胃或十二指肠、纵隔肿瘤破入食管等。

2. 下消化道出血 指十二指肠悬韧带(Treitz 韧带)以下的消化道出血,约占全消化道出血的 10%左右。痔、肛裂是最常见的病因。

其他常见的病因如下:小肠疾病:肠结核、肠伤寒、急性出血坏死性肠炎、钩虫病、小肠肿瘤、小肠血管瘤、空肠憩室炎或溃疡、Meckel 憩室炎或溃疡、肠套叠、血管畸形、缺血性肠病等;结肠疾病:急性细菌性痢疾、阿米巴痢疾、血吸虫病、IBD(溃疡性结肠炎、克罗恩病)、结肠癌、结肠息肉等;直肠肛管疾病:直肠肛管损伤、非特异性直肠炎、放射性直肠炎、直肠息肉、直肠癌等。

3. 全身性疾病在消化系统方面的表现

(1) 血管性疾病:遗传性毛细血管扩张症、血管畸形、血管退行性变、弹性假黄瘤等。

(2) 血液系统疾病:血小板减少性紫癜、过敏性紫癜、白血病、血友病、DIC 及其他凝血机制障碍等。

(3) 其他:系统性红斑狼疮、尿毒症、流行性出血热或钩端螺旋体病等。

【临床表现】 消化道出血的临床表现取决于出血部位、出血量、出血速度,与患者的年龄及循环功能的代偿能力有关。

1. 呕血与黑粪　是上消化道出血的特征性表现。出血后均有黑粪,但不一定有呕血。出血部位在幽门以下者可只表现为黑粪,在幽门以上常兼有呕血。鲜红色血表示出血量大且出血速度快。若出血量少,血液在胃内停留时间较久,经胃酸作用变成酸性血红蛋白则呈咖啡色或赤豆汤样。出血后若无呕血,血液排至肠道而有便意,于排便或排便后起立时晕倒,有时则是上消化道出血的首发症状。

黑粪呈柏油样,黏稠而发亮。高位小肠出血乃至右半结肠出血,如血在肠腔停留较久亦可呈柏油样。

2. 血便和暗红色大便　多为下消化道出血的临床表现,上消化道出血若出血量大、速度快,亦可表现为暗红色大便甚或鲜血便。

3. 失血性周围循环衰竭　出血量占循环血容量的10%以下时,患者一般无明显临床表现;出血量占循环血容量的10%~20%时,可有头晕、无力等症状,多无血压、脉搏等变化;出血量占循环血容量的20%以上时,则有冷汗、四肢厥冷、心慌、脉搏增快等急性失血症状;出血量占循环血容量的30%以上时,则有神志不清、面色苍白、心率加快、脉搏细弱、血压下降、呼吸急促等急性周围循环衰竭的表现。

4. 贫血和血象变化　急性大量出血后均有失血性贫血,但在出血的早期,因血液浓缩,患者血红蛋白浓度、红细胞计数、血细胞比容可无明显变化。出血后,随着组织液渗入血管内,血液稀释,3~4h后可出现贫血,出血后24~72h血液稀释达到最大限度。贫血程度除取决于失血量外,与患者有无贫血基础、出血后液体平衡状况等因素也密切相关。由于应激,末梢血白细胞数在短期内增加,2~3日后渐恢复正常。

急性出血者表现为正细胞正色素性贫血,因骨髓代偿性增生,可暂时出现大细胞性贫血,慢性出血则呈小细胞低色素性贫血。出血24h内网织红细胞即可见增高,出血停止后渐降至正常。

5. 发热　部分患者在大出血后可有低热,一般不超过38.5℃,持续3~5日后降至正常。若体温超过38.5℃,需考虑是否合并有感染。

6. 氮质血症　由于大量血液蛋白质的消化产物在肠道被吸收,血液中尿素氮浓度可暂时增高,称为肠源性氮质血症。一般出血后数小时血尿素氮开始上升,24~48h达到高峰,大多不超过14.3mmol/L,出血停止后渐降至正常。另外,大出血后循环血容量降低引起的肾前性肾功能不全、长期失血肾小管坏死引起的肾性氮质血症亦可出现。

【诊断】

1. 确定消化道出血　根据呕血、黑粪、便血和周围循环衰竭的临床表现,结合呕吐物或粪便潜血阳性、血红蛋白浓度、红细胞计数、血细胞比容下降等实验室证据,可诊断消化道出血,但必须除外以下情况:①需鉴别咯血与呕血;②口腔、鼻、咽喉部的出血;③食物及药物引起的黑粪,如动物血、炭粉、铁剂或铋剂等药物。

2. 估计出血严重程度　每日出血量在50~70ml以上即可引起黑粪,胃内积血量达150 ml可引起呕血。出血量少于400~500ml时血容量很快被组织间液与脾贮存所补充,一般不引起全身症状。短时间内出血量超过全身循环血量的30%可出现周围循环衰竭。频繁呕血说明有活动性出血,鼻胃管抽出红色胃内容物者死亡率达18%~20%,出现休克,入院时血细胞比容低于30%或血红蛋白水平低于80g/L,提示出血量大或速度快,病情严重。

3. 判断是否继续出血和预测再出血　以下征象认为继续出血或再出血:①反复呕血和

(或)黑便次数增多,且色暗红伴肠鸣音亢进;②虽经输血、充分补液,周围循环衰竭未能改善,或虽暂时好转而又继续恶化;③红细胞计数、血红蛋白浓度与血细胞比容继续下降,网织红细胞计数持续增加;④无脱水或肾功能不全依据而氮质血症持续升高。

4. 出血的病因和定位诊断

(1) 病史与体检:半数以上患者根据病史和体检可作出病因诊断或提供重要线索,对非消化系统疾病或全身性疾病引起出血的诊断尤为重要。

(2) 内镜

1) 胃镜和结肠镜:是诊断消化道出血病因、部位和出血情况的首选检查方法。如血压稳定在10.7kPa(80mmHg),血红蛋白不低于50g/L,多主张在出血24~48h内作紧急内镜检查,优点为:易发现病灶,尤其是急性胃黏膜病变,并可观察病变形态和范围;判定是否活动性出血以及预测再出血;可以发现多个或多种病灶;活组织检查可得到病理诊断;可在内镜观察下止血。呕血患者,特别是呕出血凝块者,可先置入胃管,抽吸胃内积血,检查前冰生理盐水洗胃,以免积血影响观察。

2) 胶囊内镜:吞服后借助胃肠蠕动向下推进,并以每秒2帧的速度自动拍摄,并向悬挂在患者腰部的接收机无线传送彩色图像,贮存于电脑,由计算机分析并显示。胶囊在胃肠道内经8~72h后排出体外。对患者无创伤,无痛苦。对胃肠道特别是小肠能提供高质量的图像供诊断用,肠梗阻禁用。该检查在出血活动期或静止期均可进行,对小肠病变诊断率为60%~63%,是目前小肠出血的一线检查方法。在此基础上发现的病变,可采用推进式小肠镜检查进行活检或内镜下治疗。

(3) 影像学检查:X线钡餐检查最好在出血停止和病情稳定后进行,有助于发现肠道憩室及较大的隆起或凹陷样肿瘤。紧急B型超声探查有助于胆道出血的诊断。内镜检查阴性,估计有消化道动脉性出血,可股动脉插管作选择性腹腔动脉或肠系膜上、下动脉造影,若见造影剂外溢,则是消化道出血最可靠的征象,可立即予以经导管栓塞止血,本法也是血管畸形出血的主要诊断方法。

(4) 放射性核素显像检查:由静脉注射^{99m}Tc标记的红细胞,如出血速度在每分钟0.05~0.1ml即能检测到放射性核素从血管外溢到肠腔内。核素标记的红细胞在血管内半衰期较长,标记后12h以上出血部位仍可通过反复扫描确定,故较适用于间歇性出血的定位。

(5) 手术探查:各种检查不能明确出血灶,持续大出血危及患者生命,必须手术探查。

【判断预后】 早期识别再出血及死亡危险性高是患者,加强监护和积极治疗,是急性消化道大出血处理的重点。下列情况死亡率较高:①高龄,>65岁;②合并严重疾病,如心、肺、肝、肾功能不全、脑血管意外等;③本次出血量大或短期内反复出血;④食管胃底静脉曲张出血伴肝衰竭;⑤消化性溃疡Forrest Ia型。

【治疗】 消化道大出血病情重、变化快,积极补充血容量、维持生命体征的稳定应放在一切医疗措施的首位。

1. 一般治疗 卧床休息,抬高下肢,保持患者呼吸道通畅,防止呕血式吸入引起窒息,肝病患者忌用吗啡、巴比妥类药物。大量出血者禁食,出血量减少后可进流质。插胃管,停用损害胃肠黏膜的药物。

严密监测患者生命体征,观察呕血、便血及尿量情况;定期复查血红蛋白浓度、红细胞计数、血细胞比容与血尿素氮;必要时行中心静脉压测定。

2. 积极补充血容量 立即查验血型和配血，建立有效的静脉输液径路补充血容量。尽早输血，在尚未准备好输血前，可先用晶体液或其他血浆代用品。库血含氨量较多，肝硬化患者可诱发脑病，宜用新鲜血。开始输液要快，尽早补足血容量，最好根据中心静脉压调整输液量及速度，老年人尤需注意，以免因输液、输血过多引起肺水肿或诱发再次出血。下列为输注浓缩红细胞的指征：①收缩压<90mmHg，或较基础收缩压降低幅度>30mmHg；②心率增快>120 次/分；③血红蛋白<70g/L 或血细胞比容<25%。输血量以使血红蛋白浓度达到70g/L 左右为宜。

3. 止血措施

（1）食管胃底曲张静脉破裂出血

1）药物：生长抑素或生长抑素拟似物因不伴全身血流动力学改变，短期使用无严重不良反应，已成为治疗食管胃底静脉曲张出血的最常用药物。生长抑素首剂 0.25mg 静脉缓注，继而 0.25mg/h 持续静脉滴注，本品半衰期极短，滴注过程中不能中断，一旦中断超过5min，需重新注射首剂量。奥曲肽是 8 肽的生长抑素拟似物，半衰期较长，首剂 0.1mg 静脉滴注，继以 0.025~0.05mg/h 持续静脉滴注。血管加压素（垂体后叶素）使内脏小动脉收缩，从而减少门静脉血流和压力，计量为 0.2~0.4U/min 静脉持续滴注，连用 24h，继之减半剂量滴注 24h，如出血停止再减半剂量用 24h，本品有减少冠状动脉血流和心搏出量、增加心肌耗氧的作用，高血压和冠心病患者忌用。硝酸甘油可迅速降低门静脉及曲张静脉压。每隔 30min 舌下含化 0.4~0.6mg，通常与加压素合用。

2）内镜治疗：包括硬化治疗和静脉套扎止血。止血成功率与视野是否清晰及操作者的技术水平有关，主要并发症为局部溃疡、出血、穿孔、瘢痕狭窄及异位栓塞等，谨慎操作、术后妥善处理可有效降低并发症。

3）放射介入治疗：经颈静脉门腔静脉金属支架分流术（TIPS）应用血管成形术和金属支架放置术进行肝内门腔静脉分流，降低门静脉压，减少侧支循环量以达到止血目的。其价值如同外科分流术，具有创伤小，分流量个体化等优点。可较长期控制出血，并为择期行分流或断流手术做准备。TIPS 与冠状静脉栓塞术同时进行，其止血效果更好。

4）气囊压迫：在药物治疗无效的大出血时可暂时使用，常用三腔二囊管，对食管和胃底曲张静脉破裂出血有确切的近期止血效果，且为以后内镜治疗创造良好条件，气囊压迫患者痛苦，并发症较多如吸入性肺炎、窒息、食管炎、食管黏膜坏死、心律失常等为其缺点，停用后早期再出血发生率高。当患者合并充血性心力衰竭、呼吸衰竭、心律失常及不能肯定为曲张静脉破裂出血时不宜采用。

5）急诊外科手术并发症多，死亡率高，目前多不采用。

（2）非曲张静脉出血：上消化道大出血指除食管胃底静脉曲张破裂出血之外的其他病因引起的上消化道大出血，以消化性溃疡所致出血最为常见。止血措施主要如下。

1）内镜下止血：起效迅速、疗效确切，应作为首选。根据医院的设备和病变的性质选用药物喷洒和注射、热凝治疗和止血夹等治疗。

2）抑酸药物：抑酸药可提高胃内 pH，既可促进血小板聚集和纤维蛋白凝块的形成，避免血凝块过早溶解有利于止血和预防再出血，又可治疗消化性溃疡。常用的制酸剂主要包括质子泵抑制剂（PPI）和组胺 H_2受体拮抗剂（H_2RA）。①诊断明确后使用大剂量 PPI 治疗，常用药物有奥美拉唑、兰索拉唑、泮托拉唑、雷贝拉唑等，如奥美拉唑 80mg 静脉推注后，以 8mg/h 输注持续 72h；②组胺 H_2 受体拮抗剂：常用药物包括西咪替丁、雷尼替丁、法莫替丁等，口服或静脉滴注。

3）止血药物：不作为一线药物使用。多有凝血功能障碍者，可静脉注射维生素 K_1；为防止继发性纤溶，可使用氨甲苯酸等抗纤溶药。

4）选择性血管造影及栓塞治疗：内镜治疗不成功时，可通过介入栓塞胃十二指肠动脉。上消化道各供血动脉之间侧支循环丰富，超选病变血管介入治疗可减少组织坏死的危险。

5）手术治疗：诊断明确但药物、内镜及介入治疗无效者，须不失时机进行手术。

（3）下消化道出血：下消化道大出血时首要的措施是复苏、恢复血容量，并采用多种方法尽快控制急性出血。

1）炎症及免疫性病变：较常见，如 IBD（溃疡性结肠炎、克罗恩病）、过敏性紫癜，应通过抗炎达到止血的目的。①皮质类固醇：大出血时可予琥珀酸氢化可的松 300～400mg/d 或甲泼尼龙 40～60mg/d 静脉滴注。病情缓解后改口服泼尼松 20～60mg/d；②生长抑素或奥曲肽：大出血时使用方法同前。少量慢性出血，可皮下注射奥曲肽 0.1mg，1～3 次/日；③5-氨基水杨酸类：适用于少量慢性出血。

2）血管畸形：小肠、结肠黏膜下静脉和黏膜毛细血管发育不良出血可自行停止，但再出血率高。内镜下高频电凝或氩离子凝固术治疗（APC）可使黏膜下层小血管残端凝固，是肠血管发育不良简便有效的治疗方法。

3）动脉性出血：急诊结肠镜检查如能发现出血病灶，可在内镜下止血。对内镜不能止血的病灶，可行肠系膜上、下动脉血管介入栓塞治疗。对弥漫性出血、血管造影检查无明显异常征象者，可经导管动脉内注入止血药物，使小动脉收缩，血流量减少，达到止血目的。

4）不明原因反复大出血：经内科保守治疗仍出血不止，危及生命，无论出血病变是否确诊，均是急诊手术的指征。

5）肠息肉及痔疮：肠息肉多可在内镜下摘除，痔疮可通过局部药物治疗、注射硬化剂及结扎疗法止血。

（鲍柏军）

第五篇　泌尿系统疾病

第一章　总　　论

学习目标

1. 掌握肾病的评估和常见综合征。
2. 了解肾结构功能、肾病的防治原则。

泌尿系统由肾、输尿管、膀胱、尿道及有关的血管、神经等组成，主要功能是生成和排泄尿液，并以此排泄人体代谢废物，对维持机体内环境的稳定起重要作用。肾也是一个内分泌器官，主要作用是调节血压、红细胞生成和骨骼生长等。本篇讨论内科范畴内的常见肾病。

【肾的解剖和组织学结构】　人体有两个肾，位于腹膜后脊柱的两旁。左肾上极平第十一胸椎，下极与第二腰椎下缘齐平。右肾上方与肝相邻，上极平第十二胸椎，下极平第三腰椎，位置比左肾低 1～2cm。中国成人肾的长、宽和厚度分别为 10.5～11.5cm、5～7.2cm 和 2～3cm。男性一个肾重量为 100～140g，女性略轻。肾实质分为皮质和髓质两部分。皮质位于表层，主要由肾小体及肾小管曲部构成。髓质位于深部，由 8～18 个肾锥体组成，主要为髓袢和集合管，锥体的尖端终止于肾乳头。

肾由肾单位、肾小球旁器、肾间质、血管和神经组成。肾单位是肾的结构和功能单位，每个肾由约 100 万个(80 万～110 万)肾单位组成，每个肾单位由肾小体及肾小管组成。

肾小体由肾小球和肾小囊两部分组成。肾小球毛细血管壁由多孔的内皮细胞、致密的基膜和伸出许多足突的上皮细胞三层构成。①内皮细胞表面被覆有富含唾液酸蛋白的阴离子表面糖蛋白，使其带有丰富的负电荷；内皮细胞间有较大间隙，小分子物质可以很快通过。②成人基膜厚度为 300～350nm，中层为致密层，内外两层电子密度稀疏，邻近上皮细胞及内皮细胞分泌的糖蛋白(层粘连蛋白、纤连蛋白、硫酸肝素蛋白聚糖、巢蛋白)和Ⅳ型胶原组成了肾小球基膜。③脏层上皮细胞是终末分化细胞，其足突与基膜紧密相接，足突与足突之间有裂隙，裂隙中有一些特殊结构称之为裂隙隔膜(slit diaphragm，SD)，足细胞有多种裂隙膜蛋白，包括 Nephrin、podocin 等，这些蛋白质分子相互插入构成了肾小球滤过屏障的分子筛，在滤过屏障中发挥重要作用。肾小球毛细血管之间有系膜组织支持和联系毛细血管，系膜组织由系膜细胞和系膜基质组成，系膜细胞散在于系膜基质内。

肾小管包括近端肾小管(近曲小管和髓袢降支粗段)、髓袢细段(髓袢降支细段和髓袢升支细段)和远端肾小管(髓袢升支粗段和远曲小管)。远端小管和集合管相连。近端肾小管直部、细段与远端肾小管直部呈“U”形，构成髓袢，髓袢转折入皮质管径变粗形成远端肾小管,延伸成集合管再伸入髓质,末端开口于肾乳头。集合管有浓缩尿液和调节酸碱平衡的作用,从功能上可视为肾单位的一部分。每一条集合管接受多条远端小管运来的液体,多条集合管又汇入乳头管,后者开口于肾小盏。

【肾的生理功能】 肾的生理功能主要是排泄代谢产物及调节水、电解质和酸碱平衡,维持机体内环境稳定。

1. 肾小球滤过功能 肾小球滤过率(glomerular filtration rate,GFR)是指单位时间内(每分钟)两侧肾生成的超滤液量(ml),主要取决于肾小球内毛细血管和肾小囊内的静水压、胶体渗透压、滤过膜面积及滤过膜通透性等因素。有效滤过压是肾小球滤过的动力,有效滤过压=肾小球毛细血管压-(血浆胶体渗透压+肾小囊内压)。当平均动脉压在80~160mmHg范围内变动时,由于肾血流量的自身调节,肾小球毛细血管压和肾小球滤过率可保持相对稳定,这种自身调节具有重要的生理意义。

肾小球滤过功能是代谢产物排泄的主要形式,其中含氮类废物如尿素、肌酐等多由肾小球滤过排出,部分有机酸如马尿酸、苯甲酸、各种胺类及尿酸等也有一部分经肾小球滤过排出。

2. 肾小管重吸收和分泌功能 正常人肾小球每日滤过的原尿可达180L,其中电解质成分与血浆相同。但每日排出的尿量约1.5L,原尿中99%的水和很多物质被肾小管和集合管重吸收回血液。

近端肾小管是大部分物质的主要重吸收部位,滤过的葡萄糖、氨基酸全部被重吸收;Na^+通过Na^+-K^+-ATP酶主动重吸收,主要阴离子HCO_3^-和Cl^-随Na^+一起转运。HCO_3^-重吸收还继发于H^+的分泌。这样90%的HCO_3^-、70%的水和NaCl被重吸收。

肾小管上皮细胞可将本身产生的或血液内的某些物质排泄到尿液中,如H^+、NH_3、肌酐和某些药物等,以调节机体电解质、代谢的酸碱平衡和排出废物。

3. 肾小管浓缩和稀释功能 髓襻细段在原尿的浓缩和稀释过程中起重要作用,内髓处的降支细段对水有较高通透性,但对溶质通透性低,提高了小管液中NaCl和尿素浓度,此过程称为尿液浓缩。髓襻升支细段对水低通透,对尿素中度通透性,对NaCl高度通透。当滤过液进入升支细段后,发生稀释。从升支细段转运出去的NaCl在相邻肾间质,能把降支细段的水析出。当降支内液体再次到达升支时,NaCl再次被转运出,使同一平面肾间质NaCl梯度更高。如此往返循环,最后在髓质形成一个从浅部到深部依次增高的溶质渗透压梯度。除上述髓襻逆流倍增机制外,直小血管所形成的U形血管襻呈发夹样排列并且与髓襻平行走向,也有逆流交换,对维维持髓质内的高渗状态也有重要作用。

通过逆流倍增、髓质渗透梯度及抗利尿激素的作用,肾对水具有强大的调节功能。体内水过多时,肾稀释尿液,排水量增加;体内缺水时,肾小管对水的重吸收增加,排水量减少。

4. 肾的内分泌功能 肾具有重要的内分泌功能,能够合成、调节和分泌多种激素,参与血流动力学调节、红细胞生成及骨代谢等。肾分泌的激素分为血管活性激素和非血管活性激素。前者参与肾的生理功能,主要调节肾的血流动力学和水盐代谢,包括肾素、血管紧张素、前列腺素、激肽释放酶-激肽系统、内皮素、利钠肽及类花生酸类物质;后者主要作用于全身,包括1α-羟化酶和促红细胞生成素等。肾在几种肽和蛋白质激素的清除率和灭活上起着重要的作用,如胰岛素、甲状旁腺素(PTH)和胃泌素等。

【肾疾病的评估】

1. 尿液检查 常为诊断有无肾病的主要依据。

（1）尿量异常：正常人 24h 尿量为 1000～2000ml。多尿指 24h 尿量>2500ml，见于尿崩症、糖尿病及慢性肾衰竭早期；少尿指 24h 尿量<400ml 或尿量持续<17ml/h；无尿指 24h 尿量<100ml 或 12h 完全无尿。少尿或无尿可见于各种原因所致的急性肾衰竭。多尿常伴有夜尿多，即夜尿量超过白天尿量或夜尿量超过 750ml，尿比重常低于 1.018，见于慢性肾衰竭早期，也可见于精神性夜尿。

（2）蛋白尿：每日尿蛋白定量超过 150mg 或尿蛋白/肌酐>200mg/g，或尿蛋白定性试验阳性称为蛋白尿。24h 尿白蛋白排泄在 30～300mg 称为微量白蛋白尿。产生蛋白尿的原因很多，一般可分为生理性和病理性蛋白尿两大类。

1）生理性蛋白尿：多为一过性、量较少，分为功能性蛋白尿和体位性蛋白尿。

A. 功能性蛋白尿：泌尿系统无器质性病变，因剧烈运动、发热、寒冷、紧张等应激状态所导致的一过性、良性蛋白尿。定性试验多不超过（+），定量检查一般<0.5g/24h。

B. 体位性蛋白尿：常出现于直立尤其脊柱前凸体位时出现蛋白尿，卧位时尿蛋白消失，一般定量<1.0g/24h，故又称直立性蛋白尿。多见于瘦高体型的青少年。

2）病理性蛋白尿：多为持续性、量可多可少，分为以下几种。

A. 肾小球性蛋白尿：其病因主要由于肾小球毛细血管壁机械屏障的损伤，足细胞的细胞骨架结构和它们的裂隙膜或 GBM 的损伤，使血浆中大量蛋白质滤过并超出肾小管重吸收能力，而出现于尿中。

根据病变 GBM 损伤程度和尿蛋白组分分为两种：如病变较轻，仅电荷屏障受损，则以中分子蛋白（白蛋白）为主选择性滤过，预后较好，称为选择性蛋白尿；当病变加重，分子和电荷屏障同时受损，大分子蛋白（主要是 IgG、补体）也可滤出，预后较差，称为非选择性蛋白尿。

B. 肾小管性蛋白尿：正常时小分子量蛋白质包括 α1-微球蛋白、溶菌酶、核糖核酸酶等，经肾小球滤过后几乎全被肾小管重吸收，若肾小管对上述物质重吸收障碍或本身分泌的尿类黏蛋白增多引起的蛋白尿，称肾小管性蛋白尿，尿蛋白定量多在 2g/24h 以下，且以小分子蛋白为主。

C. 溢出性蛋白尿：肾小球、肾小管功能均正常，血中有异常蛋白质，可经肾小球滤过，但不被肾小管重吸收，而从尿中排出，如多发性骨髓瘤患者的轻链蛋白尿、血管内溶血的血红蛋白尿及挤压综合征致肌红蛋白尿即属于此类。

此外，肾远曲小管与集合管受损伤后，分泌 IgA 及大分子 Tamm-Horsfall 蛋白，称分泌性蛋白尿；肾组织破坏后胞质中酶及蛋白质释出形成肾组织蛋白尿。尿中若混有脓液、血液或阴道分泌物、磷酸盐及尿液放置过久细菌繁殖均可引起尿混浊，并出现假性蛋白尿，应注意鉴别。

（3）血尿：尿内含有一定量的红细胞，呈淡红色或洗肉水样，称为血尿。分为肉眼血尿和镜下血尿两种。1L 尿含 1ml 血即呈现肉眼血尿。新鲜尿离心沉渣检查每高倍视野红细胞超过 3 个，或 1h 尿红细胞排泄超过 10 万个，或 12h 尿红细胞数超过 50 万个，称为镜下血尿。对血尿应进一步作出定性、定位诊断，用相差显微镜观察尿红细胞形态，将血尿区分为肾小球源性和非肾小球源性两类。前者见于各种肾小球疾病；后者血尿来源于肾小球以下的泌尿系统各部位。

（4）管型尿：管型是以髓袢升支厚壁段及远曲小管分泌的 Tamm-Horsfall 蛋白为基质、细胞或其碎片在肾小管内凝聚而成的柱状体。管型尿可因肾小球或肾小管性疾病而导致，但在发热、运动后偶可见透明管型,此时不一定代表肾有病变。但若有细胞管型或较多的颗粒管型与蛋白尿同时出现,则临床意义较大。

(5) 白细胞尿、脓尿和细菌尿:新鲜尿离心沉渣检查每个高倍镜视野白细胞超过 5 个、1h 新鲜尿液白细胞数超过 40 万或 12h 尿中超过 100 万者称为白细胞尿。变性的白细胞较多或聚集成堆称脓尿,严重脓尿外观呈米汤样混浊。清洁外阴后无菌技术下采集的中段尿标本,如涂片每个高倍镜视野均可见细菌,或培养菌落计数超过 10^5个/ml 时,称为细菌尿,见于尿路感染。

2. 肾小球滤过率测定　肾小球滤过率(GFR)指肾在单位时间内清除血浆中某一物质的能力。通常以清除率测定肾小球滤过率,推算出肾每分钟能清除多少毫升血浆中的该物质,并以体表面积校正。单纯以血肌酐反映肾小球滤过率不够准确。临床上既往多采取留血、尿标本测定肌酐清除率的方法进行肾小球滤过率的评估。正常值平均在 100±10 ml/(min·1.73m^2),女性较男性略低。

美国国家肾基金会的肾病预后的质量倡议(kidney disease outcome quality initiative,K/DOQI),对慢性肾病(chronic kidney disease,CKD)的临床实践指南中推荐用两种公式计算成人肾小球滤过率,一种是 Cockcroft-Gault 公式,一种是 MDRD 的简化公式,其优点是不必留尿。不同国家和民族是否均适用这两种公式尚待进一步的研究。但在某些情况,如年龄或身材大小极端、严重营养不良或肥胖、肌病或瘫痪和素食者,应采用留血、尿测定内生肌酐清除率。

CCr=(140-年龄)×体重(Kg)×88.4/[SCr(umol/L)×72]×(女性×0.85)(Cockcroft-Gault 公式)

eGFR=186×[SCr(mg/dL)]-1.154×[年龄(岁)]-0.203×(女性×0.742)(简化 MDRD 公式)

注:SCr. 1mg/dl=88.4μmol/L;BUN. 1mmol/L =2.8mg/dl

3. 影像学检查　包括超声显像、静脉尿路造影、CT、MRI、肾血管造影、放射性核素检查等。其主要适应证如下。

(1) 超声显像:B 超可了解双肾大小、外形和位置,有无结石、肿瘤、尿路畸形或梗阻等;彩超还可了解肾动脉、肾静脉有无狭窄和血栓形成等。

(2) X 线:腹部平片(KUB),可了解肾大小、外形和位置,有无阳性结石;静脉肾盂造影(IVP),明确肾解剖位置,有无尿路阴性结石、肾盏肾盂破坏,排除尿路梗阻、狭窄或肿瘤等;逆行肾盂造影,清晰度优于 IVP,因需插入导管,目前应用较少。

(3) 螺旋 CT:了解肿块大小、形态和性质,有无结石、畸形或梗阻等。

(4) 磁共振(MRI):了解肾血管病变。

(5) 肾血管造影:包括 X 线、SCTA 和 MRA 等,了解肾动脉有无狭窄及程度,静脉有无血栓。

(6) 膀胱镜:可了解膀胱有无炎症、肿瘤或结核等。

(7) 肾图及肾显像:可了解双侧肾功能,肾形态、位置、血流、功能、梗阻及占位情况等。

4. 肾活检　为了明确诊断、指导治疗或判断预后,无禁忌证时可行肾穿刺活检。肾活检对明确各种原发性肾小球疾病的组织形态学诊断很有帮助,对部分继发性肾小球疾病包括系统性红斑狼疮有无肾损害、分型、活动性、慢性化病变的评估及指导治疗,对遗传性肾病,急性肾损伤和移植肾排斥的诊断及鉴别诊断均具有重要价值。

【肾病常见综合征】 肾及其他泌尿系统疾病经常会同时出现一组临床症状、体征和实验室表现,临床上称为综合征。识别患者属于哪一种综合征对疾病诊断和治疗很有帮助。

1. 肾病综合征 各种原因所致的大量蛋白尿(>3.5g/d),低白蛋白血症(<30g/L),明显水肿和(或)高脂血症的临床综合征。

2. 肾炎综合征 以血尿、蛋白尿、水肿及高血压为特点的综合征。按起病急缓、肾功能的改变和转归,可分为急性肾炎综合征(指急性起病,病程不足一年者)、急进性肾炎综合征(指肾功能急性进行性恶化,于数周至数月内发展为少尿或无尿的肾衰竭者)和慢性肾炎综合征(指病程迁延一年以上)。

3. 无症状尿检异常 包括无症状性蛋白尿和(或)血尿,是指轻、中度蛋白尿和(或)血尿,不伴有水肿、高血压等明显症状。常见于多种原发性肾小球疾病(如肾小球轻微病变、IgA 肾病等)和肾小管-间质病变。

4. 急性肾衰竭综合征 各种原因引起的血肌酐在48h 内绝对值升高≥26.4μmol/L、较基础值升高≥50% 或尿量<0.5ml/(kg·h),持续超过6h,称为急性肾损伤(acute kidney injury,AKI)。急性肾衰竭是急性肾损伤的严重阶段,临床主要表现为少尿、无尿、含氮代谢产物在血中潴留、水电解质及酸碱平衡紊乱等。

5. 慢性肾衰竭综合征 慢性肾病(chronic kidney disease,CKD)是指肾损伤或肾小球滤过率<60ml/(min·1.73m^2),时间>3 个月。慢性肾衰竭是慢性肾病的严重阶段,临床主要表现为消化系症状、心血管并发症及贫血、肾性骨病等。

【肾病的诊断】 肾病的诊断应尽可能做出病因诊断、病理诊断、功能诊断和并发症诊断,以确切反映疾病的性质和程度,为选择治疗方案和判定预后提供依据。

1. 病因诊断 首先应区分肾损害是原发性还是继发性肾病。原发性肾病包括免疫反应介导的肾炎、泌尿系统感染性疾病、肾血管疾病、肾结石、肾肿瘤及先天性肾病等;继发性肾病可继发于肿瘤、代谢、自身免疫等疾病,也可见于各种药物、毒物等对肾造成的损害。

2. 部位诊断 应区别是肾小球疾病,还是肾小管、肾间质及肾血管疾病等。

3. 病理诊断 对肾炎、肾病综合征、急性肾损伤及原因不明的蛋白尿和(或)血尿,通过经皮肾穿刺活体组织检查,可明确疾病的性质、部位及程度,确诊病理类型,探讨发病机制、明确病因,以指导治疗,观察疗效和评估预后。

4. 功能诊断 临床上对于诊断急性肾损伤和慢性肾病的患者,还要进行肾功能的分期诊断。根据血肌酐和尿量的变化,急性肾损伤分为1~3 期,详见本篇第10 章。根据肾小球滤过率下降程度,慢性肾病分为1~5 期,详见本篇第11 章。

5. 并发症诊断 肾病特别是急、慢性肾衰竭可引起全身各个系统并发症,包括中枢神经、呼吸及循环系统等。

【肾病防治】 肾病依据其病因、发病机制、病变部位、病理诊断和功能诊断的不同,选择不同的治疗方案。其治疗原则包括去除诱因,一般治疗,针对病因和发病机制的治疗,并发症的治疗,延缓肾病进展和肾替代治疗。

1. 一般治疗 包括避免劳累,去除感染等诱因,避免接触肾毒性药物或毒物,采取健康的生活方式(如戒烟、限制饮酒、适量运动和控制情绪等)及合理的饮食。

2. 饮食治疗 肾病饮食治疗方案涉及水、钠、钾、磷、蛋白质、脂类、糖类和嘌呤等多种物质摄入的调整和控制。在饮食治疗方面,应注意减少盐(不超过6g/d)的摄入。慢性肾病患者推荐减少蛋白质的摄入量,优质低蛋白摄入的代谢作用可降低尿素氮的产生,减少尿毒症毒素。研究证明优质低蛋白饮食有独立的减轻蛋白尿作用,还有预防和减轻慢性肾衰竭的并发症包括酸中毒,高脂血症,高磷血症和尿毒症症状的效用。最近的研究显示高钠饮食则尿钠排泄增多,体重增加,平均动脉血压较高,尿白蛋白排泄增加。

3. 针对病因和发病机制的治疗

(1) 针对免疫发病机制的治疗:肾病尤其是原发性肾小球疾病和一些继发性肾小球疾病,如狼疮性肾炎和系统性血管炎等,其发病机制主要是异常的免疫反应,所以治疗常包括糖皮质激素及免疫抑制剂治疗。环磷酰胺和硫唑嘌呤较为常用,一些新型免疫抑制剂如环孢素 A、他克莫司和霉酚酸酯等也被用于免疫性肾病的治疗。血液净化治疗如血浆置换等有效清除体内自身抗体和抗原-抗体复合物,可用于治疗重症免疫性肾病,尤其是重症狼疮性肾炎和系统性血管炎肾损害。

(2) 针对非免疫发病机制的治疗:治疗肾病发生和发展的促进因素,如高血压、高血脂、高血糖、高尿酸血症、肥胖、蛋白尿及肾内高凝状态、肾素-血管紧张素系统激活和氧化应激等。使用血管紧张素转换酶抑制剂或血管紧张素Ⅱ受体拮抗剂,抑制肾内过度活跃的肾素-血管紧张素系统,既能够降低系统血压,又能够降低肾小球内压,减少尿蛋白排泄。因此,除了免疫抑制剂治疗外,肾素-血管紧张素系统阻滞剂是延缓肾病进展最重要的治疗措施之一。

4. 并发症的治疗 肾病患者常存在多种并发症,如各种代谢异常、高血压,或者其他脏器疾病,如冠心病、心力衰竭和肝硬化等都可能加重肾病的进展,应该积极治疗。

肾病的并发症可涉及全身各个系统,如感染、凝血功能异常、肾性高血压、肾性贫血、肾性骨病、水和电解质及酸碱平衡紊乱、急性左心衰竭、肺水肿和尿毒症脑病等,这些并发症不仅影响肾病患者的生活质量和生命,还可能进一步加重肾病,形成恶性循环,严重影响患者预后,也应该积极治疗。红细胞生成素(EPO)的广泛应用已使慢性肾衰竭患者的症状和生活质量有明显的改善,活性维生素 D 是治疗继发性甲状旁腺功能亢进的重要药物,不仅有利于继发性甲状旁腺功能亢进相关骨病的治疗,也有利于继发性甲状旁腺功能亢进所致的全身其他脏器损害的好转。HMG-CoA 还原酶抑制剂即他汀类调节血脂药物的降脂治疗,在肾病中也显示了另一些独特的治疗作用。

5. 肾替代治疗 是终末期肾衰竭患者唯一的有效治疗方法。肾替代治疗包括以下几种。

(1)透析治疗

1) 腹膜透析:包括连续性和间歇性腹膜透析两种。随着自动腹膜透析机的应用,腹膜透析相关的感染并发症减少。其操作简便,安全有效及保护残存肾功能较好的特点在肾替代治疗中起了十分重要的作用。

2) 血液透析:通过扩散、对流及吸附清除体内积聚的毒性代谢产物,清除体内潴留的水分,纠正酸中毒,达到治疗目的。随着透析设备更趋先进,治疗效果更好、更安全。

(2) 肾移植:成功的肾移植可以使患者恢复正常的肾功能,包括内分泌和代谢功能。肾移植后需要长期使用免疫抑制剂,以防止排斥反应。近年来随着新型免疫抑制剂的广泛应用,肾移植的存活率明显改善。

6. 中西医结合治疗 祖国医学的辨证施治慢性肾病有许多临床经验,一些中药制剂疗效得以肯定,雷公藤总苷治疗免疫性肾小球肾炎,黄芪减少肾小球性蛋白尿,大黄减轻氮质血症,丹参、川芎等治疗肾病高凝状态等,已得到很多的实验研究证实。但某些传统应用的中草药(如广防己和关木通等含有马兜铃酸的马兜铃属植物)具有肾毒性,已经引起关注。

【进展和展望】 近年来随着分子生物学、细胞遗传学、免疫学、分子遗传学及基因组学、蛋白质组学、代谢组学和生物信息学的进展,对许多肾病病因的认识、发病机制的了解及新的诊断和治疗方法等都取得了可喜的进展。

RAAS过度活化是肾小球硬化和间质纤维化的共同发病机制之一,近几年发现醛固酮也是独立的致肾损害分子。醛固酮不仅通过血流动力学和直接的细胞作用发挥效应,还具有非血流动力学作用,参与肾组织纤维化的发生。"醛固酮逃逸现象"也引起了人们的广泛关注。HMG-CoA还原酶抑制剂能防止氧化低密度脂蛋白介导的足细胞损伤,其机制尚待进一步研究。

通过对明确的遗传性肾炎家系的研究,对某些基因变异所致蛋白缺陷导致肾炎有了明确的认识;也发现足细胞上M-型磷脂酶A_2受体(PLA2R)作为抗原是膜性肾病的可能发病原因,为临床上膜性肾病的诊断和鉴别诊断,监测治疗效果,判断缓解和复发提供了有效的手段。急性肾损伤生物标志物的临床应用也为早期诊断急性肾损伤和判断预后提供了重要指标,并且很有希望成为急性肾损伤未来分期的重要依据。

在循证医学证据基础上一系列重要的临床诊疗指南得到公布或更新,对临床起到了良好的指导实践作用,并且一些重要的肾病得到了重新的定义和分类,而一些新技术和新型治疗药物也开始在临床上得到推广和应用。西那卡塞(cainacalcet,一种钙受体激动剂)是近十年来新问世的治疗继发性甲状旁腺功能亢进的新型药物,临床使用日益增加,研究证实其可用于治疗PTH水平严重升高、且对现有药物治疗无效的患者。干细胞治疗在急性肾损伤和肾纤维化领域开始了有益的尝试,其疗效和临床应用前景值得进一步探索。

肾替代治疗研究的主要方向是生物人工肾、免疫耐受的诱导和异种肾移植。肾干细胞、组织工程学和转基因技术的发展为肾替代治疗的研究提供了重要支持。有研究采用了一种利用再循环透析液的方式进行血液透析的技术,即将体积为总体水一半的透析液装置于袋内,不断进行再循环透析,为发展家庭透析给我们提供了新的思路。

总而言之,肾病已成为当前严重的医学和社会问题,不断地研究和探讨不仅是医学界义不容辞的责任,也是对全社会应尽的义务。

(施　辉)

第二章　肾小球疾病概述

学习目标

1. 熟悉原发性肾小球疾病的临床及病理分型。
2. 熟悉肾小球疾病的临床表现。
3. 了解肾小球疾病的发病机制。

肾小球疾病(renal glomerular disease)系指一组有相似的临床表现,如血尿和(或)蛋白尿为特征的肾病,但病因、发病机制、病理改变、病程和预后不尽相同。根据病因可分为原发性、继发性和遗传性。原发性肾小球疾病系指常病因不明者,继发性肾小球疾病系指系统性疾病(如系统性红斑狼疮、糖尿病等)中的肾小球损害,遗传性肾小球疾病为遗传变异基因所致的肾小球疾病,如 Alport 综合征等。

本章着重介绍原发性肾小球疾病,它占肾小球疾病中的大多数,目前仍是我国引起终末期肾衰竭最主要的原因。

【原发性肾小球疾病的分类】 原发性肾小球疾病可作临床及病理分型。

1. 原发性肾小球疾病的临床分型

(1) 急性肾小球肾炎(acute glomerulonephritis)。

(2) 急进性肾小球肾炎(rapidly progressive glomerulonephritis)。

(3) 慢性肾小球肾炎(chronic glomerulonephritis)。

(4) 无症状性血尿或(和)蛋白尿(asymptomatic hematuria and/or proteinuria),过去曾称为隐匿性肾小球肾炎(latent glomerulonephritis)。

(5) 肾病综合征(nephrotic syndrome)。

2. 原发性肾小球疾病的病理分型 依据世界卫生组织(WHO)1995 年制定的肾小球疾病病理学分类标准,原发性肾小球疾病病理可分为以下几型。

(1) 轻微肾小球病变(minor glomerular abnormalities)。

(2) 局灶节段性病变(focal segmental lesions),包括局灶性肾小球肾炎(focal glomerulonephritis)。

(3) 弥漫性肾小球肾炎(diffuse glomerulonephritis)

1) 膜性肾病(membranous nephropathy)。

2) 增生性肾炎(proliferative glomerulonephritis):①系膜增生性肾小球肾炎(mesangial proliferative glomerulonephritis);②毛细血管内增生性肾小球肾炎(mesangiocapillary glomerulonephritis);③系膜毛细血管性肾小球肾炎(endocapillary glomerulonephritis),又称为膜增生性肾小球肾炎(membranous proliferative glomerulonephritis);④新月体性和坏死性肾小球肾炎(crescentic and necrotizing glomerulonephritis)。

3) 硬化性肾小球肾炎(sclerosing glomerulonephritis)。

(4) 未分类的肾小球肾炎(unclassified glomerulonephritis)。

肾小球疾病的临床和病理类型之间存在一定的联系,但两者之间并无肯定的对应关系。同一病理类型可呈现多种不同的临床表现,而相同的一种临床表现可来自多种不同的病理类型。因此,肾活检是确定肾小球疾病病理类型和病变程度的必需手段,而正确的病理诊断又必须与临床密切结合。

【发病机制】 多数肾小球疾病是免疫介导性炎症疾病。一般认为,免疫机制是肾小球疾病的始发机制,在此基础上炎症介质(如补体、细胞因子、活性氧等)的参与,最后导致肾小球损伤和产生临床症状。在慢性进展过程中也有非免疫、非炎症机制参与。

遗传因素在肾小球疾病的易感性、疾病的严重性和治疗反应上发挥着重要作用。此外,自身免疫导致或参与各种肾炎的证据也引起了广泛重视。

1. 免疫反应 体液免疫中循环免疫复合物(circulating immune complexes,CIC)、原位免疫复合物(in situ immune complex)及自身抗体在肾炎发病机制中的作用已得到公认,细胞免疫的重要作用也得到肯定。

(1) 体液免疫

1) 循环免疫复合物的沉积:某些外源性抗原(如致肾炎链球菌的某些成分)或内源性抗原(如 DNA 的降解产物)可刺激机体产生相应抗体,在血液循环中形成免疫复合物,主要沉积于肾小球基膜内皮下及系膜区,激活有关介质系统,引起肾小球损伤。

2) 原位免疫复合物形成:系指血液循环中游离抗体与肾小球固有抗原或已种植于肾小球的外源性抗原相结合,在肾局部形成免疫复合物,并导致肾炎。形成的部位取决于肾小球抗原的表达部位或者植入抗原的种植部位。

3) 自身抗体:如抗中性粒细胞胞质抗体(ANCA)可以通过与中性粒细胞、血管内皮细胞及补体活化的相互作用造成肾小球的免疫炎症反应,引起典型的少免疫沉积型肾小球肾炎。

(2) 细胞免疫:主要机制包括以下几种:①T 淋巴细胞与固定在肾小球的抗原相互作用;②循环中 T 淋巴细胞与抗原相互作用导致一系列淋巴因子释放、趋化、激活吞噬细胞;③发挥细胞毒性作用。

2. 炎症反应 免疫反应需引起炎症反应才能导致肾小球损伤及其临床症状。炎症介导系统可分成炎症细胞和炎症介质两大类,炎症细胞可产生炎症介质,炎症介质又可趋化、激活炎症细胞,各种炎症介质间又相互促进或制约,形成一个十分复杂的网络关系。

(1) 炎症细胞:主要包括单核-巨噬细胞、中性粒细胞、嗜酸粒细胞及血小板等。炎症细胞可产生多种炎症介质,造成肾小球炎症病变。近年发现肾小球固有细胞(如系膜细胞、内皮细胞和足细胞)具有多种免疫球蛋白和炎症介质的受体,也能分泌多种炎症介质和细胞外基质(ECM),它们在免疫介导性肾小球炎症中并非单纯的无辜受害者,而有时是主动参加者,肾小球细胞自分泌、旁分泌在肾小球疾病发生、发展中具有重要意义。

(2) 炎症介质:近年发现,一系列具有炎症作用的炎症介质在肾炎发病机制中发挥了重要作用。炎症介质可通过收缩或舒张血管影响肾局部的血流动力学,可分别作用于肾小球及间质小管等不同细胞,通过影响细胞的增殖、自分泌和旁分泌,影响细胞外基质的分泌和降解,从而介导炎症损伤及其硬化病变。

【临床表现】

1. 蛋白尿 正常人尿中蛋白质的含量很低,临床上尿常规蛋白定性试验不能测出。当尿蛋白超过 150mg/d,尿蛋白定性可以阳性,称为蛋白尿。

根据形成机制不同,蛋白尿可以分为以下几种:①肾小球性蛋白尿。由于肾小球滤过屏障异常引起的蛋白尿,见于多种肾小球疾病,其特点是肾病水平蛋白尿较常见,成分以白蛋白等中大分子为主。②肾小管性蛋白尿。由于肾小管病变,重吸收蛋白的能力下降,使得正常时从肾小球滤过的小分子蛋白没能有效地被肾小管重吸收,从而出现的蛋白尿称为肾小管性蛋白尿。③溢出性蛋白尿。血液循环中存在大量的可以从肾小球自由滤过的小分子蛋白,超过了肾小管的重吸收极限,从而出现的蛋白尿。见于多发性骨髓瘤时的轻链尿,横纹肌溶解时的肌红蛋白尿,血管内溶血时的血红蛋白尿。④组织性蛋白尿。见于肾盂肾炎、尿路肿瘤时,向尿液中分泌蛋白质而产生的蛋白尿。尿蛋白一般<0.5g/d,很少>1g/d。

肾小球滤过膜由肾小球毛细血管内皮细胞、基膜和脏层上皮细胞(足细胞)所构成,滤过膜屏障作用包括:①分子屏障,肾小球滤过膜仅允许一定大小的蛋白分子通过;②电荷屏障,内皮及足细胞膜含涎蛋白,而基膜含硫酸类肝素,使肾小球滤过膜带负电荷,通过同性电荷相斥原理,阻止带负电荷的血浆蛋白(如白蛋白)滤过。上述任一屏障的损伤均可引起蛋白尿,肾小球性蛋白尿常以白蛋白为主。例如,微小病变型肾病患者大量蛋白尿主要为电荷屏障损伤所致;当分子屏障被破坏时,尿中还可出现除白蛋白以外更大分子的血浆蛋白,如免疫球蛋白、C3 等,则提示肾小球滤过膜有较严重的结构损伤。

2. 血尿　离心后尿沉渣镜检每高倍视野红细胞超过 3 个为显微镜下血尿,1L 尿含 1ml 血即呈现肉眼血尿。肾小球病特别是肾小球肾炎,其血尿常为无痛性、全程性血尿,可呈镜下或肉眼血尿,持续性或间发性。血尿可分为单纯性血尿,也可伴蛋白尿、管型尿,如血尿患者伴较大量蛋白尿和(或)管型尿(特别是红细胞管型),多提示肾小球源性血尿。

可用以下两项检查帮助区分血尿来源:①新鲜尿沉渣相差显微镜检查。变形红细胞血尿为肾小球源性,均一形态正常红细胞尿为非肾小球源性。②尿红细胞容积分布曲线。肾小球源性血尿常呈非对称曲线,其峰值红细胞容积小于静脉峰值红细胞容积;非肾小球源性血尿常呈对称性曲线,其峰值红细胞容积大于静脉峰值红细胞容积。

肾小球源性血尿产生的主要原因为红细胞通过有病理改变的肾小球基膜时,血管内压力挤压受损,其后在漫长的各段肾小管又受不同渗透压和 pH 作用,呈现变形红细胞血尿,红细胞容积变小,甚至破裂。

3. 水肿　肾性水肿的基本病理生理改变为水、钠潴留。肾小球病时水肿可基本分为两大类:①肾病性水肿:主要由于血浆蛋白过低,血浆胶体渗透压降低,液体从血管内渗入组织间隙,产生水肿;此外,部分患者因有效血容量减少,刺激肾素-血管紧张素-醛固酮活性增加和抗利尿激素分泌增加等,可进一步加重水、钠潴留,加重水肿。②肾炎性水肿:主要是由于肾小球滤过率下降,而肾小管回吸收钠增加(球-管失衡)导致水、钠潴留。肾病性水肿组织间隙蛋白含量低,水肿多从下肢部位开始;而肾炎性水肿组织间隙蛋白含量高,水肿多从眼睑、颜面部开始。

4. 高血压　肾小球病常伴高血压,慢性肾衰竭患者 90% 出现高血压。持续存在的高血压会加速肾功能恶化。肾小球病高血压的发生机制:①水、钠潴留,血容量增加引起容量依赖性高血压;②肾素分泌增多,肾实质缺血刺激肾素-血管紧张素分泌增加,小动脉收缩,外周阻力增加,引起肾素依赖性高血压;③肾实质损害后肾内降压物质分泌减少,肾内激肽释放酶-激肽生成减少,前列腺素等生成减少,也是肾性高血压的原因之一。肾小球病所致的高血压多数为容量依赖型,少数为肾素依赖型。但两型高血压常混合存在,有时很难截然分开。近年发现肾局部交感神经过度兴奋也可引起难治性高血压。

5. 肾功能异常　急进性肾小球肾炎常导致急性肾损伤乃至肾衰竭，部分急进性肾小球肾炎患者可有一过性肾功能异常；慢性肾小球肾炎及蛋白尿控制不好的肾病综合征患者随着病程进展至晚期常发展为慢性肾衰竭。

（袁　莉）

第三章　肾小球肾炎

学习目标

1. 掌握各种肾小球肾炎的定义和临床表现。
2. 熟悉各种肾小球肾炎的鉴别诊断和治疗。
3. 了解各种肾小球肾炎的病理学改变。

第一节　急性肾小球肾炎

急性肾小球肾炎(acute glomerulonephritis,AGN)简称急性肾炎(AGN),是以急性肾炎综合征为主要临床表现的一组疾病。其特点为急性起病,患者出现血尿、蛋白尿、水肿和高血压,并可伴有一过性肾功能不全。多见链球菌感染后,而其他细菌、病毒及寄生虫感染亦可引起。本节主要介绍链球菌感染后急性肾小球炎症。

【病因和发病机制】　本病常因β-溶血性链球菌"致肾炎菌株"(常见为A组12型和49型等)感染所致,常见于上呼吸道感染(多为扁桃体炎)、猩红热、皮肤感染(多为脓疱疮)等链球菌感染后。感染的严重程度与急性肾炎的发生和病变轻重并不完全一致。本病主要是由感染所诱发的免疫反应引起,目前认为链球菌的致病抗原系胞质成分(内链素,endostreptosin)或分泌蛋白(外毒素B及其酶原前体),诱发免疫反应后可通过循环免疫复合物沉积于肾小球致病,或种植于肾小球的抗原与循环中的特异抗体相结合形成原位免疫复合物而致病。自身免疫反应也可能参与了发病机制。此外,补体异常活化参与了致病机制,导致肾小球内皮及系膜细胞增生,并可吸引中性粒细胞及单核细胞浸润,导致肾病变。

【病理】　急性期肾体积较正常增大,病变主要累及肾小球。病理类型为弥漫性毛细血管内增生性肾小球肾炎。光镜下通常为弥漫性肾小球病变,以内皮细胞及系膜细胞增生为主要表现,急性期可伴有中性粒细胞和单核细胞浸润。病变严重时,增生和浸润的细胞可压迫毛细血管袢使毛细血管腔狭窄或闭塞。肾小管病变一般较轻,有时可见肾间质轻度水肿及灶状炎性细胞浸润。免疫病理检查可见IgG及C3呈粗颗粒状沿肾小球毛细血管壁和(或)系膜区沉积。电镜检查可见肾小球上皮细胞下有驼峰状大块电子致密物沉积。

【临床表现和实验室检查】　本病多见于儿童,高峰年龄为2~6岁,男性多于女性。通常于前驱感染后1~3周(平均为10日左右)发病,潜伏期相当于致病抗原初次免疫后诱导机体产生免疫复合物所需的时间,呼吸道感染者的潜伏期较皮肤感染者短。本病起病急,病情轻重不一,轻者呈亚临床型(仅有血尿及血清C3规律性变化);典型者呈急性肾炎综合征表现,重症者可发生急性肾衰竭。本病大多预后良好,常可在数月内临床自愈,但是部分患者也可遗留慢性肾病。

本病典型者具有以下表现。

1. 尿液改变　几乎全部患者均有肾小球源性血尿,约30%患者可有肉眼血尿,可伴有中度蛋白尿,少数患者(<20%)可呈肾病综合征范围的大量蛋白尿。尿沉渣除红细胞外,早

期尚可见白细胞和上皮细胞稍增多,并可有红细胞管型。

2. 水肿 80%以上患者均有水肿,常为起病的初发表现。水肿的原因为水、钠潴留。典型表现为晨起眼睑水肿或伴有下肢轻度可凹性水肿,少数严重者可波及全身。

3. 高血压 约80%患者出现一过性轻、中度高血压,常与水、钠潴留有关,利尿后血压可逐渐恢复正常。少数患者可出现严重高血压,甚至高血压脑病。

4. 肾功能异常 患者起病早期可因肾小球滤过率下降,水、钠潴留而尿量减少,少数患者甚至少尿(<400ml/d)。肾功能呈一过性受损,表现为血肌酐轻度升高。多数患者予利尿消肿后数日逐渐恢复正常。仅少数患者可表现为急性肾衰竭,易与急进性肾小球肾炎相混淆。

5. 充血性心力衰竭 常发生于起病后1~2周内,严重水、钠潴留和高血压为重要的诱发因素。患者可有颈静脉怒张、奔马律和肺水肿症状,常需紧急处理。老年患者发生率较高(可达40%),儿童患者少见(<5%)。

6. 免疫学检查异常 起病初期血清C3及总补体下降,8周内渐恢复正常,对诊断本病意义很大。患者血清抗链球菌溶血素"O"滴度可升高,提示近期内曾有过链球菌感染。另外,部分患者起病早期循环免疫复合物及血清冷球蛋白可呈阳性。

【诊断和鉴别诊断】 链球菌感染后1~3周发生血尿、蛋白尿、水肿和高血压,甚至少尿及肾功能不全等急性肾炎综合征表现,伴血清C3下降,病情于发病8周内逐渐减轻到完全恢复正常者,即可临床诊断为急性肾炎。若起病后2~3月病情无明显好转,仍有高血压或持续低补体血症,或肾小球滤过率进行性下降,应及时做肾活检以明确诊断。

1. 其他病原体感染后急性肾炎 许多细菌、病毒及寄生虫感染均可引起急性肾炎。目前较常见于多种病毒(如水痘-带状疱疹病毒、EB病毒、流感病毒等)感染,感染极期或感染后3~5日发病。病毒感染后急性肾炎多数临床表现较轻,常不伴血清补体降低,少有水肿和高血压,肾功能一般正常,临床过程自限。

2. 系膜毛细血管性肾小球肾炎 又称为膜增生性肾小球肾炎。临床上除表现急性肾炎综合征外,但蛋白尿明显,病变持续无自愈倾向。50%~70%患者有持续性低补体血症,8周内不恢复。

3. 系膜增生性肾小球肾炎 即IgA肾病及非IgA系膜增生性肾小球肾炎,可呈现急性肾炎综合征,感染可诱发,但潜伏期短,可在感染后数小时至数日内出现肉眼血尿,血尿可反复发作,患者血清C3一般正常,病情无自愈倾向。

4. 急进性肾小球肾炎 起病与急性肾炎相似,但肾功能进行性恶化。重症急性肾炎呈现急性肾衰竭者与该病相鉴别困难时,应及时作肾活检以明确诊断。

5. 系统性疾病肾受累 系统性红斑狼疮肾炎、系统性血管炎、原发性冷球蛋白血症肾损害等也可表现为急性肾炎综合征,部分也可以出现低补体血症,可根据其他系统受累的典型临床表现和实验室检查加以资鉴别。

【治疗】 本病治疗以休息及对症支持治疗为主,同时防治各种并发症。

1. 一般治疗 急性期应卧床休息,待肉眼血尿消失、水肿消退及血压恢复正常后逐步增加活动量。急性期应予低盐(每日3g以下)饮食。肾功能正常者不需限制蛋白质入量,但肾功能不全时可考虑限制蛋白质摄入,并以优质动物蛋白为主。明显少尿的急性肾衰竭者需限制液体入量。

2. 治疗感染灶 由于本病主要为链球菌感染后造成的免疫反应所致,急性肾炎发作时感染灶多数已经得到控制。因此,以往主张病初注射青霉素 10～14 日(过敏者可用大环内酯类抗生素),但其必要性现有争议。对于反复发作的慢性扁桃体炎,待病情稳定后(尿蛋白少于+,尿沉渣红细胞少于 10 个/HP)可考虑做扁桃体摘除,术前、术后两周需注射青霉素。

3. 对症治疗　包括利尿消肿、降血压,预防心脑并发症的发生。休息、低盐和利尿后高血压控制仍不满意时,可加用降压药物(参见本章第三节)。

4. 透析治疗　少数发生急性肾衰竭而有透析指征时(参见本篇第 10 章),应及时给予透析治疗以帮助患者度过急性期。由于本病具有自愈倾向,肾功能多可逐渐恢复,一般不需要长期维持透析。

【预后】　绝大多数患者于 2～4 周内出现利尿、消肿、降压,尿化验也常随之好转。血清 C3 在 8 周内恢复正常,肾病理检查亦大部分恢复正常或仅遗留系膜细胞增生。少数患者镜下血尿及微量尿蛋白有时可迁延半年至一年才消失。

本病的远期预后各家报道不一,但均认为多数病例预后良好,可完全治愈,约 6%～18% 病例遗留尿异常和(或)高血压。若蛋白尿持续,往往提示患者疾病迁延转为“慢性”,也有患者“临床痊愈”多年后又出现肾小球肾炎表现。影响预后主要因素有:①年龄,成人较儿童差,尤其是老年人;②散发者较流行者预后差;③持续大量蛋白尿、高血压和(或)肾功能损害者预后较差;④肾活检病理组织增生病变重,伴有较多新月体形成者预后差。

第二节　急进性肾小球肾炎

急进性肾小球肾炎(rapidly progressive glomerulonephritis,RPGN,急进性肾炎)是表现为血尿、蛋白尿及短期内进行性肾功能减退的临床综合征,是肾小球肾炎中最严重的类型,病理类型为新月体性肾小球肾炎。

【病理和发病机制】　由多种原因所致的一组疾病,包括:①原发性急进性肾小球肾炎;②继发于全身性疾病(如系统性红斑狼疮肾炎)的急进性肾炎;③在原发性肾小球病(如系膜毛细血管性肾小球肾炎)的基础上形成广泛新月体,即病理类型转化而来的新月体肾小球肾炎。本文着重讨论原发性急进性肾炎。

急进性肾炎根据免疫病理可分为三型,其病因及发病机制各不相同:①Ⅰ型又称抗肾小球基膜型肾小球肾炎,由于抗 GBM 抗体与 GBM 抗原相结合激活补体而致病。②Ⅱ型,又称免疫复合物型,因肾小球内循环免疫复合物的沉积或原位免疫复合物形成,激活补体而致病。③Ⅲ型为少免疫复合物型,肾小球内无或仅微量免疫球蛋白沉积。现已证实 50%～80% 的Ⅲ型患者为原发性小血管炎肾损害,肾可为首发、甚至为唯一受累器官或与其他系统损害并存。原发性小血管炎患者血清抗中性粒细胞胞质抗体(ANCA)常呈阳性。

急进性肾炎患者约半数以上有上呼吸道感染的前驱病史,其中少数为典型的链球菌感染,其他多为病毒感染,但感染与急进性肾炎发病的关系尚未明确。接触某些有机化学溶剂、碳氢化合物如汽油,与急进性肾炎Ⅰ型发病有较密切的关系。某些药物如丙硫氧嘧啶(PTU)、肼苯达嗪等可引起急进性肾炎Ⅲ型。急进性肾炎的诱发因素包括吸烟、吸毒、接触碳氢化合物等。此外,遗传易感性在急进性肾炎发病中也发挥着一定作用。

【病理】　肾体积常较正常增大。病理类型为新月体肾小球肾炎。光镜下通常以广泛(50% 以上)的肾小球囊腔内有大新月体形成(占肾小球囊腔 50% 以上)为主要特征,病变早期为细胞新月体，后期为纤维新月体。另外，Ⅱ型常伴有肾小球内皮细胞和系膜细胞增生，Ⅰ型和Ⅲ型常可见肾小球节段性纤维素样坏死。免疫病理学检查是分型的主要依据，Ⅰ型 IgG 及 C3 呈线条状沿肾小球毛细血管壁分布；Ⅱ型 IgG 及 C3 呈颗粒状沉积于系膜区及毛细血管壁；Ⅲ型肾小球内无或仅有微量免疫沉积物。电镜下Ⅱ型可见电子致密物在系膜区和内皮下沉积，Ⅰ型和Ⅲ型无电子致密物。

【临床表现和实验室检查】　我国以Ⅱ型略为多见，Ⅰ型好发于中青年，Ⅱ型及Ⅲ型常见于中老年患者，男性略多。

患者可有前驱呼吸道感染，起病多较急，病情急骤进展。急性肾炎综合征（急性起病、血尿、蛋白尿、水肿和高血压），多在早期出现少尿或无尿，进行性肾功能恶化并发展成尿毒症为其临床特征。患者常伴有中度贫血。Ⅱ型患者约半数可伴肾病综合征，Ⅲ型患者常有不明原因的发热、乏力、关节痛或咯血等系统性血管炎的表现。

免疫学检查异常主要有抗 GBM 抗体阳性（Ⅰ型）和 ANCA 阳性（Ⅲ型）。此外，Ⅱ型患者的血循环免疫复合物及冷球蛋白可呈阳性，并可伴血清 C3 降低。

B 型超声等影像学检查常显示双肾增大。

【诊断和鉴别诊断】　临床表现为血尿、蛋白尿及短期内肾功能进行性减退患者，应考虑本病并及时进行肾活检。若病理证实为新月体性肾小球肾炎，根据临床和实验室检查能除外系统性疾病，诊断可成立。

原发急进性肾炎应与下列疾病鉴别。

1. 引起少尿性急性肾衰竭的非肾小球病

（1）急性肾小管坏死：常有明确的肾缺血（如休克、脱水）、肾毒性药物（如肾毒性抗生素）或肾小管堵塞（如血管内溶血）等诱因，临床上肾小管损害为主（尿钠增加、低比重尿及低渗透压尿），一般无急性肾炎综合征表现。

（2）急性过敏性间质性肾炎：常有明确的用药史及部分患者有药物变态反应（低热、皮疹等）、血和尿嗜酸粒细胞增加等，可资鉴别，必要时依靠肾活检确诊。

（3）梗阻性肾病：患者常突发或急骤出现无尿，但无急性肾炎综合征表现，B 超、膀胱镜检查或逆行尿路造影可证实尿路梗阻的存在。

2. 引起急进性肾炎综合征的其他肾小球病

（1）继发性急进性肾炎：系统性红斑狼疮肾炎、过敏性紫癜肾炎均可引起新月体性肾小球肾炎，依据系统受累的临床表现和实验室特异检查，鉴别诊断一般不难。

（2）原发性肾小球病：有的病理改变并无新月体形成，但病变较重和（或）持续，临床上可呈现急进性肾炎综合征，如重症毛细血管内增生性肾小球肾炎或重症系膜毛细血管性肾小球肾炎等。临床上鉴别常较困难，常需做肾活检协助诊断。

【治疗】　包括针对急性免疫介导性炎症病变的强化治疗及针对肾病变后果（如水、钠潴留，高血压，尿毒症及感染等）的对症治疗两方面。尤其强调在早期作出病因诊断和免疫病理分型的基础上尽快进行强化治疗。

1. 强化疗法

（1）强化血浆置换疗法：应用血浆置换机分离患者的血浆和血细胞，弃去血浆，以等量正常人的血浆（或血浆白蛋白）和患者血细胞重新输入体内。通常每日或隔日 1 次，每次置换血浆 2 ~ 4L，直到血清抗体（如抗 GBM 抗体、ANCA）转阴或病情好转。该疗法需配合糖皮质激素及细胞毒药物，以防止在机体大量丢失免疫球蛋白后有害抗体大量合成而造成

“反跳”。该疗法适用于各型急进性肾炎,但主要适用于Ⅰ型和就诊时急性肾衰竭已经需要透析的Ⅲ型。

(2) 甲泼尼龙冲击联合环磷酰胺治疗:甲泼尼龙0.5～1.0g溶于5%葡萄糖液中静脉滴注,每日或隔日1次,3次为一疗程。必要时间隔3～5日可进行下一疗程,一般为1～3个疗程。甲泼尼龙冲击疗法也需辅以泼尼松及环磷酰胺常规口服治疗,方法同前。近年有人用环磷酰胺冲击疗法(0.6～1g溶于5%葡萄糖液静脉滴注,每月1次),替代常规口服,可减少环磷酰胺的毒副作用,其确切优缺点和疗效尚待进一步总结。该疗法主要适用Ⅱ、Ⅲ型,Ⅰ型疗效较差。用甲泼尼龙冲击治疗时,应注意继发感染和水、钠潴留等不良反应。

2. 替代治疗　凡急性肾衰竭已达透析指征者,应及时透析。对强化治疗无效的晚期病例或肾功能已无法逆转者,则有赖于长期维持透析。肾移植应在病情静止半年,特别是Ⅰ型患者血中抗GBM抗体需转阴后半年进行。

【预后】　患者若能得到及时明确的诊断和早期强化治疗,预后可得到显著改善。早期强化治疗可使部分患者得到缓解,避免或脱离透析,甚至少数患者肾功能得到完全恢复。若诊断不及时,早期未接受强化治疗,患者多于数周至半年内进展至不可逆的慢性肾衰竭。影响患者预后的主要因素有:①免疫病理类型,Ⅲ型较好,Ⅰ型差,Ⅱ型居中;②强化治疗是否及时,临床无少尿、血肌酐<600μmol/L,病理尚未显示广泛不可逆病变(纤维性新月体、肾小球硬化或间质纤维化)时,即开始治疗者预后较好,否则预后差;③老年患者预后相对较差。

本病缓解后的长期转归,以逐渐转为慢性病变并发展为慢性肾衰竭较为常见,故应特别注意采取措施保护残存肾功能,延缓疾病进展和慢性肾衰竭的发生。部分患者可长期维持缓解。但是ANCA相关小血管炎引起的Ⅲ型可复发,因此还需要1～2年以上的维持治疗以减少复发。

第三节　慢性肾小球肾炎

慢性肾小球肾炎(chronic glomerulonephritis)是由多种病因引起,呈现多种病理类型的一组慢性进行性肾小球疾病。患者常呈现不同程度蛋白尿、血尿、高血压、水肿为基本临床表现,起病方式各有不同,病情迁延,病变缓慢进展,可有不同程度的肾功能减退,最终将发展为慢性肾衰竭的一组肾小球病。

【病因和发病机制】　仅有少数慢性肾炎是由急性肾炎发展所致(直接迁延或临床痊愈若干年后再现),慢性肾炎的病因、发病机制和病理类型不尽相同,但起始因素多为免疫介导炎症。导致病程慢性化的机制除免疫因素外,非免疫非炎症因素占有重要作用。

【病理】　慢性肾炎可见于多种肾病理类型,主要为系膜增生性肾小球肾炎(包括IgA和非IgA系膜增生性肾小球肾炎)、系膜毛细血管性肾小球肾炎、膜性肾病及局灶节段性肾小球硬化等,其中少数非IgA系膜增生性肾小球肾炎可由毛细血管内增生性肾小球肾炎(急性肾炎)转化而来。

病变进展至后期,所有上述不同类型病理变化均可进展为程度不等的肾小球硬化,相应肾单位的肾小管萎缩、肾间质纤维化。疾病晚期肾体积缩小、肾皮质变薄,病理类型均可发展为硬化性肾小球肾炎。

【临床表现和实验室检查】 慢性肾炎可发生于任何年龄，但以青中年为主，男性多见。多数起病缓慢，少数感染后发病者起病急，病情迁延，逐渐进展。临床表现呈多样性，蛋白尿、血尿、高血压、水肿为其基本临床表现，可有不同程度肾功能减退，病情时轻时重、迁延，渐进性发展为慢性肾衰竭。

早期患者可无任何症状，患者可有乏力、疲乏、腰部疼痛、纳差；水肿可有可无，一般不严重。实验室检查多为轻度尿异常，尿蛋白常在 1～3g/d，尿沉渣镜检红细胞可增多，可见管型。血压可正常或轻度升高。肾功能正常或轻度受损（肌酐清除率下降），这种情况可持续数年，甚至数十年，肾功能逐渐恶化并出现相应的临床表现（如贫血、血压增高等），最后进入终末期肾衰竭。有的患者除上述慢性肾炎的一般表现外，血压（特别是舒张压）持续性中等以上程度升高，严重者可有眼底出血、渗出，甚至视盘水肿。如血压控制不好，肾功能恶化较快，预后较差。另外，部分患者可因感染、劳累呈急性发作，或用肾毒性药物后病情急骤恶化，经及时去除诱因和适当治疗后病情可一定程度缓解，但也可能由此而进入不可逆的慢性肾衰竭。

有条件可做肾活检以明确病理类型，肾病理类型是决定肾功能进展快慢的重要因素（如系膜毛细血管性肾小球肾炎进展较快，膜性肾病进展常较慢）。

【诊断和鉴别诊断】 凡尿化验异常（蛋白尿、血尿）伴或不伴水肿及高血压病史达三个月以上，无论有无肾功能损害均应考虑此病，在除外继发性肾小球肾炎及遗传性肾小球肾炎后，临床上可诊断为慢性肾炎。

慢性肾炎主要应与下列疾病鉴别。

1. 继发性肾小球疾病 如狼疮性肾炎、过敏性紫癜肾炎、糖尿病肾病等，依据相应的系统表现及特异性实验室检查，一般不难鉴别。

2. Alport 综合征 常起病于青少年，患者有眼（球型晶状体等）、耳（神经性耳聋）、肾（血尿，轻、中度蛋白尿及进行性肾功能损害）异常，并有家族史（多为 x 连锁显性遗传）。

3. 其他原发性肾小球疾病 ①无症状性血尿和（或）蛋白尿：临床上轻型慢性肾炎应与无症状性血尿和（或）蛋白尿相鉴别，后者主要表现为无症状性血尿和（或）蛋白尿，无水肿、高血压和肾功能减退。②感染后急性肾炎：有前驱感染并以急性发作起病的慢性肾炎与此病相鉴别。两者的潜伏期不同，血清 C3 的动态变化有助鉴别；此外，疾病的转归不同，慢性肾炎无自愈倾向，呈慢性进展，可资鉴别。

4. 原发性高血压肾损害 呈血压明显增高的慢性肾炎需与原发性高血压继发性肾损害（即良性小动脉性肾硬化症）鉴别，后者先有较长期高血压，临床上远曲小管功能损伤（如尿浓缩功能减退，夜尿增多）多较肾小球功能损伤早，尿改变轻微（微量至轻度蛋白尿，可有轻度镜下血尿），常有高血压的其他靶器官（心、脑）并发症。

5. 慢性肾盂肾炎 多有反复发作的泌尿系感染史、并有影像学及肾功能异常，尿沉渣中常有白细胞，尿细菌学检查阳性可资鉴别。

【治疗】 慢性肾炎的治疗应防止或延缓肾功能进行性恶化、改善或缓解临床症状及防治心脑血管并发症为主要目的，而不以消除尿红细胞或轻度尿蛋白为目标。可采用下列综合治疗措施。

1. 积极控制高血压和减少尿蛋白 高血压和尿蛋白是加速肾小球硬化、促进肾功能恶化的重要因素，积极控制高血压和减少尿蛋白是两个重要的环节。高血压的治疗目标：力争把血压控制在理想水平（<130/80mmHg）。尿蛋白的治疗目标：争取减少至<1g/d。

慢性肾炎常有水、钠潴留引起容量依赖性高血压,故高血压患者应限盐(NaCl<3g/d);可选用噻嗪类利尿剂如氢氯噻嗪。Ccr<30ml/min 时,噻嗪类无效应改用袢利尿剂,但一般不宜过多和长久使用。

治疗慢性肾炎高血压,常需要联合用药,往往选用 ACEI 或 ARB,与双氢吡啶钙通道阻滞剂和(或)利尿剂联合,无效时再联合其他降压药物。多年研究证实,ACEI 或 ARB 除具有降低血压作用外,还有减少尿蛋白和延缓肾功能恶化的肾保护作用。后两种作用除通过对肾小球血流动力学的特殊调节作用(扩张入球和出球小动脉,但对出球小动脉扩张作用强于入球小动脉),降低肾小球内高压力、高灌注和高滤过外,并能通过非血流动力学作用(如抑制细胞因子、减少细胞外基质的蓄积)起到减缓肾小球硬化的发展和肾保护作用,为治疗慢性肾炎高血压和(或)减少尿蛋白的首选药物。肾功能不全患者应用 ACEI 或 ARB 要防止高血钾,血肌酐大于264μmol/L(3mg/dl)时务必在严密观察下谨慎使用,少数患者应用 ACEI 有持续性干咳的不良反应。掌握好适应证和应用方法,监测血肌酐、血钾,防止严重不良反应尤为重要。

2. 限制食物中蛋白及磷的入量　肾功能不全患者应限制蛋白及磷的入量,应采用优质低蛋白饮食。

3. 糖皮质激素和细胞毒药物　一般不主张积极应用,但是如果患者肾功能正常或仅轻度受损,病理类型较轻(如轻度系膜增生性肾炎、早期膜性肾病等),而且尿蛋白较多,无禁忌证者可试用,但无效者应及时逐步撤去。

4. 避免加重肾损害的因素　感染、劳累、妊娠及肾毒性药物(如氨基糖苷类抗生素、含马兜铃酸中药等)均可能损伤肾,导致肾功能恶化,应予以避免。

【预后】　慢性肾炎病情迁延,病变均为缓慢进展,最终进展至慢性肾衰竭。病变进展速度个体差异很大,肾病理类型为重要因素,但也与是否重视保护肾、治疗是否恰当及是否避免恶化因素有关。

第四节　无症状血尿和(或)蛋白尿

无症状血尿和(或)蛋白尿(asymptomatic hematuria and/or proteinuria),既往国内称为隐匿型肾小球肾炎(latent glomerulonephritis),指临床上以轻度蛋白尿或(和)血尿为主要表现,无水肿、高血压及肾功能损害一组原发性肾小球疾病,绝大多数患者预后良好。

本组疾病可由多种病理类型的原发性肾小球病所致,但病理改变多较轻。如可见于轻微病变性肾小球肾炎;轻度系膜增生性肾小球肾炎;局灶节段性肾小球肾炎,以及包括上述病理类型的 IgA 肾病。

对单纯性血尿患者(仅有血尿而无蛋白尿),需做相差显微镜尿红细胞形态检查和(或)尿红细胞容积分布曲线测定,以鉴别血尿来源。应除外由于尿路疾病(如尿路结石、肿瘤或炎症)所导致的血尿。确属肾小球源性血尿,又无水肿、高血压及肾功能减退时,即应考虑此病。以反复发作的单纯性血尿为表现者多为 IgA 肾病。诊断本病前还必须小心除外其他肾小球疾病的可能,如系统性疾病(狼疮性肾炎、过敏性紫癜肾炎等)、Alport 综合征早期、薄基膜肾病及非典型的急性肾炎恢复期等。应依据临床表现、家族史和实验室检查予以鉴别,必要时需依赖肾活检方能确诊。

对无症状蛋白尿患者,需做尿蛋白定量和尿蛋白电泳以区分蛋白尿性质,必要时应做尿本-周蛋白检查或尿蛋白免疫电泳。只有确定为肾小球性蛋白尿，且患者无水肿、高血压及肾功能减退时，才能考虑本病诊断。在作出诊断前还必须排除功能性蛋白尿（仅发生于剧烈运动、发热或寒冷时）、体位性蛋白尿（见于青少年，直立时脊柱前凸所致，卧床后蛋白尿消失）等生理性蛋白尿，也需谨慎排除其他原发性或继发性肾小球病（如糖尿病肾病、肾淀粉样变等）的早期或恢复期。必要时需做肾活检确诊。尿蛋白定量<1.0g/d，以白蛋白为主，而无血尿者，称为单纯性蛋白尿，一般预后良好，较少发生肾功能损害。但近年的研究显示，有少部分蛋白尿在0.5～1.0g/d的患者，肾活检病理改变并不轻微，应引起足够重视。

血尿伴蛋白尿患者的病情及预后一般较单纯性血尿患者稍重。

无症状性血尿和（或）蛋白尿一般无需特殊疗法，但应采取以下措施：①对患者应定期（至少每3～6个月1次）检查，监测尿沉渣、尿蛋白、肾功能和血压的变化，女性患者妊娠前及其过程中更需加强监测；②保护肾功能、避免肾损伤的因素；③对反复发作的慢性扁桃体炎与血尿、蛋白尿发作密切相关者，可待急性期过后行扁桃体摘除术，但能否改善患者肾疾病预后目前尚无定论；④可用中医药辨证施治。

无症状性血尿和（或）蛋白尿可长期迁延，也可呈间歇性或时而轻微、时而稍重，大多数患者的肾功能可长期维持正常。但少数患者疾病转归可表现为自动痊愈或尿蛋白渐多、出现高血压和肾功能减退转成慢性肾炎。

（袁　莉）

第四章　肾病综合征

学习目标

1. 掌握肾病综合征的病理生理、诊断和鉴别诊断、激素的使用原则。
2. 熟悉肾病综合征的常见病理类型、并发症。
3. 了解引起肾病综合征的病因。

肾病综合征(nephrotic syndrome,NS)是肾小球疾病引起的一组临床表现证候群,确诊标准是:①尿蛋白大于3.5g/d;②血浆白蛋白低于30g/L;③水肿;④血脂升高。其中①、②两项为诊断所必需。

【病因】 肾病综合征可分为原发性及继发性两大类,可由多种不同病理类型的肾小球疾病所引起(表5-4-1),只有除外继发性肾病综合征后,原发性肾病综合征才能成立。

表5-4-1　肾病综合征的分类和常见病因

分类	儿童	青少年	中老年
原发性	微小病变型肾病	系膜增生性肾小球肾炎 微小病变肾病 局灶性节段性肾小球硬化 系膜毛细血管性肾小球肾炎	膜性肾病
继发性	过敏性紫癜肾炎 乙型肝炎病毒相关性肾炎 系统性红斑狼疮肾炎	系统性红斑狼疮肾炎 过敏性紫癜肾炎 乙型肝炎病毒相关性肾炎	糖尿病肾病 肾淀粉样变性 骨髓瘤性肾病 淋巴瘤或实体瘤性肾病

【病理生理】

1. 大量蛋白尿 是肾病综合征最主要的诊断依据。在正常生理情况下,肾小球滤过膜具有分子屏障及电荷屏障作用,当这些屏障作用受损时,致使原尿中蛋白含量增多,当其增多明显超过近曲小管回吸收量时,形成大量蛋白尿。在此基础上,凡增加肾小球内压力及导致高灌注、高滤过的因素(如高血压、高蛋白饮食或大量输注血浆蛋白)均可加重尿蛋白的排出。

2. 低白蛋白血症 肾病综合征时大量白蛋白从尿中丢失,促进白蛋白肝代偿性合成增加,同时由于近端肾小管摄取滤过蛋白增多,也使肾小管分解蛋白增加。当肝白蛋白合成增加不足以克服丢失和分解时,则出现低白蛋白血症。此外,肾病综合征患者因胃肠道黏膜水肿导致饮食减退、蛋白质摄入不足、吸收不良或丢失,也是加重低白蛋白血症的原因。

除外血浆白蛋白减少外,血浆的某些免疫球蛋白(如IgG)和补体成分、抗凝及纤溶因子、金属结合蛋白及内分泌激素结合蛋白也可减少,尤其是肾小球病理损伤严重,大量蛋白尿和非选择性蛋白尿时更为显著。患者易产生感染、高凝、微量元素缺乏、内分泌紊乱和免疫功能低下等并发症。

3. 水肿　肾病性水肿发生机制详见本篇第2章。肾病综合征时低白蛋白血症、血浆胶体渗透压下降,使水分从血管腔内进入组织间隙,是造成肾病综合征水肿的基本原因。近年的研究表明,约50%患者血容量正常或增加,血浆肾素水平正常或下降,提示某些原发于肾内水、钠潴留因素在肾病综合征水肿发生机制中起一定作用。

4. 高脂血症　高胆固醇和(或)高三酰甘油血症、血清中LDL、VLDL和脂蛋白(a)浓度增加,常与低蛋白血症并存。其发生机制与肝合成脂蛋白增加和脂蛋白分解减弱相关,目前认为后者可能是高脂血症更为重要的原因。

【原发性肾病综合征的病理类型及临床特征】　引起原发性肾病综合征的肾小球疾病主要病理类型有微小病变型肾病、局灶节段性肾小球硬化、膜性肾病、系膜增生性肾小球肾炎及系膜毛细管性肾小球肾炎。它们的病理及临床特征如下。

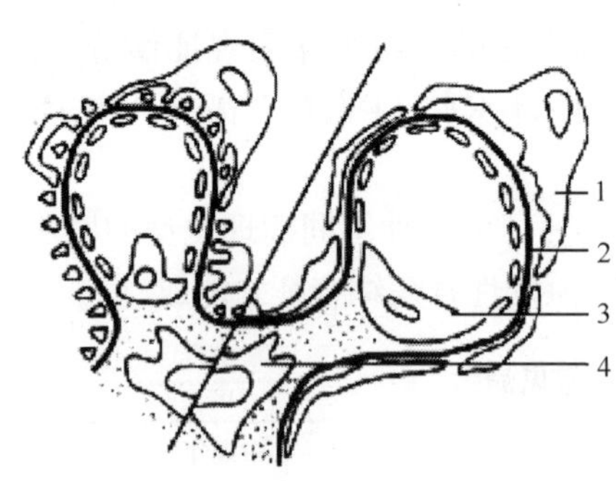

图5-4-1　微小病变型肾病示意图
左. 正常肾小球;右. 病变肾小球。
1. 上皮细胞足突消失;2. 基膜;
3. 内皮细胞;4. 系膜细胞

1. 微小病变型肾病　光镜下肾小球基本正常,肾小管上皮细胞颗粒空泡变性及脂肪变性。免疫病理检查阴性。特征性改变和本病的主要诊断依据为电镜下有广泛的肾小球脏层上皮细胞足突融合(图5-4-1)。

微小病变型肾病好发于少年儿童,60岁后发病率又呈现一小高峰。发病前多有上呼吸道感染或过敏。典型的临床表现为肾病综合征,仅15%左右患者伴有镜下血尿。90%病例对糖皮质激素治疗敏感,治疗后两周左右开始利尿,尿蛋白可在数周内迅速减少至阴性,血浆白蛋白逐渐恢复正常水平,最终可达临床完全缓解。但本病复发率高达60%,若反复发作或长期大量蛋白尿未得到控制,本病可能转变为系膜增生性肾小球肾炎,进而转变为局灶性节段性肾小球硬化。一般认为,成人的治疗缓解率和缓解后复发率均较儿童低。

2. 局灶性节段性肾小球硬化　光镜下可见病变呈局灶分布,表现为受累节段的硬化(系膜基质增多、毛细血管闭塞、球囊粘连等),相应的肾小管萎缩、肾间质纤维化。免疫病理检查显示IgM和C3在肾小球受累节段呈团块状沉积。电镜下可见肾小球上皮细胞足突广泛融合、基膜塌陷,系膜基质增多,电子致密物沉积。

该病理类型占我国原发性肾病综合征的5%~10%。本病好发于青少年男性,多为隐匿起病,部分病例可由微小病变型肾病转变而来。大量蛋白尿及肾病综合征为其主要临床特点(发生率可达50%~75%),约3/4患者伴有血尿,部分可见肉眼血尿。常见肾功能不全、高血压及肾性贫血。

过去认为FSGS对糖皮质激素治疗效果很差,近年的研究表明50%患者治疗有效,只是起效较慢,平均缓解期为4个月。肾病综合征能否缓解与预后密切相关,缓解者预后好,不缓解者6~10年超过半数患者进入终末期肾病。

3. 膜性肾病　光镜下可见肾小球弥漫性病变,早期仅于肾小球基膜上皮侧见多数排列整齐的嗜复红小颗粒(Masson染色);进而有钉突形成(嗜银染色),基膜逐渐增厚。免疫病理显示IgG和C3呈细颗粒状沿肾小球毛细血管壁沉积。电镜下早期可见GBM上皮侧有排列整齐的电子致密物,常伴有广泛足突融合(图5-4-2)。

本病男性多于女性,好发于中老年。通常起病隐匿,约80%表现为肾病综合征,血尿少见,约30%可伴有镜下血尿,一般无肉眼血尿。约1/3病例肾功能可逐渐转坏,但是进展缓慢。本病极易发生血栓栓塞并发症,肾静脉血栓发生率可高达40%~50%。部分病例的肾病综合征可能自发缓解。

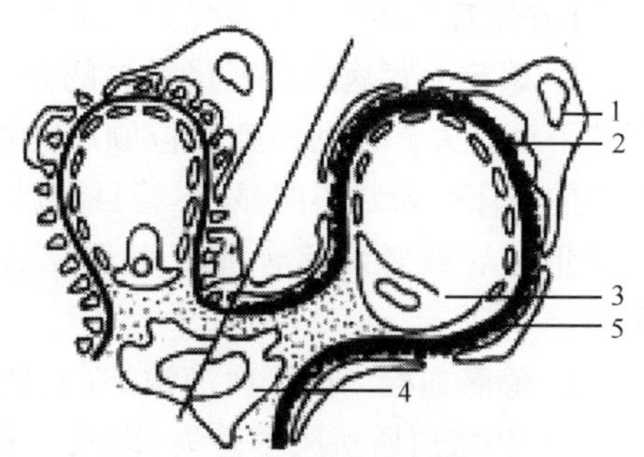

图5-4-2　膜性肾病示意图

左. 正常肾小球;右. 病变肾小球。

1. 上皮细胞足突消失;2. 基膜;3. 内皮细胞;4. 系膜细胞;5. 免疫复合物

4. 系膜增生性肾小球肾炎　光镜下可见肾小球系膜细胞和系膜基质弥漫增生,依其增生程度可分为轻、中、重度。免疫病理检查可将本组疾病分为IgA肾病及非IgA系膜增生性肾小球肾炎。前者以IgA沉积为主,后者以IgG或IgM沉积为主,均常伴有C3于肾小球系膜区或系膜区及毛细血管壁呈颗粒状沉积。电镜下显示系膜增生,在系膜区可见到电子致密物(图5-4-3)。

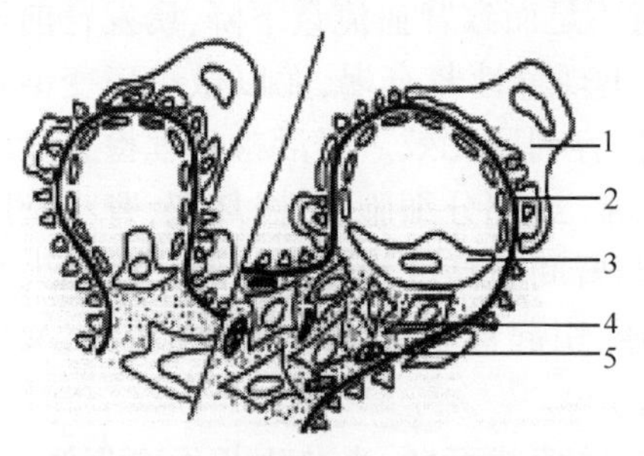

图5-4-3　系膜增生性肾小球炎示意图

左. 正常肾小球;右. 病变肾小球。

1. 上皮细胞足突消失;2. 基膜;3. 内皮细胞;4. 系膜细胞;5. 免疫复合物

本病男性多于女性,好发于青少年。约50%患者有前驱感染,可于上呼吸道感染后急性起病,甚至表现为急性肾炎综合征。部分患者为隐匿起病。本组疾病中,非IgA系膜增生性肾小球肾炎者约50%患者表现为肾病综合征,约70%患者伴有血尿;而IgA肾病者几乎均有血尿,约15%出现肾病综合征。随肾脏病变程度由轻至重,肾功能不全及高血压的发生率逐渐增加。

本组疾病呈肾病综合征者,对糖皮质激素及细胞毒药物的治疗反应与其病理改变轻重相关,轻者疗效好,重者疗效差。

5. 系膜毛细血管性肾小球肾炎　光镜下较常见的病理改变为系膜细胞和系膜基质弥漫重度增生,可插入到肾小球基膜(GBM)和内皮细胞之间,使毛细血管袢呈“双轨征”。免疫病理检查常见IgG和C3呈颗粒状系膜区及毛细血管壁沉积。电镜下系膜区和内皮下可见电子致密物沉积(图5-4-4)。

本病男性多于女性,好发于青壮年。1/4~1/3患者常在上呼吸道感染后,表现为急性肾炎综合征;50%~60%患者表现为肾病综合征,几乎所有患者均伴有血尿,其中少数为发作性肉眼血尿;其余少数患者表现为无症状性血尿和蛋白尿。肾功能损害、高血压及贫血出现早,病情多持续进展。50%~70%病例的血清C3持续降低,对提示本病有重要意义。

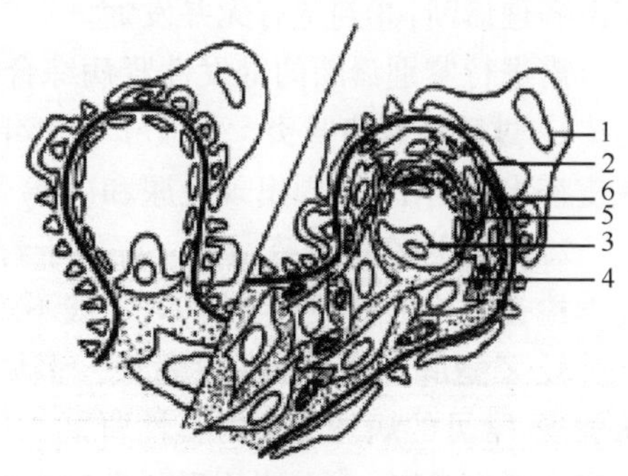

图5-4-4　系膜毛细血管性肾小球肾炎示意图

左. 正常肾小球;右. 病变肾小球。

1. 上皮细胞足突消失;2. 基膜;3. 内皮细胞;4. 系膜细胞;5. 免疫复合物;6. 基膜样物质

本病所致肾病综合征治疗困难,糖皮质激素及细胞毒药物治疗可能仅对部分儿童病例有效,成人疗效差。病变进展较快,发病10年后约有50%的病例将进展至慢性肾衰竭。

【并发症】

1. 感染 肾病综合征最常见的并发症，与应用糖皮质激素治疗、免疫功能紊乱、蛋白质营养不良有关。常见感染部位顺序为呼吸道、泌尿道及皮肤等。由于应用糖皮质激素，其感染的临床征象常不明显，尽管目前已有多种抗生素可供选择，但若治疗不及时或不彻底，感染仍是导致肾病综合征复发和疗效不佳的主要原因之一，甚至造成死亡，应予以高度重视。

2. 静脉血栓 由于血液浓缩（有效血容量减少）及高脂血症造成血液黏稠度增加。此外，因某些蛋白质从尿中丢失，以及肝代偿性合成蛋白增加，引起机体凝血、抗凝和纤溶系统失衡；加之肾病综合征时血小板功能亢进、应用利尿剂和糖皮质激素等均进一步加重高凝状态。因此，肾病综合征容易发生血栓、栓塞并发症，其中以肾静脉血栓最为常见，发生率为10%～50%，其中3/4病例因慢性形成，临床并无症状；此外，肺血管血栓、栓塞，下肢静脉、下腔静脉、冠状血管血栓和脑血管血栓也不少见。血栓、栓塞并发症是直接影响肾病综合征治疗效果和预后的重要原因。

3. 急性肾损伤 肾病综合征患者可因有效血容量不足而致肾血流量下降，诱发肾前性氮质血症。经扩容、利尿后可得到恢复。少数病例可出现急性肾衰竭，尤以微小病变型肾病者居多，发生多无明显诱因，表现为少尿甚或无尿，扩容利尿无效。肾活检病理检查显示肾小球病变轻微，肾间质弥漫重度水肿，肾小管可为正常、或部分细胞变性、坏死，肾小管腔内有大量蛋白管型。该急性肾衰竭的机制不明，推测与肾间质高度水肿压迫肾小管和大量管型堵塞肾小管有关，即上述变化形成肾小管腔内高压，引起肾小球滤过率骤然减少，又可诱发肾小管上皮细胞损伤、坏死，从而导致急性肾损伤。

4. 蛋白质及脂肪代谢紊乱 长期低蛋白血症可导致营养不良、小儿生长发育迟缓；免疫球蛋白减少造成机体免疫力低下、易致感染；金属结合蛋白丢失可使微量元素（铁、铜、锌等）缺乏；内分泌激素结合蛋白不足可诱发内分泌紊乱（如低T_3综合征等）；药物结合蛋白减少可能影响某些药物的药代动力学（使血浆游离药物浓度增加、排泄加速），影响药物疗效。高脂血症增加血液黏稠度，促进血栓、栓塞并发症的发生，还将增加心血管系统并发症，并可促进肾小球硬化和肾小管-间质病变的发生，促进肾病变的慢性进展。

【诊断和鉴别诊断】 诊断包括三个方面：①明确是否为肾病综合征；②确认病因，必须首先除外继发性的病因和遗传性疾病，才能诊断为原发性肾病综合征；最好能进行肾活检，作出病理诊断；③判定有无并发症。

需进行鉴别诊断的继发性肾病综合征病因主要包括以下疾病。

1. 过敏性紫癜肾炎 好发于青少年，有典型的皮肤紫癜，可伴关节痛、腹痛及黑便，多在皮疹出现后1～4周出现血尿和（或）蛋白尿，典型皮疹有助于鉴别诊断。

2. 系统性红斑狼疮肾炎 好发于青少年和中年女性，依据多系统受损的临床表现和免疫学检查可检出多种自身抗体，一般不难明确诊断。

3. 乙型肝炎病毒相关性肾炎 多见于儿童及青少年，以蛋白尿或肾病综合征为主要临床表现，常见的病理类型为膜性肾病，其次为系膜毛细血管性肾小球肾炎等。国内依据以下三点进行诊断：①血清乙型肝炎病毒抗原阳性；②有肾小球肾炎临床表现，并可除外狼疮性肾炎等继发性肾小球肾炎；③肾活检切片中找到乙型肝炎病毒抗原。我国为乙型肝炎高发区，对有乙型肝炎患者，儿童及青少年蛋白尿或肾病综合征患者，尤其病理改变为膜性肾病，需仔细鉴别排除之。

4. 糖尿病肾病　好发于中老年,肾病综合征常见于病程10年以上的糖尿病患者。早期可发现尿微量白蛋白排出增加,以后逐渐发展成大量蛋白尿,甚至肾病综合征的表现。糖尿病病史及特征性眼底改变有助于鉴别诊断。

5. 肾淀粉样变性　好发于中老年,肾淀粉样变性是全身多器官受累的一部分。原发性淀粉样变性主要累及心、肾、消化道(包括舌)、皮肤和神经;继发性淀粉样变性常继发于慢性化脓性感染、结核、恶性肿瘤等疾病,主要累及肾、肝和脾等器官。肾受累时体积增大,常呈肾病综合征。肾淀粉样变性常需肾活检确诊。

6. 骨髓瘤性肾病　好发于中老年,男性多见,患者可有多发性骨髓瘤的特征性临床表现,如骨痛、血清单株球蛋白增高、蛋白电泳M带及尿本-周蛋白阳性,骨髓象显示浆细胞异常增生(占有核细胞的15%以上)。多发性骨髓瘤累及肾小球时可出现肾病综合征。

【治疗】

1. 一般治疗

(1) 休息:重症患者需卧床休息,但应该注意床上活动肢体,以防止血栓形成。

(2) 饮食:水肿时应低盐(<3g/d)饮食。给予正常量0.8~1.0g/(kg·d)的优质蛋白(富含必需氨基酸的动物蛋白)饮食。热量要保证充分,每日每公斤体重不应少于126~147KJ(30~35kcal),并注意维生素及微量元素补充。

2. 对症治疗

(1) 利尿消肿

1) 噻嗪类利尿剂:主要作用于髓袢升支厚壁段和远曲小管前段,通过抑制钠和氯的重吸收,增加钾的排泄而利尿。常用氢氯噻嗪25mg,每日3次口服。长期服用应防止低钾、低钠血症。

2) 潴钾利尿剂:主要作用于远曲小管后段,排钠、排氯,但潴钾,适用于低钾血症的患者。单独使用时利尿作用不显著,可与噻嗪类利尿剂合用。常用氨苯蝶啶50mg,每日3次,或醛固酮拮抗剂螺内酯20mg,每日3次。长期服用需防止高钾血症,对肾功能不全患者应慎用。

3) 袢利尿剂:主要作用于髓袢升支,对钠、氯和钾的重吸收具有强力的抑制作用。常用呋塞米(速尿)20~120mg/d,或布美他尼(丁尿胺)1~5mg/d(同等剂量时作用较呋塞米强40倍),分次口服或静脉注射。在渗透性利尿药物应用后随即给药效果更好。应用袢利尿剂时需谨防低钠血症及低钾、低氯血症性碱中毒发生。

4) 渗透性利尿剂:通过一过性提高血浆胶体渗透压,可使组织中水分回吸收入血。此外,它们又经过肾小球滤过,造成肾小管内液的高渗状态,减少水、钠的重吸收而利尿。常用不含钠的右旋糖酐40(低分子右旋糖酐)或淀粉代血浆(706代血浆)(分子量均为2.5万~4.5万),250~500ml静脉滴注,隔日1次。随后加用袢利尿剂可增强利尿效果。但对少尿(尿量<400ml/d)患者应慎用此类药物,因其易与肾小管分泌的Tamm-Horsfall蛋白和肾小球滤过的白蛋白一起形成管型,阻塞肾小管,并由于其高渗作用导致肾小管上皮细胞变性、坏死,诱发“渗透性肾病”,导致急性肾损伤。

5) 提高血浆胶体渗透压:血浆或白蛋白等静脉输注均可提高血浆胶体渗透压,促进组织中水分回吸收并利尿,如继而用呋塞米60~120mg加于葡萄糖溶液中缓慢静脉滴注,有时能获得良好的利尿效果。但由于输入的蛋白均将于24~48h内由尿中排出,可引起肾小球高滤过和肾小管高代谢造成肾小球脏层和肾小管上皮细胞损伤、促进肾间质纤维化,轻者影响糖皮质激素疗效，延迟疾病缓解，重者可损害肾功能。故应严格掌握适应证，对严重低蛋白血症、高度水肿而又少尿（尿量<400ml/d）的肾病综合征患者，在必需利尿的情况下方可考虑使用，但也要避免过频过多。心力衰竭患者应慎用。

对肾病综合征患者利尿治疗的原则是不宜过快过猛，以免造成血容量不足、加重血液高凝倾向，诱发血栓、栓塞并发症。

（2）减少尿蛋白：持续性大量蛋白尿本身可导致肾小球高滤过、加重肾小管-间质损伤、促进肾小球硬化，是影响肾小球病预后的重要因素。已证实减少尿蛋白可以有效延缓肾功能的恶化。

血管紧张素转换酶抑制剂（ACEI）（如贝那普利）或血管紧张素Ⅱ受体拮抗剂（ARB），除可有效控制高血压外，均可通过降低肾小球内压和直接影响肾小球基膜对大分子的通透性，有不依赖于降低全身血压的减少尿蛋白作用。

（3）降脂治疗：一般而言，存在高脂血症的肾病综合征患者因其发生心血管疾病的风险增高，可以考虑给予降脂药物治疗。

3. 抑制免疫与炎症反应

（1）糖皮质激素（简称激素）：是治疗肾病综合征主要的药物，使用原则和方案如下。①起始足量：常用药物为泼尼松 1mg/（kg · d），口服 8 周，必要时可延长至 12 周；②缓慢减药：足量治疗后每 2 ~ 3 周减原用量的 10%，当减至 20mg/d 左右时症状易反复，应更加缓慢减量；③长期维持：最后以最小有效剂量（10mg/d）再维持半年左右。激素可采取全日量顿服或在维持用药期间两日量隔日一次顿服，以减轻激素的不良反应。

根据患者对糖皮质激素的治疗反应，可将其分为“激素敏感型”（用药 8 ~ 12 周内肾病综合征缓解）、“激素依赖型”（激素减药到一定程度即复发）和“激素抵抗型”（激素治疗无效）三类，其各自的进一步治疗有所区别。

长期应用激素的患者可出现感染、药物性糖尿病、骨质疏松等不良反应，少数病例还可能发生股骨头无菌性缺血性坏死，需加强监测，及时处理。

（2）细胞毒免疫抑制药物：这类药物可用于“激素依赖型”或“激素抵抗型”的患者，协同激素治疗。若无激素禁忌，一般不作为首选或单独治疗用药。

1）环磷酰胺：是国内外最常用的细胞毒药物，应用剂量为每日每千克体重 2mg，分 1 ~ 2 次口服；或 200mg，隔日静脉注射。累积量达 6 ~ 8g 后停药。主要不良反应为骨髓抑制及中毒性肝损害，并可出现性腺抑制（尤其男性）、脱发、胃肠道反应及出血性膀胱炎。其他药物还有苯丁酸氮芥等。

2）环孢素（cyclosporin A，CsA）：属钙调神经蛋白抑制剂，能选择性抑制 T 辅助细胞及 T 细胞毒效应细胞，已作为二线药物用于治疗激素及细胞毒药物无效的难治性肾病综合征。常用量为每日每千克体重 3 ~ 5mg，分两次空服口服，服药期间需监测并维持其血浓度谷值为 100 ~ 200ng/ml。服药 2 ~ 3 个月后缓慢减量，疗程至少一年。不良反应有肝肾毒性、高血压、高尿酸血症、多毛及牙龈增生等。价格较昂贵和上述不良反应及停药后易复发，使其广泛应用受到限制。他克莫司（tacrolimus，FK506）也属钙调神经蛋白抑制剂，但肾毒性不良反应小于环孢素 A。成人起初治疗剂量为 0.05mg/（kg · d），血药浓度保持在 5 ~ 8ng/ml，疗程为半年至一年。

3）麦考酚吗乙酯（mycophenolatemofetil，MMF）：在体内代谢为霉酚酸，后者为次黄嘌呤单核苷酸脱氢酶抑制剂，抑制鸟嘌呤核苷酸的经典合成途径，故而选择性抑制 T、B 淋巴细胞增殖及抗体形成达到治疗目的。常用量为1.5～2g/d,分2次口服,共用3～6月,减量维持半年。主要用于难治性肾病综合征。尽管尚缺乏大宗病例的前瞻对照研究结果,但已受到重视。因其价格较高,目前仍作为二线用药。已有导致严重贫血和伴肾功能损伤者应用后出现严重感染的个案报道,应引起足够重视。

应用激素及细胞毒药物治疗肾病综合征可有多种方案,原则上应以增强疗效的同时最大限度地减少不良反应为宜。对于是否应用激素治疗、疗程长短及应否使用细胞毒药物等应结合患者肾小球病的病理类型、年龄、肾功能和有否相对禁忌证等情况不同而区别对待,制定个体化治疗方案。

4. 中医药治疗　单纯中医、中药治疗肾病综合征疗效出现较缓慢,一般主张与激素及细胞毒药物联合应用。

(1) 辨证施治:肾病综合征患者多被辨证为脾肾两虚,可给予健脾补肾利水的方剂治疗。

(2) 拮抗激素及细胞毒药物不良反应:久用大剂量激素常出现阴虚内热或湿热,给予滋阴降火或清热祛湿的方剂,可减轻激素不良反应;激素减量过程中辅以中药温补脾肾方剂,常可减少病情反跳、巩固疗效;应用细胞毒药物时配合补益脾肾及调理脾胃的中药,可减轻骨髓抑制及胃肠反应的不良反应。

(3) 雷公藤总苷:10～20mg,每日3次口服,有降尿蛋白作用,可配合激素应用。国内研究显示该药具有抑制免疫、抑制肾小球系膜细胞增生的作用,并能改善肾小球滤过膜通透性。主要不良反应为性腺抑制、肝功能损害及外周血白细胞减少等,及时停药后可恢复。本药毒副作用较大,甚至可引起急性肾损伤,用时要小心监护。

5. 并发症防治　肾病综合征的并发症是影响患者长期预后的重要因素,应积极防治。

(1) 感染:通常在激素治疗时无需应用抗生素预防感染,否则不但达不到预防目的,反而可能诱发真菌二重感染。免疫增强剂(如胸腺肽、转移因子及左旋咪唑等)能否预防感染尚不完全肯定。一旦发现感染,应及时选用对致病菌敏感、强效且无肾毒性的抗生素积极治疗,有明确感染灶者应尽快去除。严重感染难控制时应考虑减少或停用激素,但需视患者具体情况决定。

(2) 血栓:防治血栓栓塞并发症药物如下。①抗血小板药物:肾病综合征未缓解前均应使用,如双嘧达莫300～400mg/d,分3～4次服,或阿司匹林75～100mg/d口服。②抗凝药物:当血浆白蛋白低于20g/L时即可使用。可给予肝素钠1875～3750U皮下注射,每6h 1次(或可选用低分子肝素),维持试管法凝血时间于正常一倍;也可服用华法林,维持凝血酶原时间国际标准化比值(INR)于1.5～2.5。③溶栓药物:一旦血栓形成即应尽早使用溶栓药物。

(3) 急性肾损伤:肾病综合征并发急性肾损伤如处理不当可危及生命,若及时给予正确处理,大多数患者可望恢复。可采取以下措施:①袢利尿剂:尿量增加以冲刷阻塞的肾小管管型;②血液透析:利尿无效,并已达到透析指征者,应给血液透析以维持生命,并在补充血浆制品后适当脱水,以减轻肾间质水肿;③原发病治疗。因其病理类型多为微小病变型肾病,应予以积极治疗。

(4) 蛋白质及脂肪代谢紊乱:在肾病综合征缓解前常难以完全纠正代谢紊乱,但应调整饮食中蛋白和脂肪的量和结构,力争将代谢紊乱的影响减少到最低限度。降脂药物可选择降胆固醇为主的羟甲基戊二酸单酰辅酶A还原酶抑制剂(他汀类药);以血清TG增高为主者,使用纤维酸类衍生物(贝特类等)。肾病综合征缓解后高脂血症可自然缓解,则无需再继续药物治疗。

【预后】 肾病综合征预后的个体差异很大。决定预后的主要因素包括以下几种。①病理类型。一般说来,微小病变型肾病和轻度系膜增生性肾小球肾炎的预后好。微小病变型肾病部分患者可自发缓解,治疗缓解率高,但缓解后易复发。早期膜性肾病仍有较高的治疗缓解率,晚期虽难以达到治疗缓解,但病情多数进展缓慢,发生肾衰竭较晚。系膜毛细血管性肾小球肾炎及重度系膜增生性肾小球肾炎疗效不佳,预后差,较快进入慢性肾衰竭。对局灶节段性肾小球硬化影响预后的最主要因素是尿蛋白程度和对治疗反应,自然病程中无肾病综合征表现者10年肾存活率为90%,而表现为肾病综合征患者为50%;而肾病综合征中激素能使之缓解者10年肾存活率达90%以上,对激素治疗无效者相应的存活率仅为40%。②临床因素,大量蛋白尿、高血压和高血脂均可促进肾小球硬化,上述因素如长期得不到控制,则成为预后不良的重要因素。③存在反复感染、血栓栓塞并发症者常影响预后。

(袁　莉)

第五章 IgA 肾 病

学习目标

1. 掌握 IgA 肾病的定义和临床表现。
2. 熟悉 IgA 肾病的鉴别诊断和治疗。
3. 了解 IgA 肾病的病理改变和发病机制。

IgA 肾病(lgA nephropathy,IgAN)是我国最常见的原发性肾小球疾病。其特征为以 IgA 或 IgA 为主的免疫球蛋白于肾小球系膜区沉积,并除外继发性肾小球疾病,IgA 肾病诊断即能成立。

【发病机制】 不少 IgA 肾病患者常在呼吸道或消化道感染后发病或出现肉眼血尿,故以往强调黏膜免疫与 IgA 肾病发病机制相关。近年的研究证实,IgA 肾病患者血清中 IgA1 较正常人显著增高。肾小球系膜区沉积的 IgA 免疫复合物(IgAIC)或多聚 IgA 为 IgA1,相似于血清型 IgA,提示为骨髓源性 IgA。此外,研究还发现 IgA 肾病患者血清中 IgA1 的绞链区存在糖基化缺陷,糖基化位点减少,不易被肝清除,导致其与肾小球系膜细胞膜上 IgA1 Fc 受体结合力增强,提示缺陷的 IgA1 与肾小球系膜细胞 Fc 结合所产生的受体-配体效应在 IgA 肾病的发病机制中起着重要的作用,诱导系膜细胞分泌炎症因子、活化补体,导致 IgA 肾病病理改变和临床症状。

【病理】 IgA 肾病病理变化多种多样,病变程度轻重不一。可涉及增生性肾小球肾炎几乎所有的病理类型:轻微病变性肾小球肾炎、局灶增生性肾小球肾炎、毛细血管内增生性肾小球肾炎、系膜毛细血管性肾小球肾炎、新月体性肾小球肾炎、局灶性节段性肾小球硬化和增生硬化性肾小球肾炎等。

免疫荧光以 IgA 为主呈颗粒样或团块样在系膜区或伴毛细血管壁分布,常伴有 C3 沉积,一般无 C1q、C4 沉积。也可有 IgG、IgM 沉积,与 IgA 的分布相似,但强度较弱。

电镜下可见电子致密物主要沉积于系膜区,有时呈巨大团块样,具有重要辅助诊断价值。

【临床表现】 可包括原发性肾小球病的各种临床表现,但几乎所有患者均有血尿。

好发于青少年,男性多见。起病前多有感染,常为上呼吸道感染后数小时至 2 日内,少数于胃肠道或泌尿道感染后发生。肉眼血尿可持续数小时至数日,个别达一周。肉眼血尿发作后,尿红细胞可消失,也可转为镜下血尿;少数患者肉眼血尿可反复发作。

有患者呈持续镜下血尿,伴或不伴轻度蛋白尿,无水肿、高血压和肾功能减退,临床称之为无症状性血尿和(或)蛋白尿,详见本篇第 3 章第四节,占 IgA 肾病发病时的 60%~70% 。

反复发作肉眼血尿患者发作期间可有持续尿检异常,但尿蛋白一般<1. 5g/d,最多不超过 2. 0g/d。无明显低蛋白血症,肾功能正常或轻度异常。

少数肉眼血尿发作的 IgA 肾病患者(<5%)可合并急性肾衰竭(ARF),肾活检呈弥漫性新月体形成或伴肾小球毛细血管袢坏死,或肾小管腔内有大量红细胞管型,肾功能进行性恶化,可合并高血压,血肌酐升高。

国内报道 IgA 肾病表现肾病综合征者显著高于国外报道,为 10%~20% ,大量蛋白尿和水肿为主要表现。治疗反应及预后与病理改变程度有关。

IgA 肾病早期高血压并不常见(<5%~10%),随着病程延长高血压发生率增高,部分 IgA 肾病患者可呈恶性高血压,为继发性肾实质性恶性高血压的最常见的病因之一。

【实验室检查】 尿沉渣检查常显示尿红细胞增多,相差显微镜显示变形红细胞为主,提示肾小球源性血尿,但有时可见到混合性血尿。尿蛋白可阴性,少数患者呈大量蛋白尿(>3.5g/d)。血清 IgA 升高者可达 30%~50%。

【诊断与鉴别诊断】 本病诊断依靠肾活检标本的免疫病理学检查,即肾小球系膜区或伴毛细血管壁 IgA 为主的免疫球蛋白呈颗粒样或团块样沉积。诊断原发性 IgA 肾病时,必须排除肝硬化、过敏性紫癜等所致继发性 IgA 沉积的疾病后方可成立。

【鉴别诊断】

1. 链球菌感染后急性肾小球肾炎 应与呈现急性肾炎综合征的 IgA 肾病相鉴别,前者潜伏期长,有自愈倾向;后者潜伏期短,病情反复,并结合实验室检查(如血 IgA、C3、ASO)可与其鉴别。

2. 薄基膜肾病 多为持续性镜下血尿,常有阳性血尿家族史,肾免疫病理显示 IgA 阴性,电镜下弥漫性肾小球基膜变薄。一般不难鉴别。

3. 继发性 IgA 沉积为主的肾小球病

(1) 过敏性紫癜肾炎:肾病理及免疫病理与 IgA 肾病相似,但前者常有典型的肾外表现,如皮肤紫癜、关节肿痛、腹痛和黑便等,可鉴别。

(2) 慢性酒精性肝硬化:50%~90% 的酒精性肝硬化患者肾组织可显示以 IgA 为主的免疫球蛋白沉积,但仅很少数患者有肾受累的临床表现。与 IgA 肾病鉴别主要依据肝硬化存在。

【治疗与预后】 IgA 肾病是肾免疫病理一致,但临床表现、病理改变和预后变异甚大的原发性肾小球病,其治疗则应根据不同的临床表现、病理类型和程度等综合给予合理治疗。

1. 无症状性血尿及蛋白尿 尿蛋白<0.5g/d,病理呈局灶增生性肾炎或轻度系膜增生性肾炎的患者,一般无特殊治疗,避免劳累、预防感冒和避免使用肾毒性药物,并定期门诊随访。

若尿蛋白>0.5g/d,建议 ACEI 或 ARB 治疗并逐渐增加至可耐受的剂量,以使延缓肾功能进展。

2. 肾病综合征 IgA 肾病表现肾病综合征的不多,有些病例可能同时合并微小病变,具体治疗参见本篇第 4 章。

3. 急性肾衰竭 IgA 肾病表现为急性肾衰竭,主要为新月体性肾炎或伴毛细血管袢坏死及红细胞管型阻塞肾小管所致。

肾活检病理学检查显示以 IgA 沉积为主的新月体性肾炎或伴毛细血管袢坏死,临床常呈肾功能急剧恶化。如病理显示主要为细胞性新月体伴肾功能迅速恶化,可予以糖皮质激素及免疫抑制剂(如环磷酰胺、霉酚酸酯等)治疗,若患者已达到透析指征,应给予透析治疗。该类患者预后较差。

红细胞管型阻塞肾小管引起的急性肾衰竭,给予支持治疗,必须时给予透析治疗,大多数自发缓解。

4. 慢性肾小球肾炎 可参照一般慢性肾炎治疗原则(见本篇第 3 章第三节),以延缓肾功能恶化为主要治疗目的。合并高血压者(包括恶性高血压),应积极控制血压达标(<130/80mmHg)。

(袁 莉)

第六章　间质性肾炎

学习目标

1. 掌握急性间质性肾炎典型临床特点。
2. 熟悉引起急性间质性肾炎的常见药物。
3. 了解慢性间质性肾炎的常见病因。

间质性肾炎(interstitial nephritis)又称为小管-间质性肾炎。其主要病变为肾小管和肾间质组织学和功能损害,其以肾小管和肾间质功能不全为主要临床表现。依据其病程和肾间质病理改变分为急性间质性肾炎和慢性间质性肾炎。

一、急性间质性肾炎

急性间质性肾炎(acute interstitial nephritis,AIN)是以肾间质炎性细胞浸润及肾小管变性为主要病理改变,临床以肾小管-间质急性炎症为主要特点的一组肾病。

【病因】 急性间质性肾炎病因多样,包括药物、感染、自身免疫性疾病及肾移植急性排异反应等。其中最常见的病因是药物,约占急性间质性肾炎的 50% 以上,常见的药物有抗生素、非甾体类消炎药、利尿剂和某些抗代谢药物等。

【病理】 形态学特点为:肾体积增大;间质水肿,肾小管间距增宽;肾皮质和髓质可见单核细胞和中性粒细胞浸润。肾小球及肾血管正常。免疫荧光检查多阴性。

【临床表现】 临床表现轻重不一。潜伏期平均 15 日。临床典型表现为发热、皮疹、关节痛和腰痛。

全身表现:急性间质性肾炎的全身表现因病因不同表现有所不同。由药物引起者,有发热症状者占 75% ,皮疹占 50% ,外周血嗜酸粒细胞增多者占 80% ,有时可见关节痛和淋巴结肿大。

泌尿系统表现:多数患者有血尿,可见红细胞管型,典型者尿沉渣白细胞增多并有白细胞管型,少部分患者可有嗜酸性细胞尿。蛋白尿多为轻度,但由非甾体消炎药引起者可有大量蛋白尿。常出现急性肾衰竭并有肾小管功能损害表现如肾性糖尿、肾小管酸中毒和低渗尿等。

【诊断和鉴别诊断】 典型病例常有以下临床表现:①有用易引起急性间质性肾炎药物病史;②有发热、皮疹、关节痛和腰痛等表现;③尿检异常;④肾小管功能损害为主,可合并小球功能损害。一般有以上前两条,加上后两条中任意一条,即可临床诊断急性间质性肾炎。对于非典型病例,可通过肾穿刺活检明确诊断。本病需要与急性肾小管坏死和急性肾盂肾炎鉴别。

【治疗】 急性间质性肾炎如能及时去除病因、正确应用糖皮质激素结合支持治疗,必要时行血液净化治疗,大多可以痊愈,少部分转为慢性。

二、慢性间质性肾炎

慢性间质性肾炎(chronic interstitial nephritis,CIN)是一组以肾间质纤维化、炎症细胞浸润和肾小管萎缩为主要病理特征的慢性肾病。

【病因】 慢性间质性肾炎病因多样,临床以慢性肾盂肾炎和药物(中草药以及长期大量应用止痛剂等)所致为最常见,其他如重金属、放射线等也可引起。

【病理】 早期肾大小正常,晚期肾常萎缩。光镜下可见肾间质纤维化,肾小管萎缩,肾小球硬化。

【临床表现】 起病隐匿缓慢,多有原发病的全身表现,首先出现肾小管功能损害,如夜尿多、低比重尿、肾性糖尿、肾小管酸中毒等。病情进展至终末期可有疲乏、恶心、贫血等症状。

【诊断和鉴别诊断】 诊断依据:① 存在慢性间质性肾炎病因;②有间质性肾炎症状和体征;③肾小管功能减退出现早于小球功能减退;④肾活检呈现小管间质纤维化和小球硬化。本病需要与高血压或动脉粥样硬化所致肾损害、巴尔干肾病及不完全梗阻性肾病等进行鉴别。

【治疗】 本病的治疗关键是早期诊断、确定和去除病因、防止肾功能进行性恶化,对已经进展为慢性肾衰竭者按慢性肾衰竭处理。

(戴厚永)

第七章 尿路感染

学习目标

1. 掌握尿路感染的病原菌、感染途径和抗生素治疗原则。
2. 掌握上下尿路感染的定位。
3. 熟悉尿路感染的易感因素。
4. 了解尿路感染的鉴别诊断。

尿路感染(urinary tract infection,UTI)是指主要由细菌等各种病原微生物在尿路中生长、繁殖而引起的尿路感染性疾病。多见于育龄期妇女、老年人、免疫力低下及伴有泌尿系统其他疾病者。本章主要叙述由细菌感染所引起的尿路感染。

根据感染发生部位可分为上尿路感染和下尿路感染,前者系指肾盂肾炎(pyelonephritis),后者主要指膀胱炎。肾盂肾炎、膀胱炎又有急性和慢性之分。根据有无尿路功能或结构的异常,又可分为复杂性、非复杂性尿路感染。复杂性尿路感染是指伴有尿路引流不畅、结石、畸形、膀胱输尿管反流等结构或功能的异常,或在慢性肾实质性疾病基础上发生的尿路感染。不伴有上述情况者称为非复杂性尿路感染。

【病因和发病机制】

1. 病原微生物 尿路感染的病原微生物主要是细菌,绝大多数为革兰阴性杆菌,其中以大肠埃希菌最为常见,占全部尿路感染的80%~90%,其次为变形杆菌、克雷伯杆菌。5%~15%的尿路感染由革兰阳性细菌引起,主要是粪链球菌和凝固酶阴性的葡萄球菌(柠檬色和白色葡萄球菌),极少数为结核分枝杆菌。临床上初发或单纯性尿路感染致病菌多为大肠埃希菌单一菌种,医院内感染、复杂性或复发性尿路感染、尿路器械检查后发生的尿路感染,则多为粪链球菌、变形杆菌、克雷伯杆菌和铜绿假单胞菌所致。尿路感染也可由病毒、真菌、衣原体、支原体及滴虫等导致。混合感染多见于长期应用抗生素、留置导尿管及尿路器械检查的患者。由于抗菌药物及免疫抑制剂广泛应用,革兰阳性球菌、真菌和耐药菌招致的尿路感染在增多。

2. 发病机制

(1) 感染途径

1) 上行感染:最常见的感染途径,约占尿路感染95%。病原菌经由尿道外口上行至膀胱,甚至输尿管、肾盂引起的感染。此种感染途径的致病菌多为大肠埃希菌,正常情况下前尿道和尿道口周围定居着少量细菌,如链球菌、乳酸菌、葡萄球菌和类白喉杆菌等,但不致病。某些因素如性生活、尿路梗阻、医源性操作、生殖器感染等可导致上行感染的发生。女性尿道短而宽,尿道口距有寄生菌的肛门、阴道近,故易发生尿路感染。

2) 血行感染:此种感染途径少见,不足3%。指病原菌侵入血流,到达肾皮质引起多发性小脓肿,再沿肾小管向下扩散至肾乳头、肾盏及肾盂,引起肾盂肾炎。多发生于患有慢性疾病或接受免疫抑制剂治疗的患者。常见的病原菌有金黄色葡萄球菌、沙门菌属、假单胞菌属和白色念珠菌属等。

3）直接感染：外伤或泌尿系统周围器官、组织发生感染时，病原菌直接侵入到泌尿系统导致感染，临床很少见。

4）淋巴道感染：下腹部、盆腔器官的淋巴管和肾周围淋巴管有交通支，病原菌可从淋巴道感染泌尿系统，但罕见。

（2）机体防御功能：正常情况下，进入膀胱的细菌很快被清除，是否发生尿路感染除与细菌的数量、毒力有关外，还取决于机体的防御功能。机体的防御机制包括：①排尿的冲刷作用，可冲走绝大部分细菌；②尿道和膀胱黏膜的抗菌能力，抑制病原菌生长；③尿液中高浓度尿素、高渗透压和低 pH 等，均不利于细菌生长；④男性前列腺分泌物中的抗菌成分，有杀菌作用；⑤感染出现后，白细胞很快进入膀胱上皮组织和尿液中，起清除细菌的作用；⑥输尿管膀胱连接处的活瓣，具有防止尿液、细菌进入输尿管的功能。

（3）易感因素

1）尿路梗阻：为最主要的易感因素，下尿路梗阻合并感染，细菌沿输尿管逆流引发肾盂肾炎，上尿路梗阻合并感染，引起肾内感染并形成瘢痕。梗阻引起肾盂积水，肾组织受压、肾血流减少，细菌容易生长和繁殖。尿路梗阻常见病因有尿道狭窄、包茎、尿路结石、前列腺增生、膀胱颈部梗阻、神经性膀胱、肿瘤或妊娠子宫压迫输尿管等。

2）膀胱输尿管反流：健康人输尿管壁内段及膀胱开口处的黏膜形成阻止尿液从膀胱输尿管口反流至输尿管的屏障，若其功能或结构异常，当膀胱内压力升高或排尿时，可使尿液从膀胱逆流到输尿管，甚至肾盂，导致细菌在局部定植，发生感染，称为反流性肾病。

3）机体免疫力低下：长期应用激素和免疫抑制剂、糖尿病、重症肝病、慢性肾实质疾病、艾滋病、器官移植及晚期癌症患者，易发生尿路感染。

4）神经源性膀胱：支配膀胱的神经功能障碍，如脊髓损伤、糖尿病、多发性硬化等疾病，因长时间的尿液潴留和（或）应用导尿管引流尿液导致感染。

5）妊娠：2%～8% 妊娠妇女可发生尿路感染，与孕期输尿管蠕动功能减弱、暂时性膀胱输尿管活瓣关闭不全及妊娠后期子宫增大致尿液引流不畅有关。

6）性别和性活动：女性容易发生尿路感染，由于女性尿道较短（约 4cm）而宽，距离肛门较近，开口于阴唇下方是女性容易发生尿路感染的重要因素。性生活时可将尿道口周围的细菌挤压入膀胱引起尿路感染。前列腺增生导致的尿路梗阻是中老年男性尿路感染的一个重要原因。

7）医源性因素：导尿或留置导尿管、膀胱镜和输尿管镜检查、逆行性尿路造影等可致尿路黏膜损伤、将细菌带入尿路，易引发尿路感染。据统计 1 次导尿与保留导尿管 1 日、3～4 日，尿路感染发生率分别为 1%～3%、50%、90% 以上。

8）其他易感染因素：泌尿系统结构异常，也是尿路感染的易感因素。越来越多的证据表明宿主的基因影响尿路感染的易感性。由于遗传而致尿路黏膜局部防御尿路感染的能力降低，可使尿路感染发生的危险性增加。

【流行病学】 女性尿路感染发病率明显高于男性，比例约为 8∶1。未婚女性发病为 1%～3%，已婚女性发病率增高，约为 5%，与性生活、月经、妊娠、应用杀精子避孕药物等因素有关。60 岁以上女性尿路感染发生率高达 10%～12%，多为无症状性细菌尿。除非存在易感因素，成年男性极少发生尿路感染。50 岁以后男性因前列腺肥大的发生率增高，尿路感染发生率也相应增高，约为 7%。

【病理解剖】

1. 急性膀胱炎　急性膀胱炎(acute cystitis)的膀胱黏膜充血、潮红、上皮细胞肿胀,黏膜下组织充血、水肿和炎细胞浸润。严重者可见点状或片状出血、甚至可发生糜烂、溃疡。

2. 急性肾盂肾炎　急性肾盂肾炎(acute pyelonephritis)病变可累及单侧或双侧肾。局灶或弥漫性肾盂肾盏黏膜充血、水肿及中性粒细胞浸润,黏膜有脓性渗出物甚至形成细小的脓肿,病变沿肾小管及周围组织向上扩散,可见大小不一、尖端指向肾乳头的楔形炎症病灶;病灶内肾小管上皮细胞肿胀、坏死、脱落,肾小管管腔中可见脓性分泌物;肾间质水肿,内有白细胞浸润和小脓肿形成,严重者可见肾锥体和肾乳头坏死;肾小球一般无形态改变,其周围有轻度白细胞浸润。

3. 慢性肾盂肾炎　慢性肾盂肾炎(chronic pyelonephritis)由急性肾盂肾炎迁延而成。双侧肾病变不对称。肾体积缩小、表面凸凹不平;肾盂肾盏粘连、变形,肾乳头瘢痕形成;严重者肾实质广泛萎缩形成"固缩肾"。肾小管萎缩;肾间质淋巴细胞、单核细胞浸润伴不同程度纤维化等慢性炎症表现;肾小球基本正常,但晚期肾小球硬化。

【临床表现】

1. 膀胱炎和尿道炎　膀胱炎占尿路感染的60%以上。主要表现为尿频、尿急、尿痛、排尿不适、下腹部疼痛等,部分患者迅速出现排尿困难。尿液常混浊,并有异味,多有白细胞尿,伴有镜下或肉眼血尿。一般无全身感染症状,少数患者出现腰痛、发热,但体温常不超过38 ^{0}C。约占75%以上致病菌为大肠埃希菌。单纯尿道炎少见,排尿时有烧灼感,尿道口有炎性分泌物,无全身症状。致病菌以大肠埃希菌、链球菌和葡萄球菌为最常见。

2. 急性肾盂肾炎　可发生于各年龄段,育龄女性最多见。临床表现与感染程度有关,通常起病较急。

1) 全身症状:多数起病急骤,数小时至1~2日发展成为本病。畏寒、发热、体温多在38.0℃以上,多为弛张热,常伴有头痛、全身酸痛和疲乏无力,可有食欲减退、恶心、呕吐等。

2) 泌尿系症状:因伴发膀胱炎,多有尿频、尿急、尿痛、排尿困难等膀胱刺激症状,常有腰痛、肾区叩痛及脊肋角压痛,沿输尿管走行的体表部位及膀胱区常有压痛。部分患者下尿路症状不典型或缺如。

3) 尿液变化:重者尿外观混浊,呈脓尿、血尿表现。

3. 慢性肾盂肾炎　临床表现复杂多样,全身及泌尿系统局部表现均可不典型。大多数由急性肾盂肾炎未彻底治愈反复发作所致。肾盂肾炎病程在半年以上,出现程度不同的低热、间歇性尿频、排尿不适、腰部酸痛。急性发作时出现急性肾盂肾炎的全身感染和膀胱炎症状;反复发作、病情迁延可合并肾小管浓缩功能障碍,出现夜尿增多、低渗、低比重尿,可继发肾小管性酸中毒;病情晚期可成为终末期慢性肾衰竭。

少数患者可无任何临床症状,仅表现为尿检异常和尿细菌检查阳性。

4. 无症状细菌尿　无症状细菌尿是指患者有真性细菌尿,而无尿路感染的症状。可由症状性尿路感染演变而来或无急性尿路感染病史。致病菌多为大肠埃希菌,患者可长期无症状,尿常规可无明显异常,但尿培养有真性菌尿,也可在病程中出现急性尿路感染症状。

【并发症】　尿路感染经及时有效治疗,很少出现并发症,但如伴有糖尿病和(或)存在复杂性尿路感染及机体抵抗力低下时,可出现肾盂肾炎并发症,有急性或慢性肾衰竭、肾乳头坏死、肾盂积水或积脓、肾周围脓肿和败血症等。

【实验室和其他检查】

1. 尿液检查

（1）常规检查：轻者新鲜中段尿外观可无异常，重者尿液常混浊，并有异味。可有白细胞尿、血尿、蛋白尿。尿沉渣镜检白细胞>5 个/HP，对尿路感染诊断意义较大；部分尿路感染患者有镜下血尿，呈均一性红细胞尿，极少数急性膀胱炎患者可出现肉眼血尿；蛋白尿多为阴性至微量。部分肾盂肾炎患者尿中可见白细胞管型。多数尿蛋白“+～++”，定量<2.0g/24h，为小分子蛋白尿。

（2）尿白细胞排泄率：准确留取 3h 尿液，立即进行白细胞计数，所得白细胞数按每小时折算，正常人白细胞计数$<2\times10^5$/h，白细胞计数$>3\times10^5$/h 为阳性，介于$(2\sim3)\times10^5$/h 为可疑。

（3）细菌学检查：应在未用抗生素之前或停药 5 日之后留取早晨中段尿做尿标本，并在 1h 内送检。取尿前应充分清洗外阴，消毒尿道口，以防出现假阳性结果。对于特殊细菌如 L 型细菌、真菌和厌氧菌的培养，应各采取相应方法，以提高培养的阳性率。

1）细菌定性检查：采用新鲜中段非离心尿沉渣涂片，革兰染色用油镜或不染色用高倍镜检查，计算 10 个视野细菌数，平均每高倍视野有 1 个以上细菌为阳性，阳性率为 90%，提示尿路感染。但未检测到细菌也不能排除尿路感染的诊断。染色有助于区别菌种，如球菌或杆菌、革兰染色阳性或阴性，对选择抗生素有指导意义。

2）细菌定量检查：可采用清洁中段尿、导尿及膀胱穿刺尿做细菌培养，其中膀胱穿刺尿培养结果最可靠。中段尿细菌定量培养$\geq10^5$/ml，称为真性菌尿，可确诊尿路感染；尿细菌定量培养$10^4\sim10^5$/ml，为可疑阳性，需复查；如$<10^4$/ml，可能为污染。耻骨上膀胱穿刺尿培养，有菌生长或菌落$\geq10^2$/ml 就应诊断尿路感染。上述标准不适于球菌、真菌、原浆型菌株的感染，如球菌在尿中繁殖较慢，菌落数 0.1 万～1 万/ml，即具有诊断意义。

3）尿化学检查：常用尿亚硝酸盐还原试验，其原理为大肠埃希菌等革兰阴性细菌可使尿内硝酸盐还原为亚硝酸盐，此法诊断尿路感染的敏感性 70% 以上，特异性 90% 以上。球菌感染时阴性，故可用做尿细菌筛选试验。

4）其他辅助检查：肾盂肾炎可有肾小管上皮细胞受累，出现尿 N-乙酰-β-D 氨基葡萄糖苷酶（NAG）、尿 β2 微球蛋白（β2-MG）升高。慢性肾盂肾炎可有肾小管和（或）肾小球功能异常，表现为尿比重和尿渗透压下降，甚至肾性糖尿、肾小管酸中毒等。

2. 血液检查

（1）血常规：急性肾盂肾炎时血白细胞常升高，中性粒细胞增多，核左移。血沉可增快。慢性期可出现贫血。

（2）肾功能：慢性肾盂肾炎肾功能受损时，早期表现为夜尿多、尿比重低而固定，还可出现肾性糖尿、失钾、失钠及高氯性酸中毒，晚期出现慢性肾衰竭各种表现。

3. 影像学检查　一般的尿路感染无需进行影像学检查，但在①复杂性尿路感染；②尿路感染反复发作；③尿路感染治疗效果不佳时，为明确有无尿路感染的易患因素或并发症的存在，需要实施影像学检查。

（1）超声检查：B 型超声检查肾大小、形态以及内部结构及对肾结石、囊肿、肾盂积水、脓肿和周围脓肿等有较好诊断价值。

（2）X 检查：X 线检查包括腹部平片、排泄性或逆行肾盂造影及排尿期末膀胱造影等，对于了解肾大小、形态、肾盂肾盏变化及有无结石、梗阻和膀胱输尿管反流有重要意义。静脉肾盂造影对肾功能不全者,显像不清晰,且加重肾损伤,逆行肾盂造影有使下尿路感染向上尿路扩散的危险。

(3) 其他:电子计算机断层扫描(CT)和磁共振成像(MRI)比超声检查,图像更清晰,分辨率更高,用于超声检查难以确诊的患者。而放射性核素显像是反映肾盂肾炎早期皮质缺血及肾瘢痕形成的最灵敏、可靠的检查手段。

【诊断和鉴别诊断】

1. 诊断

(1) 尿路感染的诊断:典型的尿路感染有尿路刺激征、感染中毒症状、腰部不适等,结合尿液改变和尿液细菌学检查,诊断不难。无症状性细菌尿,要依据尿细菌学检查作出诊断。符合下列指标之一者,即可诊断尿路感染:①新鲜中段非离心尿革兰染色后油镜观察,>1 个菌/视野;②新鲜清洁中段尿细菌培养计数≥10^5/ml;③膀胱穿刺的尿培养阳性。

(2) 尿路感染的定位诊断:真性菌尿的存在表明有尿路感染,需进行定位诊断。因上、下尿路感染的治疗,预后均有不同,故需鉴别,符合下列指标之一者均提示肾盂肾炎:①全身感染中毒表现重,伴腰痛、肾区叩痛或尿中有白细胞管型者;②免疫荧光检查尿中抗体包裹细菌,肾盂肾炎时机体可产生抗体将细菌包裹,本试验阳性;③尿 β2-MG 升高、尿 NAG 升高;④出现肾衰竭、肾周围脓肿、肾乳头坏死等并发症;⑤影像学检查提示肾盂病变;⑥治疗 6 周再次复发或单剂抗菌治疗无效者。

(3) 慢性肾盂肾炎的诊断:除反复发作尿路感染病史之外,尚需结合影像学及肾功能检查。①肾外形凹凸不平,且双肾大小不等;②静脉肾盂造影可见肾盂肾盏变形、缩窄;③持续性肾小管功能损害。具备上述第①、②条的任何一项再加第③条可诊断慢性肾盂肾炎。

2. 鉴别诊断 不典型尿路感染要与下列疾病鉴别。

(1) 泌尿系结核:为结核分枝杆菌引起的特异感染,患者多有肾外结核病灶,如肺、附睾结核等,有午后低热、盗汗、食欲减退及体重减轻等结核中毒症状,膀胱刺激症状更为明显,发生血尿机会较多,尿沉渣涂片可找到抗酸杆菌,尿培养结核分枝杆菌阳性,结核菌素试验及抗体检查阳性。影像学检查可见肾盂、肾盏虫蚀样缺损或挛缩膀胱,一般抗生素治疗无效。

(2) 慢性肾小球肾炎:当出现肾功能减退、高血压时应与慢性肾小球肾炎相鉴别。后者常有较明确的蛋白尿、血尿和水肿等病史,为双侧肾受累,且肾小球功能受损较肾小管功能受损早而突出;而前者常有尿路刺激征,细菌学检查阳性,影像学检查可表现为双肾不对称性缩小。

(3) 尿道综合征:又称无菌性尿频排尿困难综合征,多发生于妇女,有尿频、尿急、尿痛及排尿不适等尿路刺激症状,无全身中毒症状;尿细菌培养阴性;尿常规检查白细胞可轻度增加。其发生原因可能与尿路局部损伤、刺激或过敏及尿路动力学功能异常等有关。部分患者系病毒、支原体感染,应注意排除。

(4) 前列腺炎:常有尿路刺激征,易与下尿路感染混淆,作前列腺 B 超和指检、按摩前列腺液化验等可以鉴别。

【治疗】 目的是消灭病原体,控制临床症状,去除诱发因素及防止复发。

1. 一般治疗 多饮水,勤排尿,使每日尿量 3000ml 以上,以保证尿路冲洗作用。发热等中毒症状明显,应卧床休息。进食应富有热量和维生素并容易消化的食物,高热脱水时应静脉补液。膀胱刺激征和血尿明显者,可口服碳酸氢钠片 1g,每日 3 次,以碱化尿液、缓解症状、抑制细菌生长、避免形成血凝块,对应用磺胺类抗生素者还可以增强药物的抗菌活性并避免尿路结晶形成。尿路感染反复发作者应积极寻找病因,及时去除诱发因素。

2. 抗感染治疗 原则上应根据致病菌和药敏试验结果选用抗菌药,故在给药之前先留取尿标本作细菌培养。由于大多数病例为革兰阴性杆菌感染,常不等尿培养结果,即首选对此类细菌有效的抗生素,且在尿中浓度高的药物治疗。轻症患者尽可能单一用药,口服有效抗生素;严重感染宜采用肌内注射或静脉给予抗生素,混合感染或细菌耐药可两种抗生素联用。选用肾毒性小,不良反应少的抗生素。已有肾衰竭,则避免应用肾毒性抗生素,如磺胺类药、氨基糖苷类抗生素。对不同类型的尿路感染给予不同治疗时间。

(1) 急性膀胱炎:多为单一大肠埃希细菌感染,部分患者有其自限性。可选用单剂量疗法或短疗程疗法。

1) 单剂量疗法:常选用一次顿服复方磺胺甲噁唑 2.0g,阿莫西林 3.0g 或头孢氨苄 2.0g,或选用氧氟沙星 0.4g。

2) 短疗程(3 日)疗法:可选用磺胺类、喹诺酮类、半合成青霉素或头孢类等抗生素,连用 3 日,约 90% 的患者可治愈,目前更推荐此法。

3) 7 日疗法:对于妊娠妇女、老年患者、糖尿病患者、机体免疫力低下及男性患者,应采用较长疗程。妊娠时首选阿莫西林,也可选用二、三代头孢菌素治疗,但禁用喹诺酮类药物,分娩前禁用磺胺类药物。

无论是何种疗法结束,需要在停药后第 7 日再次行清洁中段尿培养。如无细菌生长,可作为临床治愈;疗法结束后,症状没有缓解,并伴有白细胞尿和(或)菌尿,则按肾盂肾炎处理。

(2) 肾盂肾炎

1) 急性肾盂肾炎:①病情较轻者:口服药物治疗,疗程 10 ~ 14 日。常用药物有喹诺酮类(如氧氟沙星 0.2g,每 2 次;环丙沙星 0.25g,每日 2 次)、半合成青霉素类(如阿莫西林 0.5g,每日 3 次)、头孢菌素类(如头孢呋辛 0.25 g,每日 2 次)等。治疗 14 日后,通常 90% 可治愈。如尿菌仍阳性,应参考药敏试验选用有效抗生素继续治疗 4 ~6 周。②全身中毒症状明显的严重感染者:应静脉给药。常用药物,如氨苄西林 1.0 ~ 2.0g,Q6h;头孢噻肟钠 2.0g,Q8h;头孢曲松钠 1.0 ~ 2.0g,Q12h;亚胺培南/西司他丁钠 1.0g,12h;左氧氟沙星 0.2g,Q12h。必要时联合用药。经过上述治疗若好转,可于热退后继续用药 3 日再改为口服抗生素,完成 2 周疗程。

2) 慢性肾盂肾炎:治疗的关键是积极寻找并去除易感因素,抗菌药的应用与急性肾盂肾炎基本相同,但疗程应延长,选择抗菌药最好根据尿培养和药敏试验结果,两种药物联合应用,2 ~3 周为一疗程,结束后一周查尿,若尿细菌仍阳性,另选一组抗菌药应用,疗程相同。也可两组抗菌药轮流使用,直至尿细菌阴性,总疗程 2 ~4 个月。若第一疗程结束尿细菌已阴性可停药定期复查。

频繁复发用长程抑菌疗法:即于每晚睡前口服一种较大剂量的抗菌药如诺氟沙星、阿莫西林或头孢氨苄等,坚持用半年至一年,为防止细菌产生耐药性可定期交替使用抗菌药。

还应注意保护肾功能,加强全身支持疗法,增强抵抗力,维持水、电解质酸碱平衡,治疗并发症。

(3) 再发性尿路感染:其包括重新感染和复发。

1）重新感染：治疗后症状消失，尿细菌学检查阴性，但在停药6周后再次出现与前次不同致病菌感染，成为重新感染。其治疗方法与首次发作相同，如半年内重新感染两次以上者，可用长程低剂量抑菌治疗，即每晚临睡前排尿后服用小剂量抗生素一次，每7～10日更换药物一次，连续用半年。

2）复发：治疗后症状消失，尿菌转阴后在6周内再出现菌尿，细菌种类与上次相同，成为复发。复发且为肾盂肾炎者，特别是复杂性肾盂肾炎，在去除诱因基础上，应按药敏选择杀菌剂，疗程不少于6周。

（4）无症状性菌尿：是否治疗目前有争议，一般认为有下述情况者应予治疗。①妊娠期无症状性菌尿；②学龄前儿童；③曾出现有症状感染者；④肾移植、尿路梗阻及其他尿路有复杂情况者。根据药敏结果选择有效抗生素，主张短疗程用药，如治疗后复发，可选长程低剂量抑菌疗法。

【预防】

（1）坚持多饮水、勤排尿，避免细菌在尿路繁殖，是最有效的预防方法。

（2）加强卫生宣传教育，妇女月经期、妊娠期、产褥期要特别注意外阴清洁。

（3）医务人员应尽量避免使用尿路器械，必需应用时，严格无菌操作，需留置导尿管者要定期更换和应用抗菌药物，对机体易感因素应加以去除。

（4）性生活有关的尿路感染，应于性交后立即排尿，应寻找原因并加以去除，发作频繁者宜预防性用药。

（5）膀胱-输尿管反流者，要“二次排尿”，即每次排尿后数分钟，再排尿一次。

（戴厚永 施 辉）

第八章 肾小管疾病

学习目标

1. 掌握Ⅰ型和Ⅱ型肾小管性酸中毒临床表现和特点。
2. 熟悉肾小管性酸中毒治疗方法。
3. 了解 Fanconi 综合征。

第一节 肾小管性酸中毒

肾小管性酸中毒(renal tubular acidosis,RTA)是由于各种原因导致近端肾小管和(或)远端肾小管酸化功能障碍而引起的一组临床综合征。其临床特征为高氯性、正常阴离子间隙代谢性酸中毒,水、电解质紊乱,骨病表现和尿路症状。按照病变部位和功能障碍特点,肾小管性酸中毒可分为4型。

一、低血钾型远端肾小管性酸中毒

低血钾型远端肾小管性酸中毒(Ⅰ型)最常见,又称经典型远端肾小管性酸中毒。

【病因和发病机制】 是由于远端肾小管酸化功能障碍引起,管腔液与管周液间无法形成高 H^+梯度,因而不能正常地酸化尿液,尿铵离子($NH4^+$)及尿可滴定酸减少,从而产生代谢性酸中毒。可分为原发性和继发性两类,前者与遗传有关,为常染色体显性遗传,自幼发病;后者常见于慢性肾小管-间质肾炎。

【临床表现】 轻者可无症状,重者可出现高氯性酸中毒。

高血氯性代谢性酸中毒:临床可表现为乏力、纳差和呼吸深长。由于 H^+排泄障碍,尿中可滴定酸及铵离子($NH4^+$)减少,尿液 pH 常>5.5,血 pH 下降,血氯离子(Cl^-)升高,但阴离子间隙(AG)正常,此与其他代谢性酸中毒不同。

低钾血症:由于尿液中 H^+排除减少,管腔内 H^+减少,H^+-Na^+交换减少,K^+-Na^+交换增多,尿中 K^+排出增多,导致低钾血症。轻者表现为肌无力,重者可引起低钾性麻痹、心律失常及低钾性肾病。

钙磷代谢紊乱:酸中毒抑制肾小管对钙的重吸收,尿钙排出增加,导致高尿钙和低血钙。低血钙导致继发性甲状旁腺功能亢进,引起低血磷和高尿磷。长期钙磷代谢紊乱又可引起骨病、肾结石。

【诊断】 AG 正常的高血氯性代谢性酸中毒伴有低钾血症,尿中可滴定酸及 $NH4^+$减少,尿 pH>5.5,即可诊断为远端肾小管性酸中毒。如出现低血钙、低血磷、骨病或肾结石,则更支持诊断。对不完全性远端肾小管性酸中毒,可进行氯化铵负荷试验(肝功能损害者可用氯化钙代替),若尿 pH 不能降至5.5以下,有助于确诊。

【治疗】 继发性肾小管性酸中毒应积极治疗原发病,如慢性肾盂肾炎、系统性红斑狼疮和干燥综合征等,并对症处理。

纠正酸中毒:应补充碱剂,常用柠檬酸合剂(柠檬酸100g,柠檬酸钠100g,加水至1L,每次10～30ml,每日3次)。严重者可静脉滴注碳酸氢钠。

纠正电解质紊乱:低钾血症时补充钾盐,可口服柠檬酸钾,注意不要选用氯化钾,以免加重高氯性酸中毒。

肾结石的预防:可服用复方柠檬酸合剂,增加尿液中钙的溶解度,预防肾结石的形成。

二、近端肾小管性酸中毒

【病因和发病机制】 近端肾小管性酸中毒(Ⅱ型)是由于近端肾小管重吸收HCO_3^-障碍所致。可分为原发性和继发性,原发性与遗传有关,继发性可由以下原因引起:Fanconi综合征、肾小管-间质性疾病、重金属或药物中毒。

【临床表现】 本病多为男性儿童,与远端肾小管性酸中毒比较,此型有以下特点:①虽然为AG正常的高血氯性代谢性酸中毒,但尿液可滴定酸及NH_4^+正常,尿HCO_3^-排出增多。由于远端肾小管功能正常,尿pH常在5.5以下;②低钾血症比较明显;③由于尿柠檬酸排出大多正常,其尿结石及肾钙化发生率较远端RTA低。

【诊断】 出现AG正常的高血氯性代谢性酸中毒、低钾血症,尿HCO_3^-排出增多,近端肾小管性酸中毒诊断成立。对疑似病例可做碳酸氢盐重吸收试验,患者口服或静脉注射碳酸氢钠后,尿HCO_3^-排泄分数大于15%可确诊。

【治疗】 继发性者首先进行病因治疗。其他治疗原则同远端肾小管性酸中毒,补充碳酸氢钠或柠檬酸钠,但用量要大。低盐饮食,并适当使用氢氯噻嗪,可减少细胞外液的容量,促进碳酸氢钠重吸收。

三、混合性肾小管性酸中毒

本型特点是Ⅰ型和Ⅱ型RTA的临床表现均存在。高血氯性代谢性酸中毒明显,尿中大量丢失HCO_3^-,尿中可滴定酸和$NH4^+$减少。症状常较严重,治疗与Ⅰ、Ⅱ型肾小管性酸中毒相同。

四、高血钾型远端肾小管酸中毒

【病因和发病机制】 高血钾型远端肾小管酸中毒(Ⅳ型)发病机制未完全清楚,主要是由于醛固酮不足或对醛固酮拮抗,远端肾小管排泌H^+和K^+减少,导致酸中毒和高钾血症。主要由后天获得性疾病所致,包括肾上腺皮质疾病、肾小管-间质疾病和某些药物等。

【临床表现】 本病常见于某些轻、中度肾功能不全患者,高钾血症和高血氯性代谢性酸中毒是其主要特征,酸中毒及高钾血症严重程度与肾功能不全的程度不相称。由于泌H^+障碍,尿NH_4^+减少,尿pH>5.5。

【诊断】 轻、中毒肾功能不全患者出现AG正常的高血氯性代谢性酸中毒及高钾血症,尿NH_4^+减少即可诊断此病。患者血清醛固酮水平降低或正常有助于本病诊断。

【治疗】 积极治疗原发病,并给予相应对症治疗。降低血钾、纠正酸中毒是基本治疗,对于低肾素、低醛固酮患者,可考虑使用肾上腺盐皮质激素治疗。

第二节　Fanconi 综合征

Fanconi 综合征是遗传性或获得性近端肾小管复合性功能缺陷疾病。

【病因和发病机制】 可分为原发性和继发性。原发性者多为常染色体隐性遗传,可单独或与其他全身遗传性疾病同时存在,儿童多见。成人患者多为后天获得性疾病,如慢性间质性肾炎、干燥综合征、重金属及其他毒物引起的中毒性肾病等。其发病机制未完全阐明。

【临床表现】 由于近端肾小管复合功能障碍,可引起肾性糖尿、全氨基酸尿、磷酸盐尿、尿酸盐尿及碳酸氢盐尿等,并出现低钠、低磷、低尿酸、低钾、低钙血症和近端肾小管酸中毒。

【诊断】 具备上述典型表现即可诊断,其中氨基酸尿、肾性糖尿、磷酸盐尿为基本条件。

【治疗】 除病因治疗外,还应对症治疗,对低磷血症者可口服磷酸盐合剂。低尿酸血症、氨基酸尿和肾性糖尿一般不需治疗。

（戴厚永）

第九章　遗传性肾病

学习目标

1. 熟悉常染色体显性多囊肾病。
2. 了解遗传性肾病分类。

遗传性肾病是指明确与遗传缺陷有关并主要累及肾的一组疾病，其种类繁多，遗传方式不一，除主要累及肾本身外，还常累及其他脏器。按发病率从高到低排列分为遗传性肾囊肿性疾病、遗传性肾小球疾病和遗传性肾小管疾病等。遗传性肾囊肿性疾病主要包括常染色体显性和常染色体隐性遗传性多囊肾病；遗传性肾小球疾病主要包括 Alport 综合征、薄基膜肾病和 Fabry 病；遗传性肾小管疾病主要有肾性尿崩症、肾小管性酸中毒及胱氨酸尿症。

一、常染色体显性多囊肾病

常染色体显性多囊肾病（autosomal dominant polycystic kidney disease，ADPKD）是一种最常见的遗传性肾病，其发病率为 1/1000～1/400。主要表现为双侧肾出现大小不一的囊肿，且进行性增大，最终影响肾正常功能，导致终末期肾衰竭。除累及肾外，还常伴有多囊肝、胰腺囊肿、脑动脉瘤和心脏瓣膜病变等表现。

【发病机制】　目前已知引起 ADPKD 的突变基因主要有两个，分别命名为 PKD1 和 PKD2。目前认为 ADPKD 患者从父母遗传的 PKD1 和 PKD2 基因在后天因素如毒素、感染等“二次打击”下，引起多囊蛋白复合体和肾纤毛功能障碍，导致囊肿发生病变并逐渐长大。

【临床表现】　ADPKD 病程较长，进展相对缓慢，大多数在 30 岁左右出现症状，有肾表现和肾外表现。

1. 肾表现　肾囊肿形成是最主要肾表现。起初仅有少数小囊肿，肾大小形态正常，随着年龄增长，囊肿体积和数目逐渐增加，肾体积逐渐增大，双侧肾布满大小不等、数目众多的液性囊肿。由于囊肿增大，压迫肾包膜，可引起腰背部疼痛。囊肿破裂会引起血尿，可合并有感染、蛋白尿及肾结石等。高血压也是最常见的早期表现之一，是促进肾功能恶化的重要因素。随着病情进展，肾功能进行性下降，可表现夜尿增多、贫血、肾功能异常，最终进展至尿毒症。

2. 肾外表现　可分为囊性和非囊性两种。囊肿可累及肝、胰腺、蛛网膜等器官，其中多囊肝最为常见，但极少影响肝功能。非囊性病变主要有心脏瓣膜异常、结肠憩室和脑动脉瘤等。约 26% 的患者合并二尖瓣脱垂。脑动脉瘤危害最大，一旦破裂出血会危及患者生命。

【诊断】　ADPKD 诊断主要靠家族遗传病史、临床表现、影像学检查及分子遗传学诊断。

1. 家族遗传史　ADPKD 是常染色体显性遗传，即代代发病，男女发病率相等。父母任意一方患病,子女患病率为 50% ,但调查发现仅有 60% 患者有明确家族史。

2. 临床诊断标准　主要标准:①影像学检查发现肾皮、髓质弥散分布大小不一、数目众多充满液体的囊肿;②明确的多囊肾家族史。

次要标准:①多囊肝;②肾衰竭;③腹壁疝;④心脏瓣膜病;⑤胰腺囊肿;⑥脑动脉瘤;⑦精囊囊肿;⑧眼睑下垂。如具备两项主要标准及一项次要标准,临床即可诊断。如仅有第一项主要标准,无多囊肾家族史,则要三项以上次要标准,才能确诊。

3. 影像学检查　超声检查敏感性高,经济、便捷,是首选的检查方法。超声显示双肾体积增大,肾内多个大小不等的囊肿和肾实质回声增强。CT 和 MRI 诊断 ADPKD 分辨率高。但检查费用高,不作为首选。

4. 分子学检测　目前多用于产前诊断和囊肿发生前诊断,对于无明确家族史且与其他囊肿性疾病鉴别困难者也可应用此方法。

【鉴别诊断】　主要与单纯性肾囊肿及获得性肾囊肿鉴别。另外,还需要与常染色体隐性遗传多囊肾病鉴别,后者发病率低,多在婴幼儿阶段即开始发病,很快进展至终末期肾衰竭。

【治疗】　ADPKD 目前尚无特效治疗药物。治疗原则主要是对症处理、预防和防治并发症、保护肾功能延缓肾衰竭进展,如进入尿毒症,则需要行肾替代治疗。

1. 一般治疗　早期 ADPKD 患者主张多饮水,预防结石形成,但由于囊肿不断增大,应避免剧烈运动及局部受压,保持大便通畅,高血压时应低盐饮食,肾衰竭时应限制蛋白质摄入,避免应用肾毒性药物。

2. 并发症治疗

(1) 疼痛:急性疼痛常为囊肿破裂出血、感染或结石引起,应查明原因,针对性进行治疗。慢性疼痛多由于囊肿增大压迫肾包膜所致,如不能忍受,可考虑手术囊肿去顶减压术,但不作为常规。

(2) 出血:多为囊肿破裂出血,多呈自限性,发作时应卧床休息、适量饮水或酌情用止血药。对于出血量大,内科治疗无效者可选择介入或手术治疗。

(3) 高血压:早期首选血管紧张素转换酶抑制剂或血管紧张素受体拮抗剂治疗,但应注意掌握适应证和禁忌证。病程晚期,血压多顽固,常需要多药联合应用。

(4) 感染:囊肿感染时应酌情应用肾毒性小的抗生素。

(5) 肾外并发症处理:多囊肝常无需治疗。对于脑动脉瘤应行血管造影检查,必要时行介入或手术治疗。

3. 肾替代治疗　进入终末期后肾替代治疗可以选择腹膜透析、血液透析和肾移植。

二、Alport 综合征

Alport 综合征(Alport syndrome,AS)是一种主要表现为血尿、肾功能进行性减退、感音神经性耳聋和眼部异常的最常见的遗传性肾小球疾病。主要由于编码肾小球基膜Ⅳ型胶原的基因发生突变所致,基因突变发生率 1/10 000 ~ 1/5000。

【发病机制】　其为一种遗传异质性疾病。已经证实存在三种遗传方式。即 X 连锁显性遗传、常染色体隐性遗传和常染色体显性遗传。其中 X 连锁显性遗传最常见,占 80% ~ 85% 。目前已经确认,无论何种遗传性的 Alport 综合征均是由于编码Ⅳ型胶原 α 链的基因突变所致。

【临床表现】

1. 肾表现　血尿是最常见的临床表现，几乎存在于所有患者。在疾病早期常无蛋白尿或仅少量，随着疾病进展，蛋白尿逐渐增多，少数出现大量蛋白尿。

2. 肾外表现　感音神经性耳聋是Alport综合征最常见的肾外表现。主要为进行性，两侧不完全对称。15%~30%患者可出现眼部损害，前锥形晶状体被认为是特征性改变。部分患者可有变性近视、血小板减少性紫癜、弥漫性平滑肌瘤和甲状腺病变等。

【诊断】　Alport综合征的诊断必须结合家族史、临床表现、皮肤和(或)肾活检、组织荧光和电镜检查进行综合分析。随着对Alport综合征的认识，现在认为符合以下6条中的2条标准，即可诊断为此病。①血尿家族史，男性进展至终末期肾病；②电镜检测到特征性的基膜增厚和分层；③进行性、高频区、感音神经性耳聋；④前锥形晶状体和黄斑周围斑点；⑤Ⅳ型胶原α_3、α_4、α_5链在基膜表现异常；⑥编码Ⅳ型胶原α_3、α_4、α_5链基因突变。

【治疗】　目前无特异性治疗方法，积极治疗高血压、控制蛋白尿可延缓肾病进展。对于进展至尿毒症患者需进行透析治疗或肾移植。

（戴厚永）

第十章　急性肾损伤

学习目标

1. 掌握 AKI 的定义、诊断标准和治疗原则。
2. 熟悉 AKI 的常见病因及其机制。
3. 熟悉 AKI 的分期、维持期的临床表现。
4. 了解肾替代治疗时机与方式。

AKI 是指各种因素引起的肾功能在短时间内快速下降而导致的临床综合征。由于肾小球滤过率(glomerular filtration rate,GFR)下降,氮质毒素如尿素氮、肌酐等在体内蓄积,电解质、酸碱平衡紊乱,常伴有水潴留,从而导致临床多系统并发症。

AKI 在以往称为急性肾衰竭(acute renal failure,ARF),可发生在原先无肾病者,也可发生在慢性肾病患者,在住院患者中发病率约 5%,在重症监护病房、烧伤患者及心脏手术等患者的发生率居高不下,死亡率高达 50%,目前尚无特效治疗手段,因而越来越受到医学界的重视,并将急性肾衰竭改名为 AKI,以期早期发现,早期防治。

【病因和分类】 AKI 病因多样,分为广义和狭义两类,根据病因发生的部位不同,广义 AKI 分为肾前性、肾性和肾后性三类,狭义 AKI 仅指急性肾小管坏死(acute tubular necrosis,ATN)。

肾前性 AKI 的常见病因包括血容量减少(如各种原因的液体丢失和出血)、有效动脉血容量减少和肾内血流动力学改变等,约占 AKI 的 55%,是 ATN 最常见病因。肾性 AKI 常见病因是肾缺血或肾毒性物质(包括外源性毒素,如生物毒素、化学毒素、抗菌药物、造影剂等和内源性毒素,如血红蛋白、肌红蛋白等)损伤肾小管上皮细胞,导致 ATN。此外,肾小球病、肾血管、小管间质病导致的 AKI 也属于此类。肾后性 AKI 是指急性尿路梗阻,双侧尿路梗阻或孤立肾单侧尿路梗阻均可导致肾后性 AKI。

【发病机制】 AKI 的发病机制与病因密切相关,

1. 肾前性 AKI 当有效循环血量下降、某种药物引起的肾小球内毛细血管灌注压降低等因素导致肾内血流动力学改变和肾血流分布异常,可发生肾皮质缺血。在肾前性 AKI 早期,若能在肾灌注减低后的 6h 内得到纠正,肾功能可得到及时恢复,反之则往往发展为 ATN。

2. 肾性 AKI 包括肾小球性、肾小管性、肾间质性、肾血管性,其中以肾小管性最常见。本章主要介绍 ATN。

ATN 的发病机制尚未完全阐明,以缺血性和中毒性多见,但往往多因素夹杂,如中毒性 ATN 可发生在老年、糖尿病等多种易患因素基础上,后者往往已存在缺血因素。此外,肾缺血-再灌注损伤、管型形成和肾小管腔阻塞等也可导致 ATN。

(1) 缺血性因素:严重血容量不足时,肾血流量明显减少,入球小动脉收缩,使肾灌注压明显降低,引起 ATN,可能与肾交感神经活性增强引起的肾血管收缩、肾组织内肾素-血管紧张素系统激活、肾内前列腺素系统失衡、内皮损伤产生的内皮素增加、一氧化氮产生减少等因素有关。髓质淤血也可能是缺血性 ATN 发病机制之一。

(2) 中毒性因素:肾毒性物质可以引起肾小管直接及间接损伤,尤其存在肾缺血状态或慢性肾病基础的患者。造影剂、环孢素、非甾体消炎药等可引起肾内血管收缩导致缺血性肾损伤,表现为肾血流量下降及肾小球滤过率下降,严重者产生 ATN。抗生素和抗肿瘤药物大多通过小管上皮细胞直接毒性作用,如氨基糖苷类抗生素可蓄积在肾小管上皮细胞内,引起局部氧化应激及细胞损伤,导致 ATN。内源性肾毒性物质如肌红蛋白、血红蛋白等可引起肾内氧化应激、收缩肾内血管等途径引发 ATN。

(3) 炎症因子的参与:缺血性 AKI 也可因炎症反应直接使血管内皮细胞受损,通过小管细胞产生炎症介质(IL-6、IL-18、TNFα、TGFβ、MCP-1、RANTES)等使内皮细胞受损,并通过 ICAM-1 增加和 P 选择素增加,使白细胞黏附及移行增加,炎症反应导致肾组织的进一步损伤,继而肾小球滤过率下降,尿毒素潴留。

3. 肾后性 AKI　当尿路发生梗阻时,尿路内反向压力首先传导至肾小球囊腔,由于肾小球入球小动脉代偿性扩张,早期肾小球滤过率尚能暂时维持正常,如果长时间无法解除梗阻,肾皮质大量区域出现无灌注或低灌注状态,则肾小球滤过率将逐渐下降。

【病理】　由于病因及病变程度不同,病理改变可有显著差异。大体上肾体积增大、质软,皮质肿胀色白,髓质呈暗红色。典型的 ATN 光镜下可见肾小管上皮细胞呈片状和灶性坏死,从基膜上脱落,脱落的上皮细胞与细胞碎片、Tamm-Horsfall 蛋白和色素等构成管型,导致小管腔管型堵塞。若基膜完整性存在,则小管上皮细胞可迅速再生,否则上皮不能再生。肾毒性 ATN 形态学变化最明显部位在近端肾小管曲部和直部,小管上皮细胞坏死不如缺血性明显。

【临床表现】　ATN 是肾性 AKI 最常见的类型,典型的 ATN 临床病程可分为三期。

1. 起始期　此期患者常遭受缺血或肾毒性因素的影响,但尚未发生明显肾实质损伤。此阶段一般持续数小时到数日,患者可无明显临床症状。如能及时采取有效措施去除病因,在此阶段的 AKI 是可以预防的。

2. 维持期　该阶段又称少尿期,肾实质损伤已经形成,一般持续 7~14 日,但也可短至数日,或长达 4~6 周。多数患者因肾小球滤过率显著降低,出现氮质血症伴尿量减少。尿量<400ml/d 称为少尿,<100ml/d 称为无尿。也有些患者表现为非少尿型 AKI。不论尿量是否减少,随着肾小球滤过率下降,临床上出现一系列尿毒症表现,主要是尿毒素潴留和水、电解质酸碱平衡紊乱所致。

(1) AKI 的常见全身表现

1) 消化系统症状:如食欲减退、恶心、呕吐、腹胀、腹泻等,严重患者可发生消化道出血。

2) 呼吸系统症状:如容量负荷过重导致的急性肺水肿及感染。临床表现为胸闷、气喘、不能平卧,咳嗽、咳痰等。

3) 循环系统症状:由于水、钠潴留导致高血压、心力衰竭、水肿表现,因毒素滞留、电解质紊乱、酸中毒等引起各种心律失常和心肌病变。

4) 神经系统症状:可出现意识障碍、躁动、谵妄、抽搐、昏迷等尿毒症脑病症状。

5) 血液系统症状:可出现轻度贫血以及出血倾向。

6) 感染:约有 50% 以上的 ATN 患者可并发感染,是 AKI 常见而严重的并发症之一,预防性应用抗生素并不能减少感染的发生率。最常见的感染部位依次为肺部、泌尿道、伤口和全身。

此外，在 AKI 同时或在疾病发展过程中，还可合并多脏器功能衰竭，死亡率极高。

(2) 水、电解质和酸碱平衡紊乱表现：主要表现为水过多、代谢性酸中毒、高钾血症、低钠血症、低钙和高磷血症等。

1) 水潴留：常见于少尿或无尿患者，水分控制不严格或补液量过多，可诱发心力衰竭。

2) 代谢性酸中毒：主要因为肾小管排酸和重吸收碳酸氢根能力降低，同时又合并高分解代谢状态，酸性代谢产物明显增多。可引起酸中毒深大呼吸等表现。

3) 高钾血症：因少尿期排钾减少，加之高分解状态、代谢性酸中毒，可在数小时内发生严重高钾血症。可无特征性临床表现，也可表现为严重的心律失常，甚至猝死。

4) 低钠血症：一方面由于水潴留引起稀释性低钠血症，另一方面呕吐及利尿剂治疗，进一步加重了低钠血症。严重患者可出现脑水肿临床表现。

3. 恢复期　该期通常持续 1～3 周。肾小管上皮细胞再生、修复，小管完整性恢复，肾小球滤过率逐渐恢复至正常或接近正常范围。患者尿量进行性增多，每日可达 2500ml 或以上，称为多尿，是肾功能开始恢复的标志。与肾小球滤过率相比，肾小管上皮细胞功能（溶质和水重吸收）恢复相对延迟，常需数月后才能完全恢复。部分患者最终遗留有不同程度的肾结构和功能损害。

【辅助检查】

1. 尿液检查　不同病因导致的 AKI 尿检异常的表现不同。

ATN 时有少量蛋白尿，且以小分子为主，尿沉渣检查可见肾小管上皮细胞、上皮细胞管型和颗粒管型及少许红细胞、白细胞等。因肾小管重吸收功能损害，尿比重降低且较固定，多在 1.015 以下，尿渗透浓度<350mOsm/L，尿渗透压与血渗透压浓度之比<1.1，尿钠含量增高，滤过钠排泄分数（FE_{Na}）常>1%。此外，应注意尿液指标检查须在输液、利尿等药物前进行，否则会影响结果。

2. 血液检查　血肌酐和尿素氮进行性升高，高分解代谢者升高速度更快，伴轻度贫血；血清钾浓度常升高，血 pH 和碳酸氢根离子浓度降低；血清钠浓度正常或偏低；血钙降低、血磷升高。

3. 影像学检查　超声不但有助于尿路梗阻的诊断，对急、慢性肾功能减退的鉴别也很有帮助，发现肾萎缩或皮质变薄提示慢性肾功能减退，肾增大符合 ATN。值得注意的是，即使肾体积缩小，也不能完全排除慢性肾病基础上并发 ATN。CT 扫描对评估尿路梗阻更有优势，有助于确定梗阻部位及腹膜后恶性肿瘤。CTA、MRA 有助于明确诊断肾血管病变。

4. 肾活检　肾活检是 AKI 鉴别诊断的重要手段。肾前性、肾后性、肾血管性及典型的 ATN 无须肾活检明确诊断，但以下情况应考虑肾活检：①存在缺血和肾毒性因素外的 AKI，如急进性肾炎综合征、急性间质性肾炎等；②原有肾病基础的患者发生 AKI，如狼疮性肾炎患者出现 AKI；③伴有系统性受累表现的患者；④临床表现不典型者；⑤肾功能持续 4～6 周后不恢复者。

【诊断与鉴别诊断】

1. 诊断　AKI 的诊断需要详细回顾患者的病史，根据入院前病史、用药史，合理应用实验室及辅助检查，一般不难作出诊断，必要时行肾活检。

AKI 的诊断标准：肾功能在 48h 内突然减退，血清肌酐绝对值升高 ≥0.3mg/dl（26.5μmol/l），或 7 日内血清肌酐增至≥1.5 倍基础值，或尿量<0.5ml/（kg · h），持续时间>6h。临床根据血清肌酐和尿量进一步分期（表 5-10-1）。

表 5-10-1　AKI 的分期标准

分期	血清肌酐标准	尿量标准
1 期	增至基础值 1.5～1.9 倍或升高≥0.3mg/dl(26.5μmol/l)	<0.5ml/(kg·h),持续 6～12h
2 期	增至基础值 2.0～2.9 倍	<0.5ml/(kg·h),时间≥12h
3 期	增至基础值 3 倍、升高≥4.0mg/dl(353.6μmol/l)、开始肾替代治疗或<18 岁患者 eGFR<35ml/(min·1.73m²)	<0.3ml/(kg·h),时间≥24h 或无尿≥12h

由于肌酐评估肾功能状况敏感性较差,并非最佳 AKI 标志,现已发现血液和尿液中一些分子可作为 AKI 早期诊断的生物学标志物,如中性粒细胞明胶酶相关脂质运载蛋白(NGAL)、肾损伤因子-1(KIM-1)、白介质 18(IL-18)等。

2. 鉴别诊断

(1) 与肾前性少尿鉴别:肾前性氮质血症是 AKI 最常见的病因,应详细询问有无体液丢失的因素存在。此外,应注意询问近期有无血管紧张素转换酶抑制剂、血管紧张素Ⅱ受体拮抗剂、非甾体消炎药物等使用。

1) 补液试验:发病前有容量不足、体液丢失等病史,体检发现皮肤和黏膜干燥、低血压、颈静脉充盈不明显者,应首先考虑肾前性少尿,可试补液 200～250ml,然后注射呋塞米 40～100mg,以观察输液后循环系统负荷情况。如果补足血容量后血压恢复正常,尿量增加,则支持肾前性少尿的诊断。低血压时间长,特别是老年人伴心功能欠佳时,补液后无尿量增多者应怀疑肾前性氮质血症已进展为 ATN。

2) 实验室检查指标对区别 ATN 和肾前性少尿具有重要的意义。但必须在补液、利尿等治疗前留取标本(表 5-10-2)。

表 5-10-2　鉴别肾前性 AKI 与 ATN 的实验室指标

诊断指标	肾前性 AKI	ATN
尿沉渣	透明管型	棕色颗粒管型
尿比重	>1.020	<1.010
尿渗透压(mosm/kg·H_2O)	>500	<350
血尿素氮/血肌酐	>20	<10～15
尿肌酐/血肌酐	>40	<20
尿钠浓度(mmol/L)	<20	>40
肾衰指数	<1	>1
钠排泄分数(%)	<1	>1

注:肾衰指数 $=\dfrac{\text{尿钠}}{\text{尿肌酐/血肌酐}}$　钠排泄分数 $=\dfrac{\text{尿钠/血钠}}{\text{尿肌酐/血肌酐}}\times 100\%$

(2) 与肾后性尿路梗阻鉴别:有结石、肿瘤或前列腺肥大病史患者,突然完全无尿或间歇性无尿;可伴有肾绞痛、季肋部位或下腹部疼痛、肾区叩击痛阳性。如膀胱出口处梗阻,则膀胱区因积尿而膨胀,叩诊呈浊音均提示存在尿路梗阻的可能,膀胱导尿兼有诊断和治疗的作用。超声显像和 X 线检查等可帮助确诊。

(3) 与肾小球性 AKI 鉴别:临床表现为肾炎综合征或肾病综合征同时伴 AKI,尿蛋白常较严重,血尿及管型尿显著。常见于新月体肾炎,如狼疮性肾炎、ANCA 相关性血管炎、紫癜性肾炎等。肾活检可明确诊断。

(4) 与急性肾间质病变鉴别:药物过敏、感染或一些化学品接触是本病的常见原因,药物引起者可伴有发热、皮疹、关节痛、血和尿嗜酸粒细胞增加等,必要时依靠肾活检明确诊断。

【治疗】 尽早识别并纠正可逆病因,及时采取干预措施避免肾受到进一步损伤是 AKI 治疗的关键所在,维持水、电解质和酸碱平衡、积极防治并发症,对部分患者适时进行血液净化治疗。

1. 尽早纠正可逆病因 肾前性 AKI 早期需要积极恢复有效血容量,包括静脉补液、降低后负荷以改善心输出量、调节外周血管阻力至正常范围。确保容量充分是任何治疗策略的基础,但应密切注意心功能。及时停用影响肾血流灌注及肾毒性药物、毒物等。对于肾后性 AKI 应及时解除尿路梗阻。

2. 维持体液平衡 每日补液量应为显性失液量加上非显性失液量减去内生水量。由于非显性失液量和内生水量估计常有困难,因此每日大致的进液量,可按前一日尿量加 500ml 计算。发热患者只要体重不增加可增加进液量。在容量控制治疗中应用袢利尿药可能会增加尿量,从而有助于清除体内过多的液体。因此当使用后尿量并不增加时,应停止使用以防止不良反应发生。对于水潴留、利尿剂抵抗伴肺水肿,及时行血液净化治疗。

3. 饮食和营养 补充营养以维持机体的营养状况和正常代谢,有助于损伤细胞的修复和再生。AKI 患者所需能量应为 147 kJ/(kg · d)[35 kcal/(kg · d)],主要由碳水化合物和脂肪供应;蛋白质的摄入量应限制为 0. 8g/(kg · d),对于有高分解代谢或营养不良及接受透析的患者蛋白质摄入量可放宽。尽可能地减少钠、钾、氯的摄入量。

4. 高钾血症 血钾超过 6. 5mmol/L,心电图表现为 QRS 波增宽等明显的变化时,应予以紧急处理,包括:①10% 葡萄糖酸钙 10 ~ 20ml 稀释后静脉缓慢(5min)注射;②11. 2% 乳酸钠或 5% 碳酸氢钠 100 ~ 200ml 静脉滴注,以纠正酸中毒并同时促进钾离子向细胞内流动;③50% 葡萄糖溶液 50 ~ 100ml 加胰岛素 6 ~ 12U 缓慢地静脉注射,可促进糖原合成,使钾离子向细胞内移动;④口服聚磺苯乙烯(15 ~ 30g,每日 3 次)。以上措施无效、或为高分解代谢型 AKI 的高钾血症患者,血液净化是最有效的治疗。

5. 代谢性酸中毒 高分解代谢患者代谢性酸中毒发生早,程度严重,可加重高钾血症,应及时治疗。当血浆实际碳酸氢根低于 15mmol/L,应予 5% 碳酸氢钠 100 ~ 250ml 静脉滴注,根据心功能控制滴速,并动态监测血气分析。严重酸中毒,如碳酸氢根小于 12mmol/L 或动脉血 pH 小于 7. 15 ~ 7. 2 时,应立即开始透析治疗。

6. 急性左心衰竭 AKI 因水潴留、感染等因素,可并发心力衰竭,利尿剂和洋地黄疗效差,且易发生洋地黄中毒。药物治疗主要以扩张小动脉和小静脉为主,改善心脏前后负荷。透析治疗清除水分效率最高,能有效缓解因容量过重导致的心力衰竭。

7. 感染 感染是 AKI 常见的并发症,致死率高。应尽早合理使用抗生素治疗,根据细菌培养和药物敏感试验选择无肾毒性的药物,并按 GRF 调整用药剂量。预防使用抗生素无法降低感染发生率。

8. 血液净化疗法 包括腹膜透析治疗和血液透析治疗。不但可以清除过多的体液,还可以清除尿毒素潴留,纠正酸中毒及高钾血症,去除体内的炎症介质,是一种人工肾支持。

血液净化治疗的指征和时机:①急性肾衰竭合并高分解代谢者,每日 BUN 上升≥10. 5mmol/L,SCr 上升≥176. 8μmol/L 时,应考虑行血液净化治疗;②少尿 48h,无尿 24h;

③严重高钾血症，$K^+>6.5mmol/L$，或已经出现严重心律失常；④急性肺水肿且利尿剂治疗无效；⑤严重代谢性酸中毒，动脉血 pH<7.2；⑥BUN>31.5mmol/L；⑦血清 $Na^+>155mmol/L$ 或<120mmol/L；⑧尿毒症并发症，包括尿毒症脑病，恶心、呕吐，尿毒症心包炎，尿毒症肌病。

血液净化包括血液透析和腹膜透析两种。血液透析又包括间歇血液透析（IHD）和连续性肾替代治疗（CRRT）。

IHD 是最常用的血液净化方式，通常根据患者氮质血症、血钾、血磷水平及分解代谢程度，选择每日或隔日透析。连续性肾替代治疗费用高昂，多用于多器官功能不全、高分解代谢和血流动力学紊乱、全身炎症反应综合征、大量肠外营养支持治疗者。目前尚无足够证据证明 IHD 和连续性肾替代治疗哪种治疗模式更好，应根据临床实际情况选择治疗模式。

与血液透析相比，腹膜透析治疗对水和溶质清除不足，透析效率低，且有发生腹膜炎风险，临床较少使用于重症 AKI 者。但因其价格便宜，无需抗凝，不影响血流动力学，无需透析机器，在落后国家和地区仍用于治疗 AKI。

9. 恢复期的治疗　此期的早期，仍然存在生命危险。由于肾小球滤过率尚未完全恢复，肾小管的浓缩功能仍较差，治疗重点为维持水、电解质和酸碱平衡，控制氮质血症和防止各种并发症。已进行透析的患者，仍应继续透析治疗。多尿期 1 周左右后可见血肌酐和尿素氮水平逐渐降至正常范围。饮食中蛋白质摄入量可逐渐增加，并逐渐减少透析频率直至停止透析。恢复后应定期随访肾功能，避免使用对肾有损害的药物。

【预后】　AKI 的预后与病因及并发症严重程度密切相关。包括原发病、基础健康状况、AKI 的严重程度、治疗时机及并发症等，老年患者、脓毒血症、多器官功能不全患者死亡率较高。存活患者约 50% 遗留永久性肾功能减退，主要见于原发病严重、基础肾病、高龄、诊断治疗不及时者，少部分患者需要维持性肾替代治疗。

【预防】　AKI 发病率及死亡率居高不下，预防极为重要。及时发现导致 AKI 的危险因素并加以去除是 AKI 预防的关键。高危患者即将或已伴有潜在 AKI 病因时，应酌情采取针对性预防措施，并动态监测肾功能变化。老年、糖尿病、原有慢性肾病及危重病患者，尤其应注意避免肾毒性药物、造影剂、非甾体消炎药、肾血管收缩药物的应用及避免肾缺血。

（张义德　施　辉）

第十一章　慢性肾衰竭

学习目标

1. 掌握慢性肾衰竭的诊断依据和治疗原则。
2. 熟悉慢性肾衰竭分期标准及各系统症状。
3. 了解慢性肾衰竭的发病机制。
4. 了解肾替代治疗时机、方式与适应证。

慢性肾衰竭(chronic renal failure,CRF)是指各种原发性或继发性肾病导致肾功能进行性不可逆性减退,并出现一系列症状的临床综合征,是所有慢性肾病持续进展的共同结局。

美国肾病基金会制定的K/DOQI指南将慢性肾病(chronic kidney disease,CKD)定义为肾损害(包括血尿、蛋白尿或肾影像学或病理学检查异常)和(或)肾小球滤过率(GFR)<60ml/min,持续3个月。并根据肾小球滤过率水平将慢性肾病分为1～5期(表5-11-1)。根据肾小球滤过率分期的慢性肾病包括肾病的整个过程,部分慢性肾病在肾小球滤过率下降至一定程度(肾小球滤过率<60ml/min)后进展至慢性肾衰竭。慢性肾病患者在全球呈现不断增长趋势,美国1988～1994年期间,成人慢性肾病患病率在10%,1999～2004年上升至13%,而2011年上升至15%。目前,我国慢性肾病患病率也达到10.8%。终末期肾病(end stage of renal disease,ESRD)患病率也进一步升高,严重威胁着人类的健康,美国每年透析患者的死亡率在21%～23%,仅次于肺癌。导致慢性肾病死亡的主要原因是心血管疾病,微量白蛋白尿患者的心血管事件明显升高,而慢性肾衰竭及透析患者的心血管死亡率更高,我国近半数以上患者死于心血管并发症。因此,慢性肾病和慢性肾衰竭越来越受到世界各国医学界的重视。

表5-11-1　慢性肾病分期及建议

分期	特征	肾小球滤过率(ml/min·1.73m²)	治疗计划
1	肾小球滤过率正常或升高	≥90	慢性肾病诊治,去除病因
2	肾小球滤过率轻度降低	60～89	估计疾病是否进展和进展速度
3a	肾小球滤过率轻度到中度降低	45～59	评估和并发症治疗
3b	肾小球滤过率中度到重度降低	30～44	
4	肾小球滤过率重度降低	15～29	透析前准备
5	终末期肾病	<15或透析	根据病情决定透析时机

【病因及危险因素】

1. 病因　慢性肾衰竭是多种肾病的最终结局。包括原发性肾病和继发性肾病,原发性肾病包括IgA肾病、局灶节段性肾小球硬化症、膜增殖性肾小球肾炎等;继发性肾病包括糖尿病肾病、高血压肾小球硬化症、系统性血管炎、骨髓瘤肾病、狼疮性肾炎、慢性间质性肾炎、梗阻性肾病等。在西方发达国家,慢性肾衰竭的病因以糖尿病肾病、高血压肾小球硬化症最常见；在我国，则以原发性肾小球肾炎为主，其中 IgA 肾病最常见，但随着社会老龄化，糖尿病肾病、高血压肾小球硬化症也呈现明显升高趋势。

2. 危险因素　慢性肾病通常进展缓慢，危险因素包括高血压、高血糖、蛋白尿、有效循环血量不足或肾局部供血不足导致肾缺血、肾毒性药物、感染、尿路梗阻等。某些病因尚可导致肾功能急剧恶化，如能及时去除病因，肾功能可得以一定程度的恢复。因此，在整个慢性肾病病程中，应时刻警惕各种危险因素，尽可能延缓肾功能进展。

【发病机制】　导致肾衰竭的机制十分复杂，至今尚未能完全阐明。目前认为除各种肾病特异性病理生理改变之外，还存在一系列共同机制，包括肾小球高滤过、矫枉失衡、肾小管高代谢、脂质代谢紊乱、肾小管上皮细胞转分化等学说，未控制的高血压、细胞因子和生长因子也参与其中。

1. 肾小球高滤过　残余健全的肾单位肾小球滤过率增高（高滤过）、血浆流量增高（高灌注）和毛细血管跨膜压增高（高压），也即“三高学说”，是导致残余肾单位进一步丧失的重要因素。当残余肾单位处于高滤过、高灌注、高压状态下，肾小球显著扩展，内皮细胞损伤，足细胞脱落，同时刺激细胞外基质增生积聚，最终可发展为不可逆肾小球硬化。一系列动物和临床实验均显示，肾素-血管紧张素系统抑制剂能通过降低肾小球内三高以延缓肾衰竭。

2. 矫枉失衡　慢性肾衰竭时体内某些物质的积聚并非全部由于肾清除减少所致，而是机体为了纠正代谢失调的一种平衡适应，其结果又导致新的不平衡。慢性肾衰竭时，随着肾小球滤过率下降，尿磷排泄减少而血磷增高，导致血清游离钙降低，继而刺激甲状旁腺分泌 PTH，并作用于肾小管上皮细胞，使尿磷排泄增加，以维持血磷与血钙正常水平，随着血磷进一步升高，PTH 也不断增高，出现继发性甲状旁腺功能亢进，并引起一系列的尿毒症症状。

3. 肾小管高代谢　慢性肾衰竭时，肾小管处于高代谢状态，直接导致肾功能不全的持续发展。残存肾单位的肾小管对钠离子重吸收增加，产生过量活性氧，脂质过氧化而损伤组织，使肾单位进一步丧失。

4. 高血压　与肾功能进展密切相关。高血压本身可导致小动脉肾硬化症，未控制的系统性高血压可传递至肾小球，导致小球内高压，进而引起肾小球缺血性损伤。既往研究显示，降低系统血压能有效延缓肾功能不全进程。

5. 脂质代谢紊乱　高脂血症与肾病关系密切，它参与了肾病的发生与发展，是肾小球硬化的独立致病因素。脂质导致肾损害的机制较为复杂。脂蛋白在系膜区沉积可增加自由基、细胞因子及生长因子的释放，引起肾小球损伤。脂蛋白还可以通过细胞特异性趋化因子诱导单核巨噬细胞参与肾小球损伤。

6. 肾小管上皮细胞转分化　慢性肾衰竭后期，除肾小球硬化外，肾间质纤维化是肾功能不全进展的主要决定因素。肾损伤后，局部大量炎性细胞浸润，产生储如 TGF-β、表皮生长因子及碱性成纤维细胞生长因子 2 等，均可使肾小管上皮细胞转化为肌成纤维细胞，促进肾小球硬化和肾间质纤维化过程。

7. 其他　如细胞因子、生长因子、蛋白尿、尿毒症毒素等，均在肾小球硬化和肾间质纤维化病变过程中起到促进作用。此外，肾固有细胞凋亡增多也与肾小球硬化和间质纤维化有密切关系。

【临床表现】　慢性肾病患者的临床表现与肾小球滤过率水平密切相关，肾小球滤过率越低，临床表现越严重。由于肾具有强大的代偿功能，一般而言，慢性肾病在 1～3 期时多无临床症状；当肾小球滤过率下降至50ml/(min · 1.73m^2)以下时，患者常可出现乏力、夜尿增多、腰酸等非特异性临床表现。随着肾小球滤过率进一步下降，临床表现也逐渐加重，并出现恶心、食欲减退、代谢性酸中毒。到慢性肾病5期时，由于机体多个系统功能出现失调，从而表现为全身多个脏器功能受损的症状。

1. 水、电解质与酸碱平衡紊乱　肾的基本功能是调节水、电解质与酸碱平衡，慢性肾衰竭时上述功能受损。由于病程长、进展相对缓慢，早、中期因代偿机制而较少出现上述紊乱，至慢性肾病4～5期后方出现明显的电解质紊乱和代谢性酸中毒。

(1) 水、钠代谢紊乱：慢性肾衰竭时尿液浓缩功能障碍，常表现为多尿、夜尿增多、低比重尿，若同时伴有腹泻、呕吐，或因感染发热多汗时，又因长期食欲减退，入水量少，则可出现脱水状态，进而导致肾灌注不足，肾功能进一步恶化；若补液过多、过快，又可导致急性水潴留，甚至诱发急性肺水肿。当肾小球滤过率下降时，肾对钠的滤过功能降低，水、钠潴留后，可引起高血压，诱发充血性心力衰竭，机体适应性地抑制肾小管对钠的重吸收，故应早期慎重对待钠摄入量，以降低这种适应性过程。而对于长期低钠饮食、进食差者，可出现低钠血症、低血容量。

(2) 钾代谢紊乱：慢性肾衰竭者最常出现高钾血症，也有出现反复低钾血症者。肾是调节钾平衡的主要器官，正常情况下会根据血钾水平调节排钾量。严重肾功能不全时，肾排钾能力下降，若同时伴有酸中毒、摄钾过多、溶血、输血时，则更易出现高钾血症。肾衰竭患者常伴有食欲差，恶心呕吐、腹泻导致钾摄入量不足或胃肠道丢失引起低钾血症，伴有远端肾小管酸中毒时可出现顽固性低钾血症。此外，某种药物如ACEI/ARB、保钾利尿剂等易引起高钾血症，排钾利尿剂则可引起低钾血症。

(3) 钙、磷代谢紊乱：主要表现为低钙、高磷血症，以及继发性甲状旁腺功能亢进。慢性肾衰竭早期血钙、血磷可以维持正常，也可出现轻度的低钙和高磷血症。当肾功能进一步减退，尿磷排出减少，磷酸盐潴留，使血磷逐渐升高。低钙血症主要因为钙摄入不足、高磷抑制1,25-$(OH)_2D_3$合成、骨钙转运、代谢性酸中毒等有关。低钙血症、高磷血症均可直接刺激甲状旁腺，活性维生素D缺乏而失去了对PTH的反馈抑制，导致PTH大量分泌，引起继发性甲状旁腺功能亢进和肾性骨病。此外，高血磷与血钙结合形成的磷酸钙可沉积于血管和软组织，导致血管、软组织异位钙化，影响组织和器官功能。

(4) 镁代谢紊乱：主要表现为高镁血症。轻度肾功能不全时，机体可通过降低肾小管对镁的重吸收来增加镁的排泄，以维持镁的平衡。当肾小球滤过率<20ml/(min · 1.73m^2)时，因肾排泄显著减少，常伴有轻度高镁血症，当血清镁浓度>1.64mmol/L时可引起嗜睡，>2.05mmol/L时可出现昏睡、肌无力，甚至心动过缓、房室传导阻滞，严重者致心搏骤停。少数患者出现低镁血症与镁摄入不足、利尿剂使用等因素有关。

(5) 代谢性酸中毒：慢性肾衰竭早期酸中毒可不明显，主要由一系列肾内外代偿机制、缓冲系统维持正常pH。随着肾小球滤过率逐渐下降，机体无法完全代偿，伴有大量有机酸体内积蓄，常导致阴离子间隙增高型代谢性酸中毒。急性代谢性酸中毒可以产生致死性心律失常、心肌收缩抑制及对儿茶酚胺敏感性降低；对中枢神经系统主要是功能抑制，导致嗜睡、昏迷；呼吸系统则表现为尿毒症深大呼吸。酸中毒还可以导致钾离子细胞外转移，导致高钾血症。严重的代谢性酸中毒及高钾血症需要紧急处理。

2. 糖、蛋白质、脂肪、氨基酸和维生素代谢紊乱

(1) 糖代谢障碍：慢性肾衰竭患者常伴有胰岛素抵抗、胰高血糖素水平升高，导致糖耐量降低,表现为空腹或餐后血糖升高。导致胰岛素抵抗的机制十分复杂,酸中毒、拮抗胰岛素的活性物质(如游离脂肪酸、生长激素等)、各种细胞介质等均能抑制胰岛素的作用。少数患者尚可出现低血糖,由于肾小球滤过率显著降低,对胰岛素清除明显下降,尤其是糖尿病患者应用降糖药物治疗者,应避免过度严格控制血糖,诱发低血糖反应,增加死亡风险。

(2) 蛋白质和氨基酸代谢紊乱:慢性肾衰竭患者蛋白营养不良与死亡率密切相关,表现为蛋白质及氨基酸合成下降,伴有代谢增加以及代谢产物的蓄积。主要与代谢性酸中毒、胰岛素抵抗、继发性甲状旁腺功能亢进、尿毒症毒素、微炎症状态等有关。

(3) 脂肪代谢紊乱:慢性肾衰竭常伴有脂质代谢异常,表现为胆固醇升高,或 TG 升高,或两者兼有。高脂血症与脂解酶活力下降、LDL 清除减慢、载脂蛋白分布谱改变有关。脂质代谢紊乱加重动脉粥样硬化、炎症细胞浸润、炎症因子产生增加等机制进一步加重肾损害。

(4) 维生素代谢紊乱:维生素代谢紊乱在慢性肾衰竭中也很常见。如血清维生素 A 水平增高、维生素 B_6 和叶酸缺乏等,常与饮食摄入不足、某些酶活性下降有关。

3. 各系统功能障碍

(1) 消化系统表现:消化道临床表现常在慢性肾衰竭较早出现,早期多表现为食欲缺乏,继而恶心、呕吐、腹泻等。消化性溃疡或胃黏膜糜烂也较常见,表现为黑便,严重者可出现失血性休克。消化道症状与尿素在胃肠道内经尿素酶作用分解产生氨、胃肠道多肽激素代谢异常、血小板功能障碍等因素有关。

(2) 心血管系统表现:心血管病变是慢性肾衰竭最主要的死亡原因。包括高血压、动脉粥样硬化、心肌病、心包炎和心力衰竭,其病因包括肾性贫血、水负荷过重、微炎症状态、尿毒症毒素潴留、高半胱氨酸血症、血管钙化、动静脉内瘘分流等。

1) 高血压:慢性肾衰竭患者高血压发生率极高,包括肾病变之前存在的原发性高血压、肾血管性高血压或肾实质性高血压。多由于水、钠潴留、肾素-血管紧张素系统激活、缩血管因子增多、舒血管因子不足导致。控制不佳的高血压可引起动脉硬化、心肌肥厚、收缩性或舒张性心力衰竭,也可导致脑血管事件。

2) 血管钙化和动脉粥样硬化:钙磷紊乱和继发性甲状旁腺功能亢进是导致慢性肾衰竭患者血管钙化的重要原因。血管钙化和动脉粥样硬化在慢性肾衰竭患者常见,与冠心病和脑血管事件呈正相关,也是导致尿毒症患者死亡的直接因素之一。

3) 尿毒症性心肌病:是指尿毒症毒素所致的特异性心肌功能障碍,病理特征为心肌间质纤维化。与尿毒症毒素蓄积、电解质紊乱、肉毒碱缺乏等有关。表现为左心室肥大、舒张性心功能下降、充血性心力衰竭、各种心律失常。

4) 心包炎:可分为尿毒症性心包炎和透析相关性心包炎。前者见于晚期尿毒症患者透析前或透析刚开始时,尿毒症毒素蓄积、酸碱平衡紊乱、继发性甲状旁腺功能亢进等有关,透析治疗后可缓解;后者与透析不充分、中分子毒素潴留、PTH 蓄积有关,心包积液多为血性。轻者可无症状,重者可有心包堵塞,需要紧急心包穿刺引流。

5) 心力衰竭:充血性心力衰竭与肾小球滤过率的下降程度密切相关,慢性肾衰竭后期心力衰竭发生率极高,至尿毒症期可达 65%~70%,是尿毒症患者死亡的常见原因。病因包括高血压、心肌病和心律失常、血管钙化、肾性贫血、电解质和酸碱平衡紊乱、容量负荷增加、动-静脉内瘘、肺部感染等。临床表现为呼吸困难、不能平卧、肺水肿等。

(3) 呼吸系统表现:严重的代谢性酸中毒可以导致尿毒症深大呼吸(Kussmaul 呼吸),

尿毒症患者还可出现尿毒症肺水肿、尿毒症胸膜炎及肺软组织钙化。其中,尿毒症肺水肿主要由于体液过多、心力衰竭和尿毒症毒素潴留,导致肺毛细血管通透性增加,胸部X片呈现肺门为中心向两侧放射的对称型蝴蝶状阴影。

(4) 血液系统表现:主要表现为贫血、出血倾向。贫血是慢性肾衰竭患者重要的临床表现之一,肾性贫血为主,可伴有消化道失血。肾性贫血的原因包括肾产生促红细胞生成素(EPO)不足、红细胞寿命缩短、铁或叶酸不足、营养不良、铝中毒、慢性感染等。实验室检查提示正细胞正色素性贫血。出血倾向一般表现为皮肤、黏膜出血,也可胃肠道出血、月经增多等,主要与血小板功能障碍有关,严重的慢性肾衰竭患者血小板第三因子活性下降。此外,血管壁异常也可促进出血的发生。

(5) 神经系统表现:多发生于慢性肾衰竭晚期,可分为中枢神经系统病变和周围神经系统病变。中枢神经系统病变时,轻者可表现为失眠、注意力不集中,之后会出现记忆力减退、抑郁、定向力和计算力障碍等;重者可出现抽搐、精神错乱、幻觉,甚至昏迷。周围神经系统病变临床常见肢端袜套样分布的感觉障碍、下肢不宁腿综合征,后者表现为下肢疼痛、灼痛和痛觉过敏,运动后消失,因此患者常活动腿部。部分尿毒症患者尚可出现自主神经病变,表现为心血管反应迟缓,尤其在透析超滤过程中,可诱发低血压。

(6) 皮肤改变:皮肤瘙痒是最常见的临床表现,尤其在透析患者,是影响患者生活质量的原因之一。病因多与继发性甲状旁腺功能亢进有关,还与组胺释放、高浓度尿素在皮肤沉积有关。

(7) 内分泌系统异常:慢性肾衰竭时,最主要的是肾本身分泌1α羟化酶、促红细胞生成素缺乏。此外,还有性激素紊乱和性功能下降、继发性甲状旁腺功能亢进、胰岛素抵抗和胰岛素清除下降等。

(8) 肾性骨病:也称肾性骨营养不良,与慢性肾衰竭患者存在钙、磷紊乱及继发性甲状旁腺功能亢进有关,包括高转化性肾性骨病、低转化性肾性骨病和混合性骨病,以高转化性骨病最多见。早期骨活检能明确诊断。

(9) 免疫系统紊乱:慢性肾衰竭常伴感染,感染也是导致尿毒症患者的死亡常见因素之一。机制包括白细胞功能障碍、淋巴细胞和单核细胞功能缺陷等。尿毒症毒素、营养不良状态、铁负荷过重、细胞内钙增多等因素均能抑制多形核白细胞的杀菌和氧化爆发能力,导致杀菌能力下降。

【诊断与鉴别诊断】

1. 诊断　仔细询问患者病史和查体,完善必要的实验室及影像学检查,以尽早明确诊断。值得注意的是,由于慢性肾衰竭可影响到全身各系统,因此,各系统表现均可成为首发症状,应防止误诊和漏诊。一般而言,若病程较长或起病隐匿、伴贫血、低钙血症、高磷血症、血PTH升高、肾体积缩小等典型临床表现,不难与急性肾衰竭鉴别。某些疾病如糖尿病肾病、系统性淀粉样变性等在慢性肾衰竭时肾体积仍可正常或偏大,以免误诊,如有条件,可行肾活检明确诊断。

2. 鉴别诊断　慢性肾衰竭需与肾前性氮质血症、AKI、慢性肾衰急性加重或伴发急性肾衰相鉴别。

(1) 慢性肾衰竭与肾前性氮质血症鉴别:肾前性氮质血症都有血容量不足的诱因,如呕吐、腹泻、过度利尿、大汗、低血压等,多伴有尿量明显减少,当有效血容量补足48~72h后肾功能即可恢复,而慢性肾衰竭在补液治疗后肾功能多无法恢复。

(2) 慢性肾衰竭与 AKI 鉴别:AKI 多有明确的病因,如肾毒性、缺血性肾损伤等,临床多表现为少尿或无尿,多无贫血,影像学检查显示肾饱满,而慢性肾衰竭以夜尿多,伴有贫血、钙磷紊乱、继发性甲状旁腺功能亢进等,影像学检查显示肾缩小,或肾皮质变薄,回声增强。故两者不难鉴别。

(3) 慢性肾衰竭急性加重或伴发 AKI 应引起注意,前者是指慢性肾衰竭本身已相对较重,或其病程加重过程未能反映 AKI 的演变特点;后者是指慢性肾衰竭基础上出现典型的 AKI 表现如少尿或无尿等。两者在积极去除病因后,肾功能均可部分恢复,但无法恢复正常。

【慢性肾衰竭的治疗】

1. 早、中期慢性肾衰竭的预防和治疗　早期诊断,积极治疗原发病,预防并及时去除导致肾功能损害进展的因素,是控制和阻止慢性肾病进展、保护肾功能的关键。

疾病普查是早期发现慢性肾病的有效途径,对于高危因素如高血压、糖尿病等患者,一方面要积极控制血压、血糖,预防肾损害并发症;另一方面,要定期进行尿检和肾功能监测,对慢性肾病早期诊断,并早期有效治疗。对于初次诊断的慢性肾病患者,必须积极重视原发病诊断和治疗,避免和去除导致肾功能恶化的各种因素(如感染、肾毒性药物、血容量不足等),以期维持肾功能长期稳定。

(1) 生活方式的改变:注意保暖,避免呼吸道感染,戒烟,肥胖的患者减轻体重有助于降低肾小球内高灌注,减少蛋白尿。养成每日排便的习惯,如口服大黄制剂通便,能增加肠道对尿毒症毒素的排出。

(2) 饮食疗法:需根据患者的营养状况、肾功能水平、饮食习惯、活动量等综合分析,在保证足够热卡基础上,制定合理饮食方案,保证蛋白质和氨基酸的充分摄入,并兼顾维生素和矿物质,避免出现严重营养不良,增加患者死亡风险。

含氮的代谢产物主要来源于蛋白质,慢性肾衰竭时排泄障碍而蓄积,过多摄入蛋白质不但加重氮质血症,而且增加肾小球内高滤过、加重肾小管蛋白质重吸收负荷、增加蛋白尿,促进慢性肾病进展。

未透析的慢性肾衰竭患者蛋白质摄入量可依据肾功能水平制定。一般而言,1～2 期的慢性肾病患者蛋白质摄入量控制在 0.8g/(kg·d);3 期的慢性肾病患者推荐的蛋白质摄入量为 0.6g/(kg·d),同时补充 α-酮酸 0.12g/(kg·d);当肾小球滤过率<25ml/(min·1.73m^2)时,蛋白质摄入量应控制在 0.4g/(kg·d),α-酮酸增至 0.2g/(kg·d)。多予以优质蛋白为主,动物蛋白与植物蛋白比例为(1～1.5)∶1。

(3) 有效、平稳地控制高血压:高血压在慢性肾病患者常见,两者相互影响,相互促进。未控制的高血压可加速肾衰竭进程,肾衰竭又可导致顽固性高血压。因此,平稳降压意义重大。合理的降压治疗不仅可以降低蛋白尿,延缓肾衰竭进展,而且可以保护心、脑等靶器官,降低远期死亡率。

降压药物宜选择长效或缓释制剂,以达到平稳降压目的,减少因血压波动对靶器官的损害。理论上讲,各种降低系统血压的药物均能降低肾小球囊内压,并减少蛋白尿,而 ACEI 和 ARB 具有降压以外的降蛋白尿作用,尤其 ACEI/ARB 引用广泛,疗效确切。ACEI/ARB 可通过扩张出球小动脉、降低肾小球内高滤过而降低蛋白尿,延缓肾小球硬化进展,也有抗氧化、减少肾小球基膜损害的作用,且降蛋白作用呈剂量依赖,在患者耐受前提下,可个体化增加剂量。此外,ACEI/ARB 拮抗 RAS,能逆转心脏重构,降低心血管事件。值得注意的是,ACEI/ARB 在容量不足基础上可诱发 AKI,还可加重慢性肾衰竭患者高钾血症。此外,ACEI 尚有致干咳的不良反应,停药后咳嗽可消失。一般认为,慢性肾病患者降压的目标值为 130/80mmHg 以下,尿蛋白定量>1g/24h 者,建议控制在 125/75mmHg 以下。老年患者及尿毒症透析患者根据个体情况,可适当放宽至 150/90mmHg。

(4) 降低蛋白尿:蛋白尿可促进肾小管萎缩,肾间质纤维化,持续的蛋白尿是导致肾衰竭进展的独立危险因素。将蛋白尿控制在 0.5g/d 以内,能显著降低慢性肾病患者肾衰竭的发病率。ACEI 或 ARB 可通过降低肾小球内"三高",减少蛋白尿,延缓肾衰竭进程。

(5) 严格控制血糖:严格控制血糖,使空腹血糖控制在 5.0 ~ 7.2mmol/L,睡前血糖在 6.1 ~ 8.3mmol/L,糖化血红蛋白(HbA1c)<7%,可延缓慢性肾病进展。

(6) 降脂治疗:将 LDL-CHO 控制在 2.6mmol/L 以内,有利于改善动脉粥样硬化,以及微炎症状态引起的肾损害。慢性肾衰竭患者应用他汀类降脂药物时,发生肌病或横纹肌溶解的风险增加,必要时检测肌酶。

(7) 贫血与促红细胞生成素:慢性肾衰竭多伴有不同程度的肾性贫血,在补充铁剂、叶酸等造血原料前提下,血红蛋白<100g/L 可考虑促红细胞生成素治疗。剂量根据血红蛋白水平调整,将 Hb 维持在 110 ~ 120g/L 之间。慢性肾衰竭贫血患者通常无需输血,不但存在肝炎病毒、HIV 等感染风险,而且导致致敏状态,影响肾移植疗效。

(8) 低钙血症、高磷血症和肾性骨病的治疗:慢性肾衰竭因磷排泄减少在体内蓄积,故高磷血症常见,除限制磷摄入外,可口服降磷治疗,碳酸钙在血钙升高患者慎用,可选用碳酸镧、司维拉姆等不含钙的磷结合剂。低钙血症宜口服活性维生素 D,但治疗中应监测血钙、血磷、PTH 水平。

2. 肾替代治疗 慢性肾衰竭患者接受肾替代治疗的时机尚无统一标准。一般而言,当 GRF<10ml/min,并有明显尿毒症表现时,应进行肾替代治疗,糖尿病肾病患者往往需要提前至 15 ~ 20ml/min。肾替代治疗包括血液透析、腹膜透析和肾移植。

(1) 血液透析治疗:血液透析(hemodialysis,HD)是一种体外血液净化技术,将血液引出体外,经带有透析器的体外循环装置,血液与透析液借人工半透膜进行水和溶质的交换,从而清除血液中潴留的水分和蓄积的尿毒症毒素。溶质清除主要依靠弥散和对流两种方式,普通血透中弥散起主要作用,血液滤过时对流起重要作用。

1) 血管通路:血液透析的前提条件是建立有效的血管通路,将血液引出体外。包括深静脉临时导管、深静脉半永久导管、自体动静脉内瘘、人造血管内瘘。其中自体动静脉内瘘是最理想的血管通路,其次是人造血管内瘘。临时导管多用于暂无血管通路,需及时行血液透析治疗,但有条件择期行动静脉内瘘术者;半永久导管常用于血管条件差或存在明显心功能不全者,无法建立动静脉内瘘术的透析患者。

2) 血透中的抗凝治疗:血液在体外循环中易发生凝血,故血液透析时需要合理使用抗凝治疗。常用的抗凝剂包括普通肝素、低分子肝素,剂量根据个体状况和透析时间决定。有活动性出血或出血倾向者,可选择体外抗凝、枸橼酸抗凝或无肝素透析。

3) 透析剂量与充分性评估:血液透析剂量一般每周应在 12 ~ 16h,分三次透析,每次 4 ~ 6h。评估透析充分性的指标包括患者临床情况如食欲、血压、心功能、贫血、营养状况等,实验室指标如血肌酐、尿素氮、电解质、酸碱平衡情况等。临床多以尿素清除指数(Kt/V)来测定。其中 K 代表透析器尿素清除率,t 代表单次透析时间,V 为尿素分布容积。理想尿素清除指数应为 1.2 ~ 1.4。

透析不充分与长期透析患者的死亡率密切相关。常见原因包括透析剂量不足、血管通路不佳、透析器发生凝血等。对于透析不充分的患者应积极寻找原因,对因处理。

4）透析相关并发症:血液透析过程中或结束后早期常可出现并发症,严重时危及生命。

A. 失衡综合征:指血透中或透析后早期出现以神经精神症状为主要表现的临床综合征,轻者仅有头痛、恶心呕吐、视物模糊、心率减慢等颅内高压症状,严重者可有嗜睡、癫痫样发作、昏迷,甚至死亡。发病机制是由于血液透析快速清除溶质,导致患者血液溶质浓度快速下降,血浆渗透压下降,水向脑组织转移引起颅内高压。轻者可静脉注射高渗溶液,重者及时停止透析,并予以生命支持。此外,应预防发生失衡综合征,如缩短首次透析时间、维持性透析者应规律和充分透析等。

B. 透析器首次使用综合征:临床表现为血液透析中出现皮肤瘙痒、荨麻疹、咳嗽等,重者出现呼吸困难、休克,甚至死亡。一旦诊断应立即停止透析,丢弃体外循环中的血液,并予以抗组胺药、糖皮质激素或肾上腺素治疗。

C. 高血压:血液透析中高血压常见,多于透析开始1～2h,与透析液钠浓度过高、钙浓度过高、透析失衡综合征、水处理故障等有关,部分降压药在透析过程中清除也加重了高血压。可临时含服硝苯地平等短效降压药,调整水超滤剂量。

D. 低血压:血液透析中低血压常见。多因透析过程中超滤过多、过快引起有效血容量不足所致,也可见于心源性休克。一旦出现,轻者停止超滤,重者需快速补充生理盐水,延长超滤时间或适当减少超滤量,或透析前减少、停用降压药物等。

E. 其他:如心绞痛、AMI、严重心律失常、心包炎和心脏压塞、脑出血等均可在血液透析中发生。是尿毒症维持性血液透析患者死亡的重要因素。应积极对症处理,并与心血管科或神经科医师协同救治。

F. 连续性肾替代治疗:连续性肾替代治疗（continuous renal replacement therapy, CRRT）是指采用每日24h或接近24h的一种连续性血液净化方法。连续性肾替代治疗在肾替代治疗方面有着血流动力学影响小、可持续清除溶质和水分、同时清除中分子和小分子毒素等优点外,目前还广泛应用于各种危重病如重症胰腺炎、急性呼吸窘迫综合征、多器官功能衰竭综合征等急救,尤其在重症监护病房得到普遍应用。

（2）腹膜透析治疗:腹膜透析是利用自体腹膜作为半透膜,向腹腔内注入透析液,借助腹膜两侧毛细血管内血浆与透析液的溶质化学浓度梯度和渗透压梯度,通过扩散和渗透原理,达到清除毒素、超滤水分、纠正酸中毒和电解质紊乱的治疗目的。

1）腹膜透析装置构成:包括腹透导管、连接系统、腹透液组成。通过手术将腹透导管尖端置至腹腔膀胱直肠窝,因为此处为腹腔最低位,一方面此处大网膜较少,避免网膜包裹导管,影响引流;另一方面,导管尖端位于腹腔最低位置方能将腹透液充分引流出。

2）腹膜透析的原理:腹膜具有转运溶质和水分的功能。人体腹膜总面积达到2.2m^2,布满毛细血管,当腹腔灌入透析液后,血液中浓度高的尿毒症毒素可从血液通过腹膜的毛细血管网进入腹透液中,而腹透液中的溶质进入血液中,直至腹膜两侧溶质达到平衡为止,多次重复灌入腹透液,以实现血液净化。葡萄糖是一种有效的渗透剂,腹透液中加入葡萄糖可提高透析液的渗透压,使血液中多余的水分会通过腹膜进入到腹透液,达到超滤水分的目的。根据腹透液中葡萄糖浓度不同,可分为1.5%、2.5%、4.25%三种,浓度越高,清除水分越多。但高糖透析液易导致腹膜纤维化、血糖升高等不良反应,新型的腹透液如艾考糊精不含葡萄糖,对血糖无影响。

3）腹膜透析的优点、适应证及禁忌证：优点包括：①技术设备要求低，操作简单，费用较低，可居家治疗；②血流动力学稳定，无须血液体外循环，避免交叉感染；③保护残余肾功能；④无须抗凝剂，故无出血风险。适应证包括：无禁忌证的急、慢性肾衰竭、中毒等患者均可采用腹膜透析治疗。以下情况可优先考虑：①无血透技术设备支持的偏远地区的患者；②有活动性出血或明显出血倾向；③无法建立血液透析血管通路的患者；④婴幼儿、儿童、血流动力学不稳定。但存在广泛腹膜粘连、严重腹膜缺损、未修复的疝气、腹腔巨大肿瘤等患者不适宜行腹膜透析。

4）腹膜透析疗法：腹膜透析的模式包括持续非卧床腹膜透析（CAPD）、间歇性腹膜透析（IPD）、日间腹膜透析（DAPD）、夜间间歇性腹膜透析（NIPD）、自动腹膜透析（APD）等，以持续非卧床腹膜透析最为常用。目前多数持续非卧床腹膜透析剂量为每日 6 ~ 10L，白天交换 3 ~ 4 次，每次留腹 4 ~ 6h；夜间交换 1 次，留腹 10 ~ 12h，可避免影响睡眠。透析模式、透析剂量、留腹时间、透析液浓度等应根据患者病情进行调整。腹透治疗过程中应时刻注意无菌操作，避免发生腹膜炎。

5）腹膜转运功能和透析充分性评估：常采用腹膜平衡试验（PET）评估，通常将腹膜的转运功能分为高转运、高平均转运、低平均转运、低转运四种类型。高转运者往往溶质清除较好，但超滤困难，易出现容量负荷过多，低转运者则反之。透析充分性标准为持续非卧床腹膜透析每周尿素清除指数（Kt/V）≥1.7，每周肌酐清除率（Ccr）≥$50L/1.73m^2$，且无尿毒症症状及容量高负荷表现，营养状况良好。

（3）肾移植：随着组织配型技术的进步、新型免疫抑制剂的问世，移植肾存活率显著提高，肾移植已经成为终末期肾病的重要治疗手段。成功的肾移植患者长期生存率和生活质量均优于透析疗法。

1）肾移植指征：各种病因导致的不可逆的终末期肾病患者达到透析指征时，均可考虑肾移植治疗。对受者的年龄目前没有绝对限制，但婴幼儿和年龄超过 65 岁以上的患者，选择肾移植应谨慎。肾移植术前均需全面评估受者状态，包括心肺功能、预期寿命，以及是否合并活动性感染（如病毒性肝炎、结核等）、新发或复发恶性肿瘤。对其他脏器（如心、肺、肝、胰等）存在严重功能障碍的患者可考虑行器官联合移植。

2）供肾者选择：供肾者应符合下列条件：①年龄在 20 ~ 60 岁；②供肾正常，无慢性肾病史或可能累及肾的病因如糖尿病、严重高血压等；③无恶性肿瘤；④无传染性疾病，如病毒性肝炎、HIV 感染等；⑤与受者 ABO 血型相容，T 淋巴细胞毒交叉配合试验阴性。

3）术后注意事项：肾移植术后应密切监测肾功能、尿量变化、超声检查肾及肾血流、血常规等，注意免疫抑制的不良反应。此外，积极维持水、电解质和酸碱平衡，防治术后感染。

4）免疫抑制剂治疗：免疫抑制剂能防止肾移植受者的排异反应，是移植肾得以长期存活的关键。由于单一免疫抑制剂无法完全防止或抑制免疫应答的各个机制，因此常联合使用免疫抑制剂，不但可以有效抑制排斥反应，而且可减少某一药物大剂量使用导致的不良反应增加。

肾移植后免疫抑制治疗包括免疫诱导和维持治疗。诱导治疗多用于移植肾延迟复功、高危排斥、二次移植等患者，以特异性的蛋白免疫抑制剂为主，抗胸腺细胞球蛋白（ATG）或抗淋巴细胞球蛋白（ALG）、抗 CD3 单克隆抗体（OKT3）、抗 IL-2R、Mab 制剂等，后者不良反应少。维持治疗主要采用多种非特异性免疫抑制剂联合应用，以环孢素或他克莫司为主的免疫抑制剂二联或三联方案维持治疗，如环孢素+吗替麦考酚酯+泼尼松方案、他克莫司+吗替麦考酚酯+泼尼松方案等。

5）预后：由于新型免疫抑制剂的应用，移植肾的存活期较前提高。移植肾一年存活率在95%以上，5年存活率在80%以上，10年存活率在60%以上。尿毒症患者肾移植后的生活质量显著高于透析治疗者，为最佳的治疗方案。然而，肾移植术后及免疫抑制治疗也增加了感染、心血管疾病、代谢性疾病、恶性肿瘤等发生，应引起临床重视。

（张义德 施 辉）

第六篇　血液系统疾病

第一章　总　　论

学习目标

1. 熟悉血液系统疾病的分类。
2. 了解血液系统疾病临床表现及治疗。

血液系统由造血组织及血液组成，血液又由血细胞及血浆构成。原发或累及血液系统的疾病统称为血液系统疾病。血液病学的研究对象是血细胞数量和质量的改变、造血组织结构及功能的变化、血栓止血的调节及与血细胞相关的调节及调控。随着分子生物学技术的发展，越来越多的血液系统疾病的发病机制已被阐明，早期诊断，分层治疗及靶向治疗已大大改善了这类疾病的预后。

【分类】

1. 红细胞疾病　各种类型的红细胞数量及质量的异常，如贫血和红细胞增多症等。

2. 粒细胞疾病　如粒细胞减少及粒细胞缺乏症、中性粒细胞分叶功能不全（Pelger-Huët 畸形）、惰性白细胞综合征及类白血病反应等。

3. 单核细胞和巨噬细胞疾病　如反应性组织细胞增多症、噬血细胞综合征等。

4. 淋巴细胞和浆细胞疾病　如各种类型的淋巴瘤、急慢性淋巴细胞白血病、多发性骨髓瘤等。

5. 造血干细胞疾病　如再生障碍性贫血（aplastic anemia，AA）、阵发性睡眠性血红蛋白尿、骨髓增生异常综合征（myelodysplastic syndrome，MDS）、骨髓增殖性疾病及急性非淋巴细胞白血病等。

6. 脾功能亢进

7. 出血性及血栓性疾病　如血栓性血小板减少性紫癜、免疫性血小板减少性紫癜、易栓症及 DIC 等。

【临床表现】

1. 贫血　是血液病最常见的症状。贫血时由于红细胞减少，血液的携氧能力降低，使各组织器官发生缺氧。临床上一般表现为皮肤黏膜苍白，依其程度、发展速度和机体代偿能力的不同，可表现为乏力、头昏、眼花、活动后气促、心悸、消化功能减退、夜尿增多、记忆力下降、倦怠等，重者可有呼吸功能和心功能的障碍。

2. 出血倾向　由于血液病常伴有血小板质和量的异常，凝血因子的减少，纤溶功能障碍及血管内皮的损伤，因而出血常是首发及常见的临床表现。多为全身性，可发生于身体的任何部位。其特点是自发性出血,常无诱因,或诱因与出血的程度不成比例,出血不易控制,对常用的止血药治疗反应不佳。

3. 发热 血液病常有发热,尤其是恶性血液疾病。发热分为感染性发热及非感染性发热。非感染性发热是由于病变细胞生长和破坏,致蛋白分解增加、基础代谢率增高、坏死物质吸收等原因所致,常不超过38.5℃,患者不易觉察。大多数情况的发热是合并感染所致。因粒细胞减少或缺乏,正常免疫球蛋白减少等原因导致机体的防御功能下降而极易合并感染。表现为反复发生,不易控制,病灶难以局限,易发部位为口腔、肛周、皮肤和软组织及呼吸系统等。易发生败血症,临床上可有发热和感染的表现,也可只表现为发热。且常为多种病原菌混合感染,病原菌可是细菌、真菌、病毒等,对常用剂量的抗感染药物治疗反应差,需要降阶梯治疗,即一般先用广谱抗生素,待血培养后再调整。

4. 淋巴结肿大 血液病的淋巴结肿大多为无痛性肿大,可融合,质韧,可表现为局部性淋巴结肿大,亦可表现为全身淋巴结的肿大。常见于血液肿瘤性疾病,如白血病、淋巴瘤等。

5. 肝脾肿大 脾大为血液病常见症状,良性及恶性血液病均可出现脾大,如原发性骨髓纤维化,传染性单核细胞增多症、真性红细胞增多症、白血病、淋巴瘤、巨球蛋白血症及脾功能亢进等。脾大时可伴有肝大,尤其是恶性血液病时。

6. 黄疸 血液病有时可出现黄疸,主要是溶血性黄疸,肝细胞性或胆汁淤积性黄疸少见。前者主要见于溶血性贫血和巨幼细胞贫血,后者见于血液肿瘤如噬血细胞综合征、淋巴瘤及白血病等。

7. 骨痛及病理性骨折 骨痛常常由于骨髓腔内肿瘤细胞增殖,使腔内压力增加所致,亦可系肿瘤细胞引起广泛骨质疏松或局部骨质破坏所为。可见于多发性骨髓瘤、白血病、骨髓转移癌等。

8. 皮肤表现 真性红细胞增多症皮肤常为紫红色。急性白血病尤其是单核细胞性白血病可发生皮肤浸润,表现为皮肤结节、肿块,霍奇金淋巴瘤可有皮肤瘙痒,各种皮疹。Sezary综合征时可见淋巴细胞浸润皮肤引起脱屑性红皮症,角化过度。某些血红蛋白病可出现皮肤发绀。过敏性紫癜的患者下肢伸侧面常可出现对称性出血性皮疹。

9. 中枢神经系统 贫血发生时可出现头痛、头晕、目眩、耳鸣、注意力不集中及嗜睡等症状。严重患者可出现晕厥。巨幼细胞性贫血患者可有肢体麻木、感觉障碍,淋巴瘤及白血病中枢浸润时可出现颅内高压,颅神经受损等表现。

【诊断】

1. 详细的病史询问和体格检查 常可获得血液病诊断的重要线索。例如,临床出现贫血,黄疸及脾大提示慢性溶血。老年人出现贫血、尿蛋白增多则应考虑多发性骨髓瘤。反复感染不易控制者,常应考虑粒细胞缺乏或功能缺陷;月经过多、鼻腔及牙龈出血常可能是出血性疾病的首发表现。个人史中,还应该了解服用药物及有无毒物或放射性核素接触史。遗传性疾病最好做家系调查。

全面体格检查应重点注意皮肤的色泽,有无紫癜,皮肤结节。睑结膜及口腔黏膜淤点和淤斑,有无眼球突出、牙龈肿胀,有无肝、脾及淋巴结肿大。有无关节或深部肌肉血肿。应注意纵隔宽度、胸骨压痛、骨质破坏。

2. 实验室检查 是血液系统疾病诊断的重要环节。

(1) 一般实验室检查:包括①血常规,正确的血细胞计数、血红蛋白测定及血涂片细胞形态学的详细观察是最基本的诊断方法。②血清铁蛋白及血清铁测定，了解体内贮铁和铁代谢情况。③凝血试验，以测定血浆凝血因子、纤溶及抗凝系统活力。④红细胞血型测定，溶血试验及血红蛋白电泳，用于诊断各种溶血性贫血。⑤免疫电泳，用于浆细胞及淋巴增殖性疾病的辅助诊断。

（2）血液疾病的特殊检查：包括①骨髓穿刺液涂片检查，是血液病诊断中必不可少的步骤，除血友病一般不行骨髓穿刺之外，对于急性白血病、骨髓衰竭性疾病，淋巴浆细胞疾病骨髓细胞形态学改变是主要的诊断依据。②淋巴结、组织及肿块的病理学检查，是淋巴瘤、多发性骨髓瘤等恶性血液病的确诊依据，也是疾病合并真菌感染确诊的方法之一。透射电镜及扫描电镜可深入了解病变细胞的超微结构，尤其对毛细胞白血病具有诊断价值。③流式细胞术分析，对检测细胞表型、细胞表面抗原的变化具有重要意义。具有客观、定量及同时检测多个参数的优点，弥补了常规检查方法的不足。近年来用途越来越广，除广泛用于白血病、淋巴瘤分型外，也用于微小残留病灶检测及出凝血疾病的检测。④染色体分析，是白血病、淋巴瘤等恶性血液病诊断及分层治疗必不可少的手段。畸变和分带检查为常规方法，免疫荧光原位杂交（FISH）大大提高了检测的准确率。⑤融合基因检测及基因突变检测，不仅协助白血病及淋巴瘤的分型诊断，而且为靶向药物的选择提供有力依据。

3. 影像诊断及放射性核素检查 彩色多普勒、电子计算机体层显像（CT）、磁共振显像（MRI）及正电子发射计算机体层显像（PET/CT）等，对血液病的诊断也有一定帮助。放射性核素可测定红细胞寿命，进行脾、淋巴结及骨显像扫描等，对不同的血液病均有相应的诊断意义。

【治疗】

1. 一般治疗及支持治疗 如患者有明显诱因，则必须去除病因，骨髓衰竭的患者应远离某些化学物质及避免使用某些抑制造血细胞的药物，缺铁性贫血患者查明缺铁的原因并补充铁剂，巨幼细胞贫血的患者补充叶酸和（或）维生素 B_{12} 等。支持治疗首先应保持正常血液成分及其功能，包括正确的成分血的输注，严重贫血或急性失血时应输注红细胞，血小板减少有出血危险时应输注血小板，血友病有活动性出血时应补充相应的凝血因子。长期输血的患者要注意去铁治疗。此外，预防感染也极其重要，粒细胞减少或缺乏的患者应注意消毒隔离，及时使用有效的抗生素治疗。

2. 细胞因子的应用 由于重组 DNA 技术的成熟，促红细胞生成素（EPO）、粒系集落刺激因子（G-CSF），粒-单系集落刺激因子（GM-CSF）、血小板生成素（TPO）及干扰素已广泛用于临床，改善了血液病患者的预后。正性造血生长因子主要用于刺激造血。骨髓衰竭性疾病、粒细胞减少或缺乏，包括化疗后的粒细胞减少均可用 G-CSF 或 GM-CSF 以加速粒细胞的成熟及分化，可明显减少感染的发生。促红细胞生成素则用于慢性病性贫血、肾性贫血等多种贫血的治疗，以减少输血。TPO 及白介素-11 可用于各种原因导致的血小板减少。负性造血因子（如干扰素）主要用于骨髓增殖性肿瘤及恶性血液病的辅助治疗。

3. 脾切除 脾是机体最大的免疫器官及血液细胞的破坏场所。脾切除可减少血细胞的破坏和阻留，使血细胞寿命延长，遗传性球形红细胞增多症的患者切脾有确切的疗效。脾切除也可减少抗血细胞抗体的产生，可用于自身免疫性溶血性贫血和免疫性血小板减少性紫癜患者的治疗。

4. 去除异常的血液成分和抑制异常功能

（1）化疗：各种化疗药物合理的联合使用可杀灭血液病的恶性细胞及克隆。

(2) 放疗：利用 γ 射线、X 线等电离辐射杀灭白血病及淋巴瘤细胞，常用于肿瘤比较局限或化疗药物不易达到的部位。全身放疗或全淋巴结照射对机体影响较大，仅用于造血干细胞移植(HSCT)时及播散性淋巴瘤的治疗。

(3) 靶向治疗：针对发病机制进行治疗。有针对性地杀伤、分化原始细胞或促进其凋亡。这是血液病今后的发展方向，不仅不良反应少，而且疗效确切，可真正治愈恶性血液病或大大延长这类患者的预后及生存期。例如，全反式维 A 酸、三氧化二砷治疗急性早幼粒细胞白血病，酪氨酸酶抑制剂(TKI)治疗慢性髓细胞白血病，抗 CD20 单克隆抗体治疗 B 细胞淋巴瘤等。某些针对异常信号通路及去甲基化的治疗近年也不断应用于临床。例如，硼替佐米治疗多发性骨髓瘤，阿扎胞苷、地西他滨治疗 MDS。

(4) 血液成分单采：是应用血细胞分离机，选择性地去除血液中病变成分的治疗方法。例如，高白细胞白血病时用细胞去除术去除白细胞，巨球蛋白血症时用血浆置换术去除病变的球蛋白，血浆置换也用于自身免疫性疾病、血栓性血小板减少性紫癜的治疗。

(5) 免疫抑制剂治疗：应用糖皮质激素、环孢素、霉酚酸酯、抗胸腺细胞球蛋白/抗淋巴细胞球蛋白等免疫抑制剂，使具有异常功能的淋巴细胞数量减少，并抑制其异常的功能。可用于治疗 AA、自身免疫性溶血性贫血、免疫性血小板减少症及 HSCT。

5. 抗凝及溶栓治疗 血小板增高或其他高凝状态时可使用阿司匹林、达比加群酯、华法林等防止动、静脉血栓形成。尿激酶、组织型纤溶酶原激活物(t-PA)等可用于溶栓治疗。DIC 时为防止凝血因子进一步消耗，可应用肝素治疗。

6. HSCT 是指对患者应用大剂量的放化疗和免疫抑制预处理后，再将正常供体或自体的造血细胞经血管输给患者，使之重建造血系统和免疫系统。这是一种目前可能根治部分血液系统疾病的治疗方法。可用于治疗多种良性及恶性血液病。

【展望】 血液病学是一门进展很快的医学学科。近年来，由于分子生物学理论和实验技术的提高，越来越多的单克隆抗体被应用于临床，大大改善了患者的预后。转化医学、重组 DNA 技术、细胞遗传学的进展，不仅使血液病的病因、发病机制的研究有了很大的发展，也使血液病的治疗从传统的化疗、放疗、骨髓移植逐渐转变为基因治疗、诱导分化治疗、生物治疗、免疫过继治疗及间充质干细胞的治疗。相信随着一大批新药的不断出现，如治疗慢性髓细胞白血病的泊那替尼(ponatinib)、治疗 AA 的艾曲波帕(eltrombopag)、治疗多发性骨髓瘤的卡非佐米(carfilzomib)，以及基因治疗技术的日益成熟和细胞治疗的广泛合理有效的应用，非恶性血液病的治愈率将不断提高，更多的恶性血液病也最终会转变为慢性可控疾病，乃至被功能性治愈。

(刘 红)

第二章　贫血概述

学习目标

1. 掌握贫血的定义及分类。
2. 了解贫血的临床表现、诊断及治疗。

贫血(anemia)是指全身循环血液中红细胞容量减少,不能对组织充分供氧的一种病理状态。由于红细胞容量的测定较为复杂费时,临床上常以血红蛋白浓度(Hb)来代替。我国血液病学家认为在我国海平面地区,成年男性 Hb<120g/L、成年女性(非妊娠)Hb<110g/L、孕妇 Hb<100g/L 可诊为贫血。

国外一般都以 1972 年 WHO 制订的诊断标准为基础,即在海平面地区,Hb 低于下述水平诊断为贫血:6 个月到<6 岁儿童 110g/L、6～14 岁儿童 120g/L、成年男性 130g/L、成年女性 120g/L、孕妇 110g/L。

血红蛋白浓度受诸多因素影响,如年龄、性别和长期居住地的海拔高度及某些生理状况(如妊娠)等。婴儿、儿童及妊娠妇女的血红蛋白浓度较成人低,久居高原地区居民的血红蛋白正常值较海平面居民为高。同时在妊娠、低蛋白血症、充血性心力衰竭、脾大及巨球蛋白血症时,血浆容量增加,此时即使红细胞容量正常,但因血液稀释,血红蛋白浓度降低,容易被误诊为贫血;在脱水或失血等循环血容量减少时,由于血液浓缩,血红蛋白浓度增高,即使红细胞容量减少,有贫血也不容易表现出来,容易漏诊。因此,在判定有无贫血时,应考虑上述各种影响因素。

【分类】 贫血可按多种方法进行分类。例如,按贫血进展速度分急、慢性贫血;按红细胞形态分大细胞性贫血和小细胞低色素性贫血(表 6-2-1);按血红蛋白浓度分轻度、中度、重度和极重度贫血(表 6-2-2);按骨髓红系增生情况分增生不良性贫血(如 AA)和增生性贫血(除 AA 以外的贫血)等。诸种分类各有其优缺点,常用的分类方法是根据贫血病因和发病机制分类及根据红细胞指数进行的形态学分类。细胞形态学分类简单易行,能对大细胞性贫血和小细胞低色素性贫血提供重要的诊断线索,但对于正细胞性贫血的诊断帮助不大,而下列依据发病机制和(或)病因的分类除有益于诊断和治疗外,也更能反映贫血的疾病本质。

表 6-2-1　贫血的细胞形态学分类

类型	MCV(fl)	MCHC(%)	常见疾病
大细胞性贫血	>100	32～35	巨幼细胞性贫血、伴网织红细胞大量增生的溶血性贫血、MDS、肝疾病
正常细胞性贫血	80～100	32～35	AA、纯红细胞再生障碍性贫血、溶血性贫血、骨髓病性贫血、急性失血性贫血
小细胞低色素性贫血	<80	<32	缺铁性贫血、铁粒幼细胞性贫血、珠蛋白生成障碍性贫血

注:MCV. 红细胞平均体积;MCHC. 红细胞平均血红蛋白浓度

表 6-2-2 贫血的严重度划分标准

血红蛋白浓度	<30g/L	30～59g/L	60～90g/L	>90g/L
贫血严重程度	极重度	重度	中度	轻度

1. 红细胞生成减少 成熟红细胞来源于多能造血干细胞。一系列细胞生长因子,包括粒-单核细胞集落刺激因子(GM-CSF)、粒系集落刺激因子(G-CSF)、白细胞介素-3(IL-3)、胰岛素样生长因子-1(IGF-1)、血小板生成素(TPO)和干细胞因子(SCF)刺激多能造血干细胞分化为红系定向祖细胞。祖细胞、红细胞爆裂型集落形成单位(BFU-E)和红细胞集落形成单位(CFU-E)在红细胞生成素(EPO)调控下增殖并最后分化为红系前体细胞,在造血原料(叶酸、维生素 B_{12}、铁等)充分的条件下,红系前体细胞增殖成熟成为有核红细胞、网织红细胞和成熟红细胞。这个过程的每一阶段损伤都可能导致红细胞生成减少,进而发生贫血。

(1) 多能造血干细胞异常

1) AA:发病与原发和继发的造血干细胞缺陷(包括量的减少及质的异常)有关,是一种获得性骨髓造血功能衰竭症。

2) 范可尼贫血(Fanconi anemia):是一种少见的先天性再障综合征,以常染色体隐性方式遗传,临床特征包括进行性骨髓造血功能衰竭和变化多样的先天性畸形。

3) 白血病和 MDS:这些疾病由于多能造血干细胞或髓系干祖细胞发生了质的异常,高增生、低分化,甚至造血调节也受到影响,从而使正常成熟红细胞减少而发生贫血。

(2) 红系祖细胞异常

1) 纯红细胞再生障碍性贫血(pure red cell anemia,PRCA):分为先天性和获得性两类。先天性 PRCA 即 Diamond-Blackfan 综合征,系遗传所致;获得性 PRCA 包括原发性和继发性两种,大多由免疫发病机制所致。部分原发性 PRCA 患者血清中有自身促红细胞生成素或幼红细胞抗体。引起继发性 PRCA 病因众多,包括感染(如微小病毒 B19)、药物、胸腺瘤、自身免疫性疾病、淋巴细胞增殖性疾病等。

2) 先天性红细胞生成异常性贫血(congenital dyserythropoietic anemia,CDA):是一类遗传性红系干祖细胞良性克隆异常所致的、以红系无效造血和形态异常为特征的难治性贫血。根据遗传方式,该病可分为常染色体隐性遗传型和显性遗传型。

(3) 骨髓无效造血:包括先天性和获得性骨髓无效造血。先天性骨髓无效造血以 CDA 为代表。获得性骨髓无效造血可见于多种红细胞造血原料缺乏、溶血性贫血和 MDS 等。中、低危 MDS 外周血细胞减少主要与无效造血有关。

(4) 红细胞造血调节异常:慢性肾功能不全、垂体或甲状腺功能减退等可因产生促红细胞生成素不足而导致贫血。部分肿瘤、慢性感染和慢性炎症会诱导机体产生较多的 TNF、IFN、炎症因子等造血负调控因子,也会抑制造血。近年发现铁调素(hepcidin)是调节饮食中铁吸收和巨噬细胞中铁释放的主要激素,贫血和低氧时其分泌减少,促进红细胞对铁的利用,然而,感染和炎症细胞因子诱导 hepcidin 分泌,使血浆中游离铁浓度减低,导致铁利用障碍。慢性病性贫血(anemia of chronic disease,ACD)即属此类。

(5) 骨髓浸润:各种急慢性白血病、淋巴瘤、骨髓瘤、骨髓转移瘤、骨髓纤维化等均可直接造成骨髓有效造血组织的减少,损伤骨髓基质细胞及造血微环境,影响血细胞生成导致贫血。除贫血外,多同时伴有白细胞及血小板分类计数异常,外周血可见幼红幼粒细胞,称为骨髓病性贫血。

（6）造血原料不足或利用障碍

1）叶酸或维生素 B_{12} 缺乏或利用障碍所致贫血：由于各种生理或病理因素导致机体叶酸或维生素 B_{12} 绝对或相对缺乏或利用障碍导致细胞 DNA 合成障碍，引起巨幼细胞性贫血，是临床上常见的贫血之一（详见本篇第 4 章）。

2）缺铁和铁利用障碍性贫血：缺铁和铁利用障碍主要影响血红蛋白合成。缺铁性贫血是临床上最常见的贫血，为典型的小细胞低色素性贫血（详见本篇第 3 章）。

2. 红细胞破坏过多　由于红细胞本身存在缺陷，或红细胞外在因素致使红细胞寿命明显缩短，红细胞过度破坏而骨髓造血功能不足以代偿，导致遗传性或获得性溶血性贫血（HA）（详见本篇第 6 章）。

3. 失血　包括急性失血和慢性失血。创伤、消化道大出血等引起的急性失血早期主要造成血流动力学的变化，而长期少量消化道出血、痔疮出血、月经过多等引起的慢性失血才是贫血常见的原因。慢性失血性贫血往往合并缺铁性贫血。

【临床表现】　贫血的临床表现由原发病和贫血本身的表现两部分组成。与以下五种因素有关：血液携氧能力下降的程度，血容量改变的程度，发生贫血的速度，呼吸循环系统代偿能力及引起贫血的原发病。若贫血发生、进展迅速，特别是老年或有心肺疾病患者，或伴有血容量明显改变者，患者症状明显。反之，若贫血起病缓慢，由于红细胞内 2,3 二磷酸甘油酸（2,3-DPG）浓度增加，氧离曲线右移，血红蛋白与氧的亲和力降低，使单位血红蛋白在组织中释放氧增多以代偿贫血，因而部分患者即使贫血相当严重也可无明显症状。贫血的主要临床表现如下。

1. 皮肤黏膜　皮肤、黏膜苍白是贫血最常见的体征，其机制主要是贫血通过神经体液调节引起有效血容量重新发布，为保障重要脏器（如脑、心、肾、肝、肺等）供血，相对次要脏器（如皮肤、黏膜）则供血减少；另外，由于单位容积血液内红细胞和血红蛋白含量减少，也会引起皮肤、黏膜颜色变淡。苍白的程度除受贫血的严重程度影响外，还与患者皮肤色泽、表皮厚度、皮内毛细血管的舒缩状态及皮下组织水分的多寡等有关。贫血时皮肤、黏膜的其他表现还有粗糙、缺少光泽甚至形成溃疡，皮肤附属器的变化包括毛发干枯、指甲薄脆。缺铁性贫血时，指甲可呈反甲或匙状甲。

2. 神经系统　头晕、头痛、失眠、多梦、耳鸣、眼花、记忆力减退、注意力不集中等是贫血常见的症状。贫血严重或发生急骤者可出现晕厥或意识障碍，主要与贫血导致的脑组织缺氧有关。恶性贫血常伴有周围神经炎和脊髓退行性变。小儿患缺铁性贫血时可哭闹不安、躁动甚至影响智力发育。

3. 呼吸及循环系统　贫血引起代偿性心率和呼吸加快，体力活动时尤为明显。轻度贫血时，安静状态下可无明显表现，随着贫血加重，即使轻微活动甚至休息时也可感到心悸、气短。呼吸频率及呼吸深度增加。心率和脉搏加快，脉压增大，循环时间变短，心排出量增加。心尖部和（或）心底部可出现柔和的收缩期吹风样杂音。心电图以 ST 段压低、T 波低平或倒置最常见。长期严重贫血，心脏超负荷工作且供血不足，会导致贫血性心脏病，劳累、感染等易诱发心力衰竭。

4. 消化系统　贫血可引起消化道黏膜缺氧、消化腺分泌减少及胃肠蠕动失调，进而导致消化功能减退、消化不良，出现腹胀、食欲减低、恶心、大便规律和性状的改变等。巨幼细胞贫血或恶性贫血可引起舌炎、舌乳头萎缩、牛肉舌、镜面舌等。缺铁性贫血可有吞咽异物感。

5. 泌尿生殖系统 贫血患者因肾小球滤过和肾小管重吸收功能障碍,出现夜尿增多和低比重尿,严重者可有轻度蛋白尿。女性患者月经周期混乱,月经增多或继发性闭经均常见。严重贫血者男女均可出现性功能减退。

6. 其他 严重贫血患者基础代谢率可增高,常出现低热,如体温超过38.3°C,应查找致热病因如感染、肿瘤等。部分患者可出现下肢轻度水肿。溶血性贫血常伴有黄疸。急性失血性贫血可伴有休克等。

【诊断】 贫血的诊断包括两部分内容:①确定贫血的有无、程度及类型;②查明贫血的原因或原发病。一般情况下,通过检测血红蛋白浓度即能判定贫血的有无及程度,但贫血只是一种症状,其病因诊断至关重要,在未明确病因诊断之前,除支持治疗外,不应滥投药物,以免延误正确的诊断。

1. 病史 常可提供重要的诊断线索。应详细询问现病史和既往史、家族史、营养史、月经生育史及危险因素暴露史等。应仔细了解贫血发生的时间、速度及病程,是否并发出血、感染等,曾用抗贫血药物治疗的药物剂量、疗程和疗效等。既往健康的成年人出现贫血多提示为获得性贫血,如获得性再生障碍性贫血、自身免疫性溶血性贫血等。家族史有助于遗传性贫血的诊断,应特别注意贫血、发作性黄疸、脾大、出血性疾病史。营养不良、偏食、慢性失血或消化系统疾病史常由造血原料缺乏导致贫血,女性患者特别应注意询问月经、生育史。还需询问有无化学毒物、放射性物质密切接触史,有无特殊药物服用史,有无慢性系统性疾病史。

2. 体格检查 系统全面的体检对贫血的病因诊断极有帮助。应特别注意有无皮肤、黏膜出血及黄疸,肝、脾、淋巴结肿大,骨骼压痛等,阳性体征可提供诊断线索,如黄疸、脾大多见于溶血性贫血,匙状甲常见于缺铁性贫血,舌炎、舌乳头萎缩、口角糜烂多见于营养性巨幼细胞贫血,脊髓后索和侧索变性体征好发于维生素 B_{12} 缺乏和恶性贫血,出血、骨骼压痛、肝脾淋巴结肿大常见于恶性血液病,巨脾常见于骨髓增殖性肿瘤等。

3. 实验室检查 血常规检查可以确定有无贫血,贫血是否伴白细胞或血小板数量的变化,红细胞指数(MCV、MCH 及 MCHC)反映红细胞大小及血红蛋白改变,对贫血进行细胞形态学分类,并提示相应的疾病(表6-2-1)。血红蛋白测定为贫血严重程度的判断提供依据(表6-2-2)。网织红细胞计数间接反映骨髓红系增生情况,网织红细胞增多提示骨髓红细胞生成加速,见于失血性贫血、溶血性贫血和某些治疗有效的贫血,网织红细胞减少则表明骨髓红细胞造血功能低下,如 AA 等。外周血涂片可观察红细胞、白细胞、血小板数量或形态改变,有否疟原虫和异常细胞等。

骨髓检查包括骨髓细胞涂片分类和骨髓活检。涂片分类反映骨髓细胞的增生程度、细胞成分、比例和形态变化。活检除反映增生程度、细胞成分和形态变化外还可反映骨髓造血组织的结构、骨髓造血间质的改变等。骨髓检查对于恶性血液病伴发的贫血、巨幼细胞贫血、骨髓转移瘤、MDS 等常具有重要提示或诊断价值。无异常细胞成分和特殊细胞形态学改变时,参考骨髓红系造血活跃程度也有助于贫血的诊断,如溶血性贫血、急性失血性贫血时骨髓红系增生明显活跃,粒/红比例可倒置,AA 时骨髓增生减低或极度减低,造血细胞减少,非造血细胞增多。凭骨髓检查评价患者造血功能时,还要注意骨髓取样的局限性,一个部位骨髓增生减低或与血常规结果矛盾时,应做多部位骨髓检查。

有关贫血的特殊实验室检查将在贫血各论中描述。

【治疗】

1. 病因治疗　病因治疗是贫血治疗的重要原则，多数情况下，原发病比贫血本身更为严重，因而其治疗也更为重要。随着原发病改善，贫血常可获得缓解。所有贫血都应该在查明病因的基础上进行治疗，才能达到标本兼顾，最终治愈的目的。

2. 支持治疗　输血是一种重要的治疗措施，如急性大量失血时输血对迅速恢复血容量并纠正贫血极为重要，重度贫血患者、老年人或合并心肺功能不全的贫血患者应输红细胞，纠正贫血，改善体内缺氧状态。因输血不良反应和并发症较多，应严格掌握指征，应采用成分输血。对贫血合并出血者，应根据出血机制的不同采取不同的止血治疗（如重度血小板减少应输血小板）。对贫血合并感染者，应酌情予抗感染治疗。长期反复输血并发血色病者应予去铁治疗。

3. 药物治疗　治疗贫血的药物各有其不同的药理作用和适应证，应根据贫血发生的病因和病理机制加以选择。例如，铁剂用于治疗缺铁性贫血；叶酸或维生素 B_{12} 营养性巨幼细胞贫血有效；糖皮质激素是自身免疫性溶血性贫血或 PRCA 的主要治疗药物；抗淋巴（胸腺）细胞球蛋白和环孢素用于 AA 特别是重症患者的治疗；雄激素对部分慢性再生障碍性贫血有效；重组促红细胞生成素对肾性贫血疗效较好，还可用于慢性病贫血、MDS 等。

4. 脾切除　脾是产生抗体的重要器官也是红细胞破坏的主要场所。遗传性球形细胞增多症脾切除有肯定疗效，内科治疗无效的自身免疫性溶血性贫血切脾后约半数可获缓解，脾功能亢进脾切除后也可使贫血改善。

5. 异基因 HSCT　用于治疗贫血的主要适应证是重型再生障碍性贫血，也可用于珠蛋白生成障碍性贫血和阵发性睡眠性血红蛋白尿等。干细胞移植治疗重型再生障碍性贫血的首要条件是有合适的供者，应尽量选择 HLA 完全相合的同胞供者，患者年龄一般不应超过 40 岁。考虑进行移植的患者最好不输或少输血液制品。

（徐　浩）

第三章 缺铁性贫血

学习目标

1. 了解铁代谢过程。
2. 掌握铁缺乏的病因和发病机制及缺铁性贫血的临床表现。
3. 掌握缺铁及缺铁性贫血的诊断标准及治疗。

缺铁性贫血(iron deficiency anemia,IDA)是指由于体内贮存铁消耗殆尽、不能满足正常红细胞生成的需要而发生的贫血。在红细胞的产生受到限制之前,体内的铁储存已耗尽,此时称为缺铁。缺铁性贫血的特点是骨髓及其他组织中缺乏可染铁,血清铁蛋白及转铁蛋白饱和度均降低,呈现小细胞低色素性贫血。

【流行病学】 本病是一种普及全世界的营养缺乏性疾病,而发展中国家发病率高达30%~90%。据估计,25%的人口是由缺铁引起,最常见的年龄分别是4~24个月、中小学生、青春期的少女、孕妇和哺乳妇女,其中青少年占20%左右。我国属发病率高的国家之一,其中我国5岁以下儿童的缺铁性贫血患病率为18.8%,城市和农村分别为12.7%和20.8%。本症是一种可以预防及治愈率高的疾病。只要注意小儿的饮食搭配,增加膳食铁含量即可预防此病,但一旦发病,必须及时治疗,以免危害儿童的健康。因此,孕产妇、婴幼儿、儿童及一些贫血的人,应多吃些能促进造血功能的食物,以防止贫血。

【铁代谢】 正常人体内铁的含量为35~60mg/kg。其中65%~70%存在于循环红细胞的血红蛋白中,25%~30%为储存铁,以铁蛋白及含铁血黄素的形式存在于网状内皮系统(肝、脾、骨髓等)中,约5%存在于肌红蛋白及各种含铁的酶(过氧化氢酶、过氧化物酶、细胞色素等)中。在血浆中转运的铁仅占0.1%左右。人体需要的铁来源于食物和衰老红细胞破坏后释放的铁。一般食物中所含的铁仅约5%~10%能被吸收。植物中的铁盐吸收率低,而肉类中,铁吸收率高。二价铁比三价铁容易吸收。同时食入维生素C、果糖,氨基酸及胃液中的盐酸均有利于铁的吸收,而食物中的磷酸、草酸,植酸则有碍于铁的吸收。铁的吸收主要在十二指肠及空肠上段进行。肠黏膜细胞有调节铁吸收的功能。这种细胞寿命为2~3日,在肠腔和血液之间形成一暂时保存铁的地带。在体内铁过多时,大量保存铁的肠黏膜细胞在肠腔内脱落排出体外,使铁吸收减少。相反,在缺铁和造血功能增强时,铁通过肠黏膜进入血循环的量增多。

从肠道吸收的铁进入血浆后,与一种转铁蛋白(转铁蛋白)结合,被输送到组织中储存或至骨髓中参与造血。在正常情况下,约有1/3的转铁蛋白与铁结合,结合的铁就是血清铁含量。其余的2/3转铁蛋白,仍具有与铁结合的能力,在体外加上一定量的铁可使其成饱和状态,所加的铁量称为未饱和铁结合力。血清铁与未饱和铁结合力之和称为血清总铁结合力。血清铁与血清总铁结合力的百分比值称为血清铁饱和度。

【病因和发病机制】

1. 病因

(1) 摄入不足:成年人每日铁需要量为1~2mg,育龄妇女、婴儿和生长发育期的儿童、青少年的需要量增加。如食物中铁的含量不足,或吸收不良,就容易发生缺铁。肉类食物中的血红素铁易于被吸收,而蔬菜、谷类、茶叶中的磷酸盐、植酸、丹宁酸等可影响铁的吸收,故食物的组成,对铁的摄入是否充足有较大影响。

(2) 吸收障碍:药物或胃、十二指肠疾病亦可影响铁的吸收,如金属(镓、镁)的摄入,抗酸药(碳酸钙和硫酸镁)及 H_2 受体拮抗剂等药物均可抑制铁的吸收。萎缩性胃炎、胃及十二指肠术后亦会减少铁的吸收。

(3) 慢性失血:慢性失血是缺铁性贫血常见的原因。尤以消化道慢性失血或妇女月经过多更为多见,如消化道溃疡、消化道肿瘤、钩虫病、食管静脉曲张、痔出血及服用阿司匹林后出血等。子宫肌瘤或功能性出血导致月经过多(每月出血量>40ml),此外,反复发作的阵发性睡眠性血红蛋白尿亦可因血红蛋白由尿中排出而致缺铁。

(4) 幽门螺杆菌(helicobacter pylori,Hp)感染:Hp 感染的慢性胃炎尤其胃窦炎和无法解释的缺铁性贫血之间关系密切,可能的机制是:Hp 感染可通过影响铁的吸收障碍和利用障碍,造成血细胞损伤,引起铁丢失等,可引起或加重缺铁性贫血,尤其对那些营养状况相对不良的患儿相关性更明显。

2. 发病机制 对造血的影响经小肠吸收的食物铁或衰老红细胞破坏释放的铁经运铁蛋白转运至幼红细胞及储铁组织。幼红细胞摄取的铁在线粒体内与原卟琳结合,形成血红素。后者再与珠蛋白结合形成血红蛋白。因此,铁是构成血红蛋白必需的原料,严重铁缺乏必然引起小细胞低色素性贫血。人体血红蛋白铁约占机体总铁量的 70%。余下的 30% 以铁蛋白及含铁血黄素的形式储存在肝、脾、骨髓等组织称储存铁,当铁供应不足时,储存铁可供造血需要。所以铁缺乏早期无贫血表现。当铁缺乏进一步加重,储存铁耗竭时,才有贫血出现。故缺铁性贫血是缺铁的晚期表现。

对非造血系统的影响体内许多含铁酶和铁依赖酶,如细胞色素 C、过氧化酶、单胺氧化酶、ADA 等。这些酶控制着体内重要代谢过程。其活性依赖铁的水平。因此,铁与组织呼吸、氧化磷酸化、胶原合成、卟琳代谢、淋巴细胞及粒细胞功能、神经介质的合成与分解、躯体及神经组织的发育都有关系。铁缺乏时因酶活性下降(可开始出现于缺铁的早期),导致一系列非血液学改变。如上皮细胞退变、萎缩、小肠黏膜变薄致吸收功能减退;大脑皮质层、下丘脑 5-羟色胺、多巴胺等介质堆积引起神经功能紊乱;甲状腺滤泡上皮细胞坏死、T_4 分泌减低;细胞免疫功能及中性粒细胞功能下降引起抗感染能力减低。

【临床表现】 缺铁性贫血的临床表现是由贫血、缺铁的特殊表现及造成缺铁的基础疾病所组成。

1. 症状 贫血的发生是隐伏的。症状进展缓慢,患者常能很好地适应,并能继续从事工作。贫血的常见症状是头晕、头痛、乏力、易倦、心悸、活动后气短、眼花、耳鸣等。

2. 特殊表现 缺铁的特殊表现有:口角炎、舌乳突萎缩、舌炎,严重的缺铁可有匙状指甲(反甲),食欲减退、恶心及便秘。欧洲的患者常有吞咽困难、口角炎和舌异常,称为 Plummer-Vinson 或 Paterson-Kelly 综合征,这种综合征可能与环境及基因有关。吞咽困难是由于在下咽部和食管交界处有黏膜网形成,偶可围绕管腔形成袖口样的结构,束缚着食管的开口。常需要手术破除这些网或扩张狭窄,单靠铁剂的补充无济于事。

3. 非贫血症状 缺铁的非贫血症状表现:儿童生长发育迟缓或行为异常,表现为烦躁、易怒、上课注意力不集中及学习成绩下降。异食癖是缺铁的特殊表现,也可能是缺铁的原因,其发生的机制不清楚。患者常控制不住地仅进食一种“食物”,如冰块、黏土、淀粉等。

铁剂治疗后可消失。

4. 体征　体征除皮肤黏膜苍白、毛发干枯、口唇角化、指甲扁平、失光泽、易碎裂，约18%的患者有反甲，约10%缺铁性贫血患者脾轻度肿大，其原因不清楚，患者脾内未发现特殊的病理改变，在缺铁纠正后可消失。少数严重贫血患者可见视网膜出血及渗出。

【实验室检查】

1. 血象　呈现典型的小细胞低色素性贫血（MCV<80%，MCHC<30%）。红细胞改变的程度与贫血的时间和程度有关。血片中可见红细胞，中心淡染区扩大，大小不等及畸形。网织红细胞大多正常或轻度增多。白细胞计数正常或轻度减少，分类正常。血小板计数有出血者常偏高。婴儿及儿童多偏低。

2. 骨髓象　骨髓增生活跃。幼红细胞数量增多，早幼红细胞和中幼红细胞比例增高，染色质颗粒致密，胞质少。紫蓝色粒细胞和巨核细胞系统常为正常。铁染色铁粒幼细胞明显减少，细胞外铁减少或消失。

3. 生化检查

（1）血清铁测定：血清铁低于8.95μmol/（50μg/dl）；总铁结合力高于64.44μmol/L（360μg/dl），转铁蛋白饱和度降低至15%以下。由于血清铁的测定波动较大，影响因素较多，在判定结果时，应结合临床考虑。在妇女月经前2～3日或妊娠后期3个月，血清铁和总铁结合力均可降低，不一定表示缺铁。

（2）血清铁蛋白测定：血清铁蛋白低于14μg/L。但在伴有炎症、肿瘤及感染时可以增高，应结合临床或骨髓铁染色加以判断。缺铁性贫血患者骨髓红系细胞内及细胞外铁均减少或缺如。上述慢性病时，圆满红系细胞内铁减少，但外铁增多。

（3）红细胞游离原卟啉（FEP）测定：FEP增高表示血红素合成障碍，用它表示缺铁的存在，是较为敏感的方法。但在非缺铁的情况（如铅中毒及铁粒幼细胞贫血时），FEP亦可增高。应结合临床及其他生化检查综合判断。

（4）红细胞铁蛋白测定：用放射免疫法或酶联免疫法可以测定红细胞碱性铁蛋白，反映体内铁贮存的状况，如<6.5μg/L红细胞，表示铁缺乏。但操作较复杂，尚不能作为常规使用。

（5）其他辅助检查：少数严重贫血者，裂隙灯检查可显示异常。

【诊断与鉴别诊断】

1. 诊断标准　铁缺乏症包括以下3个阶段，即储铁缺乏、缺铁性红细胞生成及缺铁性贫血，三者总称铁缺乏症。国内诊断标准如下。

（1）缺铁性贫血诊断标准：①小细胞低色素贫血，男性Hb<120g/L，女性Hb<110g/L；MCV<80fl，MCH<26pg，MCHC<0.31；红细胞形态可有明显低色素表现；②有明确的缺铁病因和临床表现；③血清（血浆）铁<10.7μmol/L（60μg/L），总铁结合力>64.44μmol/L（360μg/dl）；④运铁蛋白饱和度<0.15；⑤骨髓铁染色显示骨髓小粒可染铁消失，铁幼粒细胞<15%；⑥FEP>0.9μmol/L（50μg/dl）（全血）、血液锌原卟啉>0.96μmol/L（60μg/dl）（全血）或FEP/Hb>4.5μg/Hb；⑦血清铁蛋白（SF）<14μg/L；⑧铁剂治疗有效。符合第1条和2～8条中任何2条以上者可以诊断为缺铁性贫血。

（2）储存铁缺乏的诊断标准（符合以下任何1条即可诊断）：①血清铁蛋白<14μg/L；②骨髓铁染色显示骨髓小粒可染色铁消失。

（3）缺铁性红细胞生成：同时具有以下任何1条即可诊断。①运铁蛋白饱和度<0.15；

②FER>0. 9μmol/L(50μg/dl)(全血)、血液游离锌原卟啉 0. 96μmol/L(60μg/dl)(全血)或 FEP/Hb>4. 5μg/gHb;③骨髓铁染色显示骨髓小粒可染铁消失,铁粒幼红细胞<15%。

2. 鉴别诊断　主要与其他小细胞性贫血相鉴别。

(1) 地中海性贫血:常有家族史。血片中多数靶形红细胞,血红蛋白电泳有异常。血清铁、转铁蛋白饱和度及骨髓铁染色不降低。

(2) 慢性病性贫血:常伴有肿瘤、肝肾疾病或感染等。转铁蛋白饱和度正常或稍有增加,血清铁蛋白增多,骨髓中铁粒幼细胞数量减少,含铁血黄素颗粒增加。

(3) 铁粒幼细胞贫血:主要由于先天或后天获得的铁利用障碍而致的贫血,好发于老年人,而转铁蛋白饱和度减低,血清铁、铁蛋白及骨髓中环形铁粒幼细胞均增高。

(4) 转铁蛋白缺乏症:系常染色体隐性遗传所致或严重肝病、肿瘤继发。血清铁、总铁结合力、血清铁蛋白及骨髓含铁黄素均明显降低。先天性者幼儿时发病,伴发育不良和多脏器功能受累。获得性者有原发病表现。

【治疗】

1. 病因治疗　应尽可能地去除导致缺铁的病因。单纯的铁剂补充只能使血象恢复。如对原发病忽视,不能使贫血得到彻底的治疗。

2. 铁剂的补充

(1) 口服药:铁剂的补充治疗以口服为宜,每日元素铁 150~200mg 即可。常用的是亚铁制剂(琥珀酸亚铁或富马酸亚铁)。于进餐时或餐后服用,以减少药物对胃肠道的刺激。铁剂忌与茶同服,否则易与茶叶中的鞣酸结合成不溶解的沉淀,不易被吸收。钙盐及镁盐亦可抑制铁的吸收,应避免同时服用。患者服铁剂后,自觉症状可以很快地恢复。网织红细胞一般于服后 3~4 日上升,7 日左右达高峰。血红蛋白于 2 周后明显上升,1~2 个月后达正常水平。在血红蛋白恢复正常后,铁剂治疗仍需继续服用,待血清铁蛋白恢复到 50μg/L 再停药。如果无法用血清铁蛋白监测,则应在血红蛋白恢复正常后,继续服用铁剂 3 个月,以补充体内应有的储存铁量。

(2) 注射铁剂:可给予注射铁治疗患者如下。①口服铁不能耐受;②失血过快,用口服铁不能补偿;③溃疡性结肠炎或局限性结肠炎患者经口服铁治疗无效;④不能从胃肠道吸收铁剂者,如胃肠道手术患者。常用的是右旋醣酐铁或山梨醇铁肌内注射。治疗总剂量的计算方法是:所需补充铁(mg)=(150-患者 Hbg/L)×体重(kg)×0. 33。首次给注射量应为 50mg,如无不良反应,第 2 次可增加到 100mg,以后每周注射 2~3 次,直到总剂量用完。有 5%~13% 的患者于注射铁剂后可发生局部肌肉疼痛、淋巴结炎、头痛、头晕、发热、荨麻疹及关节痛等,多为轻度及暂时的。偶尔(约 2. 6%)可出现过敏性休克,会有生命危险,故注射时应有急救的设备(肾上腺素、氧气及复苏设备等)。

3. 输血治疗　对于血红蛋白<30 g /L 者,应立即进行输血,但必须采取少量多次的方法,或输入浓缩的红细胞,每次 2~3 mL/kg。输血速度过快、量过大,可引致心力衰竭。若心力衰竭严重,可用换血法,以浓缩的红细胞代替全血,一般不需要洋地黄治疗。

4. 针对 Hp 感染的治疗　目前对于根治 Hp 感染的药物亦有较多进展。随着新一代大环内酯类抗生素的普遍应用,含有克拉霉素或阿奇霉素的组合日渐成为治疗 Hp 感染的主流。当前 Hp 根除疗法大多采用抗生素类与 PPI 和铋剂三联用药,抗生素主要以克拉霉素、阿莫西林为主。

5. 调整膳食结构,改变饮食行为　调整膳食结构通常见效较慢,却是纠正缺铁性贫血的根本性措施。儿童食品中加入含铁丰富、吸收率高的动物性食物，如瘦肉、动物肝、血等。

6. 其他治疗　中医药、生物制剂及天然制剂等渐被应用于缺铁性贫血的治疗。

【预防】　缺铁性贫血大多是可以预防的，对缺铁患者最好进食含铁丰富的饮食及其强化食品，多吃动物蛋白。加强营养知识教育及妇幼保健工作，如改进婴儿的喂养，提倡母乳喂养和及时添加辅食，妊娠及哺乳期妇女最好能适当补充铁剂。对于患有胃肠道疾病、长期进食较差的患者及献血员应定期进行铁蛋白检测，做到尽早诊断、尽早治疗。在钩虫流行区进行大规模的寄生虫防治工作。对于月经过多的防治，国外多用节育环，每日施放20μg的孕酮，可使月经减少。

【预后】　单纯营养不足者，易恢复正常；继发于其他疾病者，取决于原发病能否根治。

（徐　浩　苗雨青）

第四章 巨幼细胞性贫血

学习目标

1. 掌握巨幼细胞性贫血发病机制。
2. 熟悉巨幼细胞性贫血临床表现。
3. 掌握巨幼细胞性贫血的治疗。

巨幼细胞性贫血(megaloblastic anemia,MA)是叶酸、维生素 B_{12}(VitB_{12})缺乏或某些影响核苷酸代谢的药物导致细胞核脱氧核糖核酸(DNA)合成障碍所致的贫血。本病的特点是细胞核发育障碍,与胞质发育不同步,导致细胞未成熟便在骨髓中破坏,即无效生成。常表现为全血细胞减少伴胃肠道症状。维生素 B_{12} 缺乏明显时,可同时出现神经系统症状。

【流行病学】 根据本病的流行病学调查,西方人的巨幼细胞性贫血以缺维生素 B_{12} 为主。我国的巨幼细胞性贫血以缺叶酸为主。可能与营养条件、饮食结构及烹调习惯有关。

【病因和发病机制】

1. 病因 巨幼细胞贫血的发病原因主要是由于叶酸和(或)维生素 B_{12} 缺乏。

(1)叶酸缺乏的病因

1)摄入不足:叶酸每日的需要量为 200~400μg。人体内叶酸的储存量仅够 4 个月之需。食物中缺少新鲜蔬菜、过度烹煮或腌制均可使叶酸丢失。乙醇可干扰叶酸的代谢,酗酒者常会有叶酸缺乏。小肠(特别是空肠段)炎症、肿瘤、手术切除及热带性口炎性腹泻均可导致叶酸的吸收不足。

2)需要增加:妊娠期妇女每日叶酸的需要量为 400~600μg。生长发育的儿童及青少年和慢性反复溶血、白血病、肿瘤、甲状腺功能亢进,以及长期慢性肾衰竭用血液透析治疗的患者,叶酸的需要都会增加,如补充不足就可发生叶酸缺乏。

3)药物的影响:如甲氨蝶呤、氨苯蝶啶、乙胺嘧啶能抑制二氢叶酸还原酶的作用,影响四氢叶酸的生成。苯妥英钠、苯巴比妥对叶酸的影响机制不明,可能是增加叶酸的分解或抑制 DNA 合成。口服柳氮磺胺吡啶,叶酸在肠内的吸收受抑制。

4)其他:先天性缺乏 5,10-甲酰基四氢叶酸还原酶患者,常在 10 岁左右才被诊断。

(2)维生素 B_{12} 缺乏的病因

1)摄入减少:人体内维生素 B_{12} 的储存量为 2~5mg。每日的需要量仅为 0.5~1μg。正常时,每日有 5~10μg 的维生素 B_{12} 随胆汁进入肠腔,胃壁分泌的内因子可足够地帮助重吸收胆汁中的维生素 B_{12}。故素食者一般需 10~15 年才会发展为维生素 B_{12} 缺乏。老年人和胃切除患者胃酸分泌减少,常会有维生素 B_{12} 缺乏。由于有胆汁中的维生素 B_{12} 的再吸收(肠肝循环),这类患者也和素食者一样,需经过 10~15 年才出现维生素 B_{12} 缺乏的临床表现。故一般由于膳食中维生素 B_{12} 摄入不足而致巨幼细胞贫血者较为少见。

2)内因子缺乏:主要见于萎缩性胃炎、全胃切除术后和恶性贫血患者。发生恶性贫血的机制目前还不清楚。患者常有特发的胃黏膜完全萎缩和内因子的抗体存在,故有人认为恶性贫血属免疫性疾患。这类患者由于缺乏内因子,食物中维生素 B_{12} 的吸收和胆汁中维

生素 B_{12} 的重吸收均有障碍。

3）严重的胰腺外分泌不足的患者容易导致维生素 B_{12} 的吸收不良：这是因为在空肠内维生素 B_{12}-R 蛋白复合体需经胰蛋白酶降解，维生素 B_{12} 才能释放出来，与内因子相结合。这类患者一般在 3 ~5 年后会出现维生素 B_{12} 缺乏的临床表现。由于慢性胰腺炎患者通常会及时补充胰蛋白酶，故在临床上合并维生素 B_{12} 缺乏的并不多见。

4）小肠内存在异常高浓度的细菌和寄生虫也可影响维生素 B_{12} 的吸收：因为这些有机物可大量摄取和截留维生素 B_{12}。小肠憩室或手术后的盲端袢中常会有细菌滋生及肠道寄生虫，都会与人体竞争维生素 B_{12}，从而引起维生素 B_{12} 缺乏。

5）先天性转钴蛋白Ⅱ（TCⅡ）缺乏及接触氧化亚氮（麻醉剂）等也可影响维生素 B_{12} 的血浆转运和细胞内的利用，亦可造成维生素 B_{12} 缺乏。

2. 发病机制 巨幼细胞贫血的发病机制主要是细胞内 DNA 合成障碍。叶酸缺乏时，细胞内脱氧尿嘧啶核苷（dUMP）转为脱氧胸腺嘧啶核苷（dTMt）的生化反应受阻。参加正常 DNA 合成的 dTTP 被 dUTP 代替。机体为了修复这些异常的 DNA 企图合成新的 DNA，但由于体内缺乏叶酸，仍由 dUTP 代替 dTTP 进入新的 DNA。如此反复不已，造成 DNA 复制的起点多，新合成的小片段不能接成长的子链，存在多处单链，在重新螺旋化时，易受机械损伤及破坏。促使染色体断裂、细胞染色质出现疏松、断裂等改变。细胞核的发育停滞，而胞质仍在继续发育成熟。细胞呈现核浆发育不平衡、细胞体积较正常为大的巨幼型改变，称为巨幼细胞。这些巨幼细胞均有成熟障碍，表现出无效生成。骨髓内粒系及巨核系细胞亦有类似的 DNA 合成障碍和成熟障碍。维生素 B_{12} 缺乏导致同型（高）半胱氨酸转变为蛋氨酸的过程受到阻碍，使甲基四氢叶酸不能形成四氢叶酸。亚甲基四氢叶酸的形成亦减少，间接地影响了 DNA 的合成，故维生素 B_{12} 缺乏是间接地阻碍了 DNA 的合成。

腺苷钴胺（AdaCbl）是维生素 B_{12} 的一种形式。AdoCbl 作为辅酶参与琥珀酸辅酶 A 合成的反应，如果 AdoCbl 缺乏，此反应不能进行，大量丙酰辅酶 A 堆积，形成的单链脂肪酸影响神经髓鞘磷脂的形成，造成神经的脱髓鞘改变，临床上会出现各种神经系统的症状。

近年的研究提示叶酸缺乏性巨幼细胞贫血时，骨髓红系造血祖细胞形成 BFU-E、CFU-E 及 CFU-MK 的数量较正常明显增多，而这些造血祖细胞分化发育至晚期成熟阶段的过程中大部分遭到了破坏，出现严重的无效造血现象。许多实验证实是叶酸缺乏时发生了细胞增殖受抑制和过度凋亡。叶酸缺乏时巨型变细胞染色质的改变，使细胞增殖受抑，可能触发凋亡机制，导致细胞过度凋亡，也与巨幼细胞贫血的发生有一定的关系。

叶酸及维生素 B_{12} 缺乏时，非造血组织的细胞 DNA 合成亦会受到影响。对更新代谢较快的各种上皮细胞（如胃肠黏膜、口腔和阴道的黏膜细胞）影响较明显，临床上会出现相应的一些症状。

【临床表现】

1. 症状 发病缓慢，就诊时大多呈现中、重度贫血，头晕、乏困、无力，活动后心慌气短等。

1）贫血：起病隐伏，特别是维生素 B_{12} 缺乏者，常需数月。而叶酸由于体内储存量少，可较快出现缺乏。某些接触氧化亚氮者、ICU 病房或血液透析的患者，以及妊娠妇女可在短期内出现缺乏，临床上一般表现为中度至重度贫血，除贫血的症状如乏力、头晕、活动后气短、心悸外，严重贫血者可有轻度黄疸。可同时有白细胞和血小板减少，患者偶有感染及出血倾向。

2）胃肠道症状：胃肠道症状表现为反复发作的舌炎，舌面光滑、乳突及味觉消失，食欲缺乏。腹胀、腹泻及便秘偶见。

3）神经系统症状：维生素 B_{12} 缺乏特别是恶性贫血的患者常有神经系统症状，主要是由于脊髓后、侧索和周围神经受损所致。表现为乏力、手足对称性麻木、感觉障碍、下肢步态不稳、行走困难。小儿及老年人常表现脑神经受损的精神异常、无欲、抑郁、嗜睡或精神错乱。部分巨幼细胞贫血患者的神经系统症状可发生于贫血之前。

上述三组症状在巨幼细胞贫血患者中可同时存在，也可单独发生。同时存在时其严重程度也可不一致。

2. 体征 舌质红、舌乳头萎缩、神经系统表现较轻，末梢神经炎常见，少数病例亦可出现锥体束征，共济失调等。由于营养不良而发生眼睑水肿，下肢呈压陷性水肿，严重者出现腹腔积液或多浆膜腔积液，黄疸，易感染及出血倾向。少数病例由于髓外造血而发生肝脾肿大。

【并发症】

1. 心力衰竭 为恶性贫血患者死亡的主要原因之一。严重的贫血可使心肌缺氧而发生心力衰竭。另一方面，心肌能量来源的激活需要借助维生素 B_{12} 的作用，如果维生素 B_{12} 缺乏，则能影响 ATP 的激活，而加重心肌的障碍，促使心力衰竭的发生。因此，对严重的巨幼细胞贫血患者在治疗开始时，应注意有无心血管疾病，以便采取必要的措施，防止意外事故的发生。

2. 出血 部分患者由于血小板减少及其他的凝血因子的缺乏致使本病具有出血的倾向。有时可发生眼底出血，甚至脑出血。

3. 精神异常 严重的巨幼细胞贫血不仅可发生周围神经炎，出可发生精神异常，如兴奋不安，忧郁寡言以及梦游等。这可能与维生素 B_{12} 缺乏所引起的脑神经组织异常有关。

4. 痛风 严重的巨幼细胞贫血可见骨髓内无效造血所致的血细胞破坏亢进，致使血清内尿酸值异常升高，而引起痛风的发作，但极为罕见。

【实验室检查】

1. 血象 为大细胞正色素性贫血（MCV>100fl），血象往往呈现全血细胞减少。中性粒细胞及血小板均可减少，但比贫血的程度为轻。血涂片中可见多数大卵圆形的红细胞，中性粒细胞分叶过多，可有 5 叶或 6 叶以上的分叶。偶可见到巨大血小板。网织红细胞计数正常或轻度增高。

2. 骨髓象 骨髓呈增生活跃，红系细胞增生明显增多，各系细胞均有巨幼变，以红系细胞最为显著。红系各阶段细胞均较正常大，胞质比胞核发育成熟（核质发育不平衡），核染色质呈分散的颗粒状浓缩。类似的形态改变亦可见于粒细胞及巨核细胞系，以晚幼和杆状核粒细胞更为明显。

3. 生化检查

（1）血清叶酸和维生素 B_{12} 水平测定：目前两者均可用微生物法或放射免疫法测定。血清叶酸的正常范围为 5.7～45.4nmol/L（2.5～20ng/ml），血清维生素 B_{12} 的正常范围为 150～666pmol/L（200～900pg/ml）。由于部分正常人中可有血清维生素 B_{12} 低于 150pmol/L（200pg/ml）；又因为这两类维生素的作用均在细胞内，而不是在血浆中，故此项测定仅可作为初筛试验。单纯的血清叶酸或维生素 B_{12} 测定不能确定叶酸或维生素 B_{12} 缺乏的诊断。

（2）红细胞叶酸测定：可用微生物法或放射免疫法测定。正常范围是 317.8～

567.5nmol/L(140～250ng/ml)。红细胞叶酸不受短期内叶酸摄入的影响,能较准确地反映体内叶酸的储备量。小于227nmol/L(100ng/ml)时表示有叶酸缺乏。

(3) 血清高半胱氨酸和甲基丙二酸水平测定:用以诊断及鉴别叶酸缺乏或维生素 B_{12} 缺乏。血清高半胱氨酸(正常值为5～16μmol/L)水平在叶酸缺乏及维生素 B_{12} 缺乏时均升高,可达50～70μmol/L。而血清甲基丙二酸水平升高(正常值为70～270nmol/L)仅见于维生素 B_{12} 缺乏时,可达3500nmol/L。

4. 其他辅助检查

(1) 内因子抗体测定:在恶性贫血患者的血清中内因子阻断抗体(Ⅰ型抗体)的检出率在50%以上,故内因子阻断抗体测定为恶性贫血的筛选方法之一。如阳性,应做维生素 B_{12} 吸收试验。

(2) 维生素 B_{12} 吸收试验(schilling test):主要用来判断维生素 B_{12} 缺乏的病因。

(3) 胃液中游离胃酸消失,注射组胺后亦不会出现。

【诊断】

1. 详细询问病史　妊娠、饮食、婴儿喂养不当、偏食习惯、酒精中毒、胃肠道疾病、常用药物等可引起营养不良的病史。

2. 临床表现　①贫血症状;②消化道症状及舌痛、色红、乳头消失、表面光滑;③神经系统症状,如脊髓后侧束变性,表现为下肢对称性深部感觉及振动感消失。严重的可有平衡失调及步行障碍。可同时出现周围神经病变及精神忧郁。儿童患者可表现为精神障碍和智力低下。

3. 血象　①呈中重度贫血,红细胞形态以大细胞为主(MCW>100fl),缺乏中央浅染区,可见嗜多色性,嗜碱点彩,豪焦小体、卡玻环;②白细胞数量减少,呈中性粒细胞分叶过多的核左移(5叶者>5%或6叶者>1%);③血小板轻度减少,可见巨型血小板。

4. 骨髓　呈代偿性增生,三系巨幼变,以红系最明显。出现巨幼红细胞,巨幼红细胞>10%,以中晚幼为主,核浆发育不平衡。粒系、巨核系变有巨幼变。

5. 其他　血清叶酸水平降低,<6.81nmol/L、红细胞叶酸水平<227nmol/L、维生素 B_{12} 水平降低<75pmol/L。

【鉴别诊断】

1. MDS　可以有全血细胞减少及大细胞贫血的表现,骨髓中可见到红系有巨幼型改变。鉴别主要靠MDS有典型病态造血,可波及巨核系及粒系细胞。患者细胞遗传学的改变亦可帮助鉴别。

2. AA　可有全血细胞减少,但骨髓增生低下。由骨髓涂片和活检病理检查可鉴别。

3. 溶血性贫血　某些溶血性贫血会有相对的叶酸缺乏,当叶酸缺乏性巨幼细胞贫血临床上出现黄疸及网织红细胞增高时,两者需加以鉴别。溶血性贫血的骨髓中不会出现典型的巨幼改变,黄疸及网织红细胞增高的程度较显著。此外,溶血性贫血的特殊试验常可帮助证实。

【治疗】

(1) 治疗基础疾病,去除病因。

(2) 对偏食与吃素者提出饮食改进方法,营养知识教育,纠正偏食及不良的烹调习惯。

(3) 补充叶酸或维生素 B_{12}。

叶酸缺乏:口服叶酸5～10mg,3次/日。胃肠道不能吸收者可肌内注射四氢叶酸钙5～

10mg,1 次/日。直至血红蛋白恢复正常。一般不需维持治疗。如同时有维生素 B_{12} 缺乏,需同时注射维生素 B_{12},否则会加重神经系统症状。

维生素 B_{12} 缺乏:肌内注射维生素 B_{12} 100μg,1 次/日(或200μg 隔日 1 次),直至血红蛋白恢复正常。恶性贫血或胃全部切除者终生采用维持治疗,每月注射 100μg,1 次。维生素 B_{12} 缺乏伴有神经症状者对治疗的反应不一,有时需大剂量(500 ~ 1000μg/次/周)长时间(半年以上)的治疗。

严重的巨幼细胞贫血患者在补充治疗后,要警惕低血钾症的发生。因为在贫血恢复的过程中,大量血钾进入新生的细胞中,会突然出现低血钾,对老年患者和有心血管疾患、纳差者应特别注意及时补充钾盐。

【预防】 叶酸广泛存在于蔬菜、瓜果、肝、肾和奶制品中。叶酸对热和光敏感,在烹调时易受破坏。食物中的叶酸呈多谷氨酸盐,在胃肠道经解聚酶作用变为单氨酸盐,主要在空肠近端吸收。维生素 B_{12} 存在于动物性食物中。食物中的维生素 B_{12} 必须在胃内和内因子结合,形成维生素 B_{12}-内因子复合物后,方可在回肠远端被吸收。应教育患者进食富含叶酸及维生素 B_{12} 的食物,纠正偏食及不正确的烹调习惯。

【预后】 巨幼细胞贫血的预后与原发疾病有关。一般患者在进行适当的治疗后可得到很快的反应,临床症状迅速改善,神经系统症状恢复较慢或不恢复。网织红细胞一般于治疗后 5 ~7 日开始升高,以后血细胞比容和血红蛋白逐渐增高,血红蛋白可在 1 ~2 内月恢复正常。如果血液学指标不能完全被纠正,应寻找是否同时存在缺铁或其他基础疾病。

(徐　浩　董剑明)

第五章　再生障碍性贫血

学习目标

1. 熟悉 AA 的发病机制和临床表现。
2. 了解 AA 的诊断。
3. 掌握 AA 的治疗。

再生障碍性贫血(aplastic anemia,AA)简称再障,是由于骨髓血细胞生成显著减少引起的一种临床综合征。主要表现为骨髓造血功能低下、全血细胞减少和贫血、感染、出血等症状,免疫抑制治疗有效。AA 可分为遗传性 AA 和获得性 AA。根据患者的血象、骨髓象及疾病发展的严重程度,常将获得性 AA 分为重型(SAA)和非重型(NSAA),有学者从重型中分出极重型(VSAA)。获得性 AA 根据是否有明确诱因分为继发性和原发性,约半数以上患者无明确诱因可寻,称为原发性 AA。

【流行病学】　国内流行病学调查资料表明,我国 AA 的年发病率为 0.74/10 万人,高于欧美国家。可发生于各年龄阶段,青少年和老年为两个发病高峰期,男、女发病率无明显差别。

【病因和发病机制】　发病原因尚不明确,主要如下。①化学因素:包括种类繁多的药物和化学物质,特别是氯霉素、磺胺类药物、抗肿瘤药物与苯等。经氯霉素治疗的患者患 AA 的风险是普通人群的 25 倍,近年来随着该类抗生素应用的减少,其在 AA 发病中的意义已不突出。而与苯及其相关制剂有关的 AA 病例增多。抗肿瘤药物、苯对骨髓的抑制与剂量相关,但抗生素、磺胺类药物及杀虫剂引起的 AA 与剂量关系不大,与个体敏感性有关。②物理因素:长期接触 X 射线、镭及放射性核素等可造成组织细胞损伤,影响 DNA 复制,其抑制造血功能呈剂量依赖性效应。③病毒感染:AA 发病可能与多种病毒感染有关,特别是肝炎病毒。病毒性肝炎相关性 AA(HAAA)为病毒性肝炎罕见且严重的并发症之一,常发生于肝炎恢复期,引起骨髓造血功能衰竭的机制可能与病毒抑制造血或免疫因素有关。其他可疑相关病毒尚有 EB 病毒、微小病毒 B19、巨细胞病毒及 HIV 等。

AA 的发病机制极为复杂,目前认为可能与下列三个方面有关:①造血干祖细胞缺陷;②造血微环境异常;③免疫异常。近年来,多数学者认为免疫异常是 AA 的主要发病机制,造血干祖细胞量与造血微环境的改变是异常免疫损伤所致。

1. 造血干祖细胞缺陷　包括量的减少和质的异常,以前者的证据更为充分。AA 患者骨髓 $CD34^{+}$细胞较正常人明显减少,造血干细胞的体外替代试验——长期培养启始细胞显著减少。除数量减少外,AA 骨髓造血干祖细胞本身还可能存在缺陷,如 AA 患者细胞 DNA 修复能力明显降低,免疫抑制治疗后恢复造血不完整,部分 AA 有单克隆造血证据,且可演变为克隆性疾病如阵发性睡眠性血红蛋白尿(PNH)、MDS 和急性髓系白血病(AML)。

2. 造血微环境异常　造血微环境包括基质细胞及其分泌的细胞因子。AA 患者骨髓活检可见造血组织减少、脂肪组织增多、静脉窦壁水肿、出血、毛细血管坏死;部分 AA 骨髓基质细胞存在不同程度的功能缺陷,骨髓成纤维细胞集落形成单位(CFU-F)降低,血清干细胞因子(SCF)水平降低。但是,血浆中 G-CSF、促红细胞生成素及 TPO 水平通常增高;异基因 HSCT 治疗 AA,仅植入正常造血干细胞而骨髓基质细胞仍为患者起源,可有效重建造血,说明造血微环境异常并非多数病例的发病机制。

3. 免疫异常　体外试验及临床观察发现,细胞毒 T 淋巴细胞介导的对造血干祖细胞的攻击是获得性 AA 的发病基础。多数患者用免疫抑制治疗有效,是异常免疫反应损伤造血干细胞最直接的证据。AA 患者外周血及骨髓淋巴细胞比例增高,T 淋巴细胞亚群失衡,$CD4^+$细胞/$CD8^+$细胞比例倒置,T 辅助细胞Ⅰ型(Th1)、$CD8^+$T 抑制细胞和 γδTCR+T 细胞比例增高,T 淋巴细胞分泌的造血负调控因子(IFN-γ、IL-2、TNF-α)明显增多,$CD34^+$细胞凋亡亢进。

新近研究发现,一些 AA 患者具有典型的端粒酶基因的突变,端粒修复缺陷导致染色体端粒进行性缩短,可以通过影响多能干细胞池的大小及降低多能干细胞对骨髓损伤的反应而使 AA 易于发生,同时可以使基因组不稳定而增加 AA 向髓系克隆性疾病转化的风险。

【临床表现】

1. 重型再生障碍性贫血(SAA)　起病急,进展快,病情重;少数可由非重型进展而来。

(1) 贫血:发病初期贫血常不明显,但随着病程进展呈进行性加重,苍白、乏力、头晕、心悸和气短等症状明显。

(2) 感染:多数患者病程中有感染发热,超过半数病例起病时即有感染。可突发寒战、高热,以呼吸道感染最常见,常合并败血症。感染菌种以革兰阴性杆菌、金黄色葡萄球菌真菌为主,亦可见真菌感染。

(3) 出血:出血部位广泛,表现为皮肤出血点或淤斑、口腔黏膜血疱、鼻出血、牙龈出血、球结膜出血、阴道出血等。深部器官出血可见呕血、咯血、便血、血尿、眼底出血。严重者可发生颅内出血,是 AA 的主要死亡原因之一。

2. 非重型再生障碍性贫血(NSAA)　起病和进展较缓慢,病程长,病情较重型轻。

(1) 贫血:慢性过程,常为首发和主要表现。苍白、乏力、头昏、心悸和活动后气短等症状输血后可改善,但不持久。

(2) 感染:病程中可有感染和发热,感染相对容易控制。上呼吸道感染常见,其次牙龈炎、支气管炎、扁桃腺炎,而肺炎、败血症等重症感染少见。常见感染菌种为革兰阴性杆菌和各类球菌。

(3) 出血:出血倾向较轻,以皮肤、黏膜出血为主,内脏出血少见。多表现为皮肤出血点、牙龈出血,女性患者有阴道出血。出血较易控制。

【实验室检查】

1. 血象　SAA 呈重度全血细胞减少:贫血呈正细胞正色素性,可出现大红细胞,多为重度贫血(Hb30～60g/L),网织红细胞百分数多在 0.005 以下,且绝对值$<15\times10^9/L$;白细胞计数多$<2\times10^9/L$,中性粒细胞$<0.5\times10^9/L$,淋巴细胞比例明显增高;血小板计数$<20\times10^9/L$。NSAA 也呈全血细胞减少,但达不到 SAA 的程度。

2. 骨髓象　SAA 多部位骨髓增生重度减低,粒、红系及巨核细胞明显减少,淋巴细胞及非造血细胞(浆细胞、肥大细胞及网状细胞)比例明显增高,巨核细胞常缺如,骨髓小粒空虚。NSAA 多部位骨髓增生减低,可见较多脂肪滴,粒、红系及巨核细胞减少,淋巴细胞及非造血细胞比例增高,如增生活跃,巨核细胞减少,多数骨髓小粒空虚。骨髓活检显示造血组织均匀减少,主要为脂肪细胞、淋巴细胞及非造血细胞。

3. 发病机制检查　$CD4^+$细胞/$CD8^+$细胞比值减低，Th1/ Th2 型细胞比值增高，$CD8^+T$抑制细胞和 γδTCR+T 细胞比例增高，血清 IL-2、IFN-γ、TNF-α 水平增高，体外造血祖细胞培养 CFU-GM 和 BFU-E 显著减少，骨髓细胞染色体核型正常，血浆造血生长因子(促红细胞生成素、TPO、G-CSF)水平增高，骨髓铁染色示储铁增多，中性粒细胞碱性磷酸酶染色强阳性，溶血检查均阴性。

【诊断与鉴别诊断】

1. 诊断

(1) AA 诊断标准：①全血细胞减少，网织红细胞绝对值减少，淋巴细胞比例增高；②一般无脾肿大；③骨髓多部位增生减低(<正常 50%)或重度减低(<正常 25%)，造血细胞减少，非造血细胞比例增高，骨髓小粒空虚(有条件者作骨髓活检可见造血组织减少，脂肪组织增加)；④除外引起全血细胞减少的其他疾病，如 PNH、MDS、Fanconi 贫血、急性造血功能停滞、免疫相关性全血细胞减少、恶性组织细胞病等。

(2) AA 分型诊断标准：①SAA-Ⅰ，又称 AAA，起病急，贫血进行性加重，常伴严重感染或(和)内脏出血。血象除血红蛋白下降较快外，须具备下述三项中的两项：网织红细胞绝对值$<15\times10^9/L$，中性粒细胞$<0.5\times10^9/L$和血小板计数$<20\times10^9/L$。骨髓多部位增生重度减低，三系造血细胞明显减少，非造血细胞增多，骨髓小粒空虚，如 SAA-Ⅰ的中性粒细胞$<0.2\times10^9/L$，则为极重型再障(VSAA)。②NSAA，又称 CAA，指达不到 SAA-Ⅰ型诊断标准的 AA，如 NSAA 病情恶化，临床、血象及骨髓象达 SAA-Ⅰ型诊断标准时，称 SAA-Ⅱ型。

2. 鉴别诊断

(1) 阵发性睡眠性血红蛋白尿(PNH)：是一种获得性克隆性红细胞膜缺陷溶血病，典型患者有血红蛋白尿(酱油色尿)发作，易鉴别。不典型者无血红蛋白尿发作，全血细胞减少，骨髓可增生减低，易误诊为 AA，PNH 患者骨髓或外周血可发现 $CD55^-$、$CD59^-$的各系血细胞。

(2) MDS：是一种造血干细胞克隆性疾病。可表现为全血细胞减少，多数患者骨髓增生活跃，但有 5%~10% 表现为增生低下，易与 AA 混淆。但 MDS 有病态造血现象，早期髓系细胞相关抗原(CD34)表达增多，可有染色体核型异常等。

(3) 急性造血功能停滞：是一种骨髓突然停止造血的现象。在某些诱因如感染或药物等作用下，外周血三系细胞(尤其是红细胞)骤然下降，网织红细胞明显减少或缺如，骨髓红系减少，也可伴其他细胞系降低，易与 AA 混淆。但病程中可出现特征性的巨大原始红细胞。本病呈自限性经过，大多在数周(2~6 周)内恢复。

(4) 免疫相关性全血细胞减少(IRP)：是一类抗骨髓未成熟血细胞自身抗体介导的骨髓衰竭症，可测及骨髓未成熟血细胞的自身抗体。多有全血细胞减少并骨髓增生减低，但外周血网织红细胞往往不低甚或偏高，中性粒细胞百分数可正常或减低，骨髓红系细胞比例不低且易见"红系造血岛"，Th1：Th2 降低(Th2 细胞比例增高)、$CD5^+B$ 细胞比例增高，血清 IL-4 和 IL-10 水平增高，对糖皮质激素、大剂量静脉滴注免疫球蛋白、CD20 单克隆抗体或环磷酰胺的治疗反应较好。

(5) 急性白血病(AL)：特别是白细胞减少的低增生性 AL，早期肝、脾、淋巴结不肿大，外周两系或三系血细胞减少，骨髓增生减低，易与 AA 混淆。仔细观察血象及多部位骨髓象，可发现原始粒、单或原(幼)淋巴细胞明显增多，骨髓活检也有助于与 AA 的鉴别。

(6) 恶性组织细胞病：常有非感染性高热，进行性衰竭，肝、脾、淋巴结肿大，黄疸、出血较重,全血细胞减少。多部位骨髓检查可发现异常组织细胞。

【治疗】

1. 支持治疗 是AA患者治疗的重要组成部分。应强调注意个人及环境卫生,SAA予以保护性隔离,减少感染机会,防止外伤及剧烈活动以避免出血,杜绝接触各类危险因素(包括对骨髓有损伤作用和抑制血小板功能的药物)。成分输血对于维持AA患者的血细胞数处于安全水平非常必要。通常认为血红蛋白低于60g/L且患者对贫血耐受较差时,可输浓缩红细胞,但应防止输血过多,长期输注红细胞可能会发生输血引起的铁过载。输浓缩血小板对血小板减少引起的严重出血有效。当任意供者的血小板输注无效时,改输HLA相合的血小板。氨基己酸(泌尿生殖系统出血患者禁用)有助于减轻出现倾向,口服孕酮可控制月经过多。出现发热时,应取可疑感染部位的分泌物或尿、大便、血液等做细菌培养和药敏试验,并立即予广谱抗生素治疗,待细菌培养和药敏试验有结果后再换用敏感窄谱的抗生素。持续发热且多次培养阴性者需考虑抗真菌治疗。

2. 免疫抑制治疗 抗淋巴/胸腺细胞球蛋白(ALG/ATG):主要用于SAA。马ALG10~15mg/(kg·d)连用5日,兔ATG3~5mg/(kg·d)连用5日;用药前需做过敏试验;用药过程中用糖皮质激素如甲泼尼龙或地塞米松防治变态反应和血清病;静脉滴注ATG不宜过快,每日剂量应维持点滴12~16h。ALG/ATG治疗可能会加速血小板破坏,降低中性粒细胞绝对值,应注意防治感染,输注血小板防止出血。

环孢素(CsA):采用口服给药,3~5mg/(kg·d),疗程一般长于1年,早期或骤然停药易致病情加重或反复。使用时应个体化,应根据血药浓度调整用药剂量。主要药物不良反应有肝肾功能损害、牙龈增生及消化道反应等。

联合免疫抑制治疗、联合ALG/ATG和CsA免疫抑制治疗是无HLA相合供体的SAA患者的一线标准治疗,5年生存率约75%,接近HSCT。

其他:有学者使用吗替麦考酚酯(MMF)、大剂量环磷酰胺、CD3单抗、阿仑单抗(alemtuzumab)、甲泼尼龙等治疗SAA,但尚缺少大系列报道。

3. HSCT HLA匹配同胞供者异基因骨髓移植是治愈SAA的主要手段,对40岁以下、无感染及其他并发症、有HLA相合同胞供体的SAA患者,应考虑HSCT。

4. 雄激素 与免疫抑制剂联合使用可提高疗效。在我国NSAA的治疗主要为CsA联合雄激素。常用雄激素包括睾酮类:十一酸睾酮胶囊40~80mg,每日3次;丙酸睾丸酮100mg/d肌内注射,和蛋白同化激素司坦唑醇(康力龙)2mg,每日3次。多选用口服剂型,疗程及剂量应视药物的作用效果和不良反应(如男性化、肝功能损害等)调整。

5. 造血生长因子 常用的有粒细胞集落刺激因子(G-CSF)或粒-单系集落刺激因子(GM-CSF)剂量为5μg/(kg·d);促红细胞生成素(EPO)常用50~100U/(kg·d)。每日给予G-CSF可增加中性粒细胞数量,减少感染的机会,一般在免疫抑制治疗SAA后使用,剂量可酌减,维持3个月以上为宜。

【AA的疗效标准】

1. 基本治愈 贫血和出血症状消失,血红蛋白男性达120g/L、女性达110g/L,白细胞达4×10^9/L,血小板达100×10^9/L,随访1年以上无复发。

2. 缓解 贫血和出血症状消失,血红蛋白男性达120g/L、女性达100g/L,白细胞达3.5×10^9/L左右,血小板也有一定程度增加,随访3个月病情稳定或继续进步。

3. 明显进步 贫血和出血症状明显好转,不输血,血红蛋白较治疗前1个月内常见值增长30g/L以上,并能维持3个月。判定以上三项疗效标准者,均应3个月内不输血。

4. 无效　经充分治疗后,症状和血象未达明显进步。

【预防】　加强劳动和生活环境保护,避免暴露于各类射线及有毒化学物质(如苯类化合物等),尽量少用、不用可能损伤骨髓的药物。

【预后】　AA的预后与病情和治疗方法密切相关。NSAA患者多数可缓解甚至治愈,仅少数进展为SAA-Ⅱ型。SAA如不经积极治疗,病死率极高;近年来,随着联合免疫抑制治疗及HSCT应用,SAA的预后明显改善,但仍约1/3的患者死于感染和出血。

(徐　浩)

第六章　溶血性贫血

学习目标

1. 掌握各型溶血性贫血的特点。
2. 了解各型溶血性贫血的治疗。

第一节　概　　述

溶血性贫血(hemolytic anemia)是由于红细胞破坏加速(寿命缩短),超过骨髓造血的代偿能力而发生的贫血。骨髓有6~8倍的红系正常造血代偿潜力。如红细胞破坏速率在骨髓的代偿范围内,则虽有溶血,但不出现贫血,称为溶血性疾病。

【发病机制】　血红蛋白的不同降解途径如下。

1. 血管内溶血　血型不合输血、输注低渗溶液或阵发性睡眠性血红蛋白尿时,红细胞因结构完整性遭到破坏,可发生血管内溶血,同时形成血红蛋白血症。血液中的结合珠蛋白能与游离血红蛋白相结合。结合珠蛋白作用似血红蛋白的转运蛋白,血红蛋白和结合珠蛋白的结合体分子质量大,不能通过肾小球排出。这种结合体由肝细胞从血中清除。未被结合的游离血红蛋白能够从肾小球滤出,在近端肾小管中滤出的游离血红蛋白可部分被重吸收,余下的血红蛋白形成临床所见的血红蛋白尿。所以,所谓血红蛋白的"肾阈",实际上是肾小管对血红蛋白的重吸收能力和结合珠蛋白结合血红蛋白的能力之和。被肾小管重吸收的游离血红蛋白,在近曲小管上皮细胞内被分解为卟啉、铁及珠蛋白。反复血管内溶血时,未能输送的铁以铁蛋白或含铁血黄素的形式沉积在上皮细胞内,如近曲小管上皮细胞脱落随尿排出,即成为慢性血管内溶血时可见到的含铁血黄素尿。

2. 血管外溶血　见于遗传性球形细胞增多症和温抗体自身免疫性溶血性贫血等,血管外溶血时由单核-巨噬细胞系统主要是脾破坏红细胞。单核-巨噬细胞系统吞噬裂解红细胞后,释出的血红蛋白可分解为珠蛋白和血红素。珠蛋白进一步分解代谢,血红素则分解为铁和卟啉。铁可再利用,卟啉则分解为游离胆红素,后者经肝细胞摄取,形成结合胆红素从胆汁中排出。胆汁中结合胆红素经肠道细菌作用,被还原为粪胆原,大部分随粪便排出。少量粪胆原又被肠道重吸收进入血循环,其中大多通过肝重新随胆汁排泄到肠腔中去,形成所谓"粪胆原的肠肝循环"。小部分粪胆原通过肾随尿排出,称之为尿胆原。急性溶血时尿胆原的排出量可明显增加,但慢性溶血患者尿胆原的量并不增多,仅在肝功能减退不能处理从肠道重吸收的粪胆原时才会增加。

无效性红细胞生成或称为原位溶血,指骨髓内的幼红细胞在释入血循环之前已在骨髓内破坏,可伴有黄疸,其本质是一种血管外溶血。常见于巨幼细胞贫血、MDS等。

【分类】　溶血性贫血有多种临床分类方法。按发病和病情可分为急性和慢性溶血。按溶血部位可分为血管内溶血和血管外溶血。临床意义较大的是按病因和发病机制分类。

1. 红细胞内在缺陷所致溶血性贫血　是指由于红细胞本身存在着缺陷,以致容易遭破坏,可以分为先天性和获得性两种。

(1) 先天性红细胞内在缺陷

1) 由于红细胞膜先天性异常引起的溶血性贫血,包括:遗传性球形红细胞增多症、遗传性椭圆形红细胞增多症、遗传性棘形细胞增多症、遗传性口形细胞增多症。

2) 由于红细胞酶缺乏引起的溶血性贫血,包括:红细胞6-磷酸葡萄糖脱氢酶缺乏所致溶血性贫血、丙酮酸激酶缺乏所致溶血性贫血。

3) 由于血红蛋白异常所致的溶血性贫血,包括血红蛋白病,如镰形细胞贫血、其他异常血红蛋白病(血红蛋白S病及血红蛋白C、D、E)、不稳定血红蛋白病、海洋性贫血。

4) 卟啉代谢异常,如先天性红细胞生成性卟啉病,又分为原卟啉型、尿卟啉型、粪卟啉型。

(2) 获得性红细胞内在缺陷:主要有阵发性睡眠性血红蛋白尿,不是先天遗传所致。

2. 红细胞外因素引发溶血机制异常所致的溶血性贫血　就是说红细胞本来是正常的,但因异常溶血机制的作用,使红细胞发生某种改变而被破坏。这种红细胞以外的免疫、机械和其他化学、物理、生物及脾功能亢进等因素是后天获得的。

(1) 免疫溶血性贫血,如温抗体自体免疫溶血性贫血、冷凝集素综合征、阵发性冷性血红蛋白尿、药物诱发的免疫溶血性贫血、新生儿同种免疫溶血病。

(2) 机械损伤的溶血性贫血,如行军性血红蛋白尿、微血管病性溶血性贫血、人工机械瓣膜等。

(3) 其他化学物质、物理因素和微生物感染引起的贫血,如化学物品及药品所致溶血性贫血、感染所致溶血性贫血、生物毒素所致溶血性贫血、烧伤所致溶血性贫血。

【临床表现】　虽然溶血性贫血的病种繁多,但其具有某些相同特征。溶血性贫血的临床表现主要与溶血的缓急、程度和场所有关。

慢性溶血多为血管外溶血,发病缓慢,表现贫血、黄疸和脾大三大特征。因病程较长,患者呼吸和循环系统往往对贫血有良好的代偿,症状较轻。由于长期的高胆红素血症,患者可并发胆石症和肝功能损害。在慢性溶血过程中,某些诱因如病毒性感染,患者可发生暂时性红系造血停滞,持续一周左右,称为再生障碍性危象。

急性溶血发病急骤,短期大量溶血引起寒战、发热、头痛、呕吐、四肢腰背疼痛及腹痛,继之出现血红蛋白尿。严重者可发生明显循环衰竭,可致急性肾衰竭,其后出现黄疸和其他严重贫血的症状和体征。

【实验室检查】　溶血性贫血的实验室检查可分为三类。

1. 红细胞破坏增加的检查

(1) 红细胞计数下降,一般呈正细胞正色素性贫血。

(2) 血清间接胆红素增多。血清胆红素浓度不仅决定于溶血的程度,还决定于肝清除间接胆红素的能力,故黄疸为轻度或中度,血清胆红素一般在17.1～51.3μmol/L(1～3mg/dl)左右,很少超过136.8μmol/L(8mg/dl)。

(3) 尿内尿胆原增多。尿内胆红素阴性,尿内尿胆原和尿胆素常增加。在肝功能减退时,肝不能重复处理从肠内吸收来的尿胆原,尿中尿胆原也会增加,故对溶血性贫血的诊断,价值不是很大。

(4) 血浆结合珠蛋白明显减少或消失。结合珠蛋白正常值为0.7～1.5g/L(70～150mg/dl)。在感染、炎症、恶性肿瘤或皮质类固醇治疗时可以增多。因此,在解释结果时须考虑其他因素的影响。

(5) 血浆游离血红蛋白浓度增高。正常血浆内有少量游离血红蛋白,一般正常不超过50mg/L(5mg/dl),当大量血管内溶血时,血浆游离血红蛋白浓度增高可达2.0g/L(200mg/dl)。

(6) 尿内出现血红蛋白(急性溶血)或含铁血黄素(慢性溶血)。

(7) 红细胞生存时间缩短,可用放射性铬(51Cr)加以测定,正常红细胞的T1/2(51Cr)为25～32日,此值低于正常表示红细胞的生存时间缩短,也表示发生溶血。

2. 红系造血代偿性增生的检查

(1) 网织红细胞增多。这是溶血性贫血重要证据之一。网织红细胞增多至5%～20%,急性溶血者可高达50%～70%以上,但在发生再障危象时,网织红细胞数可减低或消失。

(2) 血涂片中出现有核红细胞,其数量一般不多。并可见到嗜多色性和嗜碱性点彩红细胞,红细胞大小不匀和异形较明显。可见到球形、靶形、镰形、盔形或破碎红细胞。血小板和白细胞计数大多正常或增多,但在某些溶血性贫血时也可以减少。急性大量溶血可引起类白血病反应。

(3) 骨髓内幼红细胞增生明显增多,粒红比例下降或倒置。少数病例如有叶酸缺乏,可出现类巨幼细胞,经用叶酸治疗后即消失,个别病例如发生"再生障碍危象时",红系细胞显著减少。

3. 各种溶血性贫血的特殊检查

(1) 红细胞形态:球形红细胞增多见于遗传性球形细胞增多症,温抗体型自身免疫性溶血性贫血;椭圆形红细胞见于遗传性椭圆形细胞增多症;靶形红细胞见于海洋性贫血;泪滴形红细胞见于骨髓纤维化。

(2) 红细胞渗透脆性试验:脆性增高见于遗传性球形细胞增多症、温抗体型自身免疫性溶血性贫血;脆性减低见于海洋性贫血和缺铁性贫血。

(3) 抗人球蛋白试验:又称Coombs试验,是诊断自身免疫性溶血性贫血的重要依据。直接试验阳性表示患者红细胞表面有不完全性抗体存在,间接抗人球蛋白试验主要检测患者血清中是否有不完全抗体。

(4) 蔗糖水溶血试验、酸溶血试验(Ham试验)及蛇毒因子溶血试验:是诊断阵发性睡眠性血红蛋白尿的重要依据。

(5) 血红蛋白电泳和血红蛋白F定量测定(碱变性试验):是诊断异常血红蛋白病和海洋性贫血的实验室检查。

【诊断与鉴别诊断】 临床上慢性溶血有贫血、黄疸和脾大表现,实验室检查有红细胞破坏增多和红系造血代偿性增生的证据,血红蛋白尿强烈提示急性血管内溶血,可考虑溶血贫血的诊断。根据初步诊断再选用针对各种溶血性贫血的特殊检查,确定溶血的性质和类型。

除询问发病缓急,主要症状及病情进程外还应着重询问以下各项。

1. 地区性 强调家庭籍贯,如地中海贫血多见于广东、广西及浙江等沿海地区。

2. 家族史 近亲中如有贫血、黄疸、脾肿大者,则有先天性溶血性贫血可能。

3. 药物接触史 药物可诱发免疫性溶血性贫血,氧化性药物可使不稳定血红蛋白病及G6PD缺乏症发生溶血。

4. 引起溶血性贫血的原发病史 如淋巴瘤可伴有免疫性溶血性贫血。

5. 诱发因素　如过劳、寒冷刺激及服蚕豆等。

鉴别诊断：贫血伴有骨髓红系造血旺盛和网织红细胞增生或贫血伴有黄疸的疾病可与溶血性贫血混淆。

(1) 缺铁性贫血及营养性贫血有效治疗的初期：要随诊观察，加以鉴别。

(2) 组织或体腔内出血：胆红素(间接)也可升高，出血停止后自然恢复。

(3) 胆红素高，无贫血：在 Gilbert 综合征或其他胆红素代谢异常可见，网织红细胞不高，51Cr 红细胞寿命测定正常。

(4) 骨髓转移癌。

【治疗】　溶血性贫血是一组异质性疾病，其治疗应因病而异。正确的诊断是有效治疗的前提。下列是对溶血性贫血的治疗原则。

1. 去除病因　获得性溶血性贫血如有病因可寻，去除病因后可望治愈。药物诱发性溶血性贫血停用药物后，病情可能很快恢复。感染所致溶血性贫血在控制感染后，溶血即可终止。蚕豆病患者应避免食用蚕豆和具氧化性质的药物。

2. 糖皮质激素和其他免疫抑制剂　主要用于某些免疫性溶血性贫血。糖皮质激素对温抗体型自身免疫性溶血性贫血有较好的疗效。环孢素和环磷酰胺对某些糖皮质激素治疗无效的温抗体型自身免疫性溶血性贫血或冷抗体型自身免疫性溶血性贫血可能有效。

3. 输血或成分输血　因输血在某些溶血性贫血可造成严重的反应，故其指征应从严掌握。阵发性睡眠性血红蛋白尿症输血后可能引起急性溶血发作。自身免疫性溶血性贫血有高浓度自身抗体者可造成配型困难。此外，输血后且可能加重溶血。必要时采用洗涤红细胞。

4. 脾切除　适用于红细胞破坏主要发生在脾的溶血性贫血，如遗传性球形红细胞增多症、对糖皮质激素反应不良的自身免疫性溶血性贫血及某些血红蛋白病，切脾后虽不能治愈疾病，但可不同程度的缓解病情。

5. 其他治疗　严重的急性血管内溶血可造成急性肾衰竭、休克及电解质紊乱等致命并发症，应予积极处理。某些慢性溶血性贫血叶酸消耗增加，宜适当补充叶酸。慢性血管内溶血增加铁丢失，证实缺铁后可用铁剂治疗。PNH 患者补充铁剂时应谨慎，因铁剂可诱使 PNH 患者发生急性溶血。长期依赖输血的重型珠蛋白生成障碍性贫血患者可造成血色病，可采用铁螯合剂祛铁治疗。

第二节　自身免疫性溶血性贫血

自身免疫性溶血性贫血(Autoimmune hemolytic anemia，AIHA)系体内免疫功能调节紊乱，产生自身抗体和(或)补体吸附于红细胞表面，通过抗原抗体反应加速红细胞破坏而引起的一种溶血性贫血。自身免疫性溶血性贫血可分为根据抗体作用于红细胞膜所需的最适温度，可分为温抗体型和冷抗体型。

【分类】　根据抗体作用于红细胞膜所需的最适温度，可分为温抗体型(37℃时作用最活跃，不凝集红细胞，为 IgG 型不完全抗体)和冷抗体型(20℃以下作用活跃，低温下可直接凝集红细胞，为完全抗体，绝大多数为 IgM)。还有一种特殊的 IgG 型冷抗体即 D-L 抗体(Donath-Landsteiner antibody)，在 20℃以下时可结合于红细胞表面，固定补体，当温度升高至 37℃时，已结合在红细胞上的补体被依次激活，导致红细胞破坏而引发“阵发性寒冷性血红蛋白尿”（paroxysmal cold hemoglobinuria，PCH）。

根据是否存在基础疾病，温、冷抗体型溶血均可分为原发和继发两大类。

【病因】 原发性温、冷抗体型自身免疫性溶血性贫血不存在基础疾病。

继发性温抗体型自身免疫性溶血性贫血常见的病因有：①系统性红斑狼疮，类风湿性关节炎；②淋巴增殖病，淋巴瘤、慢性淋巴细胞白血病等；③感染，麻疹病毒、EB 病毒、巨细胞病毒等；④肿瘤，白血病、胸腺瘤、结肠癌等；⑤其他，MDS、IBD、甲状腺疾病等。

继发性冷抗体型自身免疫性溶血性贫血常见的病因有：B 细胞淋巴瘤、华氏巨球蛋白血症、慢性淋巴细胞白血病、感染（如支原体肺炎、传染性单核细胞增多症）。

继发性阵发性寒冷性血红蛋白尿常见的病因有：梅毒、病毒感染等。

【发病机制】 尚未阐明，病毒、恶性血液病、自身免疫病等并发 AIHA 或原发性 AIHA 可能通过遗传基因突变和（或）免疫功能紊乱、红细胞膜抗原改变，刺激机体产生相应抗红细胞自身抗体，导致红细胞寿命缩短，发生溶血。

溶血的机制：温抗体 IgG 致敏的红细胞主要由巨噬细胞上的 Fc 受体（FcR）识别、结合，进一步被吞噬；一部分致敏红细胞被吞噬时发生膜损伤，部分细胞膜丢失，红细胞变为球形，变形能力降低，渗透性增加，最终在脾或肝中被破坏；此外，抗体依赖的细胞毒作用（ADCC）也可引起红细胞破坏；红细胞上还吸附有补体 C3，而肝 Kupffer 细胞上有 C3b 的受体，因此当红细胞上存在 IgG 和（或）C3 时，脾将摄取吸附有 IgG 的红细胞，肝将扣押带有 C3 的红细胞，故此型溶血最重，单纯吸附 IgG 者次之，单纯 C3 型溶血最轻。

冷抗体所致溶血中的所有冷凝集素都是 IgM，多数情况下 IgM 活化补体停留在 C3b 阶段，通过肝时被其中 Kupffer 细胞上的 C3b 受体识别并清除；通常红细胞上有高浓度的 C3b 时才能使红细胞被破坏，而许多 C3b 被降解为 C3d 而失活，因此冷凝集素综合征患者的溶血通常不严重，只有 IgM 抗体滴度很高时才可能出现严重的溶血。

【临床表现】

1. 温抗体型 多数起病缓慢，临床表现有头晕、乏力，贫血程度不一，半数有脾大，1/3 有黄疸及肝大。急性起病者，可有寒战、高热、腰背痛、呕吐、腹泻，严重者可出现休克和神经系统表现。原发性温抗体型多见于女性，继发性常伴有原发疾病的临床表现。少数患者可伴有免疫性血小板减少性紫癜，称为 Evans 综合征。

2. 冷抗体型 冷凝集素综合征：毛细血管遇冷后发生红细胞凝集，导致循环障碍和慢性溶血，表现为手足发绀，肢体远端、鼻尖、耳垂等处症状明显，常伴肢体麻木、疼痛，遇暖后逐渐恢复正常，称为雷诺现象（Raynaud's phenomenon）。因皮肤温度低，冷抗体凝集红细胞导致毛细血管循环受阻，红细胞吸附冷抗体后活化补体，可发生血管内溶血。然而在多数情况下，红细胞循环至机体深部时，温度可恢复至 37℃左右，IgM 抗体从红细胞上脱落，只剩下 C3b，部分 C3b 红细胞被肝 Kupffer 细胞吞噬发生血管外溶血。

阵发性寒冷性血红蛋白尿：患者暴露于寒冷环境后出现血红蛋白尿，伴寒战、高热、腰背痛，发作后虚弱、苍白、黄疸，轻度肝脾肿大，恢复后可完全无症状。

【实验室检查】

1. 血象 血红蛋白和红细胞计数与溶血程度相关，周围血片可见球形红细胞、幼红细胞，偶见红细胞被吞噬现象，网织红细胞增多。

2. 骨髓象 呈幼红细胞增生，偶见红细胞系统轻度巨幼样变，这与溶血时维生素 B_{12} 和叶酸相对缺乏有关。

3. 有关溶血的检查　血清胆红素升高,以间接胆红素为主;新鲜尿检查可见尿胆原增高;血清结合珠蛋白减少或消失;可有血红蛋白尿和 Rous 试验阳性。

4. 抗人球蛋白(Coombs)试验　分为直接抗人球蛋白试验(DAT,检测红细胞上的不完全抗体)和间接抗人球蛋白试验(IAT,检测血清中的游离抗体)。

5. 冷凝集素试验　冷凝集素综合征时效价增高。

6. 冷溶血试验　又称 Donath-Landsteiner(D-L)试验。D-L 型自身抗体属于 IgG 型免疫球蛋白,在补体的参与下,可通过4℃与37℃两期溶血试验加以检测。阵发性寒冷性血红蛋白尿患者该试验阳性。

【诊断与鉴别诊断】

1. 诊断

(1) 有溶血性贫血的临床表现,DAT 阳性,除外其他类型的溶血,可诊断为温抗体型 AIHA;如 DAT 阴性,但临床表现较符合,肾上腺皮质激素或切脾治疗有效,除外其他溶血性贫血,可诊断为 DAT 阴性的 AIHA。

(2) 有雷诺现象,冷凝集素效价显著增高,或 DAT C3 型阳性、抗 IgG 阴性,可诊断为冷凝集素综合征。

(3) 有血红蛋白尿或 Rous 试验阳性,D-L 抗体阳性可诊断为阵发性寒冷性血红蛋白尿。

2. 鉴别诊断　与遗传性球形细胞增多症、阵发性睡眠性血红蛋白尿鉴别见表 6-6-1。

表 6-6-1　常见溶血性贫血的鉴别

病名	遗传或获得	溶血部位	缺陷所在	实验室特点
遗传性球形细胞增多症	遗传性	血管外	红细胞膜	球型红细胞、渗透脆性显著增高
阵发性睡眠性血红蛋白尿	获得性	血管内	红细胞膜缺陷,对补体敏感	蔗糖溶血试验(+)、酸溶血试验(+)、Rous 试验(+)、CD59⁻细胞>10%
自身免疫性溶血性贫血	获得性	血管外	产生自身抗体	Coombs 试验(+)

【治疗】

1. 病因治疗　治疗原发病最为重要。

2. 糖皮质激素　为治疗温抗体型 AIHA 的主要药物,泼尼松 1～1.5mg/(kg·d),红细胞计数恢复正常后,每周减 5～10mg,至 30mg/d 时减量放缓,1～2 周减 5mg,最终希望能用 5～10mg/d 或 10mg 隔日长期维持。治疗 3 周无效或需要泼尼松 15mg/d 以上才能维持者,应改换其他疗法。

3. 脾切除　糖皮质激素治疗无效或需大剂量才能维持缓解者,可考虑脾切除,有效率为 60%～70%,继发性 AIHA 效果较差。对冷凝集素综合征和阵发性寒冷性血红蛋白尿,切脾无效。

4. 免疫抑制剂　指征:①糖皮质激素或切脾不能缓解者;②脾切除有禁忌证者;③泼尼松每日维持量大于 10mg 者。环磷酰胺、硫唑嘌呤、长春新碱等可抑制自身抗体合成,剂量分别为 200mg/d、100mg/d 和每周 2mg。环孢素 A(CsA)抑制 T 淋巴细胞增殖和依赖 T 淋巴细胞的 B 淋巴细胞功能,抑制免疫反应,并阻断与细胞免疫相关的淋巴因子作用,无骨髓抑制作用,用量为 3～6mg/(kg·d)。也可选用吗替麦考酚酯(骁悉)500mg 每日 2 次,如 4 周内还未见效应更换药物,免疫抑制剂的总疗程半年左右。

5. 大剂量静脉注射丙种球蛋白(IVIG)　如需迅速缓解病情时可应用大剂量 IVIG，0.4g/(kg·d)，连用 3~5 日，可取得一定疗效，但作用不持久。

6. 血浆置换　采用血细胞分离机将患者富含 IgG 抗体的血浆清除。每周置换血浆 200~300ml。可使自身抗体滴度下降 50% 以上。

7. 输血　只用于溶血危象或 AIHA 暴发型出现心肺功能障碍者，对慢性型经治疗贫血无好转时也可输血。输血前应详查有无同种异型抗体、自身抗体血型抗原的特异性及交叉配血试验。因 AIHA 输血后可能加重溶血，故应严格掌握输血指征，应输洗涤红细胞。

8. 其他　近年来国内外学者使用 CD20 单抗 Rituximab(美罗华)、CD52 单抗 Cammpath-1H、补体 C5 单抗 Eculizumab 等药物用于治疗难治/复发 AIHA 亦取得一定疗效。CD20 单抗(利妥昔单抗)375mg/m²，1 周 1 次，2~4 次，2/3 病例有效。

【预后】　温抗体型 AIHA：原发初治患者多数用药后反应良好，月余至数月血象可恢复正常，但需维持治疗。反复发作者疗效差。继发者预后随原发病而异，继发于感染者感染控制后即愈；继发于系统性结缔组织病或肿瘤者预后相对较差。冷凝集素综合征预后较温抗体型为好。大多数患者能耐受轻度贫血，对劳动及体力活动影响较小，多数长期存活。阵发性寒冷性血红蛋白尿不至于成为慢性严重贫血或死亡的原因。

【预防】　对于继发于感染的患者，预防相关病原体(病毒、支原体、梅毒螺旋体)感染非常重要。对于冷凝集素综合征和阵发性寒冷性血红蛋白尿患者，保温、避免受寒是主要的预防措施。

第三节　阵发性睡眠性血红蛋白尿

阵发性睡眠性血红蛋白尿(paroxysmal nocturnal hemoglobinuria，PNH)，系获得性的造血干细胞良性克隆性疾病，由于红细胞膜缺陷引起的慢性血管内溶血，常在睡眠时加重，可伴发作性血红蛋白尿、造血功能衰竭和反复血栓形成。

【病因和发病机制】　关于 PNH 的发病机制，普遍接受的假说认为。首先，造血干细胞在一定条件下发生突变，产生糖基磷脂酰肌醇(glycosyl phosphatidyl inositol，GPI)缺陷的 PNH 克隆；其次，由于某种因素(现多认为是免疫因素)，发生造血功能损伤或造血功能衰竭，PNH 克隆获得增殖优势，超过正常克隆。其增殖、分化生成的红细胞、粒细胞和血小板都有共同缺陷。GPI 接连的抗原多种，也造成对 PNH 细胞生物学行为解释的复杂性，但两个 GPI 锚蛋白 CD55、CD59，由于其对补体调节中的重要作用，始终在 PNH 发病机制、临床表现、诊断和治疗被密切关注。CD55 是细胞膜上的 C3 转化酶衰变加速因子(DAF)，通过调节 C3 和 C5 补体蛋白转化酶调控早期补体级联反应。CD59 又被称为膜反应性攻击复合物抑制剂(MIRL)，其可以阻止 C9 掺入 C5b-8 复合物中，而阻止膜攻击单位形成，达到抑制补体终末攻击反应的作用。

本症红细胞对补体特别敏感，易于遭受攻击而破坏。患者体内存在三种类型红细胞：①Ⅰ型对补体不敏感，即正常红细胞；②Ⅱ型，对补体轻度敏感，溶血敏感性是正常红细胞的 3~5 倍；③Ⅲ型，对补体高度敏感，溶血敏感性是正常红细胞的 15~25 倍。溶血程度的轻重与对补体敏感的红细胞所占比例密切相关。若Ⅲ型细胞占红细胞总量的半数以上，则经常有血红蛋白尿；若主要为Ⅱ型细胞，则可见间断的血红蛋白尿。

【临床表现】　本病虽少见，但近年发病有增多趋势。我国北方多于南方，半数以上发生在20～40岁青壮年,个别10岁以下及70岁以上。男性多于女性。

我国患者的临床表现与欧美病例有所不同,起病多隐袭缓慢,以贫血、出血为首发症状较多,以血红蛋白尿起病者较少。个别以感染、血栓形成或再障表现,起病急骤。

1. 血红蛋白尿　约3/4患者在病程中可有血红蛋白尿发作,但以血红蛋白尿发作为首发症状仅25%～50%。可频发,每月1～4次,甚至连续发作数次;也可偶发,发作间隔在2个月,甚至半年以上才发作一次,有的病例仅有尿隐血偶然阳性。患者常以贫血为首发表现,多在发病后半年至2年后进入血红蛋白尿发作期;最初较轻,发作次数少,以后逐渐加重,发作频繁;最后为缓解期或合并症期。血红蛋白尿一般在晨起较重,下午较轻,常与睡眠有关。睡眠时呼吸中枢敏感性降低,二氧化碳潴留,血浆pH降低,补体易被激活。血红蛋白尿的诱发因素有应用药物(铁、氯化铵、阿司匹林、呋喃妥因、氯丙嗪、苯巴比妥类、磺胺药、青霉素、有机碘造影剂等)、病毒感染、输血、过度疲劳、情绪波动、大量饮酒、摄入某些食物(如橘子、韭菜、食醋等)、月经或妊娠期、疫苗接种、手术等。无论有无血红蛋白尿,本症每例均有慢性血管内溶血,呈含铁血黄素尿阳性。

2. 骨髓再生障碍　约25%患者可以骨髓再生障碍为起病,可无或轻微溶血征象。经过一定阶段出现PNH的特征性表现;或患者以典型的PNH溶血起病,以后在疾病过程中发生骨髓再生障碍。

3. 感染　近半数患者易有继发感染,以支气管、肺部及泌尿生殖道感染较为常见,感染的原因与中性粒细胞减少及其吞噬功能降低及溶血导致单核-巨噬细胞系统封闭有关。感染可诱发溶血或引起再障危象。感染常是本病主要死因。

4. 血栓形成　欧美报道患者易发生血栓形成,而国内发生率较低,且血栓形成发生较晚,主要在肢体静脉,很少累及内脏血管,静脉比动脉多见,病情较轻。如病程中反复发生腹痛,可能与血栓形成有关,可见肠系膜血栓形成、脾栓塞、肝静脉血栓形成所致Budd-Chiari综合征。血栓形成的原因与补体激活血小板功能异常、血管内反复溶血,红细胞释放ADP,血小板聚集增强及血浆凝血因子活性增高有关。

5. 肾损害　多数患者有不同程度血尿、蛋白尿及肾功能减退,多在起病5年内发生。X线检查见肾外形单侧或双侧增大,密度较高,皮质梗死、增厚,肾乳头坏死。在严重血红蛋白尿发作期,可发生急性肾衰竭。

【实验检查】

1. 血象　贫血程度轻重不一,红细胞形态无特征。若伴缺铁,可见低色素、小细胞增多。网织红细胞增多,但不及其他型溶血性贫血为高。粒细胞数常减少,感染时则有升高反应,此与再障不同。白细胞碱性磷酸酶活力常降低。半数以上有全血细胞减少,以不发作组为显著。

2. 骨髓象　幼红系增生或全血细胞增生,但也可部分或全部造血细胞再生障碍。

3. 尿液分析　可有血红蛋白尿或尿潜血阳性,镜检无红细胞。含铁血黄素尿(Rous试验)常持续阳性。

4. 红细胞补体敏感性增高诊断试验

(1) 酸溶血试验(Ham试验):其原理是酸化血清能通过交替途径激活补体,从而使PNH红细胞溶血,本试验特异性高,但敏感性比糖水溶解试验差。

(2) 糖水溶解试验:利用蔗糖发酵,改变氢离子浓度,增强补体与红细胞膜的结合,引起溶血。本试验敏感性高,但也可出现假阳性,特异性不及酸溶血试验。

(3) 蛇毒因子溶血试验：其原理是蛇毒因子能通过交替途径激活补体，对补体敏感的PNH红细胞发生溶血。本试验溶血度在一定程度上能反映PNHⅢ型红细胞的多少，与临床上溶血程度成平行关系。诊断特异性强，敏感性优于酸溶血试验，稍低于糖水试验。

5. 流式细胞术测CD55和CD59　最常用的是抗CD55及CD59抗体，加入流式细胞仪后可以与细胞表面CD55及CD59特异性的结合。而未被CD55、CD59结合的细胞即为PNH细胞。通过显色分析可以确定$CD55^-$、$CD59^-$的细胞数量。

【诊断和鉴别诊断】　如临床表现符合PNH，酸溶血、糖水、蛇毒因子或含铁血黄素尿试验中有任二种阳性；或上述试验中仅一项阳性，但有肯定溶血的实验依据，即可诊断。流式细胞术检测细胞的CD55和CD59表达下降，是比较特异和敏感的指标。

本病尚须与遗传性球形细胞增多症、自身免疫性溶血性贫血、葡萄糖6-磷酸脱氢酶缺乏症所致的溶血、阵发性冷性血红蛋白尿、AA等相鉴别。

【治疗】　治疗主要是促进正常造血组织的功能，加强对症支持治疗。

1. 支持及对症治疗，防治并发症

(1) 铁剂治疗：长期血红蛋白尿可导致缺铁。但铁剂可促使活性氧产生。由于PNH红细胞对氧化损伤十分敏感，易诱发血红蛋白尿。所以应从小剂量口服铁治疗开始，为常规量的1/3～1/10即可，副作用明显者应停服。

(2) 雄激素类：作用机制系抑制补体激活及刺激骨髓红系增生。一般可先用雄激素6～8周，若无效可停用。

(3) 泼尼松：作用机制可能与抑制补体激活有关，一般需泼尼松20～60mg/d[0.25～1mg/(kg·d)]，约50%患者可能有效。

(4) 输血：以纠正严重贫血，且通过输血以抑制红细胞生成，间接减少对补体敏感的红细胞产生。为减少输血后溶血反应，应输注生理盐水洗涤后的红细胞。

(5) 血管栓塞：肝素抗凝治疗一般应用于静脉血栓形成，如肝静脉血栓形成，但也有报告部分病例应用肝素后能加重溶血，因此应慎用肝素；也有应用链激酶及尿激酶溶栓治疗PNH安全且有效；右旋糖酐疗效较好，在体外证实能抑制PNH溶血。

(6) 其他：Eculizumab系人源型抗补体C5单克隆抗体，该抗体对C5有高度亲和力，能阻断C5a和C5b-9的形成，并保护哺乳动物细胞不受C5b-9介导的损伤，完全阻断补体介导的血细胞破坏。

2. 异基因HSCT　是目前唯一能够治愈PNH的方法。一般仅限于那些难治性、耐肾上腺皮质激素或有激素禁忌证的PNH患者。对于大多数患者目前还是以药物治疗为主。

【预后】　本病多呈慢性过程，中位数生存期约10年，也有长达20年以上。极少数可呈急性病程，发病后数月即死亡。其预后与补体敏感的红细胞量、骨髓再生障碍程度及有无并发症相关。国内主要死因是出血和感染。血栓形成是国外的主要死因。某些PNH患者随着年龄增长，病情减轻，甚至达到完全缓解。少数患者可演变为急性粒细胞白血病或骨髓异常增生综合征。

（徐　浩　董剑明）

第七章　白细胞减少和中性粒细胞缺乏症

学习目标

1. 掌握白细胞减少及中性粒细胞缺乏的定义。
2. 掌握白细胞减少及中性粒细胞缺乏的治疗原则。
3. 了解白细胞减少及中性粒细胞缺乏的发病机制。

白细胞减少(leukopenia)指外周血白细胞绝对计数持续低于 $4.0\times10^9/L$。中性粒细胞减少(neutropenia)指外周血中性粒细胞绝对计数,在成人低于 $2.0\times10^9/L$,在儿童≥10 岁低于 $1.8\times10^9/L$ 或<10 岁低于 $1.5\times10^9/L$;严重者低于 $0.5\times10^9/L$ 时,称为粒细胞缺乏症(agranulocytosis)。重度中性粒细胞减少为感染的易发因素。常为皮肤、鼻咽部正常可见的微生物,以及部分肠道菌群。感染的危险度与中性粒细胞减少的严重程度呈负相关;中性粒细胞缺乏感染的风险极大,易为致命性感染,所以该类疾病争取早发现、早治疗。

【病因和发病机制】　从中性粒细胞发生的过程看,在骨髓中可为干细胞池(多能造血干细胞→粒系定向祖细胞)、分裂池(原始粒细胞→中幼粒细胞)、储存池(晚幼粒细胞→成熟粒细胞)。成熟的中性粒细胞多储存于骨髓,是血液中的 8～10 倍,可随时释放入血。中性粒细胞至血液后,约一半附于小血管壁,称为边缘池;另一半在血液循环中,称为循环池。

中性粒细胞减少的发生是由于:①中性粒细胞生成减少;②中性粒细胞无效生成(晚期前体细胞过度凋亡所致);③循环中性粒细胞的清除或利用加速;④细胞自循环池交换至边缘池;⑤或上述机制联合(表 6-7-1)。

表 6-7-1　中性粒细胞减少的病因及发病机制

发病机制	病因
生成缺陷	
1. 生成减少	(1)电离辐射、化学毒物、细胞毒类药物可破坏、损伤或抑制造血干/祖细胞及早期分裂细胞;某些药物可引起剂量依赖性骨髓抑制或特异性免疫反应*
	(2)影响造血干细胞的疾病,如 AA、周期性中性粒细胞减少症等
	(3)骨髓造血组织被白血病、骨髓瘤及转移瘤细胞等浸润,可影响骨髓正常造血细胞增生
	(4)异常免疫和感染,通过综合机制起作用
2. 成熟障碍	维生素 B_{12}、叶酸缺乏或代谢障碍,MDS 等可引起造血细胞分化成熟障碍,粒细胞在骨髓原位或释放入血后不久被破坏,出现无效造血
破坏或消耗过多	
1. 免疫性因素	(1)药物:与药物的种类有关,与剂量无关
	(2)见于各种自身免疫性疾病(如系统性红斑狼疮、类风湿关节炎、Felty 综合征)及同种免疫性新生儿中性粒细胞减少、某些肝炎病例也由于自身免疫机制导致中性粒细胞减少
2. 非免疫性因素	病毒感染或败血症时,中性粒细胞在血液或炎症部位消耗增多;脾大导致脾功能亢进,中性粒细胞在脾内滞留、破坏增多

续表

发病机制	病因
分布异常	(1)假性粒细胞减少:中性粒细胞转移至边缘池导致循环池的粒细胞相对减少,但粒细胞总数并不减少。见于异体蛋白反应、内毒素血症等 (2)粒细胞滞留循环池其他部位,如血液透析开始后2~15min滞留于肺血管内;脾大,滞留于脾脏

注:* 可导致白细胞减少的常用药物包括:细胞毒类抗肿瘤药物(烷化剂、抗代谢药等),解热镇痛药(吲哚美辛、布洛芬等),抗生素(氯霉素、青霉素、磺胺类药物等),抗结核药(异烟肼、对氨基水杨酸、利福平、乙胺丁醇等),抗疟药(氯喹、伯氨喹等),抗甲状腺药(甲基/丙基硫氧嘧啶、甲巯咪唑等),降血糖药(甲苯磺丁脲、氯磺丙脲等),抗惊厥/癫痫药(苯妥英钠、苯巴比妥、卡马西平等),降压药(卡托普利、甲基多巴等),免疫调节药(硫唑嘌呤、左旋咪唑、吗替麦考酚酯等),抗精神病药(氯丙嗪、三环类抗抑郁药等)等

【临床表现】 粒细胞减少的临床表现,常随其减少的程度和发病原因而异。根据中性粒细胞减少的程度可分为轻度(1.0~1.950)$\times10^9$/L、中度(0.5~1.0)$\times10^9$/L和重度<0.5$\times10^9$/L。重度减少也称粒细胞缺乏。轻度减少的患者,发生感染的机会较少,临床上不出现特殊症状,多表现为原发病症状或为其他原因做血常规检查时发现。中度和重度减少者易发生感染,尤其是重度减少者,若持续时间较久,必会导致细菌感染。在感染尚未发生时,患者可出现疲乏、无力、头晕、食欲减退等非特异性症状。当感染发生时,就出现畏寒、寒战、高热。常见的感染部位是呼吸道、消化道及泌尿生殖道,可出现高热、黏膜坏死性溃疡及严重的败血症、脓毒血症或感染性休克。粒细胞严重缺乏时,感染部位不能形成有效的炎症反应,常无脓液,X线检查可无炎症浸润阴影,脓肿穿刺可无脓液。严重败血症时,肝常肿大或肝脾同时肿大,甚至出现黄疸。

【实验室检查】

1. 常规检查 血常规检查:白细胞不同程度减少,中性粒细胞减少,淋巴细胞百分比相对增加。如果病因仅仅是选择性的引起粒细胞的减少,则红细胞和血小板一般正常;如果病因导致骨髓造血干细胞的抑制,则出现粒细胞的减少,继之血小板和红细胞亦减少,成为全血细胞减少。骨髓检查可观察到它增生的程度,粒系各阶段及其他细胞系的比例,以及有无白血病或肿瘤细胞浸润,有无巨幼细胞样变等。不同病因及发病机制,其骨髓象亦有不同。

2. 特殊检查 中性粒细胞特异性抗体测定:包括白细胞聚集反应、免疫荧光粒细胞抗体测定法,用以判断是否存在抗粒细胞自身抗体。肾上腺素试验:肾上腺素促使边缘池中性粒细胞进入循环池,从而鉴别假性粒细胞减少。

【诊断和鉴别诊断】 必须详细询问病史,特别是经过实验室或其他检查,初步估计其发病机制属于哪一类型时,则进一步询问有关病史,有助于病因诊断。根据血常规检查的结果即可做出白细胞减少、中性粒细胞减少或粒细胞缺乏症的诊断。为排除检查方法上的误差,必要时要反复检查。

中性粒细胞减少可以作为很多疾病的征象出现。注意从以下几方面鉴别。

1. 病史 有药物、毒物或放射线的接触史或放化疗史者应考虑相关疾病诊断。有感染史,随访血常规检查数周后白细胞恢复正常,骨髓检查无特殊发现者要考虑感染引起的反应性白细胞减少。有自身免疫性疾病者可考虑是其在血液系统的表现。

2. 家族史 检查家族成员中有无相似患者。如有家族史怀疑周期性中性粒细胞减少,

应定期检查血象,以明确中性粒细胞减少的发生速度、持续时间和周期性。

3. 体格检查　伴脾大,骨髓粒系增生者有脾功能亢进的可能。淋巴结、肝、脾肿大,胸骨压痛者要注意外周血象和骨髓象有无白血病、转移瘤等细胞浸润。

4. 实验室检查　如伴有红细胞和血小板减少,应考虑各种全血细胞减少疾病的可能。肾上腺素试验阳性者提示有粒细胞分布异常的假性粒细胞减少的可能。如存在中性粒细胞特异性抗体,应考虑自身免疫性疾病等。

【治疗】

1. 病因治疗　对可疑的药物或其他致病因素,应立即停止接触。继发性减少者应积极治疗原发病,病情缓解或控制后,粒细胞可恢复正常。

2. 感染防治　轻度减少者一般不需特殊的预防措施。中度减少者感染率增加,应注意预防,减少公共场所出入,保持卫生,去除慢性感染灶。粒细胞缺乏者极易发生严重感染,应采取无菌隔离措施。感染者应行病原学检查,以明确感染类型和部位。在致病菌尚未明确之前,可经验性地应用覆盖革兰阴性菌和革兰阳性菌的广谱抗生素治疗,之后再根据病原学检查和药敏试验结果调整用药。若3～5日无效,可加用抗真菌药物治疗。病毒感染可加用抗病毒药物。静脉用免疫球蛋白有助于重症感染的治疗。

3. 促进粒细胞生成　可应用B族维生素(维生素B_4、B_6)、鲨肝醇、利血生等药物,疗效不确切。重组人粒细胞集落刺激因子(rhG-CSF)和重组人粒细胞-巨噬细胞集落刺激因子(rhGM-CSF)疗效明确,可缩短粒细胞缺乏的病程,促进中性粒细胞增生和释放,并增强其吞噬杀菌及趋化功能。常用剂量为2～10μg/(kg·d),常见的不良反应有发热、肌肉骨骼酸痛、皮疹等。

4. 免疫抑制剂　自身免疫性粒细胞减少和免疫机制所致的粒细胞缺乏可用糖皮质激素等免疫抑制剂治疗。其他病因引起的粒细胞减少,则不宜采用。

5. 脾切除　对Felty综合征及脾功能亢进者可考虑脾切除。

【预防和预后】　对接触放射线及苯等化学毒物的工作人员,必须建立严格防护制度及定期检查血象;对应用细胞毒药物治疗的患者,应一两日检查血象,根据粒细胞数及时减药或停药。预后与粒细胞减少的病因、程度、持续时间、进展情况、能否及时去除及控制感染、恢复中性粒细胞数量的治疗措施有关。轻、中度者,若不进展则预后较好。粒细胞缺乏症者病死率较高。

(宋国齐)

第八章　骨髓增生异常综合征

学习目标

1. 掌握 MDS 的特点。
2. 熟悉 MDS 分型和预后。
3. 了解 MDS 和治疗。

骨髓增生异常综合征(myelodysplastic syndrome,MDS)是一组起源于造血干细胞阶段的获得性骨髓发育异常的髓系肿瘤性疾病,是一组克隆性造血干细胞疾病,其特征是血细胞减少、髓系细胞一系或多系发育异常(dysplasia)、无效造血及演变为急性髓系白血病(AML)的风险增高。MDS 的主要病理生理本质是:①起源于造血干细胞的克隆性疾病;②粒系、红系和巨核细胞系一系或多系发育异常;③无效造血(ineffective haematopoiesis)。80% 发病年龄大于 60 岁。

【病因和发病机制】　通过细胞培养、遗传学、分子生物学的大量研究均证实,MDS 是起源于造血干细胞的克隆性疾病。部分病例的发病与接触苯、放射线及接受烷化剂的治疗有关。在 MDS 患者多向造血祖细胞 CFU-Mix 培养中观察到,大多数无集落生长,少数为集落数明显减少。CFU-GM、BFU-E、CFU-E 和 CFU-Mk 集落数大多减少,说明该病患者多向造血祖细胞及其以下造血祖细胞增殖分化均有异常。MDS 患者的遗传学的异常较为常见。常见的核型表现为第 5 号染色体的短臂部分缺失,或称 $5q^-$综合征。而许多造血生长因子和它们受体的基因均位于该区域。其他常见的染色体异常为+8、-7、$7q^-$、$9q^-$、$20q^-$、$21q^-$,部分患者出现二种以上的染色体异常。Ras 等癌基因的突变和凋亡相关基因的表达改变可见于部分 MDS 病例。MDS 终末细胞功能也较正常下降。

【分型和临床表现】　目前通用的是 2008 WHO 提出的新的分型标准表 6-8-1。认为原始细胞超过 20% 即为急性白血病。

表 6-8-1　WHO 的 MDS 分型标准(2008)

疾病类型	外周血	骨髓
难治性血细胞减少伴单系发育异常(RCUD)	单系细胞减少或两系细胞减少[1]	单系别发育异常:一个髓系细胞中发育异常的细胞≥10%
难治性贫血(RA)	无原始细胞或罕见(<1%)[2]	
难治性中性粒细胞减少(RN)		原始细胞<5%
难治性血小板减少(RT)		环状铁粒幼红细胞<15%
难治性贫血伴有环状	贫血	环状铁粒幼红细胞≥15%
铁粒幼红细胞(RARS)	无原始细胞	仅有红系发育异常
		原始细胞<5%
难治性血细胞减少伴	血细胞减少	髓系中≥2 个系别中发育异常的细胞≥10%(中性粒细胞和/或红系祖细胞和/或巨核细胞)

续表

疾病类型	外周血	骨髓
有多系发育异常(RCMD)	无原始细胞或罕见(<1%) 无 Auer 小体 单核细胞<1×10⁹/L	骨髓原始细胞<5% 无 Auer 小体 环状铁粒幼红细胞±15%
难治性贫血伴有原始细胞过多-1(RAEB-1)	血细胞减少 原始细胞<5% 无 Auer 小体 单核细胞<1×10⁹/L	一系或多系发育异常 原始细胞 5%~9% 无 Auer 小体
难治性贫血伴有原始细胞过多-2(RAEB-2)	血细胞减少 原始细胞 5%~19% 有或无 Auer 小体[3] 单核细胞<1×10⁹/L	一系或多系发育异常 原始细胞 10%~19% 有或无 Auer 小体[3]
MDS 不能分类(MDS-U)	血细胞减少 原始细胞≤1% 2	一系或一系以上髓系中发育异常的细胞小于 10%但有可作为 MDS 诊断的推定证据的细胞异常学异常 原始细胞<5%
MDS 伴有单纯 del(5q)	贫血 血小板数正常或增高 无原始细胞或罕见(<1%)	巨核细胞数正常或增加伴有核分叶减少 原始细胞<5% 单纯 del(5q) 无 Auer 小体

注:1 偶可见 2 系细胞减少。全血细胞减少的患者应归于 MDS-U。

2 如果骨髓原始细胞百分比<5% 而外周血原始细胞为 2%~4%,诊断分型为 RAEB-1。外周血原始细胞为 1% 的 RCUD 和 RCMD 患者应归于 MDS-U。

3 有 Auer 小体和外周血原始细胞<5% 和骨髓原始细胞<10% 的患者应归于 RAEB-2。

MDS 多为 50 岁以上老年人,男女均可发病,男性多于女性。绝大多数患者主要表现为不同程度的贫血,出现头昏、乏力等症状,常伴有粒细胞减少及功能障碍而易于感染,或血小板减少及功能缺陷而出现出血。各型之间表现略有差别。RCUD,RCMD 及 RARS 以贫血为主,可伴出血,呈慢性过程,病情可长期无明显变化。5%~15% 发展成白血病。RAEB 则常有全血细胞减少,明显贫血、出血或感染,可伴肝脾大。病情呈进行性发展,40% 以上转变成急性白血病。

【实验室检查】

1. 血象和骨髓象　患者血象常为全血细胞减少,亦可为一个或两个系列。

血细胞减少,持续超过 6 个月。骨髓多增生活跃或明显活跃,少数病例可增生减低,伴病态造血,见表 6-8-2。

表 6-8-2　MDS 病态造血

	红细胞	粒-单核细胞	血小板
血象	大小和形态不一,巨大红细胞和椭圆形细胞,染色过浅或点彩红细胞,可见幼红细胞	粒细胞核分叶过多(Pelger-Huët),胞质内颗料少,核质发育不平衡,单核细胞增多,形态异常	巨大血小板,缺乏颗粒

续表

	红细胞	粒-单核细胞	血小板
骨髓	巨幼样红细胞,多核或畸形核幼红细胞,环形铁粒幼细胞增多,幼红细胞 PAS 染色阳性	原幼细胞比例增多,质内颗粒减少或缺乏	单核、双核或多核巨幼核细胞增多,出现淋巴样小巨核细胞,质中颗粒变大或形状异常

2. 细胞遗传学改变　约 40% 以上的患者可检出染色体异常,与急性粒细胞白血病的染色体异常相类似。常见者有-5、$5q^-$、-7、$7\ q^-$、三体 8、$20\ q^-$等。部分 MDS 可有 *N-ras* 等基因突变。

3. 骨髓活检病理学　85% 病例骨髓增生活跃或明显活跃,少数正常增生,个别增生低下。可见特征性的"幼稚前体细胞异常定位"(abnormal localization of immature precrusor, ALIP),即 3 个以上原粒或早幼粒细胞聚集成簇,位于小梁旁区或小梁间区。ALIP 患者更具有转变成急性髓细胞白血病的倾向。骨髓原始红细胞增多,表明红系成熟障碍,红系造血岛的细胞处于同一分化水平。部分患者红系造血灶缺如。骨髓中常见较多的巨核细胞,且多为小巨核细胞,可见单核、双核或多核。多数患者骨髓网硬蛋白纤维增生。

4. 流式细胞检测　$CD34^+$细胞比例增多,高表达不成熟标志 CD117 和 CD113,高表达 T 淋巴细胞抗原 CD4 和 CD56,高表达 CD11b 和 CD15 等。

【诊断和鉴别诊断】　临床上患者主要表现贫血,常伴有出血或(和)感染。外周血有一系、二系或全血细胞减少。可有巨大红细胞、巨大血小板、有核红细胞等病态造血表现。骨髓有三系或二系或任一系血细胞的病态造血(包括病理活检所见的 ALIP)等改变。常有染色体异常和基因突变。

鉴别诊断如下。

1. 具有病态造血的其他疾患　病态造血并非 MDS 所特有,轻度病态造血还可见于骨髓增生性疾病(如原发性血小板增多症、骨髓纤维化、红白血病、多发性骨髓瘤、恶性组织细胞病等)及非造血组织的肿瘤。

2. 巨幼细胞贫血　MDS 患者的骨髓象常有红细胞系的"类巨幼样变",应与巨幼细胞贫血鉴别,后者常有导致叶酸或(和)维生素 B_1 缺乏的原因,血清叶酸或(和)维生素 B_{12} 含量减低,对维生素 B_{12} 与叶酸的治疗有良好的反应可资鉴别。

3. AA　MDS 患者可有全血细胞减少,且少数患者骨髓增生低下,应与再生障碍性贫血(再障)鉴别。MDS 的骨髓小粒中主要是造血细胞,有时可见一小簇不典型的原始细胞,多有病态造血(包括病理活检所见的 ALIP)等改变。常有染色体异常和基因突变。再障的骨髓小粒中主要是非造血细胞。

4. 溶血性贫血　MDS 患者的骨髓中红系增生易与溶血性贫血相混淆。MDS 时网织红细胞绝对值低于正常或正常,骨髓有两系或三系病态造血,有关溶血性贫血的特异性实验室检查大多为阴性。

【治疗】　目前国际上治疗 MDS 的趋势是对于大多数病程平稳、以顽固性血细胞减少为主要表现,特别是对于低危和高龄 MDS 患者,治疗目标应主要是提高血细胞数量和保持较好的生活质量。对于有明确白血病基本表征的高危患者,可考虑采用与 AML 基本相同的治疗选择,目标是杀灭恶性克隆,恢复正常造血功能。

1. MDS 的预后积分系统　1997 年国际 MDS 危险分析专题讨论会综合一些大系列的

MDS 预后资料,经过对各个重要预后因素的逐个分析,据此提出 MDS 国际预后积分系统(International Prognostic Scoring System,IPSS)将 MDS 分为低危、中危-Ⅰ型、中危-Ⅱ型 和高危四个危度组(表 6-8-3),对提示患者的生存期及白血病转变具有肯定意义。

表 6-8-3　MDS 的 IPSS 分期

预后参数	积分				
	0	0.5	1.0	1.5	2.0
骨髓原始细胞(%)	<5	5～10	-	11～20	21～30
染色体核型*	良好	中间	不良		
外周血细胞减少△	0～1 系	2～3 系			
危度划分:					
低危:0 分					
中危Ⅰ:0.5～1 分					
中危Ⅱ:1.5～2.0 分					
高危:≥2.5 分					

* 预后良好核型:正常核型,-Y,5q⁻,20q⁻。预后不良核型:复杂核型异常(≥3 种异常),7 号染色体异常。预后中间核型:除上述两类以外的其他核型异常。

△血细胞减少的标准:血红蛋白<100g/L;中性粒细胞绝对数<1.8×10^9L;血 小板数<100×10^9/L。

而 2005 年德国学者基于 WHO 分型标准提出了 WPSS 积分系统(表 6-8-4)。该积分系统将 MDS 患者划分为极低危、低危、中危、高危和极高危组,与 IPSS 预后积分系统相比,WPSS 系统最大的优点是:IPSS 是基于原发初治患者提出的,仅适合原发初治患者的预后判断,而 WPSS 适合于所有 MDS 患者。

表 6-8-4　MDS 的 IPSS 分期

预后参数	积分			
	0	1	2	3
WHO 亚型	RA/RARS/5q⁻	RCMD/RSCMD	RAEB Ⅰ	RAEB Ⅱ
染色体核型*	良好	中间	不良	
输血依赖	无	有		
危险度分组:极低危:0 分				
低危:1 分				
中危:2 分				
高危:3～4 分				
极高危:5～6 分				

* 预后良好核型:正常核型,-Y,5q⁻,20q⁻。

2. MDS 的治疗选择

(1) 支持治疗:应是 IPSS 低危/中危-Ⅰ患者,特别是高龄 MDS 患者的主要治疗手段,支持治疗主要如下。

1) 输血治疗:现今尚无确定是否需要红细胞输注的血红蛋白值界定值,主要根据贫血相关症状的临床判断，一般来说，当血红蛋白<80g/L 时应考虑红细胞输注。

2）祛铁治疗：已有研究证实 MDS 患者铁负荷过载是总体生存期和无白血病生存期的独立以后因素，MDS 接受祛铁治疗的指征在不同的指南中尚未统一，但总体来说以下患者应考虑祛铁治疗：IPSS 低危/中危-Ⅰ MDS 患者，预计生存期较长、已累计输 RBC≥25U 或血清铁蛋白>1000μg/L。

（2）细胞因子治疗：常用方案为用促红细胞生成素±粒细胞或粒-巨噬细胞集落刺激因子，但红细胞输注量>2U/月，且血清促红细胞生成素水平>500U/L 的患者有效率仅为 7%。

（3）免疫抑制剂：回顾性研究证实伴有 HLA-DRB1-15 阳性、骨髓增生减低、染色体核型正常、IPSS 低危度组、存在 PNH 克隆的患者和红细胞输注时间<2 年且需要治疗的患者，可选用环孢素 A 和抗胸腺球蛋白治疗。

（4）免疫调节剂：沙利度胺(thalidomide)是第一代免疫调节药物，已有研究表明沙利度胺能改善低危 MDS 年轻患者贫血和粒细胞减少，减少输血频率，总治疗有效率为 11%～56%。来那度胺(Revlimid)是沙利度胺(thalidomide)的类似物，作为第二代免疫调节药物，来那度胺的化学性质比沙利度胺更稳定，抗肿瘤、免疫调节等作用更强，同时克服了沙利度胺常见的不良反应。5q31.1 缺失组红系有效率最高达 83%，而正常核型组为 57%，其他染色体异常组仅为 12%。可作为 5q-伴或不伴额外细胞遗传学异常且依赖输血的低危和中危-Ⅰ MDS 患者的首选治疗。

（5）去甲基化药物：阿扎胞苷美国 FDA 于 2004 年 5 月 19 日批准并推荐将阿杂胞苷用于所有的 MDS 患者，尤其是年龄小于 75 岁，且不适合化疗或干细胞移植的中危-Ⅱ/高危 MDS 患者；地西他滨美国 FDA 于 2006 年 5 月 2 日已正式批准地西他滨用于治疗 MDS 患者，包括初治和治疗过的 MDS、所有 FAB 亚型的原发或继发 MDS 及 IPSS 积分为中危-Ⅰ，中危-Ⅱ和高危 MDS 患者。

（6）联合化疗：对于全身情况较好的患者可考虑联合化疗。方案可用蒽环类联合阿糖胞苷，以及预激方案。与急性髓系白血病(AML)相比，MDS 联合化疗的 CR 率较低、CR 持续时间较短、复发率较高；而且由于 MDS 患者的正常造血储备能力很差，对强烈化疗的承受能力很低，容易发生化疗后骨髓造血功能严重而持久的抑制，导致治疗相关死亡。

（7）HSCT：异体造血干细胞移植(Allo-HSCT)：是目前唯一可能治愈 MDS 的手段。供体的选择仍以 HLA 匹配的同胞供体为主，其他依次为 HLA 匹配的无关供体，HLA 部分匹配的家庭成员供体。美国西雅图骨髓移植中心 1981～1996 年 MDS 患者行 Allo-HSCT 251 例，6 年无疾病生存率(DFS)40%，其中年龄<20 岁者 DFS 60%，而>50 岁者 DFS 仅 20%。复发率 18%，非复发死亡率 42%。当前对于 MDS 患者 allo-HSCT 的倾向性意见：年龄<50 岁，有 HLA 相合供者的 IPSS 高危和中危-Ⅱ 患者，应争取尽早施行 allo-HSCT；而有同样条件的 IPSS 低危和中危-Ⅰ患者，由于其相对良性的自然病程，则应慎重权衡利弊，严格掌握治疗指征。如有严重依赖输血的低危患者，也可在器官功能较好时行 Allo-HSCT。

（8）新药

1）Romiplostim 为 TPO 受体激动剂，是一种 Fc 肽融合蛋白。Ⅰ/Ⅱ期临床试验长期随访结果表明 82% 的患者血小板有效，61% 有效患者疗效持续时间超过 8 周。

2）Alemtuzumab 为抗 CD52 单克隆抗体。一前瞻性非随机Ⅱ期试验，总有效率(CR+PR)为 83%，中位起效时间为 96 日，16 例依赖输血患者中 12(75%)例脱离输血，5 例患者获得完全细胞遗传学缓解。

3）去乙酰化药物：丙戊酸、丁酸苯酯有一定疗效，可予以去甲基化药物合用。

4）其他：口服剂型 5-氮杂胞苷、砷剂和氯法拉滨（Clofarabine）初步结果亦显示有一定比例的患者有效。

【预后】　MDS 有三种转归：①部分病例转变成急性白血病；②多数在未转变为急忙白血病之前死于感染或出血；③极少数病例经过一段时间治疗后，血液学和临床均恢复正常。MDS 的预后与其类型有关。RA、RAS 患者可长期存活，病程可达 10 年或更长。其中仅 10% 左右的患者最终转变为急性白血病。RAEB 患者预后差，中位数生存期短，最终多数转变为急性白血病。此继发于 MDS 的急性白血病治疗困难，大多在半年内死亡。贫血合并白细胞减少者的生存期常较贫血合并血小板减少者为长。全血细胞减少者则大多在 2 年内转变为白血病或因感染和（或）出血等并发症而死亡。中位数生存期不到一年。血小板数正常或增多者预后较好。

（杨　力）

第九章　骨髓增殖性疾病

学习目标

1. 掌握各型骨髓增殖性疾病的特点。
2. 了解各型骨髓增殖性疾病的治疗。

骨髓增殖性疾病是指分化相对成熟的一系或多系骨髓细胞克隆性增殖所致的一组肿瘤性疾病，在骨髓细胞普遍增生的基础上有一个系列细胞尤其突出，呈持续不断的过度增殖。世界卫生组织（WHO）将慢性骨髓增殖性疾病根据增生为主细胞系列的不同分为4种：①以红细胞系增生为主者称真性红细胞增多症（polycythemia vera，PV）；②以粒细胞系增生为主者称慢性粒细胞性白血病（CML）；③以巨核细胞系增生为主者称原发性血小板增多症（ET）；④以原纤维细胞增生为主者称原发性骨髓纤维化症（PMF）等，各病间可以转化。本组疾病原因未明，多见于中老年人。

第一节　真性红细胞增多症

真性红细胞增多症（PV）是一种以红细胞大量增生为主的原因未明的获得性慢性克隆性骨髓增殖性疾病。PV年发病率1～2/100万人口，中位发病年龄60岁，发病年龄小于40岁患者占20%左右。临床起病不易察觉，发展缓慢，以红细胞显著增多，白细胞和血小板也增多为特点，出现黏膜皮肤红紫及高黏滞血症所致的表现，常伴脾大，可合并出血或血栓形成。晚期可转归为白血病和骨髓衰竭，积极治疗的患者可生存10～15年或更长时间。

【病因和发病机制】　真性红细胞增多症发病原因不明，发生机制①造血干细胞遗传学异常，近100%患者中可检测到JAK2突变，尤其是V617F；JAK2基因突变使得JAK2持续激活，造血细胞增殖能力明显增加；②红系造血祖细胞对促红细胞生成素的非依赖性；③造血干祖细胞对造血因子敏感性增加；④造血细胞凋亡减低。

【临床表现】　起病缓慢，症状隐匿，可由体检时意外发现或因其他疾病就诊时而发现PV的存在。

1. 一般表现　由于血容量增多和血液黏滞，可有血压增高，常有头晕，头痛，眩晕，耳鸣，乏力，四肢末端发麻；脾大多见，可伴食纳差，上腹坠胀。

2. 高血红蛋白症状　因为血红蛋白增高，患者表现为面部黏膜皮肤红紫，面颊、唇部、耳部的表现更明显，眼结膜充血，呈现醉酒样面容；手掌和足底皮肤也可因充血而发红。

3. 血栓形成　是最常见的并发症，可见于1/3的患者，与血液黏滞度增高有关。脑血栓是最常见的并发症，除此之外还可出现心肌梗死、深静脉血栓和肺血栓形成。肠系膜上动脉血栓时可出现肠坏死。PV患者出现急腹症时要想到存在肝、脾和门静脉血栓的可能。

4. 出血　虽然PV患者可有血栓形成，但出血也是其不可忽略的症状。出血多由于血管扩张，血管内皮损伤和血小板功能异常所致。总的来说PV患者出血发生率低于血栓发生率。

5. 皮肤瘙痒和红斑性肢体疼痛　近半数 PV 患者在温水洗浴后会出现皮肤瘙痒,但机制并不清楚。PV 所致的微血管血栓可导致患者出现四肢末端发绀和疼痛。

临床经过:红细胞增生期;骨髓纤维化期;骨髓衰竭期或者转化为白血病期

【诊断与鉴别诊断】

1. 主要诊断指标　①红细胞形态基本正常,治疗前红细胞计数≥6.5×10^{12}/L(男性),或≥6.0×10^{12}/L(女性),血红蛋白≥180g/L(男性),或≥170g/L(女性);红细胞压积(HCT):男性≥55%、女性≥50%;②体格检查:脾肿大,伴或不伴肝肿大;③分子生物学检查 JAK2V617F 阳性或者骨髓细胞存在遗传性克隆性异常,且排除 BCR-ABL 异常;④内源性红系集落形成单位(CFU-E),血清促红细胞生成素水平减低。

2. 次要诊断指标　①多次白细胞计数>12.0×10^9/L(排除继发性因素);②多次血小板计数>400×10^9/L(排除继发性因素);③中性粒细胞碱性磷酸酶积分>100(排除继发因素);④骨髓涂片加活检,涂片有核细胞增生明显活跃,红系大量增生,粒系和巨核系也增生,非造血组织减少,可有灶性骨髓纤维化。

诊断:①2 项主要诊断标准加 1 项次要诊断标准;②1 项主要诊断标准加 2 项次要诊断标准,但均须排除继发性红细胞增多,诊断即可成立。

鉴别诊断:继发性红细胞增多症,常见于一些先天性心脏病,慢性肺部疾病及居住于高原的居民,因低氧导致红细胞增多,治疗原发疾病或转至平原地区增多的红细胞转为正常;相对性红细胞增多,多见于一次大量失水,如烧伤、大量脱水等情况,补充液体后增多的红细胞转为正常治疗

【治疗】　真性红细胞增多症的治疗是综合性的,治疗目的是迅速缓解症状,降低红细胞和血容量,抑制红细胞过度增殖,包括静脉放血和红细胞单采、化学药物治疗、放射性核素治疗、干扰素治疗及对症治疗。

静脉放血:简便有效,比较安全,短期内可使红细胞数下降;轻中年无心血管疾病患者可每周放血 2～3 次,每次 300～400ml,老年患者和有心血管疾病患者放血要慎重,注意安全。每次放血量不宜超过 300ml,放血速度要慢,每周放血 1～2 次。所有放血患者要注意补充铁剂。有条件的单位可用血细胞分离机对患者行治疗性红细胞单采(therapeutic red cell apheresis),快捷安全,一次单采可将红细胞将至正常并且降低血液黏滞度,迅速缓解临床高黏滞综合征。

药物治疗:羟基脲、白消安、马法兰、高三尖杉酯碱等,抑制骨髓,治疗作用较快;放射性核素 ^{32}P 通过射线损伤 DNA 而抑制红细胞生成;干扰素-α 抑制红系克隆增殖,可长期维持治疗;沙利度胺对部分患者有效。

干细胞移植:通常对 PV 不推荐选择 HSCT 作为首选治疗方法,对于有高度恶变风险的 PV 才考虑 HSCT。

对症治疗:皮肤瘙痒可予赛庚啶,氯雷他定等,高尿酸血症可予以别嘌呤醇口服。

【预后】　本病进展缓慢,自然病程在 10 年以上,积极治疗者生存时间在诊断后可达 10～15 年或者更久;不治疗者自然病程在诊断后平均约 18 个月。主要死亡原因为反复血栓栓塞形成及相关并发症或者出血;晚期,部分病例出现骨髓纤维化,最终骨髓衰竭而死于感染和出血;个别的可转归为白血病而最终死亡。

第二节 原发性血小板增多症

原发性血小板增多症(ET)是一种原因未明的骨髓增殖性疾病,是造血干细胞克隆性疾病。本病发病率低,年发病率为1～2.5/10万人,发病中位年龄50～70岁。其特征为骨髓巨核细胞异常增生伴血小板持续增多,同时伴有其他造血细胞轻度增生,常有反复自发性皮肤黏膜出血、血栓形成和脾大。

【病因和发病机制】 本病发病的确切机制还不清楚,可能是多种因素(放射化学、病毒和遗传因素)相互作用的结果,但发病具有家族倾向。可能与包含JAK2基因的单倍体遗传有关。JAK2V617F突变发生在干细胞水平,JAK2基因的突变导致细胞增殖分化加强。ET患者体内增高的血小板水平可能和TPO的增高有关。TPO和TPO受体结合刺激巨核细胞的增殖分化和血小板大量释放。在血小板数量增加的同时出现血小板功能的异常,幼稚型血小板增多,血小板寿命中度缩短,血小板的结构中可见致密颗粒减少,血小板形成前列腺素也减少。在部分血小板显著增多的患者中,可见血小板出现自发性聚集,可能引起血栓形成。因为本病的巨核细胞来自异常干细胞,生成的血小板大多具有内在性功能缺陷,所以在部分患者中容易出现出血倾向。

【临床表现】 本病起病缓慢,表现不一。

1. 出血 常见症状为自发性出血,如鼻出血、齿龈出血、淤斑甚至出现消化道出血。

2. 血栓形成 部分患者可因血栓形成来就诊,血栓部位不一,可有肢端病变而发生缺血、发绀和坏疽,也有肠系膜血管栓塞,有时可见肺栓塞。神经症状也较常见,表现为头痛、感觉异常、视力障碍。

3. 脾大 脾大常见,一般为轻、中度,个别患者可出现巨脾,少数患者合并肝肿大。

【实验室检查】

1. 血象 血红蛋白多大于160g/L,白细胞多大于10.0×10^9/L,血小板多数超过450×10^9/L,多数患者血小板超过600×10^9/L。血涂片可见到形态异常的血小板,如巨大血小板。

2. 血小板功能 血小板寿命可正常,但血小板聚集功能下降。

3. 尿酸 多数患者尿酸增高。

4. 骨髓病理 骨髓增生活跃或明显活跃,巨核细胞和血小板数量显著增多,血小板体积增大。

5. JAK2突变 50%的ET患者中可检测出JAK2突变,JAK2突变患者较无突变患者血栓发生率增高。

【诊断与鉴别诊断】

1. 诊断

(1) 血小板数量持续性超过450×10^9。

(2) 骨髓病理检查提示巨核细胞增生,体积增大,血小板数量明显增加;粒红二系无特殊。

(3) 排除PV,MF,CML,MDS。

(4) 存在JAK2/V617F突变或其他克隆性标记物。如无上述突变,则需排除其他继发性血小板增多。

2. 鉴别诊断

(1) 反应性血小板增多:见于出血、溶血、淋巴瘤和转移癌。

(2) CML:细胞学检查发现 Ph 染色体。

(3) PV:红细胞明显增加,血小板增加可不明显。

(4) MF:骨髓活检发现网硬蛋白,外周血可见泪滴样红细胞是 MF 的典型表现。

(5) MDS:见病态造血和原始细胞,血小板多减少。

【治疗】

1. 抗血小板聚集,防止血栓　阿司匹林 40~80mg/d;氯吡格雷 75mg/d。

2. 降低血小板数量

(1) 如血小板数严重增高,具有血栓倾向,可以行血小板单采去除术;在妊娠、短时间内需要手术者也可行血小板单采。

(2) 无血栓形成倾向 可加用羟基脲 15mg/(kg·d),长期或间断给药;同时加用干扰素 300 万 U,隔日给药;在血小板控制良好的基础上,可停用羟基脲,改长效干扰素。

【预后】　ET 患者生存曲线与健康患者相当;部分患者可死于血栓形成。约 8% 的患者可进展为 MDS 或 AML。

第三节　原发性骨髓纤维化

原发性骨髓纤维化(PMF)是起源于造血多潜能细胞的恶性克隆性疾病。发病年龄在 50 岁以上,确诊时的中位年龄是 65~70 岁。患者主要表现为骨髓中巨核细胞和粒细胞显著增生伴反应性纤维结缔组织沉积,伴髓外造血。约一半的病例有 JAK2 突变。临床特点起病缓慢,骨髓造血功能衰竭,并出现明显的髓外造血和脾明显肿大,外周血涂片可见幼红、幼粒细胞和泪滴形红细胞。

【病因和发病机制】　PMF 的发病机制还不甚了解,辐射、某些造影剂和工业溶剂(如苯,甲苯)可能会增加患病危险。近些年来的研究发现血小板衍生生长因子(PDGF),巨核细胞衍生生长因子(MKDGF)、上皮生长因子(EGF)等协同刺激纤维细胞的增生和胶原分泌,并释放血小板衍生生长因子,抑制胶原酶的活性,使胶原降解减少,在骨髓基质中沉积而导致骨髓纤维化的形成。

【临床表现】　该病起病隐匿,发展缓慢,早期无特殊表现而容易被忽视。多数患者因为体检或因其他疾病就诊时而被发现,部分患者因脾肿大、腹胀就诊而确诊。常见症状为厌食、少量进食后即上腹饱胀和体重减轻;个别患者因脾梗死或脾周围炎出现左上腹剧烈疼痛来就诊。本病晚期可出现发热、盗汗、骨痛、严重贫血、出血和感染。巨脾是本病的一大特点,绝大多数患者就诊时体检或者影像学发现存在不同程度的脾肿大,脾质硬,表面光滑。约 2/3 的患者伴有肝肿大,少部分患者可有门脉高压。

【实验室检查】

1. 血细胞计数和形态　因病程不同,患者血细胞计数差别很大。在原发性骨髓纤维化早期患者,外周血三系细胞数量可以正常。在病程的中后期,可以出现血细胞一系、两系或三系的减少。患者外周血中可见泪滴样红细胞,对疾病的诊断有辅助作用。

2. 骨髓检查　由于骨髓纤维化,骨髓穿刺经常出现干抽。在疾病早期,骨髓有核细胞增生活跃;疾病中后期,骨髓有核细胞增生低下。骨髓活检时可发现大量网状纤维组织,依据活检结果，人为地将骨髓纤维化分成三期：全血细胞增生期，骨髓纤维化期和骨质硬化期。

3. 细胞遗传学 约2/5的患者在确诊时有染色体的异常，最常见的有1q部分三体，del(13)。Bcr-abl阳性极其罕见。

4. 血生化检查 部分患者可有乳酸脱氢酶、碱性磷酸酶和尿酸增高，血清白蛋白减低。

5. 肝脾穿刺 可发现髓外造血。

6. 影像学检查 部分患者影像学检查时可发现骨小梁硬化影像。在MRI检查中可发现T1权重和T2权重影像低亮度。

【诊断和鉴别诊断】 主要诊断标准：①骨髓活检可见巨核细胞增生，并可见明显网硬蛋白；②Ph染色体阴性，并除外PV、ET、CML和CMML；③存在JAK2V617F突变或其他克隆性标记如MPLW515K/L突变，如无上述突变则要不存在引发继发性骨髓纤维化疾病。

次要诊断标准：①外周血出现幼粒/幼红细胞；②血清乳酸脱氢酶增高；③贫血；④脾肋下可触及。

满足3条主要诊断标准及其中至少2条次要诊断标准即可诊断。

本病需与其他脾肿大疾病如慢性粒细胞白血病、慢性粒单核细胞白血病及毛细胞白血病相鉴别。

【治疗】 对疾病早期患者密切随访，无需过早干预治疗。

1. 支持治疗 为避免长期输血所致铁负荷，一般对重度以上贫血患者予以红细胞输注，但对老年患者或者贫血时症状严重患者不必等到严重贫血时才输注红细胞。对严重血小板减少者可给予血小板输注，但需注意患者长期血小板输注后可能会出现血小板输注无效。

2. 促进造血、抑制髓外造血和缩小脾 促红细胞生成素、沙利度胺、来那度胺、美法仑和活性维生素D_3等，但只部分患者有效。

3. 脾切除 脾切时应慎重，出现下列情况时可考虑脾切除：①反复发作的脾梗死或者脾破裂；②脾肿大出现严重的难忍的压迫症状；③重度门脉高压。

4. 放疗 脾区放疗可以短暂有效的缩小脾和缓解压迫症状。

5. 异基因HSCT 是目前唯一可能治愈PMF的方法，但是该方法所受条件很多，如供体来源，受体年龄，受体全身状况，经济条件的限制。移植后并发症如GVHD、感染等会严重威胁患者的生命安全。

【预后】 患者从确诊起，生存时间为3.5～5.5年。患者主要死亡原因为出血、感染、血栓形成和急性白血病转化。

（蔡奕峰）

第十章　出血性疾病概述

学习目标

1. 了解正常止血和凝血机制。
2. 熟悉出血性疾病分类和治疗。
3. 掌握出血性疾病的诊断方法。

出血性疾病是由于止血机制(包括血管、血小板、凝血因子)异常引起的自发性出血或创伤后出血不止的一类疾病,可分为遗传性和获得性两大类。为准确理解出血性疾病,需要了解正常的止血过程。

【正常止血机制】 生理性止血机制主要包括血管收缩,血小板血栓形成及纤维蛋白凝块形成与维持三个时相。机体对损伤局部的即刻反应是局部血管收缩;在血管收缩的基础上,血小板黏附和聚集在血管破损处,形成血小板聚集,以实现初步止血;与此同时,凝血系统被启动,纤维蛋白网形成,从而加固血小板血栓,称为初级止血。以下简述血管内皮细胞、血小板和凝血因子在正常止血中的作用。

1. 血管因素 血管收缩是人体对出血最早的生理性反应。当血管受损时,局部血管发生收缩,导致管腔变窄、破损伤口缩小或闭合。血管收缩通过神经反射及多种介质调控完成。

生理状态下,血管是一种无渗漏的密闭环路,血管内膜的主要构成成分是血管内皮细胞单层。血管内皮细胞受损后在止血过程中有下列作用:①表达并释放血管性血友病因子(vWF),导致血小板在损伤部位黏附和聚集;②表达并释放组织因子(TF),启动外源性凝血;③基底胶原暴露,激活因子Ⅻ(FⅫ),启动内源性凝血;④表达并释放凝血酶调节蛋白(TM),启动蛋白C(PC)系统。此外,血管内皮细胞尚可通过调节血一氧化氮(No)浓度影响血小板功能,通过表达及释放内皮素(ET)增强血管收缩。

2. 血小板因素 正常状态下,血小板在血管内以单个形式循环并不与其他类型细胞和其他血小板相互作用。血管受损时,血管内皮细胞层损伤,暴露出内膜下基质成分,血小板通过黏附、聚集及释放反应参与止血过程:①血小板膜糖蛋白Ⅰb(GPⅠb)作为受体,通过vWF的桥梁作用,使血小板黏附于受损内皮下的胶原纤维,形成血小板血栓,机械性修复受损血管;②血小板膜糖蛋白Ⅱb、Ⅲa(GPⅡb、Ⅲa),通过纤维蛋白原互相连接而致血小板聚集;③聚集后的血小板活化,分泌或释放一系列活性物质,如血栓烷A2(TXA2)、血小板第3因子(PF3)等。

3. 凝血因素 上述血管内皮损伤,启动外源及内源性凝血途径,在PF3等的参与下,经过一系列酶解反应形成纤维蛋白血栓,使得不稳定的血小板血栓更加稳固。血栓填塞于血管损伤部位,使出血得以停止。血液凝固是无活性的凝血因子(酶原)被有序地、逐级放大地激活,转变为有蛋白降解活性的凝血因子的系列性酶反应过程。凝血的最终产物是血浆中的纤维蛋白原转变为纤维蛋白。体外条件下,凝血酶和纤维蛋白凝块的形成系通过内源性和外源性两种途径,它们的主要区别在于启动方式及参与的凝血因子不同。随着该领域内研究的不断深入，人们对凝血过程的认识又有了进一步的补充和发展。尽管在生理性凝血过程中，外源性凝血途径与内源性凝血途径具有同等重要性，但在病理性凝血过程中，更加强调外源性凝血途径的作用和地位。并认为凝血共同途径前移，两条凝血途径并不是完全独立而是相互密切联系的。

（1）两条凝血途径：①外源性凝血途径：血管损伤时，内皮细胞表达 TF 并释入血流。TF 与 FⅦ或 FⅦa 在钙离子（Ca^{2+}）存在的条件下，形成 TF/FⅦ或 TF/FⅦa 复合物，这两种复合物均可激活 FX，后者的激活作用远远大于前者，并还有激活 FⅨ的作用。②内源性凝血途径：血管损伤时，内皮完整性破坏，内皮下胶原暴露，FⅫ与带负电荷的胶原接触而激活，转变为 FⅫa。FⅫa 激活 FⅪ。在 Ca^{2+}存在的条件下，FⅪa 激活 FⅨa。FⅨa、FⅧ：C 及 PF3 在 Ca^{2+}的参与下形成复合物，激活 FX。上述两种途径激活 FX 后，凝血过程即进入共同途径。在 Ca^{2+}存在的条件下，FXa、FV 与 PF3 形成复合物，此即凝血活酶。

（2）凝血酶生成：血浆中无活性的凝血酶原在凝血活酶的作用下，转变为蛋白分解活性极强的凝血酶。凝血酶形成是凝血连锁反应中的关键，它除参与凝血反应外，还有如下多种作用：①反馈性加速凝血酶原向凝血酶的转变，此种作用远远强于凝血活酶；②诱导血小板的不可逆性聚集，加速其活化及释放反应；③激活因子Ⅻ；④激活因子ⅩⅢ，加速稳定性纤维蛋白形成；⑤激活纤溶酶原，增强纤维蛋白溶解（简称纤溶）活性。

（3）纤维蛋白生成：在凝血酶作用下，纤维蛋白原依次裂解，释出肽 A、肽 B，形成纤维蛋白单体，单体自动聚合，形成不稳定性纤维蛋白，再经 FⅩⅢa 的作用，形成稳定性交联纤维蛋白。血液凝固过程见图 6-10-1。

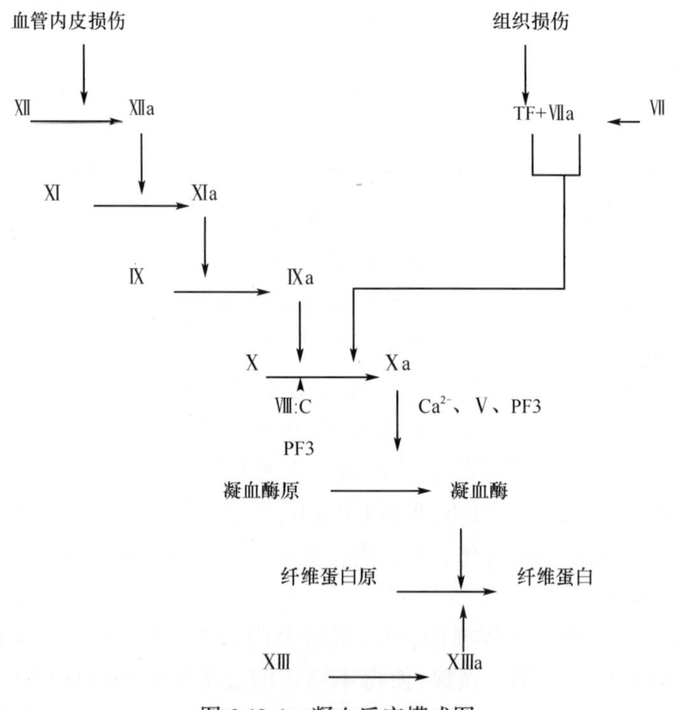

图 6-10-1 凝血反应模式图

【抗凝与纤维蛋白溶解机制】 除凝血系统外，人体还存在完善的抗凝及纤溶系统。体内凝血与抗凝、纤维蛋白形成与纤溶维持着动态平衡，以保持血流的通畅。

1. 抗凝系统的组成及作用

(1) 抗凝血酶(AT):是人体内最重要的抗凝物质,约占血浆生理性抗凝活性的75%。AT生成于肝及血管内皮细胞,主要功能是灭活FⅩa及凝血酶,对其他丝氨酸蛋白酶如FⅨa、FⅪa、FⅫa等亦有一定灭活作用,其抗凝活性与肝素密切相关。

(2) 蛋白C系统:蛋白C系统PC、PS、TM等组成。PC、PS为维生素K依赖性因子,在肝内合成。TM则主要存在于血管内皮细胞表面,是内皮细胞表面的凝血酶受体。凝血酶与TM以1∶1形成复合物,裂解PC,形成活化的PC(APC),APC以PS为辅助因子,通过灭活FⅤ及FⅧ而发挥抗凝作用。

(3) 组织因子途径抑制物(TFPI):为一种对热稳定的糖蛋白。内皮细胞可能是其主要生成部位。TFPI的抗凝机制为:①直接对抗FⅩa;②在Ca^{2+}存在的条件下,有抗TF/FⅦa复合物的作用。

(4) 肝素为硫酸黏多糖类物质,主要由肺或肠黏膜肥大细胞合成,抗凝作用主要表现为抗FⅩa及凝血酶。作用与AT密切相关:肝素与AT结合,致AT构型变化,活性中心暴露,变构的AT与因子Ⅹa或凝血酶以1∶1结合成复合物,致上述两种丝氨酸蛋白酶灭活。此外,肝素还有促进内皮细胞释放t-PA、增强纤溶活性等作用。

2. 纤维蛋白溶解系统　体内的纤溶系统对于血凝块的溶解和维持血管系统发挥了重要作用。纤溶系统主要由无活性的纤溶酶原(PLG)、纤溶酶原激活物[包括组织型纤溶酶原激活物(t-PA)和尿激酶型纤溶酶原激活剂(u-PA)]、纤溶酶激活剂抑制物(PAI-1、PAI-2)等组成。当FⅫ被激活时,前激肽释放酶经FⅫa作用转化为激肽释放酶,后者使纤溶酶原转变为纤溶酶;血管内皮及组织受损伤时,t-PA或u-PA释入血流,裂解纤溶酶原,使之转变为纤溶酶,最终导致纤溶系统激活。

作为一种丝氨酸蛋白酶,纤溶酶作用于纤维蛋白(原),使之降解为小分子多肽A、B、C及一系列碎片,称之为纤维蛋白(原)降解产物(FDP)。

【出血性疾病分类】　根据止血机制障碍的发生环节,出血性疾病可分为三大类,即血管壁异常、血小板异常和血浆凝血因子异常。

1. 血管壁异常

(1) 先天性或遗传性:①遗传性出血性毛细血管扩张症;②家族性单纯性紫癜;③先天性结缔组织病(血管及其支持组织异常)。

(2) 获得性:①感染,如败血症;②过敏,如过敏性紫癜;③化学物质及药物,如药物性紫癜;④营养不良,如维生素C及PP缺乏症;⑤代谢及内分泌障碍,如糖尿病、Cushing病;⑥其他,如结缔组织病、动脉硬化、机械性紫癜、体位性紫癜等。

2. 血小板异常

(1) 血小板数量异常

1) 血小板减少:①血小板生成减少,如AA、白血病、放疗及化疗后的骨髓抑制;②血小板破坏过多,发病多与免疫反应等有关,如特发性血小板减少性紫癜(ITP);③血小板消耗过度,如弥散性血管内凝血(DIC);④血小板分布异常,如脾功能亢进等。

2) 血小板增多:①原发性,原发性出血性血小板增多症;②继发性,如脾切除术后。

(2) 血小板质量异常

1) 遗传性:血小板无力症,巨大血小板综合征,血小板颗粒性疾病。

2) 获得性:由抗血小板药物、感染、尿毒症、异常球蛋白血症等引起。

3. 凝血异常

(1) 先天性或遗传性

1) 血友病 A、血友病 B 及遗传性 FⅪ缺乏症。

2) 遗传性凝血酶原、FⅤ、FⅦ、FⅩ缺乏症、遗传性纤维蛋白原缺乏及减少症、遗传性 FⅫ缺乏及减少症。

(2) 获得性:①肝病性凝血障碍;②维生素 K 缺乏症;③抗因子Ⅷ、Ⅸ抗体形成;④尿毒症性凝血异常等。

4. 抗凝及纤维蛋白溶解异常 主要为获得性疾病:①肝素使用过量;②香豆素类药物过量及敌鼠钠中毒;③免疫相关性抗凝物增多;④蛇咬伤、水蛭咬伤;⑤溶栓药物过量。

5. 复合性止血机制异常

(1) 先天性或遗传性血管性血友病(vWD)。

(2) 获得性弥散性血管内凝血(DIC)。

【出血性疾病诊断】 出血性疾病的诊断应包括完整的病史、详细的体格检查和实验室检查。

1. 病史

(1) 详细询问出血史:包括出血发生的年龄、部位、持续时间、出血量、有否出生时脐带出血及迟发性出血、有否同一部位反复出血等。一般认为,皮肤、黏膜出血点、紫癜等多为血管、血小板异常所致,而深部血肿、关节出血等则提示可能与凝血障碍等有关。出血诱因是否为自发性,是否有外科手术及当时止血情况,伤口愈合情况,是否有阿司匹林或其他抗血小板药物应用史。是否有基础疾病如肝病、肾病、消化系统疾病、糖尿病、免疫性疾病及某些特殊感染等。

(2) 家族史:应该追溯家族一至二代所有成员是否有出血病史,包括家族中死亡人员的致死疾病的详细资料。如血友病 A 和血友病 B,通常呈性联隐性遗传特征,应重点查询母系亲属中有无男性出血性疾病患者。另需注意大约 1/3 的血友病患者缺乏阳性家族史。血管性血友病以常染色体显性遗传为特征。

2. 体格检查 对出血性疾病进行体格检查,应包括皮肤出血的类型(淤点、淤斑或紫癜),有无关节出血或血肿,局部出血的部位,是否存在关节畸形,皮肤或黏膜是否有毛细血管扩张等。患者是否同时存在黄疸、贫血、淋巴结肿大或胸骨压痛等体征,出现这类体征通常提示出血系某种全身性疾病的伴随症状。

根据出血病史、家族史、体格检查,临床上可将出血性疾病分为两类,即由于血管因素和血小板因素异常所致的出血,归之为血管性和血小板性出血性疾病(紫癜性疾病);和凝血因子缺乏引起的出血性疾病。两者的临床特点见表 6-10-1。

表 6-10-1 血管/血小板性因素与凝血因子缺乏性因素所致出血性疾病的临床鉴别

临床特点	凝血因子缺乏	血管/血小板性出血
淤点	少见	常见,特征性
深部血肿	特征性	少见
浅表淤斑	常见,范围大,呈单发	范围较小,多发
关节血肿	特征性	少见
迟发性出血	常见	少见

续表

临床特点	凝血因子缺乏	血管/血小板性出血
浅表切口和划痕所致出血	较少	持续,量多
患者性别	80%~90%遗传性,男性多	女性相对多见
阳性家族史	常见	少见(vWD)除外

3. 实验室检查　应根据筛选、确诊及特殊试验的顺序进行。

(1) 筛选试验

1) 血管异常:出血时间(BT),毛细血管脆性试验。

2) 血小板异常:血小板计数,血块收缩试验,毛细血管脆性试验及BT。

3) 凝血异常:凝血时间(CT),活化部分凝血活酶时间(APTT),凝血酶原时间(PT),凝血酶原消耗时间(PCT),凝血酶时间(TT)等。

(2) 确诊试验

1) 血管异常:毛细血管镜,血vWF、内皮素-1(ET-1)及TM测定等。

2) 血小板异常:血小板数量、形态,平均体积,血小板黏附、聚集功能,PF3有效性测定,网织血小板、血小板a颗粒膜蛋白(P选择素)、直接血小板抗原(GP Ⅱb/Ⅲa和Ⅰ b/Ⅸ)单克隆抗体固相(MAIPA)检测及血栓烷B2测定等。

3) 凝血异常:

A. 凝血第一阶段:测定FⅫ、Ⅺ、Ⅹ、Ⅸ、Ⅷ、Ⅶ、Ⅴ及TF等抗原及活性。

B. 凝血第二阶段:凝血酶原抗原及活性,凝血酶原碎片1+2(F1+2)测定。

C. 凝血第三阶段:纤维蛋白原、异常纤维蛋白原、纤维蛋白单体、血(尿)纤维蛋白肽A(FPA)、FⅫ抗原及活性测定等。

D. 抗凝异常:①AT抗原及活性或凝血酶-抗凝血酶复合物(TAT)测定;②PC、PS及TM测定;③FⅧ:C抗体测定;④狼疮抗凝物或心磷脂类抗体测定。

E. 纤溶异常:①鱼精蛋白副凝(3P)试验;②血、尿FDP测定;③D-二聚体测定;④纤溶酶原测定;⑤t-PA、纤溶酶原激活物抑制物(PAI)及纤溶酶-抗纤溶酶复合物(PIC)等测定。

某些特殊、少见的出血性疾病,可能还需要进行一些特殊检查,才能确定诊断。如蛋白质结构分析、氨基酸测序及免疫病理学检查等。近年来,分子生物学研究在出血性疾病的诊断上取得了巨大进展,许多遗传性出血性疾病具有基因的异常改变,如血友病A的FⅧ、血友病B的FⅨ、血管性血友病的vWF、血小板无力症的GPⅡb-Ⅲa等,基因检测将成为遗传性出血性疾病的重要诊断手段。目前,限制性片断长度多态性(RFLPs)与可变数目串联重复序列(VNTR)分析等基因多态性检测已经用于血友病A、血友病B的间接诊断,并可检出携带者,用于产前诊断和遗传咨询。

4. 诊断步骤　按照先常见病、后少见病及罕见病、先易后难、先普通后特殊的原则,逐层深入进行程序性诊断。①确定是否属出血性疾病范畴;②大致区分是血管、血小板异常,抑或为凝血障碍或其他疾病;③判断是数量异常或质量缺陷;④通过病史、家系调查及某些特殊检查,初步确定为先天性、遗传性或获得性;⑤如为先天或遗传性疾病,应进行基因及其他分子生物学检测,以确定其病因的准确性质及发病机制。

【防治】

1. 病因防治　遗传性出血性疾病目前尚无根治方法。对于单基因遗传性出血性疾病,预防措施在于进行必要的婚前咨询,禁止近亲结婚,对可能的女性疾病携带者孕妇进行产前诊断。获得性出血性疾病主要针对病因进行预防干预。对有出血倾向患者,应避免应用香豆素、肝素等抗凝药物;禁用血小板功能抑制药如阿司匹林、吲哚美辛、双嘧达莫、保泰松、噻氯匹定等。对凝血因子缺乏引起的出血,应避免肌内注射途径给药。有出血倾向的患者应尽量避免外伤、剧烈运动和外科手术。必须进行手术者,应与血液专科医师配合,补充所缺乏的凝血因子或血小板,使止血机制达到足以耐受手术的程度与范围,而不导致过度出血,直到伤口愈合为止。对遗传性出血性疾病患者,应使患者、患者家属、所在社区医疗服务机构了解该病的基本防治知识,加强对患者的心理教育也是防治的重要环节。

2. 止血治疗 出血性疾病的止血治疗应根据患者出血的基础病因而定。一般而言,主要包括凝血因子或血小板补充疗法、止血药物的应用,以及局部机械加压或包扎处理。重要器官的出血或血肿危及生命时,需进行外科手术治疗。

(1) 补充血小板和(或)相关凝血因子:在紧急情况下,输入新鲜血浆或新鲜冷冻血浆是一种可靠的补充或替代疗法,因其含有除 TF、Ca^{2+} 以外的全部凝血因子。此外,如血小板悬液、纤维蛋白原、凝血酶原复合物、冷沉淀物、因子Ⅷ等,亦可根据病情予以补充。

(2) 止血药物:目前广泛应用于临床者有以下几类。

1) 收缩血管、增加毛细血管致密度、改善其通透性的药物:如卡巴克络、曲克芦丁、垂体后叶素、维生素 C、维生素 P 及糖皮质激素等。

2) 合成凝血相关成分所需的药物:如维生素 K_1、K_3、K_4 等。

3) 抗纤溶药物:如氨基己酸(EACA)、氨甲苯酸(PAMBA)、抑肽酶等。

4) 促进止血因子释放的药物:如去氨加压素(1-脱氨-8-精氨酸加压素,DDAVP)促进血管内皮细胞释放 vWF,从而改善血小板黏附、聚集功能,并有稳定血浆 FⅧ:C 和提高 FⅧ:C 水平的作用。

5) 局部止血药物:如凝血酶、巴曲酶及吸收性明胶海绵等。

(3) 促血小板生成的药物:多种细胞因子调节各阶段巨核细胞的增殖、分化和血小板的生成,目前已用于临床的此类药物包括血小板生成素(TPO)、白介素-11(IL-11)等。

(4) 局部处理:局部加压包扎、固定及手术结扎局部血管等。

3. 其他治疗

(1) 免疫治疗:对某些免疫因素相关的出血性疾病,如 ITP、有高滴度抗体的重型血友病 A 和血友病 B 等,可应用抗 CD20 单抗等免疫治疗。

(2) 血浆置换:重症 ITP、TTP 等,通过血浆置换去除抗体或相关致病因素。

(3) 抗凝及抗血小板药物:对某些消耗性出血性疾病,如 DIC、TTP 等,以肝素等抗凝治疗终止异常凝血过程,减少凝血因子、血小板的消耗,可发挥一定的止血作用。但因其本身有抗凝作用,需谨慎使用。

(4) 手术治疗:包括脾切除、血肿清除、关节成型及置换等。

(5) 基因疗法:适用于某些先天性出血性疾病,如血友病等。

(6) 中医中药:传统医学称出血性疾病为“血证”。现代医学研究表明,中药中有止血作用的药物相当多,如蒲黄、柿子叶粉、赤石脂等,在临床上时有应用。

(张亚平)

第十一章　紫癜性疾病

学习目标

1. 了解过敏性紫癜病因与发病机制。
2. 掌握过敏性紫癜临床表现和治疗。
3. 掌握原发免疫性血小板减少症病因、发病机制与治疗。
4. 熟悉原发免疫性血小板减少症临床表现和实验室检查。
5. 掌握血栓性血小板减少性紫癜病因与发病机制。
6. 了解血栓性血小板减少性紫癜临床表现、实验室检查和治疗。

紫癜(purpura)是指皮肤黏膜由于表浅小血管内红细胞外渗和局部含铁血黄素沉着而呈现出的一种可见的出血表象。临床表现为出血点、紫癜和淤斑,一般不高出皮面,过敏性紫癜时可稍隆起。

紫癜性疾病即以皮肤出血点、紫癜、淤斑为主要表现的一组临床疾病,约占出血性疾病总数的 1/3, 主要包括血管性紫癜(vascular purpura)和血小板性紫癜(thrombocytic purpura)。血管性紫癜由血管壁结构或功能异常所致,多见于内皮细胞或内皮下基膜及胶原纤维等内皮下组织的病变。血小板性紫癜由于血小板减少和血小板功能异常所致,常见于血小板病、血小板无力症、药物引起的继发性血小板功能异常等。

第一节　过敏性紫癜

过敏性紫癜(allergic purpura)又称 Schönlein-Henoch 综合征,是以急性腹痛、下肢弥漫性荨麻疹样皮损及可触性紫癜为特征,主要发生于儿童的血管炎综合征。由于机体对某些致敏物质产生变态反应,从而导致毛细血管脆性及通透性增加、血液外渗,产生紫癜、黏膜及某些器官出血,可同时伴发血管神经性水肿、荨麻疹等其他过敏表现。本病多见于 2 ~ 20 岁的青少年,约 90% 的患者发病年龄在 10 岁以下,男性发病略多于女性,春、秋季较多见。

【病因】 致敏因素甚多,与本病发生密切相关的主要如下:

1. 感染

(1) 细菌:主要为 β 溶血性链球菌感染,呼吸道感染最为多见。

(2) 病毒:主要为发疹性病毒感染,如麻疹、水痘、风疹等。

(3) 其他:寄生虫感染,如卡氏肺囊虫感染。

2. 食物 人体对食物中异性蛋白过敏所致,如鱼、虾、蟹、蛋、鸡、牛奶等。

3. 药物

(1) 抗生素类:青霉素(包括半合成青霉素,如氨苄青霉素等)及头孢菌素类抗生素等。

(2) 解热镇痛药:水杨酸类、保泰松、吲哚美辛及奎宁类等。

(3) 其他药物:磺胺类、阿托品、异烟肼及噻嗪类利尿药等。

4. 其他 花粉、尘埃、菌苗或疫苗接种、虫咬、受凉及寒冷刺激等。

【发病机制】　目前认为是免疫因素介导的一种全身性血管炎症。

(1) 蛋白质及其他大分子致敏原作为抗原刺激人体产生抗体(主要为 IgG),后者与抗原结合成抗原抗体复合物,沉积于血管内膜,激活补体,导致中性粒细胞游走、趋化及一系列炎症介质的释放,引起血管炎症反应。此种炎症反应除见于皮肤、黏膜小动脉及毛细血管外,尚可累及肠道、肾及关节腔等部位小血管。

(2) 小分子致敏原作为半抗原与人体内某些蛋白质结合构成抗原,刺激机体产生抗体,此类抗体吸附于血管及其周围的肥大细胞,当上述半抗原再度进入体内时,即与肥大细胞上的抗体产生免疫反应,致肥大细胞释放一系列炎症介质,引起血管炎症反应。

【临床表现】　多数患者发病前 1 ~ 3 周有全身不适、发热、乏力及上呼吸道感染等前驱症状,随后出现典型临床表现。主要包括以下几种类型。

1. 单纯型(紫癜型)　为最常见的类型。主要表现为皮肤紫癜,紫癜常成批反复发生、对称分布,起始表现为急性荨麻疹性皮疹和团块,继而进展形成淤点、淤斑,多可触及,局限于四肢,尤其是下肢及臀部,躯干极少累及,可同时伴发皮肤水肿、荨麻疹。紫癜大小不等,初呈深红色,按之不褪色,可融合成片形成淤斑,数日内渐变成紫色、黄褐色、淡黄色,经 7 ~ 14 日逐渐消退。可触性紫癜为最常见的皮肤表现。

2. 腹型(Henoch 型)　除皮肤紫癜外,因消化道黏膜及腹膜脏层毛细血管受累而产生一系列消化道症状及体征,如恶心、呕吐、呕血、腹泻及黏液便、便血等。其中腹痛最为常见,常为阵发性绞痛,多位于脐周、下腹或全腹,发作时可因腹肌紧张及明显压痛、肠鸣音亢进而误诊为外科急腹症。在幼儿可因肠壁水肿、蠕动增强等而致肠套叠。腹部症状、体征多与皮肤紫癜同时出现,偶可发生于紫癜之前。

3. 关节型(Schönlein 型)　除皮肤紫癜外,因关节部位血管受累出现关节肿胀、疼痛、压痛及功能障碍等表现。多发生于膝、踝、肘、腕等大关节,呈游走性、反复性发作,经数日而愈,不遗留关节畸形。

4. 肾型　过敏性紫癜肾炎的病情最为严重,发生率 12% ~ 40% 。在皮肤紫癜的基础上,因肾小球毛细血管袢炎症反应而出现血尿、蛋白尿及管型尿,偶见水肿、高血压及肾衰竭等表现。肾损害多发生于紫癜出现后 1 周,亦可延迟出现。多在 3 ~ 4 周恢复,少数病例因反复发作而演变为慢性肾炎或肾病综合征。

5. 混合型　皮肤紫癜合并上述两种以上临床表现。

6. 其他　少数本病患者还可因病变累及眼部、脑及脑膜血管而出现视神经萎缩、虹膜炎、视网膜出血及水肿,以及中枢神经系统相关症状、体征。

【实验室检查】

1. 毛细血管脆性试验　半数以上阳性,毛细血管镜可见毛细血管扩张、扭曲及渗出性炎症反应。

2. 尿常规检查　肾型或混合型可有血尿、蛋白尿、管型尿。

3. 血小板计数、功能及凝血相关检查　除出血时间(BT)可能延长外,其他均为正常。

4. 肾功能　肾型及合并肾型表现的混合型,可有程度不等的肾功能受损,如血尿素氮升高、内生肌酐清除率下降等。

【诊断与鉴别诊断】

1. 诊断要点　诊断要点有:①发病前 1 ~ 3 周有低热、咽痛、全身乏力或上呼吸道感染史;②典型四肢皮肤紫癜,可伴腹痛、关节肿痛及血尿;③血小板计数、功能及凝血相关检查正常;④排除其他原因所致的血管炎及紫癜。

2. 鉴别诊断　本病需与下列疾病进行鉴别:①遗传性出血性毛细血管扩张症;②单纯性紫癜;③血小板减少性紫癜;④风湿性关节炎;⑤肾小球肾炎、系统性红斑狼疮(SLE);⑥外科急腹症等。由于本病的特殊临床表现及绝大多数实验室检查正常,鉴别一般无困难。

【防治】

1. 消除致病因素　防治感染,清除局部病灶(如扁桃体炎等),驱除肠道寄生虫,避免可能致敏的食物及药物等。

2. 一般治疗

(1) 抗组胺药:盐酸异丙嗪、氯苯那敏(扑尔敏)、阿司咪唑(息斯敏)、去氯羟嗪(克敏嗪)、西米地丁及静脉注射钙剂等。

(2) 改善血管通透性药物:维生素C、曲克芦丁、卡巴克络等。维生素C以大剂量(5~10g/d)静脉注射疗效较好,持续用药5~7日。

3. 糖皮质激素　糖皮质激素有抑制抗原抗体反应、减轻炎症渗出、改善血管通透性等作用。一般用泼尼松30mg/d,顿服或分次口服。重症者可用氢化可的松100~200mg/d,或地塞米松5~15mg/d,静脉滴注,症状减轻后改口服。糖皮质激素疗程一般不超过30日,肾型者可酌情延长。

4. 对症治疗　腹痛较重者可给予阿托品或山莨菪碱(654-2)口服或皮下注射;关节痛可酌情用止痛药;呕吐严重者可用止吐药;伴发呕血、血便者,可用奥美拉唑等治疗。

5. 其他　如上述治疗效果不佳或近期内反复发作者,可酌情使用:①免疫抑制剂,如硫唑嘌呤、环孢素、环磷酰胺等;②抗凝疗法,适用于肾型患者,初以肝素钠100~200U/(kg·d)静脉滴注或低分子肝素皮下注射,4周后改用华法林4~15mg/d,2周后改用维持量2~5mg/d,2~3个月;③中医中药,以凉血、解毒、活血化瘀为主,适用于慢性反复发作或肾型患者。

【病程及预后】　本病病程一般在2周左右。多数预后良好,少数肾型患者预后较差,可转为慢性肾炎或肾病综合征。

第二节　原发免疫性血小板减少症

原发免疫性血小板减少症(primary immune thrombocytopenia,ITP),既往亦称特发性血小板减少性紫癜是一种常见的获得性自身免疫性疾病。主要由于患者对自身血小板抗原的免疫失去耐受产生血小板抗体,导致血小板破坏加速或生成障碍,出现血小板减少。临床上以广泛皮肤黏膜及内脏出血、血小板数目减少、骨髓巨核细胞发育成熟障碍、血小板生存时间缩短及血小板膜糖蛋白特异性自身抗体出现等为特征。

ITP发病率为5~10/10万人口,随年龄的增加而增加,60岁以上人群的发病率为60岁以下人群的2倍。男女发病率相近,育龄期女性发病率高于同年龄段男性。临床上分为急性型和慢性型,前者好发于儿童,后者则多见于成人。

【病因与发病机制】　ITP的病因迄今未明。可能的发病机制如下。

1. 体液免液和细胞免疫共同介导的血小板破坏过度　50多年前Harrington等就发现将ITP患者的血浆输注到健康人体内,可以发生严重的血小板减少。大部分的ITP患者血浆及血小板表面可以检测到血小板膜糖蛋白特异性抗体，被抗体包被的血小板通过相应的受体与抗原提呈细胞结合，主要是在脾，血小板被单核-巨噬细胞系统过度破坏。已证明，血小板的破坏进一步扩大了免疫反应。此外，$CD8^+$细胞毒T淋巴细胞可以直接破坏血小板。

2. 体液免疫和细胞免疫共同介导的血小板生成障碍 自身抗体可以损伤巨核细胞，抑制其释放血小板。$CD8^+$细胞毒T淋巴细胞通过抑制巨核细胞凋亡，从而使得血小板生成障碍。另外，补体活化可能是部分ITP患者血小板减少的原因之一，目前已经证实在ITP患者血小板表面相关的抗体C3、C4和C9明显升高。

另外，关于幽门螺旋杆菌（Hp）在ITP发病中的作用目前仍有争议。最近的Meta分析发现，伴有Hp感染的ITP患者进行Hp根除治疗，血小板升高的可能性比未感染患者高14.5倍，支持Hp感染与ITP的因果关系。

【临床表现】 ITP患者的症状和体征，取决其血小板计数。

1. 起病方式 儿童多急性起病，多数患者发病前1～2周有上呼吸道等感染史，特别是病毒感染史。成人多起病隐匿。

2. 出血 多数较轻，但易反复发生。表现为全身皮肤黏膜淤点、紫癜、淤斑。鼻出血、牙龈出血、口腔黏膜及舌出血常见，损伤及注射部位可渗血不止或形成大小不等的淤斑。严重内脏出血较少见，当血小板低于20×10^9/L时，可出现内脏出血，颅内出血时（含蛛网膜下隙出血）可致剧烈头痛、意识障碍、瘫痪及抽搐，是本病致死的主要原因。月经过多较常见，在部分患者可为唯一的临床症状。

3. 其他 长期月经过多可出现失血性贫血。病程半年以上者，可出现轻度脾肿大。

【实验室检查】

1. 血小板 ①血小板计数减少；②血小板平均体积偏大；③出血时间延长。血小板的功能一般正常。

2. 骨髓象 ①骨髓巨核细胞数量增加或正常；②巨核细胞发育成熟障碍，急性型者尤为明显，表现为巨核细胞体积变小，胞质内颗粒减少，幼稚巨核细胞增加；③有血小板形成的巨核细胞显著减少（<30%）；④红系及粒、单核系正常。

3. 血小板生存时间 90%以上的患者血小板生存时间明显缩短。

4. 血小板动力学 超过2/3的患者动力学无明显加速。

5. 血浆血小板生成素（thrombopoietin，TPO）**水平** 与正常人无统计学差异。

6. 其他 可有程度不等的正常细胞或小细胞低色素性贫血。少数可发现自身免疫性溶血的证据（Evans综合征）。

【诊断与鉴别诊断】

1. 诊断要点 ①至少2次检验血小板计数减少，血细胞形态正常；②脾一般不增大；③骨髓巨核细胞增多或正常，有成熟障碍；④排除其他继发性血小板减少症。

2. 鉴别诊断 本病的确诊需排除继发性血小板减少，如AA、脾功能亢进、MDS、白血病、SLE、药物性免疫性血小板减少等。本病与过敏性紫癜不难鉴别。

3. ITP的分类

（1）新诊断的ITP：即确诊后3个月以内的ITP患者。

（2）持续性ITP：确诊后3个月～1年血小板持续减少的ITP患者。

（3）慢性ITP：血小板减少持续超过1年的ITP患者。

（4）重症 ITP：指血小板计数≤10×10^9/L，就诊时有需要治疗的出血症状或者是在常规诊疗过程中出现新的出血症状，需要用其他升高血小板药物治疗或增加药物剂量。

（5）难治性 ITP：满足以下 3 个条件的患者：脾切后无效或复发；仍需要治疗以降低出血的危险；除外了其他引起血小板减少症的原因确诊 ITP。

【治疗】

1. 一般治疗　出血严重者应注意休息。血小板低于 20×10^9/L 者，应严格卧床，避免外伤。止血药的应用及局部止血参见其他章节。

2. 观察　ITP 患者如无明显出血倾向，血小板计数高于 30×10^9/L，无手术、创伤，且不从事增加患者出血危险的工作或活动，发生出血的风险较小，可暂不用药物接受临床观察。

3. ITP 的一线治疗

（1）糖皮质激素：一般情况下为首选治疗，近期有效率约为 80%。

1）作用机制：①减少自身抗体生成及减轻抗原抗体反应；②抑制单核-巨噬细胞系统对血小板的破坏；③改善毛细血管通透性；④刺激骨髓造血及血小板向外周血的释放。

2）剂量与用法：常用泼尼松 1mg/(kg · d)，分次或顿服，待血小板升至正常或接近正常后逐步减量（每周减 5mg）至 5～10mg/d 维持治疗（持续 3～6 个月），无效者 4 周后停药。口服或静脉应用大剂量甲泼尼龙或地塞米松也可用于初始治疗，如地塞米松 40mg/d，口服 4 日，无效患者可在半月后重复一次。应用时，需注意监测血压、血糖的变化，预防感染，保护胃黏膜。

（2）静脉注射免疫球蛋白：主要用于：①ITP 的急症患者；②不能耐受糖皮质激素或者脾切前准备；③合并妊娠或分娩前及急需手术者。推荐总剂量 2g/kg，也可以 0.4g/(kg · d) 用 5 日，也可以 1g/(kg · d) 用 2 日。维持治疗 0.5～1g/kg 单剂应用。

4. ITP 的二线治疗

（1）脾切除

1）适应证：①正规糖皮质激素治疗无效，病程迁延 6 个月；②糖皮质激素维持量需大于 30mg/d；③有糖皮质激素使用禁忌证。

2）禁忌证：①年龄小于 2 岁；②妊娠期；③因其他疾病不能耐受手术。脾切除治疗的有效率为 70%～90%，无效者对糖皮质激素的需要量亦可减少。

（2）主要药物

1）长春新碱：为最常用者。除具免疫抑制作用外，还可能有促进血小板生成及释放的作用。每次 1～2mg，每周一次，静脉注射，至少用 3 周。

2）利妥昔单克隆抗体（rituximab）：抗 CD20 的人鼠嵌合抗体，375mg/m^2 静脉注射，每周一次，共 4 次。可有效清除体内 B 淋巴细胞，减少自身抗体生成。利妥昔单抗治疗获完全缓解的患者中，1/3 患者的缓解期超过一年，并且脾切除不影响 ITP 患者对利妥昔单抗治疗反应。

3）环孢素：主要用于难治性 ITP 的治疗。250～500mg/d，口服，维持量 50～100mg/d，可持续半年以上。

4）血小板生成药物：耐受性好，不良反应轻微，一般用于糖皮质激素治疗无效或者难治性 ITP 患者。主要包括：重组人血小板生成素（rhTPO）、TPO 拟肽罗米司亭（romiplostim）及非肽类 TPO 类似物艾曲波帕（eltrombopag）。但因注意长期用药带来的不良反应，包括骨髓网状纤维和胶原沉积、血栓形成、肿瘤细胞生长、干细胞消耗以及中和性抗体的产生。

5）其他：硫唑嘌呤、环磷酰胺、吗替麦考酚酯（MMF，骁悉）、达那唑等。

5. 急症的处理 适用于：①血小板低于 20×10^9/L 者；②出血严重、广泛者；③疑有或已发生颅内出血者；④近期将实施手术或分娩者。

（1）血小板输注：成人按 10～20U/次给予，根据病情可重复使用（从 200ml 循环血中单采所得的血小板为 1U 血小板）。有条件尽量使用单采血小板。

（2）静脉注射免疫球蛋白：0.4g/kg，静脉滴注，4～5 日为一疗程。1 个月后可重复。作用机制与单核-巨噬细胞 Fc 受体封闭、抗体中和及免疫调节等有关。

（3）大剂量甲泼尼龙：1g/d，静脉注射，3～5 次为一疗程，可通过抑制单核-巨噬细胞系统而发挥治疗作用。

第三节 血栓性血小板减少性紫癜

血栓性血小板减少性紫癜（thrombotic thrombocytopenic purpura，TTP）是以微血管内广泛血小板血栓形成为特征的一种较少见的弥散性微血管血栓-出血综合征。临床以血小板减少性紫癜、微血管病性溶血、神经精神症状、肾损害和发热为主要特征，称为 TTP 五联征。

【病因与发病机制】 现已证实 TTP 患者血管性血友病因子裂解酶（vWF-cp）缺乏或活性降低有关，这种 vWF 蛋白裂解酶被命名为 ADAMTS13。在生理情况下，各种已知和未知的因素损伤血管内皮细胞使内皮细胞抗血栓能力降低，损伤的内皮细胞释放超大分子 vWF 多聚体（UL-vWF）进入血浆，诱导血小板活化聚集，而 vWF-cp 可将 UL-vWF 降解成正常大小的多聚体。当 vWF-cp 缺乏或活性明显减弱时，聚集的未能被有效降解的 UL-vWF 会促进血小板黏附与聚集，在末梢动脉、毛细血管内形成血小板血栓，导致血小板消耗性减少，从而继发出血，微血管管腔狭窄，红细胞破坏，受累组织器官损伤或功能障碍。

遗传性 TTP 患者多为基因突变所致的 vWF-cp 缺乏和活性降低，为半显式方式遗传。获得性 TTP 患者多为存在抗 vWF-cp 自身抗体，多数无明确病因，称为特发性 TTP。少数继发于妊娠、药物（包括奎宁、非洛地平、辛伐他汀、甲氧苄氨嘧啶及聚乙二醇干扰素）、自身免疫性疾病、严重感染、肿瘤、HSCT 等，称为继发性 TTP。

【临床表现】 TTP 可发生于任何年龄，多为 15～50 岁，女性多见。出血和神经精神症状为该病最常见的表现。出血以皮肤黏膜和视网膜出血为主，严重者可发生内脏及颅内出血。92% 的患者在病程中会出现不同程度的头痛、意识紊乱、淡漠、失语、惊厥、视力障碍、谵妄和偏瘫等，这些神经精神症状表现变化不定，初期为一过性，但也可反复发作。微血管病性溶血表现为不同程度的贫血，皮肤、巩膜黄染，尿色加深。肾表现有蛋白尿、血尿和不同程度的肾功能损害。发热见于半数患者。并非所有患者均具有五联征表现。

TTP 可根据有无明确的病因分为原发性 TTP 和继发性 TTP；根据有无遗传背景分为遗传性 TTP 和获得性 TTP；也可根据起病急缓和病程分为急性和慢性。

【实验室检查】

1. 血象 几乎所有患者都存在贫血，1/3 的患者血红蛋白低于 60g/L 血小板减少通常较严重，1/2 的患者血小板计数低于 20×10^9/L。网织红细胞升高，破碎红细胞大于 2% 。

2. 溶血检查 可见结合珠蛋白降低，血清胆红素升高，LDH 升高，血红蛋白尿等血管内溶血表现，Coombs 通常阴性。

3. 出凝血检查 出血时间延长，血块退缩不良，束臂试验阳性。一般无典型 DIC 实验室改变。vWF 多聚体分析可见 UL-vWF。

4. 血管性血友病因子裂解酶活性分析　遗传性 TTP 患者 ADAMTS13 活性低于 5%，部分获得性 TTP 患者也可显著降低，同时血浆中可测得该酶的抑制物。

【诊断与鉴别诊断】

1. 诊断要点　临床主要根据特征性的五联征表现作为诊断依据。任何具有微血管病性溶血及血小板减少症状的患者，都需要考虑是否患有 TTP。血涂片镜检发现破碎红细胞、vWF 多聚体分析发现 UL-vWF、ADAMTS13 活性降低及血浆中可测得该酶的抑制物均有助于诊断。

2. 鉴别诊断　①溶血尿毒综合征（hemolytic uremic syndromes，HUS），是一种主要累及肾脏的微血管病，儿童发病率高，常有前驱感染史，神经精神病状少见；②DIC；③Evans 综合征；④SLE；⑤PNH；⑥妊娠高血压综合征。

【治疗】

1. 血浆置换和输注新鲜冷冻血浆　血浆置换为首选治疗，置换液应选用新鲜血浆或冷冻血浆（FFP）。

由于 TTP 病情凶险，诊断明确或高度怀疑本病时，应即刻开始治疗。遗传性 TTP 患者因体内不存在 Vwf-cp 抗体，直接输注 FFP 即可达到治疗目的，治疗频率依患者的症状及血象计数而定，通常需要每 3～4 周一次。

血浆的最佳使用剂量尚不清楚，常规每日一次，体积为 40ml/kg 或 60ml/kg，应用至患者获得完全缓解，表现为血小板计数大 $100×10^9$/L，LDH 在正常范围，非局灶性神经系统症状缓解，然后再持续至少 2 日的血浆置换。在顽固病例及伴随其他症状发展（神经系统或心血管系统）的病例中每日 2 次血浆置换是有益的。

2. 糖皮质激素　TTP 常是一种自身免疫性疾病，已经成为一种常规治疗。在血浆置换治疗期间内给予泼尼松或同等效价的激素，每日总剂量为 1mg/kg 或 2mg/kg，分 1 次或 2 次服用，逐渐减量。另一种方案为甲泼尼龙 1g/d，静脉注射，连用 3 日。

3. 利妥昔单抗（rituximab）　尤其适合于育龄期妇女。375mg/m^2 静脉注射，每周一次，持续 2～8 周。大约 10% 患者使用利妥昔单抗后复发，再次使用后可或缓解。利妥昔单抗可以通过血浆置换被清除，因此，利妥昔单抗使用后，下次的血浆置换治疗应延迟一日至几日。

4. 其他疗法　大剂量静脉免疫球蛋白、长春新碱、环孢素、环磷酰胺等对获得性 TTP 可能有效。

【病程及预后】　80% 以上的患者通过血浆置换治疗可以长期存活，但 20%～50% 的患者可复发，复发患者上述治疗依旧有效。

（王信峰　马亚男）

第十二章　凝血障碍性疾病

学习目标

1. 掌握血友病的临床表现及实验室检查。
2. 熟悉血友病的治疗。
3. 熟悉维生素K缺乏的实验室检查异常及处理。

凝血障碍性疾病是凝血因子缺乏或功能异常所致的出血性疾病。凝血障碍性疾病大致可分为遗传性和获得性两类。前者与生俱来,多为单一性凝血因子缺损,如血友病;后者发病于出生后,常存在明显的基础疾病,多为复合性凝血因子减少,如肝病性出血。

第一节　血　友　病

血友病(hemophilia)是一组因遗传性凝血活酶生成障碍引起的出血性疾病,包括血友病A、血友病B。血友病以阳性家族史、幼年发病、自发或轻度外伤后出血不止、血肿形成及关节出血为特征,重型血友病多因反复软组织及关节出血而致残。我国的血友病中血友病A占多数,血友病A的发病率约为1/5000,血友病B的发病率约为1/25 000;血友病A占血友病患者80%~85%,血友病B占15%~20%。女性血友病患者极其罕见。除遗传性血友病外,尚有罕见的获得性血友病,后者是指由于多种病因导致体内出现的针对凝血因子的抗体,主要为获得性血友病A。

【病因与遗传规律】

1. 病因　血友病A又称遗传性抗血友病球蛋白缺乏症或FⅧ:C缺乏症。FⅧ由两部分组成:即FⅧ凝血活性部分(FⅧ:C)和vWD因子(vWF)。两者以复合物形式存在于血浆中。前者被激活后参与FX的内源性激活;后者作为一种黏附分子参与血小板与受损血管内皮的黏附,并有稳定及保护FⅧ:C的作用。FⅧ:C基因位于X染色体长臂末端(Xq28),当其因遗传或突变而出现缺陷时,人体不能合成足量的FⅧ:C,导致内源性途径凝血障碍及出血倾向的发生。

血友病B又称遗传性FⅨ缺乏症。FⅨ为一种单链糖蛋白,被Ⅺa等激活后参与内源性FX的激活。FⅨ基因位于X染色体长臂末端(Xq26)遗传或突变使之缺陷时,不能合成足够量的FⅨ,造成内源性途径凝血障碍及出血倾向。

2. 遗传规律　血友病A、B均属X连锁隐性遗传性疾病。

3. 获得性血友病A　获得性血友病A是指非血友病A患者血中出现自发获得性因子Ⅷ抑制物,见于围生期妇女、患SLE等免疫性疾病者及无明显潜在疾病的老年人。

【临床表现】

1. 出血　出血的轻重与血发病类型及相关因子缺乏程度有关。血发病A出血较重,血友病B则较轻。按血浆FⅧ:C的活性,可将血友病A分为3型:①重型,FⅧ:C活性低于健康人的1%;②中型,FⅧ:C活性相当于健康人的1%~5%;③轻型,FⅧ:C活性相当于健康人的5%～25%。

血友病的出血多为自发性或轻度外伤、小手术后(如拔牙、扁桃体切除)出血不止,且具备下列特征:①与生俱来,伴随终身,但罕有出生时脐带出血;②常表现为软组织或深部肌肉内血肿;③负重关节如膝、踝关节等反复出血甚为突出,最终可致关节肿胀、僵硬、畸形,可伴骨质疏松、关节骨化及相应肌肉萎缩(血友病关节)。

重症患者可发生呕血、咯血,甚至颅内出血。但皮肤紫癜罕见。

2. 血肿压迫症状及体征 血肿压迫周围神经可致局部疼痛、麻木及肌肉萎缩;压迫血管可致相应供血部位缺血性坏死或淤血、水肿;口腔底部、咽后壁、喉及颈部出血可致呼吸困难甚至窒息;压迫输尿管致排尿障碍。

【实验室检查】

1. 筛选试验 凝血酶原时间(prothrombin time,PT)、凝血酶时间(thrombin time,TT)、纤维蛋白原水平、血小板计数及血小板聚集功能正常,活化部分凝血活酶时间(activated partial thromboplastin time,APTT)延长。

2. 确诊试验 FⅧ活性测定辅以FⅧ:Ag测定和FⅪ活性测定辅以FⅪ:Ag测定可以确诊血友病A和血友病B,同时可以根据结果对血友病进行分型;必要时测vWF:Ag测定(血友病患者正常而血管性血友病患者异常)

3. 基因诊断试验 用于携带者诊断和产前诊断。

【诊断与鉴别诊断】

1. 诊断参考标准

(1)血友病A

1)临床表现:①男性患者,有或无家族史,有家族史者符合X连锁隐性遗传规律;②关节、肌肉、深部组织出血,可呈自发性,或发生于轻度损伤、小型手术后,易引起血肿及关节畸形。

2)实验室检查:①凝血酶原时间、TT正常,血小板正常;②APTT多数延长;③FⅧ:C水平明显低下;④vWF:Ag正常。

(2)血友病B

1)临床表现:基本同血友病A,但程度较轻。

2)实验室检查:同血友病A相似,FⅨ抗原及活性明显减低。

2. 鉴别诊断 主要应与获得性血友病鉴别,后者做APTT纠正试验时依旧延长。

【治疗与预防】 治疗原则是以替代治疗为主的综合治疗:①加强自我保护,预防损伤出血;②尽早有效地处理患者出血,避免并发症的发生和发展;③慎用阿司匹林、非甾体消炎药及其他抑制血小板聚集的药物;④家庭治疗及综合性血友病诊治中心定期随访,对重型血友病患者或者有严重出血史者强调预防治疗。

1. 一般处理 教育患者避免创伤和重体力劳动,尽量避免手术,如需手术需根据手术部位及规模大小进行术前准备,禁止肌内注射和皮下注射,静脉穿刺后需压迫5min以上,如果发生轻微损伤,可用明胶海绵、凝血酶、肾上腺素等局部压迫止血。

2. 替代疗法 目前血友病的治疗仍以替代疗法为主,即补充缺失的凝血因子,它是防治血友病出血最重要的措施。主要制剂有新鲜冷冻血浆(含所有的凝血因子)、冷沉淀物(主要含FⅧ、vWF及纤维蛋白原等,但FⅧ浓度较血浆高5～10倍)、凝血酶原复合物(含FⅩ、Ⅸ、Ⅶ、Ⅱ)、FⅧ浓缩制剂,或基因重组的纯化FⅧ等。

FⅧ:C及FⅨ的半衰期分别为8～12h及18～30h,故补充FⅧ需连续静脉滴注或每日2

次;FⅨ每日 1 次即可。

FⅧ:C 剂量:每输注 lU/kg 体重的 FⅧ可使体内 FⅧ水平提高 2%。FⅧ首次需要量=(需要达到的 FⅧ浓度—患者基础 FⅧ浓度)×体重(kg)×0.5。要使体内 FⅧ保持在一定水平需每 8~12h 输注首剂一半,直到出血停止或伤口结痂。

FⅨ剂量:输注 1U/kg 体重的 FⅨ可使体内 FⅨ水平提高 1%,FⅨ首次需要量=(需要达到的 FⅨ浓度 — 患者基础 FⅨ浓度)×体重(Kg)。要使体内 FⅨ保持在一定水平需每日输注首剂一半 1 次,直到出血停止或伤口结痂。

最低止血要求 FⅧ:C 或 FⅨ水平达 20% 以上,出血严重或欲行中型以上手术者,应使 FⅧ或 FⅨ活性水平达 40% 以上。

重组人活化因子Ⅶ(rFⅦa)可用于防治产生了 FⅧ或 FⅨ抗体的血友病患者的出血,但有增加血栓形成的不良反应。常用剂量是 90μg/kg,每 2~3h 静脉注射,直至出血停止。

3. 药物治疗

(1) 去氨加压素(desmopressin,DDAVP):常用剂量为 16~32μg/次,置于 30ml 生理盐水内快速滴入,每 12h 1 次。亦可分次皮下注射或鼻腔滴入,一般不用于重型患者。

(2) 糖皮质激素:通过改善血管通透性及减少抗 FⅧ:C 抗体的产生而发挥作用。适用于反复接受 FⅧ:C 输注治疗而疗效渐差的患者。

(3) 抗纤溶药物:通过保护已形成的纤维蛋白凝块不被溶解而发挥止血作用,肾有出血时不宜使用以避免梗阻。

(4) 家庭治疗:血友病患者的家庭治疗在国外已广泛应用。除有抗 FⅧ:C 抗体、病情不稳定、小于 3 岁的患儿外,均可安排家庭治疗。血友病患者及其家属应接受有关疾病的病理、生理、诊断及治疗知识的教育,家庭治疗最初应在专业医师的指导下进行。除传授注射技术外,还包括血液病学、矫形外科、精神、心理学及艾滋病、病毒性肝炎的预防知识等。

(5) 获得性血友病:考虑血浆置换及糖皮质激素、环磷酰胺、利妥昔单抗等药物。

4. 外科治疗 有关节出血者应在替代治疗的同时,进行固定及理疗等处理。对反复关节出血而致关节强直及畸形的患者,可在补充足量 FⅧ:C 或 FⅨ的前提下,行关节成型或人工关节置换术。

5. 基因疗法 现正在研究将决定 FⅧ:C、FⅨ及 FⅪ合成的正常基因,通过载体以直接或间接方式转导入患者体内的方法,以纠正血友病的基因缺陷,生成足够的 FⅧ:C、FⅨ或 FⅪ。

6. 预防 由于本病目前尚无根治方法,因此预防更为重要。目前发达国家均将预防治疗纳入血友病治疗计划,我国近年也在全国数个中心开始儿童血友病的预防治疗。根据我国的经济现状和治疗条件,推荐低剂量方案(血友病 A):注射凝血因子Ⅷ 10U/(kg·次),每周 2 次。经济条件允许者,可增加剂量至 10~40U/(kg·次),每周 2~3 次。

血友病的出血多数与损伤有关,预防损伤是防止出血的重要措施之一,医务人员应向患者家属、学校、工作单位及本人介绍有关血友病出血的预防知识。对活动性出血的患者,应限制其活动范围和活动强度。一般血友病患者,应避免剧烈或易致损伤的活动、运动及工作,减少出血的危险;建立遗传咨询,严格婚前检查,加强产前诊断,是减少血友病发生的重要方法。

第二节 维生素 K 缺乏症

肝合成的凝血因子中与维生素 K 密切相关主要有 FⅩ、FⅨ、FⅦ、凝血酶原及其调节蛋白 PC、PS 等,称为维生素 K 依赖性凝血因子。生理条件下,上述因子在肝内合成过程中,其 N 端的谷氨酸残基需进行加羧基化反应,此反应需羧基化酶的催化,维生素 K_1 则是该酶促反应不可缺少的辅酶。维生素 K 缺乏时,肝脏只能合成凝血活性低或无活性的未羧基化相应蛋白质,导致凝血障碍。

维生素 K 缺乏症是一种获得性、复合性出血性疾病。存在引起维生素 K 缺乏的基础疾病、出血倾向、维生素 K 依赖性凝血因子缺乏或减少为其特征。

【病因】

1. 口服维生素 K 拮抗剂　如香豆素类等,它们有维生素 K 类似的结构却无其功能,通过竞争性抑制干扰维生素 K 依赖性凝血因子的合成。目前口服华法林的老年患者日益增多,相关出血事件也较前增多。

2. 肝疾病　重症肝炎、失代偿性肝硬化及晚期肝癌等,由于肝功能受损,加之维生素 K 的摄取、吸收、代谢及利用障碍,肝不能合成正常量的维生素 K 依赖性凝血因子。

3. 摄入不足　食物特别是绿色蔬菜富含维生素 K,且肠道细菌又可以纤维素为主要原料合成内源性维生素 K。下列条件下可致摄取不足:①长期进食过少或不能进食;②长期低脂饮食,维生素 K 为脂溶性,其吸收有赖于适量脂质;③胆道疾病,如阻塞性黄疸、胆道术后引流或瘘管形成等,因胆盐缺乏导致维生素 K 吸收不良;④肠瘘、广泛小肠切除、慢性腹泻等所致的吸收不良综合征;⑤长期使用(口服)抗生素,导致肠道菌群失调,内源性合成减少。

4. 新生儿　出生后 2 ~7 日的新生儿,可因体内维生素 K 储存消耗、摄入不足及内生障碍等,致维生素 K 缺乏而引起出血。

【临床表现】　除原发病的症状、体征外,本病的主要表现为出血。

1. 皮肤、黏膜出血　如皮肤紫癜、瘀斑、鼻出血、牙龈出血等。

2. 内脏出血　如呕血、黑粪、血尿及月经过多等,严重者可致颅内出血。

3. 外伤或手术后伤口出血不止。

4. 新生儿出血症　多见于出生后 2 ~3 日,常表现为脐带出血、消化道出血等。本病出血一般较轻,罕有肌肉、关节及其他深部组织出血的发生。

【实验室检查】

1. 筛选试验　凝血酶原时间延长、INR 增高、APTT 延长。

2. 确诊试验 FⅩ、FⅨ、FⅦ、凝血酶原抗原及活性降低。

【诊断】　诊断参考标准:①存在引起维生素 K 缺乏的基础疾病;②皮肤、黏膜及内脏轻、中度出血;③凝血酶原时间、APTT 延长,INR 增高,FⅩ、FⅨ、Ⅶ及凝血酶原抗原及活性降低;④维生素 K 治疗有效。

【治疗】

1. 治疗相关基础疾病

2. 饮食治疗　多食富含维生素 K 的食物,如新鲜蔬菜等绿色食品。

3. 补充维生素 K　①出血较轻者,维生素 K 25 ~50mg/d,分次口服,持续半个月以上;②出血严重或有胆道疾病者,维生素 K_1 10 ~20mg/d,加入 250 ~500ml 葡萄糖溶液中静脉滴注,3 ~5 日后改用口服制剂。

4. 凝血因子补充　本病如出血严重,可用冷沉淀物 0.1 ~0.2U/kg,静脉滴注,每 4h 一次,连用 2 ~3 日;亦可输注新鲜冷冻血浆。

(徐梦麒　徐瑞容)

第十三章　弥散性血管内凝血

学习目标

1. 掌握弥散性血管内凝血的临床表现及诊断。
2. 熟悉弥散性血管内凝血的病因及病理生理基础。
3. 了解弥散性血管内凝血的治疗方法。

弥散性血管内凝血(disseminated intravascular coagulation,DIC)是一种发生在多种严重疾病基础上或某些特殊条件下,以微血管损伤为病理基础,凝血及纤溶系统被激活,导致微循环弥散性微血栓形成,凝血因子大量消耗并继发纤溶亢进,引起全身出血及微循环衰竭的临床综合征。多数 DIC 病例的病情险恶,如不及时治疗常会危及生命。

【病因】 临床各科多种疾病均可导致 DIC。常见者为感染、肿瘤、病理产科、手术及创伤。

1. 严重感染 是诱发 DIC 的主要病因之一。由感染所诱发的 DIC 占总发病数的 31%~43%。

(1) 细菌感染:革兰阴性菌感染为 DIC 的最常见病因,如脑膜炎球菌、大肠埃希杆菌、铜绿假单胞菌感染等,某些严重革兰阳性菌感染,如金黄色葡萄球菌败血症等亦可导致 DIC。偶有弥散性结核病并发 DIC 的报道。

(2) 病毒感染:流行性出血热、重症肝炎等病毒性疾病。

(3) 立克次体感染:斑疹伤寒、恙片虫病等。

(4) 其他感染:脑型疟疾、钩端螺旋体病、组织胞质菌病等。

2. 恶性肿瘤 是诱发 DIC 的主要病因之一,近年来有上升趋势。常见者如急性早幼粒白血病、淋巴瘤、前列腺癌、胰腺癌及其他实体瘤。

3. 病理产科 见于羊水栓塞、感染性流产、死胎滞留、重度妊娠高血压综合征、子宫破裂、胎盘早剥、前置胎盘等。

4. 手术及创伤 富含组织因子的器官如脑、前列腺、胰腺、子宫及胎盘等,可因手术及创伤等释放组织因子(TF)诱发 DIC。大面积烧伤、严重挤压伤、骨折也易致 DIC。

5. 严重中毒或免疫反应 毒蛇咬伤、输血反应、移植排斥等也易致 DIC。

6. 其他 如恶性高血压、巨大血管瘤、急性胰腺炎、重症肝炎、溶血性贫血、急进型肾炎、糖尿病酮症酸中毒、系统性红斑狼疮和中暑等。

【发病机制】

1. 组织损伤 感染、肿瘤溶解、严重或广泛创伤、大型手术等因素导致 TF 或组织因子类物质释放入血,激活外源性凝血系统。蛇毒等外源性物质亦可激活此途径,或直接激活 FX及凝血酶原。

2. 血管内皮损伤 血管内皮细胞的紊乱是绝大多数 DIC 患者发病的必要条件。感染、炎症及变态反应、缺氧等会引起血管内皮损伤,导致 TF 释放进而启动凝血系统。

3. 血小板活化 各种炎症反应、药物、缺氧等可诱发血小板聚集及释放反应,通过多种途径激活凝血。

4. 纤溶系统激活　上述致病因素亦可同时通过直接或间接方式激活纤溶系统,致凝血-纤溶平衡进一步失调。

研究表明,由炎症等导致的单核细胞、血管内皮 TF 过度表达及释放,某些病态细胞(如恶性肿瘤细胞)及受损伤组织 TF 的异常表达及释放,是 DIC 最重要的始动机制。凝血酶与纤溶酶的形成是 DIC 发生过程中导致血管内微血栓、凝血因子减少及纤溶亢进的两个关键机制。炎症和凝血系统相互作用,炎症因子加重凝血异常,而凝血异常又可加剧炎症反应,形成恶性循环。感染时蛋白 C 系统严重受损,蛋白 C 水平降低且激活受抑,使活化蛋白 C 水平降低,导致抗凝系统活性降低,加剧了 DIC 的发病过程。

下列因素可促进 DIC 的发生:①单核-巨噬细胞系统受抑,见于重症肝炎、大剂量使用糖皮质激素等;②纤溶系统活性降低;③高凝状态,如妊娠等;④其他因素如缺氧、酸中毒、脱水、休克等。

【病理及病理生理】

1. 微血栓形成　微血栓形成是 DIC 的基本和特异性病理变化。其发生部位广泛,多见于肺、肾、脑、肝、心、肾上腺、胃肠道及皮肤、黏膜等部位。

DIC 微血栓的形态与其形成部位有关,可呈圆形、椭圆形、柱状、条索状、多角形等。在肾小球毛细血管中,则可呈不规则团块或蜂窝状及弧形条状。由羊水栓塞所引起的 DIC,除微血栓外,在肺毛细血管内尚可发现羊水栓、羊水结晶及羊水内脱落细胞等成分。

DIC 微血栓按其组成成分可分为不同种类:①纤维蛋白血栓,为 DIC 微血栓的最主要组成部分;②血小板血栓,为 DIC 早期血栓,主要由血小板聚集而成;③纤维蛋白-血小板血栓,以纤维蛋白为核心,其中或外周有血小板沉积,此种血栓在 DIC 中亦较常见;④纤维蛋白-血小板-红细胞血栓,亦称混合血栓,多见于较大血管内,此种血栓在 DIC 中不多见。

伴随微血管栓塞而出现的继发性病理变化有:血栓远端血管痉挛,间质水肿,灶状出血及缺血性坏死。因此,在有微血栓形成的器官,可出现相应的一过性功能损害,甚至不可逆性的功能衰竭。

2. 凝血功能异常　凝血功能异常是 DIC 最常见的病理生理变化。其凝血演变过程如下。①高凝状态:为 DIC 的早期改变。实验室检查凝血酶原时间(PT)可明显缩短,其他凝血因子水平及活性正常或增高。②消耗性低凝状态:出血倾向,凝血酶原时间显著延长,血小板及多种凝血因子水平低下。此期持续时间较长,常构成 DIC 的主要临床特点及实验检测异常。③继发性纤溶亢进状态:多出现在 DIC 后期,但亦可在凝血激活的同时,甚至成为某些 DIC 的主要病理过程。

3. 微循环障碍　微循环障碍为 DIC 中最常见的病理生理变化之一。其发生直接原因是广泛毛细血管微血栓形成。此外,血容量减少、血管舒缩功能失调、心功能受损等因素也可造成微循环障碍。

【临床表现】　DIC 的临床表现与其原发病、临床类型及所处的发展阶段有密切关系。由于 DIC 是发生于某些严重疾病基础上的一种临床综合征,而且仅存在于复杂病理过程的某一阶段,因此其临床表现可有以下特征:①由于引起 DIC 的原发病很多,因而 DIC 的临床表现常为原发病的症状和体征掩盖。②DIC 病理发展过程可有跳跃式的改变,故临床表现也有极大的变异性。③有的 DIC 患者除原发病症状和体征外,可无明显的 DIC 特异性表现。

DIC 在临床上最常见的四大症状为出血倾向、休克或微循环衰竭、微血管栓塞及微血管病性溶血。

1. 出血倾向　出血是DIC最常见的症状之一，几乎发生在所有的急性期DIC患者。有时甚至是提示DIC诊断的唯一临床依据。特点为自发性、多发性出血，部位可遍及全身，多见于皮肤、黏膜、伤口及穿刺部位；其次为某些内脏较大量的出血，可表现为咯血、呕血、血尿、黑便，严重者可发生颅内出血。

2. 休克或微循环衰竭　休克或微循环衰竭为DIC最重要和最常见的临床表现之一。主要为一过性或持续性血压下降，早期即出现肾、肺、大脑等器官功能不全，表现为肢体湿冷、少尿、呼吸困难、发绀及神志改变等。休克程度与出血量常不成比例。顽固性休克是DIC病情严重、预后不良的征兆。

3. 微血管栓塞　可发生在浅层的皮肤、消化道黏膜的微血管，出现局部坏死和溃疡但临床上较少见。由于深部器官微血管栓塞导致的器官衰竭在临床上却更为常见，可表现为顽固性的休克、呼吸衰竭、意识障碍、颅内高压和肾衰竭等。

4. 微血管病性溶血　DIC溶血在临床上表现为微血管病性血管内溶血，贫血程度与出血量不成比例，偶见皮肤、巩膜黄染。

5. 原发病临床表现　除上述主要临床表现外，尚有引起DIC的基础疾病的相应症状及体征，如感染、肿瘤、病理产科、手术及创伤等，均各有其相应的临床表现。

【实验室检查】　DIC是一个复杂的综合病症，没有一个特异的实验室检查可以单独做出DIC的诊断，应根据多项指标的结果综合判断。

(1) 过筛试验

1) 在DIC过程中由于血小板大量被消耗，血小板计数减少。如果血小板计数在病程中变化不大，提示循环中无大量凝血酶形成。DIC的血小板计数与原发病有关，多数患者有显著降低，血小板计数正常可大体上排除DIC的诊断。

2) 凝血酶原时间延长，反映了凝血因子Ⅰ、Ⅱ、Ⅴ、Ⅶ与Ⅹ的减少。凝血酶原时间的敏感性较差，但在中度或重度DIC患者凝血酶原时间均有延长。

3) 活化的部分凝血活酶时间(APTT)延长，表示参与凝血活酶生成的因子减少。但某些DIC患者，特别是慢性DIC时，APTT可为正常。

4) 因纤维蛋白原(Fg)的减少与纤维蛋白(原)降解产物(FDP)的抗凝作用，凝血酶时间(TT)延长，也是DIC的一个敏感指标，但该试验难于标准化。

5) FDP水平测定是纤溶的一个敏感指标，几乎所有的DIC患者都有血浆FDP浓度的增高，并且增高的程度能反映DIC的严重性。

6) 血片检查可能见到破碎或变形的红细胞，大量的破碎或变形的红细胞是诊断DIC的一个有力证据，但阴性结果不排除DIC。

(2) 凝血过程激活的指标：大多数凝血因子在急性DIC时均减少，特别是Fg和参与外源性凝血途径的因子(如因子Ⅶ、Ⅹ、Ⅴ与Ⅱ)降低明显，而因子Ⅷ变化不大。

抗凝血酶的活性与含量均降低，其降低程度随病情发展而加重。

一些新的项目，如纤维蛋白肽A(FPA)、凝血酶原活化肽(F1+2)与凝血酶抗凝血酶复合物(TAT)是凝血过程激活的早期指标，具有很高的特异性与敏感性，但由于这些试验费时长、价格高，故尚未广泛开展。

(3) 纤溶亢进的指标：FDP及FDP的亚型D-二聚体是反映纤溶活性的敏感指标。测定FDP与纤维蛋白原或纤维蛋白单体复合物的副凝试验[如硫酸鱼精蛋白-乙醇胶沉淀试验(3P试验)]虽有一定的特异性，但不很敏感。

血浆纤溶酶原与α2抗纤溶酶活性降低都提示有纤溶亢进。在纤溶高度亢进时血浆中α2抗纤溶酶几乎消耗殆尽。近年来开展的一些新的检查方法,如纤溶酶作用于纤维蛋白形成的Bβ15-42,与作用于Fg形成的Bβ1-42,以及纤溶酶-α2抗纤溶酶复合物都是纤溶早期、特异与敏感的指标,但尚未在DIC临床中被广泛应用。

【诊断与鉴别诊断】

1. 国内诊断标准

(1) 临床表现

1) 存在易引起DIC的基础疾病。

2) 有下列两项以上临床表现:①多发性出血倾向;②不易用原发病解释的微循环衰竭或休克;③多发性微血管栓塞的症状、体征,如皮肤、皮下、黏膜栓塞性坏死及早期出现的肺、肾、脑等器官衰竭;④抗凝治疗有效。

(2) 实验室检查指标:同时有下列三项以上异常:①血小板<100×10^9/L或进行性下降,肝病、白血病患者血小板<50×10^9/L。②血浆纤维蛋白原含量<1.5g/L或进行性下降,或>4g/L,白血病及其他恶性肿瘤<1.8g/L,肝病<1.0g/L。③3P试验阳性或血浆FDP>20mg/L,肝病、白血病FDP>60mg/L,或D-二聚体水平升高或阳性。④凝血酶原时间缩短或延长3s以上,肝病、白血病延长5s以上,或APTT缩短或延长5s以上。

2. 国际血栓和止血协会(ISTH)标准　该标准应用简单易行的检查项目(包括血小板计数,凝血酶原时间,纤维蛋白原浓度,纤维蛋白相关标记物)对DIC进行积分,较为规范和标准(表6-13-1)。

表6-13-1　显性DIC诊断的特征性算法*

1. 已知DIC相关的基础疾病的存在
(无=0,有=2)
2. 全面凝血试验结果的积分
血小板计数(>100×10^9/L =0;<100×10^9/L=1;<50×10^9/L=2)
纤维蛋白标志物的水平(可溶性的纤维蛋白单体/纤维蛋白降解产物)
(无升高:0;中度升高:2;明显升高:3)
延长的凝血酶原时间
(<3s=0;>3s但<6s=1;>6s=2)
纤维蛋白原的水平
(>1.0g/L=0;<1.0 g/L=1)
3. 计算积分
4. 如果≥5:符合显性DIC;每日重复评分
如果<5:提示(但不肯定)非显性DIC;接下来1~2日重复评分

*根据国际血栓和止血协会的标准化委员会

3. 鉴别诊断

(1) 重症肝炎:在临床表现与实验室检查上有许多相似之处,如出血倾向、肾损害、肝损坏、神志意识改变、凝血因子水平低下及血小板减少等。因此将两者区分开来对于治疗方案的制定及预后的评估都有特别的意义。其鉴别要点有:①重症肝炎微循环衰竭少见,且出现较晚。②黄疸极常见且病情较重。③肾功能损伤少见,且出现较晚。④罕见红细胞破坏,血小板活化及代谢产物多数正常。⑤重症肝炎中 FDP 及 D-二聚体正常或轻度增加。

(2) 血栓性血小板减少性紫癜(TTP):本病临床表现及实验室检查与 DIC 有颇多相似之处,如出血倾向、肾脏损害、意识障碍、血栓形成、血小板减少及血小板活化、代谢产物增多等。其鉴别要点有:①TTP 起病可急可缓,病程长;②微循环衰竭少见;③黄疸发生率极高,且较重;④vWF 裂解酶多为显著降低。这一点在两者的鉴别中非常重要;⑤D-二聚体在 TTP 中多正常;⑥DIC 患者血栓性质以纤维蛋白血栓为主,而 TTP 患者则以血小板血栓为主。

(3) 原发性纤维蛋白溶解亢进症:本病极为罕见,可表现为出血倾向,纤维蛋白原极度降低及多种纤溶实验指标异常,需与 DIC 引起的继发性溶亢进鉴别。其鉴别要点有:①原发性纤溶亢进中微循环衰竭及栓塞表现甚少。②除纤维蛋白原极度低下外,其他凝血因子减少不明显。③红细胞形态多正常,血小板减少不明显,其活化及代谢产物多正常。④D-二聚体在原发性纤溶亢进多正常。⑤除 FPA 外,其他凝血因子激活分子标记物如 TAT、AT-Ⅲ等一般正常。

【治疗】 DIC 的治疗原则是序贯性,及时性,个体性及动态性。主要治疗包括基础疾病处理及诱因清除,抗凝治疗,凝血因子补充,抗纤溶疗法,溶栓治疗及对症处理等。

1. 治疗基础疾病及消除诱因 如控制感染,治疗肿瘤,产科及外伤;纠正缺氧、缺血及酸中毒等,是终止 DIC 病理过程的最为关键和根本的治疗措施。

2. 抗凝治疗 抗凝治疗是终止 DIC 病理过程,减轻器官损伤,重建凝血—抗凝平衡的重要措施。一般认为,DIC 的抗凝治疗应在处理基础疾病的前提下,与凝血因子补充同步进行。临床上常用的抗凝药物为肝素,主要包括普通肝素和低分子肝素。

(1) 使用方法

1) 普通肝素:急性 DIC 每日 10 000~30 000U/d,一般 12 500U/d 左右,每 6h 用量不超过 5000U,静脉点滴,根据病情可连续使用 3~5 日。

2) 低分子肝素:与肝素钠相比,其抑制 FⅩa 作用较强,抗凝血酶作用较弱,较少依赖 AT,较少引起血小板减少,出血并发症较少,半衰期较长,生物利用度较高。常用剂量为 75~150UA X a(抗活化因子 X 国际单位)/(kg·d),一次或分 2 次皮下注射,连用 3~5 日。

(2) 适应证与禁忌证

1) 适应证:①DIC 早期(高凝期);②血小板及凝血因子呈进行性下降,微血管栓塞表现(如器官衰竭)明显的患者;③消耗性低凝期但病因短期内不能去除者,在补充凝血因子情况下使用。

2) 禁忌证:①手术后或损伤创面未经良好止血者;②近期有大咯血或有大量出血的活动性消化性溃疡;③蛇毒所致 DIC;④DIC 晚期,患者有多种凝血因子缺乏及明显纤溶亢进。

(3) 监测:普通肝素使用的血液学监测最常用者为 APTT,肝素治疗使其延长为正常值的 1.5~2.0 倍时即为合适剂量。普通肝素过量可用鱼精蛋白中和,鱼精蛋白 1mg 可中和肝素 100U。低分子肝素常规剂量下无需严格血液学监测。

3. 替代治疗 适用于有明显血小板或凝血因子减少证据,已进行病因及抗凝治疗,DIC 未能得到良好控制,有明显出血表现者。

(1) 新鲜冷冻血浆等血液制品:每次 10~15ml/kg。

(2) 血小板悬液:未出血的患者血小板计数低于 20×10^9/L,或者存在活动性出血且血小板计数低于 50×10^9/L 的 DIC 患者,需紧急输入血小板悬液。血小板输入剂量是以患者

血小板计数升至 50×10^9/L 以上为宜。

(3) 纤维蛋白原:首次剂量2.0～4.0g,静脉滴注。24h 内给予8.0～12.0g,可使血浆纤维蛋白原升至1.0g/L。由于纤维蛋白原半减期较长,一般每3日用药一次。

(4) FⅧ及凝血酶原复合物:偶在严重肝病合并 DIC 时考虑应用。

4. 纤溶抑制药物　临床上一般不使用,仅适用于 DIC 的基础病因及诱发因素已经去除或控制,并有明显纤溶亢进的临床及实验证据,继发性纤溶亢进已成为迟发性出血主要或唯一原因的患者。常用药物如氨基己酸、氨甲苯酸、氨甲环酸及抑肽酶等。

5. 溶栓疗法　由于 DIC 主要形成微血管血栓,并多伴有纤溶亢进,因此原则上不使用溶栓剂。仅用于以下情况。①器官功能不全表现突出,经前述治疗未能有效纠正。②DIC 末期,凝血及纤溶过程均已终止,而脏器功能恢复缓慢或欠佳。③有明显血栓栓塞的临床及实验室检查证据。

主要药物如下。①尿激酶(UK):常用剂量首剂4000U/Kg,静脉注射,而后以400U/h 持续滴注。由于本药物作用不具选择性,注入后可致全身性纤溶激活及纤维蛋白原降解。近年国外已研制出一种单链尿激酶,其激活纤溶之作用有赖于纤维蛋白的存在,特异性较强,不良反应较少。②组织型纤溶酶原激活剂(t-PA):为高效特异性纤溶酶原激活剂,在纤维蛋白存在的条件下,具有较强的激活纤溶酶原作用。常用剂量90万～150万U,于30～60min 内静脉注射,或以5000U/(kg·h)持续静脉滴注。③酰基化的纤溶酶原链激酶激活剂复活物(APSAC):是新型高效溶栓药物,其半衰期长,与纤维蛋白亲和力强,过敏反应少,在 DIC 溶栓治疗中已有成功报道。用法:每次30mg,由莫菲管滴入,2～3次/日,连用3～5日。

6. 其他治疗

(1) 糖皮质激素:不作常规应用,但下列情况可予以考虑:①基础疾病需糖皮质激素治疗者;②感染一中毒性休克并且 DIC 已经有效抗感染治疗者;③并发肾上腺皮质功能不全者。

(2) 山莨菪碱:本药可解除血管痉挛,有助于改善微循环及纠正休克,DIC 早、中期可应用。剂量每次10～20mg,静脉注射或静脉滴注,2～3次/日。

7. 疗效标准

(1) 痊愈:①基础疾病及诱因消除或控制。②DIC 症状与体征消失。③实验室指标恢复正常。

(2) 好转:上述3项指标中1项未达标准或2项未能完全达到标准者。

(3) 无效:上述指标均不能达标或患者因 DIC 死亡。

【预防】　DIC 是由多种疾病引起的出血性凝血障碍。防治原发病是预防 DIC 的关键。由于传染病的减少及感染及时和有效的控制,一些曾是 DIC 主要病因的感染性疾病(如暴发性脑膜炎球菌败血症)已很少见。急性早幼粒细胞白血病(acute promyelocytic leukemia, APL)极易并发 DIC,但全反式维甲酸及亚砷酸的应用大大减少了这种可能性。此外,对于一些容易诱发 DIC 的病变,如血液淤滞、酸中毒、休克、肝功能衰竭、大手术和创伤的患者要密切观察,及时纠正并做凝血实验检查。一旦发现血液有高凝倾向,须适当给予肝素或其他抗凝药物,防止 DIC 的发生和发展。

(黄红铭　王顺业)

第十四章　输血及输血反应

学习目标

1. 掌握输血分类。
2. 掌握输血的适应证及不良反应。
3. 了解输血程序。

输血是一种用于临床各科的治疗方法，对改善病情、提高疗效和减少死亡有重大意义。

【输血分类】

1. 按血源分类

（1）自体输血（autologous blood transfusion）：输入自己预先储存或失血回收的血液，称为自体输血。分为稀释式、保存式、回收式三种类型。①稀释式：在手术前采出患者一定量的血液，同时补充晶体液和胶体液，使血液处于稀释状态，减少手术中的血细胞丢失，采出的血液于手术后期回输给患者。②保存式：把自己的血液预先储存起来，待将来自己需要时回输。③回收式：采用自体血回收装置，回收自己在外伤、手术中或手术后的失血，并将之安全回输。

适应证：①择期手术而预期术中需输血者；②避免分娩时异体输血的孕妇；③有严重异体输血反应史者；④稀有血型或曾配血发生困难者；⑤边远地区供血困难而预期需要输血者；⑥预存自体血以备急需的健康人。

禁忌证：①可能患败血症或使用抗生素者；②肝、肾功能异常者；③有严重心、肺疾病者；④贫血、出血和血压偏低者；⑤曾在献血中或献血后12h内发生虚脱或意识丧失者；⑥采血可能诱发自身疾病发作或加重者。

优点：①可避免血液传播疾病；②避免同种异体输血引起的同种免疫反应及可能的差错；③可节约血源，缓解血液供需矛盾。

（2）异体输血（allogeneic blood transfusion）：输入与患者血型相同的他人提供的血液或血液成分，称为异体输血。通常所谓“输血”即指异体输血，用于治疗临床各科疾病。

2. 按血液成分分类

（1）输全血：输入采自异体或自体的血液，输全血仅能补充红细胞和血浆，现不提倡输全血。

（2）成分输血：分离或单采合适供体的某种（或某些）血液成分并将其输给患者，称为成分输血。包括：红细胞输注、血小板输注、血浆输注、各类血浆成分（白蛋白、球蛋白、纤维蛋白原、因子Ⅷ、凝血酶原复合物）输注等。成分输血的优点：①有效成分含量高；②治疗针对性强；③效率高；④节约血源。

3. 按输血方式分类

（1）加压输血：当患者发生急性大出血时，为尽快补足血容量、恢复血压、保证重要器官供血，同时提供血液止血成分，在心功能允许的前提下可通过物理方法如适度挤压输血袋、抬高输血袋距患者的垂直距离、注射器加压等加压输血。

(2) 加氧输血:贫血患者合并急性呼吸窘迫综合征时,为改善缺氧状态,在无菌操作、不损伤红细胞的前提下,可体外加氧,形成氧合红细胞。然后通过静脉输氧合红细胞给患者。

(3) 置换输血:当患者血浆内出现某些异常物质,如抗凝物、溶血素、胆红素、M 蛋白、外源性有害物质等,且其数量超过自体净化能力时,应予血浆置换。

该方法在血栓性血小板减少性紫癜(TTP)/溶血尿毒症综合征(HLJS)时列为首选。

(4) 常规输血:非加压、加氧、置换式的输血。

【输血程序】 输血程序包含申请输血、供血、核对、输血、输血后评价等步骤。

1. 申请输血 申请输血主要由医护人员完成。

(1) 患者或家属同意后在《输血治疗同意书》上签字(收入病历保存)。

(2)《临床输血申请单》由主管医师填写,主治医师签字核准。

(3) 护理人员持《临床输血申请单》和贴好标签的试管,床旁核对患者姓名、年龄、病案号、病室、床号、血型及诊断后采集血样。

2. 供血 地方血站(血液中心)根据当地医疗需血情况,依据国家相关法规,制定有关血源、采血、储血、检血、供血计划并完成之。

3. 核对

(1) 医院输血科(血库)应及时核对所供血的质、量、包装、血袋封闭、标签填写、储存时间、运送方式等是否符合国家有关规定。

(2) 通常对 ABO 血型、Rh 血型进行正定、反定技术鉴别。

4. 输血

(1) 科室医护人员到输血科领血时,应与输血科人员共同查对《临床输血申请单》、交叉配血实验报告单、血袋标签和血液外观等。

(2) 血到科室后,由 2 名医护人员再次逐项核对供血是否符合相应的《临床输血申请单》要求。

(3) 治疗护士到受血者床头再次核实受血者姓名、年龄、性别、血型、疾病诊断、科室床号、住院号等项目后,采用标准输血器和严格无菌技术执行输血医嘱。

5. 输血后评价

(1) 输血结束后,护士应认真检查受血者静脉穿刺部位有无血肿或渗血,并做相应处理。

(2) 主管医师要在病程记录上对输血疗效做出评价。

【输血适应证】

1. 替代治疗 即应按"缺什么"、"补什么"的原则进行替代性输血治疗。

2. 免疫治疗 如输注静脉用人血免疫球蛋白提高体内抗体滴度治疗感染性疾病和通过封闭单核-巨噬细胞系统治疗特发性血小板减少性紫癜、自身免疫性溶血性贫血等。

白血病患者经同种异基因骨髓移植后,定期输注一定量的供者外周血淋巴细胞(DLI),可发挥供者淋巴细胞抗宿主残留白血病的作用。

3. 置换治疗 凡血液中某些成分(如 M 蛋白、胆红素、尿素氮等)过多或出现异常成分(如溶血素、毒物等),使内环境紊乱,进而危及患者生命时,均可采用"边去除"、"边输注"的置换输血治疗,改善病情。同时还应开展对因治疗,以取得更好的疗效。

4. 移植治疗 HSCT 受者在完成预处理(放/化疗)后所接受的造血干细胞(源于异体

或自体骨髓、外周血等)移植,即是在特定条件下的“成分输血”。

【输血不良反应】

1. 溶血性不良反应

(1) 定义:输血中或输血后,输入的红细胞或受血者本身的红细胞被过量破坏,即发生输血相关性溶血。

(2) 分类:分急、慢性。

1) 急性输血相关性溶血:指在输血中或输血后数分钟至数小时内发生的溶血。常出现高热、寒战、心悸、气短、腰背痛、血红蛋白尿甚至尿闭、急性肾衰竭和 DIC 表现等。实验室检查提示血管内溶血。

急性输血相关性溶血的原因:①供、受血者血型不合(ABO 血型或其亚型不合、Rh 血型不合);②血液保存、运输或处理不当;③受血者患溶血性疾病等。处理:①应立即终止输血;②应用大剂量糖皮质激素;③碱化尿液、利尿,保证血容量和水电解质平衡;④纠正低血压,防治肾衰竭和 DIC。

2) 慢性输血相关性溶血:表现为输血数日后出现黄疸、网织红细胞升高等。多见于稀有血型不合、首次输血后致敏产生同种抗体、再次输该供者红细胞后发生同种免疫性溶血。处理同急性输血相关性溶血。

2. 非溶血性不良反应

(1) 发热:最常见的输血反应。原因:①血液或血制品中有致热原;②受血者多次受血后产生同种白细胞或血小板抗体。输血前滤去血液中所含致热原、白细胞及其碎片是常用预防方法。主要表现有输血过程中发热、寒战。处理:①暂时终止输血;②用解热镇痛药或糖皮质激素处理有效。

(2) 变态反应:原因:①所输血液或血制品含过敏原;②受血者本身为高过敏体质或多次受血而致敏。变态反应表现有出现荨麻疹、血管神经性水肿,重者为全身皮疹、喉头水肿、支气管痉挛、血压下降等。处理:应减慢甚至停止输血,其次抗过敏治疗,有时尚需解痉、抗休克处理等。

(3) 传播疾病:主要有各型病毒性肝炎、获得性免疫缺陷综合征(AIDS)、巨细胞病毒感染、梅毒感染、疟原虫感染,以及污染血导致的各种可能的病原微生物感染。预防措施包括:排除带菌或带病毒的献血员,保证血液采集、储存、运送、质检、输注等环节的无菌化。

【输血规范】 应严格执行《中华人民共和国献血法》和卫生部颁布的《医疗机构临床用血管理办法》、《临床输血技术规范》。

(钱 娟)

第十五章　造血干细胞移植

学习目标

1. 掌握 HSCT 的分类。
2. 了解造血细胞的采集。
3. 掌握 HSCT 供者的选择适应证。
4. 了解 HSCT 的预处理方案及并发症及防治。

人类的造血细胞(hematopoietic cell,HC)包括造血干细胞(PHSC)和造血祖细胞(HPC),$CD34^+$是造血细胞的一种重要标志。PHSC 是一种成体干细胞,是血液和免疫系统的起源细胞,由胚胎干细胞发育而来,具有高度的自我复制能力和多向分化潜能,一定数量的造血干细胞经过分化可以形成具有进一步分化的 HPC,短期内可重建造血和免疫系统。而 HSCT 则是通过化、放疗或其他免疫抑制剂等预处理,清除患者体内的异常造血系统和免疫系统,然后将供者的 HC 或预先采集的自体 HC 回输到患者体内,使患者建立新的造血和免疫系统,从而达到治疗某种疾病的一种治疗手段。

自 1959 年开展第一例骨髓移植开始,已经过了 50 多年的发展。移植预处理过程的超致死剂量化、放疗有清除骨髓的作用,而异基因的移植物具有抗白血病(GVL)和抗肿瘤(GVT)作用,在临床上主要用于治疗与造血细胞有关的血液系统疾病,并逐渐扩展至实体瘤及自身免疫性病等疾病的治疗,已成现代医学领域一个不可缺少的分支。

【HSCT 的分类】　HSCT 的分类方式具有多种,不同分类方式之间相互交错,主要可通过造血细胞的供体来源、HC 采集部位、供受者关系、移植物处理方案、预处理方案及人白细胞抗原(human leukocyte antigen,HLA)配型相合的程度等进行分类。

按照供受体基因型分类,HSCT 可分为自体 HSCT(Auto-HSCT)和异体 HSCT。前者是将自体正常或基本正常的 HC 采集冻存,在患者接受预处理后回输这些细胞,实际上是为大剂量化疗、放疗提供 HC 支持治疗。异体 HSCT 又分为同基因 HSCT 和异基因 HSCT(allo-HSCT)。同基因 HSCT 指遗传基因完全相同的同卵孪生者之间的移植,该移植方式供、受者间不存在移植物被排斥和移植物抗宿主病(graft-versus-host disease,GVHD)等免疫学问题,但比例不到 1% 。

按 HC 采集部位来自骨髓、外周血或脐带血,可分为骨髓移植(bone marrow transplantation,BMT)、外周血造血干细胞移植(peripheral blood stem cell transplantation,PBSCT)和脐带血移植(cord blood transplantation,CBT)。BMT 可以同时提供 HC 造血过程需要的间充质细胞,有利于造血细胞的植活。PBSCT 于 1990 年用于临床,由于其造血细胞的采集简单方便、患者易接受、造血恢复快等特征,近年来 PBSCT 已广泛应用巨细胞病毒(CMV)感染和慢性 GVHD 的发生率高。CBT 自 1988 年获得成功以来已临床应用 20 余年,有利于缓解移植供者不足的状况,具有移植后 GVHD 发生率低、程度轻且移植后复发率低等特点,但也存在造血功能恢复时间长、单份胎儿脐血量少及具有潜在遗传性疾病的可能的弊端。

按供、受者有无血缘关系 HSCT 可分为血缘移植和非血缘移植。目前非血缘移植的比例日益增多。

按照是否对移植物进行处理分为一般 HSCT、去除 T 淋巴细胞 HSCT 及纯化 $CD34^+$ 细胞的 HSCT 等。

按照预处理方案的强度，移植又分为传统的清髓性 HSCT 和非清髓性 HSCT（NST）。介于两者之间的为降低预处理强度（RIC）的 HSCT。后两者的特点是骨髓移植轻而免疫抑制强，适用于因重要器官功能不全、一般状况较差、高龄而不适宜使用清髓性预处理方案的患者。

按 HLA 配型相合的程度，分为 HLA 相合、HLA 不全相合移植和单倍体相合移植（也称为单倍体移植）。

【HLA 配型与 HSCT】　HLA 是由一组定位于人 6 号染色体短臂（6p21）上一系列紧密相连的基因复合体编码的抗原，HLA 复合体又称主要组织相容性复合体，决定供者与受者之间细胞或组织的相容程度，其在基因数量和结构上具有高度多样性。与 HSCT 密切相关的是 HLA-Ⅰ类抗原的 HLA-A、B、C 和 HLA-Ⅱ类抗原的 DR、DQ、DP，Ⅰ类抗原不和容易导致植入失败，而Ⅱ类抗原不和则与 GVHD 的发生有关，故 HLA 配型是关系 HSCT 成败的关键问题之一。遗传过程中，两条 6 号染色体分别来自父母，HLA 单倍型作为一个遗传单位直接传给子代，因此理论上每位非同卵双生的同胞与患者的 HLA 相合概率为 25%，完全不相合的概率也是 25%，而半相合的概率为 50%，而子女和父母之间的 HLA 遗传型呈半相合或称为 HLA 单倍体相合。目前 HLA 分型多采用 DNA 基因学分型，而无血缘关系间的配型，必须用高分辨分子生物学方法。HLA 基因以 4 位数字来表达，如 A＊0101 与 A＊0102，前两位表示血清学方法检出的 A1 抗原（HLA 的免疫特异性），称低分辨，后两位表示等位基因，亚型的 DNA 序列不一样，称高分辨。无血缘关系 HSCT 供受者之间 HLA 配型相合程度要求很高，需要全相合或几乎全相合的供者才能移植，否则可能会发生严重的排异反应而致生存质量严重下降或死亡。既往无血缘供者先做低分辨存档，需要时再做高分辨，而现今由于中华骨髓库的入库高分辨资料比例明显增加，受者要同时做低分辨和高分辨配型。而 CBT 一般 4/6 相合即可移植。

【HSCT 供者的选择】　Auto-HSCT 的供体是患者本人，其本人应能通过干细胞动员方案的处理后采集到足量的未被肿瘤细胞污染的造血细胞，并能承受预处理方案中的大剂量化、放疗。

HLA 相合的同胞（包括同卵孪生的同胞）是异体 HSCT 的首选供者，次选供者为 HLA 相合的无血缘供体、单倍体亲属和脐带血，禁止应用 HLA 完全不相合者作为 HSCT 供者。

由于我国大陆实行独生子女政策，合适与 HLA 配型相合的同胞供者日益减少，非血缘的 HLA 相合供者逐步成为异体移植的主要干细胞来源。具体供体的选择应根据患者的自身情况、供者身体情况及实施移植单位的具体情况而定。中国造血干细胞捐献者资料库于 1992 年成立，2005 年 9 月底库的容量达 32 万人份，而至 2011 年底，该库的容量已突破 146 万人份，且累计捐献达 2500 余例，目前许多不能接受血缘移植的患者可以通过该库获取合适的非血缘供者。有多个 HLA 全相合者时可优先选择年轻、健康、男性、未曾受孕的女性、无 CMV 感染和血型相合的供者。脐带血中的 HC 和免疫细胞均相对不成熟，对 HLA 配型要求较低，术后 GVHD 发生概率和严重程度也较低，但因细胞总数有限，造血重建速度较慢，不植活者相对多，对大体重儿童和成人进行 CBT 尚有问题。HLA 部分相合的亲缘移植几乎为每一位需要 allo-HSCT 的患者均提供了造血细胞来源，在一定程度上解决了 HLA 屏障对供体的限制，并有利于及时移植和移植后供者淋巴细胞输注，但相对而言此类移植并发症仍较多，主要适用于中高危的患者。

【HSCT 的适应证】 HSCT 的适应证随着技术的日益成熟和相关疾病治疗的发展进步在不断调整中，当具有某些特征的患者采取非移植治疗预期效果很差或已有资料显示该组患者接受移植的疗效优于非移植时，这类患者具有 HSCT 的指征。选择 Auto-HSCT 的患者年龄一般以 70 岁以内为宜，异体 HSCT 则一般不宜超过 65 岁，患者无严重的器官功能障碍、严重的精神病和活动性感染病灶及其他需要预先处理的病灶或疾病。Auto-HSCT 和异体 HSCT 的适应证范围有所不同。

1. 目前 Auto-HSCT 的主要适应证 Auto-HSCT 的适应证相对较广，目前主要适用于对化疗和放疗敏感的各种恶性血液病，现今已广泛应用于多种恶性疾病和非恶性疾病的治疗。目前的主要适应证有：①血液系统肿瘤，急性白血病完全缓解期、淋巴瘤和多发性骨髓瘤完全缓解/部分缓解期等；②恶性实体瘤，乳腺癌、小细胞肺癌、睾丸癌、卵巢癌、骨肉瘤、神经母细胞瘤等；③自身免疫性疾病，系统性红斑狼疮、类风湿性关节炎、多发性硬化症/系统性硬化症等。

2. 目前异体 HSCT 的主要适应证 异体 HSCT 目前的主要适应证限定于血液系统疾病和某些先天性疾病。

（1）非恶性疾病

1）AA：①新诊断的 SAA 患者：对年龄<50 岁的重型再障（SAA）或极重型再障（vSAA）有 HLA 相合同胞者；对于儿童 SAA 和 vSAA 患者，有非血缘≥9/10 相合的供者时 HSCT 也可作为一线选择。②难治、复发 SAA：经免疫抑制治疗（IST）失败或复发，<50 岁的 SAA 或 vSAA 患者，有非血缘供者、单倍体相合供者时；如 IST 失败或复发者年龄 50～60 岁，体能评分≤2，有同胞相合供者或非血缘供者也可行 HSCT。③输血依赖的非 SAA 患者移植适应证同 SAA。

2）阵发性睡眠性血红蛋白尿症（PNH）：SAA/PNH 患者适应证参考 SAA。

3）地中海贫血：适用于依赖输血的重型地中海贫血。一般建议尽量在患儿（2～6 岁）疾病进展到三级前接受 HSCT。

4）Fanconi 贫血：在输血不多且未转化为 MDS 或白血病前进行 HSCT。

5）其他：重型联合免疫缺陷综合征等先天缺陷、先天性骨髂异常、微粒体病、黏多糖累积症等先天遗传代谢病，对严重获得性自身免疫病的治疗也在探索中。

（2）恶性血液病

1）急性髓细胞白血病（AML）

A. 首次复发经再诱导治疗 PML/RARα 仍阳性的或初始诱导治疗失败的急性早幼粒细胞白血病（APL）患者。

B. 年龄≤60 岁或身体条件许可的>60 岁的下列 AML（非 APL）患者。①在完全缓解（CR）1 期具有 allo-HSCT 指征者：按照 WHO 分层标准为预后良好组的患者，一般无须在 CR1 期进行异体 HSCT，可根据强化治疗后微小残留病（MRD）的变化决定是否移植；按照 WHO 分层标准处于预后中、高危组的患者；经过 2 个以上疗程达到 CR1 期的患者；由 MDS 转化的 AML 或治疗相关的 AML。②≥CR2 期具有指征者：诱导治疗或挽救性治疗达到 CR2 后的首次血液学复发的 AML 患者及≥CR3 期的任何类型 AML 患者。③未获得 CR 的 AML：难治及复发性各种类型 AML，如果不能获得 CR，可以进行挽救性 allo-HSCT。

2）急性淋巴细胞白血病(ALL)

A. 年龄>14 岁：①在 CR1 期，原则上推荐 14～60 岁所有 ALL 患者在 CR1 期进行异体 HSCT。对于部分青少年患者如果采用了儿童化疗方案，移植指征参考儿童移植方案。>60 岁患者在身体条件允许情况下可以选择异体 HSCT 治疗。②≥CR2 患者。③难治、复发后不能缓解的患者可考虑挽救性异体 HSCT。

B. 年龄≤14 岁。①如下高危 CR1 期患者：33 日未达到血液学 CR；达到 CR 但 12 周时 MRD 仍$\geq10^{-3}$；伴有 MLL 基因重排阳性，年龄<6 个月或起病时 WBC>300×10^9/L；伴有 Ph 染色体阳性的患者。②≥CR2 期的患者：早期复发 ALL 者和所有 CR3 期以上患者。③难治、复发后不能缓解的患者可考虑挽救性异体 HSCT。

3）慢性髓性白血病(CML)：①新诊断的儿童和青年 CML 患者，具有配型相合的同胞供者时，如有配型较好的其他供体也可以进行移植。②慢性期患者如果 Sokal 评分为高危而 EBMT 风险积分≤2，且有 HLA 相合供者。③对于伊马替尼治疗失败的慢性期患者，可考虑异体 HSCT。④任何时候出现 BCR-ABL 融合基因 T315I 突变的患者。⑤对第二代酪氨酸激酶抑制剂(TKI)治疗反应欠佳、失败或不耐受的所有患者。⑥加速期或急变期患者。

4）MDS 患者：包括 MDS 及 MDS/骨髓增殖性肿瘤(MPN)。①IPSS 评分为低危或中危 I 但伴有严重中性粒细胞或血小板减少或输血依赖的患者。②IPSS 评分为中危Ⅱ及高危患者。③儿童幼年型粒-单核细胞白血病患者。

5）多发性骨髓瘤(MM)：适用于具有根治愿望的尤其是具有高危遗传学核型年轻患者，或初次 Auto-HSCT 后疾病进展需要挽救性治疗的患者。

6）霍奇金淋巴瘤(HL)：难治或 Auto-HSCT 后复发患者。

7）非霍奇金淋巴瘤(NHL)

A. 年轻的慢性淋巴细胞白血病/小淋巴细胞淋巴瘤(CLL/SLL)患者存在下列情况下：嘌呤类似物无效或获得疗效后 12 个月之内复发；嘌呤类似物为基础的联合方案或 Auto-HSCT 后获得疗效，但 24 个月内复发；具有高危细胞核型或分子学特征；发生 Richter 转化。

B. 在复发、难治或≥CR2 期的滤泡淋巴瘤、弥漫大 B 细胞淋巴瘤(DLBCL)、套细胞淋巴瘤、淋巴母细胞淋巴瘤和 Burkitt 淋巴瘤、外周 T 细胞淋巴瘤、NK/T 细胞淋巴瘤，其中部分在 CR1 期如有配型相合的供者也可进行异体 HSCT。

8）其他如骨髓纤维化(MF)等恶性血液病患者。

【造血细胞的采集】　Auto-HSCT 患者本人及异体 HSCT 的供体均需检查除外感染性、慢性系统性疾病等不适于采集造血细胞的情况，并签署知情同意书。造血细胞采集过程需进行密切的医学观察，采集管道、穿刺针等医疗材料均为一次性，不会传播疾病。

1. 骨髓造血细胞的采集　骨髓造血细胞采集已是常规成熟的技术，移植时所采集的骨髓实际上是血液与骨髓的混合液。为确保供髓者安全，可在采髓前的 1～3 周采集供者自身血保存，在采髓过程中回输。采集前需先进行麻醉，国外多选择全麻，国内多为连续硬膜外麻醉。采集部位常为双髂后上棘，次选双侧髂前上棘，极少数选用胸骨。一般按受者体重计算至少 3×10^8/kg 单个核细胞(MNC)数为采集的目标值。少数情况下供者需输异基因血液时，则须将血液辐照 25～30Gy，灭活淋巴细胞后输注。术中应严密监测供者的生命体征，输液量为采髓量的 2.5～3 倍。在采髓前后的 2～3 周给予口服铁剂有助于补充红细胞的丢失。

对自体 BMT 者，骨髓采集物需加入冷冻保护剂，程序降温后在液氮中保存或-80℃深低温冰箱中保存，前者是长期保存造血细胞经典有效的方法，待移植时快速复温后迅速回输，采集物也可经过免疫磁珠分选等体外净化技术的处理筛选造血细胞和（或）去除采集物中的肿瘤细胞。

异体 BMT 供者的骨髓采集物也可以进行去 T 淋巴细胞等系列处理，如供、受者红细胞血型不一致时，可先去除骨髓采集物中的红细胞和（或）血浆以防范移植时的急性溶血反应。此外还可按上述方法冻存一定数量的细胞为后续的供者淋巴细胞输注（DLI）做准备。

2. 外周血造血细胞的动员和采集　在正常生理条件下，外周血中 HC 的数量很少，而骨髓的造血干细胞多处于静止期，要成功进行 PBSCT，不论自体还是异体移植，都必须动员 PBSC 增加至正常的数十倍乃至百倍以上，才能采集到能重建造血和免疫功能的足够数量的 HC。自体还是异体移植的外周血的动员方案不同。

异体 PBSCT 采集外周血 HC 前需用 G-CSF 对健康供者进行动员，使血中 $CD34^+$ 的 HC 升高。常用剂量为 5～10μg/（kg·d），分 1～2 次，一般连续皮下注射 4 日，第 5 日开始用血细胞分离机采集。采集 $CD34^+$ 细胞 $\geqslant 2\times10^6$/kg（受者体重）以保证快速而稳定的造血重建，一般采集 1～2 次即可。

对于自体 PBSCT，目前一般建议使用化疗（表 6-15-1）+造血生长因子（HGF）的方案进行动员。化疗药物可损伤骨髓屏障并进一步清除病灶，其还能对通过损伤造血祖细胞来刺激多能干细胞的分化，增加骨髓和外周血中定向祖细胞和成熟细胞的含量。G-CSF 等 HGF 能缩短化疗药物所致的骨髓抑制时间，又具有增高循环池造血祖细胞含量的能力。动员后白细胞计数升至 $\geqslant 3\times10^9$/L 为开始采集的时机，国内多个单位的临床体会为白细胞数在 $(4.0\sim5.0)\times10^9$/L，单核细胞比例大于 10%～30% 时为最佳采集时机。按前述健康供体的方法采集造血干细胞，采集的细胞数以受者的体重为准，一般认为采集物中 MNC 计数需 $\geqslant 2\times10^8$/kg 或 $CD34^+$ 细胞数需 $\geqslant (2\sim4)\times10^6$/kg。

自体或异体的 PBSCT 采集物的处理可参照骨髓采集后的处理。

表 6-15-1　常用恶性血液病自体 PBSCT 动员的化疗方案

疾病	方案	药物	每日剂量	应用时间（日）
NHL 和 ALL	大剂量依托泊苷	依托泊苷	1.6g/m²	1
	大剂量环磷酰胺	环磷酰胺	2～4g/m²	1
	大剂量阿糖胞苷	阿糖胞苷	2～3g/m²	2
	CHOPE	环磷酰胺	750mg/m²	1
		比柔吡星	50mg/m²	1
		长春新碱	2mg	1
		泼尼松	60mg	5
		依托泊苷	100mg	5～7
AML	中剂量阿糖胞苷+米托蒽醌	阿糖胞苷	1.0g/m²	2
		米托蒽醌	7mg/m²	3
	中剂量阿糖胞苷+依托泊苷	阿糖胞苷	1.0g/m²	6
		依托泊苷	100mg/m²	5
	大剂量阿糖胞苷	阿糖胞苷	6.0g/m²	2
MM	大剂量环磷酰胺	环磷酰胺	2.0g	2

3. 脐带血的采集　脐带血由特定的脐血库负责采集和保存。采集前需确定新生儿无遗传性疾病，在结扎脐带移去胎儿后无菌条件下留存。同时留取标本进行血型、HLA 配型、有核细胞和 $CD34^{+}$ 细胞计数及各类病原体检测等检查，以确保质量。

【HSCT 的预处理方案】　由于大多数预处理方案为致死剂量的化、放疗，故 HSCT 前应严格根据适应证和禁忌证对患者进行排查，签署知情同意书并进行全身无菌和肠道除菌准备。患者经过预处理后，采集物一般在移植的第 0 日通过静脉输注给患者，异体 HSCT 所输注的造血细胞应在采集后的 24h 内进行。

预处理的目的是为了最大限度清除基础疾病，为移植后归巢的造血细胞提供植入空间，同时可抑制受体免疫排斥，保证植活。预处理主要采用全身照射（TBI）、细胞毒药物和免疫抑制剂。预处理方案的选择受患者疾病种类、疾病状态、身体状况、移植供者来源等因素影响。55 岁以下患者一般选用常规剂量的预处理方案，55 岁以下重要器官功能受损或年龄大于 55 岁者可考虑选用 RIC 方案，而在复发难治的年轻恶性血液病患者可接受增加强度的预处理方案。而在 NST 中，预处理对肿瘤细胞的直接杀伤作用减弱，主要依靠免疫抑制诱导受者对供者的免疫耐受，使供者细胞能顺利植入，形成稳定嵌合体，继而通过移植物中输入的或由造血细胞的增殖分化而来的免疫活性细胞，以及以后 DLI 来发挥移植物抗白血病 GVL 作用，从而达到治愈肿瘤的目的。NST 主要适用于疾病进展缓慢、肿瘤负荷相对小，且对 GVL 较敏感、不适合常规移植、年龄较大（>55 岁）的患者。增加强度的预处理方案一定程度上降低复发率，但移植相关的死亡率可能会增加。常用的预处理方案等（表 6-15-2、表 6-15-3）。

表 6-15-2　常用的自体外周血干细胞移植预处理方案

方案	药物	总剂量	应用时间（日，回输当日为第 0 日）	建议适用的疾病
BEAM	BCNU	$150mg/m^2$	-7，-6	白血病、淋巴瘤
	VP-16	$50\sim100mg/m^2$，q12h	-6～-3	
	Ara-C	$100mg/m^2$，q12h	-6～-3	
	Mel	$140mg/m^2$	-2	
Bu/Cy	Bu	4mg/kg	-7～-4	白血病、MM
	Cy	60mg/kg	-3，-2	
Cy/VP-16/TBI	Cy	60 mg/kg	-4，-3	淋巴瘤、ALL
	VP-16	$50\sim100mg/m^2$，q12h	-6～-3	
		或 $125mg/m^2$，q12h	-6～-4	
	TBI	800～900cGy（可分次）	-1	
CBV	Cy	$1.5g/m^2$	-6～-3	淋巴瘤、MM
	BCNU	$450mg/m^2$	-6	
	VP-16	$125\sim150mg/m^2$，q12h	-6～-4	
HDM	Mel	$200mg/m^2$	-2	MM

注：BCNU. 卡莫司汀；Bu. 白消安；VP-16. 依托泊苷；Ara-C. 阿糖胞苷；Mel. 美法仑；Cy. 环磷酰胺

表 6-15-3　经典和改良的异体 HSCT 清髓预处理方案

方案	药物	总剂量	应用时间(日,回输当日为第0日)	移植类型
Cy/TBI	Cy	120 mg/kg	-6,-5	白血病/MDS 异体 HSCT
	TBI	12～14 Gy(分次)	-3～-1	
Bu/Cy	Bu	16 mg/kg 口服或 12.8 mg/kg 静脉注射	-7～-4	
	Cy	120 mg/kg	-3,-2	
BEAM	BCNU	300mg/m^2	-6	白血病/NHL 异体 HSCT
	VP-16	800mg/m^2	-5～-2	
	Ara-C	800mg/kg	-5～-2	
	Mel	140mg/m^2	-1	
Flu/Mel	Flu	150mg/m^2	-7～-3	MM 异体 HSCT
	Mel	140mg/m^2	-2,-1	
Flu/Bu	Flu	150mg/m^2	-9～-5	
	Bu	6.4～9.6mg/kg(静滴)	-6～-5/-4	
Cy-ATG	Cy	120mg/kg	-5～-2	SAA 同胞相合 HSCT
	ATG	11.2～15.00mg/kg	-5～-3,-2	
FluCy-ATG	Flu	120mg/m^2	-5～-2	SAA 非同胞相合 HSCT
	Cy	120mg/kg	-5～-2	
	ATG	11.2～15.00mg/kg	-5～-3,-2	

注:BCNU. 卡莫司汀;Bu. 白消安;VP-16. 依托泊苷;Ara-C. 阿糖胞苷;Mel. 美法仑;Cy. 环磷酰胺;Flu. 氟达拉滨;ATG. 兔抗人胸腺细胞免疫球蛋白,即复宁。

【HSCT 造血细胞植活证据和成分输血】　各型 HSCT 造血细胞植活的时间有所差异,应用 HGF 可缩短粒细胞缺乏时间。

BMT 的中性粒细胞多在 4 周内回升至>0.5×10^9/L,而血小板回升至≥50×10^9/L 的时间多长于 4 周。PBSCT 造血重建快,中性粒细胞和血小板恢复的时间分别为移植后 8～10 日和 10～12 日。其中自体 PBSCT 后,其外周血移植后中性粒细胞上升常出现两个峰值。第一个峰值在中性粒细胞恢复到>0.5×10^9/L,平均出现在移植后 11 日,随后呈一度下降趋势,然后在第 3～4 周时再次出现第 2 次峰值,之后白细胞恢复正常。目前认为自体 PBSCT 后第一次中性粒细胞峰值的出现是由于外周血中造血祖细胞增殖分化的结果,第 2 次峰值的出现则是由于真正的造血干细胞增殖分化的结果,而血小板升至>50×10^9/L,平均时间为 13 日。CBT 造血恢复慢,中性粒细胞恢复时间多大于一个月,血小板重建需时更长,约有 10% 的 CBT 不能植活。而 HLA 相合的 BMT 或 PBSCT,植活率高达 97%～99%。近年来 HSCT 已成为治疗白血病、实体瘤、遗传病及自身免疫系统疾病的主要手段之一。但只有了解患者体内的状态及其发展趋势,才可能判断造血细胞是否植入成功、患者有无复发可能,并决定是否需采取积极的干预措施,所以骨髓植入的监测就显得日益重要了。allo-HSCT 后在患者的骨髓或外周血中仍可检出其原来的造血细胞,此时称为混合嵌合状态,如果已不能检出患者其自身的干细胞,称为完全植入,也称完全嵌合状态。相反,如果在患者体内不能检出供者来源的干细胞,表明供者细胞未植入即植入失败。HSCT 的最终目的是使供体正常造血细胞在受体内植活，自体移植可以根据血细胞恢复情况判断，而异基因移植其植活状态的检测是通过识别供受者之间遗传学标记差异而得以实现，临床上 GVHD 的出现是 allo-HSCT 临床植活证据，实验室可根据供、受者性染色体、红细胞血型和 HLA 等的不同进行鉴定，方法大致分为生化方法、细胞遗传学分析和分子遗传学分析。对于上述三者均相合者则可采用短串联重复序列、单核苷酸序列多态性结合 PCR 技术分析取证。

异体移植在造血重建前患者需输成分血支持。血细胞比容≤0.30 或 Hb≤70g/L 时需输红细胞；有出血且血小板小于正常或无出血但血小板≤(10～20)×10^9/L 时需输血小板。为预防输血相关性 GVHD，所有含细胞成分的血制品均须照射 25～30Gy，以灭活淋巴细胞。使用白细胞滤器可预防发热反应、血小板无效输注、GVHD 等，并可减少某些病毒如 CMV 的血源传播。自体移植的输血原则可参照上述进行。

【HSCT 的并发症及防治】　HSCT 的并发症及其防治是关系到移植成败的关键之一。并发症的发生与大剂量放化疗的毒副作用及移植后患者免疫功能抑制、紊乱有关。虽然多数并发症病因明确，但在某些并发症，多种因素均参与疾病发病过程。此外，患者可同时存在多种并发症表现。allo-HSCT 的并发症发生概率和严重程度显著高于 Auto-HSCT。

1. 预处理过程及自体移植动员过程化、放疗毒性防治　不同的预处理和自体移植动员方案会产生不同的毒副作用。移植过程要重视营养支持及治疗毒副作用的预防。早期毒副作用通常有恶心、呕吐、黏膜炎等消化道反应，急性肝肾功能受损、心血管系统毒性作用也不少见。糖皮质激素可减轻放射性胃肠道损伤。口腔黏膜炎常出现在移植后 5～7 日，严重者需阿片类药物镇痛，继发疱疹感染者应用阿昔洛韦治疗。氯硝西泮或苯妥英钠能有效预防白消安所致的药物性惊厥。美司钠、充分水化、碱化尿液、膀胱冲洗和输血支持可以防治高剂量环磷酰胺导致的出血性膀胱炎。

移植后长期存活的患者也可因预处理发生晚期并发症，主要包括：①白内障，主要与 TBI 有关，糖皮质激素也可促进其发生；②白质脑病，主要见于合并中枢神经系统白血病而又接受反复鞘内化疗和全身高剂量放、化疗者；③内分泌紊乱，甲状腺和性腺功能降低、不孕不育和儿童生长延迟；④继发肿瘤：少数患者数年后继发淋巴瘤或其他实体瘤，也可继发白血病或 MDS。

2. 感染　化、放疗后由于血细胞减少、留置导管、黏膜屏障受损、免疫功能低下，感染相当常见。常采取以下措施预防感染：①保护性隔离，住层流净化室；②无菌饮食；③胃肠道除菌；④免疫球蛋白输注支持；⑤患者、家属及医护人员注意勤洗手、戴口罩等个人卫生。移植后感染一般分为 3 期，早期为移植后一个月内，中期为移植后 1 个月到 100 日，晚期为移植 100 日后，各期感染的特点和致病菌有所差别。移植早期感染治疗应依照高危粒细胞缺乏患者感染治疗指南进行治疗，发热可能是感染的唯一表现，通常没有典型的临床表现。移植中后期患者骨髓造血功能虽基本恢复但免疫功能仍有缺陷，尤其是存在 GVHD、低免疫球蛋白血症的患者仍有较高感染风险。后期患者的感染风险取决于免疫功能的恢复水平。移植后疱疹类病毒感染最为常见，单纯疱疹病毒感染采用阿昔洛韦静脉滴注治疗，为预防晚期带状疱疹病毒激活(激活率为 40%～60%)，阿昔洛韦可延长使用至术后 1 年。移植后最严重的病毒性感染并发症是 CMV 感染，多发生于移植后中晚期，CMV 病可表现为间质性肺炎、CMV 肠炎、CMV 肝炎和 CMV 视网膜炎等。CMV 感染的原因是患者体内病毒的激活或是输入了 CMV 阳性的血液制品，对供受体 CMV 均阴性的患者，必须只输 CMV 阴性的血液。对 CMV 感染的治疗除支持治疗外，还需选更昔洛韦和膦甲酸钠行抗病毒治疗。目前用氟康唑预防用药大大降低了白色念珠菌的感染，但侵袭性真菌感染有明显增多趋势，尤其是曲霉菌、毛霉菌感染的治疗仍相当有挑战性，根据诊断结果可选择两性霉素 B、伏立康唑、伊曲康唑、卡泊芬净、米卡芬净等药物治疗。移植前一周起即预防性服用复方磺胺甲噁唑，可显著减少卡氏肺囊虫肺炎的发生。

3. 肝静脉闭塞病(HVOD)　HVOD 是 HSCT 后一种非常严重的肝并发症。由于大剂量化、放疗等原因引起肝小叶中央静脉和小叶下静脉、血窦内皮细胞损伤，导致肝内小静脉和血窦的非血栓性狭窄闭塞，同时伴有小叶中心肝细胞不同程度的坏死，在临床上表现为疼痛性肝肿大、腹水和黄疸的一种综合征。异体移植 HVOD 的发病率约 10%，主要因肝血管和窦状隙内皮的细胞毒损伤并在局部呈现高凝状态所致。高峰发病时间为移植后 2 周，一般都在 1 个月内发病。HVOD 的确诊需肝活检，目前诊断主要根据临床表现。诊断标准为以下 3 个条件中具备两项(西雅图移植中心)：①黄疸(血胆红素>34. 2μmol/L)；②肝肿大或肝区疼痛；③体重在短期内迅速增加，与基础体重相比>2%，需排除其他原因。高强度预处理、移植时肝功能异常，接受了 HBV 或 HCV 阳性供体的干细胞是 HVOD 的危险因素。低剂量的肝素和前列腺素 E2、熊去氧胆酸对 HVOD 有预防作用。HVOD 的治疗以支持为主，包括限制钠盐摄入，改善微循环和利尿治疗，轻、中型 HVOD 可自行缓解且无后遗症，重型患者预后恶劣，多因进行性急性肝衰竭、肝肾综合征和多器官衰竭而死亡。

4. GVHD　是异体 HSCT 后特有的并发症，由供体 T 淋巴细胞攻击受者同种异型抗原所致，移植物中的免疫活性细胞识别宿主抗原而产生的免疫反应，这种反应能引起宿主皮肤、肝及胃肠道的病理变化产生一系列的临床症状，是移植治疗相关死亡的主要原因之一。产生 GVHD 需三个要素：①移植物中含免疫活性细胞；②受体表达供体没有的组织抗原；③受体处于免疫抑制状态不能将移植物排斥掉。即使供、受者间 HLA 完全相合，还存在次要组织相容性抗原不相合的情况，仍有 30% 的机会发生严重 GVHD。产生 GVHD 的危险因素包括：供、受体间 HLA 相合程度，有无血缘关系、性别差异、年龄、基础疾病及其所处状态、预处理方式、GVHD 预防方案、移植物特性、感染、组织损伤等。

GVHD 可分为急性 GVHD(aGVHD)和慢性 GVHD(cGVHD)两类，aGVHD 为接受 allo-HSCT 后 100 日内出现的皮炎、肝炎、肠炎等一组临床征象，其分度、治疗反应和起病早晚与预后密切相关；而 cGVHD 指移植 100 日后发生的更为复杂的综合征，它是一种全身性，累及多器官的综合征，30% ~ 50% 的 allo-HSCT 患者会出现 cGVHD。但单纯的以时间区分对 NST 和 DLI 后发生的 GVHD 并不适用。aGVHD 主要累及皮肤、消化道和肝这 3 个器官，表现为皮肤红斑和斑丘疹、持续性厌食和(或)腹泻、肝功能异常(胆红素、ALT、AST、ALP 和 GGT 升高)等。组织活检虽有助于确诊，但临床诊断更为重要，不能因等待辅助检查而延迟治疗。

aGVHD 的临床分期与分度可参照(表 6-15-4)。一般而言Ⅰ度 GVHD 预后较良好，不需全身治疗，Ⅱ ~ Ⅳ度影响生存及预后，需迅速积极干预，多器官的 GVHD 和Ⅳ度 GVHD 常危及生命。严重的 aGVHD 的治疗效果不理想，因此，aGVHD 的预防就显得更为重要，主要方法有两种：免疫抑制剂和 T 淋巴细胞去除。常用的药物预防方案为环孢素联合甲氨蝶呤此外，他克莫司、糖皮质激素、吗替麦考酚酯、ATG 等也可作为预防用药。此外，从移植物中直接去除 T 淋巴细胞也是有效预防 GVHD 的方法。通常 aGVHD 的治疗首先仍用预防 GVHD 的药物，包括肾上腺糖皮质激素、ATG(或抗淋巴细胞球蛋白)及环孢素等。cGVHD 好发于年龄大、HLA 不全相合、无血缘移植、PBSCT 和有 aGVHD 者。cGVHD 可累及全身所有器官和组织,临床表现类似于自身免疫病,轻度局限性的 cGVHD 无需系统性免疫治疗,或只予以肾上腺糖皮质激素治疗,而严重的、广泛的 cGVHD 需进行系统性免疫抑制治疗,且需预防感染。

表 6-15-4　Glucksberg 急性 GVHD 的临床分期与分度

分期与分度	器官损伤		
	皮肤	肝(胆红素)	肠道,腹泻量/日
分期			
1	皮疹<25%	34～51μmol/L	>500ml 或持续恶心
2	皮疹 25%～50%	51～102μmol/L	>1000ml
3	皮疹>50%	103～225μmol/L	>1500ml
4	普遍红斑伴疱疹	>225μmol/L	严重腹痛或伴绞痛
分度			
Ⅰ	1～2 期	无	无
Ⅱ	1～3 期	1 期	或 1 期
Ⅲ	2～3 期	2～3 期	或 2～4 期
Ⅳ	类似 3 期且有 2～4 个器官和临床症状明显		

【移植后复发】　迄今为止,各种形式的移植都避免不了疾病的复发。复发概率与疾病类型、危险度分层、移植时本病状态和移植类型等因素密切相关。对于异体移植而言,早期复发多指移植后 100 日内,常是缓解不全或已处复发时进行的移植,或者是预处理强度不够和输入细胞数少。晚期复发是指形成稳定的嵌合体后,在 cGVHD 中抗白血病的过继免疫发挥不强,或因宿主免疫系统未受到足够抑制,或供者细胞受到受体造血微环境影响而发生供者源性白血病的复发。复发者治疗困难,预后较差。移植后监测患者微小残留病水平,对持续较高水平或有增高的高危患者及时调整免疫治疗强度、联合 DLI 等治疗有可能降低复发率。二次移植对少数复发病例适合。DLI 对 CML 等复发有效。

【展望】　经过半个多世纪的发展,HSCT 使很多疾病的患者能得以长期存活,但目前还远没有达到尽如人意的地步。现阶段仍有许多问题需要解决,术后患者的生活质量、并发症的处理等一直是制约移植发展的难题,相信随着干细胞移植技术的进步和这些难点的克服,HSCT 必将迎来一个发展的新纪元。

(林赠华)

第七篇 内分泌系统和营养代谢性疾病

第一章 总 论

第一节 内分泌系统疾病

学习目标

1. 掌握内分泌疾病的分类、诊断和防治原则。
2. 熟悉激素的分类和作用机制。
3. 了解内分泌的定义及内分泌学的发展过程。

一、内分泌发展简史

内分泌代谢病学的历史悠久，早在《黄帝内经》中就有关于"消渴"的记载。所谓"消渴"就是现代的糖尿病。希波克拉底(Hippocrates)提出的"体液学说"已具内分泌学科的雏形。在1855年，美国Addison医生描述了一种由于肾上腺疾病导致的特征性的皮肤改变，即Addision病(肾上腺皮质功能减退症)，成为第一个提出内分泌腺体疾病的人，因此被称为"内分泌之父"。

直到20世纪初，激素的发现才使内分泌代谢病学作为一个学科正式出现。1901年，Takamine和Aldrich从肾上腺提取的结晶物注射到兔身上，可以升高血压，此物质被命名为肾上腺素。其后，Bayliss和Starling创造了名词"Hormone"(激素)。经典激素定义为：由内分泌器官产生并释放入血，通过血液循环转运到靶器官或组织发挥效应的微量物质。目前激素概念扩展为：体内广泛存在的细胞间通讯的化学信使，参与调节机体代谢、协调机体器官、系统活动并维持内环境稳定，参与细胞生长、分化、发育和凋亡的调控。因此激素的范畴也被扩大到所有的细胞因子、生长因子、神经递质及神经肽等。

内分泌学科的发展经历了三个阶段：腺体内分泌学、组织内分泌学及分子内分泌学。人们发现除了经典的内分泌腺体可以分泌激素，体内很多组织及器官均有内分泌功能。肾可以分泌肾素、促红细胞生成素、1-羟化酶及前列环素；心脏可以分泌心钠素、内皮素和一氧化氮。近年来，自瘦素(leptin)的发现后，脂肪组织也被认为是内分泌器官之一，因为脂肪组织可以分泌多种脂肪细胞因子如脂联素（aadiponection）、抵抗素（resistin）、白介素 6（IL-6）及肿瘤坏死因子 α（TNF-α）等，脂肪内分泌学已经成为内分泌学科的一个新的领域。

随着现代医学的发展，新技术的应用，内分泌代谢学科发展迅速，而且与很多学科形成交叉、融合，如神经内分泌学、生殖内分泌学、心脏内分泌学、肾内分泌学及消化道内分泌学等。借助于基因组学、代谢组学、蛋白质组学、转录组学等高通量的新技术、分子影像学、分子生物学等高灵敏度的新方法，结合流行病学、循证医学及转化医学，内分泌代谢学科将会迅速发展，内分泌代谢疾病的诊疗水平也将显著提高。

二、激素的分类、作用方式、代谢及作用机制

【激素分类】　根据化学特性可将激素分为四类。

1. 肽类激素　蛋白质和肽类激素都是由多肽组成，如前甲状旁腺素、胰岛素及降钙素等。

2. 氨基酸类激素　甲状腺激素（T_4）和小部分三碘甲腺原氨酸（T_3）。

3. 胺类激素　肾上腺素、去甲肾上腺素、多巴胺可由酪氨酸转化而来，5-羟色胺（血清素）与褪黑素（melatonin）则来自色氨酸。

4. 类固醇激素　肾上腺来源的糖皮质激素（皮质醇）、盐皮质激素（醛固酮）、雄性激素（脱氢表雄酮、雄烯二酮、睾酮）。性腺来源的睾酮、二氢睾酮、雌二醇和孕酮。维生素 D_3 经由肝及肾羟化为活性维生素 D_3。

【激素的作用方式】

1. 内分泌　激素分泌后经血液运输至远距离的靶器官而发挥作用。

2. 旁分泌　激素分泌后仅经组织液扩散而作用于邻近细胞。

3. 胞内分泌　细胞内的化学物质直接作用在自身细胞称为胞内分泌激素降解与转换。

4. 腔分泌　存在于胃肠道、支气管和泌尿生殖道等管道结构的器官中，分泌物质可直接作用于管道内膜细胞。

5. 神经内分泌　一些具有内分泌功能的神经细胞分泌的神经激素，经轴浆流动至末梢释放入血。

6. 神经分泌　指突触式分泌，如神经递质有突触前膜分泌作用于突触后膜。

【激素的合成与代谢】

1. 激素合成与释放有两种形式　一种为激素合成后储存于内分泌细胞的囊泡中，当收到信号分子刺激后释放出来，激素经历合成、储存及释放三个过程，如胰岛素等多肽类激素。另一种为合成后立即释放，如类固醇及脂肪酸衍生物。

2. 激素通过血液、淋巴液和细胞外液而转运到靶细胞部位发挥作用后经由肝、肾和靶细胞代谢降解而灭活。水溶性的肽类激素的半衰期仅 3 ~ 7min，而非水溶性激素，如甲状腺激素、类固醇激素则与转运蛋白结合成为结合型激素，半衰期可较游离型延长。游离型激素可进入细胞内发挥其生物作用并参与激素合成的反馈调节。

3. 不同激素有不同的降解方式　肽类激素经蛋白酶水解；甲状腺激素经脱碘、脱氨基、解除耦联而降解；而类固醇激素经还原、羟化并与葡萄糖酸酸结合成水溶性物质由胆汁和尿中排出。激素的分泌、在血中与蛋白结合及其最终降解，使激素水平保持动态平衡。

【激素的作用机制】　大多数激素具有其固定的靶器官或靶组织。虽然循环中的激素

水平很低,但是却发挥着巨大的生理作用,这与激素具有高亲和力受体的特异性及其级联发达效应相关。激素必须转变为具有活性的激素才能发挥作用,如 T_4 转变为 T_3 后才能与其特异性受体结合。根据激素受体所在部位不同,可将激素作用机制分为两类:①作用于细胞膜受体的激素:如肽类激素、胺类激素、细胞因子、前列腺素;②作用于细胞核内受体的激素:如类固醇激素、T_3、维生素 D、视黄酸(维生素 A 酸)(表 7-1-1)。受体具有两个功能:一是识别微量的激素,二是与激素结合后可将信息在细胞内转变为生物活性信号。

表 7-1-1　激素受体分类

类型	相关激素
细胞膜受体	
G 蛋白耦联受体(7 次穿膜受体)	促卵泡素、黄体生成素、促皮质素、促甲状腺激素、PTH、降钙素、肾上腺素、生长抑素、胰高血糖素、血管加压素、血管紧张素Ⅱ、前列腺素
酪氨酸激酶受体(1 次穿膜 受体,含内在激酶)	胰岛素、类胰岛素生长因子-1、血小板源生长因子、表皮生长因子、成纤维细胞生长因子
酪氨酸激酶耦联受体(1 次穿膜受体,不含内在激酶)	生长激素、泌乳素、细胞因子、神经生长因子
鸟苷酸环化酶	心房利钠肽
丝/苏氨酸激酶	抑制素、激活素、转化生长因子 β
配基门控离子通道(4 次穿膜受体)	均系神经递质、乙酰胆碱、5-羟色胺、γ-氨基丁酸
细胞内受体	
细胞核受体	盐皮质激素、雌二醇、孕酮、雄激素、三碘甲腺原氨酸、1,25-$(OH)_2D_3$、视黄酸(维 A 酸)
细胞质受体	糖皮质激素然后转位到核内

1. 细胞膜受体　作用于细胞膜受体的激素按不同作用机制可分为四类,通过磷酸化和非磷酸化途经介导各种生物反应(图 7-1-1)。其中蛋白耦联受体(GPCR)、含内在激酶的受体及与激酶连接的受体等是通过磷酸化途径介导,而配基门控离子通道是通过非磷酸化介导而发挥生物作用。

2. 核受体和细胞质受体　类固醇激素、甲状腺激素、1,25-$(OH)_2D_3$ 和维 A 酸通过结构类似的受体超家族在细胞内发挥作用。未结合配基的类固醇受体处于非活动状态;当其与其配基结合后,受体变构,与受体结合成为二聚体,然后结合到细胞核的 DNA 激素应答元件(hormone response element,HRE)上,刺激或抑制特异性基因的转录及蛋白合成,以调控细胞的代谢、生长、分化及凋亡等生物学过程。

三、内分泌系统的调节

【神经系统与内分泌系统的相互调节】　内分泌系统直接由下丘脑所调控,下丘脑中的神经内分泌细胞合成、释放激素,通过垂体门静脉系统进入腺垂体,调节腺垂体细胞对激素的合成和分泌。腺垂体所分泌的激素再对靶腺如肾上腺、甲状腺和性腺进行调控,或直接对靶器官、靶细胞进行调节。下丘脑视上核及脑室旁核分别分泌血管加压素(抗利尿激素)和催产素,两者经过神经轴突进入神经垂体,储存并由此向血液释放激素。因此,下丘脑是联系神经系统和内分泌系统的枢纽,同时也受中枢神经系统的调控。神经内细胞可分泌各

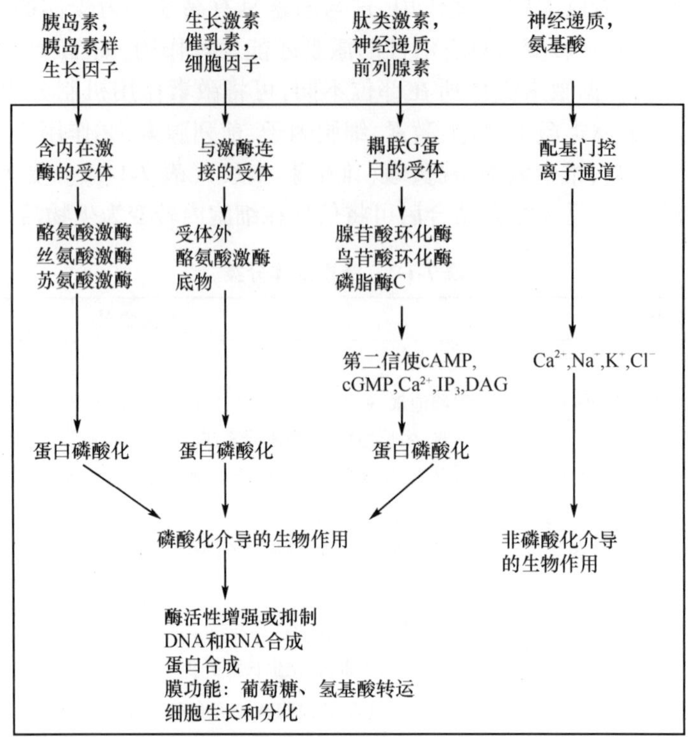

图 7-1-1　膜受体激素的作用机制

种神经递质，如去甲肾上腺素、乙酰胆碱、5-羟色胺、多巴胺、γ-氨基丁酸等，与突触后神经细胞表面的膜受体结合，调控神经分泌细胞的功能。下丘脑、垂体及靶腺（组织）之间构成一个神经内分泌轴（表 7-1-2），调节周围内分泌腺及靶组织的功能。

表 7-1-2　下丘脑、腺垂体激素及其靶器官或组织

下丘脑激素	腺垂体细胞	垂体激素	靶腺或组织	靶腺或组织激素
生长激素释放激素（GHRH）	生长激素分泌细胞	生长激素（GH）	肝	类胰岛素生长因子-1（IGF-1）
促皮质素释放激素（CRH）	促皮质素分泌细胞	促皮质素（ACTH）	肾上腺皮质	皮质醇
促甲状腺激素释放激素（TRH）	促甲状腺激素分泌细胞	促甲状腺激素（TSH）	甲状腺	甲状腺激素（T_3，T_4）
促性腺激素释放激素（GnRH）	促性腺激素分泌细胞	黄体生成素（LH） 卵泡刺激（FSH）	性腺（睾丸、卵巢）	睾酮（男性）、雌二醇、孕酮（女性）、抑制素
生长抑素（SS、SRIF）	生长激素分泌细胞	生长激素	多种细胞	
多巴胺（DA）	催乳素分泌细胞	催乳素（PRL）	乳腺、性腺	LH、FSH、性类固醇激素

内分泌系统对包括下丘脑在内的中枢神经系统也有直接的调节作用，一种激素可作用于多个部位，而多种激素也可作用于同一器官组织（包括神经组织），发挥不同的作用。

【内分泌系统的反馈调节】　反馈调节是内分泌系统的主要调节机制，包括正反馈及负反馈调节，使下丘脑、垂体与靶腺之间相互联系，彼此协调，保持机体内环境的稳定性。如 CRH 刺激垂体促肾上腺皮质激素分泌细胞分泌 ACTH，后者的水平增加又可兴奋肾上腺皮质束状带分泌皮质醇,血液中高浓度的皮质醇反过来可作用于下丘脑与垂体,抑制 CRH 及 ACTH 的分泌,从而减少肾上腺分泌皮质醇,维持三者之间的动态平衡。

这种通过先兴奋后抑制达到相互制约保持平衡的机制,称为负反馈。而在月经周期中除了有负反馈调节,还有正反馈调节,如促卵泡素刺激卵巢使卵泡生长,通过分泌雌二醇,不仅使促卵泡素分泌增加,而且还促进黄体生成素及其受体数量增加,以便达到共同兴奋,促进排卵和黄体形成。反馈调节现象也见于内分泌腺和体液代谢物质之间,如胰岛 β 细胞的胰岛素分泌与血糖浓度之间呈正相关,血糖升高可刺激胰岛素分泌,而血糖过低可抑制胰岛素分泌。应激时,血管加压素可促使 ACTH、GH 和 PRL 分泌增加,而全身性疾病时则可抑制下丘脑-垂体-甲状腺系统,减少甲状腺激素的分泌,产生低 T_3、低 T_4 综合征。

【免疫系统和内分泌功能】 内分泌、免疫和神经三个系统之间可通过共同的激素和共享的受体相互作用,形成一个完整的调节环路。如糖皮质激素、性激素、前列腺素 E 等可抑制免疫应答,而生长激素、甲状腺激素和胰岛素能促进免疫应答。ACTH 既可刺激肾上腺皮质产生和释放糖皮质激素,又可作用于免疫系统,抑制抗体的生成。

免疫系统既接受神经内分泌系统调节,又对神经内分泌系统反向调节作用。近年发现,神经内分泌细胞膜上有免疫反应产物的受体(如白细胞介素、胸腺肽等细胞因子),接受免疫系统对神经内分泌系统的调节,如下丘脑神经元上的 IL-1 受体,后者与 IL-1 结合后作用于下丘脑 CRH 神经元,促进 CRH 分泌。

内分泌系统不但调控正常的免疫反应,而且还调控自身免疫性疾病的发生、发展。如桥本(Hashimoto)甲状腺炎、Graves 病、1 型糖尿病、Addison 病等均是内分泌系统常见的自身免疫疾病。

四、内分泌系统的疾病

【内分泌系统疾病分类】 根据临床表现,内分泌系统疾病分为功能亢进、功能减退或功能正常。根据其病变部位不同而分为原发性和继发性。异位内分泌肿瘤可异常地产生过多激素而致病。内分泌腺或靶组织对激素的敏感性或应答反应降低也可导致疾病。此外,药物或激素治疗也可导致医源性内分泌系统疾病。

1. 激素产生过多 ①内分泌腺肿瘤:如垂体肿瘤、甲状腺腺瘤、甲状旁腺腺瘤、胰岛 β 细胞瘤、肾上腺肿瘤等;②多内分泌腺瘤 1 型、2A 型、2B 型;③异位内分泌综合征;④激素代谢异常:如严重肝病患者血中雌激素水平增加;⑤自身免疫性病:如 Graves 病;⑥基因表达的异常,如糖皮质激素可抑制的醛固酮增多症;⑦过量使用外源激素。

2. 激素生成减少 ①内分泌腺破坏:如 1 型糖尿病、Addison 病等自身免疫病、肿瘤压迫、感染、放射损伤、手术切除或者损伤等;②基因突变导致内分泌腺激素合成缺陷:如低促性腺激素性性腺功能减退症;③非内分泌腺疾病:如肾病变不能对 25-羟维生素 D_3 进行 1α 羟化而生成具有活性的 1,25-$(OH)_2D_3$。

3. 激素在靶组织抵抗 激素受体突变或者受体后信号转导系统障碍导致激素在靶组织中的作用减弱或丧失。临床大多表现为功能减退或正常,但血中激素水平异常增高。例如,生长激素受体的突变造成的 Laron 侏儒,*Gsα* 基因突变造成的假性甲状旁腺功能减退症Ⅰa 型的甲状旁腺功能减退等。

【内分泌疾病诊断原则】 完整的内分泌疾病的诊断应包括功能诊断、定位诊断和病因诊断三个方面。根据患者典型的特殊面容、体征和病理性特征（如甲状腺肿大、眼部特征、黑棘皮病、异常毛发分布、生殖器幼稚等），可对诊断提供一定的线索，但是对于轻症不典型患者，必须配合相应的实验室检查，才能做到早期诊断、早期防治。

1. 功能诊断

（1）临床表现：应从典型症状和体征中寻找内分泌功能紊乱和内分泌疾病的诊断线索，如闭经、月经过少、性欲和性功能改变、毛发改变、生长障碍或过度、体重减轻或增加、头痛、视力减退、精神兴奋、抑郁、软弱无力、皮肤色素改变、紫纹、多饮、多尿、多血质、贫血、消化道症状等。

（2）实验室检查及其资料分析

1）代谢紊乱：不同激素可以影响不同的物质代谢，包括糖、脂质、蛋白质、电解质和酸碱平衡，可通过测定基础状态下血糖，血脂谱及血电解质等水平找到紊乱激素的线索。

2）激素血液浓度测定：血液激素浓度是内分泌腺功能的直接证据。一般需要测定空腹静脉血液。少数激素呈脉冲性分泌，需要限定特殊的采血时间。例如，血浆皮质醇浓度需要采取早晨8时和下午4时的标本。目前使用的是第三代的免疫化学发光法（ICMA），敏感度已提高至10^{-12}g的超微量水平。新近的还有放射受体测定法是以激素特异性受体代替抗体进行的，也可以测定尿液中的激素代谢产物的水平，如17-羟皮质类固醇反映肾上腺分泌皮质醇的情况，香草基杏仁酸（VMA）反映儿茶酚胺的水平。通常需要收集24h尿标本，可以间接反映全天的激素产生量，避免单点采血带来的误差。

3）动态功能测定

A. 兴奋试验：适用于分泌功能减退的情况。应用促激素试验探测靶腺的反应，可估计激素的储备功能，如ACTH、TSH、hCG、TRH、GnRH、CRH刺激试验，胰岛素低血糖兴奋试验，胰高血糖素兴奋试验，左旋多巴、精氨酸兴奋试验等。

B. 抑制试验：适用于分泌功能亢进的情况。观察其正常反馈调节是否消失，有无自主性激素分泌过多，是否有功能性肿瘤存在等，如地塞米松抑制试验。

2. 定位诊断

（1）影像学检查：非侵袭性内分泌腺检测法如蝶鞍X线片、分层摄影、CT、MRI、PET、B超等，可鉴定下丘脑-垂体、甲状腺、性腺疾病、肾上腺肿瘤、胰岛肿瘤。临床上常无症状，影像学检查发现的内分泌腺肿瘤称为意外瘤（incidentaloma），如肾上腺意外瘤。

（2）放射性核素检查：通过标记内分泌肿瘤细胞摄取的特殊物质来定位肿瘤的存在。例如，甲状腺扫描使用^{131}I、^{123}I或^{99m}Tc；肾上腺皮质扫描采用^{131}I-胆固醇等。

（3）细胞学检查：细针穿刺细胞病理活检，免疫细胞化学技术，精液检查，激素受体检测。例如，甲状腺细针穿刺细胞学检查（FNAC）。

（4）静脉导管检查：静脉导管插入内分泌腺静脉流出端，采取血液标本，测定激素的浓度，以明确该腺体是否有过量激素产生。例如，岩下窦静脉取血测定垂体激素，对于判断库欣病有诊断价值。

3. 病因诊断

（1）自身抗体检测：自身抗体测定有助于明确内分泌疾病的性质及自身免疫病的发病机制，甚至可作为早期诊断和长期随访的依据。例如，甲状腺球蛋白抗体（TGAb）、甲状腺过氧化物酶抗体（TPOAb）、促甲状腺激素受体抗体（TRAb）、胰岛素抗体（IAA）、胰岛细胞抗体（ICA）、谷氨酸脱羧酶抗体（GADAb）、抗肾上腺抗体等。

(2) 染色体检查:有无畸变、缺失、增多等。

(3) HLA 鉴定。

【内分泌疾病防治原则】 随着人们对内分泌系统和内分泌疾病认识的发展,研究的深入,常见内分泌疾病的宣教等,防治内分泌疾病已成为可能。

1. 内分泌腺功能亢进的治疗

(1) 手术切除导致功能亢进的肿瘤或增生组织。

(2) 放射治疗毁坏肿瘤或增生组织,减少激素的分泌。

(3) 抑制激素的合成和释放,如奥曲肽抑制多种激素(GH、PRL、胰岛素等)的分泌;溴隐亭抑制 PRL、GH 的分泌并有缩小肿瘤的作用;赛庚啶和酮康唑治疗库欣综合征;咪唑类和硫脲类药物抑制甲状腺激素的合成,治疗甲亢。

(4) 阻断激素受体:米非司酮(mifepristone,RU486)可以阻断糖皮质激素受体;普洛萘尔可以拮抗甲状腺激素过多引起的肾上腺素能受体活性增强;酚妥拉明和酚苄明可选择性阻断肾上腺素能受体,从而缓解嗜铬细胞瘤分泌过多去甲肾上腺素所致的高血压等。

(5) 化疗:如米托坦治疗肾上腺皮质癌。

(6) 放射性核素治疗:甲状腺亢进患者^{131}I 治疗。

2. 内分泌腺功能减退的治疗

(1) 外源性激素的替代治疗或补充治疗,原则是"缺什么,补什么;缺多少,补多少;不多不少,一直到老"。例如,甲状腺功能减退者补充甲状腺激素;肾上腺皮质功能减退者补充皮质醇;男性性腺功能减退者补充睾酮类制剂;垂体性侏儒症患者则补充人生长激素制剂。

(2) 直接补充激素产生的效应物质,如甲状旁腺功能减退者补充钙与活性维生素 D。

(3) 内分泌腺组织移植,如胰岛细胞或胰腺移植治疗糖尿病。

第二节　营养、代谢性疾病

学习目标

1. 掌握营养代谢性疾病的诊断及防治原则。
2. 熟悉营养代谢性疾病的分类及临床特点。
3. 了解营养和代谢的生理、营养代谢性疾病的病因和发病机制。

新陈代谢指在生命机体中所进行的众多化学变化的总和,是人体生命活动的基础。通过新陈代谢,机体与环境之间不断进行物质交换和转化,同时体内物质又不断进行分解、利用与更新,为个体的生存、劳动、生长、发育、生殖和维持内环境恒定提供物质和能量。新陈代谢包括合成代谢和分解代谢两个过程。合成代谢是营养物质进入人体内,合成为较大的分子并转化为自身物质,需耗能;分解代谢是体内大分子物质分解为小分子物质的降解反应,是产能过程。中间代谢指营养物质进入机体后在体内合成和分解代谢过程中的一系列化学反应。营养物质不足、过多或比例不当,都能引起营养疾病。中间代谢某一环节出现障碍,则引起代谢性疾病。营养性疾病和代谢性疾病关系密切,往往并存,彼此影响。例如,维生素 D 缺乏症属营养性疾病,但常表现为钙、磷代谢失常;糖尿病为代谢性疾病,常伴蛋白质和能量缺乏。

【营养和代谢的生理】

1. 营养物质分类 营养物质就是可供人类摄取以维持生命并保证生长发育和各种活动的来自外界的食物。这些以食物形式摄入的物质就是营养素。中国营养学会《中国居民膳食营养素参考摄入量-Chinese DRIs》对营养素分类如下。①宏量营养素：糖类、蛋白质和脂肪，它们在消化时分别产生葡萄糖及其他单糖、肽和氨基酸、脂肪酸和甘油。宏量营养素可以互相转换，脂肪产热 37.7kJ/g(9kcal/g)，糖类和蛋白质产热均为 16.7kJ/g(4kcal/g)。②微量营养素：是维持人体健康所必需，许多微量元素有催化作用。③维生素：分为脂溶性和水溶性。④其他：膳食纤维、水等。人体所需要的营养物质一些必须由外界食物供给，另一些可由体内自身合成。食物的营养价值指食物中所含营养素和热能是否能满足人体需要，其高低决定于其所含营养素的种类、数量、各种营养素之间比例及是否容易被人体消化吸收等因素。必需营养物质需要量指正常情况下维持机体正常组织结构与生理功能，防止因缺乏而出现相应生理、生化或病理变化所需的最少量。能量的供给和消耗保持平衡是维持体重所必需的。每日所需能量为基础能量消耗、特殊功能活动和体力活动等所消耗能量的总和。基础能量消耗与性别、年龄、身高及体重相关。特殊功能活动指消化、吸收所消耗的能量，在生长、发育、妊娠、哺乳等特殊生理阶段将会增加。体力活动所需能量因活动强度而异。轻、中、重体力活动所需能量分别为基础能量的 30%、50%、100% 或以上。每日所需总能量由蛋白质、脂肪及糖类供给。成人每日每千克理想体重需 1g 左右生物效价为 80 以上的蛋白质。蛋白质生物效价的从高到低的顺序依次为：动物制品、豆类、谷类、根类等。脂肪所供应的能量不宜超过总能量的 30%。每日摄取的饱和脂肪、多价不饱和脂肪与单价不饱和脂肪的比例应为 1∶1∶1，每日胆固醇摄入量宜在 300mg 以下。

2. 营养物质的消化、吸收、代谢和排泄 食物进入胃肠道在消化液、酶等作用下，转变为单糖、氨基酸、短链和中链脂肪酸、甘油，与水、盐、维生素等一起被吸收入血，中链脂肪酸和多数长链脂肪酸则经淋巴入血，到达肝和周围组织被利用，合成物质或提供能量。机体自身的物质亦随时被分解提供能量或合成新的物质。

各种营养物质的中间代谢在酶、激素和神经内分泌水平进行调节，受代谢底物，辅助因子、体液组成、离子浓度及中间和最终产物的调节。中间代谢所产生的物质，除被机体储存或重新利用外，最后以水、二氧化碳、含氮物质或其他代谢终产物的形式，经肺、肾、肠、皮肤、黏膜等排出体外。

【营养性疾病和代谢性疾病的病因和发病机制】

1. 营养性疾病 机体对各种营养物质均有一定的需要量、允许量和耐受量，因此营养病可因一种或多种营养物质不足、过多或比例不当而引起，其病因和发病机制可分为以下两类。

(1) 原发性营养失调：摄取营养物质不足、过多或比例不当引起。例如，摄取蛋白质不足引起蛋白质缺乏症，能量摄取超过消耗引起肥胖症。

(2) 继发性营养失调：器质性或功能性疾病所致。

1) 进食障碍：如口、咽、食管疾病所致摄食困难，精神因素所致摄食过少、过多或偏食。

2) 消化、吸收障碍：消化道疾病或某些药物如新霉素、考来烯胺等所致。

3) 物质合成障碍：如肝硬化失代偿期白蛋白合成障碍引起的低白蛋白血症。

4) 机体对营养需求的改变：如发热、甲状腺功能亢进症、肿瘤、慢性消耗性疾病、大手术后及生长发育、妊娠等生理性因素，使机体需要营养物质增加，如供应不足可致营养缺乏。

中年以后,体力活动减少,如摄食量不相应降低,能量过多可致肥胖。

5）排泄失常:如多尿可致失水,腹泻可致失钾,长期大量蛋白尿可致低白蛋白血症。

2. 代谢性疾病

（1）遗传性代谢病(先天性代谢缺陷):基因突变导致特异酶催化反应消失、降低或(偶然地)升高,导致细胞和器官功能异常。

（2）获得性代谢病:由环境因素、遗传因素和环境因素相互作用所致。常见原因有不合适的食物、药物、理化因素、创伤、感染、器官疾病、精神疾病等,造成水、电解质和酸碱平衡紊乱,大手术后的氮代谢负平衡,慢性肾衰竭时的钙、磷代谢障碍等。血脂异常常见于甲状腺功能减退症、肾病综合征、胆道梗阻等。肥胖和糖尿病显然是遗传因素和环境因素共同作用的结果。

（3）此外,有些遗传性代谢病以环境因素为其发病诱因,如苯丙酮尿症是由于苯丙氨酸羟化酶缺乏引起,如能在出生后 3 周内确诊,限制摄入含苯丙氨酸的食物,则可以不出现智能障碍。

【营养性疾病和代谢性疾病的分类】

1. 营养性疾病

（1）蛋白质营养障碍:蛋白质和氨基酸不足,如蛋白质-能量营养不良症、蛋白质缺乏症、赖氨酸缺乏症;氨基酸过多,如肝硬化肝功能失代偿期酪氨酸、蛋氨酸过多可诱发肝性脑病。

（2）糖类营养障碍:糖类摄取过多易引起肥胖症,摄取不足伴有能量不足时常致消瘦。

（3）脂类营养障碍:脂类摄取过多易引起肥胖症或血脂异常,摄取过少易引起脂溶性维生素缺乏。

（4）维生素营养障碍:各种维生素缺乏症或过多症。

（5）水、盐营养障碍:水、盐不足或过多。

（6）无机元素营养障碍:微量元素不足或过多。

（7）复合营养障碍:多种营养物质障碍的不同组合。

2. 代谢性疾病

（1）蛋白质代谢障碍

1）继发于器官疾病:如严重肝病时的低白蛋白血症,淀粉样变性的免疫球蛋白代谢障碍。

2）先天性代谢缺陷:如白化病、血红蛋白病、先天性氨基酸代谢异常等。

（2）糖代谢障碍

1）各种原因所致糖尿病及糖耐量降低及低血糖症等。

2）先天性代谢缺陷:如果糖不耐受症、半乳糖血症、糖原贮积症等。

（3）脂类代谢障碍:主要表现为血脂或脂蛋白异常。可为原发性代谢紊乱或继发于糖尿病、甲状腺功能减退症等。

（4）水、电解质代谢障碍:多为获得性,亦可见于先天性肾上腺皮质增生症等。

（5）无机元素代谢障碍:如铜代谢异常所致肝豆状核变性,铁代谢异常所致含铁血黄素沉着症等。

（6）其他代谢障碍:如嘌呤代谢障碍所致痛风,卟啉代谢障碍所致血卟啉病等。

【营养性疾病和代谢性疾病的临床特点】

(1) 营养疾病多与营养物质的供应情况、饮食习惯、生活条件与环境因素、消化功能、生理或病理附加因素等有关。先天性代谢病常有家族史、环境诱发因素及发病年龄和性别特点等,如痛风主要见于男性,苯丙酮尿症在新生儿期即可检出。

(2) 营养性疾病和代谢性疾病早期常先有生化、生理改变,逐渐出现病理变化。早期治疗可能使病理变化逆转。

(3) 营养性疾病和代谢性疾病可引起多个器官、系统病理变化,但以某些器官或系统受累的临床表现较为突出。

(4) 长期营养和代谢障碍影响个体的生长、发育、衰老过程,甚至影响下一代。

【营养性疾病和代谢性疾病的诊断原则】 要求尽可能了解疾病的病因和诱因、发病机制的主要环节、发展阶段和具体病情。营养性疾病和代谢性疾病常具有特殊的症状和体征,可提供诊断的首要线索,须进行详细的病史询问和体格检查。实验室检查是确诊依据,对临床前期患者更有价值,如有些无症状的糖尿病患者可通过筛查血糖而确诊。除常规检查外,可根据病史线索进行有关特殊检查。对一些不明原因的症状和体征应进行随访观察。

1. 病史 询问症状的发生、发展和相互关系,并从现病史和个人史中了解发病因素、病理特点、每日进食情况等。必要时做详细的家系调查。

2. 体格检查 需注意发育和营养状态、体型和骨骼、神经精神状态、智能、毛发、皮肤、视力和听力、舌、齿、肝、脾及四肢等。

3. 实验室检查

(1) 血、尿、粪和各项生化检查及激素、物质代谢的正常或异常产物等。

(2) 溶血及凝血检查:如血红蛋白电泳、凝血因子检查等,主要用于遗传性血液病的鉴别诊断。

(3) 代谢试验:如糖耐量试验,氮平衡试验,水、钠、钾、钙、磷平衡试验等。

(4) 影像学检查:骨密度测定、CT 和 MRI 等。

(5) 组织病理和细胞学检查及细胞染色体、酶学检查等。

(6) 血氨基酸分析:诊断氨基酸异常所引起的先天性代谢病。

(7) 基因诊断:诊断遗传性代谢病。

在诊断营养性疾病时,如同一群体在同一时期内发现相同的病例,则提示可能有相当数量的临床前期患者。代谢性疾病(如糖尿病、痛风等)常与种族、遗传、体质等因素有关。对某些特殊类型的糖尿病,如青少年发病的成人型糖尿病(MODY)和线粒体基因突变糖尿病,可在其家族成员出现生化紊乱和临床症状前进行筛查,尽早发现基因异常。一些遗传性代谢病,在症状出现前已有生化改变。应对这些疾病进行临床前期诊断,包括有计划的调查、检出杂合子携带者等。

【营养性疾病和代谢性疾病的防治原则】

1. 病因和诱因的防治 对营养性疾病和以环境因素为主引起的代谢性疾病,多数能进行病因防治。根据中国营养学会《中国居民膳食指南》推荐,要求平衡饮食、合理摄取营养和促进健康。但先天性代谢缺陷为主的代谢性疾病,一般只能针对诱因和发病机制进行治疗,目前基因治疗已显示出一定前景。

2. 临床前期和早期防治 早期诊断和采取防治措施可避免不可逆的形态和功能改变,

使病情不致恶化,甚至终身不出现症状,如苯丙酮尿症、半乳糖血症。葡萄糖耐量降低患者经饮食、运动干预后可减少糖尿病的发生。糖尿病如在早期使病情得到良好控制,可避免出现严重并发症。

3. 针对发病机制的治疗

(1) 避开和限制环境因素:如葡萄糖-6-磷酸脱氢酶缺乏症患者应避免进食蚕豆和对乙酰氨基酚、阿司匹林、磺胺、伯氨喹等药物;苯丙酮尿症患者限制进食含苯丙氨酸的食物等。

(2) 替代治疗:对蛋白缺乏症患者补充蛋白质,对血友病患者给予抗血友病球蛋白等。有些代谢病是由于作为酶反应辅助因子的维生素合成不足,或由于酶缺陷以致与维生素辅酶因子的亲和力降低所致,补充相应维生素可纠正代谢异常。例如,胱硫醚 P-合成酶缺乏所致的高胱氨酸尿症,须给予低蛋氨酸饮食,并试用大剂量维生素 B_6 和叶酸。

(3) 调整治疗:例如,用皮质醇治疗先天性肾上腺皮质增生症;用别嘌醇抑制尿酸生成以治疗痛风;用青霉胺促进肝豆状核变性患者铜排出等。

4. 遗传咨询和生育指导　对已生育过遗传性代谢病患儿、具有 X 连锁隐性遗传病家族史或某些遗传性代谢病高发区的孕妇进行产前羊水检查,对防治遗传性代谢病有重要价值。

(顾云娟)

第二章　腺垂体功能减退症

学习目标

1. 了解腺垂体功能减退症的病因。
2. 掌握腺垂体功能减退症的临床诊断要点。
3. 掌握腺垂体功能减退症的病因治疗及激素替代治疗。

腺垂体功能减退症(hypopituitarism),是指因多种病因所致的单一或多种垂体激素分泌减少,从而导致腺垂体功能部分或全部丧失的一组综合征。该病既可原发于垂体病变,也可继发于下丘脑病变,而临床具体表现为甲状腺、肾上腺、性腺等功能减退或鞍区占位性病变。其临床表现个体差异大,取决于发病年龄、性别、原发病特征、受累激素种类及程度、发展速度等;诊疗上常易长期延误,但及时补充所缺乏激素后相应症状可获得迅速改善;也有部分发展至严重多激素功能减退,在某种应激下可诱发严重后果,如垂体危象而危及生命。

【病因及发病机制】 根据原发病变的部位可将腺垂体功能减退症分为原发性和继发性两类:前者因垂体自身的病变造成腺垂体激素分泌减少;而后者因下丘脑以上神经病变或下丘脑-垂体之间的联系中断,造成促腺垂体的激素分泌减少或不能到达垂体,进而不能刺激腺垂体细胞兴奋;临床上以前者多见。常见病因如下:

1. 原发性

(1) 垂体瘤:目前引起本病最常见的原因,包括原发性肿瘤(鞍内和鞍旁肿瘤)和转移性肿瘤。

(2) 垂体缺血性坏死:产后、糖尿病、颞动脉炎和动脉粥样硬化。

(3) 垂体感染和炎症:细菌性(垂体结核、垂体脓肿等)、真菌性、病毒性(脑炎、流行性出血热等)及螺旋体(梅毒等)感染等。

(4) 医源性:蝶鞍区手术、放疗和创伤。

(5) 垂体卒中:是指垂体组织的缺血坏死或出血。垂体肿瘤和产后大出血是引起垂体卒中最常见的原因。

(6) 垂体浸润:某些浸润性病变如血色病、结节病、Wegener 肉芽肿等均可累及垂体。

(7) 先天遗传性:一些先天性发育畸形可引起垂体发育不良,从而产生多种垂体激素缺乏;如 Kallmann 综合征、Lawrence-Moon-Biedl 综合征、Prader Willi 综合征等。

(8) 其他:自身免疫性垂体炎、空泡蝶鞍、海绵窦处颈内动脉瘤等。

2. 继发性

(1) 垂体柄破坏:手术、创伤、肿瘤、血管瘤等。

(2) 下丘脑病变及中枢神经系统疾患:肿瘤、炎症、浸润性病变(如淋巴瘤、白血病)、肉芽肿(如结节病)、糖皮质激素长期治疗和营养不良等。

【临床表现】 临床表现各异,主要决定于垂体激素缺乏的种类、程度、起病的速度等。生育后妇女因产后腺垂体缺血性坏死所致腺垂体功能减退者称为席汉综合征(Sheehan syndrome),儿童期发生腺垂体功能减退可因生长发育障碍而导致垂体性矮小症。根据临床统计，垂体坏死50%以上可有症状；坏死75%可有明显症状；坏死95%可有严重症状。而腺垂体多种激素分泌不足的现象多数逐步出现，一般先为促性腺激素、催乳素、生长激素不足，继而为促甲状腺激素，最后为促肾上腺皮质激素，有时肾上腺皮质功能不全的症状可早于甲状腺功能减退症状的出现。一般腺垂体功能减退主要临床表现为各靶腺（性腺、甲状腺、肾上腺）功能减退；同时可合并有原发病的特征。

1. 性腺功能减退　在女性患者，表现为闭经、性欲减退或消失、乳腺及生殖器明显萎缩，丧失生育能力。在男性患者表现为第2性征退化，如阴毛及腋毛脱落、声音变得柔和、肌肉不发达、皮下脂肪增多、骨质疏松，以及睾丸萎缩、精子发育停止、阴囊色素减退、外生殖器及前列腺缩小、性欲减退、阳痿等。儿童出现性发育障碍。

2. 甲状腺功能减退　面色苍白，面容衰老，眉发稀疏，腋毛、阴毛脱落，皮肤干燥、细薄而萎缩，或为水肿，但较少有黏液性水肿者；表情淡漠，反应迟钝，音调低沉，智力减退，蜷缩畏寒，有时幻觉妄想，精神失常，甚而出现躁狂。心率缓慢，心电图示低电压，可出现T波平坦、倒置；心脏多不扩大，往往反而缩小，可与原发性甲状腺功能减退症鉴别；同时血清TSH水平降低为其与原发性甲状腺功能减退症的主要鉴别点。而儿童起病者表现为生长迟缓、骨龄落后、智力障碍。

3. 肾上腺功能减退　虚弱、乏力，食欲减退，恶心、呕吐，上腹痛，体重降低，心音微弱，心率缓慢，血压降低，不耐饥饿，易出现低血糖表现，机体抵抗力差，易于发生感染，感染后容易发生休克、昏迷。与原发性慢性肾上腺皮质功能减退症相似，不同的是本病由于缺乏黑色素细胞刺激素，故有皮肤色素减退、面色苍白、乳晕色素浅淡，而原发性慢性肾上腺皮质功能减退症则皮肤色素加深。

需要注意的是本病患者如未获得及时诊断和治疗，发展至后期，往往可因各种诱因（如感染、败血症、腹泻、呕吐、失水、饥饿、寒冷、AMI、脑血管意外、手术、外伤、麻醉及使用镇静药、安眠药、降糖药等）而发生危象，出现神志昏迷。垂体危象的临床类型有多种：①高热型（T>40℃，而P不相应增快）；②低温型（T<30℃，以TSH缺乏为主，寒冷季节多见）；③低血糖型（最常见，以精神症状明显）；④低血压、循环衰竭型；⑤水中毒型（血钠可低于110mmol/L）；⑥混合型。

4. 与原发病有关的临床表现　垂体及鞍上肿瘤引起者还伴有占位性病变的体征：视野缺损、视力减退、眼外肌麻痹、头痛、嗜睡、多饮多尿、多食等下丘脑综合征。

【实验室检查】

1. 靶腺激素分泌不足

（1）性腺功能测定：血E_2、孕酮、睾酮通常低于正常；女性没有排卵及基础体温改变，阴道涂片未见雌激素作用的周期性改变；男性精液检查精子数量减少，形态改变，活动度差。

（2）甲状腺功能测定：血清总T_4、游离T_4均降低，而总T_3、游离T_3可正常或降低。

（3）肾上腺皮质功能测定：24h尿17-羟皮质类固醇及游离皮质醇减少，血浆皮质醇浓度降低，但节律正常。

2. 腺垂体激素分泌不足　血FSH，LH，TSH，ACTH，GH，PRL均减少；而同时测定垂体促激素和靶腺激素水平，可以更好地判断靶腺功能减退为原发性或继发性。对于腺垂体内分泌细胞的储备功能可采用兴奋试验，如GNRH，TRH，CRH，CHRH等下丘脑激素来探测垂体激素的分泌反应。

3. 生化检查-代谢紊乱　低血糖、糖耐量曲线低平；血钠常偏低，血钾大多正常。

4. 其他检查　疑有腺垂体-下丘脑占位病变者，可做眼底检查、视野检查、头颅正、侧位片、CT、磁共振等检查。其中，CT、MRI 检查较蝶鞍 X 线更为精确，尽可能了解病变部位、大小、性质及其对邻近组织侵犯程度。

【诊断和鉴别诊断】　本病的正确诊断主要依据腺垂体功能减退症的临床表现、内分泌功能检查，以及有关病因的病史、体检，结合影像学发现进行全面的分析，同时排除其他影响因素和疾病。应与下列疾病相鉴别：

1. 神经性厌食　患者有消瘦、闭经，由于神经紊乱及营养不良可影响垂体功能，出现某些类似垂体功能减退的症状。但本病特点多为 20 岁前后的女性，有精神刺激史，其消瘦程度较腺垂体功能减退为重，而腋毛、阴毛往往并不脱落，可伴有神经性贪食交替出现。内分泌检查除性腺功能减退外，其余垂体功能均正常。

2. 原发性甲状腺功能减退症　原发性甲状腺功能减退症，除甲状腺功能不足外，其他内分泌腺功能亦可能低落，因而可被误认为腺垂体功能减退症。两者的鉴别为原发性甲状腺功能减退症的黏液性水肿外貌更为显著，血胆固醇浓度增高更明显，心脏往往扩大。TSH 兴奋试验：原发性甲状腺功能减退症 TSH 过度反应，腺垂体功能减退症可无 TSH 升高反应，下丘脑性者则呈延迟反应。最具鉴别价值的是血浆中促甲状腺激素测定，在原发性甲状腺功能减退症中升高，而在腺垂体功能减退症中降低甚至不可测得。

3. 慢性肾上腺皮质功能减退症　慢性肾上腺皮质功能减退症与腺垂体功能减退症的鉴别点为：前者有典型的皮肤、黏膜色素沉着，而性器官萎缩及甲状腺功能减退的表现不明显，对促肾上腺皮质激素不起反应，失钠现象比较严重。

4. 自身免疫性多发内分泌腺病综合征　在此征患者，有多种内分泌腺功能减退的表现，但其病因不是由于垂体功能减退，而是由于多个内分泌腺原发的功能减退，与腺垂体功能减退症的鉴别主要依据是促肾上腺皮质激素及促甲状腺激素兴奋试验，在此征候群中，皆无反应，而在腺垂体功能减退症中，往往有延迟反应。

5. 慢性消耗性疾病　可伴有消瘦、乏力、性功能减退、尿 17-酮类固醇偏低等，有严重营养不良者，甚至可伴有继发的腺垂体功能不足，在营养情况好转后可逐渐恢复。

6. 失母爱综合征　患者因得不到家庭尤其是母亲的关怀而表现为生长障碍、营养不良、情绪紊乱。与心理社会因素有关，改变环境、得到关怀和改善营养后可显著恢复生长。

【治疗】

1. 一般治疗　患者应加强营养，宜进高蛋白、高能量、富含维生素的食物。平时应注意休息，尽力防止感染，避免精神刺激，避免过度劳累和激动，保持心情愉快，冬季加强保暖。

2. 病因治疗　对于病因明确的患者应尽量做病因治疗，如对于肿瘤，予以手术、放疗及化疗；对于颅内占位性病变，首先必须解除压迫及破坏作用，减轻和缓解颅内高压症状，提高生活质量；对于缺血性垂体坏死（出血、休克），关键在预防，加强产妇围生期的监护，及时纠正产科病理状态。国内自采用新法接生及重视围生医学，加强产前保健后，因分娩所致的大出血已明显减少，产后垂体坏死已不多见。

3. 激素替代治疗　腺垂体功能减退症主要是补充相应缺乏的靶腺激素，替代治疗后可改善精神和体力活动，改善全身代谢及性功能，防治骨质疏松，但需要长期、甚至终身维持治疗，且需因人而异。替代的激素应根据患者腺垂体或靶腺激素缺乏的种类及程度给予，宜经口服给药，通常以生理性分泌量为度，并尽量模拟生理节律给药；但应激情况下需适当增加糖皮质激素剂量。激素治疗的生理剂量一般为：L-T_4 50～150μg/d；甲状腺粉 40～

120mg/d;氢化考的松 20～30mg/d;泼尼松 5～7.5mg/d。炔雌醇 5～20ng/d,妊马雌酮(结合型雌激素)0.625～1.25mg/d(月经周期第 1～25 日),甲羟孕酮(安宫黄体酮)5～10mg/d(月经周期第 12～25 日)以形成人工周期性月经。丙酸睾酮每周 50mg,肌注,对男子性腺功能减退症有效;十一酸睾酮 40mg,每日 3 次口服,但应防治前列腺癌的发生。

治疗过程中应先补给糖皮质激素,然后再补充甲状腺激素,以防肾上腺危象的发生。对于老年人、冠心病、骨密度低的患者,甲状腺激素宜按小剂量(如甲状腺粉 20mg/d 或左甲状腺激素 25μg/d)开始,并缓慢递增剂量的原则。一般不必补充盐皮质激素。除儿童垂体性侏儒症外,一般不必运用人生长激素。且上述治疗过程中需定期随访检测激素水平等指标。

4. 垂体危象处理　对垂体危象昏迷患者,应立即进行抢救。同时根据病史和体检,判断昏迷的病因和类型,以加强治疗的针对性。

(1) 针对诱因的预防和治疗措施:避免受寒、饥饿、外伤、感染。如因某种原因出现呕吐、腹泻、脱水,应立即给予相应处理。患者如需手术,应做好术前准备,麻醉时更应小心,药物剂量宜小,麻醉或术中出现问题应立即处理。有感染者,积极抗感染。禁用或慎用麻醉剂、镇静药、催眠药或降糖药等。

(2) 纠正低血糖:一般先静脉注射 50% 葡萄糖溶液 40～60ml,继以 10% 葡萄糖溶液或 5% 葡萄糖生理盐水静脉滴注。应同时给予糖皮质激素,这也有助于纠正低血糖。由于病人体内升糖激素总是不足的,故即使血糖不低也应补充葡萄糖。

(3) 补充糖皮质激素:危象患者糖皮质激素的缺乏多很严重,故应积极补充。一般采用生理性制剂氢化可的松(皮质醇),可在 10% 葡萄糖溶液 500ml 中加入氢化可的松(皮质醇)100mg 静脉滴注,首日用量 200～300mg。如为水中毒型宜先静脉推注氢化可的松 25mg(溶于 25% 葡萄糖溶液 40ml 中),继以上述剂量静脉滴注。如无感染等严重应激存在,且体温低,可减小用量,因为此类患者如氢化可的松用量过大可加重甲状腺激素的缺乏,从而使昏迷加重。

(4) 补充血容量:循环衰竭型垂体危象患者失液、失盐严重,应尽快补足血容量。可静脉滴注 5% 葡萄糖生理盐水,补液量及氯化钠用量视失液、失盐程度及心功能而定。

(5) 保暖:低体温型垂体危象应加强保暖。此型多有较严重的甲状腺激素缺乏,宜补充甲状腺激素;并用保暖毯逐渐加温。在补充甲状腺激素的同时应给予适量的氢化可的松,但其剂量不宜过大。体温不低者,也可给予小剂量甲状腺激素。体温升高者一般不用甲状腺激素。

【预后】　腺垂体功能减退症为慢性终身性疾病,预后视病因而不同。垂体瘤患者预后较差,产后大出血患者预后较好,如及时适当的激素替代治疗,病情可获得明显好转,患者生活和工作能力可望接近正常。但需注意避免应激状态下诱发垂体危象,一旦发生应积极抢救。

(张荣萍)

第三章　尿　崩　症

学习目标

1. 掌握本病的病因、临床表现和治疗原则。
2. 熟悉本病的诊断和鉴别。

尿崩症(diabetes insipidus,DI)是指下丘脑精氨酸加压素(arginine vasopressin,AVP)又称抗利尿激素(antidhiretic hormone,ADH)严重缺乏或部分缺乏(中枢性尿崩症),或肾对AVP反应缺陷(肾性尿崩症),致肾小管重吸收水的功能障碍,从而引起多尿、烦渴、多饮与低比重及低渗透压尿为特征的一组综合征。尿崩症可发生于任何年龄,但以青壮年为多见,男女之比为2∶1,而遗传性肾性尿崩症多见于儿童。

【病因和发病机制】

1. 中枢性尿崩症　任何导致AVP合成、转运、储存及释放受损的情况都可导致中枢性尿崩症的发生,可分为继发性和特发性、遗传性。

(1) 继发性中枢性尿崩症:中枢性尿崩症可继发于下列原因导致的下丘脑-神经垂体损害:①约50%的患者为下丘脑神经垂体及附近部位的肿瘤引起,如颅咽管瘤、松果体瘤、第三脑室肿瘤、转移性肿瘤、白斑病等。②10%由头部创伤(严重脑外伤、垂体下丘脑部位的手术)所致。③少数中枢性尿崩症由脑部感染性疾病(脑膜炎、结核、梅毒)所致。④Langerhans组织细胞增生症、结节病或其他肉芽肿病变。⑤脑血管病变如血管瘤等。⑥针对下丘脑AVP细胞的自身抗体。⑦Sheehan综合征。

(2) 特发性中枢性尿崩症:临床找不到任何病因者占1/3～1/2,部分患者尸解时发现下丘脑视上核与室旁核神经细胞明显减少或几乎消失,这种退行性病变的原因未明。

(3) 遗传性中枢性尿崩症:少数中枢性尿崩症有家族史,遗传方式包括常染色体显性遗传、常染色体隐性遗传、X连锁隐性遗传三种。Wolfram综合征(DIDMOAD综合征)是一种常染色体隐性遗传病,通常为家族性,可表现为尿崩症、糖尿病、视神经萎缩、耳聋,极为罕见。

2. 肾性尿崩症　肾对AVP产生反应的各个环节受损都可导致肾性尿崩症,包括遗传性和继发性两种。

(1) 遗传性肾性尿崩症:为X连锁隐性遗传,女性遗传,男性发病,多为家族性。

(2) 继发性肾性尿崩症可继发于:①慢性肾盂肾炎、阻塞性尿路疾病、肾小管性酸中毒、肾小管坏死、淀粉样变、骨髓瘤、肾移植等肾小管损害;②低钾血症、高钙血症等代谢紊乱;③庆大霉素、头孢唑啉、诺氟沙星、阿米卡星、链霉素、大剂量地塞米松、碳酸锂、过期四环素、茶碱类等药物。

3. 妊娠性尿崩症　妊娠期发生的尿崩症,十分少见,常在妊娠后3个月发生,多于分娩后几周消失或明显好转,具有中枢性及肾性尿崩症的特点。通常认为是妊娠时ADH相对不足或胎儿血中的半胱氨酸氨基肽酶增高,使AVP降解增加所致。渴感异常所致的妊娠性尿崩症是较少见的病因,此类患者如使用去氨加压素治疗会致水中毒发生。

【临床表现】　尿崩症的主要临床表现为低渗性多尿、烦渴多饮,起病常较急,一般起病日期明确,亦有少部分患者起病缓慢。尿量可多达 2.5 ~ 10L/d(甚至更多),尿比重常在 1.001 ~ 1.005,相应的尿渗透压常为 50 ~ 200mOsm/L,明显低于血浆渗透压(290 ~ 310mOsm/L),尿色淡如清水。例如,AVP 并非完全缺乏,部分患者症状较轻,24h 尿量仅为 2.5 ~ 5L,如限制饮水,比重可超过 1.010,尿渗透压可超过血浆渗透压,称为部分性尿崩症。

由于低渗性多尿,患者烦渴多饮,且喜冷饮。如有足够的水分供应,患者一般健康可不受影响。若患者因水分供应不足,出现失水、皮肤干燥、心悸、汗液及唾液减少,伴便秘、乏力、头晕、焦虑、失眠、记忆力减退与消瘦;严重者出现高渗性脑病,为脑细胞脱水引起的神经系统症状,急性主要表现为头痛、肌痛、心率加速、性情改变、神志改变、烦躁、谵妄,重者昏迷死亡;慢性主要表现为淡漠、眩晕、无欲、嗜睡、肌张力高、腱反射亢进、抽搐等症状。

如饮水过多、过快时,则易发生水中毒,主要表现为神经系统症状,如头痛加剧、恶心呕吐、体温下降、精神错乱、惊厥、昏迷以至死亡。

继发性尿崩症与妊娠性尿崩症均可有上述表现,而继发性尿崩症还有原发病的症状与体征。

【诊断与鉴别诊断】 对于尿崩症的诊断,主要包括三点:①确立中枢性或肾性尿崩症;②中枢性尿崩症为完全性或部分性;③明确尿崩症的病因或原发疾病。

1. 临床特征 对任何一个持续多尿、烦渴、多饮、低比重尿者均应考虑尿崩症的可能性,具体临床特征如下:①尿量多,一般 4 ~ 10L/d;②低渗尿,尿渗透压<血浆渗透压,一般低于 200m0sm/L,尿比重多在 1.005 以下;③禁水试验不能使尿渗透压和尿比重增加,而注射 AVP 后尿量减少、尿比重增加、尿渗透压较注射前增加 9% 以上;④AVP 或去氨加压素(DDAVP)治疗有明显效果。

如存在鞍区肿瘤过大或向外扩展者,常有蝶鞍周围神经组织受压表现,如视力减退、视野缺失。如存在渴觉障碍者,可出现脱水、高钠血症、高渗状态、发热、抽搐等,甚至脑血管意外。

2. 实验室检查

(1) 血和尿渗透压:尿渗透压为 50 ~ 200m0sm/L,明显低于血浆渗透压,血浆渗透压可正常或稍高(290 ~ 310m0sm/L)。

(2) 血浆 AVP 值:正常血浆 AVP 为 1 ~ 5mU/L,尿 AVP 为 10 ~ 60mU/L,在禁水试验或高渗盐水试验中动态观察更具意义。无论是基础状态或禁水、高渗盐水所致的高渗状态,中枢性尿崩症的血浆 AVP 均不能升高。肾性尿崩症的基础 AVP 可测出或偏高,高渗状态时血浆 AVP 明显升高但尿液不能浓缩。精神性多饮患者的基础 AVP 降低或正常,高渗时尿渗透压与血浆 AVP 成比例升高。

(3) 禁水-加压试验:为最常用的用于诊断垂体性尿崩症的功能试验。方法:禁水时间视患者多尿程度而定,一般从夜间开始(重症患者也可白天进行),禁水 6 ~ 16h 不等,试验前测患者体重、血压、尿量、尿比重、血及尿渗透压。以后每 2h 重测上述指标(除血渗透压),如患者血压下降明显、不安等症状加剧,应随时中止试验。如患者排尿较多,体重下降 3% ~ 5% 或血压明显下降,尿比重及尿渗透压连续 2 次比重相同或尿渗透压变化<30m0sm/L 时,提示内源性 AVP 分泌已达最大值,此时应查血浆渗透压,然后皮下注射水剂抗利尿激素 5U,注射后 1h 和 2h 测尿渗透压。正常人或精神性烦渴者,禁水后尿量减少,尿比重、尿渗透压升高,故血压、体重常无明显变化,血浆渗透压无明显升高。中枢性尿崩症禁水后尿量减少不明显,尿比重、尿渗透压无明显升高,尤其是完全性中枢性尿崩症,可出现体重和血压明显下降,血浆渗透压升高(大于 300m0sm/L),注射抗利尿激素后尿量明显减少,尿崩症、尿渗透压成倍升高。部分中枢性尿崩症变化不如完全性尿崩症明显,有时与精神性烦渴不易鉴别。肾性尿崩症患者禁水

和肌内注射抗利尿激素，均不能使尿量减少及尿液浓缩。

（4）头颅、蝶鞍 CT 或 MRI 等影像学检查：有助于该区域器质性病变的诊断和鉴别诊断。

3. 鉴别诊断

（1）中枢性尿崩症与肾性尿崩症见表 7-3-1。

表 7-3-1　中枢性尿崩症、肾性尿崩症与精神性多饮的鉴别

	中枢性尿崩症	肾性尿崩症	精神性多饮
发病年龄	多为 20 岁以下	多于出生后既有症状	成人
性别比例	男 = 女	男性多见	女>男
症状	多尿→多饮	较中枢性尿崩症轻	多饮→多尿
自然病程	持续性多饮、多尿	成年后症状减轻	间歇性多饮、多尿
病因	下丘脑、垂体损害	家族遗传史或药物	癔症、神经症
血浆 AVP	明显降低	正常或升高	降低或正常
血浆渗透压	轻度升高或正常	轻度升高或正常	低
尿渗透压	低	低	低
禁水后血浆渗透压	增高	增高	正常或轻度升高
禁水后尿渗透压	低	低	增高
对 AVP 反应	好	无反应	不好，有时症状加重
对高渗盐水反应	无反应	无反应	好
神经垂体 T1 高信号	多数消失（84%）	多数存在	多数存在

（2）尿崩症与精神性多饮：精神性多饮常与精神因素有关，部分与药物、下丘脑病变有关。主要由于精神因素引起烦渴、多饮，因而导致多尿与低比重尿，与尿崩症极相似，但 AVP 并不缺乏。这些症状可随情绪而波动，并伴有其他神经症的症状。上述诊断性试验均在正常范围内。

（3）完全性尿崩症和部分性尿崩症（表 7-3-2）。

表 7-3-2　完全性尿崩症与部分性尿崩症的鉴别

	完全性尿崩症	部分性尿崩症
症状严重程度	较重	较轻
每日尿量	多为 5L 以上	多为 2.5～5L
尿比重	多为 1.001～1.005	可达 1.010～1.014
禁水后反应	尿量无明显减少，尿比重无明显增加，最大尿渗透压不超过血渗透压	尿量可减少，尿比重可增加，但多不超过 1.016，最大尿渗透压可超过血渗透压，尿渗透压/血渗透压大于 1，但小于 1.5
注射 AVP 后反应	尿量显著减少，尿比重明显上升，尿渗透压增加 50% 以上	尿量进一步减少，尿比重进一步增加，尿渗透压可增加 9%～50%，少数达 60%

（4）其他：糖尿病，高尿钙症，高尿钾症，高渗性多尿，低渗性多尿，干燥综合征，老年性多尿等均可影响肾浓缩功能而引起多尿、口渴等症状，但有相应原发疾病的临床特征。

【治疗】

1. 一般治疗　患者应低盐饮食，并限制咖啡、茶类或高渗饮料的摄入，适当补充糖、蛋白质与多种维生素，保持出入量平衡、口渴时饮用淡水，少量多饮。伴精神或心理障碍者要给予相应治疗。

2. 中枢性尿崩症

(1) 病因治疗:针对各种不同病因积极治疗有关疾病,以改善继发于此类疾病的尿崩症病情,如手术切除脑瘤、治疗全身性疾病等。

(2) 药物治疗:轻度尿崩症患者仅需多饮水,如长期多尿,每日尿量大于4L时因可能造成肾损害而致肾性尿崩症而需要药物治疗。

1) 抗利尿激素制剂

A. 去氨加压素(1-脱氨-8-右旋精氨酸加压素,desmopressin,DDAVP):为人工合成的加压素类似物。其抗利尿作用强,而无加压作用,不良反应少,为目前治疗尿崩症的首选药物,且有报道尿崩症孕妇试验仍是安全的,并不构成对婴儿的威胁,故也是妊娠伴尿崩症的唯一使用药物。去氨加压素制剂的用法:①口服醋酸去氨加压素片剂,每次0.1~0.4mg,每日2~3次,部分患者可睡前服药一次,以控制夜间排尿和饮水次数,得到足够的睡眠和休息。②鼻腔喷雾吸入,每日2次,每次10~20μg(儿童患者每次5μg,每日一次)。③肌内注射制剂每毫升含4μg,每日1~2次,每次1~4pg(儿童患者每次0.2~lpg)。由于剂量的个体差异大,用药必须个体化,严防水中毒的发生。

B. 鞣酸加压素注射液(长效尿崩停):首次0.1~0.2ml肌内注射,以后观察逐日尿量,以了解药物起效程度及作用持续时间,从而调整剂量及间隔时间。一般注射0.2~0.5ml,效果可维持3~4日,具体剂量因人而异,用时应摇匀。长期应用2年左右因产生抗体而减效。慎防用量过大引起水中毒。

C. 垂体后叶素水剂:该药作用仅能维持3~6h,每日须多次注射,长期应用不便。主要用于脑损伤或手术时出现的尿崩症,每次5~10U,皮下注射。注射后有头疼、恶心、呕吐及腹疼不适等症状,故多数患者不能坚持长期用药。

2) 口服治疗尿崩症药物

A. 氢氯噻嗪:每次25mg,每日2~3次,可使尿量减少一半。其作用机制可能是由于尿中排钠增加,体内缺钠,肾近曲小管重吸收增加,到达远曲小管的原尿减少,因而尿量减少,对肾性尿崩症也有效。长期服用氢氯噻嗪可能引起低钾、高尿酸血症等,应适当补充钾盐。

B. 氯磺丙脲:刺激AVP释放并增强AVP对肾小管的作用。服药后可使尿量减少,尿渗透压增高,每日剂量不超过0.2g,早晨一次口服。本药可引起严重低血糖,也可引起水中毒,应加以注意。

C. 卡马西平:能刺激AVP分泌,使尿量减少,每次0.2g,每日2~3次。其作用不及氯磺丙脲。

3. 肾性尿崩症 由药物或代谢紊乱所致的肾性尿崩症只要停用药物,纠正代谢紊乱,即可恢复。家族性肾性尿崩症的治疗相对困难,可限制钠盐摄入,应用噻嗪类利尿剂或前列腺素合酶抑制剂(如吲哚美辛)。

4. 中医中药治疗 以补肾、滋阴、生津益气为主,佐以固肾,可用生脉散、知柏地黄丸或汤剂等中药。

【预后】 预后主要取决于基本病因,轻度脑损伤或感染引起的尿崩症可完全恢复,颅内肿瘤或全身性疾病所致者,不易完全治愈,预后不良。原发性尿崩症常属永久性,在充分的饮水供应和适当的抗利尿治疗下,通常可以基本维持正常的生活,对寿命影响不大。

(王鑫蕾)

第四章　甲状腺功能亢进症

学习目标

1. 掌握甲状腺功能亢进症和甲状腺毒症的定义。
2. 掌握 Graves 病的诊断标准。
3. 掌握 Graves 病的治疗。
4. 掌握甲状腺危象的临床表现和治疗。
5. 了解 Graves 病的病因和发病机制。

甲状腺毒症(thyrotoxicosis)是指以血液循环中甲状腺激素过量为生理学特征的一种病理状态,其主要临床表现为神经、循环、消化等系统兴奋性增高和代谢亢进。甲状腺毒症可分类为甲状腺功能亢进类型和非甲状腺功能亢进类型。非甲状腺功能亢进类型者本身甲状腺激素合成并不增多,其循环过量的甲状腺激素是因为各种疾病破坏甲状腺滤泡使滤泡内储存的甲状腺激素过量进入循环或不恰当服用外源性甲状腺激素所致。甲状腺功能亢进症(hyperthyroidism)简称甲亢,是指甲状腺腺体本身病态地合成和分泌过多的甲状腺激素而引起的甲状腺毒症。甲亢的患病率为 1%,其中 80% 以上是 Graves 病引起。本章主要讨论 Graves 病。

【病因和发病机制】 Graves 病(简称 GD)是器官特异性自身免疫病之一。本病有显著的遗传倾向,是一个复杂的多基因病,环境因素参与 GD 的发病,如细菌感染、性激素、应激等都对本病的发生有影响。

GD 患者血清中存在多种抗甲状腺自身抗原的抗体,如甲状腺球蛋白抗体(thyroglobulin antibody,TGAb)、甲状腺过氧化物酶抗体(thyroid peroxidase antibody,TPOAb)和促甲状腺激素受体抗体(thyrotropin receptor antibodies,TRAb),其中以 TRAb 为主要特征,该抗体在 GD 患者血清中阳性检出率高达 80%~100%。TRAb 有两种类型,即 TSH 受体刺激性抗体(TSHR stimulation antibody,TSAb)和 TSH 受体刺激阻断性抗体(TSHR stimulation-blocking antibody,TSBAb)。TSAb 与 TSH 受体结合,激活腺苷酸环化酶信号系统,导致甲状腺细胞增生和甲状腺激素合成、分泌增加,且这种刺激不受下丘脑-垂体-甲状腺轴的负反馈调节,导致甲状腺激素过度产生,所以,TSAb 是甲亢的致病性抗体。TSBAb 与甲状腺细胞表面的 TSH 受体结合,占据了 TSH 的位置,使 TSH 无法与 TSHR 结合,所以产生抑制效应,甲状腺细胞萎缩,甲状腺激素产生减少。

【临床表现】 临床表现主要由循环中甲状腺激素过多引起,起病可缓可急,病情可轻可重,最早出现的症状也可不同。影响甲亢临床严重性的因素包括起病的缓急、患者的年龄及不同器官对过量甲状腺激素的敏感性。症状主要有:易激动、烦躁失眠、心悸、乏力、怕热、多汗、消瘦、食欲亢进、大便次数增多或腹泻、女性月经稀少。

体征:GD 大多数患者有程度不等的甲状腺肿大。甲状腺肿为弥漫性,质地中等(病史较久或食用含碘食物较多者可坚韧),无压痛。甲状腺上、下极可以触及震颤,闻及血管杂音。也有少数病例甲状腺不肿大。心血管系统表现有心率增快、心脏扩大、心律失常、心房颤动、脉压增大等。

眼部表现分为两类:一类为单纯性突眼,病因与甲状腺毒症所致的交感神经兴奋性增高有关,包括下述表现:眼球轻度突出,眼裂增宽,瞬目减少。另一类为浸润性突眼,即Graves眼病,病因与眶后组织的炎症反应有关。

胫前黏液性水肿见于少数GD患者,小腿下段前部(胫骨前处)皮肤变厚变硬,表面不平,肤色呈棕红色,也可呈正常肤色,有时表现为大小不等的斑块样结节,可为圆形、卵圆形或不规则形态。病变多是双侧性,有时可以扩展至足背或膝部,其他部位无此表现。胫前黏液性水肿主要是表皮肿胀,黏多糖及黏蛋白浸润,胶原增多,组织纤维损害。胫前黏液性水肿的原因也和免疫功能障碍有关。

淡漠型甲亢是甲状腺功能亢进中的一个特殊类型,症状与典型甲亢的症状相反,表现为神经抑郁的一种甲亢。多见于老年患者,起病隐匿,高代谢症群、眼征、甲状腺肿不明显。临床表现主要有食欲缺乏、恶心、畏寒、皮肤干燥,神情淡漠抑郁,对周围事物漠不关心;精神思维活动迟钝,同时回答问题迟缓,有时注意力难以集中,懒动少语;心悸者为多见,常伴有心脏扩大、充血性心力衰竭、心房颤动。

甲亢伴发肌肉病变称为甲亢疾病。本病有急性发病,有慢性发病,病情上有不同,有时肌病可以为甲亢的重要表现或首发症状。临床上依据其发病特点和病变涉及的部位不同分为急性甲亢性肌病、慢性甲亢性肌病、甲亢性周期性麻痹、甲亢性眼肌麻痹和甲亢伴重症肌无力五种。其中甲亢性周期性麻痹临床上较为常见,发病率为3.8%~6.0%,年轻男性发病率较高。劳累、强烈运动、酗酒、大量摄入糖类、注射葡萄糖及胰岛素等为常见诱因,发作时双下肢或四肢麻痹,严重时可致呼吸肌麻痹。本病的发病与机体细胞内、外钾分布异常有关,补钾后症状可迅速缓解。

【实验室和其他检查】

1. 促甲状腺激素(TSH)　血清TSH浓度的变化是反映甲状腺功能最敏感的指标。目前采用免疫放射技术测定敏感TSH(sTSH),检测限达到0.005mU/L,成为筛查甲亢及亚临床甲亢的第一线指标。

2. 血清总甲状腺激素(TT_4)和血清总三碘甲腺原氨酸(TT_3)　T_4全部由甲状腺产生,血清中99.96%的T_4以与蛋白结合的形式存在,其中80%~90%与甲状腺激素结合球蛋白(TBG)结合,血清TBG量和蛋白与激素结合力的变化都会影响测定的结果。例如,妊娠、雌激素、急性病毒性肝炎、先天因素等可引起TBG升高,导致TT_4增高;雄激素、糖皮质激素、低蛋白血症、先天因素等可以引起TBG减少,导致TT_4减少。20%的TT_3由甲状腺产生,80%的TT_3在外周组织由T_4转换而来。大多数甲亢时血清TT_3与TT_4同时升高。

3. 血清游离甲状腺激素(FT_4)、游离三碘甲腺原氨酸(FT_3)　游离甲状腺激素是实现该激素生物效应的主要部分,由于许多疾病可出现血清TT_4水平的增高,所以诊断时应以FT_4水平为准。大多数甲亢患者FT_3水平也增高,在年轻患者中,FT_3的异常较FT_4的异常更为常见,因此,FT_3水平的测定有助于T_3甲亢型患者的鉴别。

4. ^{131}I摄取率甲状腺放射性核素扫描　^{131}I摄取率正常值为3h 5%~25%,24h 20%~45%,高峰在24h出现。甲状腺功能亢进时^{131}I摄取率表现为总摄取量增加,摄取高峰前移。可用于甲状腺功能亢进类型和非甲状腺功能亢进类型的甲状腺毒症的鉴别。非甲状腺功能亢进类型的甲状腺毒症如亚急性甲状腺炎、无痛性甲状腺炎和外源性甲状腺激素所致甲亢者,^{131}I摄取率是降低的。甲状腺放射性核素扫描对于鉴别甲状腺腺瘤、多结节性甲状腺肿引起的甲亢有帮助，对于弥漫性甲状腺肿的患者，该方法所能提供的信息并不多于对甲状腺的仔细触诊。

5. TSH受体抗体（TRAb）　TRAb与Graves病发病有密切关系，未治疗者阳性率为83%～100%，治疗后逐渐下降，如治疗后TRAb测定为阴性，可停用抗甲状腺药物，其复发的可能性很小，相反，如TRAb仍阳性，则不能停药。目前认为，TRAb可作为检测GD及判断治疗效果和预后的一种可靠方法。

【诊断】　①甲亢诊断确立：高代谢症状和体征（淡漠性甲亢无此典型症状和体征），血清FT_3、FT_4增高，TSH降低；②甲状腺弥漫性肿大，少数病例可以无甲状腺肿大；③眼球突出和其他浸润性眼征；④胫前黏液性水肿；⑤TRAb、TSAb、TPOAb阳性。以上标准中，①②项为诊断必备条件，③④⑤项为诊断辅助条件。

【鉴别诊断】　鉴别诊断分两个步骤进行，首先是甲状腺毒症原因的鉴别，两者均有高代谢表现、甲状腺肿和血清甲状腺激素水平升高。病史、甲状腺体征是重要手段，在不能明确时，^{131}I摄取率是主要的鉴别手段。在明确甲亢后，再进一步观察患者体征，浸润性突眼和胫前黏液性水肿等均支持GD的诊断，实验室检查中TRAb阳性也能支持GD的诊断。

【治疗】　甲亢确诊后，对患者应详细解释，提高患者的信心并争取患者在治疗中的配合。患者应当忌碘饮食，忌用含碘药物和含碘造影剂。可使用β受体拮抗药控制甲亢的临床症状。

治疗主要有三种疗法被普遍采用，即抗甲状腺药物（antithyroid drugs，ATD）、^{131}I和手术治疗。ATD的作用是抑制甲状腺合成甲状腺激素，^{131}I和手术则是通过破坏甲状腺组织，减少甲状腺激素的产生来达到治疗目的。

1. 抗甲状腺药物　ATD治疗是甲亢的基础治疗，效果肯定，不会引起永久性甲状腺功能减退（甲减），但复发率较高，为50%。我国普遍使用甲巯咪唑（methimazole，MMI，他巴唑）和丙硫氧嘧啶（propylthioumcil，PTU）。MMI的血清半衰期为4～6个小时，可以每日单次使用。PTU血浆半衰期为1～2h，必须保证6～8h给药一次。倾向优先选择MMI，因为PTU的肝毒性大于MMI。有两种情况选择PTU，即妊娠T1期（1～3个月）甲状腺功能亢进、甲状腺危象。因为已经有MMI致胎儿皮肤发育不良和MMI胚胎病的报告。儿童、老年人、肾功能衰竭者或肝病患者无需调整用药剂量。

适应证：①青少年及儿童甲亢患者；②轻、中度病情，病程较短，甲状腺轻、中度肿大；③孕妇；④手术前和^{131}I治疗前的准备；⑤手术后复发且不适宜^{131}I治疗者；⑥甲亢伴严重疾病，不适合^{131}I治疗者。

剂量与疗程：①治疗期，MMI起始量为每日15～30mg，每日1次口服；或PTU每日200～300mg，每日分次口服，因药物只能部分地抑制甲状腺激素的合成而不抑制其释放，因此，在开始服药后，需经过一个阶段，等甲状腺内原已合成的激素逐渐释放、代谢后，才能发挥效能。每4周复查血清甲状腺激素水平。②减量期，4～12周后，大多数患者的甲状腺功能有相当程度的改善或达到正常，此后逐渐减小药物剂量，最终达到相对较小的维持剂量而使甲状腺功能仍保持正常。③维持期，因人而异，维持剂量每日MMI 5～10mg，或者PTU每日50～150mg。治疗3～6个月后，随访时间可以延长至每2～3月1次，然后每4～6个月1次，总疗程18个月至2年。

药物不良反应：①粒细胞缺乏症：发生率为0.1%～0.5%。故需定期检查外周血白细胞数目。中性粒细胞$<1.5\times10^9/L$时应当停药，也不应当换用另外一种ATD，因为它们之间存

在交叉反应。粒细胞减少症可见于 ATD 治疗和 GD 未治疗患者,故应当在用药前,必须行基线白细胞计数进行鉴别。②皮疹:发生率约为 5%。轻度皮疹可以给予抗组胺药后得到缓解,或者换用另外一种 ATD。发生严重皮疹反应者,需要停药,因约 50% 的患者可能存在两种药物的交叉反应,故不能换用其他 ATD,选择 ^{131}I 治疗。③中毒性肝病:PTU 引起的药物性肝炎发生率为 0.1%~0.2%。PTU 可引起暴发性肝坏死,起病急,进展迅速,直至死亡。MMI 的肝毒性作用主要是胆汁淤积,损伤肝细胞罕见。所以 ATD 治疗前后需要监测肝功能,优先选择 MMI 治疗。④抗中性粒细胞胞质抗体(ANCA)阳性的小血管炎:是 ATD 治疗的又一严重毒性反应,PTU 较 MMI 更为常见。临床特征包括:急性肾功能衰竭、关节炎、皮肤溃疡、脉管炎性皮疹,上下呼吸道症状(包括鼻窦炎和咯血),需停药,严重病例可能需要大剂量糖皮质激素治疗或环磷酰胺治疗。

2. ^{131}I 治疗　^{131}I 治疗甲亢的目的是破坏甲状腺组织,减少甲状腺激素产生。治疗机制是 ^{131}I 被甲状腺摄取后释放出 β 射线,破坏甲状腺组织细胞。β 射线在组织内的射程仅有 2mm,不会累及毗邻组织。

适应证:①甲状腺肿大Ⅱ度以上;②对 ATD 过敏;③ATD 治疗或者手术治疗后复发;④甲亢合并心脏病;⑤甲亢伴白细胞减少、血小板减少或全血细胞减少;⑥甲亢合并肝、肾等器官功能损害;⑦拒绝手术治疗或者有手术禁忌证;⑧浸润性突眼。

禁忌证:妊娠和哺乳期妇女。

治疗前 ATD 治疗要停药 1 周,并停用影响甲状腺吸碘功能的食物,因为 ATD 可能减少 ^{131}I 对甲状腺的破坏作用。

^{131}I 治疗甲亢的治愈率达到 85% 以上。甲状腺功能减退症是 ^{131}I 治疗最重要的晚期并发症,随访时间越长,发病率越高,10 年达到 40%~70%。^{131}I 治疗后要定期监测甲状腺功能,及时给予甲状腺激素替代治疗。^{131}I 治疗甲亢后甲减的发生率除剂量外,其他促进甲减发生的因素有:①病程短;②甲状腺肿较小;③未用过 ATD 治疗;④手术后复发。

3. 手术治疗　适应证:①甲状腺肿大显著(80g),有压迫症状;②中、重度甲亢,长期服药无效,或停药复发,或不能坚持服药者;③胸骨后甲状腺肿;④细针穿刺细胞学检查(FNA)怀疑恶变;⑤ATD 治疗无效或者过敏的妊娠患者,手术需要在妊娠 T_2 期(4~6 个月)施行。

禁忌证:①重度活动性 Graves 眼病;②合并较重心脏、肝、肾疾病,不能耐受手术;③妊娠 T_1 期(1~3 个月)和 T_3 期(7~9 个月)。

【甲亢特殊的临床表现和类型及治疗】

1. 甲状腺危象

甲状腺危象(thyroid crisis)也称甲亢危象,是甲状腺毒症病情的极度增重、危及患者生命的严重合并症,本病不常见,但病死率在 20% 以上。发病机制与血循环中甲状腺激素骤增、机体对甲状腺激素反应的改变、肾上腺素能的活性增加和甲状腺激素在肝中清除率降低有关。多发生于较重甲亢未予以治疗或治疗不充分的患者。常见诱因有感染、手术、创伤、精神刺激和不适当停用抗甲亢药物等。临床表现有:高热或过高热、大汗、心动过速(140 次/分以上)、烦躁、焦虑不安、谵妄、恶心、呕吐、腹泻,严重患者可有心力衰竭、休克及昏迷等。甲亢危象的诊断主要靠临床表现综合判断。临床高度疑似本症及有危象前兆者应按甲亢危象处理。

治疗:①针对诱因治疗。②ATD:PTU 600mg 首次口服或者经胃管注入,以后每次

250mg，每 6h 口服。③碘剂：复方碘溶液每次 5 滴，每 8h 一次，服用 PTU 1h 后开始服用，以后视病情逐渐减量，一般使用 3 ~ 7 日。④β 受体拮抗剂：普萘洛尔 20 ~ 40mg/d，每 6h 一次。⑤糖皮质激素：氢化可的松 300mg 首次静脉滴注，以后每次 100mg，每 8h 一次。⑥在上述常规治疗效果不满意时，可选用腹膜透析、血液透析或血浆置换等措施迅速降低血浆甲状腺激素浓度。⑦降温：高热者予以物理降温，避免用乙酰水杨酸类药物。⑧其他支持治疗。

2. 甲状腺毒症性心脏病 甲状腺毒症对心脏有三个作用：①增强心脏 β 受体对儿茶酚胺的敏感性；②直接作用于心肌收缩蛋白，发挥正性肌力作用；③继发于甲状腺激素导致的外周血管扩张，阻力下降，心脏输出量代偿性增加。上述作用导致心动过速、心脏排出量增加、心房颤动和心力衰竭。其主要类型有①心律失常型，以心房颤动最常见，其次是房性期前收缩；②心力衰竭型，表现全心衰竭，以右心衰为主，患者心动过速、下肢水肿、肝脾肿大、呼吸困难等；③心肌病类型，表现为全心扩大，早期心功能正常，后期可能发生心力衰竭。

甲亢性心脏病的心肌病变是可逆的，根本防治措施是使甲状腺功能恢复正常，治疗上主要采用 ATD 治疗或 ^{131}I 治疗，对心脏病变进行对症处理。

3. Graves 眼病（GO） 又称甲状腺相关性眼病（thyroid-associated ophthalmopathy，TAO）或浸润性突眼，是由多种自身免疫性甲状腺疾病引起的眼部损害。90% 的 TAO 患者伴发 GD。单眼受累的病例占 GO 的 10% ~ 20% 。GO 可先于、同时或晚于甲亢发生。5% 的 GO 患者以眼病为主，称为甲状腺功能正常型 GO（euthyroid Graves ophthalmopathy，EGO）。典型 GO 的临床表现为眼睑挛缩、眼球突出、眼球活动受限、复视、畏光、流泪、眼痛、异物感、视神经功能障碍等，眼部外观和功能都受到不同程度的影响。诊断 GO 和单眼 GO 应注意排除眼部的其他疾病。

一般治疗有①高枕卧位；②限制钠盐及使用利尿剂，可减轻眼部水肿；③配戴有色眼镜，当伴角膜炎或角膜溃疡时，要戴眼罩；④人工泪液、抗生素眼液或眼膏。活动性 GO 时给予糖皮质激素口服治疗，严重病例用甲泼尼龙 500 ~ 1000mg/d 冲击治疗，隔日 1 次，连用 3 次。但需要注意该药的肝毒性，已有甲泼尼龙引起严重中毒性肝损害的报道。此外也可使用球后外照射和眶减压手术治疗。

4. 妊娠期甲亢的治疗 首选 ATD 治疗。T1 期首选 PTU，T2、T3 期、哺乳期首选 MMI。ATD 剂量不宜过大，要求维持血清 FT_4 在正常上限附近，以防治疗过度引起胎儿甲状腺功能减退或胎儿甲状腺肿大。另外，妊娠 ATD 治疗不主张用左甲状腺激素治疗，因为这种治疗会增加 ATD 的剂量。妊娠是手术治疗的相对禁忌证，如果经 PTU 治疗未能控制甲亢，可以选择在妊娠 T2 期（4 ~ 6 个月）手术治疗。此时的早产发生率仍然可以达到 4.5% ~ 5.5% 。妊娠期禁忌 ^{131}I 治疗。

（袁　瑾）

第五章 甲状腺功能减退症

学习目标

1. 掌握甲状腺功能减退症的临床类型、临床诊断和鉴别要点。
2. 掌握甲状腺功能减退症药物替代治疗的方法。
3. 了解甲状腺功能减退症的病因。

甲状腺功能减退症简称甲减,是由各种原因导致的低甲状腺激素血症或甲状腺激素抵抗而引起的全身性低代谢综合征,其病理特征是细胞间黏多糖堆积,表现为黏液性水肿。发病始于胎儿及新生儿期,表现为生长和发育迟缓、智力障碍,称为呆小症。国外报告的临床甲减患病率为 0.8%~1.0%,发病率为 3.5/1000;我国学者报告的临床甲减患病率是 1.0%,60 岁以上可达 2%,发病率为 2.9/1000。甲减在男女均可发病,女性多见,男∶女为 1∶4~1∶5。

【分类】

1. 根据病变发生的部位分类

(1) 原发性甲减:由甲状腺腺体本身病变引起的甲减,占全部甲减的 95% 以上,且 90% 以上原发性甲减是由自身免疫、甲状腺手术和甲亢 ^{131}I 治疗所致。其他少见原因包括:抗甲状腺药物、甲状腺转移瘤、侵袭性纤维性甲状腺炎、先天性甲状腺缺如克汀病、舌甲状腺及慢性地方性碘缺乏引起等。

(2) 中枢性甲减:由下丘脑和垂体病变引起的促甲状腺激素释放激素(TRH)或者促甲状腺激素(TSH)产生和分泌减少所致的甲减,垂体部位放射治疗、垂体手术、垂体大腺瘤、垂体卒中、颅咽管瘤及产后大出血是其较常见的原因;其中由于下丘脑病变引起的甲减称为三发性甲减。

(3) 甲状腺激素抵抗综合征:由甲状腺激素在外周组织实现生物效应障碍引起的综合征。原因包括:核受体缺乏、T_3 或 T_4 受体结合障碍及受体后缺陷等。

2. 根据甲状腺功能减退的程度分类 临床甲减和亚临床甲减:亚临床甲减与临床甲减相比,临床无明显甲减症状,也缺乏典型甲减的体征,血中的甲状腺激素水平也在正常值范围,仅血中的 TSH 高于正常。

【病因】 成人原发性甲减的主要病因如下:①自身免疫损伤:最常见的原因是自身免疫性甲状腺炎,包括慢性淋巴细胞性甲状腺炎、萎缩性甲状腺炎、产后甲状腺炎等。②甲状腺破坏:包括甲状腺手术、^{131}I 治疗等,10 年甲减累积发生率为 40%~70%。还包括甲状腺转移瘤等。③碘过量:可引起具有潜在性甲状腺疾病者发生甲减,也可诱发和加重自身免疫性甲状腺炎。含碘药物胺碘酮诱发甲减的发生率是 5%~22%。④抗甲状腺药物:如咪唑类、硫脲类、锂盐等。

【临床表现】 详细地询问病史有助于本病的诊断如甲状腺手术、甲亢 ^{131}I 治疗史、特殊药物使用史及 GD、桥本甲状腺炎病史和家族史等。

1. 症状 本病发病隐匿,病程较长,不少患者缺乏特异症状和体征。症状主要表现以代谢率降低和交感神经兴奋性下降为主，病情轻的早期患者可以没有特异症状。典型患者畏寒、乏力、手足肿胀感、肌肉痉挛疼痛僵硬、嗜睡、记忆力减退、脱发、食欲减退、恶心呕吐、腹胀便秘、少汗、少尿、关节疼痛、体重增加，男性性欲低下、阳痿和精子减少，女性月经紊乱，或者月经过多、不孕、易流产。

2. 体征 典型患者可有表情呆滞、反应迟钝、声音嘶哑、听力障碍，面色苍白、颜面和(或)眼睑水肿、唇厚舌大、常有齿痕，皮肤干燥、粗糙、脱皮屑、皮肤温度低、水肿、手脚掌皮肤可呈姜黄色，毛发稀疏干燥，指甲生长缓慢、增厚、易脆，跟腱反射时间延长，脉率缓慢，胸腔积液，基础代谢率降低。少数病例出现胫前黏液性水肿。重症患者可发生黏液性水肿昏迷。

【实验室诊断】

1. 血清 TSH、TT_4、FT_4 原发性甲减血清 TSH 增高，TT_4 和 FT_4 均降低。TSH 增高及 TT_4、FT_4 降低的水平与病情程度相关。血清 T_3 早期正常，晚期降低。因为 T_3 主要来源于外周组织 T_4 的转换，所以不作为诊断原发性甲减的必备指标。亚临床甲减仅有 TSH 增高，TT_4、FT_4 正常。T_3 摄取试验降低。甲状腺摄碘率降低。

2. 甲状腺过氧化物酶抗体(TPOAb)、甲状腺球蛋白抗体(TgAb) 是确定原发性甲减病因的重要指标和诊断自身免疫甲状腺炎(包括桥本甲状腺炎、萎缩性甲状腺炎)的主要指标。一般认为 TPOAb 的意义较为肯定。日本学者经甲状腺细针穿刺细胞学检查证实，TPOAb 阳性者的甲状腺均有淋巴细胞浸润。如果 TPOAb 阳性伴血清 TSH 水平增高，说明甲状腺细胞已经发生损伤。我国学者经过对甲状腺抗体阳性、甲状腺功能正常的个体随访 5 年发现，当初访时 TPOAb>50U/ml 和 TgAb>40U/ml，临床甲减和亚临床甲减的发生率显著增加。

3. 其他检查 轻、中度贫血，血清 TC、心肌酶谱可以升高，口服葡萄糖耐量试验示低平曲线，心电图可表现为低电压、心动过缓、T 波低平或倒置、PR 间期延长、房室分离、QT 间期延长等，必要时可行活检或针吸穿刺取甲状腺组织或细胞做病理检查以协助诊治。少数病例血清泌乳素升高、蝶鞍增大。

【诊断与鉴别诊断】

1. 诊断

(1) 典型甲减的症状和体征。

(2) 实验室检查血清 TSH 增高，FT_4 降低，原发性甲减即可以成立。进一步寻找甲减的病因。如果 TPOAb 阳性，可考虑甲减的病因为自身免疫甲状腺炎。

(3) 实验室检查血清 TSH 减低或者正常，TT_4、FT_4 降低，考虑中枢性甲减。可通过 TRH 兴奋试验证实。行影像学检查及相关激素水平检测以进一步寻找垂体和下丘脑的病变。

(4) 甲状腺摄碘率降低。

2. 鉴别诊断

(1) 贫血应与其他原因的贫血鉴别。

(2) 蝶鞍增大应与垂体瘤鉴别。原发性甲减时 TRH 分泌增加可以导致高 PRL 血症、溢乳及蝶鞍增大，酷似垂体催乳素瘤，可行 MRI 鉴别。部分患者由于手足肿胀，唇厚舌大，声音嘶哑，又有蝶鞍增大，会被误诊为垂体生长激素瘤，可通过检测血清生长激素水平鉴别。

(3) 心包积液需与其他原因的心包积液鉴别。

(4) 水肿主要与特发性水肿鉴别。

(5) 低 T_3 综合征也称为甲状腺功能正常的病态综合征,指非甲状腺疾病原因引起的血中甲状腺激素水平降低的综合征。严重的全身性疾病、创伤和心理疾病等都可导致血甲状腺激素水平的改变,它反映了机体内分泌系统对疾病的适应性反应,常易误诊为甲减。主要表现在血清 TT_3、FT_3 水平降低,血清 rT_3 增高,血清 T_4、TSH 水平正常。疾病的严重程度一般与 T_3 降低的程度相关,疾病危重时也可出现 T_4 水平降低。其发生是由于体内 5′脱碘酶的活性被抑制,在外周组织中 T_4 向 T_3 转换减少,所以 T_3 水平降低;而 T_4 的内环脱碘酶被激活,T_4 转换为 rT_3 增加,故血清 rT_3 增高。

【治疗】

1. 甲状腺激素替代治疗

(1) 左甲状腺激素(L-T4)治疗:作用迟缓而持久,起效较慢,患者易耐受,一日一次给药,服用方便,且剂量易于掌握,是治疗甲减的首选药物。治疗的目标是将血清 TSH 和甲状腺激素水平恢复到正常范围内,通常需要终生服药。治疗的剂量取决于患者的病情严重程度、年龄、体重和个体差异。成年患者 L-T_4 替代剂量 50 ~ 200μg/d,平均 125μg/d。按照体重计算的剂量是 1. 6 ~ l. 8μg/(kg · d);儿童需要较高的剂量,大约 2. 0μg/(kg · d);老年患者则需要较低的剂量,大约 1. 0μg/(kg · d);妊娠时的替代剂量需要增加 50% ~ 100%,产后应在数周内恢复至原剂量;甲状腺癌术后的患者需要剂量大约 2. 2μg/(kg · d)。T_4 的半衰期是 7 日,所以可以每日早晨服药一次,即使漏服 1 日也无很大影响,可以在漏服的次日加服 1 日的剂量。

(2) 甲状腺片:是动物甲状腺的干制剂,因其甲状腺激素含量不稳定和 T_3 含量过高已很少使用。

(3) 左旋 T_3:作用快,持续时间短,仅用于 T_3 抑制试验、黏液性水肿昏迷的抢救、甲状腺癌术后需要停药检查时。

(4) 服药方法:起始的剂量和达到完全替代剂量的需要时间要根据年龄、体重和心脏状态确定。小于 50 岁,既往无心脏病史患者可以尽快达到完全替代剂量,50 岁以上患者服用 L-T_4 前要常规检查心脏状态。一般从 25 ~ 50μg/d 开始,每 1 ~ 2 周增加 25μg,直到达到治疗目标。患缺血性心脏病者起始剂量宜小,调整剂量宜慢,防止诱发和加重心脏病。补充甲状腺激素,重新建立下丘脑–垂体–甲状腺轴的平衡一般需要 4 ~ 6 周,所以治疗初期,每 4 ~ 6 周测定激素指标。然后根据检查结果调整 L-T_4 剂量,直到达到治疗的目标。治疗达标后,需要每 6 ~ 12 个月复查一次激素指标。

2. 亚临床甲减的处理　近年来受到关注。各家看法各一。因为亚临床甲减引起的血脂异常可以促进动脉粥样硬化的发生和发展。同时部分亚临床甲减会发展为临床甲减。故目前认为在下述情况需要给予 L-T_4 治疗:高胆固醇血症;血清 TSH>10mU/L;TSH 介于 5 ~ 10mU/L 合并:年轻、甲状腺相对较大且甲状腺过氧化物酶抗体阳性者、抽烟者、存在双向精神失常者、儿童、青少年、孕妇或者不孕的妇女。

3. 黏液水肿性昏迷的治疗　①补充甲状腺激素。首选 T_3 静脉注射,每 4h 10μg,直至患者症状改善,清醒后改为口服;或 L-T_4 首次静脉注射 300μg,以后每日 50μg,至患者清醒后改为口服。如无注射剂可予以片剂鼻饲,$T_3$20 ~ 30μg 每 4 ~ 6h 一次,以后每 6h 5 ~ 15μg;或 L-T_4 首次 100 ~ 200μg,以后每日 50μg,至患者清醒后改为口服。②抗休克、保温、纠正低血糖、供氧、保持呼吸道通畅，必要时行气管切开、机械通气等。③氢化可的松200～300mg/d持续静脉滴注，患者清醒后逐渐减量。④控制液体入量。⑤控制感染，治疗原发疾病。

4. 中枢性甲减的治疗　下丘脑性、垂体性甲减患者主要补充甲状腺激素和肾上腺激素，应先补充肾上腺皮质激素。该类患者不能把TSH作为监测替代治疗效果的可靠指标，应使FT_4达到正常范围的中点之上。甲状腺激素的剂量及调整方案同原发性甲减。

（陈　炜）

第六章　甲状腺炎

学习目标

1. 了解甲状腺炎的定义和分类。
2. 熟悉各型甲状腺炎的发病机制。
3. 掌握亚急性甲状腺、桥本甲状腺炎的临床表现、实验室检查、诊断及鉴别诊断、治疗原则。

甲状腺炎是以炎症为主要表现的甲状腺疾病,包括感染性和非感染性。甲状腺炎的临床分类多样,按起病快慢分为急性化脓性甲状腺炎、亚急性甲状腺炎和慢性甲状腺炎。按病原学分类,可分为细菌性、病毒性、自身免疫性、辐射后、寄生虫性、结核性、梅毒和艾滋病感染等。临床上亚急性甲状腺炎和自身免疫性甲状腺炎最常见。

第一节　急性化脓性甲状腺炎

急性化脓性甲状腺炎(acute suppurative thyroiditis,AST)是一种甲状腺非特异性感染性疾病,临床罕见。多以不典型症状起病,易与颈部其他感染性疾病或肿块混淆而被误诊。该病起病急骤,病情多变,若不及时诊断及治疗可迅速导致呼吸困难,危及生命。

【病因】　甲状腺有完整的包膜、甲状腺腺体内富含高浓度的碘离子、腺体还有着丰富的血液供应和淋巴引流,故甲状腺很难发生化脓性感染。其发病原因主要与下列因素有关:①甲状腺基础疾病继发感染,如甲状腺腺瘤或结节性甲状腺肿,因甲状腺局部循环血供不良、含碘浓度降低较易并发感染。②医源性感染,如甲状腺穿刺时消毒不严格。③先天性畸形,最常见的为先天性梨状窝瘘,是儿童发生 AST 的主要原因;AST 常见致病菌为金黄色葡萄球菌、链球菌、肺炎球菌,少数见于大肠埃希菌、布鲁杆菌、铜绿假单胞菌、沙门菌、克雷伯菌、叶啉单胞菌属,还可见于真菌、病毒、寄生虫感染等,可为单一病原菌感染,也可发生混合感染。条件致病菌感染多发生于免疫力低下的患者如使用免疫抑制剂、糖尿病、肿瘤、HIV 及使用糖皮质激素的患者。

【病理】　超声下细针穿刺 AST 得到脓液,穿刺物培养可得到病原体;若穿刺物镜检见到富含多核巨细胞的肉芽肿及单核细胞浸润提示为亚急性甲状腺炎。

【临床表现】　本病常以发热、咽痛、吞咽困难、颈前区疼痛及肿块起病。发病初期类似咽喉炎、淋巴结炎、颈部软组织感染。Dugar 等提出 AST 临床表现的三联征:多结节甲状腺肿、单侧的下咽炎、周围蜂窝组织炎,当临床出现以上三联征时,要考虑 AST 的可能。随着炎症进展、逐渐形成脓肿,局部疼痛和肿胀加重,如果未能及时治疗,脓肿发展可穿破周围组织,并发化脓性纵隔炎、气管或食管瘘、严重者可因脓肿压迫发生吞咽或呼吸困难,从而危及生命。

【实验室检查】

(1) 血象提示白细胞、中性粒细胞增高,红细胞沉降率加快。

(2) 甲状腺功能多正常,亦可有一过性的甲状腺毒症表现。

(3) 脓肿形成后行甲状腺扫描,表现为冷结节或无放射性分布。

(4) 超声能清楚地显示 AST 病灶的部位、大小、形态、内部回声与周围组织的关系及颈部受累淋巴结的情况;CT 检查可显示脓肿与甲状腺腺体的关系,并能显示颈深部的结构、气管受压情况及有无纵隔脓肿。

(5) 超声引导下细针穿刺抽吸涂片、病原体培养为最终明确诊断的方法。

【诊断】

(1) 全身中毒症状,如不同程度的畏寒、发热、白细胞增高等,伴有耳后、颈侧、下颌或头、枕部放射痛。体格检查可有甲状腺肿大、触痛及局部皮温稍高。

(2) 甲状腺功能多正常,亦可有一过性的甲状腺毒症表现。一般无需治疗即可自愈。

(3) 甲状腺扫描,表现为冷结节或无放射性分布。

(4) 最终明确诊断的方法为超声引导下细针穿刺抽吸涂片、病原体培养。

【治疗】 发病初期一旦明确诊断后应先选用广谱抗生素经验性治疗,待病原体培养结果进一步调整抗生素。抗生素疗程应充足,至少 2~3 周。脓肿形成后在加强抗感染治疗的基础上,应及时排脓:①若脓肿较小、局限在甲状腺包膜内、无明显全身中毒症状、气道通畅者,目前推荐创伤性较小的方法即超声引导下细针穿刺引流;②若患者全身中毒症状重、脓肿较大出现压迫症状或侵及周围组织者应紧急手术清创引流。

第二节　亚急性甲状腺炎

亚急性甲状腺炎(subacute thyroiditis)又称病毒性甲状腺炎、DeQuervain 甲状腺炎、肉芽肿性甲状腺炎或巨细胞性甲状腺炎等,系一种与病毒感染有关的自限性甲状腺炎。本病近年来逐渐增多,临床变化复杂,可有误诊及漏诊,且易复发,导致健康水平下降,但多数患者可得到痊愈,一般不遗留甲状腺功能减退症。

【病因】 本病与病毒感染有关,如柯萨奇病毒、流感病毒、腮腺炎病毒和腺病毒等,可以在患者甲状腺组织发现这些病毒,或在患者血清发现这些病毒抗体。10%~20%的病例在疾病的亚急性期发现甲状腺自身抗体,疾病缓解后这些抗体消失。

【病理】 甲状腺轻、中度肿大。甲状腺滤泡结构破坏,组织内存在许多巨噬细胞,包括巨细胞(giant cell),所以又称巨细胞甲状腺炎。

【临床表现】 亚急性甲状腺炎多在 30~50 岁发病,女性比男性发病率多 3~6 倍。起病前 1~3 周常有病毒性咽炎、腮腺炎、麻疹或其他病毒感染的症状。按疾病病程可分为三期。

1. 早期　起病多急骤,呈发热,伴以怕冷、寒战、疲乏无力和食欲缺乏。最为特征性的表现为甲状腺部位的疼痛和压痛,常向颌下、耳后或颈部等处放射,咀嚼和吞咽时疼痛加重甲状腺病变范围不一,可先从一叶开始,以后扩大或转移到另一叶,或始终限于一叶。病变腺体肿大,坚硬,压痛显著。病变广泛时,泡内甲状腺激素及非激素碘化蛋白质一时性大量释放入血,因而除感染的一般表现外,尚可伴有甲状腺功能亢进的常见表现。

2. 中期　当甲状腺腺泡内甲状腺激素由于感染破坏而发生耗竭,甲状腺实质细胞尚未修复前,血清甲状腺激素浓度可降至甲状腺功能减退水平,临床上也可转变为甲减表现。

3. 恢复期　症状渐好转,甲状腺肿或及结节渐消失,也有不少病例,遗留小结节以后缓慢吸收。如果治疗及时,患者大多可得完全恢复,变成永久性甲状腺功能减退症患者极少。在轻症或不典型病例中,甲状腺仅略增大,疼痛和压痛轻微,不发热,全身症状轻微,临床上也未必有甲亢或甲减表现。本病病程长短不一,可自数星期至半年以上,一般为 2~3 个月,故称亚急性甲状腺炎。病情缓解后,尚可能复发。

【实验室检查】 白细胞计数及中性粒细胞正常或偏高,红细胞沉降率增速,血清蛋白结合碘或血清 T_3、T_4、FT_3与 FT_4浓度升高,甲状腺摄碘率降低(分离现象),甲状腺扫描可见甲状腺肿大,但图像显影不均匀或残缺,亦有完全不显影的。超声波显像压痛部位常呈低密度病灶。细胞穿刺或组织活检可证明巨核细胞的存在。

【诊断】 诊断依据:①患者如有发热颈部疼痛,短期内甲状腺肿大伴单个或多个结节,触之坚硬而显著压痛,临床上可初步拟诊为本病。②实验室检查早期红细胞沉降率增高,白细胞正常或稍高。血 T_3,T_4增高,而血 TSH 降低,测摄碘率可降至 5%~10% 以下。③甲状腺扫描可见甲状腺肿大,图像显影不均匀或残缺。超声波显像压痛部位常呈低密度病灶。但是根据患者的就诊时间和病程的差异,实验室检查结果各异。

【治疗】 亚急性甲状腺炎为自限性疾病,预后可。对于轻症患者仅需应用非甾体消炎药,如阿司匹林、布洛芬、吲哚美辛等口服;中、重型患者可给予泼尼松每日 20~40mg,分 3 次口服,能明显缓解甲状腺疼痛,1~2 周后逐渐减量,维持 4 周。少数患者有复发,复发后泼尼松治疗仍然有效。针对甲状腺毒症表现可给予普萘洛尔;针对一过性甲减者,可适当给予左甲状腺激素替代。发生永久性甲减者罕见。

第三节　自身免疫性甲状腺炎

自身免疫性甲状腺炎(autoimmune thyroiditis,AIT)是一种器官特异性自身免疫病,本病特点是血清甲状腺过氧化物酶抗体(TPOAb)和(或)甲状腺球蛋白抗体(TgAb)水平升高,甲状腺功能可以正常、可以出现甲状腺功能减退症(包括亚临床甲减和临床甲减)。亚临床型 AIT 包括了 TPOAb 阳性,伴或不伴亚临床甲减的情况。

AIT 包括以下五种类型。①桥本甲状腺炎(Hashimoto thyroiditis,HT):是 AIT 的经典类型,此种类型的甲状腺炎甲状腺显著肿大,50% 伴临床甲减。②萎缩性甲状腺炎(atrophic thyroiditis,AT):过去也称为特发性甲状腺功能减退症、原发性黏液水肿。甲状腺萎缩,大多数伴临床甲减。③甲状腺功能正常的甲状腺炎(euthyroid thyroiditis,ET):表现为甲状腺淋巴细胞浸润,甲状腺自身抗体 TPOAb 或(和)TgAb 阳性,但是甲状腺功能正常。④无痛性甲状腺炎(painless thyroiditis):这是相对于亚急性甲状腺炎的疼痛特征命名,此类甲状腺炎既有不同程度的淋巴细胞甲状腺浸润,也有甲状腺功能的改变,即甲亢和(或)甲减,部分患者发展为永久性甲减。产后甲状腺炎(postpartum thyroiditis,PPT)是无痛性甲状腺炎的一个亚型,特点是发生在妇女产后。⑤桥本甲亢(Hashitoxicosis):少数 GD 甲亢可以和桥本甲状腺炎并存,可称为桥本甲亢,有典型甲亢的临床表现和实验室检查结果,血清 TgAb 和 TPOAb 高滴度,甲状腺穿刺活检可见两种病变合并存在。本节重点介绍桥本甲状腺炎。

桥本甲状腺炎是一种以自身甲状腺组织为抗原的慢性自身免疫性疾病。由日本九州大学 Hashimoto 首先报道,故又被命名为 Hashimoto 甲状腺炎(HT),为临床中最常见的甲状腺炎症。本病是儿童及青少年甲状腺肿大及获得性甲状腺功能减退症最常见的原因。

【病因】 HT 的病因尚不清楚。有家族聚集现象,常在同一家族的几代人中发生,并常合并其他的自身免疫性疾病,如糖尿病、肾上腺功能不全、恶性贫血等,故认为 HT 是环境因素和遗传因素共同作用的结果。环境因素的影响主要包括感染和膳食中过量的碘化物。近年来,较多的研究表明,易感基因在发病中起一定作用。HT 甲状腺滤泡破坏的直接原因是甲状腺细胞凋亡。浸润的淋巴细胞有 T 淋巴细胞和 B 淋巴细胞,表达 Fas-L。T 淋巴细胞在甲状腺自身抗原的刺激下释放细胞因子(IFN-7、IL-2、TNF-α 等),后者刺激甲状腺细胞表面 Fas 的表达。Fas 与 Fas-L 结合导致甲状腺细胞凋亡。由于参与的细胞因子都来源于 Thl 细胞,所以 HT 被认为是 Thl 细胞导致的免疫损伤。TPOAb 和 TgAb 都具有固定补体和细胞毒作用,也参与甲状腺细胞的损伤。

【病理】 HT 甲状腺坚硬,肿大。正常的滤泡结构广泛地被浸润的淋巴细胞、浆细胞及其淋巴生发中心代替。甲状腺滤泡孤立,呈小片状,滤泡变小、萎缩,其内胶质稀疏。残余的滤泡上皮细胞增大,胞质嗜酸性染色,称为 Askanazy 细胞。这些细胞代表损伤性上皮细胞的一种特征。纤维化程度不等,间质内可见淋巴细胞浸润。发生甲减时,90%的甲状腺滤泡被破坏。

【临床表现】 本病早期仅表现为 TPOAb 阳性,发病隐匿,病程较长,早期颈部体征无特殊,当出现甲状腺肿时,病程平均达 2~4 年。常见全身乏力,许多患者没有咽喉部不适感,小部分患者有局部压迫感或甲状腺区的隐痛。甲状腺往往随病程发展而逐渐增大,多为双侧对称性、弥漫性肿大,峡部及锥状叶常同时增大,也可单侧性肿大。但很少压迫颈部出现呼吸和吞咽困难。触诊时,甲状腺质地韧,表面光滑或细沙粒状,也可呈大小不等的结节状,一般与周围组织无粘连,吞咽运动时可上下移动。颈部淋巴结一般不肿大,少数病例也可伴颈部淋巴结肿大,但质软。可出现甲状腺功能异常的表现:甲亢时表现为心慌、出汗等。甲减则表现为怕冷、乏力、皮肤干燥、胸闷、心包积液等,但最终还是表现为甲状腺功能减退症。特殊表现包括桥本脑病、不孕等,可合并淋巴瘤、其他自身免疫疾病等。

【实验室检查】

1. 甲状腺功能测定 发生甲状腺功能损伤时,可出现亚临床甲减(血清 TSH 增高,TT_4、FT_4正常)和临床甲减(血清 TSH 增高,血清 FT_4、TT_4减低)。

2. ^{131}碘吸收率检查 可低于正常,也可高于正常,多数患者在正常水平。

3. 抗甲状腺抗体测定 甲状腺功能正常时,TPOAb 和 TgAb 滴度显著增高是最有意义的诊断指标。

4. 细胞学检查 细针穿刺抽吸细胞学检查(FNAC)和组织冷冻切片组织学检查对于确诊有决定性的作用,HT 镜下可呈弥漫性实质萎缩,淋巴细胞浸润及纤维化,甲状腺细胞略增大呈嗜酸性染色,即 Hurthle 细胞。

5. B 超检查

(1) 甲状腺两叶弥漫性肿大,一般为对称性,也可以一侧肿大为主。峡部增厚明显。

(2) 表面凹凸不平,形成结节状表面,形态僵硬,边缘变钝,探头压触有硬物感。

(3) 腺体内为不均匀低回声,见可疑结节样回声,但边界不清,不能在多切面上重复,有时仅表现为局部回声减低。有的可见细线样强回声形成不规则的网格样改变。

(4) 内部可有小的囊性变。

6. 甲状腺核素扫描 显示甲状腺增大但摄碘减少,分布不均,如有较大结节状可呈冷结节表现。

【诊断】 凡是甲状腺弥漫性肿大,质坚韧,表面不平或有结节,不论甲状腺功能有否改变,都应怀疑 HT。如血清 TPOAb 和 TgAb 显著增高,诊断即可成立。萎缩性甲状腺炎患者的甲状腺无肿大,但是抗体显著增高,并且伴甲减的表现。部分病例甲状腺肿质地坚硬,需要与甲状腺癌鉴别。

【治疗】 本病尚无针对病因的治疗措施。限制碘摄入量在安全范围(尿碘 100~200 μg/L)可能有助于阻止甲状腺自身免疫破坏进展。仅有甲状腺肿、无甲减者一般不需要治疗。左甲状腺激素($L\text{-}T_4$)治疗可以减轻甲状腺肿,但是尚无证据表明其有阻止病情进展的作用。临床治疗主要针对甲减和甲状腺肿的压迫症状。针对临床甲减或亚临床甲减主要给予甲状腺激素片替代治疗。甲状腺迅速肿大、伴局部疼痛或压迫症状时,可给予糖皮质激素治疗(泼尼松 30mg/d,分 3 次口服,症状缓解后减量)。压迫症状明显、药物治疗后不缓解者,可考虑手术治疗,但是手术治疗发生术后甲减的概率甚高。

(赵小芹)

第七章　库欣综合征

学习目标

1. 掌握库欣综合征基本概念和病因分类。
2. 掌握库欣综合征的临床表现与体征。
3. 了解库欣综合征实验室检查的要点。
4. 掌握库欣综合征的诊断步骤和治疗原则。

库欣综合征(Cushing syndrome,Cushing 综合征)为各种病因造成肾上腺分泌过多糖皮质激素(主要是皮质醇)所致病症的总称,这称为自发性库欣综合征。长期应用外源性糖皮质激素可引起类似库欣综合征临床表现,称为医源性库欣综合征。忧郁症、神经性厌食和长期大量饮酒也可引起下丘脑—垂体—肾上腺皮质功能紊乱,导致假性库欣综合征。库欣综合征的病因分类如下。

1. 依赖 ACTH 的库欣综合征

(1) 库欣病:指垂体 ACTH 分泌过多,伴肾上腺皮质增生。最常见,占库欣综合征的 60%~70%,多见于成人,男女性别之比为 1∶(3~8),原因尚不明,儿童、青少年亦可患病。垂体病变最多见者为 ACTH 微腺瘤(直径<10mm),约见于 80%库欣病患者。大部分病例在切除微腺瘤后可治愈;ACTH 微腺瘤并非完全自主性,仍可被大剂量外源性糖皮质激素抑制,也可受 CRH 兴奋。约 10%患者为 ACTH 大腺瘤,伴肿瘤占位表现,可有鞍外伸展。少数为恶性肿瘤,伴远处转移。少数患者垂体无腺瘤,而呈 ACTH 细胞增生,原因尚不清楚,有些可能为下丘脑或下丘脑以外肿瘤 CRH 分泌过多。

(2) 异位 ACTH 综合征:指垂体以外肿瘤分泌大量 ACTH,伴肾上腺皮质增生。临床上可分为两型:①缓慢发展型,肿瘤恶性度较低,如类癌,病史可数年,临床表现及实验室检查类似库欣病;②迅速进展型,肿瘤恶性度高,发展快,常常因病程太短,典型库欣综合征表现尚未显现患者已死亡,血 ACTH,血、尿皮质醇升高特别明显。

2. 不依赖 ACTH 的综合征　①肾上腺皮质腺瘤,占库欣综合征的 15%~20%,多见于成人,男性相对较多见。腺瘤呈圆形或椭圆形,直径大多 2~3cm,包膜完整。腺瘤一般为单个,腺瘤细胞种类单一,主要分泌皮质醇。②肾上腺皮质癌,占库欣综合征 5%以下,病情重,进展快。瘤体积大,形状不规则,呈分叶状,肿瘤浸润可穿过包膜,晚期可转移至淋巴结、骨、肝、肺等处。腺癌组织除分泌大量皮质醇外,还分泌一定数量肾上腺弱雄激素。③不依赖 ACTH 的双侧肾上腺小结节性增生,可伴或不伴 Carney 综合征,也称为原发性色素结节性肾上腺皮质病。发病年龄平均 18 岁,一部分患者的临床表现同一般库欣综合征;另一部分为家族性,呈显性遗传,往往伴面、颈、躯干皮肤及口唇、结膜、巩膜着色斑及蓝痣,还可伴皮肤、乳房、心房黏液瘤,睾丸肿瘤,垂体生长激素瘤等,称为 Carney 综合征。患者血中 ACTH 低或测不到,大剂量地塞米松不能抑制。肾上腺体积正常或轻度增大,含许多结节,小者仅显微镜下可见,大者直径可达 5mm,多为棕色或黑色,也可为黄棕色、蓝黑色。发病机制目前已知与蛋白激酶 A 的调节亚基 lcx(PRKARlA)发生突变有关。④不依赖 ACTH

的双侧肾上腺大结节性增生。双侧肾上腺腺瘤样增生,含有多个直径在5mm以上的良性结节。垂体CT、MRI检查皆无异常发现。病情进展较腺瘤患者为缓。其病因现已知与ACTH以外的激素、神经递质的受体在肾上腺皮质细胞上异位表达有关,包括抑胃肽(GIP)、黄体生成素/绒膜促性腺激素(LH/HCG)等的受体。这些受体在被相应配体激活后使肾上腺皮质产生过量的皮质醇。本病皮质醇的分泌有很强的自主性。

【临床表现】 库欣综合征有数种类型。①典型病例:表现为向心性肥胖、满月脸、多血质、紫纹等,多为库欣病、肾上腺腺瘤、异位ACTH综合征中的缓进型。②重型:主要特征为体重减轻、高血压、水肿、低血钾性碱中毒,由于癌肿所致重症,病情严重,进展迅速,摄食减少。③早期病例:以高血压为主,肥胖,向心性不够典型,全身情况较好,尿游离皮质醇明显增高。④以并发症为主就诊者,如心力衰竭、脑卒中、病理性骨折、精神症状或肺部感染等,年龄较大,库欣综合征易被忽略。⑤周期性或间歇性:机制不清,病因难明,一部分病例可能为垂体性或异位ACTH性。典型病例的表现如下。

1. 向心性肥胖 多数为轻至中度肥胖,有些脸部及躯干偏胖,但体重在正常范围。面圆而呈暗红色,躯干部脂肪甚厚。至疾病后期,因肌肉消耗,四肢显得相对瘦小。满月脸、水牛背、悬垂腹和锁骨上窝脂肪垫是库欣综合征的特征性临床表现。

2. 全身肌肉及神经系统 库欣综合征患者蛋白质分解加速,合成减少,长期处于负氮平衡状态,引起肌无力,下蹲后起立困难。常有不同程度的精神、情绪变化,如情绪不稳定、烦躁、失眠,严重者出现类似躁狂、忧郁或精神分裂症样的表现。

3. 皮肤表现 皮肤薄,微血管脆性增加,轻微损伤即可引起淤斑。常见于下腹两侧、大腿外侧等处出现宽大紫纹,手、脚、指(趾)甲、肛周常出现真菌感染。异位ACTH综合征者及较重库欣病患者皮肤色素沉着、颜色加深。

4. 心血管表现 高血压常见,与肾素-血管紧张素系统激活,对血管活性物质加压反应增强,血管舒张系统受抑制及皮质醇可作用于盐皮质激素受体等因素有关。同时,常伴有动脉硬化和肾小球动脉硬化。长期高血压可并发左心室肥大、心力衰竭和脑血管意外。由于凝血功能异常、脂代谢紊乱,易发生动静脉血栓,使心血管并发症发生率增加。

5. 对感染抵抗力减弱 长期皮质醇分泌增多使免疫功能受抑制,易有各种感染,如皮肤毛囊炎、牙周炎、泌尿系统感染、甲癣及体癣等;化脓性细菌感染不容易局限化,可发展成蜂窝织炎、菌血症、感染中毒症。原有的已经稳定的结核病灶有可能活动。

6. 性功能障碍 由于高皮质醇直接影响性腺及皮质醇对垂体促性腺激素的抑制作用,女性患者大多出现月经减少、不规则或停经。男性患者性欲可减退,阴茎缩小,睾丸变软。

7. 代谢障碍 大量皮质醇促进肝糖原异生,并有拮抗胰岛素的作用,减少外周组织对葡萄糖的利用,肝葡萄糖输出增加,引起糖耐量降低,部分患者出现类固醇性糖尿病。明显的低血钾性碱中毒主要见于肾上腺皮质癌和异位ACTH综合征。低血钾使患者乏力加重,引起肾浓缩功能障碍。部分患者因潴钠而有水肿。病程较久者出现骨质疏松,脊椎可发生压缩畸形,身材变矮。儿童患者生长发育受抑制。

【诊断与鉴别诊断】

1. 诊断依据

(1) 临床表现有典型症状体征者,从外观即可做出诊断,但早期的及不典型病例,特征性症状不明显或未被重视,而以某一系统症状就医者易于漏诊。

(2) 各型库欣综合征共有的糖皮质激素分泌异常,皮质醇分泌增多,失去昼夜分泌节律,且不能被小剂量地塞米松抑制。

1) 血浆皮质醇昼夜节律,正常成人早晨 8 时均值为(276±66)nmol/L(范围 165 ~ 441nmol/L);下午 4 时均值为(129.6±52.4)nmol/L(范围 55~248nmol/L);午夜 12 时均值为(96.5±33.1)nmol/L(范围 55~138nmol/L)。患者血皮质醇浓度早晨高于正常,晚上不明显低于清晨(表示正常的昼夜节律消失)。由于皮质醇分泌是脉冲式的,而且血皮质醇水平极易受情绪、静脉穿刺是否顺利等影响,单次血皮质醇测定对本病诊断的价值不大。

2) 24h 尿游离皮质醇多在 304nmol/24h 以上[正常成人尿排泄量为 130~304nmol/24h,均值为(207±44)nmol/24h)],因其可以避免血皮质醇的瞬时变化,能反映血中游离皮质醇水平,且少受其他色素干扰,诊断价值优。

3) 小剂量地塞米松抑制试验:用于定性诊断。经典法:每 6h 口服地塞米松 0.5mg,或每 8h 服 0.75mg,连服 2 日,第 2 日尿 17-羟皮质类固醇不能被抑制到对照值的 50%以下,或尿游离皮质醇不能抑制在 55nmol/24h 以下。过夜法:测第 1 日血浆皮质醇作为对照值,当日午夜口服地塞米松 1mg,次日晨血浆皮质醇不能抑制到对照值的 50%以下。

4) 大剂量地塞米松抑制试验:用于病因鉴别。方法基本同小剂量地塞米松抑制试验,仅剂量不同。经典法每次用 2.0mg,过夜法 1 次用 8mg。尿游离皮质醇或血皮质醇被抑制到对照日的 50%以下为可以被抑制。

2. 病因诊断 甚为重要,不同病因患者的治疗不同,需熟悉掌握上述各型的临床特点,配合影像学检查,血、尿皮质醇增高程度,血 ACTH 水平(增高或仍处于正常范围提示为 ACTH 依赖型,如明显降低则为非 ACTH 依赖型)及地塞米松抑制试验结果,往往可做出正确的病因诊断及处理。最困难者为库欣病和异位 ACTH 综合征中缓慢发展型的鉴别;需时时警惕异位 ACTH 综合征的可能性,患者血 ACTH,血、尿皮质醇增高较为明显,大剂量地塞米松抑制试验抑制作用较差。胸部病变占异位 ACTH 综合征的 60%左右,常规摄 X 线胸片,必要时做胸部 CT 或 MRI 薄层检查,如仍未发现病变做腹部影像学检查。

3. 鉴别诊断

(1) 肥胖症患者可有高血压、糖耐量降低、月经少或闭经,腹部可有条纹(大多数为白色,有时可为淡红色,但较细)。尿游离皮质醇不高,血皮质醇昼夜节律保持正常。

(2) 酗酒兼有肝损害者可出现假性库欣综合征,包括临床症状,血、尿皮质醇分泌增高,不能被小剂量地塞米松抑制,在戒酒一周后,生化异常即消失。

(3) 抑郁症患者尿游离皮质醇、17-羟皮质类固醇、17-酮类固醇可增高,也不能被地塞米松正常地抑制,但无库欣综合征的临床表现。

【治疗】 应根据不同的病因进行相应的治疗。

1. 库欣病

(1) 经蝶窦切除垂体微腺瘤为治疗本病的首选疗法。大部分患者可找到微腺瘤,摘除瘤后可治愈,少数患者手术后可复发。手术创伤小,并发症较少,术后可发生暂时性垂体-肾上腺皮质功能不足,需补充糖皮质激素,直至垂体-肾上腺功能恢复正常。

(2) 如经蝶窦手术未能发现并摘除垂体微腺瘤或某种原因不能做垂体手术,对病情严重者,宜做一侧肾上腺全切,另一侧肾上腺大部分或全切除术,术后做激素替代治疗。

对病情较轻者及儿童病例,可做垂体放疗,在放疗奏效之前用药物治疗,控制肾上腺皮质激素分泌过度。

(3) 对垂体大腺瘤患者,需做开颅手术治疗,尽可能切除肿瘤,但往往不能完全切除。

为避免复发,可在术后辅以放射治疗。

(4) 影响神经递质的药物可做辅助治疗,对于催乳素升高者,可试用溴隐亭治疗。此外,还可用血清素拮抗药赛庚啶,7-氨基丁酸促效剂丙戊酸钠治疗本病及 Nelson 综合征,可取得一些效果。

(5) 经上述治疗仍未满意奏效者可用阻滞肾上腺皮质激素合成的药物,必要时行双侧肾上腺切除术,术后激素替代治疗。

2. 肾上腺腺瘤　手术切除可获根治,与开腹手术比较,经腹腔镜切除一侧肿瘤可加快术后的恢复。腺瘤大多为单侧性,术后需较长期使用氢化可的松(每日 20~30mg)或可的松(每日 25.0~37.5mg)做替代治疗,因为长时期高皮质醇血症抑制垂体及健侧肾上腺的功能。在肾上腺功能逐渐恢复时,可的松的剂量也随之递减,大多数患者于 6 个月至 1 年或更久可逐渐停用替代治疗。

3. 肾上腺腺癌　应尽可能早期手术治疗。未能根治或已有转移者用肾上腺皮质激素合成阻滞药物治疗,减少肾上腺皮质激素的产生量。

4. 不依赖 ACTH 的小结节性或大结节性双侧肾上腺增生　行双侧肾上腺切除术,术后做激素替代治疗。

5. 异位 ACTH 综合征　应治疗原发性恶性肿瘤,视具体病情做手术、放疗和化疗。如能根治,库欣综合征可以缓解;如不能根治,则需要用肾上腺皮质激素合成阻滞药。

6. 阻滞肾上腺皮质激素合成的药物

(1) 米托坦(双氯苯二氯乙烷):可使肾上腺皮质束状带及网状带萎缩、出血、细胞坏死,主要用于肾上腺癌。开始每日 2~6g,分 3~4 次口服,必要时可增至每日 8~10g,直到临床缓解或达到最大耐受量,以后再减少至无明显不良反应的维持量。用药期间为避免肾上腺皮质功能不足,需适当补充糖皮质激素。不良反应有食欲减退、恶心、嗜睡、眩晕、头痛、乏力等。

(2) 美替拉酮(SU 4885,metyrapone):能抑制肾上腺皮质 11-β 羟化酶,从而抑制皮质醇的生物合成,每日 2~6g,分 3~4 次口服。不良反应可有食欲减退、恶心、呕吐等。

(3) 氨鲁米特(aminoglu-tethimide):此药能抑制胆固醇转变为孕烯醇酮,故皮质激素的合成受阻,对肾上腺癌不能根治的病例有一定疗效。每日用量为 0.75~1.0g,分次口服。

(4) 酮康唑(ketoconazole):可使皮质类固醇产生量减少,开始时每日 1000~1200mg,维持量每日 600~800mg。治疗过程中需观察肝功能,少数患者可出现严重肝功能损害。

7. 库欣综合征患者进行垂体或肾上腺手术前后的处理　一旦切除垂体或肾上腺病变,皮质醇分泌量锐减,有发生急性肾上腺皮质功能不全的危险,故手术前后需要妥善处理。于麻醉前静脉注射氢化可的松 100mg,以后每 6h 1 次 100mg,次日起剂量渐减,5~7 日可视病情改为口服生理维持剂量。剂量和疗程应根据疾病的病因、手术后临床状况及肾上腺皮质功能检查而定。

【预后】　经有效治疗后,病情可望在数月后逐渐好转,向心性肥胖等症状减轻,尿糖消失,月经恢复,甚至可受孕。精神状态也有好转,血压下降。如病程已久,肾血管已有不可逆损害者,则血压不易下降到正常。癌的疗效取决于是否早期发现及能否完全切除。腺瘤如早期切除,预后良好。库欣病患者治疗后的疗效不一,应定期观察有无复发,或有无肾上腺皮质功能不足。如患者皮肤色素沉着逐渐增深,提示有 Nelson 综合征的可能性。

(袁　洁)

第八章 原发性醛固酮增多症

学习目标

1. 掌握原发性醛固酮增多症的临床表现和实验室检查结果。
2. 掌握原发性醛固酮增多症的诊断和病因诊断。
3. 了解原发性醛固酮增多症的鉴别诊断和治疗。

原发性醛固酮增多症(primary aldosteronism)简称原醛症,是由肾上腺皮质病变致醛固酮分泌增多并导致水、钠潴留及体液容量扩增继而血压升高并抑制肾素-血管紧张素系统所致。以往认为其患病率占高血压患者的0.4%~2.0%,近年发现在高血压患者中原发性醛固酮增多症患病率为10%左右。

【病因分类】 原醛症的主要类型为特发性醛固酮增多症(特醛症)与醛固酮瘤(Conn综合征),其他少见类型包括肾上腺醛固酮癌、异位分泌醛固酮的肿瘤及家族性醛固酮增多症(Ⅰ型及Ⅱ型)等。

1. 醛固酮瘤 醛固酮瘤(aldosterone producing adenoma,APA)又称Conn综合征,多见,占原醛症的35%,大多为一侧腺瘤,双侧或多发性腺瘤仅占其中的10%,一侧腺瘤合并另一侧增生则罕见。瘤体直径为1~2cm。患者血浆醛固酮浓度与血浆ACTH的昼夜节律平行,而对血浆肾素的变化无明显反应。少数腺瘤患者对站立位所致肾素升高呈醛固酮增多,称为肾素反应性腺瘤。

2. 特发性醛固酮增多症(idiopathic hyperaldosteronism,IHA) 亦多见,占原醛症的60%。特醛症的病理变化为双侧肾上腺皮质球状带增生,可呈弥漫性或局灶性,有时伴结节。病因可能与对血管紧张素Ⅱ的敏感性增强有关,醛固酮分泌不呈自主性。血管紧张素转换酶抑制剂可使患者醛固酮分泌减少,高血压、低血钾改善。少数患者双侧肾上腺结节样增生,对肾素-血管紧张素系统的兴奋性试验(如直立体位,限钠摄入,注射利尿药等)及抑制性试验(如高钠负荷等)均无反应,称为原发性肾上腺增生所致原醛症。

3. 家族性醛固酮增多症(familial hyperaldosteronism,FH) 分为Ⅰ型即糖皮质激素可治性醛固酮增多症(GRA)和Ⅱ型家族性醛固酮增多症。

(1)糖皮质激素可治性醛固酮增多症(GRA):多于青少年期起病,可为家族性,以常染色体显性方式遗传,也可为散发性,肾上腺呈大、小结节性增生,其血浆醛固酮浓度与ACTH的昼夜节律平行,用生理替代性的糖皮质激素数周后可使醛固酮分泌量、血压、血钾恢复正常。发病机制为:正常时醛固酮合成酶基因在肾上腺球状带表达,受血管紧张Ⅱ调控,11β-羟化酶在束状带表达,受ACTH调控。在GRA中,11β-羟化酶基因5′端调控序列和醛固酮合成酶基因的编码序列融合形成一嵌合基因,此基因产物具有醛固酮合成酶活性,在束状带表达,受ACTH而不受血管紧张素Ⅱ调控。

(2)Ⅱ型家族性醛固酮增多症:1992年由Stowasser首先报道。病情轻重不一,病理类型可为肾上腺腺瘤或增生,抑或同时存在,凡同一家系中出现2个以上确诊的原醛症患者,且醛固酮不能被地塞米松抑制试验所抑制,基因学检查无融合基因存在,即可确诊为家族性醛固酮增多症Ⅱ型。

4. 醛固酮癌　少见，为分泌大量醛固酮的肾上腺皮质癌，往往还分泌糖皮质激素、雄激素。组织学上与腺瘤鉴别较为困难，肿瘤体积大，直径多在5cm以上，切面常显示出血、坏死，CT或超声常见钙化。

5. 异位醛固酮分泌性腺瘤或腺癌　极罕见，可发生于肾内的肾上腺残余组织或卵巢内。

【病理生理】　原醛症一系列的病理生理变化均由超生理需要量的醛固酮所致，主要为高血压、低血钾及碱中毒、肾素-血管紧张素系统受抑制。

醛固酮为潴钠排钾激素，主要生理作用是促进肾远曲小管 Na^+ 重吸收及 K^+ 排泄。原醛症者分泌大量醛固酮，使肾远曲小管 Na^+ 重吸收增加，尿钠排出减少，体钠潴留，血容量增加，血管壁内及血循环 Na^+ 浓度增加，血管对去甲肾上腺素的反应加强等原因引起高血压。患者钠摄入量大于排出量，钠代谢呈正平衡。但当体内钠滞留至一定程度时，往往可见患者尿钠排泄增加，钠代谢接近于平衡状态。肾小管这种摆脱醛固酮影响，不再继续潴钠的现象称为"脱逸现象"。目前认为"脱逸现象"的发生与心钠素代偿性分泌增多有关。心钠素是心房肌细胞产生和分泌的一种排钠、利尿、降血压的循环激素，钠负荷、血容量增加、右心房压力增高等因素均会刺激心房肌释放心钠素。心钠素抑制肾近曲小管钠重吸收，使到达远曲小管的钠增加，超过醛固酮作用下远曲小管重吸收钠的能力，尿钠排泄增加，即产生"脱逸现象"。"脱逸现象"在原醛症的病理生理中起重要作用，心钠素的参与，避免了钠的继续潴留，从而使机体在血容量轻度增多、血压升高的条件下，达到了平衡状态，很大程度上避免了水肿、心力衰竭的发生。醛固酮的排钾作用与其钠重吸收作用密切相关。当远曲小管腔内 Na^+（阳离子）被重吸收后，肾小管腔内液的电离子呈负性状态，此时小管细胞内的阳离子 K^+ 和 H^+ 即随着电化学梯度被分泌至小管腔内液中随尿液排出。原醛症由于大量醛固酮促进肾远曲小管钠重吸收增加，故钾的排泄亦增加，造成机体严重缺钾。大量失钾引起一系列神经、肌肉、心脏及肾的功能障碍。细胞内 K^+ 丢失后，Na^+、H^+ 增加，细胞内pH下降，细胞外液氢离子减少，pH上升呈碱血症。碱中毒时细胞外液游离钙减少，加上醛固酮促进尿镁排出，故可出现肢端麻木和手足搐搦。醛固酮还可直接作用于心血管系统，对心脏结构和功能有不良影响。

【临床表现】　原醛症的发展可分为以下阶段。①早期：仅有高血压，无低血钾症状，醛固酮分泌增多及肾素系统受抑制，导致血浆醛固酮/肾素值上升；②高血压，轻度钾缺乏期：血钾轻度下降或呈间歇性低血钾或在某种诱因下（如用利尿药）出现低血钾；③高血压，严重钾缺乏期。主要临床表现如下。

1. 高血压　为最常出现的症状，随着病情进展，血压渐高，对常用降血压药效果不及一般原发性高血压，部分患者可呈难治性高血压，出现心血管病变、脑卒中。

2. 神经肌肉功能障碍

（1）肌无力及周期性瘫痪：血钾愈低，肌肉受累愈重。常见诱因为劳累，或服用氢氯噻嗪、呋塞米等促进排钾的利尿药。麻痹多累及下肢，严重时累及四肢，甚而出现呼吸、吞咽困难。

（2）肢端麻木，手足搐搦：在低钾严重时，由于神经肌肉应激性降低，手足搐搦可较轻或不出现，而在补钾后，手足搐搦变得明显。

3. 心脏表现

（1）心电图呈低血钾图形：QT间期延长，T波增宽、降低或倒置，U波明显，T、U波相连成驼峰状。

（2）心律失常：较常见者为阵发性室上性心动过速，最严重时可发生心室颤动。

4. 肾脏表现

（1）慢性失钾致肾小管上皮细胞呈空泡变性，浓缩功能减退，伴多尿，尤其夜尿多，继发口渴、多饮。

（2）常易并发尿路感染。

（3）尿蛋白增多，少数发生肾功能减退。

5. 其他表现 儿童患者有生长发育障碍，与长期缺钾等代谢紊乱有关。缺钾时胰岛素的释放减少，作用减弱，可出现糖耐量降低。

【实验室检查】

1. 血、尿生化检查

（1）低血钾：一般在2~3mmol/L，严重者更低。低血钾往往呈持续性，也可为间歇性。早期患者血钾正常。

（2）高血钠：血钠一般在正常高限或略高于正常。

（3）碱血症：血pH和CO_2结合力为正常高限或略高于正常。

（4）尿钾高：在低血钾条件下（低于3.5mmol/L），尿钾仍在25mmol/24h以上。

2. 尿液检查

（1）尿pH为中性或偏碱性。

（2）尿比重较为固定而降低，往往在1.010~1.018，少数患者呈低渗尿。

（3）部分患者有蛋白尿，少数发生肾功能减退。

3. 醛固酮测定 血浆醛固酮浓度及尿醛固酮排出量受体位及钠摄入量的影响，立位及低钠时升高。原醛症中血浆、尿醛固酮皆增高。正常成人参考值：血浆醛固酮卧位时50~250pmol/L，立位时80~970pmol/L；尿醛固酮于钠摄入量正常时为6.4~86nmol/d，低钠摄入时为47~122nmol/d，高钠摄入时为0~13.9nmol/d。原醛症伴严重低血钾者，醛固酮分泌受抑制，血、尿醛固酮增高可不太严重，而在补钾后，醛固酮增多更为明显。

4. 肾素、血管紧张素Ⅱ测定 患者血浆肾素、血管紧张素Ⅱ基础值降低，有时在可测范围之下。正常参考值前者为（0.55±0.09）pg/(ml·h)，后者为（26.0±1.9）pg/ml。经肌内注射呋塞米（0.7mg/kg体重）并在取立位2h后，正常人血浆肾素、血管紧张素Ⅱ较基础值增加数倍，兴奋参考值分别为（3.48±0.52）pg/(ml·h)及（45.0±6.2）pg/ml。原醛症患者兴奋值较基础值只有轻微增加或无反应。醛固酮瘤患者肾素、血管紧张素受抑制程度较特发性原醛症更显著。血醛固酮水平增高而肾素、血管紧张素Ⅱ水平降低为原醛症的特点，血浆醛固酮（ng/dl）/血浆肾素活性[ng/(ml·h)]比值大于30提示有原醛症的可能性，大于50具有诊断意义。

【诊断与病因诊断】 高血压及低血钾的患者，血浆及尿醛固酮高，而血浆肾素活性、血管紧张素Ⅱ降低，螺内酯能纠正电解质代谢紊乱并降低高血压，则诊断可成立。须进一步明确病因，主要鉴别醛固酮瘤及特发性原醛症，也需考虑少见的病因。醛固酮瘤一般较特醛症者为重，低血钾、碱中毒更为明显，血、尿醛固酮更高。

1. 动态试验（主要用于鉴别醛固酮瘤与特醛症） 上午直立位前后血浆醛固酮浓度变化：正常人在隔夜卧床，上午8时测血浆醛固酮，继而保持卧位到中午12时，血浆醛固酮浓度下降，和血浆ACTH、皮质醇浓度的下降相一致；如取立位时，则血浆醛固酮上升，这是由于站立后肾素-血管紧张素升高的作用超过ACTH的影响。特醛症患者在上午8时至12时取立位时血浆醛固酮上升明显，并超过正常人，主要由于患者站立后血浆肾素有轻度升高，加上此型对血管紧张素的敏感性增强所致；醛固酮瘤患者在此条件下，血浆醛固酮不上升，反而下降，这是因为患者肾素-血管紧张素系统受抑制更重，立位后也不能升高，而血浆 ACTH 浓度下降的影响更为明显。

2. 影像学检查　可协助鉴别肾上腺腺瘤与增生，并可确定腺瘤的部位。肿瘤体积较大，直径达 5cm 或更大者，提示肾上腺癌。

（1）肾上腺 B 型超声检查：临床使用方便且无创伤，可作为辅助检查，在有经验的医生操作下，此检查亦有独特价值。对直径大于 1.3cm 的醛固酮瘤可显示出来，小腺瘤则难以和特发性增生相鉴别。

（2）肾上腺 CT 和 MRI：高分辨率的 CT 可检出小至直径为 5mm 的肿瘤，但较小的肿瘤如果完全被正常组织所包围时，则检出较为困难。特醛症在 CT 扫描时表现为正常或双侧弥漫性增大。MRI 在肾上腺影像学中并不优于 CT，MRI 对醛固酮瘤的敏感性高，而特异性略差，有时可出现假阳性结果，可使双侧肾上腺增生的原醛症及原发性高血压伴无功能肾上腺腺瘤误诊为醛固酮瘤。

（3）肾上腺静脉血激素测定：如上述方法皆不能确定病因，可行肾上腺静脉导管术，采双侧肾上腺静脉血测定醛固酮/皮质醇值，此法有助于确定单侧或双侧肾上腺醛固酮分泌过多。

【鉴别诊断】　对于有高血压、低血钾的患者，鉴别诊断至为重要，误诊将导致错误的治疗。需加以鉴别的疾病有以下数类。

1. 非醛固酮所致盐皮质激素过多综合征　患者呈高血压、低血钾性碱中毒，肾素-血管紧张素系统受抑制，但血、尿醛固酮不高，反而降低。按病因可再分为 2 组。

（1）真性盐皮质激素过多综合征：患者因合成肾上腺皮质激素酶系缺陷，导致产生大量具盐皮质激素活性的类固醇（去氧皮质酮 DOC）。应采用糖皮质激素补充治疗。

1）17-羟化酶缺陷：出现以下生化及临床异常。①性激素（雄激素及雌激素）的合成受阻，于女性（核型为 46，XX 者）引起性幼稚症，于男性（核型为 46，XY 者）引起假两性畸形。②糖皮质激素合成受阻，血、尿皮质醇低，血 17-羟孕酮低，血 ACTH 升高。③盐皮质激素合成途径亢进，伴孕酮、DOC、皮质酮升高，引起潴钠、排钾、高血压、高血容量，抑制肾素-血管紧张素活性，导致醛固酮合成减少。

2）11β-羟化酶缺陷：引起以下生化及临床症状。①血、尿皮质醇低，ACTH 高。②雄激素合成被兴奋，男性呈不完全性性早熟，伴生殖器增大；女性出现不同程度男性化，呈假两性畸形。③11β-羟化酶阻滞部位前的类固醇：DOG 产生增多，造成盐皮质激素过多综合征。

上述两种酶系缺陷皆伴有双侧肾上腺增大，可被误诊为增生型醛固酮增多症，甚至有误行肾上腺切除术者。

（2）表象性盐皮质激素过多综合征（appatent mineralocorticoid excess，AME）：其病因为先天性 11β-羟类固醇脱氢酶（11β-HSD）缺陷。表现为严重高血压，低血钾性碱中毒，多见于儿童和青年人。可发生抗维生素 D 的佝偻病，此由于盐皮质激素活性所致高尿钙。此病用螺内酯治疗有效，但此药的抗雄激素及抗孕激素作用限制了其长期应用，尤其是儿童、少年患者。用地塞米松部分患者可奏效。糖皮质激素受体（GR）与盐皮质激素受体（MR）的结构相近，皮质醇可与 MR 结合，并使之激活，但在正常时，于肾小管上皮细胞处 11β-HSD 使皮质醇转变为皮质素而失去活性。而在 AME 中，11β-HSD 有缺陷，皮质醇得以作用于 MR，引起盐皮质激素过多的临床表现。患者尿 17-羟及游离皮质醇排出量远较正常为低，但血浆皮质醇正常，这是由于皮质醇的灭活、清除减慢，每日分泌量减少。此外，尿中皮质素代谢物/皮质醇代谢物比值降低。

2. Liddle 综合征　此为一常染色体显性遗传疾病，患者高血压、肾素受抑制，但醛固酮低，并常伴低血钾，用螺内酯无效，表明病因非盐皮质激素过多。阻止肾小管上皮细胞重吸收钠并排泄钾的药物，如阿米洛利、氨苯蝶啶可纠正低血钾，降低血压。此症的病因为上皮细胞钠通道异常，突变使通道处于激活状态，导致钠重吸收过多及体液容量扩张。

3. 伴高血压、低血钾的继发性醛固酮增多症　肾素活性过高所致继发性醛固酮增多症可伴高血压、低血钾，需与原醛症鉴别。肾素过多症又可分为原发性或继发性。原发性者由分泌肾素肿瘤所引起，继发性者因肾缺血所致。

（1）分泌肾素的肿瘤：是一种起源于肾小球旁细胞的肿瘤，分泌大量肾素引起高血压。多见于青年人，高血压、低血钾皆甚为严重，血浆肾素活性特高。肿瘤可分为两类：①肾小球旁细胞肿瘤；②Wilms 瘤及卵巢肿瘤。

（2）继发性肾素增高所致继发性醛固酮增多：包括：①高血压病的恶性型，肾普遍缺血，伴肾素水平增高，部分患者可呈低血钾，血压高，进展快，常有氮质血症或尿毒症。一般无碱中毒，由于肾功能不良，可有酸中毒。②肾动脉狭窄所致高血压，进展快，血压高，在上腹中部或肋脊角区可闻及血管杂音。由全身性、多发性大动脉炎所致者，可在颈部、腋部听到血管杂音，或一侧桡动脉搏动减弱或不能触及。放射性核素肾图示患者肾功能异常。肾动脉造影可确诊。③一侧肾萎缩，也可引起严重高血压及低血钾。

【治疗】　原发性醛固酮增多症的治疗取决于病因。醛固酮瘤的根治方法为手术切除，单侧肾上腺切除术多可治愈。原发性肾上腺增生症单侧或次全切除术亦有效。特发性增生者手术效果差，应采用药物治疗。有时难以确定为腺瘤或特发性增生，可先用药物治疗，继续观察，定期做影像学检查，有时原来未能发现的小腺瘤，在随访过程中可显现出来。

1. 手术治疗　切除醛固酮腺瘤。术前宜用低盐饮食、螺内酯作准备，以纠正低血钾，并减轻高血压。每日螺内酯 120～240mg，分次口服，待血钾正常，血压下降后，减至维持量时，即进行手术。术中静脉滴注氢化可的松 100～300mg，术后逐步递减，约一周后停药。腺瘤手术效果较好，术后电解质紊乱得以纠正，多尿、多饮症状消失，大部分患者血压降至正常，其余患者血压也有所下降。

2. 药物治疗　对于不能手术的肿瘤患者及特发性增生型患者，用螺内酯治疗，用法同手术前准备。长期应用螺内酯可出现男子乳腺发育、阳痿，女子月经不调等不良反应，可改为氨苯蝶啶或阿米洛利，以助排钠潴钾。必要时加用降血压药物。

CCB 可使一部分原醛症患者醛固酮产生量减少，血钾和血压恢复正常，因为醛固酮的合成需要钙的参与。对特醛症患者，血管紧张素转换酶抑制剂也可奏效。

对 GRA，可用糖皮质激素治疗，通常成人用地塞米松每日 0.5～1mg，用药后 3～4 周症状缓解，一般血钾上升较快而高血压较难纠正，可加用其他降血压药治疗，如钙拮抗药等。于儿童，地塞米松的剂量为 0.05～0.1mg/(kg · d)，也可用氢化可的松 12～15mg/m^2体表面积，分 3 次服用，后者对儿童生长发育的影响较小。

醛固酮癌预后不良，发现时往往已失去手术根治机会，化疗药物如米托坦、氨鲁米特、酮康唑等可暂时减轻醛固酮分泌过多所致的临床症状，但对病程演进无明显改善。

（欧阳嵘）

第九章　原发性慢性肾上腺皮质功能减退症

学习目标

1. 掌握 Addison 病的临床表现和辅助检查。
2. 掌握 Addison 病的药物替代治疗方法。
3. 掌握肾上腺危象的诊断和治疗。
4. 了解 Addison 病的病因。

原发性慢性肾上腺皮质功能减退症(chronic adrenocortical hypofunction),又称 Addison 病,由于双侧肾上腺皮质结构或功能受损,引起糖皮质激素和盐皮质激素的合成受到破坏。继发性者由下丘脑-垂体病变引起。

【病因】 原发性肾上腺皮质功能减退症的病因可分为三大类。

1. 肾上腺皮质破坏

(1) 感染:肾上腺结核为常见病因。真菌感染也可破坏肾上腺。艾滋病后期可伴有肾上腺皮质功能减退。巨细胞病毒感染可引起坏死性肾上腺炎。严重脑膜炎球菌感染可引起急性肾上腺皮质功能减退症。严重败血症,尤其于儿童可引起肾上腺内出血伴功能减退。

(2) 自身免疫性肾上腺炎:女性较多见。两侧肾上腺皮质被毁,髓质一般不受毁坏。大多数患者血中可检出抗肾上腺自身抗体。常伴其他器官特异性自身免疫病,最典型的是自身免疫性多内分泌腺病综合征(autoimmune polyendocrine syndrome,APS)。APS Ⅰ型见于儿童,以黏膜皮肤白念珠菌病为先发病,继之伴以甲状旁腺功能减退、肾上腺皮质功能减退及性腺功能低下,呈常染色体隐性遗传。APS Ⅱ型见于成人,主要表现为肾上腺皮质功能减退、自身免疫性甲状腺病、1 型糖尿病和性腺功能减退。

(3) 其他少见病因:肾上腺出血、恶性肿瘤转移、淋巴瘤、白血病浸润、淀粉样变性、双侧肾上腺切除、放射治疗破坏、肾上腺酶系抑制药的长期应用、血管栓塞等。

2. 先天性肾上腺发育不良或肾上腺激素合成酶缺乏

(1) 先天性 21-羟化酶、11-羟化酶或 17-羟化酶缺陷。

(2) 肾上腺脑白质营养不良症(adrenoleucodystrophy):先天性长链脂肪酸代谢异常疾病。脂肪酸 β-氧化受阻,极长链脂肪酸水平异常升高而在肾上腺、性腺及脑堆积,致肾上腺皮质及性腺功能低下、中枢神经系统脱髓鞘变。

(3) 家族性先天性肾上腺皮质不应症:罕见。肾上腺对 ACTH 反应低下,表现为 ACTH 水平升高,皮质醇和醛固酮合成受损。

3. 皮质醇抵抗　罕见,为糖皮质激素受体数量减少或质量下降,患者表现为皮质醇水平升高,但无皮质醇增多的表现。垂体对皮质醇抵抗表现为 ACTH 水平升高,刺激肾上腺分泌大量糖皮质激素、盐皮质激素和雄激素。

【临床表现】 最具特征性者为全身皮肤色素加深,暴露处、摩擦处、乳晕、瘢痕等处尤为明显,黏膜色素沉着见于齿龈、舌部、颊黏膜等处。

其他症状如下。①神经系统：乏力，淡漠，疲劳，重者嗜睡、意识模糊。②胃肠道：食欲减退，嗜咸食，胃酸过少，消化不良。③心血管系统：血压降低，心脏缩小，心音低钝。④代谢障碍：可发生低血糖症。⑤肾：排泄水的能力减弱，抗利尿激素释放增多，出现稀释性低钠血症。⑥生殖系统：女性阴毛、腋毛减少或脱落、稀疏，月经失调或闭经；男性常有性功能减退。⑦感染、外伤等应激状况时，可诱发肾上腺危象。⑧伴有活动性结核者常有低热、盗汗等症状，体质虚弱，消瘦更严重。合并其他自身免疫病时，伴有相应疾病的临床表现。

肾上腺危象：常有诱发因素，如感染、创伤、手术、分娩、过劳、大量出汗、呕吐、腹泻、失水或突然中断肾上腺皮质激素治疗等应激情况。表现为恶心、呕吐、腹痛或腹泻、严重脱水、血压降低、心率快、脉细弱、精神失常，常有高热、低血糖症、低钠血症。为本病急骤加重的表现，如不及时抢救，可发展至休克、昏迷、死亡。

【实验室检查】

1. 血液生化　可有低血钠、高血钾。脱水严重时低血钠可不明显，高血钾一般不重。少数患者可有轻度或中度高血钙，如有低血钙和高血磷则提示合并甲状旁腺功能减退症。可有空腹低血糖，糖耐量试验曲线低平。

2. 血常规检查　常有正细胞正色素性贫血，少数患者合并有恶性贫血。白细胞分类示中性粒细胞减少，淋巴细胞相对增多，嗜酸粒细胞明显增多。

3. 激素检查

（1）基础血、尿皮质醇、尿17-羟皮质类固醇测定：常降低，也可接近正常。

（2）ACTH兴奋试验：静脉滴注ACTH 25U，维持8h，正常人在第一日尿17-羟皮质类固醇和(或)皮质醇较对照日增加1～2倍，第二日增加1.5～2.5倍。原发性肾上腺皮质功能减退者反应低下。

（3）血浆基础ACTH测定：明显增高，超过55pmol/L，常介于88～440pmol/L，继发性肾上腺皮质功能减退者，ACTH浓度降低。

4. 影像学检查　结核引起者，X线片、CT或MRI检查可见肾上腺增大及钙化阴影；感染、出血、转移性病变，CT扫描可见肾上腺增大；自身免疫病所致者肾上腺不增大。

【诊断与鉴别诊断】　本病需与一些慢性消耗性疾病相鉴别。最具诊断价值者为ACTH兴奋试验示储备功能低下。

有下列情况应考虑肾上腺危象：所患疾病不太重而出现严重循环虚脱，脱水、休克、衰竭，不明原因低血糖，难以解释的呕吐，皮肤色素沉着、白斑病、体毛稀少、生殖器发育差。

【治疗】

1. 基础治疗　应终身使用肾上腺皮质激素。

（1）糖皮质激素替代治疗：根据身高、体重、性别、年龄、体力劳动强度等，确定合适的基础量。清晨睡醒时服全日量的2/3，下午4时前服余下1/3。成人开始时每日氢化可的松20～30mg或可的松25～37.5mg，以后可逐渐减量至氢化可的松15～20mg或相应量可的松维持。有发热等并发症时适当加量。

（2）食盐及盐皮质激素：每日至少摄入8～10g食盐，大量出汗、腹泻时酌情增加。如患者仍感头晕、乏力，且血压偏低，需加用盐皮质激素，每日上午8时一次口服9α-氟氢可的松0.05～0.1mg。有水肿、高血压、低血钾则减量。

2. 病因治疗　有活动性结核者应抗结核治疗。自身免疫病者应检查是否合并其他腺体功能减退，如存在予以相应治疗。

3. 肾上腺危象治疗　为内科急症，应积极抢救。①补充液体：典型危象患者于初治的第1、2日内迅速补充生理盐水每日2000～3000ml。脱水不严重者补盐水量适当减少。补充葡萄糖液以避免低血糖。②糖皮质激素：立即静注氢化可的松或琥珀酸氢化可的松100mg，以后每6h加入补液中静脉滴注100mg，第2、3日可减至每日300mg，分次静脉滴注。病情好转，继续减至每日200mg，继而100mg。呕吐停止，可进食者改为口服。③积极治疗感染及其他诱因。

4. 应激时的治疗　进行外科手术或发生严重应激时，每日给予氢化可的松总量约300mg，随着应激状况的好转在数日内逐步减量，直到维持量。较轻的短暂应激，每日给予氢化可的松100mg即可，以后按情况递减。

（唐祝奇）

第十章　糖　尿　病

学习目标

1. 掌握糖尿病的病因学分型标准、诊断标准。
2. 掌握糖尿病的临床表现、辅助检查和营养治疗方案。
3. 掌握糖尿病酮症酸中毒的诊断和治疗。
4. 了解糖尿病的病因及各型特点。
5. 了解糖尿病慢性并发症的临床表现。
6. 了解常见降糖药物及使用方法。

第一节　糖　尿　病

糖尿病(diabetes mellitus)是由于胰岛素分泌和(或)作用缺陷所引起的一组以慢性血葡萄糖(简称血糖)水平增高为特征的代谢性疾病。其主要危害是并发症,慢性并发症可引起多系统损害,导致眼、肾、神经、心脏、血管等组织器官的慢性进行性病变、功能减退及衰竭;急性并发症包括糖尿病酮症酸中毒、高血糖高渗状态、低血糖等。

糖尿病患病率随着人民生活水平的提高、人口老龄化、生活方式改变而迅速增加,我国成人糖尿病患病率达 11.6%,居世界第 1 位。

【糖尿病分型】　目前国际上通用 WHO 糖尿病专家委员会提出的病因学分型标准(1999)。

1. 1 型糖尿病(T1DM)　β 细胞破坏,常导致胰岛素绝对缺乏。

自身免疫性:急性型及缓发型。

特发性:无自身免疫证据。

2. 2 型糖尿病(T2DM)　从以胰岛素抵抗为主伴胰岛素分泌不足到以胰岛素分泌不足为主伴胰岛素抵抗。

3. 其他特殊类型糖尿病

(1) 胰岛 β 细胞功能的基因缺陷:①青年人中的成年发病型糖尿病(maturity-onset diabetes mellitus of the young, MODY),迄今已发现 6 种亚型,即 MODY1/肝细胞核因子 4α(HNF-4α)、MODY2/葡萄糖激酶(GCK)、MODY3/肝细胞核因子 1α(HNF-1α)、MODY4/胰岛素启动子 1(IPF1)、MODY5/肝细胞核因子 1β(HNF-1β)、MODY6/神经源性分化因子 1(Neuro D1/BETA2)。②线粒体基因突变糖尿病。③其他。

(2) 胰岛素作用的基因缺陷:A 型胰岛素抵抗、妖精貌综合征、Rabson-Mendenhall 综合征、脂肪萎缩型糖尿病等。

(3) 胰腺外分泌疾病:胰腺炎、创伤/胰腺切除术、肿瘤、囊性纤维化病、血色病、纤维钙化性胰腺病等。

(4) 内分泌病:肢端肥大症、库欣综合征、胰升糖素瘤、嗜铬细胞瘤、甲状腺功能亢进症、生长抑素瘤、醛固酮瘤等。

(5) 药物或化学品所致糖尿病:吡甲硝苯脲、喷他脒、烟酸、糖皮质激素、甲状腺激素、二氮嗪、β 肾上腺素受体激动剂、噻嗪类利尿药、苯妥英钠、α-干扰素等。

(6) 感染:先天性风疹、巨细胞病毒等。

(7) 不常见的免疫介导糖尿病:僵人(stiff-man)综合征、抗胰岛素受体抗体(B 型胰岛素抵抗)、胰岛素自身免疫综合征等。

(8) 其他:可能与糖尿病相关的遗传性综合征:Down 综合征、Klinefelter 综合征、Turner 综合征、Wolfram 综合征、Friedreich 共济失调、Huntington 舞蹈病、Laurence-Moon-Biedel 综合征、强直性肌营养不良症、卟啉病、Prader-Willi 综合征等。

4. 妊娠期糖尿病(GDM) 妊娠过程中初次发现的任何程度的糖耐量异常。

【病因、发病机制】 糖尿病是复合病因引起的综合征,是包括遗传及环境因素在内的多种因素共同作用的结果。胰岛素由胰岛 β 细胞合成和分泌,经血循环到达体内各组织器官的靶细胞,与特异受体结合并引发细胞内物质代谢效应,此过程中任何一个环节发生异常均可导致糖尿病。

1. 1 型糖尿病 绝大多数 T1DM 是自身免疫性疾病。病毒感染、化学毒性物质和饮食等外界因素作用于有遗传易感性的个体,激活 T 淋巴细胞介导的一系列自身免疫反应,引起选择性胰岛 β 细胞破坏和功能衰竭,体内胰岛素分泌不足进行性加重,导致糖尿病。

2. 2 型糖尿病 T2DM 是复杂的遗传因素和环境因素共同作用的结果。

在遗传因素和人口老龄化、现代生活方式、营养过剩、体力活动不足、子宫内环境及应激、化学毒物等环境因素共同作用下所引起的肥胖,特别是中心性肥胖,导致胰岛素抵抗,长期胰岛素抵抗引起 β 细胞功能缺陷,是 T2DM 发病机制的两个要素。胰岛素抵抗:指胰岛素作用的靶器官(主要是肝、肌肉和脂肪组织)对胰岛素作用的敏感性降低。β 细胞功能缺陷的表现为:①胰岛素分泌量的缺陷;②胰岛素分泌模式异常,第一时相胰岛素分泌减弱或消失,第二相胰岛素分泌延迟、减弱或消失,胰岛素脉冲式分泌削弱;③胰岛素分泌质的缺陷,胰岛素原和胰岛素的比例增加等。病程中的高血糖和脂代谢紊乱进一步降低胰岛素敏感性和损伤胰岛 β 细胞功能。当胰岛 β 细胞功能衰竭至不足以维持正常血糖稳态时,即产生高血糖。

【临床表现】

1. 基本临床表现 典型的代谢紊乱症状群的表现常被描述为"三多一少",即多尿、多饮、多食和体重减轻。血糖升高产生渗透性利尿,继而口渴多饮;外周组织对葡萄糖利用障碍,脂肪分解增多,蛋白质代谢负平衡,渐见乏力、消瘦,儿童生长发育受阻;为了补偿损失的糖、维持机体活动,患者常易饥、多食。可有皮肤尤其是外阴瘙痒及视力模糊。许多患者在健康检查或因各种疾病就诊化验时发现高血糖。

2. 常见类型糖尿病的临床特点

(1) 1 型糖尿病

1) 自身免疫性 1 型糖尿病(1A 型):临床表现变化很大,可以是轻度非特异性症状、典型三多一少症状或昏迷。青少年患者起病较急,症状较明显;未及时诊断治疗,可出现 DKA,危及生命。成年患者,起病缓慢,早期临床表现不明显且不需胰岛素治疗,称为"成人隐匿性自身免疫性糖尿病(latent autoimmune diabetes in adults,LADA)"。尽管起病急缓不一,一般很快进展到需用胰岛素控制血糖或维持生命。患者很少肥胖,但肥胖不排除本病可能性。血浆基础胰岛素水平低于正常,葡萄糖刺激后胰岛素分泌曲线低平。胰岛 β 细胞自身抗体检查可以阳性。

2）特发性 1 型糖尿病(1B 型):通常急性起病,胰岛 β 细胞功能明显减退甚至衰竭,临床上表现为糖尿病酮症甚至酸中毒,但病程中 β 细胞功能可以好转以至于一段时期无需继续胰岛素治疗。胰岛 β 细胞自身抗体检查阴性。

(2) 2 型糖尿病:本病为一组异质性疾病,包含许多不同病因者,占 T2DM 的 95%。可发生在任何年龄,多见于成人,常在 40 岁以后起病;多数发病缓慢,症状相对较轻,半数以上无任何症状;不少患者因慢性并发症、伴发病或健康检查时发现。部分早期患者第二相胰岛素分泌高峰延迟,餐后 3~5h 血浆胰岛素水平不适当地升高,引起反应性低血糖。很少自发性发生 DKA,在感染等应激情况下可发生 DKA。早期不需胰岛素治疗,随着病情进展,部分患者需用胰岛素控制血糖、防治并发症或维持生命。常有家族史。临床上肥胖症、血脂异常、脂肪肝、高血压、冠心病、IGT 或 T2DM 等疾病常同时或先后发生。

(3) 某些特殊类型糖尿病

1）MODY:是一组高度异质性的单基因遗传病。主要临床特征:①有三代或以上家族发病史,且符合常染色体显性遗传规律;②发病年龄小于 25 岁;③无酮症倾向,至少 5 年内不需用胰岛素治疗。

2）线粒体基因突变糖尿病:临床特点为①母系遗传;②发病早,β 细胞功能逐渐减退,自身抗体阴性;③身材多消瘦(BMI<24);④常伴神经性耳聋或其他神经肌肉表现。

(4) 妊娠期糖尿病:不包括妊娠前已知的糖尿病患者。GDM 妇女分娩后血糖可恢复正常,但未来发生 T2DM 的危险增高,应在产后 6 周筛查糖尿病,并长期追踪观察。

【并发症】

1. 急性严重代谢紊乱 糖尿病酮症酸中毒和高血糖高渗状态。

2. 感染性并发症 糖尿病患者常反复发生皮肤化脓性感染、皮肤真菌感染,肺结核的发生率较非糖尿病者高。女性患者易发生肾盂肾炎和膀胱炎。

3. 慢性并发症 糖尿病的慢性并发症可遍及全身各重要器官。各种并发症可单独出现或以不同组合同时或先后出现。并发症可在诊断糖尿病前业已存在,并作为线索而发现糖尿病。大多数糖尿病患者死于心、脑血管动脉粥样硬化或糖尿病肾病。

(1) 大血管病变:糖尿病人群中动脉粥样硬化的患病率高,发病年龄轻,病情进展快。可侵犯主动脉、冠状动脉、脑动脉、肾动脉和肢体外周动脉,引起冠心病、缺血性或出血性脑血管病、肾动脉硬化、肢体动脉硬化等。

(2) 微血管病变:是糖尿病的特异性并发症,典型改变是微循环障碍和微血管基底膜增厚。主要表现在视网膜、肾、神经和心肌组织,尤以糖尿病肾病和视网膜病变为重要。

1）糖尿病肾病:常见于病史超过 10 年的患者。病理改变有 3 种类型:①结节性肾小球硬化型,有高度特异性;②弥漫性肾小球硬化型,最常见,对肾功能影响最大,但特异性较低;③渗出性病变,特异性不高。糖尿病肾损害的发生、发展可分五期。①Ⅰ期:糖尿病初期,肾体积增大,肾小球滤过率(GFR)明显升高;②Ⅱ期:肾小球毛细血管基底膜增厚,尿白蛋白排泄率(UAER)间歇性增高,肾小球滤过率轻度增高;③Ⅲ期:早期肾病,UAER 持续在 20~200μg/min(正常<10μg/min),肾小球滤过率仍高于正常或正常;④Ⅳ期:临床肾病,UAER>200μg/min,相当于尿蛋白总量>0.5g/24h,肾小球滤过率下降,可伴有水肿和高血压,肾功能逐渐减退;⑤Ⅴ期:尿毒症,多数肾单位闭锁,UAER 降低,血肌肝升高,血压升高。

2）糖尿病性视网膜病变：糖尿病病程超过10年，大部分患者合并程度不等的视网膜病变，是失明的主要原因之一。视网膜改变可分为两大类、六期。Ⅰ期：微血管瘤、小出血点；Ⅱ期：出现硬性渗出；Ⅲ期：出现棉絮状软性渗出；Ⅳ期：新生血管形成、玻璃体积血；Ⅴ期：纤维血管增殖、玻璃体机化；Ⅵ期：牵拉性视网膜脱离、失明。以上Ⅰ～Ⅲ期为非增殖性视网膜病变（NPDR），Ⅳ～Ⅵ期为增殖性视网膜病变（PDR）。当出现PDR时，常伴有糖尿病肾病及神经病变。

（3）神经系统并发症：可累及神经系统任何一部分。

1）中枢神经系统并发症：①伴随严重DKA、高血糖高渗状态或低血糖症出现神志改变；②缺血性脑卒中；③脑老化加速及老年性痴呆。

2）周围神经病变：最常见，通常呈对称性下肢感觉异常，病情进展缓慢。可伴痛觉过敏；后期可累及运动神经导致肌力减弱甚至肌萎缩和瘫痪。腱反射早期亢进、后期减弱或消失，音叉震动感减弱或消失。电生理检查可早期发现感觉和运动神经传导速度减慢。局灶性单神经损害以动眼、正中及腘神经最常见。

3）自主神经病变：较常见，出现早。临床表现为胃排空延迟、腹泻、便秘等；直立性低血压、持续心动过速、无痛性心梗、QT间期延长等，残尿量增加、尿失禁、尿潴留、阳痿、瞳孔改变，排汗异常等。

（4）糖尿病足：发生于糖尿病患者，与下肢远端神经病变和不同程度周围血管病变相关的足部溃疡、感染和（或）深层组织破坏。轻者表现为足部畸形、皮肤干燥和发凉、胼胝；重者出现足部溃疡、坏疽。糖尿病足是糖尿病最严重和治疗费用最多的慢性并发症之一，是患者截肢、致残的主要原因。

【实验室检查】

1. 糖代谢异常严重程度或控制程度的检查

（1）尿糖测定：阳性是诊断糖尿病的重要线索。阴性不能排除糖尿病。

（2）血糖测定和OGTT：血糖升高是糖尿病诊断的主要依据，是判断病情和控制情况的主要指标。常用葡萄糖氧化酶法测定。诊断糖尿病时必须用静脉血浆测定血糖，治疗过程中随访血糖控制程度时可用便携式血糖计测定末梢血糖。

当血糖高于正常范围而又未达到糖尿病诊断标准时，须进行OGTT。OGTT应在清晨空腹进行，成人口服75g无水葡萄糖或82.5g含一分子水的葡萄糖，溶于250～300ml水中，5～10min饮完，空腹及开始饮葡萄糖水后2h测静脉血浆葡萄糖。儿童服糖量按每千克体重1.75g计算，总量不超过75g。

（3）糖化血红蛋白（GHbA1）和糖化血浆白蛋白测定：GHbA1是葡萄糖或其他糖与血红蛋白的氨基发生非酶催化反应的产物，其量与血糖浓度呈正相关。GHbA1有a、b、c三种，以GHbA1c（HbA1c）最为主要。正常人HbA1c占血红蛋白总量的3%～6%。血糖控制不良者HbA1c升高，并与血糖升高的程度和持续时间相关。HbA1c反映患者近8～12周平均血糖水平，为糖尿病控制情况的主要监测指标之一。血浆蛋白与葡萄糖发生非酶催化的糖化反应形成果糖胺（fructosamine，FA），形成的量与血糖浓度和持续时间相关，正常值为1.7～2.8mmol/L。FA反映患者近2～3周平均血糖水平，为糖尿病患者近期病情监测的指标。

2. 胰岛β细胞功能检查

（1）胰岛素释放试验：正常人空腹基础血浆胰岛素为35～145pmol/L（5～20mU/L），口服75g无水葡萄糖（或100g标准面粉制作的馒头）后，血浆胰岛素在30～60min上升至高峰,峰值为基础值 5~10 倍,3~4h 恢复到基础水平。本试验反映基础和葡萄糖介导的胰岛素释放功能。胰岛素测定受血清中胰岛素抗体和外源性胰岛素干扰。

(2) C 肽释放试验:方法同上。基础值不小于 400pmol/L,高峰时间同上,峰值为基础值 5~6 倍,也反映基础和葡萄糖介导的胰岛素释放功能。C 肽测定不受血清中的胰岛素抗体和外源性胰岛素影响。

(3) 静脉注射葡萄糖-胰岛素释放试验:可了解胰岛素释放第一时相。

3. 并发症检查 急性严重代谢紊乱时检查酮体、电解质、酸碱平衡,定期进行心血管、肝、肾、眼科、口腔及神经系统的各项辅助检查。

4. 病因和发病机制的检查 GADA、IAA、ICA、及 IA-2A 检测;胰岛素敏感性检查;基因分析等。

【诊断与鉴别诊断】

1. 诊断线索

(1) 三多一少症状。

(2) 糖尿病并发症或伴发病。

(3) 高危人群:IGR[IFG 和(或)IGT];年龄超过 45 岁;超重或肥胖;T2DM 的一级亲属;有巨大胎儿生产史或 GDM 史;多囊卵巢综合征;长期接受抗抑郁症药物治疗等。30~40 岁以上健康体检或因各种疾病住院应常规排除糖尿病。

2. 诊断标准 目前国际上通用 WHO 糖尿病专家委员会(1999)提出的诊断和分类标准,要点如下。

(1) 糖尿病诊断是基于空腹(FPG)、任意时间或 OGTT 中 2h 血糖值(2hPG)。空腹指 8~10h 无任何热量摄入;任意时间指一日内任何时间,无论上一次进餐时间及食物摄入量。糖尿病症状指多尿、烦渴多饮和难于解释的体重减轻。FPG 3.9~6.0mmol/L 为正常;6.1~6.9mmol/L 为 IFG;≥7.0mmol/L 应考虑糖尿病。OGTT 2hPG<7.7mmol/L 为正常糖耐量;7.8~11.0mmol/L 为 IGT;≥11.1mmol/L 应考虑糖尿病。糖尿病的诊断标准为:糖尿病症状加任意时间血浆葡萄糖≥11.1mmol/L,或 FPG≥7.0mmol/L,或 OGTT2h PG≥11.1mmol/L。需重复一次确认,诊断才能成立。

(2) 对于无糖尿病症状、仅一次血糖值达到糖尿病诊断标准者,必须在另一日复查核实而确定诊断。如复查结果未达到糖尿病诊断标准,应定期复查。IFG 或 IGT 的诊断根据 3 个月内 2 次 OGTT 结果,用其平均值来判断。严重疾病或应激情况下可出现血糖暂时升高,不能以此诊断糖尿病,应追踪随访。

(3) 儿童糖尿病诊断标准与成人相同。

3. 鉴别诊断 其他原因所致尿糖阳性:肾性糖尿,尿糖阳性,但血糖及 OGTT 正常;非葡萄糖的糖尿,用班氏试剂(硫酸铜)检测呈阳性反应,用葡萄糖氧化酶试剂检测呈阴性反应。

甲状腺功能亢进症、胃空肠吻合术后,可引起餐后 1/2~1h 血糖升高、尿糖阳性,但 FPG 和 2hPG 正常。弥漫性肝病患者,餐后 1/2~1h 血糖升高、尿糖阳性,但 FPG 偏低,餐后 2~3h 血糖正常或低于正常。急性应激状态时可出现一过性血糖升高、尿糖阳性,应激过后可恢复正常。

4. 分型 最重要的是鉴别 T1DM 和 T2DM,从发病年龄、起病急缓、症状轻重、体重、酮症酸中毒倾向、是否依赖胰岛素维持生命等方面,结合胰岛 β 细胞自身抗体和 β 细胞功能检查结果,进行临床综合分析判断。两者的区别是相对的,部分患者需定期随访而逐渐明确分型。

5. 并发症和伴发病的诊断 对糖尿病的各种并发症及常伴随出现的肥胖、高血压、血脂异常等也须进行相应检查和诊断以便给予治疗。

【治疗】 治疗须遵循早期和长期、积极而理性、综合治疗和全面达标、治疗措施个体化的原则。治疗目标为纠正代谢紊乱,消除症状、防止或延缓并发症的发生,维持良好健康和学习、劳动能力,保障儿童生长发育,延长寿命,降低病死率,提高患者生活质量。国际糖尿病联盟(IDF)提出了糖尿病治疗的5个要点分别为:糖尿病教育、医学营养治疗、运动治疗、血糖监测和药物治疗。

1. 糖尿病健康教育 包括糖尿病防治专业人员的培训,医务人员的继续医学教育,患者及其家属和公众的卫生保健教育。每位患者均应接受全面糖尿病教育,充分认识糖尿病并掌握自我管理技能。

2. 医学营养治疗 医学营养治疗(medical nutrition therapy, MNT)方案包括如下方面。

(1) 计算总热量:按患者性别、年龄和身高查表或用简易公式计算理想体重[理想体重(kg)=身高(cm)-105],然后根据理想体重和工作性质,参照原来生活习惯等,计算每日所需总热量。成年人休息状态下每日每千克理想体重给予热量105~125.5kJ(25~30kcal),轻体力劳动125.5~146kJ(30~35kcal),中度体力劳动146~167kJ(35~40kcal),重体力劳动167kJ(40kcal)以上。儿童、孕妇、乳母、营养不良、消瘦及伴有消耗性疾病者应酌情增加,肥胖者酌减,使体重逐渐恢复至理想体重的±5%左右。

(2) 营养物质含量:糖类应占饮食总热量50%~60%,提倡用粗制米、面和一定量杂粮,忌食用葡萄糖、蔗糖、蜜糖及其制品。

蛋白质含量一般不超过总热量15%,成人每日每千克理想体重0.8~1.2g,儿童、孕妇、乳母、营养不良或伴有消耗性疾病者增至1.5~2.0g,伴有糖尿病肾病而肾功能正常者应限制至0.8g,血尿素氮升高者应限制在0.6g。蛋白质至少有1/3来自动物蛋白质,以保证必需氨基酸的供给。

脂肪约占总热量30%,饱和脂肪不超过总热量的7%,每日胆固醇摄入量宜在300mg以下。

每日饮食中纤维素含量不宜少于40g,提倡食用绿叶蔬菜、豆类、块根类、粗谷物、含糖成分低的水果等。每日摄入食盐应限制在10g以下。戒烟限酒。

(3) 合理分配:按每克糖类、蛋白质产热4kcal,每克脂肪产热9kcal,将热量换算为食品后制订食谱,并根据生活习惯、病情和配合药物治疗需要进行安排。按每日三餐分配为1/5、2/5、2/5或1/3、1/3、1/3。

(4) 随访:在治疗过程中随访调整,如肥胖患者在治疗措施适当的前提下,体重不下降,应进一步减少饮食总热量;体型消瘦的患者,在治疗中体重有所恢复,其饮食方案也应适当调整,避免体重继续增加。

3. 运动治疗 应进行有规律的合适运动。根据年龄、性别、体力、病情及有无并发症等不同条件,循序渐进和长期坚持。

4. 病情监测 应用便携式血糖计进行自我监测血糖(SMBG);每3~6个月定期复查HbA1c。每年1~2次全面复查,了解血脂及心、肾、神经和眼底情况。

5. 药物治疗

(1) 口服降糖药

1) 磺脲类(sulfonylureas,SUs):属胰岛素促泌剂。SUs 的主要作用为刺激胰岛 β 细胞分泌胰岛素,其作用部位是胰岛 β 细胞膜上的 ATP 敏感的 K^+ 通道(K_{ATP})。其作用不依赖于血糖浓度。SUs 降血糖作用的前提条件是机体尚保存相当数量(30% 以上)有功能的胰岛 β 细胞。

适应证:新诊断的 T2DM 非肥胖患者、用饮食和运动治疗血糖控制不理想时。年龄>40 岁、病程<5 年、空腹血糖<10mmol/L 效果较好。

禁忌证或不适应证:T1DM,有严重并发症或晚期 β 细胞功能很差的 T2DM,儿童糖尿病,孕妇、哺乳期妇女,大手术围术期,全胰腺切除术后,对 SUs 过敏或有严重不良反应者等。

不良反应:①低血糖反应为最常见而重要,常发生于老年患者(60 岁以上)、肝肾功能不全或营养不良者,药物剂量过大、体力活动过度、进食不规则、进食减少、饮含酒精饮料等为常见诱因。②体重增加:可能与刺激胰岛素分泌增多有关。③皮肤变态反应:皮疹、皮肤瘙痒等。④消化系统:上腹不适、食欲减退等,偶见肝功能损害、胆汁淤滞性黄疸。⑤心血管系统:某些 SUs 可能对心血管系统带来不利影响。

临床应用:从小剂量开始,早餐前半小时一次服用,根据血糖逐渐增加剂量,剂量较大时改为早、晚餐前 2 次服药,直到血糖达到良好控制。格列本脲作用强、价廉,目前应用仍较广泛,但容易引起低血糖,老年人及肝肾心脑功能不好者慎用;格列吡嗪、格列齐特和格列喹酮作用温和,较适用于老年人;轻度肾功能减退(肌酐清除率>60ml/min)时几种药物均仍可使用,中度肾功能减退(肌酐清除率 30~60ml/min)时宜使用格列喹酮,重度肾功能减退(肌酐清除率<30ml/min)时格列喹酮也不宜使用。不宜同时使用各种 SUs,也不宜与其他胰岛素促分泌剂合用。

2) 格列奈类:非磺脲类胰岛素促泌剂。作用在胰岛 β 细胞膜上的 K_{ATP},结合位点与 SUs 不同,是一类快速作用的胰岛素促分泌剂,可改善早相胰岛素分泌。降血糖作用快而短,主要用于控制餐后高血糖。较适合于 T2DM 早期餐后高血糖阶段或以餐后高血糖为主的老年患者。可单独或与二甲双胍、胰岛素增敏剂等联合使用。禁忌证和不适应证与 SUs 相同。于餐前或进餐时口服。有两种制剂:①瑞格列奈(repaglinide):为苯甲酸衍生物,常用剂量为每次 0.5~4mg。②那格列奈(nateglinide):为 D-苯丙氨酸衍生物,常用剂量为每次 60~120mg。

3) 双胍类(biguanides):目前广泛应用的是二甲双胍。主要作用机制为抑制肝葡萄糖输出,改善外周组织对胰岛素的敏感性、增加对葡萄糖的摄取和利用。二甲双胍治疗 T2DM 尚伴有体重减轻、血脂谱改善、纤溶系统活性增加、血小板聚集性降低、动脉壁平滑肌细胞和成纤维细胞生长受抑制等作用。

适应证:①T2DM,作为一线用药,可单用或联合应用其他药物;②T1DM,与胰岛素联合应用有可能减少胰岛素用量和血糖波动。

禁忌证或不适应证:①肾(肌酐清除率<60ml/min)、肝、心、肺功能减退及高热患者禁忌,慢性胃肠病、慢性营养不良、消瘦者不宜使用本药;②T1DM 不宜单独使用本药;③T2DM 合并急性严重代谢紊乱、严重感染、外伤、大手术、孕妇和哺乳期妇女等;④对药物过敏或有严重不良反应者;⑤酗酒者。

不良反应:①消化道反应,进餐时服药,从小剂量开始、逐渐增加剂量,可减少消化道不良反应;②皮肤变态反应;③乳酸性酸中毒:为最严重的不良反应,罕见;④单独用药极少引起低血糖,与 SUs 或胰岛素合用则有可能出现低血糖。

临床应用:年老患者慎用,药量酌减,并监测肾功能。行静脉注射碘造影剂检查前后暂停服用至少 48h。二甲双胍(metformin):500~1500mg/d,分 2~3 次口服,最大剂量不超过 2g/d。

4) 噻唑烷二酮类(thiazolidinediones,TZDs,格列酮类):主要通过激活过氧化物酶体增殖物激活受体 γ 起作用,减轻胰岛素抵抗,刺激外周组织的葡萄糖代谢,降低血糖;改善血脂谱、提高纤溶系统活性、改善血管内皮细胞功能、使 C 反应蛋白下降。还可促进脂肪重新分布、从内脏组织转移至皮下组织,改善胰岛 β 细胞功能。可单独或与其他降糖药物合用治疗 T2DM 患者,尤其是肥胖、胰岛素抵抗明显者;不宜用于 T1DM、孕妇、哺乳期妇女和儿童,有心脏病、心力衰竭倾向或肝病者不用或慎用,有膀胱癌病史或不明原因肉眼血尿者禁用吡格列酮。主要不良反应为水肿、体重增加。单独应用不引起低血糖,如与胰岛素促泌剂或胰岛素合用,可发生低血糖。现有两种制剂:①罗格列酮(rosiglitazone),4~8mg/d,每日 1 次或分 2 次口服;②吡格列酮(pioglitazone),15~30mg/d,每日 1 次口服。

5) α 葡萄糖苷酶抑制剂(AGI):抑制小肠黏膜刷状缘的 α-葡萄糖苷酶,从而延迟食物中糖类吸收,降低餐后高血糖。适用于空腹血糖正常(或不太高)而餐后血糖明显升高者,可单独用药或与其他降糖药物合用。T1DM 患者在胰岛素治疗基础上加用 AGI 有助于降低餐后高血糖。常见不良反应为胃肠反应,如腹胀、排气增多或腹泻。单用本药不引起低血糖,但如与 SUs 或胰岛素合用,可发生低血糖,一旦发生,应直接给予葡萄糖口服或静脉注射。肠道吸收甚微,肝、肾功能不全者慎用。不宜用于有胃肠功能紊乱者、孕妇、哺乳期妇女和儿童。现有两种制剂:①阿卡波糖(acarbose),主要抑制 α-淀粉酶,每次 50~100mg,每日 3 次;②伏格列波糖(voglibose),主要抑制麦芽糖酶和蔗糖酶,每次 0.2mg,每日 3 次。AGI 应在进食第一口食物后服用。饮食以糖类为主要成分,否则 AGI 不能发挥作用。

(2) 胰岛素

1) 适应证:①T1DM;②DKA、高血糖高渗状态和乳酸性酸中毒伴高血糖;③各种严重的糖尿病急性或慢性并发症;④手术、妊娠和分娩;⑤T2DM β 细胞功能明显减退者;⑥某些特殊类型糖尿病。

2) 胰岛素制剂:根据来源和化学结构,可分为动物胰岛素、人胰岛素和胰岛素类似物。按作用起效快慢和维持时间,可分为短效、中效、长效和预混胰岛素。胰岛素类似物分为速效、长效和预混胰岛素类似物。

短效胰岛素皮下注射后起效作用快,持续时间短,可经静脉注射用于抢救 DKA。短效胰岛素和速效胰岛素类似物主要控制餐后高血糖;中效胰岛素主要用于提供基础胰岛素,可控制两餐后高血糖;长效胰岛素和长效胰岛素类似物无明显作用高峰,主要提供基础水平胰岛素。

胰岛素类似物指氨基酸序列与人胰岛素不同,但仍能与胰岛素受体结合,功能及作用与人胰岛素相似的分子。

速效胰岛素类似物有赖脯胰岛素(insulin lispro)和门冬胰岛素(insulin aspart)。皮下注射后常 15min 起效,30~60min 达峰,持续 2~5 个小时。可于进餐前注射,起效快、达峰快、作用时间短,更符合进餐时的生理需求。

长效胰岛素类似物有甘精胰岛素(insulin glargine)和地特胰岛素。长效胰岛素类似物提供的基础胰岛素水平较稳定，血糖控制较好，低血糖发生减少。

胰岛素制剂类型、种类、注射技术、注射部位、患者反应性差异、胰岛素抗体形成等均可影响胰岛素的起效时间、作用强度和维持时间。腹壁注射吸收最快，其次分别为上臂、大腿和臀部。胰岛素不能冷冻保存，应避免温度过高、过低（不宜>30℃或<2℃）及剧烈晃动。我国常用制剂有每毫升含 40U 和 100U 两种规格，使用时应注意注射器与胰岛素浓度匹配。胰岛素"笔"型注射器使用预先装满胰岛素的笔芯胰岛素，不必抽吸和混合胰岛素，使用方便且便于携带。

3）胰岛素使用原则和方法：胰岛素治疗应在综合治疗基础上进行。胰岛素治疗方案应力求模拟生理性胰岛素分泌模式。胰岛素剂量决定于血糖水平、β 细胞功能缺陷程度、胰岛素抵抗程度、饮食和运动状况等，从小剂量开始，根据血糖水平逐渐调整。

1 型糖尿病：对病情相对稳定、无明显消瘦的患者，初始剂量为 0.5～1.0U/(kg · d)。维持昼夜基础胰岛素水平约需全日胰岛素剂量的 40%～50%，剩余部分分别用于每餐前。目前较普遍应用的强化胰岛素治疗方案是餐前多次注射速效胰岛素加睡前注射中效或长效胰岛素。部分 T1DM 患者在胰岛素治疗后一段时间内病情部分或完全缓解，胰岛素剂量减少或可以完全停用，称为"糖尿病蜜月期"，通常持续数周至数月。

2 型糖尿病：补充治疗，用于经合理的饮食和口服降糖药治疗仍未达到良好控制目标的患者，通常白天继续服用口服降糖药，睡前注射中效胰岛素或每日注射 1～2 次长效胰岛素。替代治疗：T2DM 诊断时血糖水平较高，特别是体重明显减轻的患者；口服降糖药治疗反应差伴体重减轻或持续性高血糖的患者；难以分型的消瘦的糖尿病患者。T2DM 患者胰岛素补充治疗每日剂量接近 50U 时，停用胰岛素促分泌剂而改成替代治疗。T2DM 替代治疗时，可每日注射 2 次预混制剂；β 细胞功能极差的患者应按 T1DM 方案采用强化胰岛素治疗。

持续皮下胰岛素输注（continuous subcutaneous insulin infusion，CSⅡ，又称胰岛素泵）是一种更为完善的强化胰岛素治疗方法。人工胰由血糖感受器、微型电子计算机和胰岛素泵组成。葡萄糖感受器能敏感地感知血糖浓度的动态变化，将信息传给电子计算机，指令胰岛素泵输出胰岛素，模拟胰岛 β 细胞的胰岛素分泌模式。

采用替代胰岛素治疗方案后，有时早晨空腹血糖仍然较高，可能的原因为：①夜间胰岛素作用不足；②"黎明现象（dawn phenomenon）"：即夜间血糖控制良好，也无低血糖发生，仅于黎明短时间内出现高血糖，可能由于清晨皮质醇、生长激素等胰岛素拮抗激素分泌增多所致；③Somogyi 效应：即在夜间曾有低血糖，睡眠中未察觉，导致体内胰岛素拮抗激素分泌增加，继而发生低血糖后的反跳性高血糖。夜间多次测定血糖有助于鉴别早晨高血糖的原因。

采用强化胰岛素治疗时，低血糖症发生率增加。2 岁以下幼儿、老年患者、已有晚期严重并发症者不宜采用强化胰岛素治疗。

糖尿病患者在急性应激时，应按实际需要，使用胰岛素治疗以渡过急性期，待急性并发症痊愈或缓解后再调整糖尿病治疗方案。糖尿病患者如需施行择期大手术，尤其是在全身麻醉下施行手术，应至少在手术前 3 日即开始使用或改用胰岛素治疗。上述情况下，如需静脉滴注葡萄糖液，可每 2～4g 葡萄糖加入 1U 短效胰岛素。

4）胰岛素的抗药性和不良反应：各种胰岛素制剂因本身来源、结构、成分特点及含有一定量的杂质，故有抗原性和致敏性。胰岛素抗药性，即在无酮症酸中毒也无拮抗胰岛素因素存在的情况下，每日胰岛素需要量超过 100U 或 200U。此时胰岛素可从已形成的复合物中分离而使循环中游离胰岛素骤增,引起严重低血糖。胰岛素抗药性经适当治疗后可消失。

胰岛素的主要不良反应是低血糖反应,与剂量过大和(或)饮食失调有关。胰岛素治疗初期可因钠潴留而发生轻度水肿,可自行缓解;部分患者出现视力模糊,为晶状体屈光改变,常于数周内自然恢复。

胰岛素变态反应通常表现为注射部位瘙痒或荨麻疹样皮疹,罕见严重变态反应。处理措施包括更换胰岛素制剂,使用抗组胺药和糖皮质激素及脱敏疗法等。严重者需停止或暂时中断胰岛素治疗。脂肪营养不良为注射部位皮下脂肪萎缩或增生,停止在该部位注射后可缓慢自然恢复,应经常更换注射部位以防止其发生。

(3) 胰升糖素样多肽1类似物和DPP-Ⅳ抑制剂:为基于肠促胰素的降糖药物。GLP-1类似物可单独或与其他降糖药物合用治疗T2DM,尤其是肥胖、胰岛素抵抗明显者。有胰腺炎病史者禁用。目前临床有两种GLP-1类似物,艾塞那肽和利那鲁肽,须注射给药。主要不良反应是恶心、呕吐等胃肠道反应。DPP-Ⅳ抑制剂可提高内源性GLP-1水平,可单独或与二甲双胍联合应用治疗T2DM,禁用于孕妇、儿童和对DPP-Ⅳ抑制剂过敏者。可出现头痛、过敏、肝损、胰腺炎等不良反应。国内上市的有西格列汀、沙格列汀、维格列汀和阿格列汀等,口服给药。

6. 糖尿病的其他治疗方法　胰腺移植、胰岛细胞移植和干细胞治疗,均未达到在临床广泛推广的程度。减重手术可明显改善肥胖T2DM患者的血糖控制,甚至可使部分糖尿病患者"缓解"。近年,减重手术已成为肥胖T2DM的可选择的治疗方法之一,但还不适合大规模推广。

7. 糖尿病慢性并发症的防治原则　糖尿病慢性并发症是患者致残、致死的主要原因,强调早期防治。定期进行各种慢性并发症筛查,以便早期诊断处理。防治策略首先应该是全面控制共同危险因素,包括积极控制高血糖、严格控制血压、纠正脂代谢紊乱、抗血小板治疗、控制体重、戒烟和改善胰岛素敏感性等并要求达标。

【预防】　一级预防是避免糖尿病发病;二级预防是及早检出并有效治疗糖尿病;三级预防是延缓和(或)防治糖尿病并发症。提倡合理膳食,经常运动,防止肥胖。

第二节　糖尿病酮症酸中毒

糖尿病酮症酸中毒(diabetic ketoacidosis,DKA)为最常见的糖尿病急症。酮体包括β-羟丁酸、乙酰乙酸和丙酮。DKA分为几个阶段:①早期血酮升高称酮血症,尿酮排出增多称酮尿症,统称为酮症;②初期血pH正常,属代偿性酮症酸中毒,晚期血pH下降,为失代偿性酮症酸中毒;③病情进一步发展,出现神志障碍,称糖尿病酮症酸中毒昏迷。

【诱因】　T1DM患者有自发DKA倾向,T2DM患者在一定诱因作用下也可发生DKA。常见诱因有感染、胰岛素治疗中断或不适当减量、各种应激、酗酒、某些药物等,有时无明显诱因。

【病理生理】

1. 酸中毒　酸性代谢产物产生增加、排出减少导致酸中毒。酸中毒可降低胰岛素敏感性;组织分解增加,K^+从细胞内逸出;抑制组织氧利用和能量代谢。严重酸中毒使微循环功能恶化,降低心肌收缩力,导致低体温和低血压。当血pH降至7.2以下时,刺激呼吸中枢引起呼吸加深加快;低至 7.1~7.0 时,可抑制呼吸中枢和中枢神经功能、诱发心律失常。

2. 严重失水 严重高血糖、高血酮和各种酸性代谢产物引起渗透性利尿,大量酮体从肺排出带走大量水分,厌食、恶心、呕吐使水分入量减少,从而引起细胞外失水;血浆渗透压增加,水从细胞内向细胞外转移引起细胞内失水。

3. 电解质平衡紊乱 渗透性利尿同时使钠、钾、氯、磷酸根等大量丢失,厌食、恶心、呕吐使电解质摄入减少,引起电解质代谢紊乱。胰岛素作用不足,物质分解增加、合成减少,钾离子(K^+)从细胞内逸出导致细胞内失钾。由于血液浓缩、肾功能减退时 K^+滞留及 K^+从细胞内转移到细胞外,因此血钾浓度可正常甚或增高。随着治疗过程中补充血容量,尿量增加、K^+排出增加,以及纠正酸中毒及应用胰岛素使 K^+转入细胞内,可发生严重低血钾,诱发心律失常,甚至心搏骤停。

4. 携带氧系统失常 DKA 时红细胞糖化血红蛋白(GHb)增加及 2,3 二磷酸甘油酸(2,3-DPG)减少,使血红蛋白与氧亲和力增高,血氧离解曲线左移。酸中毒时,血氧离解曲线右移,释放氧增加,起代偿作用。若纠正酸中毒过快,失去这一代偿作用,而血 GHb 仍高,2,3-DPG 仍低,可使组织缺氧加重,引起器官功能紊乱,尤以脑缺氧加重、导致脑水肿最为重要。

5. 周围循环衰竭和肾功能障碍 严重失水,血容量减少和微循环障碍未能及时纠正,可导致低血容量性休克。肾灌注量减少引起少尿或无尿,严重者发生急性肾衰竭。

6. 中枢神经功能障碍 严重酸中毒、失水、缺氧、体循环及微循环障碍可导致脑细胞失水或水肿、中枢神经功能障碍。治疗不当导致反常性脑脊液酸中毒加重、血糖下降过快、输液过多过快、渗透压不平衡可引起继发性脑水肿并加重中枢神经功能障碍。

【临床表现】 早期三多一少症状加重;酸中毒失代偿后,病情迅速恶化,疲乏、食欲减退、恶心呕吐,多尿、口干、头痛、嗜睡,呼吸深快,呼气中有烂苹果味;后期严重失水,尿量减少、眼眶下陷、皮肤黏膜干燥,血压下降、心率加快,四肢厥冷;晚期不同程度意识障碍,反射迟钝、消失,昏迷。少数患者表现为腹痛,酷似急腹症。

【实验室检查】

1. 尿 尿糖强阳性、尿酮阳性,可有蛋白尿和管型尿。

2. 血 血糖增高,一般为 16.7~33.3mmol/L,有时可达 55.5mmol/L 以上。血酮体升高,>1.0mmol/L 为高血酮,>3.0mmol/L 提示酸中毒。血 β-羟丁酸升高。血实际 HCO_3^-和标准 HCO_3^-降低,CO_2结合力降低,酸中毒失代偿后血 pH 下降;剩余碱负值增大,阴离子间隙增大。血钾初期可正常、偏低或偏高,治疗后若补钾不足可严重降低。血钠、血氯降低,血尿素氮和肌酐常偏高。血浆渗透压轻度上升。部分患者即使无胰腺炎存在,也可出现血清淀粉酶和脂肪酶升高,治疗后数日内降至正常。即使无合并感染,也可出现白细胞数及中性粒细胞比例升高。

【诊断与鉴别诊断】 早期诊断是决定治疗成败的关键,临床上对于原因不明的恶心呕吐、酸中毒、失水、休克、昏迷的患者,尤其是呼吸有酮味(烂苹果味)、血压低而尿量多者,不论有无糖尿病病史,均应想到本病的可能性。立即查末梢血糖、血酮、尿糖、尿酮,同时抽血查血糖、血酮、β-羟丁酸、尿素氮、肌酐、电解质、血气分析等以肯定或排除本病。

鉴别诊断包括:①其他类型糖尿病昏迷,低血糖昏迷、高血糖高渗状态、乳酸性酸中毒。②其他疾病所致昏迷:脑膜炎、尿毒症、脑血管意外等。

【防治】 良好控制糖尿病,及时防治感染等并发症和其他诱因,是主要的预防措施。

早期酮症患者,仅需给予足量短效胰岛素及口服补充液体,严密观察病情,定期查血糖、血酮,调整胰岛素剂量;酮症酸中毒甚至昏迷患者应立即抢救。

治疗原则:尽快补液以恢复血容量、纠正失水状态,降低血糖,纠正电解质及酸碱平衡失调,同时积极寻找和消除诱因,防治并发症,降低病死率。

1. 补液 是治疗的关键环节。根据患者体重和失水程度估计失水量,开始时输液速度较快,在1~2h输入0.9%氯化钠1000~2000ml,前4h输入所计算失水量1/3的液体。如治疗前已有低血压或休克,快速输液不能有效升高血压,应输入胶体溶液并采用其他抗休克措施。以后根据血压、心率、每小时尿量、末梢循环情况及有无发热、吐泻等决定输液量和速度,老年患者及有心肾疾病患者必要时监测中心静脉压,一般每4~6h输液1000ml。24h输液量应包括已失水量和部分继续失水量,一般为4000~6000ml,严重失水者可达6000~8000ml。开始治疗时不能给予葡萄糖液,当血糖下降至13.9mmol/L时改用5%葡萄糖液,并按每2~4g葡萄糖加入1U短效胰岛素。

2. 胰岛素治疗 采用小剂量短效胰岛素治疗方案,每千克体重每小时给予0.1U胰岛素。血糖下降速度以每小时降低3.9~6.1mmol/L为宜,每1~2h复查血糖。若在补足液量的情况下,2h后血糖下降不理想或反而升高,胰岛素剂量应加倍。当血糖降至13.9mmol/L时开始输入5%葡萄糖溶液,并按比例加入胰岛素。病情稳定后过渡到胰岛素皮下注射。

3. 纠正电解质及酸碱平衡失调 经输液和胰岛素治疗后,酮体水平下降,酸中毒可自行纠正,一般不必补碱。补碱指征为血pH<7.1,HCO_3^-<5mmol/L。采用等渗碳酸氢钠(1.25%~1.4%)溶液。给予碳酸氢钠50mmol/L,即将5%碳酸氮钠84ml加注射用水至300ml配成1.4%等渗溶液,一般仅给1~2次。若不能通过输液和应用胰岛素纠正酸中毒,而补碱过多过快,可产生不利影响,包括脑脊液反常性酸中毒加重、组织缺氧加重、血钾下降和反跳性碱中毒等。

DKA患者有不同程度失钾,失钾总量达300~1000mmol。治疗前的血钾水平不能真实地反映体内缺钾程度,补钾应根据血钾和尿量:治疗前血钾低于正常,立即开始补钾,前2~4h通过静脉输液每小时补钾13~20mmol/L(相当于氯化钾1.0~1.5g);血钾正常、尿量>40ml/h,也立即开始补钾;血钾正常、尿量<30ml/h,暂缓补钾,待尿量增加后再开始补钾;血钾高于正常,暂缓补钾。前24h内可补氯化钾达6~8g或以上,部分稀释后静脉输入、部分口服。治疗过程中定时监测血钾和尿量,调整补钾量和速度。病情恢复后仍应继续口服钾盐数日。

4. 处理诱发病和防治并发症

(1) 休克:如休克严重且经快速输液后仍不能纠正,应详细检查并分析原因,如确定有无合并感染或AMI,给予相应措施。

(2) 严重感染:是本症常见诱因,亦可继发于本症之后。因DKA可引起低体温和血白细胞数升高,故不能以有无发热或血象改变来判断,应积极处理。

(3) 心力衰竭、心律失常:年老或合并冠状动脉病变(尤其是AMI),补液过多可导致心力衰竭和肺水肿。可根据血压、心率、中心静脉压、尿量等调整输液量和速度,酌情应用利尿药和正性肌力药。血钾过低、过高均可引起严重心律失常,需行心电图监护。

(4) 肾衰竭:是本症主要死亡原因之一,与原来有无肾病变、失水和休克程度、有无延误治疗等密切相关。强调注意预防,治疗过程中密切观察尿量变化,及时处理。

(5) 脑水肿:病死率甚高,应着重预防、早期发现和治疗。脑水肿常与脑缺氧、补碱不当、血糖下降过快等有关。如经治疗后，血糖有所下降，酸中毒改善，但昏迷反而加重，或虽然一度清醒，但烦躁、心率快、血压偏高、肌张力增高，应警惕脑水肿的可能。可给予地塞米松、呋塞米。在血浆渗透压下降过程中出现的可给予白蛋白。慎用甘露醇。

(6) 因酸中毒引起呕吐或伴有急性胃扩张者，可用1.25%碳酸氢钠溶液洗胃，清除残留食物，预防吸入性肺炎。

5. 护理 按时清洁口腔、皮肤，预防压疮和继发性感染。细致观察病情变化，准确记录神志状态、瞳孔大小和反应、生命体征、出入水量等。

第三节 高血糖高渗状态

高血糖高渗状态（hyperglycemic hyperosmolar status，HHS），是糖尿病急性代谢紊乱的另一临床类型，以严重高血糖、高血浆渗透压、脱水为特点，无明显酮症酸中毒，患者常有不同程度的意识障碍或昏迷。主要见于老年糖尿病患者，原来无糖尿病病史，或仅有轻度症状，用饮食控制或口服降糖药治疗。

诱因为引起血糖增高和脱水的因素：急性感染、外伤、手术、脑血管意外等应激状态，使用糖皮质激素、免疫抑制剂、利尿剂、甘露醇等药物，水摄入不足或失水，透析治疗，静脉高营养疗法等。有时在病程早期因误诊而输入大量葡萄糖液或因口渴而摄入大量含糖饮料可诱发本病或使病情恶化。

本病起病缓慢，最初表现为多尿、多饮，多食不明显或反而食欲减退。渐出现严重脱水和神经精神症状，患者反应迟钝、烦躁或淡漠、嗜睡，逐渐陷入昏迷、抽搐，晚期尿少甚至尿闭。就诊时呈严重脱水、休克，可有神经系统损害的定位体征，但无酸中毒样大呼吸。与DKA相比，失水更为严重、神经精神症状更为突出。

实验室检查：血糖达到或超过33.3mmol/L，有效血浆渗透压达到或超过320mOsm/L。血钠正常或增高[有效血浆渗透压(mOsm/L)＝2×(Na^++K^+)＋血糖(均以mmol/L计算)]。尿酮体阴性或弱阳性，一般无明显酸中毒，借此与DKA鉴别，但有时两者可同时存在。

本症病情危重、并发症多，病死率高于DKA，强调早期诊断和治疗。临床上凡遇原因不明的脱水、休克、意识障碍及昏迷均应想到本病可能性，尤其是血压低而尿量多者，不论有无糖尿病史，均应进行有关检查以肯定或排除本病。

治疗原则同DKA。本症失水比DKA更为严重，可达体重10%～15%，输液要更为积极小心，24h补液量可达6000～10 000ml。目前多主张治疗开始时用等渗溶液如0.9%氯化钠。休克患者应另予以血浆或全血。如无休克或休克已纠正，在输入生理盐水后血浆渗透压高于350mOsm/L，血钠高于155mmol/L，可考虑输入适量低渗溶液如0.45%氯化钠。视病情可考虑同时给予胃肠道补液。当血糖下降至16.7mmol/L时开始输入5%葡萄糖液并按每2～4g葡萄糖加入1U胰岛素。高血糖是维护患者血容量的重要因素，如血糖迅速降低而补液不足，将导致血容量和血压进一步下降。胰岛素治疗方法与DKA相似，以每小时每千克体重0.05～0.1U的速率静脉滴注胰岛素。补钾要更及时，一般不补碱。应密切观察从脑细胞脱水转为脑水肿的可能，患者可一直处于昏迷状态，或稍有好转后又陷入昏迷。

（唐祝奇）

第十一章 低血糖症

学习目标

1. 了解低血糖症的病因和临床分类。
2. 掌握低血糖症的临床诊断和鉴别要点。
3. 掌握低血糖症的治疗方法。

低血糖症(hypoglycemia)指由多种原因引起的血糖浓度过低所致的综合征。一般以血浆血糖浓度<2.8mmol/L,或全血葡萄糖<2.5mmol/L为低血糖,临床上以交感神经兴奋和脑细胞缺糖为主要特点的综合征。

【病因和临床分类】 临床上按低血糖症的发生与进食的关系分为空腹(吸收后)低血糖症和餐后(反应性)低血糖症。空腹低血糖症主要病因是不适当的高胰岛素血症,餐后低血糖症是胰岛素反应性释放过多。临床上反复发生空腹低血糖提示有器质性疾病;餐后引起的反应性低血糖症,多见于功能性疾病。某些器质性疾病(如胰岛素瘤)虽以空腹低血糖为主,但也可有餐后低血糖发作。低血糖的临床分类如下。

1. 空腹(吸收后)低血糖症

(1) 内源性胰岛素分泌过多

1) 胰岛β细胞疾病,包括胰岛素瘤、胰岛增生。

2) 胰岛素分泌过多,包括促胰岛素分泌剂如磺酰脲类、苯甲酸类衍生物所致。

3) 自身免疫性低血糖,包括胰岛素抗体、胰岛素受体抗体、胰岛β细胞抗体、异位胰岛素分泌。

(2) 药物性,包括外源性胰岛素、磺酰脲类及饮酒、喷他脒、奎宁、水杨酸盐等。

(3) 重症疾病,包括肝衰竭、心力衰竭、肾衰竭、脓毒血症、营养不良等。

(4) 胰岛素拮抗激素缺乏,包括胰高血糖素、生长激素、皮质醇及肾上腺单一或多种激素缺乏。

(5) 胰外肿瘤。

2. 餐后(反应性)低血糖症

(1) 糖类代谢酶的先天性缺乏,包括遗传性果糖不耐受症、半乳糖血症。

(2) 特发性反应性低血糖症。

(3) 滋养性低血糖症(包括倾倒综合征)。

(4) 肠外营养(静脉高营养)治疗。

(5) 功能性低血糖症。

(6) 2型糖尿病早期出现的进餐后期低血糖症。

【病理生理】 激素对血糖浓度及糖代谢的调节起重要作用。参与血糖调节的激素有多种,胰岛素是体内唯一的降糖激素,也是机体在正常血糖范围内起支配调节作用之激素。升糖激素种类较多,作用机制和升糖效果各不相同。主要有胰高血糖素、肾上腺素、去甲肾上腺素、生长激素和糖皮质激素。低血糖时这几种激素释放增加,血糖浓度迅速上升,发挥对低血糖的对抗调节作用。此外ACTH、β-内啡肽主要通过促进皮质醇释放,发挥对抗调节作用。生理剂量的泌乳素升糖作用不显著,中枢神经系统对低血糖最为敏感,系因神经细胞本身无储备,其所需能量几乎完全依赖于血糖提供,即使在1型糖尿病亦不例外。这是因为脑细胞对葡萄糖的利用无需外周胰岛素参与。中枢神经每小时约消耗6g葡萄糖,低血糖症时脑细胞能量来源减少,很快出现神经症状或称神经低血糖(neuroglycopenia)。最初表现为心智、精神活动轻度受损,继之出现大脑皮质受抑制症状,随后皮质下中枢和脑干受累。最终累及延髓而致呼吸循环功能改变。若低血糖不能逆转常致死亡。提示中枢神经系统受损顺序与脑部发育进化过程有关,细胞愈进化则对低血糖愈敏感。当补充葡萄糖后中枢神经系统功能的恢复按以上次序逆行恢复。低血糖除直接影响中枢神经系统功能外,尚通过中枢神经系统影响交感嗜铬系统功能活动,引发交感神经兴奋的一系列症状,如心悸、震颤、苍白、出汗等。该组症状由β_2肾上腺素能受体受刺激而介导,无察觉性低血糖患者往往伴有β_2肾上腺素能信号通路功能异常。

【临床表现】 低血糖呈发作性,时间及频率随病因不同而异,非特异性症状千变万化。糖尿病低血糖的症状表现不一,多数感到无力,难以支持。通常都出现交感神经兴奋症状和中枢神经系统表现。交感神经兴奋症状:主要为手抖、出冷汗、心悸、饥饿感及烦躁不安等。然而糖尿症在并发自主神经功能障碍时,这些表现并不明显,或者比较迟钝。中枢神经症状:主要为头痛、头昏、视物模糊,有时定向力障碍、无欲状、嗜睡,严重时陷入昏迷或癫痫发作。低血糖发生很隐袭,有时开始难以觉察。脆性糖尿症患者容易突然发作,多数呈急性经过。老年性低血糖临床表现常常不够典型,应细心检查方可发现。

低血糖症对大脑的早期发育有害,5岁以下儿童反复发生低血糖症会对智商产生永久性损伤。对于病情重的患者,有肝、肾、心脏、脑等多器官功能损害者,应重视低血糖症的发生;患者可因年老衰弱,意识能力差,常无低血糖症状;慢性肾上腺皮质功能减退、营养不良、感染、败血症等均易导致低血糖症,应格外引起注意。

【诊断与鉴别诊断】

1. 低血糖症的确立 根据低血糖典型表现(Whipple三联征)可确定:①低血糖症状;②发作时血糖低于2.8mmol/L;③供糖后低血糖症状迅速缓解。少数空腹血糖降低不明显或处于非发作期的患者,应多次检测有无空腹或吸收后低血糖,必要时采用48~72h禁食试验。

2. 评价低血糖症的实验室检查

(1) 血浆胰岛素测定:低血糖发作时,应同时测定血浆葡萄糖、胰岛素和C肽水平,以证实有无胰岛素和C肽不适当分泌过多。血糖<2.8 mmol/L时相应的胰岛素浓度≥36pmol/L(≥6mU/L;放射免疫法,灵敏度为5mU/L)或胰岛素浓度≥18pmol/L(≥3mU/L;ICMA法,灵敏度≤1mU/L)提示低血糖为胰岛素分泌过多所致。

(2) 胰岛素释放指数:为血浆胰岛素(mU/L)与同一血标本测定的血糖值(mg/dl)之比。正常人该比值<0.3,多数胰岛素瘤患者>0.4,甚至1.0以上;血糖不低时此值>0.3无临床意义。

(3) 血浆胰岛素原和C肽测定:参考Marks和Teale诊断标准:血糖<3.0mmol/L,C肽>300pmol /L,胰岛素原>20pmol/L,应考虑胰岛素瘤。胰岛素瘤患者血浆胰岛素原比总胰岛素值常大于20%,可达30%~90%,说明胰岛素瘤可分泌较多胰岛素原。

(4) 48~72h饥饿试验:少数未觉察的低血糖或处于非发作期及高度怀疑胰岛素瘤的

患者应在严密观察下进行,试验期应鼓励患者活动。开始前取血标本测血糖、胰岛素、C 肽,之后每 6h 一次,若血糖<3. 3mmol/L 时,应改为每 1～2h 一次;血糖<2. 8mmol/L 且患者出现低血糖症状时结束试验;如已证实存在 Whipple 三联征,血糖<3. 0mmol/L 即可结束,但应先取血标本,测定血糖、胰岛素、C 肽和 β-羟丁酸浓度。必要时可以静推胰高血糖素 1mg,每 10min 测血糖,共 3 次。C 肽>200pmol/L(ICMA)或胰岛素原>5pmol/L(ICMA)可认为胰岛素分泌过多。如胰岛素水平高而 C 肽水平低,可能为外源性胰岛素的因素。若 β-羟丁酸浓度水平<2. 7mmol/L 或注射胰高血糖素后血糖升高幅度<1. 4mmol/L 为胰岛素介导的低血糖症。

(5) 延长(5h)口服葡萄糖耐量试验:主要用于鉴别 2 型糖尿病早期出现的餐后晚发性低血糖症。方法:口服 75g 葡萄糖,测定服糖前、服糖后 30min、1h、2h、3h、4h 和 5h 的血糖、胰岛素和 C 肽。该试验可判断有无内源性胰岛素分泌过多,有助于低血糖症的鉴别诊断。

3. 鉴别诊断　主要依症状发作时血糖浓度,如此时血糖>4. 0mmol/L,可排除此诊断,如<2. 5mmol/L,且可重复出现,则基本上可肯定诊断,对于年龄>60 岁者,其确认标准可定为<3. 0mmol/L。本症主要应与癫痫、晕厥、脑瘤、脑血管意外、无痛性心肌梗死、癔症及其他引起昏迷的原因做鉴别诊断。

【预防和治疗】

1. 低血糖的预防

(1) 广泛开展宣传教育,使糖尿病患者及其家属了解低血糖的病因与症状,轻度低血糖应及时处理,防止低血糖由轻度发展为低血糖昏迷。

(2) 糖尿病患者要做到定期检查血糖、尿糖,发现有低血糖倾向时与医师密切合作,以确定低血糖原因,或者及时口服糖水或遵医嘱治疗。

(3) 注射胰岛素或口服降糖药避免大剂量或自行增加剂量以防低血糖发生。

(4) 胰岛素注射后要按规定进餐,禁止胰岛素注射后拒食或空腹。

(5) 饮食结构应合理,防止偏食,如只食用蛋白质和脂肪,这是一种错误的饮食方法,应该避免。

(6) 经常在早餐前发生空腹性低血糖要排除胰岛 β 细胞瘤。

2. 低血糖的治疗　包括解除神经缺糖症状及纠正导致低血糖症的各种潜在原因两个方面。对轻度到中等度的低血糖,口服糖水、含糖饮料,或进食糖果、饼干、面包、馒头等即可缓解。对于药物性低血糖,应及时停用相关药物。重者和疑似低血糖昏迷的患者,应及时测定毛细血管血糖,甚至无需血糖结果,及时给予 50% 葡萄糖液 60～100ml 静脉注射,继以 5%～10% 葡萄糖液静脉滴注,必要时可加用氢化可的松 100mg 和(或)胰高血糖素 0. 5～1mg 肌内或静脉注射。神志不清者,切忌喂食以避免呼吸道窒息。

(姚丽丽)

第十二章　血脂异常和脂蛋白异常血症

学习目标

1. 了解血脂代谢异常的概念,脂蛋白及血脂的代谢过程。
2. 掌握血脂异常的分类方法。
3. 掌握血脂异常和脂蛋白异常血症的临床诊断、鉴别诊断和治疗方法。

血脂代谢异常,简称血脂异常,俗称高脂血症或高脂蛋白血症。其主要是指:①血清 TC 水平过高;②血清 TG 水平过高;③混合型高脂血症(TC、TG 均升高);④血清高密度脂蛋白胆固醇(HDL-CH)水平过低。血脂的主要成分为胆固醇、三酰甘油、磷脂及游离脂肪酸。这些成分在血液中都与蛋白质结合成各种颗粒大小及密度不同的脂蛋白。血脂增高与冠心病的发病率和死亡率增高密切相关,故降血脂极为重要。

一、血脂、脂蛋白和载脂蛋白

血脂是血浆中的中性脂肪(甘油三酯和胆固醇)和类脂(磷脂、糖脂、固醇、类固醇)的总称。

血浆脂蛋白是由蛋白质[载脂蛋白(apoprotein,Apo)]和 TG、胆固醇、磷脂等组成的球形大分子复合物。血浆脂蛋白分为 5 大类(超速离心法):乳糜微粒(chylomicron,CM)、极低密度脂蛋白(very-low-density lipoprotein,VLDL)、中间密度脂蛋白(intermediate-density lipoprotein,IDL)、低密度脂蛋白(low-density lipoprotein,LDL)和高密度脂蛋白(high-density lipoprotein,HDL)。这 5 类脂蛋白的密度依次增加,而颗粒则依次变小。各类脂蛋白的组成成分及其比例不同,其理化性质、代谢途径和生理功能也各有差异。

载脂蛋白是脂蛋白中的蛋白质,在血浆中与脂质结合形成水溶性物质,成为转运脂类的载体,并参与酶活动的调节及脂蛋白与细胞膜受体的识别和结合反应。已发现有 20 多种 Apo,按组成分为 ApoA、ApoB、ApoC、ApoD、ApoE。由于氨基酸组成的差异,每一型又可分若干亚型。例如,ApoA 可分 AⅠ、AⅡ、AⅢ;ApoB 可分 B_{48}、B_{100};ApoC 可分 CⅠ、CⅡ、CⅢ;Apo E 有 EⅠ、EⅢ等。此外,脂蛋白(a)[LP(a)]由 $ApoB_{100}$转化而来,其生理作用尚不清楚,许多研究提示,Lp(a)升高是冠心病的独立危险因素。

二、脂蛋白及其代谢

脂蛋白有两条代谢途径:外源性代谢途径指饮食摄入的胆固醇和 TG 在小肠中合成 CM 及其代谢过程;内源性代谢途径是指由肝合成的 VLDL 转变为 IDL 和 LDL,以及 LDL 被肝或其他器官代谢的过程。此外,还有一个胆固醇逆转运途径,即 HDL 将胆固醇从周围组织转运到肝进行代谢再循环。

1. 乳糜微粒(CM)　来源于食物,微粒大小为 80~100nm,密度低,主要含 TG,占 90%。CM 进入循环中迅速被代谢(半衰期 5~15 分钟),将饮食来源 TG 运到肝和脂肪组织,被脂蛋白脂酶(LPL)水解释放游离脂肪酸,CM 及残体(B-VLDL)进一步参与 LDL、HDL 形成,

$ApoB_{48}$是组成 CM 的主要蛋白。

2. 极低密度脂蛋白(VLDL)　VLDL 颗粒较 CM 小,为 30~80nm,密度较 CM 高,含丰富的 TG 占 50%以上,故 TG 水平主要反应 VLDL 的多少。分子较大,使血浆均匀浑浊,半衰期 6~12 小时,VLDL 是 LDL 主要前体物质,主要功能是将内源性 TG 运到肝外组织。而基础饮食,血浆胰岛素、胰升糖素、肥胖等均可影响 VLDL 分泌,在合成 VLDL 过程中 ApoB 含量恒定,而 ApoC 和 E 含量减少。VLDL 中载脂蛋白含量近 10%。

3. 低密度脂蛋白(LDL)　是 VLDL 的降解产物,颗粒较 VLDL 小为 20~30nm,密度较 VLDL 高,主要含内源性胆固醇,ApoB 占蛋白质 95%,主要作用将胆固醇从肝内运转到肝外组织。LDL 又分 LDL_1、LDL_2两个亚型。纯合子家族高胆固醇血症患者细胞缺乏 LDL 受体,致使 LDL 分解代谢降低。LDL 受体活性是决定 LDL 分解代谢速率重要因素。细胞内游离胆固醇含量可调节 LDL 受体的合成与表达。LDL 水平升高与心血管患者死亡率升高有关。

4. 高密度脂蛋白(HDL)　颗粒最小 9~12nm 密度最高,蛋白质脂肪各占一般,蛋白质部分以 $ApoA_1$、$ApoA_2$为主,HDL 在肝小肠合成,在肝内分解,半衰期 4~6 日,参与胆固醇逆转运途径,主要作用促进血浆中乳糜颗粒和 VLDL 分解并合成胆固醇脂可防止动脉硬化发生。

5. 脂蛋白(α)　脂质成分类似 LDL,直径大 230A 其代谢不明但它是导致心血管疾病危险因素,所含载脂蛋白除 $ApoB_{100}$外还含有 Apo(α)两个载脂蛋白以二硫键共价结合,由肝产生。

三、血脂及其代谢

1. 胆固醇　食物中的胆固醇(外源性)主要为游离胆固醇,在小肠腔内与磷脂、胆酸结合成微粒,在肠黏膜吸收后与长链脂肪酸结合形成胆固醇酯。大部分胆固醇酯形成 CM,少量组成 VLDL,经淋巴系统进入体循环。内源性胆固醇在肝和小肠黏膜由乙酸合成而来,碳水化合物、氨基酸、脂肪酸代谢产生的乙酰辅酶 A 是合成胆固醇的基质,合成过程受 3 羟基-3 甲基戊二酰辅酶 A(HMG-CoA)还原酶催化。循环中胆固醇的去路包括构成细胞膜,生成类固醇激素、维生素 D 及胆酸盐,储存于组织等。排入肠腔的胆固醇和胆酸盐可再吸收经肠肝循环回收到肝再利用。未被吸收的胆固醇在小肠下段转化为类固醇随粪便排出。

2. TG　外源性 TG 来自食物,消化、吸收后成为乳糜微粒的主要成分。内源性 TG 主要由小肠(利用吸收的脂肪酸)和肝(利用乙酸和脂肪酸)合成,构成脂蛋白(主要是 VLDL)后进入血液。血中的 TG 是机体恒定的能量来源,它在 LPL 作用下分解为 FFA 供肌细胞氧化或储存于脂肪组织。脂肪组织中的脂肪又可被脂肪酶水解为 FFA 和甘油,进入循环后供其他组织利用。

【分类】

(1) 临床上也可简单地将血脂异常分为高胆固醇血症、高 TG 血症、混合性高脂血症和低高密度脂蛋白胆固醇血症。

(2) 基于是否继发于全身系统性疾病分类:分为原发性和继发性血脂异常两大类。继发性血脂异常可由全身系统性疾病所引起,也可由于应用某些药物所引起。原发性血脂异常占血脂异常的绝大多数,因遗传基因缺陷,或与环境因素相互作用引起。原发性和继发性血脂异常可同时存在。

(3) 基因分类:相当一部分血脂异常患者存在一个或多个遗传基因缺陷,由基因缺陷所致的血脂异常有明显的遗传倾向，多具有家族聚集性，称为家族性脂蛋白异常血症，如家族性混合型高脂血症、家族性高 TG 血症、家族性高胆固醇血症等。原因不明的称为散发性或多基因性脂蛋白异常血症。

【病因和发病机制】　不论何种病因，脂蛋白代谢过程极为复杂，若引起脂质来源、脂蛋白合成、代谢过程关键酶异常或降解过程受体通路障碍等，均可能导致血脂异常。

1. 按照病因学，高脂血症可分为两大类

（1）原发性高脂血症：排除了其他全身性疾病所致的继发性高脂血症后，所有的血脂升高统称为原发性高脂血症。一般认为它与环境及遗传两大因素有关，多数情况是两者相互作用的结果。大多数患者为这种情况。

（2）继发性高脂血症：是指由系统性疾病或服用某些药物所导致的病理性脂肪代谢异常症，包括甲状腺功能减退症、糖尿病、肾病综合征、肾衰竭、肝疾患、系统性红斑狼疮、糖原累积症、骨髓瘤、脂肪萎缩症、饮酒、长期使用利尿剂、β-受体拮抗剂、糖皮质激素、口服避孕药等。

2. 根据血清 TC、TG 和高密度脂蛋白胆固醇的测定结果，高脂血症分为以下三种类型

（1）高胆固醇血症：血清 TC 含量增高，超过 5.72mmol/L，而 TG 含量正常，即 TG<1.70mmol/L。

（2）高 TG 血症：血清 TG 含量增高，超过 1.70mmol/L，而 TC 含量正常，即 TC<5.72mmol/L。

（3）混合型高脂血症：血清 TC 和 TG 含量均增高，及 TC 超过 5.72mmol/L，TG 超过 1.70mmol/L。

【临床表现】　血脂异常可见于不同年龄、性别的人群，患病率随年龄而增高，高胆固醇血症高峰在 50~69 岁，50 岁以前男性高于女性，50 岁以后女性高于男性。某些家族性血脂异常可发生于婴幼儿。多数血脂异常患者无任何症状和异常体征，而于常规血液生化检查时被发现。血脂异常的临床，表现主要如下。

1. 黄色瘤、早发性角膜环和脂血症眼底改变　由于脂质局部沉积所引起，其中以黄色瘤较为常见。黄色瘤是一种异常的局限性皮肤隆起，颜色可为黄色、橘黄色或棕红色，多呈结节、斑块或丘疹形状，质地一般柔软，最常见的是眼睑周围扁平黄色瘤。早发性角膜环出现于 40 岁以下，多伴有血脂异常。严重的高 TG 血症可产生脂血症眼底改变。

2. 动脉粥样硬化　动脉粥样硬化已经逐渐成为我国的主要死亡原因，临床上最常见的是冠状动脉硬化和脑血管硬化，并最终可导致冠心病和脑中风。

（1）胆固醇与动脉粥样硬化：血浆中富含胆固醇的低密度脂蛋白浓度增高可使血管内皮受损，并开始进入细胞壁，最终大量的脂质在血管壁内堆积并氧化成为“泡沫细胞”。在血管内壁形成脂肪堆积的斑块，引起血管狭窄。这一步是动脉粥样硬化发生和发展的必要条件。

（2）TG 与动脉粥样硬化：TG 增高代表富含 TG 的脂蛋白增多，通常认为他们不具有致动脉粥样硬化的作用。

（3）高密度脂蛋白胆固醇与动脉粥样硬化：高密度脂蛋白胆固醇可使细胞内多余的胆固醇转移到被空出来的高密度脂蛋白中，能把滞留在血管壁等末梢组织中多余的胆固醇加以集中带回肝，排出体外，发挥着血管清道夫的作用。高密度脂蛋白胆固醇还能使血脂之间的比例均衡，限制了动脉粥样硬化的发生。

【实验室检查】 血脂异常是通过实验室检查而发现、诊断及分型的。测定空腹(禁食12～14h)血浆或血清TC、TG、LDL-C和HDL-C。抽血前的最后一餐应忌食高脂食物和禁酒。

【诊断与鉴别诊断】

1. 诊断 详细询问病史,包括个人饮食和生活习惯、有无引起继发性血脂异常的相关疾病、引起血脂异常的药物应用史及家族史。体格检查须全面、系统,并注意有无黄色瘤、角膜环和脂血症眼底改变等。血脂检查的重点对象包括:①已有冠心病、脑血管病或周围动脉粥样硬化病者;②有高血压、糖尿病、肥胖、过量饮酒及吸烟者;③有冠心病或动脉粥样硬化家族史者,尤其是直系亲属中有早发冠心病或其他动脉粥样硬化证据者;④有皮肤黄色瘤者;⑤有家族性高脂血症者。首次发现血脂异常时应在2～4周复查,若仍属异常,则可确立诊断。

2. 分类诊断 根据前述进行表型分类,并鉴别原发性血脂异常和继发性血脂异常。对原发性家族性脂蛋白异常血症可进行基因诊断。

【治疗】 纠正血脂异常的目的在于降低缺血性心血管疾病(冠心病和缺血性脑卒中)的患病率和死亡率。TC、LDL-C、TG和VLDL-C增高是冠心病的危险因素,其中以LDL-C最为重要,而HDL-C则被认为是冠心病的保护因素。

1. 治疗原则 继发性血脂异常应以治疗原发病为主,如糖尿病、甲状腺功能减退症经控制后,血脂有可能恢复正常。但是原发性和继发性血脂异常可能同时存在,如原发病经过治疗正常一段时期后,血脂异常仍然存在,考虑同时有原发性血脂异常,需给予相应治疗。治疗措施应是综合性的,生活方式干预是首要的基本的治疗措施,药物治疗需严格掌握指征,必要时考虑血浆净化疗法或外科治疗,基因治疗尚在探索之中。

2. 生活方式干预 医学营养治疗为治疗血脂异常的基础,需长期坚持。根据血脂异常的程度、分型及性别、年龄和劳动强度等制订食谱。饮食中减少饱和脂肪酸摄入(<总热量的7%)和胆固醇摄入(<200mg/d),补充植物固醇(plant sterols,2g/d)和可溶性纤维(10～25g/d)。增加有规律的体力活动控制体重,保持合适的BMI。其他戒烟、限盐、限制饮酒,禁烈性酒。

3. 药物治疗

(1) 常用调脂药物

1) HMG-CoA还原酶抑制剂(他汀类):竞争性抑制胆固醇合成过程中的限速酶(HMG-CoA还原酶)活性,从而阻断胆固醇的生成,而上调细胞表面的LDL受体,加速血浆LDL的分解代谢。主要降低血清TC和LDL-C,也在一定程度上降低TG和VLDL,轻度升高HDL-C水平。适应证为高胆固醇血症和以胆固醇升高为主的混合性高脂血症。他汀类药物是目前临床上最重要、应用最广的调脂药物。主要制剂和每日剂量范围为:洛伐他汀(lovastatin)10～80mg,辛伐他汀(simvastatin)5～40mg,普伐他汀(pravastatin)10～40mg,氟伐他汀(fluvastatin)10～40mg,阿托伐他汀(atorvastatin)10～80mg,瑞舒伐他汀(rosuvastatin)10～20mg。除阿托伐他汀和瑞舒伐他汀可在任何时间服药外,其余制剂均为每晚顿服。目前临床应用的他汀类不良反应较轻,少数患者出现腹痛、便秘、失眠、转氨酶升高、肌肉疼痛、血清CK升高,极少数严重者横纹肌溶解而致急性肾衰竭。他汀类与其他调脂药(如贝特类、烟酸等)合用时可增加药物不良反应,联合应用时应小心;不宜与环孢素、雷公藤、环磷酰胺、大环内酯类抗生素及吡咯类抗真菌药(如酮康唑)等合用。儿童、孕妇、哺乳期妇女和准备生育的妇女不宜服用。

2）苯氧芳酸类（贝特类）：激活过氧化物酶体增殖物激活受体（PPAR）a，刺激 LPL、Apo A Ⅰ和 Apo AⅡ基因表达，抑制 ApoCM 基因表达，增强 LPL 的脂解活性，促进 VLDL 和 TG 分解及胆固醇的逆向转运。主要降低血清 TG、VLDL-C，也可在一定程度上降低 TC 和 LDL-C，升高 HDL-C 适应证为高 TG 血症和以 TG 升高为主的混合性高脂血症。主要制剂如下。

非诺贝特（fenofibrate）0.1g，每日 3 次或微粒型 0.2g，每日 1 次；苯扎贝特（bezafibrate）0.2g，每日 3 次或缓释型 0.4g，每晚 1 次。吉非贝齐（gemfibrozil）和氯贝丁酯（clofibrate）因不良反应大，临床上已很少应用。主要不良反应为胃肠道反应；少数出现一过性肝转氨酶和 CK 升高，如明显异常应及时停药；可见皮疹、血白细胞减少。贝特类能增强抗凝药物作用，两药合用时需调整抗凝药物剂量。禁用于肝肾功能不良者及儿童、孕妇和哺乳期妇女。

3）烟酸类：烟酸属 B 族维生素，作用机制未明，可能与抑制脂肪组织脂解和减少肝中 VLDL 合成和分泌有关。能使血清 TG、VLDL-C 降低，TC、LDL-C 及 LP（a）也降低，HDL-C 轻度升高。适应证为高 TG 血症和以 TG 升高为主的混合性高脂血症。

主要制剂有：烟酸（nicotinic acid，niacin）0.2g，每日 3 次口服，渐增至 1～2g/d。主要不良反应为面部潮红、瘙痒、高血糖、高尿酸及胃肠道症状，偶见肝功能损害，有可能使消化性溃疡恶化。禁用于慢性肝病和严重痛风，慎用于溃疡病、肝毒性和高尿酸血症，一般难以耐受，现多已不用。烟酸缓释片能显著改善药物耐受性及安全性，从低剂量开始，渐增至理想剂量，推荐剂量为 1～2g，每晚一次用药。阿昔莫司（acipimox，氧甲吡嗪）0.25g，每日 1～3 次，餐后口服，不良反应较少。

4）胆酸螯合剂（树脂类）：属碱性阴离子交换树脂，在肠道内与胆酸不可逆结合，阻碍胆酸的肠肝循环，促使胆酸随粪便排出，阻断其胆固醇的重吸收；上调肝细胞膜表面的 LDL 受体，增加血中 LDL 清除，降低 TC 和 LDL-C。适应证为高胆固醇血症和以胆固醇升高为主的混合性高脂血症。

主要制剂及每日剂量范围为：考来烯胺（cholestyramine，消胆胺）4～16g/d，考来替泊（colestipol，降胆宁）5～20g/d，从小剂量开始，1～3 个月达最大耐受量。主要不良反应为恶心、呕吐、腹胀、腹痛、便秘，也可干扰其他药物的吸收，如叶酸、地高辛、贝特类、他汀类、抗生素、甲状腺激素、脂溶性维生素等。

5）肠道胆固醇吸收抑制剂：依折麦布（ezetimibe）口服后被迅速吸收，结合成依折麦布-葡萄醛甘酸，作用于小肠细胞刷状缘，抑制胆固醇和植物固醇吸收；促进肝 LDL 受体合成，加速 LDL 的清除，降低血清 LDL-C 水平。适应证为高胆固醇血症和以胆固醇升高为主的混合性高脂血症，单药或与他汀类联合治疗。常用剂量为 10mg，每日 1 次。常见不良反应为胃肠道反应、头痛及肌肉疼痛，有可能引起转氨酶升高。

6）普罗布考：通过渗入到脂蛋白颗粒中影响脂蛋白代谢，而产生调脂作用。可降低 TC 和 LDL-C，而 HDL-C 也明显降低，但认为可改变后者的结构和代谢，使其逆向转运胆固醇的功能得到提高。适应证为高胆固醇血症，尤其是纯合子型家族性高胆固醇血症。常用剂量为 0.5g，每日 2 次口服。常见不良反应为恶心。偶见心电图 QT 间期延长，为最严重的不良反应。

7）n-3 脂肪酸制剂：n-3（ω-3）长链多不饱和脂肪酸是海鱼油的主要成分，作用机制尚不清楚，可能与作用于 PPARs 并降低 ApoB 分泌有关。可降低 TG 和轻度升高 HDL-C，对 TC 和 LDL-C 无影响。适应证为高 TG 血症和以 TG 升高为主的混合性高脂血症。常用剂量为 0.5~1g,每日 3 次口服。鱼油腥味所致恶心、腹部不适是常见的不良反应。有出血倾向者禁用。

(2) 调脂药物的选择:药物选择须依据患者血脂异常的分型、药物调脂作用机制及药物的其他作用特点等。

1) 高胆固醇血症:首选他汀类,如单用他汀不能使血脂达到治疗目标值可加用依折麦布或胆酸螯合剂,强化降脂作用,但联合用药的临床证据仍然较少。

2) 高 TG 血症:首选贝特类,也可选用烟酸类和 n-3 脂肪酸制剂。对于重度高 TG 血症可联合应用贝特类和 n-3 脂肪酸制剂。

3) 混合型高脂血症:如以 TC 与 LDL-C 增高为主,首选他汀类;如以 TG 增高为主则选用贝特类,当血清 TG>5.65mmol/L(500mg/dl),应首先降低 TG,以避免发生急性胰腺炎的危险;如 TC、LDL-C 与 TG 均显著升高或单药效果不佳,可考虑联合用药。他汀类与贝特类或烟酸类联合使用可明显改善血脂谱,但肌病和肝毒性的可能性增加,应予以高度重视,尤其是吉非贝齐,应避免与他汀类联合应用;其他贝特类特别是非诺贝特与他汀类联合应用发生肌病的可能性较少,但仍应注意监测肌酶,贝特类最好在清晨服用,而他汀类在夜间服用,以最小化峰剂量浓度。他汀类单用无法控制 TG 时,与 n-3 脂肪酸制剂联用可进一步降低 TG 水平,安全性高、耐受性好。

4) 低 HDL-C 血症:可供选择药物相对较少。烟酸为目前升高 HDL-C 水平较为有效的药物,升高 HDL-C 幅度为 15%~35%。他汀类和贝特类升高 HDL-C 幅度一般限于5%~10%。

【预防和预后】 普及健康教育,提倡均衡饮食,增加体力活动及体育运动,预防肥胖,并与肥胖症、糖尿病、心血管疾病等慢性病防治工作的宣教相结合,以降低血脂异常的发病率。经积极的综合治疗,本症预后良好。

(姚丽丽)

第十三章　肥　胖　症

学习目标

1. 掌握肥胖症的临床表现和辅助检查。
2. 掌握肥胖症的诊断标准和治疗方法。
3. 了解肥胖症的病因、危害和减肥药物。

肥胖症(obesity)指体内脂肪堆积过多和(或)分布异常、体重增加,是遗传和环境因素等多种因素相互作用所引起的慢性代谢性疾病。西方国家成年人中,约有半数人超重和肥胖。我国肥胖症患病率也迅速上升。肥胖症及其相关疾病可损害患者身心健康,使生活质量下降,预期寿命缩短。肥胖可作为某些疾病的临床表现之一,称为继发性肥胖症,约占肥胖症的1%。

【病因和发病机制】 肥胖症是一组异质性疾病,是包括遗传和环境因素在内的多种因素相互作用的结果。体重受神经系统和内分泌系统双重调节,最终因影响能量摄取和消耗的效应器官而发挥作用。体内存在一套精细的监测及调控系统以维持体重稳定,称为"调定点",正常状况下可使短期体重增加或减少恢复到调定点水平。脂肪的积聚总是由于摄入的能量超过消耗的能量,即无论多食或消耗减少,或两者兼有,均可引起肥胖。持续维持高体重可引起体重调定点上调。

肥胖症有家族聚集倾向,不排除共同饮食、活动习惯的影响。环境因素中主要是饮食和体力活动。胎儿期母体营养不良、蛋白质缺乏,或出生时低体重婴儿,在成年期饮食结构发生变化时,也容易发生肥胖症。

【病理生理】 脂肪细胞是一种高度分化的细胞,可以储存和释放能量,而且是一个内分泌器官。男性型脂肪主要分布在内脏和上腹部皮下,称为"腹型"或"中心性"肥胖。女性型脂肪主要分布于下腹部、臀部和股部皮下,称为"外周性"肥胖。"中心性"肥胖者发生代谢综合征的危险性较大,而"外周性"肥胖者减肥更为困难。轻度和短期体重增加是现有细胞大小增加的结果,当引起脂肪增加的情况去除后,脂肪细胞减少其平均大小而体重恢复原有水平。重度和持续体重增加可伴有脂肪细胞数目增加,因而变化将是恒定的。

【临床表现】 肥胖症可见于任何年龄,女性较多见。多有进食过多和(或)运动不足病史。常有肥胖家族史。轻度肥胖症多无症状。中重度肥胖症可引起气急、关节痛、肌肉酸痛、体力活动减少及焦虑、忧郁等。临床上肥胖症、血脂异常、脂肪肝、高血压、冠心病、糖耐量异常或糖尿病等疾病常同时发生,并伴有高胰岛素血症,即代谢综合征。肥胖症还可伴随或并发睡眠中阻塞性呼吸暂停、胆囊疾病、高尿酸血症和痛风、骨关节病、静脉血栓、生育功能受损及某些癌肿(女性乳腺癌、子宫内膜癌,男性前列腺癌、结肠和直肠癌等)发病率增高等,且麻醉或手术并发症增高。

【实验室及其他检查】 肥胖症的评估包括测量身体肥胖程度、体脂总量和脂肪分布。常用测量方法如下。①体重指数(body mass index,BMI):测量身体肥胖程度,BMI(kg/m^2)=体重(kg)/[身长(m)]^2。BMI是诊断肥胖症最重要的指标。②理想体重(ideal body weight, IBW)：可测量身体肥胖程度，但主要用于计算饮食中热量和各种营养素供应量。IBW(kg)＝身高(cm)－105 或 IBW(kg)＝[身高(cm)－100]×0.9(男性)或 0.85(女性)。③腰围或腰/臀值(waist/hip ratio, WHR)：反映脂肪分布。受试者站立位，双足分开 25～30cm，使体重均匀分配。腰围测量髂前上棘和第 12 肋下缘连线的中点水平，臀围测量环绕臀部的骨盆最突出点的周径。目前认为测定腰围更为简单可靠，是诊断腹部脂肪积聚最重要的临床指标。④CT 或 MRI：计算皮下脂肪厚度或内脏脂肪量，是评估体内脂肪分布最准确的方法，但不作为常规检查。⑤其他：身体密度测量法、生物电阻抗测定法、双能 X 线(DEXA)吸收法测定体脂总量等。

【诊断和鉴别诊断】

1. 肥胖症的诊断标准 2003 年《中国成人超重和肥胖症预防控制指南(试用)》以 BMI 值≥24 kg/m^2 为超重，≥28 kg/m^2 为肥胖；男性腰围≥85cm 和女性腰围≥80cm 为腹型肥胖。2010 年中华医学会糖尿病学分会建议代谢综合征中肥胖的标准定义为 BMI≥25 kg/m^2。CT 或 MRI 扫描腹部第 4～5 腰椎间水平面计算内脏脂肪面积时，以腹内脂肪面积≥100cm^2 作为判断腹内脂肪增多的切点。

2. 鉴别诊断 主要与继发性肥胖症相鉴别，如库欣综合征、原发性甲状腺功能减退症、下丘脑性肥胖、多囊卵巢综合征等，有原发病的临床表现和实验室检查特点。药物引起的有服用抗精神病药、糖皮质激素等病史。

【治疗】 治疗的两个主要环节是减少热量摄取及增加热量消耗。强调以行为、饮食、运动为主的综合治疗，必要时辅以药物或手术治疗。继发性肥胖症应针对病因进行治疗。各种并发症及伴随病应给予相应处理。肥胖患者体重减轻 5%～10%，就能明显改善各种与肥胖相关的心血管病危险因素及并发症。

1. 行为治疗 通过宣传教育使患者及其家属对肥胖症及其危害性有正确认识从而配合治疗，采取健康的生活方式，改变饮食和运动习惯，自觉地长期坚持，是治疗肥胖症最重要的步骤。

2. 医学营养治疗 控制总进食量，采用低热卡、低脂肪饮食。采用混合的平衡饮食，糖类、蛋白质和脂肪提供能量的比例，分别占总热量的 60%～65%、15%～20% 和 25% 左右，含有适量优质蛋白质、复杂糖类(如谷类)、足够新鲜蔬菜(400～500g/d)和水果(100～200 g/d)、适量维生素和微量营养素。避免油煎食品、方便食品、快餐、巧克力和零食等，少吃甜食，少吃盐。适当增加膳食纤维、非吸收食物及无热量液体以满足饱腹感。

3. 体力活动和体育运动 与医学营养治疗相结合，并长期坚持。运动方式和运动量应适合患者具体情况，注意循序渐进，有心血管并发症和肺功能不好的患者必须更为慎重。尽量创造多活动的机会、减少静坐时间，鼓励多步行。

4. 药物治疗 根据《中国成人超重和肥胖预防控制指南(试用)》，药物减重的适应证为：①食欲旺盛，餐前饥饿难忍，每餐进食量较多；②合并高血糖、高血压、血脂异常和脂肪肝；③合并负重关节疼痛；④肥胖引起呼吸困难或有睡眠中阻塞性呼吸暂停综合征；⑤BMI≥24 有上述合并症情况，或 BMI≥28kg/m^2 不论是否有合并症，经过 3～6 个月单纯控制饮食和增加活动量处理仍不能减重 5%，甚至体重仍有上升趋势者，可考虑用药物辅助治疗。下列情况不宜应用减重药物：①儿童；②孕妇、乳母；③对该类药物有不良反应者；④正在服用其他选择性血清素再摄取抑制剂。

(1) 非中枢性作用减重药：奥利司他为脂肪酶抑制剂，治疗早期可见轻度消化系统不良反应如肠胃胀气、大便次数增多和脂肪便等。推荐剂量为120mg，每日3次，餐前服。

（2）中枢性作用减重药：通过抑制食欲中枢达到减重作用，包括苯丁胺（phentermine）、氟西汀（fluoxetine）。可引起不同程度口干、失眠、乏力、便秘、月经紊乱、心率增快和血压增高等不良反应。老年人及糖尿病患者慎用。高血压、冠心病、充血性心力衰竭、心律不齐或卒中患者禁用。

（3）兼有减重作用的降糖药物：二甲双胍对伴有糖尿病和多囊卵巢综合征的患者有效，可给予0.5g，每日3次，不良反应主要是胃肠道反应。

5. 外科治疗　可选择使用吸脂术、切脂术和各种减少食物吸收的手术，如空肠回肠分流术、胃气囊术、小胃手术或垂直结扎胃成形术等。手术有一定效果，部分患者获得长期疗效，术前并发症不同程度地得到改善或治愈。但手术可能并发吸收不良、贫血、管道狭窄等，有一定危险性，仅用于重度肥胖、减重失败而又有严重并发症，这些并发症有可能通过体重减轻而改善者。

【预防】　做好宣传教育工作，鼓励人们采取健康的生活方式，尽可能使体重维持在正常范围内，早期发现有肥胖趋势的个体，并对个别高危个体具体进行指导。预防肥胖应从儿童时期开始，尤其是加强对学生的健康教育。

（唐祝奇）

第十四章　水、电解质和酸碱平衡失常

学习目标

1. 了解正常人体液的组成。
2. 掌握失水、水过多、低钠血症和高钠血症的病因、诊断、临床表现及治疗。
3. 掌握低钾血症及高钾血症的病因、诊断、临床表现及治疗。
4. 掌握机体酸碱平衡系统的调节原理及酸碱评价指标的概念。
5. 掌握几种常见酸碱失衡的病因、诊断、临床表现及治疗。

生物细胞的活动和代谢都必须在液态环境中进行。水是人体最重要的组成成分之一，约占体重的60%。体内的水分称为体液，体液由水及溶解在其中的电解质、低分子有机化合物和蛋白质等组成。机体体液容量、各种离子浓度、渗透压和酸碱度的相对恒定，是维持细胞新陈代谢和生理功能的基本保证。水和电解质平衡是通过神经-内分泌系统及相关器官的调节得以实现的。当体内水、电解质的变化超出机体的调节能力和(或)调节系统本身功能障碍时，都可导致水、电解质代谢紊乱。临床上水、电解质代谢紊乱十分常见，它往往是疾病的一种后果或疾病伴随的病理变化，有时也可以由医疗不当所引起。严重的水、电解质代谢紊乱又是使疾病复杂化的重要原因，甚至可对生命造成严重的威胁。

正常人体体液及其组分的波动范围很小，以保持体液容量、电解质、渗透压和酸碱度等的相对恒定。总体液量分为细胞外液和细胞内液两种。细胞内液占总体液的2/3，约占体重40%，是细胞进行生命活动的基质。细胞外液占总体液的1/3，约占体重的20%，是细胞进行生命活动必须依赖的外环境或称机体的内环境。细胞外液可由毛细血管壁进一步划分为细胞间液和位于血管内的血浆，细胞间液约占体重的15%，血浆约占5%，血浆是血液循环的基质。

体液中的溶质分为电解质和非电解质两类。细胞外液的阳离子以Na^+为主，阴离子以Cl^-和HCO_3^-为主；细胞内液的阳离子以K^+为主，阴离子以HPO_4^{2-}和蛋白质为主。细胞内、外液的电解质总量不等，以细胞内液为多。由于细胞内液中蛋白质阴离子和二价离子的含量较多，其产生的渗透压相对一价离子为小，因此细胞内、外液的渗透压基本相等。血浆和细胞间液的电解质组成与含量非常接近，仅蛋白质含量有较大差别。血浆蛋白质含量为60~80g/L，细胞间液蛋白质含量则极低，仅为0.5~3.5g/L。这种差别是由毛细血管壁的通透性决定的，对维持血容量恒定、保证血液与组织间液之间水分的正常交换具有重要生理意义。

第一节　水、钠代谢失常

水、钠代谢失常相伴发生，单纯性水(或钠)增多或减少较少见。临床上多分为失水(water loss)、水过多(water excess)、低钠血症(hyponatremia)和高钠血症(hypernatremia)等。

一、失　　水

失水是指体液丢失所造成的体液容量不足。根据水和电解质(主要是 Na^+)丢失的比例和性质,临床上将失水分为高渗性失水、等渗性失水和低渗性失水。

【病因】

1. 高渗性失水

(1) 摄水不足:①昏迷、创伤、拒食、吞咽困难、沙漠迷路、海难、地震等致淡水供应断绝;②脑外伤、脑卒中等致渴感中枢迟钝或渗透压感受器不敏感。

(2) 失水过多

1) 经肾丢失:①中枢性尿崩症、肾性尿崩症;②糖尿病酮症酸中毒、非酮症高渗性昏迷、高钙血症等;③长期鼻饲高蛋白流质等所致的溶质性利尿(鼻饲综合征);④使用高渗葡萄糖溶液、甘露醇、山梨醇、尿素等脱水药物或非溶质性利尿药。

2) 肾外丢失:①环境高温、剧烈运动、高热等大量出汗;②烧伤开放性治疗丢失大量低渗液;③哮喘持续状态、过度换气、气管切开等使肺呼出的水分增多 2~3 倍。

3) 水向细胞内转移:剧烈运动或惊厥等使细胞内小分子物质增多,渗透压增高,水转入细胞内。

2. 等渗性失水

(1) 消化道丢失:呕吐、腹泻、胃肠引流(减压、造瘘)或肠梗阻等致消化液丢失。

(2) 皮肤丢失:大面积烧伤、剥脱性皮炎等渗出性皮肤病变。

(3) 组织间液贮积:胸、腹腔炎性渗出液的引流,反复大量放胸腔积液、腹水等。

3. 低渗性失水

(1) 补充水分过多:高渗性或等渗性失水时补充水分过多。

(2) 肾丢失:①过量使用噻嗪类、呋塞米等排钠性利尿药;②肾小管中存在大量不被吸收的溶质(如尿素),抑制钠和水的重吸收;③失盐性肾炎、急性肾衰竭多尿期、肾小管性酸中毒、糖尿病酮症酸中毒;④肾上腺皮质功能减退症。

【临床表现】

1. 高渗性失水

(1) 轻度失水:轻度缺水者除口渴外,无其他症状,缺水量为体重的 2%~4%,尿相对密度大于 1.020(排除尿崩症患者)。

(2) 中度失水:有极度口渴、乏力、尿少和尿相对密度增高,唇舌干燥,皮肤失去弹性,眼窝下陷及烦躁不安的表现,缺水量为体重的 4%~6%,尿相对密度大于 1.025。

(3) 重度失水:当失水量达 7%~14% 时,脑细胞失水严重,出现神经系统症状如躁狂、谵妄、定向力失常、幻觉、晕厥和脱水热。当失水量超过 15% 时,可出现高渗性昏迷、低血容量性休克、尿闭及急性肾衰竭。

2. 等渗性失水及低渗性失水　等渗性失水时,有效循环血容量和肾血流量减少,出现少尿、口渴,重者血压下降,但渗透压基本正常,又称慢性缺水或继发性缺水。此时水和钠同时缺失,但失钠多于缺水,血清钠低于正常范围(低于 135mmol/L),细胞外液呈低渗状态,根据缺钠程度可分为三度。

(1) 轻度失水:轻度缺钠血清钠在 135mmol/L 以下,失盐约 0.5g/kg,患者感软弱、疲乏、头晕、手足麻木,但口渴不明显。尿中 Na^+含量减少。

(2) 中度失水:中度缺钠血清钠在 130mmol/L 以下,失盐 0.5～0.75g/kg,血压降至 100mmHg 以下,除上述临床表现外,还伴恶心、呕吐、脉搏细速、视物模糊、血压不稳定或下降、脉压变小、浅静脉瘪陷、直立性晕倒、尿量减少等周围循环衰竭表现,尿中几乎不含钠和氯。

(3) 重度失水:重度缺钠血清钠在 120mmol/L 以下,失盐 0.75～1.25g/kg,常伴休克。患者出现神志不清、四肢发凉、肌痉挛性抽痛、腱反射减弱或消失、木僵,甚至昏迷,可出现阳性病理体征。常发生休克。

【诊断与鉴别诊断】 根据病史(钠摄入不足、呕吐、腹泻、多尿、大量出汗等)可推测失水的类型和程度。如高热、尿崩症应多考虑高渗性失水;呕吐、腹泻应多考虑低渗性或等渗性失水;昏迷、血压下降等提示为重度失水,但应进行必要的实验室检查。

1. 高渗性失水　中、重度失水时,尿量减少;除尿崩症外,尿比重、血红蛋白、平均血细胞比容、血钠(>145mmol/L)和血浆渗透压均升高(>310mmol/L);可出现酮症、代谢性酸中毒和氮质血症。依据体重的变化和其他临床表现,可判断失水的程度。

2. 等渗性失水　血钠、血浆渗透压正常;尿量少,尿钠少或正常。

3. 低渗性失水　血钠(<130mmol/L)和血浆渗透压(<280 mmol/L)降低,至病情晚期尿少,尿比重低,尿钠减少;血细胞比容(每增高 3%约相当于钠丢失 150mmol)、红细胞、血红蛋白、尿素氮均增高,血尿素氮/肌酐(单位均为 mg/dl)值>20∶1(正常 10∶1)。

【防治】 严密注意每日出入液量,监测血电解质等指标的变化,积极治疗原发病,避免不适当的脱水、利尿、鼻饲高蛋白饮食等。已发生失水时,应依据失水的类型、程度和机体情况,决定补液方案。

1. 补液总量　应包括已丢失液体量及继续丢失的液体量两部分。

(1) 已丢失量有四种计算方法

1) 依据失水程度估算:轻度失水相当于体重的 2%～3%;中度失水相当于体重的 4%～6%,即 2400～3600ml;重度失水相当于体重的 7%～14%,更重者可达 15%以上。

2) 与原体重比较,该患者体重下降了 2.5kg,故失水相当于 2500ml。

3) 依据血钠浓度计算:有两种常用计算方法,适用于高渗性失水。

丢失量=正常体液总量-现有体液总量。正常体液总量=原体重×0.6,现有体液总量=正常血清钠÷实测血清钠×正常体液总量。

丢失量=(实测血清钠-正常血清钠)×现体重×0.6÷正常血清钠。

4) 依据血细胞比容:适用于估计低渗性失水的失水量。可按下列公式计算:

补液量(ml)=(实测血细胞比容-正常血细胞比容)/ 正常血细胞比容×体重(kg)×200。正常血细胞比容:男性=0.48,女性=0.42。

(2) 继续丢失量:指就诊后发生的继续丢失量,包括生理需要量(约 1500ml/d)及继续发生的病理丢失量(如大量出汗、肺呼出、呕吐等)。

2. 补液种类　高渗、等渗和低渗性失水均有失钠和失水,仅程度不一,均需要补钠和补水。一般来说,高渗性失水补液中含钠液体约占 1/3,等渗性失水补液中含钠液体约占 1/2,低渗性失水补液中含钠液体约占 2/3。

(1) 高渗性失水:补水为主,补钠为辅。经口、鼻饲者可直接补充水分,经静脉者可补充 5%葡萄糖液、5%葡萄糖氯化钠液或 0.9%氯化钠液。适当补钾及碱性液。

（2）等渗性失水：补充等渗溶液为主，首选0.9%氯化钠液，但长期使用可引起高氯性酸中毒。因为正常细胞外液的钠、氯比值是7∶5，0.9%氯化钠液1000ml+5%葡萄糖液500ml+5%碳酸氢钠液100ml的配方更符合生理需要。

（3）低渗性失水：补充高渗液为主。宜将上述配方中的5%葡萄糖液500ml换成10%葡萄糖液250ml，必要时可再补充适量的3%～5%氯化钠液。补液量可按氯化钠1g含Na^+ 17mmol折算，但补充高渗液不能过快，一般以血钠每小时升高0.5mmol/L为宜。一般先补给补钠量的1/3～1/2，复查生化指标后再确定后续治疗方案。

3. 补液方法

（1）补液途径尽量口服或鼻饲，不足部分或中、重度失水者需经静脉补充。

（2）补液速度宜先快后慢。重症者开始4～8h补充液体总量的1/3～1/2，其余在24～28h补完。具体的补液速度要根据患者的年龄，心、肺、肾功能和病情而定。

（3）注意事项①记录24h出入液体量；②密切监测体重、血压、脉搏、血清电解质和酸碱度；③急需大量快速补液时，宜采用鼻饲法补液，经静脉补充时宜监测中心静脉压（<120mmH_2O为宜）；④宜在尿量>30ml/h后补钾，一般浓度为3g/L，当尿量>500ml/d时，日补钾量可达10～12g；⑤纠正酸碱平衡紊乱。

二、水过多和水中毒

水过多（water excess）是指机体摄入或输入水过多，以致水在体内潴留，引起血液渗透压下降和循环血量增多的一种病理状态。当水的摄入过多，超过神经内分泌系统调节和肾的排水能力时，使大量水分在体内潴留，导致细胞内、外液容量扩大，并出现包括稀释性低钠血症在内的一系列病理生理改变，被称为水中毒（water intoxication）。

【病因和发病机制】　多因水调节机制障碍，而又未限制饮水或不恰当补液引起。

1. 抗利尿激素代偿性分泌增多　其特征是毛细血管静水压升高和（或）胶体渗透压下降，总容量过多，有效循环容量减少，体液积聚在组织间隙。常见于右心衰竭、缩窄性心包炎、下腔静脉阻塞、门静脉阻塞、肾病综合征、低蛋白血症、肝硬化等。

2. 抗利尿激素分泌失调综合征（SIADH）　其特征是体液总量明显增多，有效循环血容量和细胞内液增加，血钠低。一般不出现水肿。

3. 肾排泄水障碍　多见于急性肾衰竭少尿期、急性肾小球肾炎等致肾血流量及肾小球滤过率降低，而摄入水分未加限制时。水、钠滤过率低而肾近曲小管重吸收增加，水、钠进入肾远曲小管减少，水的排泄障碍（如补水过多更易发生），但有效循环血容量大致正常。

4. 肾上腺皮质功能减退症　盐皮质激素和糖皮质激素分泌不足使肾小球滤过率降低，在入水量过多时导致水潴留。

5. 渗透阈重建　肾排泄水功能正常，但能兴奋抗利尿激素分泌的渗透阈降低（如孕妇），可能与绒毛膜促性腺激素分泌增多有关。.

6. 抗利尿激素用量过多　见于中枢性尿崩症治疗不当时。

【临床表现】　根据水中毒发生的快慢，有急性和慢性水中毒的区分。通常在急、慢性肾衰竭患者，其肾小球滤过率显著减少致排水功能大大降低，这种患者水负荷稍有所增加，就可能很快发生严重的水中毒，称为急性水中毒。

1. 急性水中毒　起病急，精神神经表现突出，如头痛、精神失常、定向力障碍、共济失调、癫痫样发作、嗜睡与躁动交替出现以至昏迷，也可呈头痛、呕吐、血压增高、呼吸抑制、心率缓慢等颅内高压表现。

2. 慢性水过多和水中毒　轻度水过多仅有体重增加；当血浆渗透压低于 260 mmol/L（血钠 125mmol/L）时，有疲倦、表情淡漠、恶心、食欲减退和皮下组织肿胀等表现；当血浆渗透压降至 240~250 mmol/L（血钠 115~120mmol/L）时，出现头痛、嗜睡、神志错乱、谵妄等神经精神症状；当血浆渗透压降至 230mmol/L 时，可发生抽搐或昏迷。血钠在 48h 内迅速降至 108mmol/L 以下可致神经系统永久性损伤或死亡。

【诊断与鉴别诊断】　根据病史，结合临床表现及必要的实验室检查，一般可做出诊断，并应判断：①水过多的病因和程度（体重变化、出入水量、血钠浓度等）；②有效循环血容量和心、肺、肾功能状态；③血浆渗透压。

应注意与缺钠性低钠血症鉴别。水过多和水中毒时尿钠一般大于 20mmol/L，而缺钠性低钠血症的尿钠常明显减少或消失。

【防治】　积极治疗原发病，记录 24h 出入水量，控制水的摄入量和避免补液过多可预防水过多的发生或其病情的加重。

1. 轻症水过多和水中毒　限制进水量，使入水量少于尿量。适当服用依他尼酸或呋塞米等袢利尿剂。

2. 急重症水过多和水中毒　保护心、脑功能，纠正低渗状态。

（1）高容量综合征：以脱水为主，减轻心脏负荷。首选呋塞米或依他尼酸等袢利尿药，如呋塞米 20~60mg，每日口服 3~4 次，急重者可用 20~80mg，每 6h 静脉注射 1 次；依他尼酸 25~50mg，用 25% 葡萄糖液 40~50ml 稀释后缓慢静脉注射，必要时 2~4h 后重复注射。有效循环血容量不足者要补充有效血容量，危急病例可采取血液超滤治疗，可用硝普钠、硝酸甘油等减轻心脏负荷。明确为抗利尿激素分泌过多者，除病因治疗外，可选用利尿剂、地美环素或碳酸锂治疗。

（2）低渗血症：特别是已出现精神神经症状者，应迅速纠正细胞内低渗状态，除限水、利尿外，应使用 3%~5% 氯化钠液，一般剂量为 5~10ml/kg，严密观察心肺功能变化，调节剂量及滴速，一般以分次补给为宜。治疗中注意纠正钾代谢失常及酸中毒。

三、低钠血症

低钠血症与体内总钠量无关，是指血清钠<135mmol/L 的一种病理生理状态。

1. 缺钠性低钠血症　即低渗性失水。体内的总钠量和细胞内钠减少，血清钠浓度降低。

2. 稀释性低钠血症　即水过多，血钠被稀释。总钠量可正常或增加，细胞内液和血清钠浓度降低。

3. 转移性低钠血症　少见。机体缺钠时，钠从细胞外移入细胞内。总体钠正常，细胞内液钠增多，血清钠减少。

4. 特发性低钠血症　多见于恶性肿瘤、肝硬化晚期、营养不良、年老体衰及其他慢性疾病晚期，亦称消耗性低钠血症。可能是细胞内蛋白质分解消耗，细胞内渗透压降低，水由细胞内移向细胞外所致。

5. 脑性盐耗损综合征　由于下丘脑或脑干损伤导致下视丘脑与肾神经联系中断，导致远曲小管出现渗透性利尿，血钠、氯、钾降低，尿中含量增高。

【诊断与治疗】　参阅低渗性失水、水过多和水中毒部分。转移性低钠血症少见，临床上主要表现为低钾血症，治疗以去除原发病和纠正低钾血症为主。特发性低钠血症主要是治疗原发病。

严重高脂血症、高蛋白血症等可引起"假性低钠血症"，主要应针对原发病因治疗。

四、高钠血症

高钠血症是指血清钠>145mmol/L，机体总钠量可增高、正常或减少。

1. 浓缩性高钠血症　即高渗性失水，最常见。体内总钠减少，而细胞内和血清钠浓度增高。见于单纯性失水或失水>失钠时。

2. 潴钠性高钠血症　较少见。主要因肾排泄钠减少和(或)钠的入量过多所致，如右心衰竭、肾病综合征、肝硬化、腹水、库欣综合征、原发性醛固酮增多症、颅脑外伤，以及急、慢性肾衰竭和补碱过多等。

3. 特发性高钠血症　较少见。本症分泌 AVP 的能力并未丧失，但是 AVP 释放的渗透压阈值提高，只有体液达到明显高渗状态时才能释放 AVP，因此体液一直处于高渗状态。

【临床表现和诊断】　浓缩性高钠血症的临床表现及诊断参阅高渗性失水部分。

潴钠性高钠血症以神经精神症状为主要表现，病情轻重与血钠升高的速度和程度有关。初期症状不明显，随着病情发展或在急性高钠血症时，主要呈脑细胞失水表现，如神志恍惚、烦躁不安、抽搐、惊厥、癫痫样发作、昏迷乃至死亡。

特发性高钠血症的症状一般较轻，常伴血浆渗透压升高。特发性高钠血症无明显脱水体征，持续高钠血症，机体仍有 AVP 分泌能力，肾小管对 AVP 仍有反应性。

【防治】　积极治疗原发病，限制钠的摄入量，防止钠输入过多。

早期补充足量的水分以纠正高渗状态，然后再酌情补充电解质。纠正高钠血症不能操之过急，补液过速、降低高渗状态过快可能引发脑水肿、惊厥、神经损害，从而导致死亡。浓缩性高钠血症的治疗参照高渗性失水部分。

潴钠性高钠血症除限制钠的摄入外，可用 5% 葡萄糖液稀释疗法或鼓励多饮水，但必须同时使用排钠性利尿药。因这类患者多有细胞外容量增高，需严密监护心肺功能，防止输液过快过多，以免导致肺水肿。上述方法未见效且病情加重者，可考虑应用 8% 葡萄糖溶液做透析疗法。

氢氯噻嗪和氯磺丙脲可缓解特发性高钠血症的症状。

第二节　钾代谢失常

钾的主要生理作用是维持细胞的新陈代谢、调节渗透压与酸碱平衡、保持神经肌肉的应激性和心肌的正常功能。钾代谢紊乱在水盐代谢失衡中较常见，多继发于常见的急、慢性疾病，其临床表现可与原发疾病混淆；钾和钙、镁具有相似的作用，可增强或抑制神经、肌肉(包括心肌)的生理功能；钾代谢严重紊乱可危及患者生命。

一、钾缺乏和低钾血症

低钾血症(hypokalemia)是指血清钾<3. 5mmol/L 的一种病理生理状态。造成低钾血症的主要原因是体内总钾量丢失,称为钾缺乏症(potassium depletion)。临床上,体内总钾量不缺乏,也可因稀释或转移到细胞内而导致血清钾降低;反之,虽然钾缺乏,但如血液浓缩,或钾从细胞内转移至细胞外,血钾浓度又可正常甚至增高。

【病因、分类和发病机制】

1. 缺钾性低钾血症 表现为体内总钾量、细胞内钾和血清钾浓度降低。

(1) 摄入钾不足:肉类、水果和许多蔬菜中含有丰富的钾,因此正常饮食不会发生低钾血症。在某些疾病情况下,如食道癌、胃幽门梗阻患者,由于不能进食或禁食,静脉输液时又未注意补钾,可引起血钾降低。

(2) 排出钾过多:主要经胃肠或肾丢失过多的钾。

1) 胃肠失钾:在严重呕吐、腹泻、肠瘘或做胃肠减压等情况下,由于大量消化液丢失,可引起失钾。

2) 肾失钾:①肾疾病,急性肾衰竭多尿期、肾小管性酸中毒、失钾性肾病、尿路梗阻解除后利尿、Liddle 综合征;②内分泌疾病,原发性或继发性醛固酮增多症、库欣综合征、异源性 ACTH 综合征等;③利尿药,如呋塞米、依他尼酸、布美他尼、氢氯噻嗪、美托拉宗、乙酰唑胺等排钾性利尿药,或甘露醇、山梨醇、高渗糖液等渗透性利尿药;④补钠过多致肾小管钠-钾交换加强,钾排出增多;⑤碱中毒或酸中毒恢复期;⑥某些抗生素,如青霉素、庆大霉素、羧苄西林、多黏菌素 B 等。

3) 其他原因所致的失钾:如大面积烧伤、放腹水、腹腔引流、透析、长期高温作业等。

2. 转移性低钾血症 因细胞外钾转移至细胞内引起,表现为体内总钾量正常,细胞内钾增多,血清钾浓度降低。见于:①碱中毒,碱中毒时,作为酸碱平衡紊乱的一种代偿机制,H^+从细胞内转移至细胞外,K^+进入细胞内,使血钾降低,此时,肾小管 Na^+-H^+交换减弱而 Na^+-K^+增强,故肾排钾也增加;②使用大量葡萄糖液(特别是同时应用胰岛素时);③低钾血症型周期性麻痹症,钾向细胞内转移被认为是本症的发生机制,患者可出现一时性肢体瘫痪,发作时血钾降低,尿钾减少。促进钾进入细胞的因素(如运动后、高糖饮食、应激状态使肾上腺素释放等)可诱发周期性麻痹;④急性应激状态,可致肾上腺素分泌增多,促进钾进入细胞内;⑤氯化钡中毒;⑥使用叶酸、维生素 B_{12}治疗贫血;⑦反复输入冷存洗涤过的红细胞,因冷存过程中可丢失钾 50%左右,进入人体后细胞外钾迅速进入细胞内;⑧低温疗法使钾进入细胞内。

3. 稀释性低钾血症 当补液后由于血液被“稀释”,则可出现明显的低钾血症症状和体征,这也被称为稀释性低钾血症。

【临床表现】 取决于低钾血症发生的速度、程度和细胞内外钾浓度异常的轻重。慢性轻型者的症状轻或无症状,急性而迅速发生的重型者症状往往很重,甚至致命。

1. 缺钾性低钾血症

(1) 骨骼肌表现:一般血清钾<3. 0mmol/L 时,患者感疲乏、软弱、乏力;<2. 5mmol/L 时,全身性肌无力,肢体软瘫,腱反射减弱或消失,甚而膈肌、呼吸肌麻痹,呼吸困难、吞咽困难,重者可窒息。可伴麻木、疼痛等感觉障碍。病程较长者常伴肌纤维溶解、坏死、萎缩和

神经退变等病变。

(2) 消化系统表现:恶心、呕吐、厌食、腹胀便秘、肠蠕动减弱或消失、肠麻痹等,重者肠黏膜下组织水肿。

(3) 中枢神经系统表现:萎靡不振、反应迟钝、定向力障碍、嗜睡或昏迷。

(4) 循环系统表现:早期心肌应激性增强,心动过速,可有房性、室性期前收缩;重者呈低钾性心肌病,心肌坏死、纤维化。心电图:血钾降至 3.5mmol/L 时,T 波宽而低,Q-T 间期延长,出现 U 波;重者 T 波倒置,ST 段下移,出现多源性期前收缩或室性心动过速;更严重者可因心室扑动、心室颤动、心搏骤停或休克而猝死。

(5) 泌尿系统表现:长期或严重失钾可致肾小管上皮细胞变性坏死,尿浓缩功能下降出现口渴、多饮和夜尿多;进而发生失钾性肾病,出现蛋白尿和管型尿等。

(6) 酸碱平衡紊乱表现:钾缺乏时细胞内缺钾,细胞外 Na^+ 和 H^+ 进入细胞内,肾远端小管 K^+ 与 Na^+ 交换减少而 H^+ 与 Na^+ 交换增多,故导致代谢性碱中毒、细胞内酸中毒及反常性酸性尿。

2. 转移性低钾血症 亦称为周期性瘫痪。常在半夜或凌晨突然起病,主要表现为发作性软瘫或肢体软弱乏力,多数以双下肢为主,少数累及上肢;重者累及颈部以上部位和膈肌;1~2h 达高峰,一般持续数小时,个别可长达数日。

3. 稀释性低钾血症 要见于水过多或水中毒时。

【诊断】 一般根据病史,结合血清钾测定可做出诊断。反复发作的周期性瘫痪是转移性低钾血症的重要特点,但其他类型的低钾血症均缺乏特异的症状和体征。特异的心电图表现(如低 T 波、Q-T 间期延长和 U 波)有助于诊断。病因鉴别时,要首先区分肾性(一般尿钾多>20mmol/L)或肾外性失钾;并对可能病因做相应的检查,必要时测定血浆肾素活性和醛固酮水平。一般情况下,血清钾水平可大致反映缺钾性低钾血症的缺钾程度(血清钾<3.5mmol/L 表示钾丢失达总量的 10% 以上)。

【防治】 积极治疗原发病,给予富含钾的食物。对缺钾性低钾血症者,除积极治疗原发病外,应及时补钾。

1. 补钾量 参照血清钾水平,大致估计补钾量:①轻度缺钾,血清钾 3.0~3.5mmol/L,可补充钾 100mmol(相当于氯化钾 8.0g);②中度缺钾,血清钾 2.5~3.0mmol/L,可补充钾 300mmol(相当于氯化钾 24g);③重度缺钾,血清钾 2.0~2.5mmol/L,可补充钾 500mmol(相当于氯化钾 40g)。但一般每日补钾以不超过 200mmol(相当于氯化钾 15g)为宜。

2. 补钾种类 饮食补钾:肉、青菜、水果、豆类含钾量高,100g 含钾 0.2~0.4g,而米、面含钾 0.09~0.14g,蛋含钾 0.06~0.09g。

药物补钾:①氯化钾,含钾 13~14mmol/g,最常用;②枸橼酸钾:含钾约 9 mmol/g;③醋酸钾:含钾约 10mmol/g,枸橼酸钾和醋酸钾适用于伴高氯血症者(如肾小管性酸中毒)的治疗;④谷氨酸钾:含钾约 4.5mmol/g,适用于肝衰竭伴低钾血症者;⑤L-门冬氨酸钾镁溶液:含钾 3.0mmol/10ml,镁 3.5mmol/10ml,门冬氨酸和镁有助于钾进入细胞内。

3. 补钾方法

(1) 途径:轻者给予富含钾的食物。口服补钾以氯化钾为首选;为减少胃肠道反应,宜将 10% 氯化钾溶液稀释于果汁或牛奶中餐后服,或改用氯化钾控释片,或换用 10% 枸橼酸钾,或鼻饲补钾。严重病例需静脉滴注补钾。

(2) 速度一般静脉补钾的速度以 20~40mmol/h 为宜,不能超过 50~60mmol/h。

(3) 浓度常规静脉滴注法补钾,静注液体以含钾 20~40mmol/L 或氯化钾 1.5~3.0g/L 为宜。需要限制补液量及(或)不能口服补钾的严重低钾患者,可行深静脉穿刺或插管采用精确的静脉微量输注泵匀速输注较高浓度的含钾液体。

4. 注意事项　①补钾时须检查肾功能和尿量,尿量>700ml/d 或>30ml/h 则补钾安全,否则应慎重补钾以免引发高血钾;②低钾血症时将氯化钾加入生理盐水中静脉滴注,如血钾已正常,则将氯化钾加入葡萄糖液中静脉滴注,可预防高钾血症和纠正钾缺乏症,如停止静脉补钾 24h 后血钾仍正常,可改为口服补钾;③对输注较高浓度钾溶液的患者,应持续心脏监护和每小时测定血钾,避免严重高钾血症和(或)心脏停搏;④钾进入细胞内较为缓慢,细胞内外的钾平衡时间约需 15h 或更久,故应特别注意输注中和输注后的严密观察,防止发生一过性高钾血症;⑤难治性低钾血症需注意纠正碱中毒和低镁血症;⑥补钾后可加重原有的低钙血症,出现手足搐搦,应及时补给钙剂;⑦不宜长期使用氯化钾肠溶片,以免小肠处于高钾状态引发小肠狭窄、出血、梗阻等并发症。

二、高钾血症

高钾血症(hyperkalemia)是指血清钾浓度>5.5mmol/L 的一种病理生理状态,此时的体内钾总量可增多(钾过多)、正常或缺乏。

【病因和发病机制】

1. 钾过多性高钾血症　其特征是机体钾总量增多致血清钾过高,主要见于肾排钾减少。一般只要肾功能正常,尿量>500ml/d,很少引起高钾血症。

(1) 肾排钾减少:这是引起体内钾潴留和高钾血症的主要原因。主要见于肾小球滤过率下降和肾小管排钾减少。前者包括少尿型急性、慢性肾衰竭,后者包括肾上腺皮质功能减退症、低肾素性低醛固酮症、肾小管性酸中毒、氮质血症、长期使用潴钾性利尿药(螺内酯、氨苯蝶啶、阿米洛利)、P 受体拮抗药、血管紧张素转换酶抑制剂、非甾体消炎药。

(2) 摄入钾过多:在少尿基础上,常因饮食钾过多、服用含钾丰富的药物、静脉补钾过多过快或输入较大量库存血或放射照射血等引起。口服含钾溶液,即使钾浓度较高,因肠道对钾吸收有限,过高浓度钾又会引起呕吐、腹泻,故一般不会引起有严重后果的高钾血症。

2. 转移性高钾血症　常由细胞内钾释放或转移到细胞外所致,少尿或无尿诱发或加重病情,但机体总钾量可增多、正常或减少。

(1) 组织破坏:细胞内钾进入细胞外液,如重度溶血性贫血,大面积烧伤、创伤,肿瘤接受大剂量化疗,血液透析,横纹肌溶解症等。

(2) 细胞膜转运功能障碍:①代谢性酸中毒时钾转移到细胞外,H^+ 进入细胞内,血 pH 降低,血清钾升高;②严重失水、休克致组织缺氧;③剧烈运动、癫痫持续状态、破伤风等;④高钾性周期性瘫痪;⑤使用琥珀胆碱、精氨酸等药物。

3. 浓缩性高钾血症　重度失水、失血、休克等致有效循环血容量减少,血液浓缩而钾浓度相对升高,多同时伴有肾前性少尿及排钾减少;休克、酸中毒、缺氧等使钾从细胞内进入细胞外液。

4. 假性高钾血症　如试管内溶血、静脉穿刺技术不良、血小板增多、白细胞增多等导致细胞内钾外移引起。

【临床表现】 常被原发病掩盖。主要表现为心肌收缩功能降低、心音低钝,可使心脏停搏于舒张期;出现心率减慢、室性期前收缩、房室传导阻滞、心室颤动及心脏停搏。心电图是诊断高钾血症程度的重要参考指标:血清钾>6mmol/L 时,出现基底窄而高尖的 T 波;7~9mmol/L 时,PR 间期延长,P 波消失,QRS 波群变宽,R 波渐低,S 波渐深,ST 段与 T 波融合;>9~10mmol/L 时,出现正弦波,QRS 波群延长,T 波高尖;进而心室颤动、蠕动。血压早期升高,晚期降低,出现血管收缩等类缺血症:皮肤苍白、湿冷、麻木、酸痛等。因影响神经肌肉复极过程,患者疲乏无力,四肢松弛性瘫痪,腱反射消失,也可出现动作迟钝、嗜睡等中枢神经症状。

【诊断与鉴别诊断】 有导致血钾增高和(或)肾排钾减少的基础疾病,血清钾>5.5mmol/L 即可确诊。临床表现仅供诊断的参考,心电图可作为诊断、病情判定和疗效观察的重要指标。血钾水平和体内总钾含量不一定呈平行关系。钾过多时,可因细胞外液水过多或碱中毒而使血钾不高;反之,钾缺乏时也可因血液浓缩和酸中毒而使血钾增高。确定高钾血症诊断后,还需寻找和确定导致高钾血症的原发疾病。

【防治】 早期识别和积极治疗原发病,控制钾摄入。高钾血症对机体的重要威胁是心脏抑制,治疗原则是迅速降低血钾水平,保护心脏。

1. 对抗钾的心脏抑制作用

(1) 乳酸钠或碳酸氢钠液:可碱化血液,促使钾进入细胞内;钠拮抗钾的心脏抑制作用;增加远端肾小管中钠含量和 Na^+-K^+ 交换,增加尿钾排出量;Na^+ 增加血浆渗透压,从而扩容稀释性降低血钾;Na^+ 有抗迷走神经作用,提高心率。在急重症时,立即用 11.2% 乳酸钠液 60~100ml(或 4%~5% 碳酸氢钠 100~200ml)静脉滴注,一般数分钟起作用。注意事项:①注射中应注意防止诱发肺水肿;②乳酸钠或醋酸钠需在肝内代谢成碳酸氢钠,因此肝病患者应慎用;③碳酸氢钠不能与葡萄糖酸钙混合使用,以免出现碳酸钙沉积。

(2) 钙剂:可对抗钾的心肌毒性。常用 10% 葡萄糖酸钙或 5% 氯化钙 10~20ml 加等量 25% 葡萄糖液,缓慢静脉注射,一般数分钟起作用,但需多次应用。有心力衰竭者不宜同时使用洋地黄。Ca^{2+} 并不能影响细胞内外液 K^+ 的分布,但可使静息膜电位与阈电位之间的差距增加,从而稳定心脏兴奋性,因此还需使用其他方法来降低血钾。

(3) 高渗盐水:其作用机制与乳酸钠相似,但高氯可引发高氯性酸中毒,对高钾血症不利,应慎用。常用 3%~5% 氯化钠液 100~200ml 静脉滴注,效果迅速,但可增加循环血容量,对少尿、无尿者可引发肺水肿,故应注意监护心肺功能。若尿量正常,也可应用等渗盐水。

(4) 葡萄糖和胰岛素:使血清钾转移至细胞内。一般 25%~50% 葡萄糖液,按每 3~4g 葡萄糖给予 1U 普通胰岛素持续静脉滴注。

(5) 选择性 β_2 受体激动剂:可促进钾转入细胞内,如沙丁胺醇等。

2. 促进排钾

(1) 经肾排钾:肾是排钾的主要器官。可给予高钠饮食或静脉输入高钠溶液;应用呋塞米、依他尼酸、氢氯噻嗪等排钾性利尿药,但肾衰竭时效果不佳。

(2) 经肠排钾:在肠道,阳离子交换树脂与钾交换,可清除体内钾。常用聚磺苯乙烯交换树脂 10~20g,一日口服 2~3 次;或 40g 加入 25% 山梨醇液 100~200ml 中保留灌肠。可单独或并用 25% 山梨醇液口服,一次 20ml,一日 2~3 次。

(3) 透析疗法:适用于肾衰竭伴急重症高钾血症者,以血液透析为最佳,也可使用腹膜透析。

3. 减少钾的来源　①停止高钾饮食或含钾药物；②供给高糖高脂饮食或采用静脉营养，以确保足够热量，减少分解代谢所释放的钾；③清除体内积血或坏死组织；④避免应用库存血；⑤控制感染，减少细胞分解。

第三节　酸碱平衡失常

人体主要通过体液缓冲系统调节、肺调节、肾调节和离子交换调节四组缓冲对来维持及调节酸碱平衡。其中体液缓冲系统最敏感，它包括碳酸氢盐系统、磷酸盐系统、血红蛋白及血浆蛋白系统，尤以碳酸氢盐系统最重要。正常时，碳酸氢盐[HCO_3^-]：碳酸[H_2CO_3]为20：1。肺调节一般在10~30min发挥作用，主要以CO_2形式排出挥发性酸。离子交换调节一般在2~4h之后发挥作用。肾调节最慢，多在数小时之后发生，但其作用强而持久，且是非挥发性酸和碱性物质排出的唯一途径。体液缓冲系统和离子交换是暂时的，过多的酸或碱性物质需最终依赖肺和肾的清除。如果体内酸和(或)碱过多或不足，引起血液H^+浓度改变，可导致酸碱平衡失常。

【酸碱平衡指标】　临床上主要测定pH、呼吸性和代谢性因素三方面的指标。

1. pH　为H^+浓度的负对数值。正常动脉血pH为7.35~7.45，平均7.40，比静脉血约高0.03，受呼吸和代谢双重因素的影响。pH>7.45表示碱中毒；<7.35表示酸中毒；7.35~7.45有三种可能：①酸碱平衡正常；②处于代偿期的酸碱平衡失常；③混合型酸碱平衡失常。单凭pH不能区别代谢性或呼吸性、单纯性或复合性酸碱平衡紊乱。人体的pH可耐受范围为6.8~7.8。

2. H^+浓度　正常动脉血的H^+浓度为(40±5)nmol/L，H^+浓度与pH呈反对数关系。

3. 二氧化碳分压($PaCO_2$)　为溶解于动脉血中的CO_2所产生的压力。正常动脉血为35~45mmHg，平均为40 mmHg，反映肺泡中的CO_2浓度，为呼吸性酸碱平衡的重要指标：增高表示通气不足，为呼吸性酸中毒；降低表示换气过度，属呼吸性碱中毒。代谢性因素可使$PaCO_2$呈代偿性改变，代谢性酸中毒时$PaCO_2$降低，代谢性碱中毒时升高。

4. 标准碳酸氢盐(standard bicarbonate，SB)　指在标准条件下所测得的HCO_3^-含量。标准条件是指在37°C条件下，全血标本与$PaCO_2$为40mmHg的气体平衡后，使血红蛋白完全氧合所测得的HCO_3^-含量。正常值为22~26(平均24)mmol/L。SB不受呼吸因素的影响，反映HCO_3^-的储备量，是代谢性酸碱平衡的重要指标。SB增加提示代谢性碱中毒，减少提示代谢性酸中毒。

5. 实际碳酸氢盐(actual bicarbonate，AB)　指在实际条件下所测得的HCO_3^-含量。AB反映机体实际的HCO_3^-含量，故受呼吸因素影响。正常人SB = AB = 22~26mmol/L。SB增高可能提示代谢性碱中毒或代偿后的呼吸性碱中毒。AB与SB的差数反映呼吸因素对HCO_3^-影响的强度：AB>SB表示CO_2潴留，提示呼吸性酸中毒；AB<SB表示CO_2排出增多，提示呼吸性碱中毒；AB与SB均低，而AB = SB，提示失代偿的代谢性酸中毒，而AB<SB则可能为代偿后的代谢性酸中毒或代偿后的呼吸性碱中毒，也可能为代谢性酸中毒和呼吸性碱中毒并存；若AB与SB均高，AB = SB，提示失代偿的代谢性碱中毒，而AB>SB则可能为代偿后的代谢性碱中毒或代偿后的呼吸性酸中毒，也可能为代谢性碱中毒合并呼吸性酸中毒。

6. 缓冲碱(bufferbase，BB)　是指血中能起缓冲作用的总碱量，包括开放性缓冲阴离子

(碳酸氢盐)、非开放性缓冲阴离子(血红蛋白、血浆蛋白、磷酸盐等)的总和。BB 只受血红蛋白浓度的影响,是反映代谢性酸碱平衡的又一指标,BB 减少表示酸中毒,增加表示碱中毒。

7. 碱剩余(base excess,BE)或碱缺乏(base deficit,BD) 指在温度为 37~38°C、CO_2分压为 40mmHg 的标准条件下滴定血液标本,使 pH 等于 7.40 所消耗的酸量(BE)或碱量(BD),正常值为0±2.3。BE 说明 BB 增加,用正值表示;BD 说明 BB 减少,用负值表示。BE 表示代谢性碱中毒,BD 表示代谢性酸中毒;BE 和 BD 不受呼吸因素的影响。临床上常用的 BE 有全血 BE(BEb)和细胞外 BE(BEect,BEHb5)两种,正常值为-3~+3mmol/L,平均值为0。因血液血红蛋白(Hb)的变化可影响 BEb,故测定 BEb 时必须用实际的血液 Hb 浓度进行校正。

8. 二氧化碳结合力(CO_2CP) 是指血液中 HCO_3^-和 H_2CO_3中 CO_2含量的总和,正常值 22~29(平均 25)mmol/L。CO_2CP 受代谢和呼吸双重因素的影响,减少可能为代谢性酸中毒或代偿后的呼吸性碱中毒,增多可能为代谢性碱中毒或代偿后的呼吸性酸中毒。

9. 阴离子隙(anion gap,AG) 临床上常用可测定的阳离子减去可测定的阴离子之差表示,>16mmol/L 常表示有机酸增多的代谢性酸中毒,<8mmol/L 可能是低蛋白血症所致。

【酸碱平衡失常】 体内产生或摄入的酸性或碱性物质超越了其缓冲、中和与排除的速度和能力,在体内蓄积,即发生酸碱平衡失常。pH 和 H^+浓度维持在正常范围,称为代偿性酸中毒或碱中毒。当病情严重,代偿失效,HCO_3^-/H_2CO_3值不能保持在 20∶1,pH 和 H^+浓度超过正常范围时,则发生失代偿性酸中毒或碱中毒。

一、代谢性酸中毒

代谢性酸中毒是最常见的一种酸碱平衡紊乱,是细胞外液 H^+增加或 HCO_3^-丢失而引起的以原发性 HCO_3^-降低(<21mmol/L)和 pH 降低(<7.35)为特征。在代谢性酸中毒的临床判断中,阴离子间隙(Ag)有重要的临床价值。按不同的 AG 值可分为高 AG 正常氯型及正常 AG 高氯型代谢性酸中毒。

【病因】

1. 高 AG 正常氯性代谢性酸中毒

(1) 乳酸性酸中毒:是代谢性酸中毒的常见原因。正常乳酸是由丙酮酸在乳酸脱氢酶(LDH)的作用下,经 NADH 加氢转化而成,NADH 则转变为 NAD。乳酸也能在 LDH 作用下当 NAD 转化为 NADH 时转变为丙酮酸。因此决定上述反应方向的主要为丙酮酸和乳酸两者作为反应底物的浓度及 NADH 和 NAD 的比例情况。正常葡萄糖酵解时可以产生 NADH,但是生成的 NADH 可以到线粒体而生成 NAD,另外,丙酮酸在丙酮酸脱氢酶(PDH)作用下转化成乙酰辅酶 A,后者再通过三羧酸循环转化为 CO_2及 H_2O。

正常人血乳酸水平甚低,为 1~2mmol/L,当超过 4mmol/L 时称为乳酸性酸中毒。乳酸性酸中毒临床上分为 A、B 两型。A 型为组织灌注不足或急性缺氧所致,如癫痫发作、抽搐、剧烈运动、严重哮喘等可以造成高代谢状态,组织代谢明显过高;或者在休克、心搏骤停、急性肺水肿、CO 中毒、贫血、严重低氧血症等时组织供氧不足,这些情况都可使 NADH 不能转化为 NAD,从而大量丙酮酸转化为乳酸,产生乳酸性酸中毒。B 型为一些常见病、药物或毒物及某些遗传性疾病所致,如肝疾病,以肝硬化为最常见。由于肝实质细胞减少,乳酸转变为丙酮酸减少，导致乳酸性酸中毒。这型乳酸性酸中毒发展常较慢，但如果在合并有组织灌注不足等情况时，酸中毒可十分严重，如存在慢性乙醇中毒则更易出现，可能是饮酒使肝糖原再生减少，乳酸利用障碍所致。在恶性肿瘤性疾病时，特别为巨大软组织肿瘤时常常可有不同程度的乳酸性酸中毒。如果肿瘤向肝转移，病情可以更为加重。化疗使肿瘤缩小或手术切除以后，乳酸性酸中毒可得到明显好转。部分药物包括双胍类降糖药物、果糖、甲醇、水杨酸及异烟肼类等服用过多可造成本病，其机制是通过干扰组织对氧的利用、糖代谢紊乱等。少数先天性疾病，包括1型糖原储积病、果糖-1,6二磷酸酶缺乏、丙酮酸脱氢酶缺乏等，都因为糖酵解障碍、能量代谢不足，从而乳酸产生过多。

(2) 酮症酸中毒：为乙酰乙酸及β-羟丁酸在体内（特别是细胞外液）的积聚，还伴有胰岛素降低，胰高血糖素、可的松、生长激素、儿茶酚胺及糖皮质激素等不同程度的升高，是机体对饥饿的极端病理生理反应的结果。

糖尿病酮症酸中毒由胰岛素相对或绝对缺乏加上高胰高血糖素水平所致，常发生在治疗中突然停用胰岛素或伴有各种应激，如感染、创伤、手术及情感刺激等，使原治疗的胰岛素量相对不够。患者血糖、血酮明显增加，酮体的产生（特别是在肝）超过中枢神经及周围组织对酮体的利用。由于大量渗透性利尿，可出现血容量下降。

乙醇（酒精）性酮症酸中毒见于慢性乙醇（酒精）饮用者，停止进食时可出现，常有呕吐及脱水等诱因，其血糖水平一般低下，常同时伴有乳酸酸中毒、血皮质醇、胰高血糖素及生长激素增加等，血三酰甘油的水平也升高。

饥饿性酮症酸中毒为饥饿产生的中等度酮症酸中毒，在开始的10~14h，血糖由糖原分解所维持。随后糖异生即为葡萄糖主要来源，脂肪氧化分解（特别在肝）加速，导致酮症酸中毒。运动和妊娠可加速该过程。

(3) 药物或毒物所致的代谢性酸中毒：主要为水杨酸类及醇类有机化合物，包括甲醇、乙醇、异丙醇等。

大量服用水杨酸类，特别同时服用碱性药，可以使水杨酸从胃中大量吸收，造成酸中毒。

甲醇中毒主要见于服用假酒者，饮入后在肝经乙醇脱氢酶转化成甲醛，再转变为甲酸。甲酸一方面可以直接引起代谢性酸中毒，另一方面也可以通过抑制线粒体呼吸链引起乳酸酸中毒。

(4) 尿毒症性：慢性肾衰竭患者当肾小球滤过率降至20~30ml/min以下时，高氯性代谢性酸中毒可转变为高AG性代谢性酸中毒，为尿毒症性有机阴离子不能经肾小球充分滤过而排泄及重吸收有所增加所致。大多数患者血HCO_3^-水平不致很低，多为12~18mmol/L，这种酸中毒发展很慢。潴留的酸由骨中的储碱所缓冲，加上维生素D异常、PTH及钙磷紊乱，可出现明显的骨病。

2. 正常AG高氯型代谢性酸中毒　主要因HCO_3^-从肾或肾外丢失，或者肾小管泌H^+减少，但肾小球滤过功能相对正常引起。无论是HCO_3^-丢失或肾小管单纯泌H^+减少，其结果都是使HCO_3^-过少，同时血中一般无其他有机阴离子的积聚，因此Cl^-水平相应上升，大多呈正常AG高氯型酸中毒。

【临床表现】

1. 心血管系统酸中毒　本身对心率的影响呈双向性。严重酸中毒可以伴随心律失常，心动过速或过缓，有人认为是酸中毒本身所造成，但大多数人认为是酸中毒时合并的电解质紊乱导致。酸中毒对小动脉及静脉均有影响，但以静脉更为明显，主要表现为持续性静脉收缩。对小动脉，一方面因为儿茶酚胺分泌增加使其收缩，另一方面 H^+ 本身则造成小动脉舒张，严重酸中毒时，后一种作用超过前一种。

2. 呼吸系统　表现为呼吸加快加深，典型者称为 Kussmaul 呼吸。因为酸血症通过对中枢及周围化学感受器的刺激，兴奋呼吸中枢，从而使 CO_2 呼出增多，$PaCO_2$ 下降，酸中毒获得一定程度的代偿。

3. 胃肠系统　可以出现轻微腹痛、腹泻、恶心、呕吐、胃纳下降等。其原因部分与引起酸中毒的基本病因及合并的其他水、电解质、酸碱失衡等有关；另外，酸中毒本身造成的自主神经功能紊乱（如对乙酰胆碱刺激反应的改变等）常也是直接原因。

4. 其他　血 pH 下降时，K^+ 容易从细胞内逸出到细胞外，可使血 K^+ 轻度上升；但实际上许多产生代谢性酸中毒的情况常合并缺钾，因此血钾水平不一定都升高。

【检查】

（1）血气分析检测、氧分压、氧饱和度检测。

（2）血电解质钠、钾、钙、镁、磷检测。

（3）尿常规检查可出现酮体。

（4）肝、肾功能检测。

（5）血乳酸检测。

根据病因、临床症状选做 B 超、X 线检查等。

【诊断】　代谢性酸中毒必须依据病史及实验室检查而进行全面诊断。一般按下列步骤进行。

1. 确定代谢性酸中毒的存在同时进行动脉血气和血生化指标的测定　若 pH 降低、$[HCO_3^-]$ 过低、$[H^+]$ 过高或血 AG 特别高表示有代谢性酸中毒的存在。可以根据 Henderson-Hasselbalch 公式（$H^+ = 24 \times PaCO_2 / HCO_3^-$）来评价测定的实验室数据是否可靠。由于测得的 pH 与计算所得的 H^+ 之间有直接的关系，当 pH 为正常值即 7.4 时，H^+ 为 40nmol/L。若变化超出上述范围，提示数据存在实验室误差或上述指标并非同时测定。

进行全面的病史采集和体格检查有助于提示潜在的酸碱平衡紊乱，如呕吐、严重腹泻、肾衰竭、缺氧、休克等均提示可能存在代谢性酸中毒。

2. 判断呼吸代偿系统是否反应恰当　一般情况下代谢性酸中毒所致的 $PaCO_2$ 代偿范围，可用简单的公式进行估计，最常用的为：①$PaCO_2 = 1.5[HCO_3^-] + 8$；②$\Delta PaCO_2 = 1.2\Delta[HCO_3^-]$。如超出该范围，表示有混合性酸碱平衡紊乱障碍存在。③计算阴离子间隙（AG）在代谢性酸中毒中计算 AG 有助于判断代谢性酸中毒的类型。

（1）若 AG 升高提示乳酸酸中毒、酮症酸中毒、药物或毒物中毒或肾功能不全等。

（2）若 AG 不增高，首先需除外低白蛋白血症所造成 AG 不增高。如果无低蛋白血症存在，酸中毒主要可能由 HCO_3^- 丢失及过度产生一些酸，但它们所伴的阴离子在正常血中不存在；或者这些阴离子并不和 H^+ 或 NH_4^+ 一起排泄。

【并发症】

（1）酸中毒可使 Ca^{2+} 与蛋白结合降低，从而使游离 Ca^{2+} 水平增加。在纠正酸中毒时，有时可因游离 Ca^{2+} 的下降而产生手足搐搦。慢性酸中毒由于长期骨骼内钙盐被动员出外，可以导致代谢性骨病，在肾小管性酸中毒患者中相当常见。

（2）酸中毒可使蛋白分解增多，慢性酸中毒可造成营养不良。

(3) 代谢性酸中毒合并代谢性碱中毒可见于肾衰竭患者因频繁呕吐而大量丢失酸性胃酸;剧烈呕吐伴有严重腹泻的患者。

(4) 酸中毒常伴有高钾血症,在给碱纠正酸中毒时,H^+从细胞内移至细胞外不断被缓冲,K^+则从细胞外重新移向细胞内从而使血钾回降。但需注意,有的代谢性酸中毒患者因有失钾情况存在,虽有酸中毒但伴随着低血钾。纠正其酸中毒时血清钾浓度更会进一步下降引起严重甚至致命的低血钾。这种情况见于糖尿病患者渗透性利尿而失钾,腹泻患者失钾等。纠正其酸中毒时需要依据血清钾下降程度适当补钾。

【治疗】 代谢性酸中毒的治疗最重要的是针对其基本病因进行治疗,尤其是高 AG 正常氯性代谢性酸中毒。碱性药物治疗用于严重的正常 AG 高氯性代谢性酸中毒的患者。

1. 病因治疗 乳酸性酸中毒主要针对病因,包括纠正循环障碍、改善组织灌注、控制感染、供应充足能量等。D-乳酸酸中毒予低糖饮食及抗生素治疗常常有效。碱的补充不宜首选,仅限于急性而严重的酸血症(pH<7.1),此时需用 $NaHCO_3$治疗,以便赢得时间以治疗基本病因。

糖尿病酮症酸中毒应及时输液、胰岛素、纠正电解质紊乱及处理感染等诱因的治疗。静脉注射葡萄糖和生理盐水很容易纠正酒精性酮症酸中毒,同时需补充钾、磷、镁和维生素等。

甲醇造成的代谢性酸中毒应尽早进行血液透析或腹膜透析。如果透析条件尚未具备,可以置胃管持续性抽吸胃酸,一方面可暂时减轻酸血症,另一方面可以吸去体液,为减轻补充碳酸氢钠所带来的容量负荷创造条件。水杨酸造成的酸中毒常常合并呼吸性碱中毒。乙酰唑胺(醋氮酰胺)可以碱化尿液,使尿中排泄的水杨酸不易转变为非离子化的水杨酸,不易被重吸收,因此常在水杨酸中毒时应用,在患者合并 HCO_3^-水平过高时尤为适用。副醛中毒可由于特殊的呼吸气味而很容易被诊断,一般给予碱性药处理即可。

尿毒症性代谢性酸中毒与其他高 AG 型代谢性酸中毒相比,尿毒症性 AG 不能被清除,同时又无内源性 HCO_3^-的补充,故需给予一定的外源性碱性物质,使血 HCO_3^-缓慢回升至20~22mmol/L,以减轻骨的病变。

胃肠道丢失 HCO_3^-造成的酸中毒,补充 $NaHCO_3$治疗常可获得明显效果。应注意钾盐的补充。

2. 碱性药物的使用 $NaHCO_3$是临床上最常用碱性药物。由于乳酸钠进入体内可与 H_2CO_3作用生成乳酸和 $NaHCO_3$,乳酸在细胞内氧化成 CO_2和 H_2O,或者通过葡萄糖新生作用合成葡萄糖;生成的 $NaHCO_3$可与酸起缓冲作用。上述反应在缺氧、严重肝病等情况时并不充分,因此纠正酸中毒的效果欠佳。另外,反应中所产生的 CO_2可以使 $PaCO_2$增加,因此在呼吸性酸中毒时效果欠佳,已不再使用。

3. 并发症治疗 处理酸中毒时的高钾血症和患者失钾时的低钾血症:酸中毒常伴有高钾血症,但需注意,有的代谢性酸中毒患者因有失钾情况存在,虽有酸中毒但伴随着低血钾。纠正其酸中毒时血清钾浓度更会进一步下降引起严重甚至致命的低血钾。这种情况见于糖尿病患者渗透性利尿而失钾,腹泻患者失钾等。纠正其酸中毒时需要依据血清钾下降程度适当补钾。

严重肾衰竭引起的酸中毒,则需进行腹膜透析或血液透析方能纠正其水、电解质、酸碱平衡等紊乱。

【预后】 代谢性酸中毒、代偿情况、严重程度及是否合并其他水电解质酸碱紊乱决定预后。轻者可无症状,或仅感疲乏无力、呼吸稍促、胃纳不佳等;重者可出现 Kussmaul 呼吸,合并循环功能障碍,甚至可有血压下降、心律失常甚至昏迷等。

二、代谢性碱中毒

代谢性碱中毒简称“代碱”。

【病因和发病机制】 大多数是由于各种原因致肾小管重吸收过多(如血容量不足、Cl^-或钾丧失)引起。

1. 近端肾小管碳酸氢盐最大吸收阈增大

(1) 容量不足性碱中毒:呕吐、幽门梗阻、胃引流等致大量 HCl 丢失,而肠液中的 HCO_3^-因未被胃酸中和而吸收过多,造成碱血症;血容量不足,肾重吸收钠和 HCO_3^-增加,出现反常性酸性尿,血 HCO_3^-和 pH 升高,导致容量不足性碱中毒。

(2) 缺钾性碱中毒:缺钾时,H^+转入细胞内,肾小管排 H^+增加,Na^+、HCO_3^-重吸收增多,产生缺钾性代碱,多同时伴有 Cl^-缺乏。

(3) 低氯性碱中毒:①胃液丢失造成一过性碱血症,由于肾小管细胞的 Cl^-减少,Na^+、K^+、HCO_3^-再吸收增加;②排钾性利尿药使排 Cl^-多于排 Na^+;③原发性醛固酮增多症致低氯性碱中毒。上述情况经补氯后可纠正碱中毒,故称为“对氯有反应性碱中毒”。

(4) 高碳酸血症性碱中毒、慢性呼吸性酸中毒:如通气不足纠正过快,$PaCO_2$迅速下降,因肾重吸收 HCO_3^-增加而致碱中毒。

2. 肾碳酸氢盐产生增加 进入终末肾单位的 Na^+增加,一方面促进肾泌酸,另一方面引起肾 HCO_3^-产生增加(净酸排泌增加),造成代碱(肾性代碱)。

(1) 使用排钾保钠类利尿药:使远端肾小管中钠盐增加。另外,利尿药还可造成血容量减少,低钾血症和低氯血症。

(2) 盐皮质激素:增加盐皮质激素过多促进肾小管 Na^+的重吸收,泌 H^+、泌 K^+增加可导致代碱。

(3) Liddle 综合征:造成潴钠、排钾,导致肾性代碱。

3. 有机酸的代谢转化缓慢 是一过性代碱的重要原因。常见于糖尿病酮症酸中毒胰岛素治疗后,血液透析造成醋酸大量摄入等。

【代偿机制】 体内碱性物质增多,缓冲系统即刻将强碱转化为弱碱,使 HCO_3^-消耗,而 H_2CO_3增多,抑制呼吸中枢,肺通气减弱,CO_2潴留,HCO_3^-代偿性增加。肾碳酸酐酶活力减弱而 H^+形成和排泌减少,$NaHCO_3$重吸收也减少,pH 正常。

【临床表现】 轻者被原发病掩盖。重者呼吸浅慢,由于蛋白结合钙增加、游离钙减少,碱中毒致乙酰胆碱释放增多,神经肌肉兴奋性增高,常有面部及四肢肌肉抽动、手足搐搦,口周及手足麻木。血红蛋白对氧的亲和力增加,致组织缺氧,出现头昏、躁动、谵妄乃至昏迷。伴低钾血症时,可表现为软瘫。

【诊断与鉴别诊断】 积极寻找和区别导致 H^+丢失或碱潴留的原发病因,确诊依赖于实验室检查。HCO_3^-、AB、SB、BB、BE 增加;如能除外呼吸因素的影响,CO_2CP 升高有助于诊断。尿电解质、pH、血管紧张素、醛固酮、促肾上腺皮质激素、皮质醇测定等有助于明确病因。失代偿期 $pH>7.45$,H^+浓度<35mmol/L;缺钾性碱中毒者的血清钾降低,尿呈酸性;低氯性者的血清氯降低,尿 $Cl^->10$mmol/L。

【防治】　避免碱摄入过多，应用排钾性利尿药或罹患盐皮质激素增多性疾病时注意补钾，积极处理原发病。

轻、中度者以治疗原发病为主，循环血容量不足时用生理盐水扩容，低钾血症者补钾，低氯血症者给予生理盐水等。严重者亦应首选生理盐水。

其他药物：①氯化铵：可提供 Cl^-，且铵经肝转化后可提供 H^+。每次 1~2g，一日 3 次口服；必要时静脉滴注，补充量按每提高细胞外液 Cl^- 1mmol，补给氯化铵 0.2mmol，或每降低 CO_2CP 0.45mmol/L，每千克体重补给 2%氯化铵 1ml 计算，用 5%葡萄糖溶液稀释成 0.9%等渗溶液，分 2~3 次静脉滴注，但不能用于肝功能障碍、心力衰竭和伴呼吸性酸中毒的患者。②稀盐酸：直接提供 Cl^- 和 H^+，一般 10%盐酸 20ml 相当于氯化铵 3g，可稀释 40 倍，一日 4~6 次口服。③盐酸精氨酸：将 20g 精氨酸加入 500~1000ml 配液中缓慢静脉滴注（持续 4h 以上）。1g 精氨酸可补充 Cl^- 和 H^+ 各 4.8ml，适用于肝功能不全所致的代碱。④乙酰唑胺：对体液容量增加或水负荷增加的患者，碳酸酐酶抑制剂乙酰唑胺可使肾排出 HCO_3^- 增加。主要适用于心力衰竭、肝硬化等容量负荷增加性疾病及噻嗪类利尿剂所致代碱的治疗，亦适合呼吸性酸中毒合并代碱者。但代酸伴低钾血症、肾上腺皮质功能减退、肝性脑病、肾功能不全、肾结石患者不宜使用。

三、呼吸性酸中毒

呼吸性酸中毒简称"呼酸"。呼吸性酸中毒是以原发的 $PaCO_2$ 增高及 pH 降低为特征的高碳酸血症。

【病因和发病机制】　系肺泡通气功能障碍所致。常见于如下病因。

（1）呼吸中枢抑制，如麻醉药使用过量。

（2）呼吸道梗阻，如喉痉挛、支气管痉挛、呼吸道烧伤及异物、溺水、颈部血肿或包块压迫气管等。

（3）肺部疾患，如休克肺、肺水肿、肺不张、肺炎等。

（4）胸部损伤：如手术、创伤、气胸、胸腔积液等。

其发病机制如下。

1. 呼吸中枢抑制　一些中枢神经系统的病变如延脑肿瘤、延脑型脊髓灰质炎、脑炎、脑膜炎、椎动脉栓塞或血栓形成、颅内压升高、颅脑外伤等时，呼吸中枢活动可受抑制，使通气减少而 CO_2 蓄积。此外，一些药物如麻醉剂、镇静剂（吗啡、巴比妥钠等）均有抑制呼吸的作用，剂量过大亦可引起通气不足。碳酸酐酶抑制剂如乙酰唑胺能引起代谢性酸中毒前已述及。它也能抑制红细胞中的碳酸酐酶而使 CO_2 在肺内从红细胞中释放减少，从而引起动脉血 PCO_2 升高。有酸中毒倾向的伤病员应慎用此药。

2. 呼吸神经、肌肉功能障碍　见于脊髓灰质炎、急性感染性多发性神经炎（Guillain-barre 综合征）、肉毒中毒、重症肌无力、低钾血症或家族性周期性麻痹，高位脊髓损伤等。严重者呼吸肌可麻痹。

3. 胸廓异常　影响呼吸运动常见的有脊柱后、侧凸，连枷胸（flail chest），关系强直性脊柱炎（ankylosing spondylitis），心肺性肥胖综合征（Picwick 综合征）等。

4. 气道阻塞　常见的有异物阻塞、喉头水肿和呕吐物的吸入等。

5. 广泛性肺疾病　是呼吸性酸中毒最常见的原因。它包括慢性阻塞性肺疾病、支气管哮喘、严重间质性肺疾病等。这些病变均能严重妨碍肺泡通气。

6. CO_2吸入过多　指吸入气中CO_2浓度过高，如坑道、坦克等空间狭小通风不良之环境中。此时肺泡通气量并不减少。

【临床表现】　由于在呼吸性酸中毒时，血中H_2CO_3增高，肺不能起代偿作用，主要由缓冲系统和肾排酸保碱来调节。临床表现主要如下。

(1) 呼吸困难，换气不足、气促、发绀、胸闷、头痛等。

(2) 酸中毒加重，出现神志变化，有倦睡、神志不清、谵妄、昏迷等。

(3) CO_2过量储积、除引起血压下降外，可出现突发心室颤动（由于Na^+进入细胞内，K^+移出细胞内，出现急性高血钾症）。

(4) 化验结果：急性或失代偿者血pH下降，$PaCO_2$增高，CO_2CP、BE、SB、BB正常或稍增加；慢性呼酸或代偿者，pH下降不明显，$PaCO_2$增高，CO_2CP、BE、SB、BB均有增加；血K^+可升高。

【诊断】　患者有呼吸功能受影响的病史，又出现一些呼吸性酸中毒的症状，即应怀疑有呼吸性酸中毒。急性呼吸性酸中毒时，血气分析显示血液pH明显下降，$PaCO_2$增高，血浆[HCO_3^-]正常。慢性呼吸性酸中毒时，血液pH下降不明显，$PaCO_2$增高，血浆[HCO_3^-]有增加。

【治疗】

(1) 积极防治引起的呼吸性酸中毒的原发病。

(2) 改善肺泡通气，排出过多的CO_2。根据情况可行气管切开、人工呼吸、解除支气管痉挛、祛痰、给氧等措施，给氧时氧浓度不能太高，以免抑制呼吸。人工呼吸要适度，因为呼吸性酸中毒时$NaHCO_3/H_2CO_3$中H_2CO_3原发性升高，$NaHCO_3$呈代偿性继发性升高。如果通气过度则血浆$PaCO_2$迅速下降，而$NaHCO_3$仍在高水平，则患者转化为细胞外液碱中毒，脑脊液的情况也如此。可以引起低钾血症、血浆Ca^{2+}下降、中枢神经系统细胞外液碱中毒、昏迷甚至死亡。

(3) 一般不给碱性药物，除非pH下降甚剧，因碳酸氢钠的应用只能暂时减轻酸血症，不宜长时间应用。酸中毒严重时如患者昏迷、心律失常，可给THAM治疗以中和过高的[H^+]。$NaHCO_3$溶液亦可使用，不过必须保证在有充分的肺泡通气的条件下才可作用。因为给$NaHCO_3$纠正呼吸性酸中毒体液中过高的[H^+]，能生成CO_2，如不能充分排出，会使CO_2深度升高。

【预防】　呼吸性酸中毒，外科中主要见于呼吸道梗阻和胸部手术或创伤。治疗以解除呼吸道梗阻，改善肺换气功能为主。慢性支气管炎，肺炎等内科疾病引起呼吸功能不全，呼吸性酸中毒较常见。

四、呼吸性碱中毒

呼吸性碱中毒简称“呼碱”。

【病因和发病机制】　原发因素为过度换气。CO_2的排出速度超过生成速度，导致CO_2减少，$PaCO_2$下降。

1. 中枢性换气过度

(1) 非低氧因素所致:①癔症等换气过度综合征;②脑部外伤或疾病:外伤、感染、肿瘤、脑血管意外;③药物中毒:水杨酸盐、副醛等;④体温过高、环境高温;⑤内源性毒性代谢产物:如肝性脑病、酸中毒等。

(2) 低氧因素所致:①高空、高原、潜水、剧烈运动等缺氧;②阻塞性肺疾病,肺炎、肺间质疾病、支气管阻塞、胸膜及胸廓疾病、肺气肿;③供血不足,心力衰竭、休克、严重贫血等。因缺氧刺激呼吸中枢而导致换气过度。

2. 外周性换气过度　①呼吸机管理不当;②胸廓或腹部手术后,因疼痛而不敢深呼气;③胸外伤、肋骨骨折;④呼吸道阻塞突然解除;⑤妊娠或使用黄体酮等药物也可致换气过度。

【代偿机制】　CO_2减少,呼吸浅而慢,使CO_2潴留,H_2CO_3升高而代偿;当持续较久时,肾排H^+减少,HCO_3^-排出增多,HCO_3^-/ HCO_3在低水平达到平衡(代偿性呼碱)。

【临床表现】　主要表现为换气过度和呼吸加快。碱中毒可刺激神经肌肉兴奋性增高,急性轻者可有口唇、四肢发麻、刺痛,肌肉颤动;重者有眩晕、昏厥、视力模糊、抽搐;可伴胸闷、胸痛、口干、腹胀等;在碱性环境中,氧合血红蛋白解离降低,组织缺氧,表现为脑电图和肝功能异常。

【诊断与鉴别诊断】　各种原因所致呼碱的共同特点是换气过度。癔症所致的换气过度综合征常易引起注意,但高温、高热、高空、手术后等所致者易被忽视。确诊依赖于实验室检查:①$PaCO_2$降低,除外代谢因素影响的CO_2结合力降低,AB<SB;②失代偿期pH升高。

【防治】　主要是病因治疗,如心理疏导解除癔症患者的顾虑,合理给氧,加强呼吸机的管理,积极治疗原发病等。用纸袋罩于口鼻外使患者吸回呼出的CO_2有一定作用;采取短暂强迫闭气法,含5%CO_2的氧气吸入法;乙酰唑胺每日500mg口服有利于排出HCO_3^-。对持续时间较长的患者,可试用β肾上腺素能受体拮抗剂减慢呼吸。急危重患者在有严格监视、抢救条件情况下,可用镇静药物阻断自主呼吸,然后气管插管进行辅助呼吸,以减慢呼吸速率和减少潮气量,但需对血pH和CO_2进行密切监测。

五、混合型酸碱平衡障碍

在临床实践中,酸碱平衡失常几乎均为混合性,且随病情变化和治疗干预而不断改变。因此,必须正确识别和判断患者的酸碱平衡失常的实际状况。

(一) 单因素混合型酸碱平衡失常

致病因素为代谢性的或呼吸性的,有下列几种常见的组合方式。

1. 代偿性混合型酸碱平衡失常　是指在代偿过程中出现的继发性酸碱平衡失常。①代酸伴代偿性呼碱:原发HCO_3^-减少,代偿导致继发性H_2CO_3减少,血pH下降(H^+浓度升高)。②代碱伴代偿性呼酸:原发HCO_3^-增高,代偿导致继发性H_2CO_3增高,血pH升高。③呼酸伴代偿性代碱:原发CO_2高,代偿导致继发性HCO_3^-增高,血pH下降。④呼碱伴代偿性代酸:原发$PaCO_2$减低,代偿导致继发性HCO_3^-减低,血pH升高。

2. 加重性混合型酸碱平衡失常　①混合型代酸,如糖尿病酮症酸中毒伴乳酸性酸中毒;②混合型代碱,如低钾性碱中毒合并低氯性碱中毒;③混合型呼酸,如慢性阻塞性肺气肿伴有脊柱弯曲畸形;④混合型呼碱,如胸外伤伴癔症换气过度综合征。

3. 抵消性混合型酸碱平衡失常　①代酸并代碱,如糖尿病酮症酸中毒伴低钾性碱中毒;②呼酸并呼碱,如重症肺炎伴通气不足和高热所致的换气过度。

(二) 双因素混合型酸碱平衡失常

双因素混合型酸碱平衡失常指同时存在代谢性和呼吸性的致病因素。

1. 加重性混合型酸碱平衡失常　①代酸并呼酸,如糖尿病酮症酸中毒伴严重肺部感染时,血 pH 明显下降,HCO_3^-减少、$PaCO_2$升高;②代碱并呼碱时,血 pH 明显升高,HCO_3^-增多,$PaCO_2$降低。

2. 抵消性混合型酸碱平衡失常　①代酸并呼碱时,两种酸碱平衡紊乱互相抵消,血 pH 可正常、升高或降低,但 HCO_3^-减少,$PaCO_2$降低;②代碱并呼酸时,两种酸碱度互相抵消,血 pH 可正常、升高或降低,但 HCO_3^-增多,$PaCO_2$升高。

(姚丽丽)

第八篇 风湿性疾病

第一章 总 论

学习目标

1. 掌握风湿病的概念、分类、共同特点。
2. 熟悉常见弥漫性结缔组织病的临床特点,治疗风湿病的常用药物。
3. 了解风湿病的病理改变。

【概述】 早在公元前5世纪,我国传统医学对风湿病已有认识,《黄帝内经》中多次论及"痹症",意指肢体关节肌肉疼痛的一类病症。公元前4世纪古希腊《希波克拉底文集》中描述了涉及关节病变的18个典型表现。大约在公元1世纪出现了风湿(rheuma)一词。

风湿性疾病(rheumatic disease)泛指影响骨、关节及其周围软组织,如肌肉、滑囊、肌腱、筋膜、神经等的一组疾病。大多数风湿病的病因尚不完全清楚,可能与免疫、感染、遗传、代谢、内分泌、退行性变、肿瘤等相关,属于自身免疫性疾病。风湿性疾病发病率高,部分不早期规范诊治,可致畸致残,影响患者的生活和工作,给家庭和社会带来了沉重的负担。

弥漫性结缔组织病简称结缔组织病(connective tissue disease,CTD)是风湿性疾病中的一大类,它除有风湿病的慢性病程、肌肉关节病变之外,还有以下共同特点。

(1) 属自身免疫病,自身免疫病有器官特异性(如1型糖尿病、慢性甲状腺炎等)和非器官特异性两大类。CTD属非器官特异自身免疫病,自身免疫性是CTD的发病基础。自身免疫性是指淋巴细胞失去了对自身组织(抗原)的耐受性,以至于淋巴细胞对自身组织出现免疫反应并导致组织损伤。引起自身免疫性的原因尚不完全清楚,在不同CTD的发病中可能不完全相同,大致有遗传基础和环境因素中的病原体、药物、理化等因素。其发病机制与淋巴细胞活化有关,活化后的T淋巴细胞可以产生大量致炎症性细胞因子造成组织的损伤和破坏,同时又激活B淋巴细胞产生大量抗体。

(2) 病变常累及多个系统,包括肌肉、骨骼系统。

(3) 基本的病理改变是血管和结缔组织慢性炎症。

(4) 异质性,即同一疾病在不同患者的临床表现和预后差异很大;不同CTD可出现相同的临床表现。

(5) 对糖皮质激素的治疗有一定反应,如系统性红斑狼疮、多肌炎/皮肌炎、血管炎等。

(6) 疾病多为慢性病程,逐渐累及多个器官和系统。只有早期诊断、规范治疗才能使患者得到良好预后。

【风湿性疾病的范畴和分类】 风湿性疾病的病因和发病机制复杂多样,部分疾病确切的发病机制尚不完全清楚,至今尚无完善的分类。目前临床较为常用的分类方法仍沿用美国风湿病协会(American Rheumatoid Association,ARA)1983 年制定的分类方法,根据其发病机制、病理和临床特点,将风湿性疾病分为十大类 200 多种,表 8-1-1 列举了上述分类方法和常见疾病。

表 8-1-1 风湿性疾病的范畴和分类

1. 弥漫性结缔组织病	红斑狼疮、类风湿关节炎、干燥综合征、硬皮病、多肌炎/皮肌炎、血管炎、重叠综合征等
2. 脊柱关节病	强直性脊柱炎、Reiter 综合征、银屑病关节炎、未分化脊柱关节病等
3. 退行性变	骨关节炎(原发性、继发性)
4. 与代谢和内分泌相关的风湿病	痛风、假性痛风、马方综合征、免疫缺陷病等
5. 与感染相关的风湿病	反应性关节炎、风湿热等
6. 肿瘤相关的风湿病	原发性(滑膜瘤、滑膜肉瘤);继发性(多发性骨髓瘤、转移瘤等)
7. 神经血管疾病	神经性关节病、压迫性神经病变(周围神经受压、神经根受压等)、雷诺病等
8. 骨与软骨病变	骨质疏松、骨软化、肥大性骨关节病、骨炎等
9. 非关节性风湿病	关节周围病变、椎间盘病变、特发性腰痛、其他痛综合征(如神经性风湿病)等
10. 其他有关节症状的疾病	周期性风湿病、间隙性关节积液、药物相关的风湿综合征、慢性活动性肝炎等

【病理】 风湿病的病理改变有炎症反应性和非炎症反应性病变,不同的疾病其病变主要出现在不同的靶组织如表 8-1-2 所示,由此而构成其特异的临床症状。大部分风湿病的炎症反应系免疫反应引起,表现为局部组织出现大量淋巴细胞、巨噬细胞、浆细胞浸润和聚集。血管病变是风湿病的另一常见共同病理改变,以血管壁的炎症为主,造成血管壁的增厚、管腔狭窄,使局部组织器官缺血,弥漫性结缔组织病的广泛损害和临床表现与此有关。

表 8-1-2 风湿性疾病的病理特点

病名	靶器官病变	
	炎症性	非炎症性
1. 系统性红斑狼疮	小血管炎	
2. 类风湿关节炎	滑膜炎	
3. 干燥综合征	唾液腺炎、泪腺炎	
4. 多发性肌炎/皮肌炎	肌炎	
5. 血管炎病	不同大小的动、静脉炎	
6. 强直性脊柱炎	附着点炎	
7. 痛风	关节腔炎症	
8. 系统性硬化症		皮下纤维组织增生
9. 骨关节炎		关节软骨变性

【病史采集和体格检查】 风湿病是一组涉及多学科、多系统、多器官的疾病,正确的诊断有赖于详尽的病史采集、仔细的体格检查和相关的辅助检查。

发病年龄、性别、家族史对风湿病的诊断具有参考意义，如系统性红斑狼疮好发于育龄期女性，强直性脊柱炎多见于青年男性（部分有家族史），骨关节炎多见于中老年患者，绝经前的女性很少患痛风。症状询问除了骨、关节、肌肉疼痛这些最常见的症状外，还要询问脱发、光过敏、口腔外生殖器溃疡、雷诺现象、口眼干燥、龋齿、腮腺肿大及消化、呼吸、泌尿、血液等系统的相关症状。病程的经过常常体现病理过程，对关节痛患者，应详细询问起病形式、受累关节部位及数目、疼痛的性质与程度、功能状况及其演变。如类风湿关节炎多表现为慢性、对称性外周关节肿痛，伴有晨僵，晚期可出现关节畸形。痛风多见于40岁以上男性，起病急骤，多在午夜或凌晨起病，疼痛剧烈。

体格检查除一般内科系统的体格检查外，还应进行皮肤、肌肉、关节脊柱的检查。皮损的分布及特征对疾病的诊断具有一定提示，如面部蝶形红斑提示系统性红斑狼疮，眶周紫红色斑、双手关节伸面皮疹提示皮肌炎。肌肉检查的要点在于有无肌肉萎缩、肌肉压痛及肌力检查。关节检查的要点在于受累关节有无发红、肿胀、压痛及关节、脊柱活动度的检查。

表8-1-3为常见关节炎的特点，表8-1-4为常见弥漫性结缔组织病的特异性临床表现。

表 8-1-3　常见关节炎的特点

关节	RA	AS	OA	痛风	SLE
周围关节炎	有	有	有	有	有
起病	缓	缓	缓	急骤	不定
首发	PIP、MCP、腕	膝、髋、踝	膝、腰、DIP	第一跖趾关节	手关节或其他部位
痛性质	持续	休息后加重	活动后加重	剧烈痛、夜间痛	不定
肿性质	软组织为主	软组织为主	骨性肥大	红、肿、热	少见
畸形	常见	部分	小部分	少见	偶见
演变	对称性多关节炎	不对称，下肢大关节炎，少关节炎*	负重关节症状明显	反复发作	
脊柱炎/骶髂关节病变	偶有	必有，功能受限	腰椎增生、唇样变	无	无

注：PIP，近端指间关节；MCP，掌指关节；DIP，远端指间关节。*少关节炎指累及关节4个或4个以下，多关节炎指累及4个以上的关节。

表 8-1-4　常见弥漫性结缔组织病的特异性临床表现

病名	特异性表现
SLE	面颊部蝶形红斑，蛋白尿，白细胞减少，溶血性贫血，血小板减少，多浆膜炎
pSS	口、眼干，腮腺肿大，猖獗龋齿，肾小管酸中毒，高球蛋白血症
DM	上眼睑红肿，Gottron征，颈部呈V型充血，肌痛、肌无力
SSc	雷诺现象，指端缺血性溃疡，硬指，皮肤肿硬失去弹性
GPA	鞍鼻，肺迁移性浸润影或空洞
TA	无脉，颈部、腹部血管杂音
BD	口腔溃疡，外阴溃疡，针刺反应

注：SLE，系统性红斑狼疮；pSS，原发性干燥综合征；DM，皮肌炎；SSc，系统性硬化症；GPA，肉芽肿性多血管炎；TA，大动脉炎，BD，贝赫切特病。

【实验室检查】

1. 常规检查　三大常规检查及肝、肾功能检查是必不可少的，一方面白细胞数量的变化、溶血性贫血、血小板减少、蛋白尿等都可能与风湿病相关；另一方面三大常规及肝、肾功能检查是监测风湿病药物治疗不良反应的指标。红细胞沉降率、C 反应蛋白、球蛋白定量、补体的检查对于风湿病的诊断和疾病活动性的判断很有帮助。如 SLE 活动时常伴有补体 C3、C4 的下降，大多数风湿病（如 RA、血管炎）活动时伴有炎症指标红细胞沉降率、C 反应蛋白升高。

2. 特异性检查

（1）自身抗体：患者血清中自身抗体的出现是风湿性疾病的一大特点，即产生了针对自身组织、器官、细胞及细胞成分的抗体。自身抗体的检测对于风湿性疾病的诊断和鉴别诊断具有极大的帮助。但任何抗体检测的敏感性、特异性具有一定范围，且存在一定的假阳性、假阴性率，因此诊断不能单纯根据抗体，而应该结合临床表现。目前应用于风湿病学临床的主要自身抗体有以下 5 类。

1）抗核抗体（anti-nuclear antibodies，ANAs）：其靶抗原是核酸、组蛋白、非组蛋白、磷脂及各种蛋白酶等多种物质，除细胞核外，也存在于细胞质和细胞器中。因此现在对于 ANAs 靶抗原的理解，已由传统的细胞核扩大至整个细胞。根据抗原分子的理化特征和分布部位，将 ANAs 分成抗 DNA、抗组蛋白、抗非组蛋白、抗核仁抗体及抗其他细胞成分抗体五大类。其中抗非组蛋白抗体中包含一组可被盐水提取的可溶性抗原（extractable nuclear antigens，ENA）抗体，即抗 ENA 抗体，对于风湿性疾病的诊断尤为重要，但与疾病的严重程度及活动度无关。ANA 阳性应警惕结缔组织病（CTD）的可能，但正常老年人或其他疾病如肿瘤患者，血清中可能存在低滴度的 ANA。不同成分的 ANA 具有不同的临床意义和诊断特异性，将在后面相关章节述及，可供参阅。

2）类风湿因子（rheumatoid factor，RF）：其靶抗原为变性 IgG 分子的 Fc 片段。变性的 IgG 可在炎症等病理条件下产生，也可以为 IgG 抗体参与免疫应答与相应抗原结合发生变性时产生的。因此 RF 阳性不仅可见于 RA、pSS、SLE、SSc 等多种 CTD，还见于感染性疾病、肿瘤等其他疾病和 5% 的正常人群（低滴度阳性）。RF 在 RA 中的阳性率约为 80%，但特异性较差；在诊断明确的 RA 中，RF 滴度可作为判断其活动性和预后的指标之一。

3）抗中性粒细胞胞质抗体（antineutrophil cytoplasmic antibody，ANCA）：其靶抗原为中性粒细胞胞质的多种成分，其中以丝氨酸蛋白酶-3（PR3）和髓过氧化物酶（MPO）与血管炎密切相关。该抗体对血管炎的诊断和活动性判定有帮助。

4）抗磷脂抗体（antiphospholipid antibodies，APL）：其靶抗原为各种带负电荷的磷脂。目前临床常检测抗心磷脂抗体、狼疮抗凝物、抗 β_2-GP1 抗体。这些抗体常见于抗磷脂综合征、SLE 等 CTD 及非 CTD，主要引起凝血系统改变，临床上表现为血栓形成、血小板减少和习惯性流产。

5）抗角蛋白抗体谱：其靶抗原为细胞基质中的聚角蛋白微丝蛋白，该组抗体对 RA 特异性较高，且有助于 RA 的早期诊断。临床常检测抗核周因子（APF）、抗角蛋白（AKA）及环瓜氨酸多肽（CCP）。其中 CCP 为根据聚角蛋白微丝蛋白的 cDNA 序列人工合成的环化肽，抗 CCP 抗体在 RA 的诊断中较 AKA 有更好的敏感性和特异性。

不同弥漫性结缔组织病的自身抗体见表 8-1-5。

表 8-1-5　不同弥漫性 CTD 的自身抗体

病名	ANA 谱	抗磷脂抗体	ANCA	抗角蛋白抗体谱
SLE	抗 ds-DNA	阳性	少见	
	抗组蛋白抗体			
	抗 SSA 抗体			
pSS	抗 SSA 抗体	阳性	少见	
	抗 SSB 抗体			
混合性结缔组织病	抗 RNP 抗体			
DM/PM	抗合成酶(Jo-1)抗体			
SSc	SCA(抗着丝点抗体)			
	抗 Scl-70 抗体			
	抗核仁抗体			
RA				APF
				AKA
				抗 CCP 抗体
系统性血管炎			阳性	
GPA			c-ANCA(PR3)	
显微镜下多血管炎(MPA)			p-ANCA(MPO)	
EGPA			p-ANCA(MPO)	

注:PM,多发肌炎;EGPA,嗜酸性肉芽肿性多血管炎。

(2) 人类白细胞抗原(HLA):检测 HLA-B27 与脊柱关节病密切关联,在正常人群中也有 10% 的阳性率。HLA 在 AS 中阳性率为 90%,也可见于反应性关节炎、银屑病关节炎等脊柱关节病。此外,HLA-B5 与 BD,HLA-DR2、DR3 与 SLE,HLA-DR3、B8 与 pSS,HLA-DR4 与 RA 有一定关联。

(3) 关节炎的检查:可通过关节腔穿刺获取关节液,关节液的白细胞计数有助于鉴别炎性、非炎症性和化脓性关节炎。非炎性关节炎白细胞计数往往在 2000/mm^3 以下,当白细胞超过 3000/mm^3 以上,中性粒细胞达 50% 以上,提示炎性关节炎;化脓性关节液不仅外观呈脓性且白细胞计数更高。此外,在关节液中找到尿酸盐结晶有助于痛风性关节炎的诊断,关节液细菌涂片/培养阳性有助于感染性关节炎的诊断。

(4) 病理:活组织检查所见病理改变对诊断有决定性意义,并有指导治疗的作用。如肾活检有助于明确狼疮肾炎的病理类型,滑膜活检对关节炎病因判断、唇腺活检对 SS 的诊断、肌肉活检对 PM/DM 的诊断具有重要意义。

【影像学检查】 影像学检查是风湿病的重要检查手段,一方面有助于各种关节、脊柱受累疾病的诊断、鉴别诊断、疾病分期、药物疗效的判断等,另一方面可用于评估肌肉、骨骼系统以外器官的受累。X 线是骨和关节检查最常用的影像技术,有助于诊断、鉴别诊断和随访。可发现软组织肿胀和钙化、骨质疏松、关节间隙狭窄、关节侵蚀脱位、软骨下囊性变等改变。关节 CT 用于有多层组织重叠的病变部位,如骶髂关节、股骨头、胸锁关节、椎间盘等,比 X 线敏感性更高。MRI 对骨、软骨及其周围组织包括肌肉、韧带、肌腱、滑膜有其特殊的成像,因此对软组织和关节软骨损伤、骨髓炎、缺血性骨坏死及早期微小骨破坏等是灵敏可靠的检测手段。此外,近十余年来超声在关节的检查中日益发挥重要作用,不仅可以早期发现关节滑膜、软骨的损伤,还能监测病情变化。

影像学对于其他受累器官的评估也非常重要,如胸部高分辨率 CT、肺功能用于肺间质病变的诊断;头颅 CT、MRI 用于 SLE 的中枢神经受累;血管超声、CT 血管造影(CTA)、磁共振血管造影(MRA)及血管造影检查有助于血管炎的诊断和评估等。

【治疗】 风湿病种类繁多,多为慢性疾病,明确诊断后应尽早开始规范化治疗。治疗目的是改善预后,保持关节、器官功能,缓解相关症状,提高生活质量。治疗措施包括一般治疗(教育、生活方式、物理治疗、锻炼等),药物治疗和手术治疗(矫形、关节置换、滑膜切除等)。抗风湿病药物主要包括非甾体消炎药(non-steroidal anti-inflammatory drugs,NSAIDs)、糖皮质激素、改变病情抗风湿药(DMARDs)及生物制剂等。现将抗风湿病药物种类和应用原则叙述如下。

1. 非甾体消炎药 该类药物共同的作用机制是通过抑制环氧化酶(COX),从而抑制花生四烯酸转化为前列腺素,起到抗炎、解热、镇痛的效果。该类药物应用广泛,起效快,镇痛效果好,但不能控制原发病的病情进展。该类药物对消化道、肾及心血管系统有一定不良反应,临床应用时需要随访,尤其在有消化道、肾、心血管系统疾病及老年人群中应用时需更加谨慎。该类药物与糖皮质激素合用时,胃肠道不良反应增加,需警惕。选择性 COX-2 抑制剂如塞来昔布等药物可减少胃肠道不良反应,疗效与传统非甾体消炎药相似,目前已得到临床广泛使用。

2. 糖皮质激素 糖皮质激素(glucocorticoid,GC)具有强大的抗炎和免疫抑制作用,因而被用于治疗风湿性疾病,是治疗多种 CTD 的一线药物。GC 的制剂众多,根据半衰期分为短效、中效和长效制剂。短效的包括可的松、氢化可的松;中效的包括泼尼松、泼尼松龙、甲泼尼龙、曲安西龙等;长效的包括地塞米松、倍他米松等。其中氢化可的松、泼尼松龙、甲泼尼龙为 11-位羟基化化合物,可不经过肝代谢直接发挥生理效应,因此肝功能不全患者优先选择此类 GC。长期大量使用 GC 可出现多种不良反应,包括感染、高血压、高血糖、消化道溃疡、骨质疏松、肥胖、精神兴奋、股骨头坏死、撤药反跳等。故临床应用时要权衡其疗效和不良反应,严格掌握适应证和药物剂量,并监测其不良反应。

3. 改善病情的抗风湿药 改善病情的抗风湿药(disease modifying antirheumatic, DMARDs)的共同特点是具有改善病情和控制疾病进展的作用,可以防止和延缓疾病进展,尤其是 RA 的关节结构破坏。其特点是起效慢,通常在治疗 2~4 个月后才显示效果,故又称为改善病情的慢作用药物。DMARDs 药物在病情缓解后宜长期维持。常用 DMARDs 及其作用机制见表 8-1-6。

表 8-1-6 DMARDs 的种类及主要作用机制

药名	作用机制
柳氮磺吡啶	本药在肠道分解为 5-氨基水杨酸和磺胺吡啶。前者抑制前列腺素并清除吞噬细胞释放的致炎性氧离子。关节炎患者服本药 12 周后,周围血活化淋巴细胞减少
抗疟药	通过改变细胞溶酶体的 pH,减弱巨噬细胞的抗原递呈功能和 IL-1 的分泌,也减少淋巴细胞活化
青霉胺	通过巯基改变 T、NK、单核细胞膜受体性能,改变细胞反应性
硫唑嘌呤	干扰腺嘌呤、鸟嘌呤核苷酸的合成,使活化淋巴细胞合成和生长受阻
甲氨蝶呤	通过抑制二氢叶酸还原酶抑制嘌呤、嘧啶核苷酸的合成,使活化淋巴细胞合成和生长受阻

续表

药名	作用机制
来氟米特	其活性代谢物通过抑制二氢乳清酸脱氢酶抑制嘧啶核苷酸的合成,使活化淋巴细胞合成生长受阻
环磷酰胺	交联 DNA 和蛋白使细胞生长受阻
吗替麦考酚酯	其活性代谢产物通过抑制次黄嘌呤单核苷酸脱氢酶抑制鸟嘌呤核苷酸,使活化淋巴细胞合成生长受阻
环孢素	通过抑制 IL-2 的合成和释放,抑制、改变 T 淋巴细胞的生长和反应
雷公藤总苷	抑制淋巴细胞,抑制免疫球蛋白,抑制前列腺素

4. 生物制剂 通过基因工程制造的单克隆抗体,称之为生物制剂。生物制剂在风湿免疫领域的使用,是风湿免疫病学科发展的里程碑。目前应用于 RA、脊柱关节病、SLE 等的治疗,取得较好的临床疗效。这类药物是利用抗体的靶向性,通过特异性阻断疾病发病中的某个环节而发挥作用。到目前为止,已有十余种生物制剂上市或正处于临床试验阶段。

以肿瘤坏死因子(TNF-α)为靶点的生物制剂率先在 RA、脊柱关节病的治疗中获得成功。这类生物制剂可迅速改善病情,阻止关节破坏,改善关节功能障碍。临床常用的 TNF-α 抑制剂有依那西普、英夫利昔单抗和阿达木单抗。抗 CD20 单克隆抗体(rituximab,利妥昔单抗)最早用于非霍奇金淋巴瘤的治疗,近来已被批准应用于难治性 RA 的备选治疗,并尝试应用于难治性 SLE、溶血性贫血、免疫相关血小板减少性紫癜及难治性血管炎等的治疗。此外,已上市的生物制剂还有 IL-1、IL-6 受体拮抗剂、共刺激分子受体 CTLA-4Ig(abatacept,阿巴西普)用于治疗 RA;抗 B 细胞刺激因子单抗(belimumab,贝利木单抗)用于治疗轻、中度 SLE。

生物制剂发展迅速,已成为抗风湿性疾病药物的重要组成部分。这类药物的主要不良反应包括感染、变态反应,部分药物存在增高肿瘤发生率的风险。此外,其价格昂贵,远期疗效及不良反应尚有待评估。临床使用时应严格掌握适应证,注意筛查感染,尤其是乙肝和结核,以免出现严重不良反应。

5. 辅助性治疗 静脉输注免疫球蛋白、血浆置换、血浆免疫吸附、干细胞移植等有一定疗效,作为上述治疗的辅助治疗,可用于有一定指征的风湿病患者。

(达展云)

第二章　风　湿　热

学习目标

1. 掌握风湿热的概念、典型表现、诊断要点。
2. 熟悉风湿热鉴别诊断、治疗原则。
3. 了解风湿热的预防措施。

【概述】 风湿热(rheumatic fever,RF)是上呼吸道A组乙型溶血性链球菌(group A streptococcus,GAS)感染后引起的一种自身免疫性疾病,可有全身结缔组织病变,主要累及关节、心脏、皮肤和皮下组织,偶可累及中枢神经系统、血管、浆膜及肺、肾等内脏。本病有自限性,急性发作时以关节炎较为明显,反复发作后常遗留轻重不等的心脏损害,形成风湿性心脏病(rheumatic heart disease,RHD)。

本病多发于冬春阴雨季节,潮湿和寒冷是重要诱因。初发年龄以5~15岁多见,主要发生在学龄期,3岁以前发病很少见。男女患病率相当。居室过于拥挤、营养低下、医药缺乏有利于链球菌繁殖和传播,多造成本病流行。虽然,在西方发达国家本病的发病率已有大幅度下降,但在发展中国家,如东南亚、非洲和中南美洲广大地区的发病率仍较高。流行期受链球菌感染而未经治疗的患者风湿热的发病率为1%~3%。1992~1995年我国中小学生年发病率为20/10万,风湿性心脏病为22/10万,风湿热患病率80/10万左右。城乡发病率比较,农村高于城市。流行病学研究显示,随着流行病学变化,风湿热的临床表现也发生变异,轻症、不典型和隐匿型病例发病增多。

【临床表现】

1. 症状与体征

(1) 前驱症状:在典型症状出现前2~6周,常有咽喉炎或扁桃体炎等上呼吸道链球菌感染表现,如发热、咽痛、颌下淋巴结肿大、咳嗽等症状。50%~70%患者有不规则发热,中度发热较常见,亦可有高热,但发热无诊断特异性。临床上超过半数患者因前驱症状轻微或短暂而未能主诉此现病史。

(2) 典型表现:风湿热有五个主要表现:游走性多发性关节炎、心脏炎、皮下结节、环形红斑、舞蹈病。这些表现可以单独出现或合并出现,并可产生许多临床亚型。皮肤和皮下组织的表现不常见,通常只发生在已有关节炎、舞蹈病或心脏炎的患者中。

1) 关节炎:是最常见的临床表现,呈游走性、多发性关节炎。以膝、踝、肘、腕、肩等大关节受累为主,局部可有红、肿、灼热、疼痛和压痛。关节疼痛通常在2周内消退,很少持续一个月以上。关节炎发作之后无变形遗留,但常反复发作。水杨酸制剂对缓解关节症状疗效颇佳。关节痛可继气候变冷或阴雨而出现或加重。轻症及不典型病例可呈单关节或寡关节、少关节受累,或累及一些不常见的关节如髋关节、指关节、下颌关节、胸锁关节、胸肋间关节,后者常被误认为心脏炎症状。

2) 心脏炎:患者常有运动后心悸、气短、心前区不适主诉。二尖瓣炎时可有心尖区高调、收缩期吹风样杂音或短促低调舒张中期杂音(carey coombs杂音)。主动脉瓣炎时在心底部可听到舒张中期柔和吹风样杂音。窦性心动过速(入睡后心率仍>100次/分)常是心脏炎的早期表现。风湿热的心包炎多为轻度,超声心动图可测出心包积液,心脏炎严重时可出现充血性心力衰竭。轻症患者可仅有无任何其他病理或生理原因可解释的进行性心悸、气促加重(心功能减退的表现),或仅有头晕、疲乏、软弱无力的亚临床型心脏炎表现。心脏炎可以单独出现,也可与其他症状同时出现。在初次发病的有关节炎的风湿热患者中大约50%有心脏炎。大约50%的心脏受累的成年患者,其心脏损害在更晚时才被发现。

3) 环形红斑:发生率6%~25%,皮疹为淡红色环状红斑,中央苍白,时隐时现,骤起,数小时或1~2日消退,分布在四肢近端和躯干。环形红斑常在链球菌感染之后较晚才出现。

4) 皮下结节:发生率2%~16%,为稍硬、无痛性小结节,位于关节伸侧的皮下组织,尤其肘、膝、腕、枕或胸腰椎棘突处,与皮肤无粘连,表面皮肤无红肿炎症改变,常与心脏炎同时出现,是风湿活动的表现之一。

5) 舞蹈病:常发生于4~7岁儿童,为一种无目的、不自主的躯干或肢体动作,面部可表现为挤眉眨眼、摇头转颈、努嘴伸舌。肢体表现为伸直和屈曲、内收和外展、旋前和旋后等无节律的交替动作,激动兴奋时加重,睡眠时消失,情绪常不稳定,需与其他神经系统的舞蹈症相鉴别。国内报告发生率3%左右,国外报告有高达30%。

6) 其他症状:多汗、鼻出血、淤斑、腹痛也不少见,后者有时误诊为阑尾炎或急腹症,此可能为肠系膜血管炎所致。有肾损害时,尿中可出现红细胞及蛋白。至于肺炎、胸膜炎、脑炎近年已少见。

2. 实验室检查

(1) 链球菌感染指标:咽拭子培养的链球菌阳性率在20%~25%,抗链球菌溶血素"O"(ASO)在感染后2周出现,阳性率在75%,抗DNA酶-B阳性率在80%左右,两者联合阳性率可提高到90%。上述检查阳性只能证实患者近期内有GSA感染,不能提示是否存在GSA感染诱发的自身免疫反应。

(2) 急性炎症反应指标与免疫学检查:初发风湿热急性期红细胞沉降率(ESR)和C反应蛋白(CRP)阳性率较高,可达80%。但来诊较晚或迁延型风湿热,ESR加速的阳性率仅60%左右,CRP阳性率可下降至25%或更低,非特异性免疫指标如(IgM、IgG)、循环免疫复合物(CIC)和补体C3增高占50%~60%。特异性免疫指标对诊断风湿性心脏炎有重要意义。其中抗心肌抗体(AHRA)用间接免疫荧光法和ELISA法测定阳性率分别为48.3%和70%,抗A组链球菌菌壁多糖抗体(ASP)阳性率70%~80%,外周血淋巴细胞促凝血活性试验(PCA)阳性率在80%以上,后两者有较高的敏感性和特异性。

3. 心电图及影像学检查 对风湿性心脏炎有较大意义。心电图检查有助于发现窦性心动过速、PR间期延长和各种心律失常。超声心动图可发现早期、轻症心脏炎及亚临床型心脏炎,对轻度心包积液较敏感。心肌核素检查(ECT)可测出轻症及亚临床型心肌炎。

【诊断要点】

1. Jones(1992年)AHA修订标准 该标准在20世纪90年代沿用多年,仅作为诊断上的指南(表8-2-1)。

表 8-2-1　Jones1992 年修订标准

主要表现	次要表现	有前驱的链球菌感染证据
心脏炎	关节痛	咽拭子培养或快速链球菌抗原试验阳性
多关节炎	发热	链球菌抗体效价升高
舞蹈病	急性反应物(ESR、CRP)升高	
环形红斑	心电图 PR 间期延长	
皮下结节		

如有前驱的链球菌感染证据,并有 2 项主要表现和 1 项主要表现加 2 项次要表现者高度提示为急性风湿热。

由于此标准主要是针对急性 RF,故又对下列情况做了特殊说明,即舞蹈病者;隐匿发病或缓慢出现的心脏炎;有 RF 病史或现患 RHD,有 RF 复发高度风险时,不必严格执行此标准。

2. 2002~2003 年 WHO 修订标准　见表 8-2-2。

表 8-2-2　2002~2003 年 WHO 对风湿热和风湿性心脏病诊断标准

诊断分类	标准
初发风湿热[a]	2 项主要表现或 1 项主要表现及 2 项次要表加上前驱的 A 组链球菌感染证据
复发性风湿热不患有风湿性心脏病[b]	2 项主要表现或 1 项主要表现及 2 项次要表现加上前驱的 A 组链球菌感染证据
复发性风湿热患有风湿性心脏病	2 项次要表现加上前驱的 A 组链球菌感染证据
风湿性舞蹈病	其他主要表现或 A 组链球菌感染证据可不需要
隐匿发病的风湿性心脏炎[b]	
慢性风湿性心瓣膜病[患者第一时间表现为单纯二尖瓣狭窄或复合性二尖瓣病和(或)主动脉瓣病][d]	不需要其他任何标准即可诊断风湿性心脏病
主要表现	心脏炎、多关节炎、舞蹈病、环形红斑、皮下结节
次要表现	临床上:发热、多关节痛
	实验室:急性期反应物升高(ESR 或白细胞数)
	心电图:PR 间期延长
近 45 日内有支持前驱的链球菌感染证据	A SO 或其他链球菌抗体升高,咽拭子培养阳性或 A 组链球菌抗原快速试验阳性或新近或患猩红热

a. 患者可能有多关节炎(或仅有多关节痛或单关节炎)及有数项(3 个或 3 个以上)次要表现,联合有近期 A 组链球菌感染证据。其中有些病例后来发展为风湿热,一旦其他诊断被排除,应慎重地把这些病例视作"可能风湿热",建议进行继发预防。这些患者需予以密切追踪并定期检查其心脏情况。对高发地区和易患年龄的患者尤为适用。

b. 感染性心内膜炎必须排除。

c. 有些复发性病例可能不满足这些标准。

d. 先天性心脏病应予以排除。

2002~2003 年 WHO 修订标准与 1992 年修订的 Jones 标准相比,有如下变化:①对伴有风湿性心脏病的复发性 RF 的诊断标准明显放宽,只需具有 2 项次要表现和前驱链球菌感染证据即可确诊;②对隐匿发病的风湿性心脏炎和舞蹈病的诊断也放宽,不需要有其他主要表现,即使前驱链球菌感染证据缺如也可做出诊断;③对多关节炎、多关节痛或单关节炎可能发展为风湿热给予重视,以避免误诊和漏诊。风湿热应与下列疾病鉴别。

(1) 类风湿关节炎:与本病的区别是关节炎呈持续性,伴晨僵,RF 效价升高,骨及关节损害明显。

(2) 系统性红斑狼疮:有特殊的皮疹,如蝶形红斑,高效价的抗核抗体、抗 ds-DNA 及抗 Sm 抗体阳性,可有肾及血液系统的损害。

(3) 强直性脊柱炎:有明显骶髂关节炎和肌腱端炎表现,$HLA\text{-}B_{27}$阳性,有家族发病倾向。

(4) 其他反应性关节炎:有肠道或泌尿道感染史,以下肢关节炎为主。伴肌腱端炎、腰痛,$HLA\text{-}B_{27}$阳性。

(5) 结核感染过敏性关节炎(Poncet 病):有结核感染史,结核菌素皮试阳性,非甾类抗炎药疗效不佳,抗结核治疗有效。

(6) 亚急性感染性心内膜炎:有进行性贫血、淤斑、脾肿大、栓塞、血培养阳性。

(7) 病毒性心脏炎:有鼻塞、流涕、流泪等病毒感染前驱症状,病毒中和试验、抗体效价明显增高,有明显及顽固的心律失常。

上述疾病的早期与风湿性关节炎或心脏炎常易混淆,容易造成误诊,排除性诊断是确诊风湿热的一个不可少的诊断步骤。

【治疗方案及原则】 治疗原则包括:清除链球菌感染,去除病因,迅速控制临床症状;治疗并发症和合并症,提高患者身体素质和生活质量,改善预后;实施个别化处理原则。基本治疗措施如下。

1. 一般治疗 一般治疗,注意保暖,避免潮湿和受寒。有心脏炎者应卧床休息,待体温正常、心动过速控制、心电图改善后,继续卧床休息 2~3 周(总卧床时间不少于 4 周),然后逐步恢复活动。急性关节炎患者,早期亦应卧床休息,至红细胞沉降率、体温正常后开始活动。舞蹈病患者应安置在较安静的环境,避免受刺激。

2. 抗生素的使用 目的是消除咽部链球菌感染灶,这是去除风湿热病因的重要措施,否则本病将会反复发作或迁延不愈。目前公认青霉素是杀灭链球菌最有效的药物,对青霉素过敏或耐药者,可改用头孢菌素类或红霉素族抗生素,也有主张用阿奇霉素。

3. 抗风湿治疗 对单纯关节受累,首选非甾类抗炎药,常用乙酰水杨酸(阿司匹林),开始剂量成人 3~4g/d,小儿 80~100mg/(kg·d),分 3~4 次口服。亦可用其他非甾体消炎药,如萘普生、吲哚美辛等。对已发生心脏炎者,一般采用糖皮质激素治疗,常用泼尼松,开始剂量成人 30~40mg/d,小儿 1.0~1.5mg/(kg·d),分 3~4 次口服,病情缓解后减量至 10~15mg/d 维持治疗。为防止停用激素后出现反跳现象,可于停用激素前 2 周或更早一些时间加用阿司匹林,待激素停用 2~3 周后才停用阿司匹林。对病情严重,如有心包炎、心脏炎并急性心力衰竭者可静脉滴注地塞米松 5~10mg/d 或氢化可的松 200mg/d,至病情改善后,改口服激素治疗。抗风湿疗程,单纯关节炎为 6~8 周,心脏炎疗程最少 12 周,如病情迁延,应根据临床表现及实验室检查结果,延长疗程至病情完全恢复为止。

舞蹈病患者,首选丙戊酸,该药无效或严重不良反应的患者,应用卡马西平治疗。其他多巴胺受体拮抗药如氟哌啶醇也可能有用。

4. 并发症治疗 在 RF 治疗过程中或 RHD 反复风湿活动等过程中,患者易患肺部感染,重症可致心功能不全,有时并发心内膜炎、高脂血症、高血糖、高尿酸血症,高龄 RHD 患者还会合并冠心病以致急性心肌梗死。

【预防】

1. 一般性预防

(1) 注意环境卫生,居室保持通风通气以避免链球菌传播。

(2) 加强体育锻炼,提高抗病能力。

(3) 积极控制流行期的咽部感染。

2. 风湿热发作的预防

(1) 初发预防(一级预防):是指儿童、青年、成人,一般包括 4 岁以上的儿童、青少年和中年人,有发热、咽喉痛拟诊上呼吸道链球菌感染者,为避免其诱发 RF,给予青霉素或其他有效抗生素治疗。青霉素过敏者,可选用第一代头孢菌素如头孢氨苄(cefalexin),亦可用红霉素,但有链球菌对红霉素族耐药情况。还可用阿奇霉素(azithromycin)5 日疗程,也可使用头孢呋辛酯(cefuroxime),疗程亦为 5 日。

(2) 再发预防(二级预防):是指对有 RF 史或 RHD 者持续使用特效抗生素,避免 GAS 侵入而诱发 RF 再发。复发多于前次发病后 5 年内发生。故再发预防不论有无瓣膜病遗留,应在初次 RF 发病后开始实施,目的是避免 RF 再发,防止心脏损害加重。

目前公认青霉素是再发预防的首选药物,对青霉素过敏者,可考虑使用磺胺类如磺胺嘧啶或磺胺二甲基异嘧啶(sulfisomidine),如青霉素和磺胺类药物均过敏,可选用红霉素。

【预后】 约 70% 的急性 RF 患者可在 2~3 个月恢复。急性期心脏受累,如不及时治疗,可发生心脏瓣膜病变。

(达展云)

第三章 类风湿关节炎

学习目标

1. 掌握类风湿关节炎的临床特征。
2. 熟悉类风湿关节炎的分类诊断标准。
3. 了解类风湿关节炎的药物治疗。

【概述】 类风湿关节炎(rheumatoid arthritis,RA)是一种以侵蚀性关节炎为主要表现的慢性、全身性自身免疫病,是最常见的炎性关节病。临床上以双手、腕、膝、踝和足关节的对称性多关节炎为主,可伴有发热、贫血、皮下结节及淋巴结肿大等关节外表现,血清中可出现多种自身抗体。早期诊断、早期规范治疗至关重要。未经正确治疗的 RA 可迁延不愈,出现关节的软骨和骨破坏,并可出现关节畸形和功能丧失。我国 RA 发病率为 0.3%,以女性多发,男女患病比例约为 1∶3。

【病因与发病机制】 尽管进行了大量的研究,RA 病因仍然未知,其发病机制尚不完全清楚。目前认为,个体的遗传背景,包括参与免疫反应调节的基因中出现某些多态性,以及暴露于某些环境因素,导致了 RA 的发病。RA 患者基因组中编码了多个与 RA 发病相关的基因,包括Ⅱ类主要组织相容性复合物基因(尤其是编码人类白细胞抗原 HLA-DR4 可变区 5 个氨基酸序列的基因)、蛋白络氨酸磷酸酶 22(PTPN22)、细胞因子启动子多态性、人群特异性基因(PADI4)及其他未确定的基因。环境危险因素可能与潜在的病原体,包括支原体、细小病毒 19、反转录病毒、肠道细菌、分枝杆菌、EB 病毒等相关,但尚无证据表明存在某种导致 RA 的特定病原体。这些病原体可能通过直接感染滑膜、某些成分与识别受体结合后激活了天然免疫,或者通过分子模拟机制诱导了自身适应性免疫反应的发生。

目前认为可能的机制为:在表现为产生自身抗体的具有免疫高反应性的个体中,在疾病的早期阶段天然免疫激活成纤维细胞样滑膜细胞(FLS)、树突状细胞(DC)和巨噬细胞。DC 可以移行到中枢淋巴器官呈递抗原并激活 T 淋巴细胞,后者可以激活 B 淋巴细胞。这些淋巴细胞可以移行回到滑膜组织,在目标器官中增强获得性免疫反应。另外,反复激活天然免疫系统可直接导致炎症的发生,并可能使抗原呈递在滑膜中进行。在疾病后续阶段,多种细胞通过核因子 γB 受体结合蛋白/核因子 γB 受体结合蛋白配体系统激活了破骨细胞,其中 FLS 和 T 淋巴细胞提供了最强的刺激。FLS 的自发活化可能也参与了这个病理过程。

另外,RA 滑膜的炎症反应涉及的细胞因子种类非常多。研究表明肿瘤坏死因子-α(TNF-α)和白细胞介素-1(IL-1)在 RA 的发病中起着极其关键的作用。这两种细胞因子刺激滑膜成纤维细胞增生,分泌白细胞介素-6(IL-6)、粒细胞-巨噬细胞集落刺激因子(GM-CSF)、趋化因子及基质蛋白酶和前列腺素等效应分子。其中,粒细胞-巨噬细胞集落刺激因子是由滑膜巨噬样细胞和成纤维细胞共同分泌的,它不但可以诱导 IL-1 的分泌并形成一个正反馈环,而且还可与 TNF-α 共同作用于巨噬细胞增加 HLA-DR 的表达。另外,由巨噬细胞和成纤维细胞分泌的细胞因子还可以间接作用于局部 T 淋巴细胞和 B 淋巴细胞的活化,其中包括类风湿因子的产生。

【病理】 滑膜炎和血管炎是 RA 的基本病理改变,前者是关节表现的基础,后者是关节外表现的基础,而且是 RA 预后不良的因素之一。

滑膜的病理特征是血管翳形成,即一种以血管增生和炎症细胞浸润为特征的肉芽组织,电镜下可见增生的滑膜呈指状突起。血管翳和软骨交界区可见血管、单个核细胞及成纤维细胞浸入软骨内,形成“血管翳-软骨交界区”。血管翳逐渐覆盖软骨,使其变性降解,形成“血管翳-骨交界区”,引起骨侵蚀和破坏。

血管炎发生在 RA 关节外的任何组织。它累及中、小动脉和(或)静脉,管壁有淋巴细胞浸润、纤维素沉着、内膜有增生,导致血管腔的狭窄或堵塞。类风湿结节是血管炎的一种表现,结节中心为纤维素样坏死组织,周围有上皮样细胞浸润,排列成环状,外被以肉芽组织。肉芽组织间有大量的淋巴细胞和浆细胞。

【临床表现】 RA 多以缓慢隐匿的方式起病,其病情和病程有个体差异。少数则急性起病,数日内出现多个关节症状。RA 患者临床主要分为关节受累和关节外受累表现。

1. 关节受累表现

(1) 晨僵(morning stiffness):是炎性关节炎的重要表现,可出现于疼痛之前,目前认为与睡眠期间炎症组织中水肿液体聚结有关。表现为病变关节在静止不动后出现关节发紧、僵硬、活动不灵或受限,尤以清晨起来时最为明显。其持续时间长短可作为衡量疾病活动程度的指标之一。95%以上的 RA 患者有晨僵。其他病因的关节炎也可出现晨僵,但不如本病明显和持久。

(2) 关节疼痛(pain)与压痛(tenderness):是最早的症状,最常出现的部位为双手近端指间关节(PIP)、掌指关节(MCP)和腕关节,其次是足趾、膝、踝、肘、肩等关节,胸锁关节、颞颌关节、颈椎等也可受累。关节疼痛与压痛多呈对称性、持续性。

(3) 关节肿胀(swelling):多因关节腔积液、滑膜增生或关节周围软组织炎症所致。凡受累的关节均可肿胀,常见的部位与关节疼痛部位相同,亦多呈对称性。PIP 多呈梭形肿胀膨大,膝关节肿胀时可有浮髌现象,严重时可形成腘窝囊肿或 Baker 囊肿。

(4) 关节畸形(joint deformity):见于较晚期患者,关节周围肌肉的萎缩、痉挛则使畸形更为加重。最为常见的关节畸形表现有两类:一是软骨和骨的破坏造成关节呈纤维性或骨性强直而失去功能,如腕和肘关节强直;二是关节周围肌腱韧带受损造成关节不能保持正常位置而出现半脱位,如掌指关节半脱位导致手指向尺侧偏斜、近端指间关节过伸远端指间关节屈曲呈“天鹅颈(swan neck)”畸形、近端指间关节屈曲远端指间关节过伸呈“纽扣花(boutonniere)”畸形。

(5) 特殊关节

1) 颈椎的可动小关节及周围腱鞘受累出现颈痛、活动受限,有时甚至因颈椎半脱位而出现脊髓受压。

2) 肩、髋关节:其周围有较多肌腱等软组织包围,因此很难发现肿胀。最常见的症状是局部痛和活动受限,髋关节往往表现为臀部及下腰部疼痛。

3) 颞颌关节:出现于 1/4 的 RA 患者,早期表现为讲话或咀嚼时疼痛加重,严重者有张口受限。

(6) 关节功能障碍:关节肿痛和结构破坏都引起关节的活动障碍。美国风湿病学会将因本病而影响生活的程度分为四级。Ⅰ级:能照常进行日常生活和各项工作。Ⅱ级:可进行一般的日常生活和某种职业工作,但参与其他项目活动受限。Ⅲ级:可进行一般的日常生活,但参与某种职业工作或其他项目活动受限。Ⅳ级:日常生活的自理和参与工作的能力均受限。

2. 关节外受累表现

(1) 类风湿结节:15%～20%的RA患者有类风湿结节,是RA一种较为特异的病变。可出现于体内任何组织或器官,其中以关节伸侧面或受压部位的皮下多见,如尺骨近端和鹰嘴突,通常质地较硬,无压痛。其存在提示有疾病活动。而器官中出现类风湿结节,若影响器官的功能,则会出现相应的临床表现,如声带上的类风湿结节导致进行性声音嘶哑,巩膜类风湿结节导致巩膜穿孔,椎体内类风湿结节导致骨破坏和脊髓病变征象。

(2) 类风湿血管炎:全身性类风湿血管炎作为RA最严重的并发症,近年来比较少见,仅见于病情严重者,常与类风湿因子阳性和疾病活动相关。临床上因指(趾)端动脉炎出现指(趾)端片状出血、甲皱梗死和坏疽,还可以出现皮肤溃疡、周围神经病、内脏动脉炎及可触及性紫癜,器官病变一般表现为受累动脉供血的器官跛行或梗死。其病理特点为全动脉炎,可有免疫复合物沉积于血管壁。

(3) 肺部:10%～30%的RA患者可出现肺部受累,主要表现为胸膜炎、间质性肺炎、肺间质纤维化、肺类风湿结节、肺血管炎和肺动脉高压。其中肺间质纤维化和胸膜炎最为常见。RA患者合并尘肺时,可表现为多发的或散在分布于肺周边部位的、直径大于1cm的结节,称为Caplan综合征,主要见于接触大量粉尘的患者。肺部的结节可以突然出现,同时伴有关节炎症状的加重。结节内亦可见空洞。病理学检查显示结节中央有坏死组织,含有胶原组织和为数不等的粉尘,外周为增生的成纤维细胞与类风湿结节相似。

(4) 心脏:心包炎是RA患者最常见的心脏受累的表现。通过超声心动图检查约30%的患者出现小量心包积液。多见于RF阳性、有类风湿结节的患者,但多数患者无相关临床表现。其他还可见心瓣膜病变、心肌损害、冠状动脉受累等。

(5) 胃肠道:患者可有上腹不适、胃痛、恶心、纳差,甚至黑便,多与服用抗风湿药物,尤其是非甾体消炎药有关,很少由RA本身引起。

(6) 肾:RA患者很少累及肾,病程长的RA患者可并发肾的淀粉样变等。若出现尿常规的异常,要警惕RA治疗药物引起的肾损害。

(7) 神经系统:神经受压是RA患者出现神经系统病变的常见原因。如正中神经在腕关节处受压可出现腕管综合征。多数患者随着炎症减轻神经症状能逐渐好转,但有时需要手术减压治疗。脊髓受压多由RA累及颈椎导致,表现为渐起的双手感觉异常和力量的减弱,腱反射多亢进,病理反射阳性。多发性单神经炎则因小血管炎的缺血性病变所造成。

(8) 血液系统:RA患者的贫血一般是正细胞正色素性贫血,出现小细胞低色素性贫血时,要考虑因病变本身或因服用非甾体消炎药(NSAIDS)而造成胃肠道长期少量出血所致。血小板增多通常和疾病活动度相关,病情缓解后恢复正常。此外,与慢性疾病性贫血的发病机制有关,在患者的炎症得以控制后,贫血也可得以改善。RA患者伴有脾大、中性粒细胞减少,有的甚至有贫血和血小板减少,称之为Felty综合征。这些患者通常有高滴度的类风湿因子、皮下结节和类风湿疾病的其他系统性表现,也可能会在关节炎症消退后发生。

(9) 干燥综合征:部分患者常有口干、眼干症状,30%～40%的RA患者可继发干燥综合征,需结合自身抗体,经口腔科及眼科检查证实有口干燥征和干燥性角结膜炎,以进一步明确诊断。

【实验室和其他辅助检查】

1. 实验室检查

（1）血常规：多数活动期 RA 患者有轻至中度正细胞性贫血，白细胞数大多正常，有时可见嗜酸粒细胞。活动期患者血小板可增高。

（2）红细胞沉降率：是 RA 最常用的监测病情活动的指标，但特异性差，影响因素多。

（3）C 反应蛋白：是目前评价 RA 活动性最有效的指标之一，增高时病情活动。

（4）免疫球蛋白和补体：血清免疫球蛋白 IgG、IgM、IgA 可升高，血清补体水平多数正常或轻度升高，只有在少数血管炎患者出现低补体血症。

（5）自身抗体：类风湿因子（RF-IgM）见于 70% 的 RA 患者血清，高滴度 RF 是预后不良的指标之一。其他疾病也可出现 RF 阳性，如干燥综合征、系统性红斑狼疮、慢性肝病、结节病、肺间质纤维化、亚急性感染性心内膜炎等。5% 健康人也可出现低滴度 RF 阳性。其他 RA 相关自身抗体有：抗环状瓜氨酸（CCP）抗体、抗核周因子、抗角蛋白抗体（AKA）等。其中抗 CCP 抗体检测有助于早期 RA 的诊断，尤其对有发生侵袭性关节损害危险的早期 RA 很有价值。

（6）遗传标记：HLA-DR4 及 HLA-DR1 亚型。

2. 影像学检查

（1）X 线片：典型 RA 的 X 线表现是近端指间关节梭形肿胀、关节面模糊或毛糙及囊性变。X 线分四期：Ⅰ期，正常或骨质疏松；Ⅱ期，骨质疏松，有轻度关节面下骨质侵袭或破坏，关节间隙轻度狭窄；Ⅲ期，关节面下明显的骨质侵袭和破坏，关节间隙明显狭窄，关节半脱位畸形；Ⅳ期，上述改变合并有关节纤维性或骨性强直。

（2）CT 检查：胸部 CT 可进一步提示肺部病变，尤其高分辨 CT 对肺间质病变更敏感。

（3）MRI 检查：MRI 可很好的分辨关节软骨、滑液及软骨下骨组织，对早期发现关节破坏很有帮助。

（4）超声：关节超声是简易的无创性检查，对于滑膜炎、关节积液及关节破坏有鉴别意义。

3. 特殊检查

（1）关节穿刺术：对于有关节腔积液的关节，关节液的检查包括：关节液培养、类风湿因子检测、抗 CCP 抗体检测、抗核抗体等，并做偏振光检测鉴别痛风的尿酸盐结晶。

（2）关节镜及关节滑膜活检：对 RA 的诊断及鉴别诊断很有价值，对于单关节难治性的 RA 有辅助的治疗作用。

【诊断】

1. 诊断标准　RA 的诊断主要根据临床表现、实验室检查结果综合判断。典型的病例按 1987 年美国风湿病学会（ACR）分类标准（表 8-3-1）诊断并不困难，但对于某些早期或不典型 RA，常被误诊或漏诊。因此，2010 年 ACR 和欧洲抗风湿病联盟（EULAR）提出了新的 RA 分类标准和评分系统，即至少 1 个关节有明确的临床滑膜炎（肿胀），滑膜炎不能用其他疾病进行解释，并有典型放射学 RA 骨破坏的改变，可诊断 RA。另外，该标准对关节受累情况、血清学指标、滑膜炎持续时间和急性时相反应物 4 个部分进行评分，总得分 6 分以上也可诊断 RA，见表 8-3-2。

表 8-3-1　1987 年 ACR 修订的 RA 分类标准

定义	注释
1. 晨僵	关节及其周围僵硬感至少持续 1h(病程≥6 周)
2. 3 个或 3 个区域以上关节部位的关节炎	医生观察到下列 14 个区域(左侧或右侧的近端指间关节、掌指关节、腕、肘、膝、踝及跖趾关节)中累及 3 个,且同时软组织肿胀或积液(不是单纯骨隆起)(病程≥6 周)
3. 手关节炎	腕、掌指或近端指间关节炎中,至少有一个关节肿胀(病程≥6 周)
4. 对称性关节炎	两侧关节同时受累(双侧近端指间关节、掌指关节及跖趾关节受累时,不一定绝对对称)(病程≥6 周)
5. 类风湿结节	医生观察到在骨突部位、伸肌表面或关节周围有皮下结节
6. 类风湿因子阳性	任何检测方法证明血清类风湿因子含量异常,而该方法在正常人群中的阳性率小于 5%
7. 放射学改变	在手和腕的后前位相上有典型的类风湿关节炎放射学改变:必须包括骨质侵蚀或受累关节及其邻近部位有明确的骨质脱钙

注:以上 7 条满足 4 条或 4 条以上并排除其他关节炎即可诊断 RA。

表 8-3-2　2010 年 ACR/EULAR 的 RA 分类标准

项目	评分
关节受累情况(0~5 分)	
1 个中到大关节	0 分
2~10 个中大关节	1 分
1~3 个小关节	2 分
4~10 个小关节	3 分
超过 10 个小关节	5 分
血清学(0~3 分)	
RF 和抗 CCP 抗体均阴性	0 分
RF 或抗 CCP 抗体低滴度阳性	2 分
RF 或抗 CCP 抗体高滴度阳性	3 分
急性期反应物(0~1 分)	
CRP 和 ESR 均正常	0 分
CRP 或 ESR 异常	1 分
症状持续时间(0~1 分)	
>6 周	0 分
≥6 周	1 分

受累关节指关节肿胀疼痛,小关节包括掌指关节、近端指间关节、第 2~5 跖趾关节、膝关节,不包括第一腕掌关节、第 1 跖趾关节和远端指间关节;大关节指肩、肘、髋、膝和踝关节。血清学高滴度阳性指>3 倍正常值。

2. 活动性判断　判断 RA 活动性的项目包括疲劳的严重性、晨僵持续的时间、关节疼痛和肿胀的程度、关节压痛和肿胀的数目、关节功能受限制程度及急性炎症指标(如红细胞沉降率、C 反应蛋白和血小板)等。临床上可采用 DAS28 等标准判断病情活动程度。

3. 缓解标准　RA 临床缓解标准有：①晨僵时间低于 15min；②无疲劳感；③无关节痛；④活动时无关节痛或关节无压痛；⑤无关节或腱鞘肿胀；⑥红细胞沉降率（魏氏法）女性<30mm/h，男性<20mm/h。符合 5 条或 5 条以上并至少连续 2 个月者考虑为临床缓解；有活动性血管炎、心包炎、胸膜炎、肌炎和近期无原因的体重下降或发热，则不能认为缓解。

【鉴别诊断】　在 RA 的诊断过程中，应注意与下列疾病相鉴别。

1. 骨关节炎　中老年人多发，起病缓慢，主要累及膝、髋、手及脊柱等关节。活动后疼痛加重，晨僵往往小于半小时。手指远端指间关节可见赫伯登（Heberden）结节、近端指关节可见布夏尔（Bouchard）结节。骨关节炎通常无皮下结节和血管炎等关节外表现，RF 阴性或低滴度阳性。X 线示关节间隙狭窄、关节边缘呈唇样增生或骨疣形成。

2. 痛风性关节炎　多见于中老年男性，常呈反复急性发作，好发部位为单侧第一跖趾关节，也可侵犯膝、踝、肘、腕及手关节，血清自身抗体阴性，血尿酸水平大多增高，慢性痛风性关节炎可在关节和耳郭等部位出现痛风石。

3. 银屑病关节炎　以手指或足趾远端关节受累为主，常伴有银屑病的皮肤或指甲病变，但对称性指间关节炎较少且 RF 阴性，也可出现关节畸形。

4. 强直性脊柱炎　青年男性多见，主要侵犯骶髂关节及脊柱，外周关节受累多以下肢不对称关节受累为主，常有肌腱端炎。90%～95%患者 HLA-B27 阳性，RF 阴性。骶髂关节及脊柱的 X 线改变对诊断有重要意义。

5. 结缔组织病所致的关节炎　干燥综合征、系统性红斑狼疮均可有关节受累，且部分患者 RF 阳性，但它们有相应的关节外临床表现和特征性自身抗体。

6. 其他　不典型 RA 要与感染性关节炎（包括结核感染）、反应性关节炎和风湿热相鉴别。

【治疗】

1. 治疗原则　目前 RA 不能根治。治疗的目的包括：缓解疼痛，减轻炎症，保持关节结构，维持关节功能，控制系统受累。应按照早期、达标、个体化方案治疗原则，达到临床缓解或疾病低活动度的治疗目标。主要治疗措施包括：一般性治疗、药物治疗、外科手术治疗等，其中以药物治疗最为重要。

2. 一般性治疗　强调患者教育的重要性，树立整体规范化的治疗理念。急性期适当休息、关节制动，缓解期注重关节功能和肌肉力量的锻炼，辅以物理治疗、心理治疗等。

3. 药物治疗　RA 的治疗药物分五大类，包括非甾体消炎药（NSAIDs）、改变病情抗风湿药（DMARDs）、糖皮质激素（glucocorticoid，GC）、植物药和生物制剂。

（1）非甾体消炎药：通过抑制环氧化酶活性，减少前列腺素合成而具有抗炎、止痛、退热、消肿作用，是改善关节炎症状的常用药，但不能控制病情，应与 DMARDs 同服。其主要不良反应包括胃肠道症状、肝肾功能损害及可能增加的心血管不良事件。用药时应个体化选择药物，个体化应用剂量，避免联合用药，充分认识风险评估的重要性。非甾体消炎药的外用制剂（如双氯酚酸二乙胺乳胶剂、酮洛芬凝胶剂等）对缓解关节肿痛有一定作用，不良反应较少，临床上应积极使用。

目前临床上常用的非甾体消炎药很多，大致可分为以下几种，见表 8-3-3。

表 8-3-3　RA 常用的非甾体消炎药

分类	英文	半衰期(小时)	每日总剂量(mg)	每次剂量(mg)	次/日
丙酸衍生物					
布洛芬	ibuprofen	2	1200~3200	400~600	3
萘普生	naproxen	14	500~1000	250~500	2
洛索洛芬	loxoprofen	1.2	180	60	3
苯酰酸衍生物					
双氯芬酸	diclofenac	2	75~150	25~50	3
吲哚酰酸类					
吲哚美辛	indometacin	3~11	75	25	3
舒林酸	sulindac	18	400	200	2
阿西美辛	acemetacin	3	90~180	30~60	3
吡喃羧酸类					
依托度酸	etodolac	8.3	400~1000	400~1000	1
非酸性类					
萘丁美酮	nabumetone	24	1000~2000	1000	1~2
昔康类					
炎痛喜康	piroxicam	30~86	20	20	1
烯醇酸类					
美洛昔康	meloxicam	20	15	7.5~15	1
磺酰苯胺类					
尼美舒利	nimesulide	2~5	400	100~200	2
昔布类					
塞来昔布	celecoxib	11	200~400	100~200	1~2
罗非昔布	rofecoxib	17	12.5~25	12.5~25	1

(2) 改变病情抗风湿药：该类药物较非甾体消炎药发挥作用慢，临床症状的明显改善需1~6个月，故又称慢作用抗风湿药。这些药物止痛抗炎作用较弱，但能够延缓和控制病情进展。因此，RA 一经确诊，及早应用 DMARDs 药物。若患者病情较重、有多关节受累、伴有关节外表现或早期出现关节破坏等预后不良因素，应采用2种及以上 DMARDs 药物联合使用。甲氨蝶呤(MTX)应作为 RA 的首选用药，应作为联合治疗的基本药物。如 MTX 无效或不能耐受，可选其他 DMARDs 药物。各个 DMARDs 有其不同的作用及不良反应，在应用时需谨慎监测。常用 DMARDs 药物有以下几种。

1) MTX：为 RA 最常使用的 DMARDs 药物之一，是二氢叶酸还原酶的抑制剂，使嘌呤合成受抑，同时具抗炎作用。每周7.5~20mg，以口服为主，亦可静脉注射或肌内注射。4~6周起效，疗程至少半年。不良反应有肝损害、胃肠道反应、骨髓抑制和口炎等，停药后多能恢复。小剂量叶酸与 MTX 同时使用，可减少 MTX 的毒副作用而不影响疗效。

2) 来氟米特(leflunomide)：是新型抗代谢性免疫抑制剂，抑制二氢乳清酸脱氢酶和酪氨酸激酶的活性，抑制嘧啶的合成，使活化淋巴细胞的生长受抑。口服每日10~20mg，与 MTX 有协同作用，常联合使用。主要不良反应有胃肠道反应、肝损伤、骨髓抑制和脱发等。

3）柳氮磺吡啶：能减轻关节局部炎症和晨僵，可使红细胞沉降率和C反应蛋白下降，并减缓滑膜的破坏。一般由小剂量开始，递增至每日2～3g，分2～3次服用，1～2月可起效，对磺胺过敏者禁用。常见不良反应有恶心、腹泻、皮疹、肝损害、偶有白细胞低等，停药后可恢复正常。

4）抗疟药：包括羟氯喹和氯喹两种。起效缓慢，2～3月见效。羟氯喹每日0.2～0.4g，分2次服。氯喹每日0.25g，1次服。长期服用可出现视物盲点，眼底有“牛眼”样改变，因此用药前、用药时每6～12个月宜做眼底检测排除药物引起视网膜损害，少数患者服用后出现心肌损害。

5）金制剂：分为注射及口服两种剂型。注射剂型毒性严重，现很少使用。口服金制剂是一种三乙膦金化合物，叫金诺芬，不良反应少，常和其他DMARDs联合使用。

6）硫唑嘌呤：抑制细胞核酸的合成和功能。每日口服剂量为100mg，病情稳定后可改为50mg维持。骨髓抑制导致中性粒细胞减少是其最常见的并发症，因此服药期间需监测血常规及肝功能。

7）环孢素：每日剂量为3～5mg/kg，分1～2次口服。其不良反应为高血压、肝肾毒性、胃肠道反应、齿龈增生及多毛等，骨髓抑制很少发生，服药期间宜严密监测血压和血肌酐。

（3）糖皮质激素（GC）：本药有强大的抗炎作用，能迅速缓解关节肿痛症状和全身炎症，目前提倡小剂量、短疗程作为控制症状的辅助治疗。使用GC必须同时应用DMARDs，低至中等剂量的GC与DMARDs药物联合应用在初始治疗阶段对控制病情有益，当临床条件允许时应尽快递减GC用量至停用。有系统症状如伴有心、肺、眼和神经系统等器官受累的重症患者，根据具体情况予以中到大量GC，症状控制后递减。关节腔注射GC有利于减轻关节炎症状，但过频的关节腔穿刺可能增加感染风险，并可发生类固醇晶体性关节炎。使用GC应注意补充钙剂和维生素D防止骨质疏松，警惕感染、高血压、血糖增高等不良反应。

（4）生物制剂靶向治疗：生物制剂靶向治疗是目前治疗RA快速发展的治疗方法，疗效显著，已成为RA治疗的重要部分，其中包括TNF-α拮抗剂、IL-1拮抗剂、IL-6拮抗剂、CD20单克隆抗体、细胞毒T淋巴细胞活化抗原-4（cytotoxic T lymphocyte activation antigen-4，CTLA-4）抗体等，还有多种新的生物制剂在研究中。目前使用最普遍的是TNF-α拮抗剂、IL-6拮抗剂。如最初DMARDs方案治疗未能达标，或存在有预后不良因素时应考虑加用生物制剂。为增加疗效和减少不良反应．本类生物制剂宜与MTX联合应用。其主要的不良反应包括注射部位局部的皮疹、感染，尤其是结核感染，有些生物制剂长期使用致淋巴系统肿瘤患病率增加。有关它们的长期疗效、疗程、停药复发和不良反应还有待深入研究。

（5）植物药制剂：已有多种治疗RA的植物制剂，如雷公藤总苷、青藤碱、白芍总苷等。部分药物对缓解关节症状有较好作用，但需进一步研究。其中雷公藤总苷最为常用，应注意其明显性腺抑制、骨髓抑制、肝损伤等不良反应。其他药物使用也需注意相关不良反应。

4. 外科手术治疗　对于积极内科治疗病情仍不能控制，为缓解疼痛、矫正畸形、改善生活质量可考虑手术治疗，包括关节置换术、滑膜切除手术、关节融合术等，但手术并不能根治RA，故术后仍需要药物治疗。

【预后】　大多数RA患者病程迁延，头2～3年的致残率较高，如不及早合理治疗，3年内关节破坏达70%。积极、规范的治疗可使80%以上的RA患者病情缓解，只有少数最终致残。

目前尚无准确预测预后的指标，通常认为：男性比女性预后好；发病年龄晚者较发病年龄早者预后好；起病时关节受累数多、或有跖趾关节受累、或病程中累及关节数大于 20 个预后差；持续高滴度类风湿因子阳性、持续红细胞沉降率增快、C 反应蛋白增高、血中嗜酸粒细胞增多均提示预后差；有严重全身症状（发热、贫血、乏力）和关节外表现（类风湿结节、巩膜炎、间质性肺病、心包疾病、系统性血管炎等内脏损伤）预后不良；短期激素治疗症状难以控制或激素维持剂量不能减至 10mg/d 以下者预后差。

RA 患者患恶性肿瘤的风险增加。肺间质纤维化可能是发生肺部肿瘤（尤其是支气管肺泡型）的危险因素。RA 患者发生霍奇金淋巴瘤、非霍奇金淋巴瘤和白血病的危险性是正常人群的 2~3 倍。在 RA 合并淋巴瘤的患者中，低度和高度恶性的患者各占一半，其中大部分是 B 淋巴细胞淋巴瘤。相对之下，虽然 Felty 综合征患者患所有肿瘤的相对危险度仅为 2，但 RA 合并该综合征发生非霍奇金淋巴瘤的相对危险度接近 13，与干燥综合征所合并的淋巴瘤危险度相似。最近接受 TNF 抑制剂治疗后 RA 患者发生实体瘤的可能性增加，但 TNF 抑制剂的致癌作用即使存在，其影响也是很小的。

（戴　林）

第四章　系统性红斑狼疮

学习目标

1. 掌握系统性红斑狼疮的定义、分类标准;狼疮危象的概念。
2. 熟悉系统性红斑狼疮的临床表现、SLEDAI 疾病活动度评估、治疗原则。
3. 了解系统性红斑狼疮的病因、发病机制、病理改变。

系统性红斑狼疮(systemic lupus erythematosus,SLE)是一种有多系统损害的慢性自身免疫性疾病,其血清中出现以抗核抗体为代表的多种自身抗体。SLE 的患病率因人群而异,全球平均患病率为 12~23/10 万,北欧大约为 40/10 万,黑人患病率较高,约为 100/10 万。我国患病率为 30.31~70.41/10 万。本病以育龄期女性多见。通过早期诊断和综合治疗,本病的预后较前大为改善。

【病因】

1. 遗传

(1) 流行病学及家系调查:有资料表明 SLE 患者第一代亲属中患 SLE 者 8 倍于无 SLE 患者家庭,单卵双胞胎患 SLE 者 5~10 倍于异卵双胞胎。SLE 患者有家族聚集倾向。

(2) 易感基因:研究证实 SLE 是多基因相关疾病。有 HLA-Ⅲ类的 C2 或 C4 缺损,HLA-Ⅱ类的 DR2、DR3 频率异常。推测多个基因在某种条件(环境)下相互作用改变了正常免疫耐受性而致病。

2. 环境因素

(1) 紫外线:使皮肤上皮细胞出现凋亡,新抗原暴露而成为自身抗原。

(2) 药物、化学试剂、微生物病原体等也可诱发疾病。

3. 雌激素　女性患病率明显高于男性,育龄期女男之比为 9∶1,儿童及老年人为3∶1。

【发病机制及免疫异常】　外来抗原(如病原体、药物等)引起人体 B 淋巴细胞活化。易感者因免疫耐受性减弱,B 淋巴细胞通过交叉反应与模拟外来抗原的自身抗原结合,并将抗原呈递给 T 淋巴细胞,使之活化,在 T 淋巴细胞活化刺激下,B 淋巴细胞产生大量不同类型的自身抗体,造成组织损伤。

1. 致病性自身抗体　这类自身抗体的特性为:①以 IgG 型为主,与自身抗原有很高的亲和力,如 DNA 抗体可与肾组织直接结合导致损伤;②抗血小板抗体及抗红细胞抗体导致血小板和红细胞破坏,临床出现血小板较少和溶血性贫血;③抗 SSA 抗体经胎盘进入儿童心脏引起新生儿心脏传导阻滞;④抗磷脂抗体,引起抗磷脂抗体综合征,表现为血栓形成、血小板减少、习惯性自发性流产;抗核糖体抗体与 NP-SLE 相关。

2. 致病性免疫复合物　SLE 是一个免疫复合物病。免疫复合物(immune complexes,IC)由自身抗原和相应自身抗体结合而成,IC 在组织中沉积引起组织损伤。本病 IC 增高的原因有:①清除 IC 的机制异常;②IC 形成过多(抗体量多);③IC 的大小不当而不能被吞噬或排出。

3. T 淋巴细胞或 NK 细胞功能失调　SLE 患者的 $CD8^+$T 淋巴细胞和 NK 细胞功能失

调,不能产生抑制 $CD4^+T$ 淋巴细胞的作用,因此在 $CD4^+T$ 淋巴细胞的刺激下,B 淋巴细胞持续活化而产生自身抗体。T 淋巴细胞的功能异常以致新抗原不断出现,使自身免疫持续存在。

【病理】 SLE 主要病理改变为炎症反应和血管异常,它可以出现在身体任何器官。中小血管因 IC 沉积或抗体直接侵袭而出现管壁的炎症和坏死,继发的血栓使管腔变窄,导致局部组织缺血和功能障碍。受损害器官的特征性改变是:①苏木紫小体(细胞核受抗体作用变形为嗜酸性团块);②"洋葱皮样病变",即小动脉周围有显著向心性纤维增生,明显表现于脾中央动脉,以及心瓣膜的结缔组织反复发生纤维蛋白样变性而形成赘生物。此外,心包、心肌、肺、神经系统等亦可出现上述基本病理变化。SLE 肾受累的病理表现,世界卫生组织(WHO)将 LN 病理分型为:Ⅰ型正常或微小病变、Ⅱ型系膜增殖性、Ⅲ型局灶节段增殖性、Ⅳ型弥漫增殖性、Ⅴ型膜性、Ⅵ型肾小球硬化性。

【临床表现】 临床症状多样,早期症状往往不典型。

1. 全身表现　活动期患者大多数有全身症状。约 90% 的患者在病程中出现各种热型的发热,其中多数为高热,体温可持续在 39°C,也可出现低、中度发热。80% ~ 90% 的患者病程早期出现疲乏,可早于皮疹、关节肿痛等症状。约 60% ~ 70% 的患者体重下降。SLE 患者的全身表现缺乏特异性。

2. 皮肤与黏膜表现　皮肤表现是 SLE 常见的症状。80% 患者在病程中出现皮疹,鼻梁和双颧颊部呈蝶形分布的红斑是 SLE 特征性的改变。其他皮肤损害尚有光敏感、脱发、手足掌面和甲周红斑、盘状红斑、结节性红斑、脂膜炎、网状青斑、雷诺现象等(表 8-4-1)。SLE 皮疹无明显瘙痒,明显瘙痒者提示过敏,免疫抑制治疗后的瘙痒性皮疹应注意真菌感染。接受激素和免疫抑制剂治疗的 SLE 患者,若不明原因出现局部皮肤灼痛,有可能是带状疱疹的前兆。SLE 口腔和鼻黏膜痛性溃疡较常见,常提示疾病活动。在免疫抑制和(或)抗生素治疗后的口腔糜烂,应注意口腔真菌感染。

表 8-4-1　系统性红斑狼疮常见皮疹

狼疮特异性皮疹	急性皮疹:如颊部红斑
	亚急性皮疹:如亚急性皮肤型红斑狼疮(SCLE)
	慢性皮疹:如盘状红斑、狼疮脂膜炎、黏膜狼疮、肿胀性狼疮、冻疮样狼疮等
非狼疮特异性皮疹	光敏感、脱发、甲周红斑、网状青斑、雷诺现象等

3. 浆膜炎　50% 以上患者在急性发作期出现多浆膜炎,包括双侧胸腔积液、心包积液等。

4. 肌肉关节表现　关节痛是常见症状之一,约 50% 的患者以关节疼痛为首发症状。常出现对称性多关节疼痛、肿胀、部分可出现晨僵;可累及指、腕、膝关节,少有关节红肿,通常不引起骨质破坏。10% 患者因关节周围肌腱受损而出现 Jaccoud 关节病,为可复的非侵蚀性关节半脱位,可以维持正常关节功能,关节 X 线片多无关节骨破坏。5% ~ 11% 的 SLE 可合并肌炎,临床表现与多发性肌炎相似,主要表现为弥漫性肌痛和肌无力,可有肌酶谱增高。激素治疗中的 SLE 患者出现髋关节区域隐痛不适,需除外无菌性股骨头坏死尚不能肯定是本病所致还是糖皮质激素的不良反应之一。

5. 肾表现　又称狼疮肾炎(Lupus nephritis, LN),表现为蛋白尿、血尿、管型尿,水肿、高血压,乃至肾衰竭。30% ~ 70% 的 SLE 病程中会出现临床肾受累。LN 对 SLE 预后影响甚大,肾衰竭是 SLE 的主要死亡原因之一。病理分型对于估计预后和指导治疗有积极意义,通常Ⅰ型和Ⅱ型的预后较好,Ⅳ型和Ⅵ型预后较差。但 LN 的病理类型是可以转换的,Ⅰ型和Ⅱ型者有可能转变为较差的类型,Ⅳ型和Ⅴ型者经过免疫抑制剂的治疗,也可以有良好的预后。肾病理还可提供 LN 活动性的指标,如肾小球细胞增殖性改变、纤维素样坏死、核碎裂、细胞性新月体、透明栓子、金属环、炎细胞浸润,肾小管间质的炎症等均提示 LN 活动;而肾小球硬化、纤维性新月体,肾小管萎缩和间质纤维化则是 LN 慢性指标。活动性指标高者,肾损害进展较快,但积极治疗仍可以逆转;慢性指标提示肾不可逆的损害程度,药物治疗只能减缓而不能逆转慢性指数的继续升高。因此肾活检应成为 SLE 的常规检查之一。有平滑肌受累者可出现输尿管扩张和肾积水。

6. 心血管表现　患者常出现心包炎,表现为心包积液,但心包填塞少见。约 10% 有心肌损害,表现为气促,心前区不适、心律失常,严重者可伴有心功能不全,甚至心力衰竭导致死亡。SLE 可出现疣状心内膜炎(Libman-Sack 心内膜炎),病理表现为瓣膜赘生物,其与感染性心内膜炎区别在于,疣状心内膜炎瓣膜赘生物最常见于二尖瓣后叶的心室侧,且并不引起心脏杂音性质的改变。通常疣状心内膜炎不引起临床症状,但可以脱落引起栓塞,或并发感染性心内膜炎。SLE 可以有冠状动脉受累,表现为心绞痛和心电图 ST-T 改变,甚至出现急性心肌梗死。除冠状动脉炎可能参与了发病外,长期使用糖皮质激素加速了动脉粥样硬化和抗磷脂抗体导致动脉血栓形成,可能是冠状动脉病变的另两个主要原因。

7. 肺部表现　SLE 常出现胸膜炎,如合并胸腔积液其性质为渗出液。年轻人(尤其是女性)的渗出性浆膜腔积液,除需排除结核外应注意 SLE 的可能性。SLE 肺实质浸润的放射学特征是阴影分布较广、易变,与同等程度 X 线表现的感染性肺炎相比,SLE 肺损害的咳嗽症状相对较轻,痰量较少,一般不咳黄色黏稠痰,如果 SLE 患者出现明显的咳嗽、黏稠痰或黄痰,提示呼吸道细菌性感染。结核感染在 SLE 表现常呈不典型性。对持续性发热的患者,应警惕血行播散性粟粒性肺结核的可能,应每周摄胸片,必要时应行肺高分辨率 CT(HRCT)检查,结合痰、支气管-肺泡灌洗液的涂片和培养,以明确诊断,及时治疗。SLE 所引起的肺脏间质性病变主要是急性和亚急性期的磨玻璃样改变和慢性期的纤维化,表现为活动后气促、干咳、低氧血症,肺功能检查常显示弥散功能下降。少数病情危重者、伴有肺动脉高压或血管炎累及支气管黏膜者可出现咯血。SLE 合并弥漫性出血性肺泡炎死亡率极高。SLE 还可出现肺动脉高压、肺梗死、肺萎缩综合征(shrinking-lung syndrome)。后者表现为肺容积的缩小,横膈上抬,盘状肺不张,呼吸肌功能障碍,而无肺实质、肺血管的受累,也无全身性肌无力、肌炎、血管炎的表现。

8. 神经系统表现　又称神经精神狼疮(neuropsychiatric lupus, NP-SLE)。轻者仅有偏头痛、性格改变、记忆力减退或轻度认知障碍;重者可表现为脑血管意外、昏迷、癫痫持续状态等。中枢神经系统表现包括无菌性脑膜炎,脑血管病,脱髓鞘综合征,头痛,运动障碍,脊髓病,癫痫发作,急性精神错乱,焦虑,认知障碍,情绪失调,精神障碍;外周神经系统表现包括吉兰-巴雷综合征,自主神经系统功能紊乱,单神经病变,重症肌无力,颅神经病变,神经丛病变,多发性神经炎等病变。存在一种或一种以上上述表现,并除外感染、药物等继发因素,结合影像学、脑脊液、脑电图等检查可诊断神经精神狼疮。引起 SLE 的病理基础为脑局部血管炎的微血栓,来自心瓣膜赘生物脱落的小栓子,或与针对神经细胞的自身抗体,或并存抗磷脂抗体综合征。

9. 消化系统表现 表现为食欲减退、恶心、呕吐、腹痛、腹泻或便秘,其中以腹泻较常见,可伴有蛋白丢失性肠炎,并引起低蛋白血症。部分患者以上述消化系统症状为首发。活动期 SLE 可出现肠系膜血管炎,其表现类似急腹症,甚至被误诊为胃穿孔、肠梗阻而手术探查。SLE 还可并发急性胰腺炎。肝酶增高常见,仅少数出现严重肝损害和黄疸。消化系统症状与肠壁和肠系膜的血管炎有关。

10. 血液系统表现 活动性 SLE 患者贫血和(或)细胞减少和(或)血小板减少常见。贫血可能为慢性病贫血或肾性贫血。短期内出现重度贫血常是自身免疫性溶血所致,Coombs 试验阳性。SLE 可出现白细胞减少,但治疗 SLE 的细胞毒药物也常引起白细胞减少,需要鉴别。本病所致的白细胞减少,一般发生在治疗前或疾病复发时,多数对激素治疗敏感。血小板减少与血清中存在抗血小板抗体、抗磷脂抗体及骨髓巨核细胞成熟障碍有关。部分患者在起病初期或疾病活动期伴有淋巴结肿大和(或)脾肿大。

11. 抗磷脂抗体综合征 抗磷脂抗体综合征(antiphospholipid antibody syndrome, APS)可出现在 SLE 的活动期,临床表现为动脉和(或)静脉血栓形成,习惯性自发性流产,血小板减少,血清一次以上抗磷脂抗体阳性。SLE 患者可出现抗磷脂抗体阳性但不一定是 APS,APS 出现在 SLE 是继发性的。

12. 干燥综合征 约 30% 的 SLE 患者合并继发性干燥综合征,有唾液腺和泪腺功能不全。

13. 眼部表现 约 15% 患者有眼底变化,如出血、视盘水肿、视网膜渗出物等。其原因是视网膜血管炎。另外,血管炎可累及视神经,两者均影响视力,重者可致盲。早期治疗,多数可逆转。

【实验室和其他辅助检查】

1. 一般检查 不同系统受累可出现相应的血、尿常规,肝肾功能异常,影像学检查异常。狼疮脑病患者常有脑脊液压力及蛋白含量升高,但细胞数、氯化物和葡萄糖水平多正常。

2. 自身抗体 SLE 患者血清中存在多种自身抗体,它们的临床意义是 SLE 诊断的标记、疾病活动性的指标及提示可能出现的临床亚型。常见的自身抗体依次为抗核抗体谱、抗磷脂抗体和抗组织细胞抗体。

(1) 抗核抗体谱:出现在 SLE 的有抗核抗体(ANA)、抗双链 DNA(ds-DNA)抗体、抗可提取核抗原(ENA)抗体。

免疫荧光抗核抗体(IFANA)是 SLE 的筛选检查。对 SLE 的诊断敏感性为 95%,特异性相对较低为 65%。除 SLE 之外,其他结缔组织病(如干燥综合征、类风湿关节炎等)的血清中也常存在 ANA;一些慢性感染也可出现低滴度的 ANA;正常老年人或其他疾病如肿瘤,也可能存在低滴度的 ANA。

抗双链 DNA(ds-DNA)抗体:是诊断 SLE 的标记性抗体之一,特异性 95%,敏感性为 70%,多出现在 SLE 的活动期。抗 ds-DNA 抗体的滴度与疾病活动性及预后密切相关。

抗 ENA 抗体谱包括以下几种。①抗 Sm 抗体:是诊断 SLE 的标记性抗体之一,特异性高达 90%,但敏感性仅 25%,有助于早期和不典型患者的诊断和回顾性诊断。抗 Sm 抗体的存在与疾病活动性无明显关系。②抗 RNP 抗体:阳性率 40%,对 SLE 诊断特异性不高,常与 SLE 的雷诺现象和肌炎相关。③抗 SSA(Ro)抗体:与 SLE 患者光过敏、皮损、血管炎、白细胞低、平滑肌受累、新生儿狼疮等相关。④抗 SSB(La)抗体:与抗 SSA 抗体相关联,与继发性干燥综合征有关，但阳性率低于抗 SSA（Ro）抗体。⑤抗 rRNP 抗体：常提示有 NP-SLE 或其他重要内脏损害。

（2）抗磷脂抗体：包括抗心磷脂抗体、狼疮抗凝物、抗 β2 糖蛋白 1（β2-GP1）抗体、梅毒血清试验假阳性等对自身不同磷脂成分的自身抗体。结合其特异的临床表现可诊断是否合并有继发性 APS。

（3）抗组织细胞抗体：抗红细胞膜抗体，以 Coombs 试验测得。抗血小板抗体导致血小板减少，抗神经元抗体多见于 NP-SLE。

（4）其他：少数患者血清可出现类风湿因子（RF）和抗中性粒细胞抗体阳性，高 γ 球蛋白血症。

3. 补体　临床常用的有总补体（CH50）、C3 和 C4 的检测。补体低下，尤其是 C3 低下常提示有 SLE 活动。C4 低下除表示有 SLE 活动外，也可能是 SLE 易感基因（C4 缺乏）的表现。

4. 疾病活动度指标　除上述抗 ds-DNA 抗体的滴度、C3 与疾病活动相关外，仍有许多指标变化提示狼疮活动。各种 SLE 的临床症状，尤其是新近出现的症状，均可提示疾病的活动。炎症指标升高，包括红细胞沉降率（ESR）增快、血清 C 反应蛋白（CRP）升高、高 γ 球蛋白血症、RF 阳性、血小板计数增加等，也提示疾病活动。

5. 肾活检病理　对狼疮肾炎的诊断、治疗和预后判断均有价值，尤其对狼疮肾炎的分型治疗具有重要意义。

6. X 线及影像学检查　有助于发现早期器官损害，如神经系统磁共振、CT 可以及时发现患者脑部的梗死性或出血性病灶，胸部高分辨率 CT 有助于早期发现肺部间质性病变。超声心动图有利于发现心包积液、心肌、心瓣膜病变和肺动脉高压等。

【诊断和鉴别诊断】　目前普遍采用美国风湿病学会（ACR）1997 年推荐的 SLE 分类标准（表 8-4-2）。该分类标准的 11 项中，符合 4 项或 4 项以上者，在除外感染、肿瘤和其他结缔组织病后，可诊断 SLE。其敏感性和特异性分别为 95% 和 85%。需强调指出的是，患者病情的初始或许不具备分类标准中的 4 条，随着病情的进展方出现其他项目的表现。11 条分类标准中，免疫学异常和高滴度抗核抗体更具有诊断意义。一旦患者免疫学异常，即使临床诊断不够条件，也应密切随访，以便尽早做出诊断和及时治疗。

表 8-4-2　美国风湿病学会（ACR）1997 年推荐的 SLE 分类标准

1. 颊部红斑	固定红斑，扁平或高起，在两颧突出部位
2. 盘状红斑	片状高起于皮肤的红斑，黏附有角质脱屑和毛囊栓；陈旧病变可发生萎缩性瘢痕
3. 光过敏	对日光有明显的反应，引起皮疹，从病史中得知或医生观察到
4. 口腔溃疡	经医生观察到的口腔或鼻咽部溃疡，一般为无痛性
5. 关节炎	非侵蚀性关节炎，累及 2 个或更多的外周关节，有压痛，肿胀或积液
6. 浆膜炎	胸膜炎或心包炎
7. 肾病变	尿蛋白>0.5g/24h 或+++，或管型（红细胞、血红蛋白、颗粒或混合管型）
8. 神经病变	癫痫发作或精神病，除外药物或已知的代谢紊乱
9. 血液学疾病	溶血性贫血，或白细胞减少，或淋巴细胞减少，或血小板减少

续表

10. 免疫学异常	抗ds-DNA 抗体阳性,或抗 Sm 抗体阳性,或抗磷脂抗体阳性(包括抗心磷脂抗体、或狼疮抗凝物、或至少持续 6 个月的梅毒血清试验假阳性三者中具备一项阳性)
11. 抗核抗体	在任何时候和未用药物诱发"药物性狼疮"的情况下,抗核抗体滴度异常

2009 年美国风湿病学会(ACR)公布了关于 SLE 新的分类修订标准(表 8-4-3),此标准与 1997 年 ACR 修订的标准比较,蝶形红斑和盘形红斑改成了急性或亚急性皮肤狼疮表现和慢性皮肤狼疮表现,这比过去更加全面,因为 SLE 的皮肤损害可以是多种多样的;将非瘢痕性秃发作为标准之一,而取代了光过敏;对 SLE 的关节炎进一步明确了含义,一定是有炎性滑膜炎表现而不是单纯的关节痛。在免疫学指标中强调了如果用 ELISA 法检测抗 ds-DNA 抗体应有 2 次高于实验室参考标准;抗心磷脂抗体检测要高于正常水平 2 倍以上,增加了 β2-GP1、补体及有溶血性贫血但 Coombs 试验阴性。实际上对免疫学指标更加细化了。在确诊条件中强调了肾病理的重要性,如肾病理证实为狼疮肾炎,只要有 ANA 或抗 ds-DNA 阳性即可确诊;另外,在临床及免疫指标中有 4 条以上符合可诊断 SLE 的基础上,强调了至少包含 1 项临床指标和 1 项免疫学指标。

表 8-4-3　美国风湿病学会(ACR)2009 年 SLE 分类修订标准

临床标准
1. 急性或亚急性皮肤狼疮表现
2. 慢性皮肤狼疮表现
3. 口腔或鼻咽部溃疡
4. 非瘢痕性秃发
5. 炎性滑膜炎,并可观察到 2 个或更多的外周关节有肿胀或压痛,伴晨僵
6. 浆膜炎
7. 肾病变:用尿蛋白/肌酐值(或 24h 尿蛋白)算,至少 500mg 蛋白/24h,或有红细胞管型
8. 神经病变:癫痫发作,精神病,多发性单神经炎,脊髓炎,外周或颅神经病变,脑炎(急性精神混乱状态)
9. 溶血性贫血
10. 白细胞减少(至少 1 次细胞计数< 4.0×10^9/L)或淋巴细胞减少(至少 1 次细胞计数 < 1.0×10^9/L);血小板减少症(至少 1 次细胞计数<100×10^9/L)
免疫学标准
1. ANA 滴度高于实验室参考标准
2. 抗 ds-DNA 抗体滴度高于实验室参考标准(ELISA 法检测,需 2 次高于实验室参考标准)
3. 抗 Sm 抗体阳性
4. 抗磷脂抗体:狼疮抗凝物阳性/梅毒血清学试验假阳性/抗心磷脂抗体是正常水平 2 倍以上或抗 β2-GPI 中滴度以上升高
5. 补体减少:C3、C4、CH50
6. 无溶血性贫血,但直接 Coombs 试验阳性
确诊条件
1. 肾病理证实为狼疮肾炎并伴 ANA 或抗 ds-DNA 阳性
2. 以上临床及免疫学指标中有 4 条以上符合(至少包含 1 项临床指标和 1 项免疫学指标)

注:该标准敏感性 94%,特异性 92%。

SLE 存在多系统受累,每种临床表现均需与各系统疾病鉴别。SLE 可出现多种自身抗体及不典型临床表现尚需与其他结缔组织病和系统性血管炎相鉴别。长期服用某些药物如肼屈嗪等类似 SLE 表现(药物性狼疮),极少有神经系统表现和肾炎、抗 ds-DNA 抗体与抗 Sm 抗体阴性,血清补体正常,可资鉴别。

【病情判断】 SLE 一旦诊断明确,即需根据患者的病情采取相应治疗。临床可根据以下三方面来判断。

1. 疾病活动性或急性发作 国际上通用的几个 SLE 活动性判断标准包括:SLEDAI (Systemic Lupus Erythematosus Disease Activity Index),SLAM(Systemic Lupus Activity Measure),BILAG 等。其中以 SLEDAI 最为常用(表 8-4-4)。

表 8-4-4　SLE 患者 SLEDAI 积分表

计分	临床表现	计分	临床表现
8	癫痫样发作	8	精神症状
8	器质性脑病	8	视觉障碍
8	颅神经病变	8	狼疮性头痛
8	脑血管意外	8	血管炎
4	关节炎	4	肌炎
4	管型尿	4	血尿
4	蛋白尿	4	脓尿
2	脱发	2	皮疹
2	黏膜溃疡	2	胸膜炎
2	心包炎	2	低补体
2	抗 ds-DNA 增高	1	发热
1	白细胞减少	1	血小板减少

其理论总积分为 105 分,但实际绝大多数患者积分小于 45。根据患者前 10 日内是否出现上述症状而定分:0~4 分基本无活动,5~9 分轻度活动,10~14 分中度活动,≥15 分重度活动。

2. 病情严重性

(1) 轻型 SLE:诊断明确或高度怀疑者,但临床稳定,所累及的靶器官(包括肾、血液系统、肺脏、心脏、消化系统、中枢神经系统、皮肤、关节)功能正常或稳定,呈非致命性。

(2) 重型 SLE:①心脏:冠状动脉血管受累,Libman-Sacks 心内膜炎,心肌炎,心包填塞,恶性高血压。②肺脏:肺动脉高压,肺出血,肺炎,肺梗死,肺萎缩,肺间质纤维化。③消化系统:肠系膜血管炎,急性胰腺炎。④血液系统:溶血性贫血,粒细胞减少(WBC<1000/mm^3),血小板减少(<50 000/mm^3),血栓性血小板减少性紫癜,动静脉血栓形成。⑤肾:肾小球肾炎持续不缓解,急进性肾小球肾炎,肾病综合征。⑥神经系统:抽搐,急性意识障碍,昏迷,脑卒中,横贯性脊髓炎,单神经炎/多神经炎,精神性发作,脱髓鞘综合征。⑦其他:包括皮肤血管炎,弥漫性严重皮损、溃疡、大疱,肌炎,非感染性高热伴有衰竭表现等。

狼疮危象是指急性的危及生命的重症 SLE。包括急进性狼疮性肾炎、严重的中枢神经系统损害、严重的溶血性贫血、血小板减少性紫癜、粒细胞缺乏症、严重心脏损害、严重狼疮性肺炎、严重狼疮性肝炎、严重的血管炎等。

3. 并发症　有感染、高血压、糖尿病、动脉粥样硬化等往往使病情加重。

【治疗】　SLE 目前尚不能根治，经合理治疗后可以达到长期缓解。强调早期诊断和早期规范化、个体化治疗，以避免或延缓组织器官的病理损害。肾上腺皮质激素加免疫抑制依然是主要的治疗药物。SLE 的治疗原则是急性期积极用药诱导缓解，尽快控制病情活动；病情缓解后，调整药物，并维持缓解治疗使其保持缓解状态，保护重要器官功能并减少药物不良反应。重视并发症的治疗，包括动脉粥样硬化、高血压、高血脂、糖尿病、骨质疏松等的预防和治疗。对患者和家属的教育也很重要。

1. 一般治疗　SLE 是一种终身性疾病，非药物治疗相当重要，主要包括：①进行心理疏导，使患者保持乐观情绪，配合治疗；②急性活动期要卧床休息，病情稳定后可适当工作，但不能过度疲劳；③及早发现和治疗感染；④避免使用可能诱发临床活动的药物；⑤避免强阳光曝晒和紫外线照射；⑥缓解期才可以做防疫注射，但尽可能不用活疫苗。

2. 对症治疗　对发热和关节痛者可使用非甾体消炎药，对有高血压、高血脂、糖尿病、骨质疏松者应于相应治疗。对于 SLE 神经精神症状中可给予相应的降颅压、抗癫痫、抗抑郁等治疗。

3. 药物治疗

（1）糖皮质激素（简称激素）：具有强大的抗炎作用和免疫抑制作用，是治疗 SLE 的基础药。在诱导缓解期，根据病情使用泼尼松 0.5～1mg/kg，病情稳定后 2 周或疗程 6 周内，缓慢减量。如病情允许，以小于每人 10mg 泼尼松的小剂量长期维持。对有重要器官受累，乃至出现狼疮危象的患者，可以使用较大剂量［泼尼松≥2mg/(kg·d)］，甚至甲基泼尼松龙（methylprednisolone，MP）冲击治疗，MP 可用至 500～1000mg，缓慢静脉滴注每日 1 次，连续 3～5 日为 1 疗程。如病情需要，1～2 周后可重复使用，这样能较快控制病情活动，达到诱导缓解。间隔期和冲击后需口服泼尼松 0.5～1mg/(kg·d)，疗程和间隔期长短视具体病情而定。

（2）免疫抑制剂：大多数 SLE 患者尤其是在病情活动期需使用免疫抑制剂联合治疗，加用免疫抑制剂可以更好地控制 SLE 活动，保护重要器官功能，减少复发，减少长期激素的需要量和不良反应。在有重要器官受累的 SLE 患者中，诱导缓解期建议首选 CTX 或 MMF 治疗，如无明显不良反应，建议使用 6 个月以上。在维持治疗中，可根据病情，选择 1～2 种免疫抑制剂长期维持。目前认为羟氯喹应作为 SLE 的背景治疗，可在诱导缓解和维持治疗中长期应用。常用的免疫抑制剂如下。

1）环磷酰胺（cyclophosphamide，CYC）：是主要作用于 S 期的细胞周期特异性烷化剂，通过影响 DNA 合成发挥细胞毒作用，是治疗重症 SLE 的有效的药物之一，尤其是在狼疮性肾炎和血管炎的患者中，环磷酰胺与激素联合治疗能有效地诱导疾病缓解，阻止和逆转病变的发展，改善远期预后。目前普遍采用的标准环磷酰胺冲击疗法是：0.5～1.0g/m^2体表面积，加入生理盐水 250ml 中静脉滴注，每 3～4 周 1 次，个别难治、危重患者可缩短冲击间期。多数患者 6～12 个月后病情缓解，而在巩固治疗阶段，常需要继续环磷酰胺冲击治疗，逐渐延长用药间歇期，至约 3 个月一次维持数年。过去认为环磷酰胺累积剂量不应超过 9～12g 以上，新近的研究提示，环磷酰胺累积剂量并不受此限制。白细胞计数对指导环磷酰胺治疗有重要意义，治疗中应注意避免导致白细胞过低，一般要求白细胞低谷不小于 3.0×10^9/L。除白细胞减少和诱发感染外，环磷酰胺冲击治疗的不良反应包括：性腺抑制（尤其是女性的卵巢功能衰竭)、胃肠道反应、脱发、肝功能损害,少见远期致癌作用(主要是淋巴瘤等血液系统肿瘤),出血性膀胱炎、膀胱纤维化和长期口服而导致的膀胱癌。

2) 吗替麦考酚酯(MMF):为次黄嘌呤单核苷酸脱氢酶抑制剂,可抑制嘌呤从头合成途径,从而抑制淋巴细胞活化。治疗狼疮性肾炎有效,能够有效的控制 IV 型 LN 活动。剂量为每日 1.5~2g,分 2 次口服。主要不良反应为胃肠道反应、骨髓抑制、感染和致畸。

3) 硫唑嘌呤(azathioprine,AZA):为嘌呤类似物,可通过抑制 DNA 合成发挥细胞毒作用。对 SLE 浆膜炎、血液系统、皮疹等较好。用法 1~2.5mg/(kg·d),常用剂量 50~100mg/d。不良反应包括:骨髓抑制、胃肠道反应、肝功能损害等。少数对硫唑嘌呤极敏感者用药短期就可出现严重脱发和造血危象,引起严重粒细胞和血小板缺乏症,轻者停药后血象多在 2~3 周恢复正常,重者则需按粒细胞缺乏或急性再障处理。

4) 环孢素(cyclosporine,CsA):可特异性抑制 T 淋巴细胞产生 IL-2,发挥选择性的细胞免疫抑制作用,是一种非细胞毒免疫抑制剂。对狼疮性肾炎(特别是 V 型 LN)有效,环孢素剂量 3~5mg/(kg·d),分 2 次口服。用药期间注意肝、肾功能及高血压、高尿酸血症、高血钾等,有条件者应测血药浓度,调整剂量,血肌酐较用药前升高 30%,需要减药或停药。环孢素对 LN 的总体疗效不如环磷酰胺冲击疗法,且价格昂贵、不良反应较大、停药后病情容易反跳等。

5) 甲氨蝶呤(methotrexate,MTX):为二氢叶酸还原酶拮抗剂,通过抑制核酸的合成发挥细胞毒作用。疗效不及环磷酰胺冲击疗法,但长期用药耐受性较佳。剂量 10~15mg,每周 1 次,或依据病情适当加大剂量。主要用于关节炎、肌炎、浆膜炎和皮肤损害为主的 SLE。其不良反应有胃肠道反应、口腔黏膜糜烂、肝功能损害、骨髓抑制,偶见甲氨蝶呤导致的肺炎和肺纤维化。

6) 他克莫司(FK506):每日 3~6mg,主要不良反应为高血压、胃肠道反应、高尿酸血症、肝肾功能损害、高钾血症等。

7) 来氟米特(LEF):每日 20mg,主要不良反应为肝功能损害、腹泻、皮疹、白细胞下降、脱发、致畸等。

8) 羟氯喹(HCQ):0.2g 每日 2 次。主要不良反应为眼底病变、胃肠道反应、神经系统症状,偶有肝功能损害和过敏。

9) 雷公藤总苷(TⅡ):20mg,每日 2~3 次,主要不良反应为生殖系统异常、胃肠道反应、肝肾功能损害、骨髓抑制皮损。

(3) 其他药物治疗:病情危重或常规治疗效果不佳的患者,可根据临床情况选择静脉注射大剂量免疫球蛋白(IVIG)、血浆置换、造血干细胞或间充质干细胞移植等。近年生物制剂也逐渐应用于 SLE 的治疗,目前用于临床和临床试验治疗 SLE 的生物制剂主要有 belimumab(anti-BAFF)抗体和抗 CD20 单抗(利妥昔单抗,rituximab)。

(4) 合并抗磷脂抗体综合征的治疗:根据抗磷脂抗体滴度和临床情况,应用阿司匹林或华法林抗血小板抗凝治疗。对于血栓反复发作患者,可能需长期或终身抗凝治疗。

【SLE 与妊娠】 病情缓解半年以上,没有中枢神经系统、肾和其他重要器官严重损害,口服泼尼松剂量低于每日 10mg,一般能安全妊娠和分娩。非缓解期的 SLE 患者容易出现流产、早产、死胎、胎儿发育不良(胎儿心脏传导阻滞与先天性 SLE)和诱发母体病情恶化的危险,故应避孕。妊娠前 3 个月和妊娠期使用大多数免疫抑制剂均可能影响胎儿的生长发育,故必须停用半年以上方能妊娠。目前认为羟氯喹和硫唑嘌呤对妊娠影响相对较小,尤其是羟氯喹可以长全程使用。妊娠可诱发狼疮活动，特别在妊娠早期和产后6周内。妊娠期间如病情活动，应根据具体情况决定是否终止妊娠。如妊娠头3个月病情明显活动，建议终止妊娠。妊娠3个月后出现疾病活动时，可在风湿科医师指导下加大糖皮质激素剂量，但其剂量通常是泼尼松≤30mg/d。有习惯性流产病史或抗磷脂抗体阳性者，妊娠时应服用阿司匹林，或根据病情使用低分子肝素治疗。激素通过胎盘时被灭活（地塞米松和倍他米松例外），妊娠晚期使用对胎儿的影响小。SLE患者妊娠后，需要产科和风湿科医生双方共同随访诊治。产后避免哺乳。

【预后】 近年来，由于早期诊断方法的增多和治疗水平的提高，SLE的预后与过去相比已有显著提高。目前，SLE患者的生存期从50年代50%的4年生存率提高至80%的15年生存率。10年存活率已超过90%以上。急性期患者的死亡原因主要是SLE的多器官严重损害和感染，尤其是伴有严重神经精神性狼疮和急进性狼疮性肾炎者；慢性肾功能不全、药物（尤其是长期使用大剂量激素）的不良反应和冠状动脉粥样硬化性心脏病等，是SLE远期死亡的主要原因。不定期随诊、不遵循医嘱、不规范治疗是影响SLE预后和致死的重要原因。

（达展云）

第五章 脊柱关节炎

学习目标

1. 掌握强直性脊柱炎的临床表现及治疗。
2. 熟悉强直性脊柱炎的诊断及鉴别诊断。
3. 了解脊柱关节炎的分类。

脊柱关节炎(spondyloarthritis,SpA)是一类以累及脊柱及外周关节,或累及关节、肌腱和韧带为主要表现的慢性炎症性风湿病的总称,此类疾病曾称为脊柱关节病(spondyloarthropathies),亦曾称为血清阴性脊柱关节病(seronegative spondyloarthropathy)。其中,强直性脊柱炎(ankylosing spondylitis,AS)是该类病中的典型疾病,其他还包括银屑病关节炎(psoriatic arthritis,PsA)、反应性关节炎(reactive arthritis,ReA)、炎性肠病关节炎(inflammatory bowel disease arthritis,IBDA)、幼年脊柱关节炎(juvenile-onset spondyloarthritis)及未分化脊柱关节炎(undifferentiated spondyloarthritis,USpA)。本组疾病具有一些共同特征:与 HLA-B27 有不同程度的相关,尤其以强直性脊柱炎与 HLA-B27 的关联最为密切;有明显的家族聚集倾向;有些临床表现在不同的脊柱关节炎之间可单独或重叠存在,如眼炎、尿道炎、口腔溃疡、肠道溃疡、结节红斑等;类风湿因子阴性;有发生骶髂关节炎的倾向;病理变化集中发生在肌腱端周围及韧带附着于骨的部位。

一、强直性脊柱炎

强直性脊柱炎是脊柱关节炎中最典型的疾病,以中轴关节受累为主,主要侵犯骶髂关节、脊柱骨突、脊柱旁软组织等,并可侵犯外周关节,还可伴有关节外表现。严重者可发生脊柱畸形和关节强直。

【流行病学】 强直性脊柱炎的患病率在各国报道不一,在我国的患病率为 0.25% ~ 0.26%。强直性脊柱炎的患者中 HLA-B27 阳性的约占 90%,提示该疾病与 HLA-B27 高度相关,并且有明显的家族聚集倾向。

【病因及发病机制】 AS 的病因未明。目前研究提示强直性脊柱炎和 MHC Ⅰ类基因 HLA-B27 高度相关,同时,还有强直性脊柱炎的其他易感基因存在。因此,推测强直性脊柱炎的发生可能还与泌尿生殖系统沙眼支原体及肠道系统的耶尔森菌等病原体的感染有关,各种病原体可能激活了机体的免疫炎症反应,导致组织损伤和疾病发生。分子模拟学说认为 HLA-B27 抗原与微生物表达的抗原相似,当与微生物相遇后,宿主针对该微生物产生免疫应答,由于两者的相似性导致自身免疫性疾病的发生。在 AS 的发病中,HLA-B27 是一个主要的基因,可能正是 HLA-B27 基因本身,而不是与其连锁的与关节炎发病相关的其他基因主导了 AS 的发病,但是,就 AS 而言,HLA-B27 仅占全部遗传危险因素中的一部分,说明还有其他因素的参与。因此,HLA-B27 阳性的人群中也只有少数人最终罹患脊柱关节炎。

【病理】 骶髂关节炎是 AS 的病理性标志,也常常是 AS 最早的病理表现之一。骶髂关节是本病最早累及的部位。附着点炎是本病的基本特征。病理特点可表现为炎症细胞浸润、滑膜增生、淋巴样细胞和浆细胞聚集、淋巴样滤泡形成、软骨破坏并逐渐被退变的纤维软骨替代、软骨下骨板破坏等。反复的炎症发生可导致骨髓水肿、新骨形成及关节原有结构消失。

【临床表现】

1. 临床症状　本病大多起病隐匿。发病年龄在20岁~30岁的最多,8岁以前及45岁以后发病的较少。

(1) 炎性腰背痛:患者逐渐出现腰背部疼痛,夜间痛者,翻身困难,晨起时腰部有僵硬感,腰背痛在活动后减轻,休息时反而加重。有的患者感单侧或双侧臀部钝痛或骶髂部疼痛。因此,强直性脊柱炎最典型的症状就是炎性腰背痛,疼痛持续时间一般在3个月以上。随着病情的进展,病变从骶髂关节、腰椎到胸椎、颈椎等,自下而上逐渐出现相应部位疼痛、活动受限或脊柱畸形。

(2) 附着点炎:肌腱附着点是指肌腱、韧带、滑囊或者筋膜与骨连接的部位,附着点炎最多见于足跟痛或足掌疼痛的患者。部分患者以髋关节、膝关节、踝关节等下肢大关节的疼痛为首发症状,尤其在幼年起病者更为常见。

(3) 关节外症状:部分患者可出现反复的葡萄膜炎或虹膜炎、升主动脉根或主动脉瓣病变等关节外症状。其他较为少见的关节外症状有间质性肺炎、神经肌肉病变、淀粉样变及肾功能不全等。

2. 体征

(1) 关节压痛:AS患者可有骶髂关节等受累关节的压痛,可出现脊柱的前屈、后伸、侧弯等活动受限。

(2) 枕壁试验:AS患者可有枕壁试验阳性:嘱患者双足跟紧贴墙壁根并呈立正姿势,后枕部与墙壁之间存在数厘米甚至以上的间隙,这是由于颈僵直和(或)胸椎后凸所造成的,而正常人此间隙为0cm。

(3) 胸廓扩展度:AS患者可有胸廓扩展幅度下降:嘱患者深吸气后再深呼气,分别测定这两个时间点的胸廓扩展程度,在第4肋间隙水平测量,若两者之差小于2.5cm则为阳性。

(4) Schober试验:AS患者可有Schober试验阳性:嘱患者双膝直立,在双髂后上棘连线中点上方垂直距离10cm及下方5cm处分别做出标记点,测量两点的距离。然后嘱患者弯腰,再次测量上述距离,这表明脊柱的最大前屈度,正常人此距离的增加在5cm以上,如果病变有脊柱受累,则增加的距离一般少于4cm。

(5) Patrick试验(下肢4字试验):AS患者可有Patrick试验阳性:嘱患者仰卧,左膝伸直,右膝屈曲并将右足跟放置到伸直的左膝上。检查者用左手按压屈曲的右膝(此时右髋关节在屈曲、外展和外旋位),并用右手按压患者左侧骨盆,若右侧骶髂关节疼痛则为阳性。反之亦然。当然,如果膝或髋关节有基础病变者4字试验也会阳性。

3. 实验室检查　类风湿因子(RF)阴性,90%的患者HLA-B27阳性,免疫球蛋白可轻度升高。疾病活动期红细胞沉降率、C反应蛋白升高。

4. 影像学检查

(1) X线检查:X线骶髂关节炎的病变程度分为5级:0级为正常,Ⅰ级可疑,Ⅱ级有轻度骶髂关节炎,可有局限性的侵蚀、硬化等表现,关节间隙正常。Ⅲ级为明显异常,有中度骶髂关节炎,存在侵蚀、硬化,同时,有关节间隙的增宽或狭窄,部分强直等改变。Ⅳ级为严重异常,表现为关节完全融合强直。脊柱受累发展到晚期时,其典型 X 线表现为“竹节样”改变。

(2) CT 或 MRI 检查:如果 X 线片不能明确或Ⅱ级以上的双侧骶髂关节炎表现,临床诊断可疑者,应该采用计算机断层扫描检查(CT),或磁共振成像技术(MRI)检查。CT 检查可增加敏感性而特异性不减少,MRI 可较好地显示软骨,尤其对早期骶髂关节炎患者可以显示关节周围组织的水肿和炎症,更有利于强直性脊柱炎的早期诊断,缺点是相对费用较大。

【诊断】 炎性腰背痛是强直性脊柱炎患者最典型、最常见,也最具特征的表现,它不同于一般的非炎性的机械性腰背痛。以下 5 项有助于将炎性背痛和其他原因所致的非炎性背痛进行鉴别:①发病年龄在 40 岁以前;②隐匿、缓慢发病;③症状至少持续 3 个月以上;④伴有晨僵;⑤背部不适在活动后减轻或消失,休息后反而加重。以上 5 项中如有 4 项符合,则支持炎性背痛。

国内外沿用的强直性脊柱炎的诊断标准主要如下。

1. 纽约标准(1966 年)

(1) 临床标准:①腰椎在前屈、侧屈和后伸的 3 个方向活动受限;②腰背痛病史或现有腰背痛症状;③胸廓扩展幅度<2. 5cm。

(2) 肯定 AS 的标准:根据以上几点,诊断肯定 AS 的要求有:X 线片证实的双侧Ⅲ~Ⅳ级骶髂关节炎,并附加上述 3 条临床标准中的至少 1 条;或者 X 线证实的单侧Ⅲ~Ⅳ级骶髂关节炎或双侧Ⅱ级骶髂关节炎,并分别附加上述 3 条临床标准中的 1 条或 2 条。

(3) 可能 AS 的标准:诊断可能 AS 的标准是:双侧Ⅲ~Ⅳ级骶髂关节炎,未伴有上述临床标准者。

2. 修订的纽约标准(1984 年)

(1) 临床标准:①腰背痛的病程至少持续 3 个月,活动后好转,休息时;②腰椎在前后和侧屈方向活动受限;③胸廓扩展范围小于相应年龄和性别的正常值;④放射学标准:双侧骶髂关节炎Ⅱ~Ⅳ级,或单侧骶髂关节炎Ⅲ~Ⅳ级。

(2) 诊断:如果患者具备④并分别附加①~③条中的任何 1 条可确诊为 AS。如果符合前 3 条临床标准,或符合④而不伴有任何临床标准者,则可能为 AS。

【鉴别诊断】

1. 椎间盘突出 椎间盘突出是导致腰背痛的常见原因之一。该病多为急性起病,一般无发热、消瘦及疲乏等全身症状。腰椎间盘突出时的腰部疼痛更为常见,其特点是活动后疼痛加重,休息时缓解,红细胞沉降率等实验室检查一般均为正常。进一步通过 X 线、CT 或 MRI 等检查可帮助鉴别。

2. 类风湿关节炎 类风湿关节炎以女性更多见,小关节受累为主,如近端指关节、掌指关节、腕关节等,有一定的对称性,虽也可以侵犯颈椎等其他关节,但很少有骶髂关节病变。类风湿因子(RF)多为阳性,并可有抗 CCP 抗体、抗角蛋白抗体等相关抗体的阳性。

3. 弥漫性特发性骨肥厚(DISH)综合征 该病多见于 50 岁以上男性,可以有脊柱疼痛、发僵,并逐渐出现脊柱活动受限。但该病 X 线特点是韧带钙化较为明显,一般无骶髂关节侵蚀,晨起时僵硬感无明显加剧,一般 HLA-B27 阴性,红细胞沉降率正常。

4. 致密性髂骨炎 该病以青年女性多见,临床表现为慢性腰骶部疼痛和发僵。X 线片的典型表现是髂骨硬化,在沿骶髂关节的中下 2/3 部位有密度均匀的骨硬化区,不侵犯骶髂关节面,无关节间隙的狭窄。

5. 结核病　结核菌感染累及腰椎、胸椎或骶髂关节时，也可出现腰背痛，应予以鉴别。此时，患者一般还有低热、盗汗等较为明显的全身症状。

【治疗】　总体治疗原则：尽量取得早期诊断并给予合理治疗，通过非药物治疗、药物治疗、手术治疗等综合治疗的手段，控制炎症，缓解症状，提高患者的生活质量。

1. 非药物治疗　通过患者教育的途径，使患者及其家属认识到非药物治疗的重要性，提高其治疗的依从性。鼓励患者积极参加游泳、做操等适当的锻炼。在日常生活中，时刻注意保持良好的坐、立、走的姿势，多睡硬板床，多取仰卧位，使用低矮的枕头，避免过度地负重。

2. 药物治疗

(1) 非甾体消炎药(NSAIDs)：能较快地缓解 AS 患者的腰背痛及发僵等症状，因此，无论处于疾病的早期或晚期，均可以用该类药物控制患者的临床症状。非甾体消炎药种类繁多但疗效相当，可根据患者具体情况，选择其中的一种，足量治疗 2 周，观察治疗效果及其不良反应。如吲哚美辛栓 50mg 或 100mg，睡前塞肛；或美洛昔康 15mg，每日 1 次；或塞来昔布 200mg，每日 2 次等均可。该类药物较常见的不良反应多为胃肠道不适，少数可出现消化性溃疡。其他还有血细胞减少、肝肾功能受损、头痛、头晕、过敏等，有心血管基础疾病的患者应尽量避免使用。若一种药物连续治疗 2~4 周后，仍无明显疗效，再审视诊断或改用其他种类的非甾体消炎药。

(2) 肿瘤坏死因子 α(TNF-α)拮抗剂：对于持续的高疾病活动度的患者，无论是否用过传统治疗，均应考虑给予 TNF-α 拮抗剂的治疗。对一种 TNF-α 拮抗剂治疗无效的，换用另外一种 TNF-α 拮抗剂后可能有效。没有证据表明不同的 TNF-α 拮抗剂在治疗中轴关节、外周关节及肌腱端病的效果方面有差异，也没有证据显示 TNF-α 拮抗剂种类以外的生物制剂对治疗 AS 有效。常用的药物有依那西普、英夫利昔单抗和阿达木单抗。依那西普是一种重组的人可溶性 TNF 受体融合蛋白，能可逆性地与 TNF-α 结合，竞争性抑制 TNF-α 与 TNF 受体位点的结合。常用 25mg，稀释后皮下注射，每周 2 次，标准疗程为 3 个月。英夫利昔单抗是 TNF 的单克隆抗体，其用法为：3~5mg/kg，静脉滴注，第一次用药后，每隔 2、6、8、8 周重复 1 次，通常使用 3~6 次。阿达木单抗是 TNF 的人源化单克隆抗体，可予以 40mg 稀释后皮下注射，每 2 周一次。TNF-α 拮抗剂最主要的不良反应是输液反应或者注射部位的反应，可有恶心、呕吐、头痛、胸痛、呼吸困难、低血压等，同时，在使用 TNF 拮抗剂之前，应注意排除结核杆菌及肝炎病毒等病原体感染，以减少药物使用后的感染发生。

(3) 改善病情的抗风湿药(DMARDs)：柳氮磺胺吡啶适用于改善 AS 患者的外周关节炎，注意磺胺药过敏者禁用。没有足够证据证实 DMARDs 药物包括柳氮磺胺吡啶和甲氨蝶呤对治疗 AS 患者的中轴症状有效。

(4) 糖皮质激素：一般并不主张全身应用糖皮质激素治疗 AS，因为，糖皮质激素既不能阻止 AS 的进程，长期应用后也具有多方面的不良反应。但是，在对于眼葡萄膜炎、顽固的肌腱末端病、顽固的外周关节腔积液的患者，可以考虑局部使用糖皮质激素。

(5) 其他：对部分难治性的 AS 患者，可以考虑使用沙利度胺，初始剂量 50mg/d，每 10 日递增 50mg，至 200mg/d 维持，国外有用 300mg/d 维持。用量不足则疗效不佳，但停药后症状容易复发。该药的不良反应主要有嗜睡、血细胞下降、镜下血尿、肝功能损害及手足发麻等。因此在用药初期应每周复查血、尿常规，每 2~4 周查肝、肾功能，并定期行神经系统检查。

3. 外科治疗　若影像学检查表明患者的髋关节病变出现明显的结构破坏，导致患者疼痛呈难治性，影响患者的关节功能，甚至影响生活质量，那么，应考虑给予人工全髋关节置换术。对于严重残疾畸形的患者，可考虑脊柱矫形术。

【预后】　本病一般不影响寿命，但可以影响患者的工作和生活，甚至致残。同时，存在较大的个体差异。一般认为以下情况影响患者的预后：髋关节受累、持续的红细胞沉降率和(或)C 反应蛋白的增高、HLA-B27 阳性、幼年即起病、非甾体消炎药疗效差等。

二、其他脊柱关节炎

【脊柱关节炎的分类和诊断】

1. ESSG 标准　欧洲脊柱关节病研究组(ESSG)在 1991 年提出了 SpA 的分类标准是：炎性脊柱痛或非对称性、下肢为主的滑膜炎，超过 3 个月，年龄不超过 45 岁，加以下标准中的一项或多项即可诊断：阳性家族史；银屑病；炎性肠病；关节炎发生前 1 个月内的尿道炎、宫颈炎或急性腹泻；双臀部交替疼痛；肌腱端病；骶髂关节炎。

2. ASAS 标准　国际脊柱关节炎专家评估协会(ASAS)分别在 2009 年和 2011 年对脊柱关节炎制订了新的分类标准，把它分为中轴型 SpA 和外周型 SpA。

(1) ASAS 关于中轴型 SpA 的分类标准：起病年龄<45 岁和腰背痛≥3 个月的患者，有影像学提示的骶髂关节炎，加上≥1 个下述的 SpA 特征，或者，有 HLA-B27 阳性，加上≥2 个下述的 SpA 特征。这些 SpA 特征包括炎症性背痛；关节炎；起止点炎(跟腱)；眼葡萄膜炎；指(趾)炎；银屑病；克罗恩病/溃疡性结肠炎；对非甾体消炎药反应良好；SpA 的家族史；HLA-B27 阳性；C 反应蛋白升高。

(2) ASAS 关于外周型 SpA 的分类标准：ASAS 关于外周型 SpA 的分类标准是：目前无炎性背痛，仅存在外周症状的患者，有关节炎或起止点炎或指(趾)炎中的任何一项，加上≥以下 1 个 SpA 特征：葡萄膜炎；银屑病；克罗恩病/溃疡性结肠炎；发病前有前驱感染史；HLA-B27 阳性；影像学提示骶髂关节炎。或者，关节炎或起止点炎或指(趾)炎中的任何一项，加上以下 2 个或以上其他 SpA 特征：关节炎；起止点炎；指(趾)炎；曾经有炎症性背痛病史；SpA 家族史。

(朱欣航)

第六章　干燥综合征

学习目标

1. 了解干燥综合征的病因及发病机制。
2. 熟悉干燥综合征的病理特点。
3. 掌握干燥综合征的临床表现、诊断和治疗。

干燥综合征(Sjogren syndrome,SS)是一种以侵犯泪腺、唾液腺等外分泌腺体为主的,具有淋巴细胞浸润和抗 SSA/SSB 等特异性自身抗体特征的弥漫性结缔组织病。临床上除有唾液腺和泪腺受损后腺体功能下降而出现的口干、眼干外,还有其他外分泌腺及腺体外其他器官的受累而出现的多系统损害的症状。SS 患者血清中可有多种自身抗体,并可有高免疫球蛋白血症。本病分为原发性和继发性两类,前者是指不具有另一诊断明确的结缔组织病的 SS,后者是指发生于另一诊断明确的结缔组织病如系统性红斑狼疮、类风湿关节炎等,或发生于特殊病毒感染等的 SS。该病还常易与其他风湿病或自身免疫性疾病重叠。本章主要叙述原发性干燥综合征(primary Sjogren syndrome,pSS)。

【流行病学】 该病多见于女性,男女比为 1∶(9~10)。发病年龄多在 30~60 岁,但任何年龄均可发病,包括青少年和儿童。该病是一种较为常见的风湿免疫病。初步调查结果显示我国人群的患病率为 0.29%~0.77%,在老年人群中患病率为 2%~4.8%。

【病因及发病机制】 尚未完全明确,但多数学者认为,该病的发生可能和遗传、感染、内分泌等多种因素有关。推测 EB 病毒、巨细胞病毒等侵犯易感人群,并诱导其发生自身免疫反应,B 淋巴细胞大量增殖且分化为浆细胞,产生大量的免疫球蛋白和自身抗体,并通过各种细胞因子和炎症介质的参与,造成外分泌腺等各种组织的损伤。

【病理】 该病主要累及以泪腺、唾液腺为主的外分泌腺,表现为腺体间质内大量的淋巴细胞浸润,腺体导管扩张或狭窄,甚至萎缩。类似病理改变可见于其他的外分泌腺,如皮肤、呼吸道黏膜、胃肠道及阴道黏膜,以及肾小管、胰腺管、胆小管等具有外分泌腺体结构的内脏器官。同时,还可见到血管损伤,表现为小血管壁及血管周围出现炎细胞浸润。

【临床表现】 起病大多隐匿,临床表现多种多样,病情轻重差异较大,主要和腺体功能减退有关。

1. 局部表现

(1) 口干燥症:因唾液腺病变,使唾液黏蛋白缺少而引起下述常见症状:①多数患者诉有口干,进食干物时需用水或流食送下,或讲话时频频饮水。②猖獗性龋齿是本病的特征之一,表现为牙齿逐渐变黑,继而小片脱落,最终只留残根。③腮腺炎,部分患者表现为单侧或双侧腮腺肿大,可伴有疼痛,若出现持续性腮腺肿大,应注意此时是否存在淋巴瘤;少数患者还可有颌下腺肿大,而舌下腺肿大者较为少见。④舌痛,舌面干裂,舌乳头萎缩。⑤口腔溃疡或继发感染。

(2) 干燥性角结膜炎:因泪腺分泌的黏蛋白减少而出现眼干涩、有异物感、泪液少等症状,严重者痛哭时亦无泪。部分患者有眼睑缘反复化脓性感染、结膜炎、角膜炎等,严重者可出现角膜溃疡。

(3) 其他浅表部位：如鼻、硬腭、气管及其分支、消化道黏膜、阴道黏膜的外分泌腺体均可受累，使其分泌较少，从而出现相应的临床症状。

2. 系统表现　除口干、眼干等症状外，患者还可出现低热、疲乏等全身症状，少数患者可出现高热。约2/3患者可出现其他外分泌腺的损害及系统损害。

(1) 皮肤黏膜：汗腺可部分或完全萎缩，导致皮肤干燥，设置无汗。部分患者外阴及阴道干燥，严重者阴道灼热感。患者可出现各种不同的皮疹，如紫癜样皮疹、荨麻疹样皮疹及结节红斑等，但以紫癜样皮疹最为常见。

(2) 关节肌肉：关节疼痛较为常见，少数还有关节肿，但多不严重，且一般不出现关节结构的破坏。少数患者可有肌炎表现。

(3) 泌尿系统：约半数患者有肾损害，以肾小管酸中毒，尤其是远端型为多见。可表现为低钾血症、钙磷代谢紊乱、肾结石、肾钙化及肾性尿崩症等。少数患者可出现肾小球损害，表现为蛋白尿等，甚至出现肾功能不全。

(4) 呼吸系统：轻度受累者仅出现干咳或黏痰不易咳出，重者可有气短。可出现肺大疱、肺间质病变，甚至肺动脉高压、肺纤维化等。有肺纤维化及重度肺动脉高压的患者预后不良。

(5) 消化系统：可出现萎缩性胃炎、胃酸减少、消化不良等非特异性症状，患者可因食道黏膜干燥而出现吞咽困难。可有肝损害，也可并发原发性胆汁性肝硬化等自身免疫性肝病。

(6) 神经系统：少数患者累及神经系统，中枢神经系统和周围神经系统均可累及，可同时或分别出现，但以周围神经损害更为多见。周围神经病变主要累及感觉神经纤维，表现为对称性周围神经病变和多发性单神经炎，前者较为多见，常有下肢麻木或疼痛。

(7) 血液系统：本病可出现外周血白细胞减少和(或)血小板减少，和(或)贫血。本病淋巴肿瘤的发生率约为正常人群的44倍。若患者出现持续的腮腺肿大、唾液腺明显增大、肝脾和淋巴结明显增大、皮肤紫癜、血C4降低、血IgM降低等，均应高度注意是否有淋巴瘤的发生。

(8) 心血管系统：部分患者可出现心肌炎、心包炎，甚至心力衰竭等。

(9) 内分泌系统：少数患者可出现甲状腺功能低下，偶有发生甲状腺炎。部分患者可出现亚临床的甲状腺功能受损，表现为抗甲状腺球蛋白和甲状腺微粒体抗原水平增高。

【实验室及其他检查】

1. 实验室一般检查

(1) 常规检查：可有外周血血红蛋白、白细胞、血小板的减少。多数患者红细胞沉降率增快，C反应蛋白增高，半数患者亚临床肾小管酸中毒。

(2) 免疫学检查：约半数患者ANA滴度增高、类风湿因子(RF)阳性，70%~75%的患者抗SSA抗体阳性，40%~52%的患者抗SSB抗体阳性(抗SSA抗体的敏感性较强，而抗SSB抗体的特异性更强)，部分患者抗U1RNP抗体、抗着丝点抗体(ACA)及抗心磷脂抗体(ACL)阳性。血清免疫球蛋白可增高，以IgG增高最明显，淋巴肿瘤发生前可以有IgM的下降。

2. 实验室其他检查

(1) 泪腺功能测定

1) Schirmer's 试验(滤纸试验)：用5×35mm滤纸一片，距一端5mm处折成直角，将该端置入眼睑结膜囊内,5min 后取下滤纸,自折叠处测量潮湿程度,少于 10mm 为阳性。

2）泪膜破碎时间测定(BUT 试验):凡是短于 10s 者为阳性。

3）角膜染色试验:用 1%的玫瑰红溶液滴入双侧结膜囊内,随即用生理盐水洗去,检查角膜和球结膜,染色点在 10 个及以上者,表明有损坏的角膜和结膜细胞。本试验对诊断干燥性角膜炎价值较高。

(2）唾液腺功能测定

1）唾液流量测定:这是测定口干燥症的敏感指标。将小杯置于腮腺导管开口,在舌的边缘滴几滴柠檬汁,5min 后分别收集两侧腮腺分泌液。一侧腺体在 10min 内分泌少于 5ml 为阳性。

2）腮腺造影:在腮腺导管内注入造影剂(40%碘油),若出现各级导管不规则,有不同程度的狭窄和扩张,碘油淤积在腺体末端,呈现葡萄状或雪花状,则为阳性。

3）放射性核素测定:静脉注射放射性核素后,做腮腺正位扫描,了解腺体的摄取、浓缩和排泄过程,判断腺体功能。

4）唇腺活检:有≥50 个淋巴细胞聚集就称为一个灶,如果有≥1 个灶的淋巴细胞浸润/$4mm^2$组织内,则为阳性。

【诊断】

(1）2002 年干燥综合征国际分类(诊断)标准较为公认并被普遍采用见表 8-6-1。

表 8-6-1　2002 年干燥综合征国际分类(诊断)标准

Ⅰ. 口腔症状:3 项中有 1 项或 1 项以上
1. 每日感口干持续 3 个月以上
2. 成年后腮腺反复或持续肿大
3. 吞咽干性食物时需用水帮助
Ⅱ. 眼部症状:3 项中有 1 项或 1 项以上
1. 每日感到不能忍受的眼干持续 3 个月以上
2. 有反复的砂子进眼或砂磨感觉
3. 每日需用人工泪液 3 次或 3 次以上
Ⅲ. 眼部体征:下述检查任 1 项或 1 项以上阳性
1. Schirmer Ⅰ试验(+)
2. 角膜染色(+)
Ⅳ. 组织学检查:唇腺病理示淋巴细胞灶(指至少有 50 个淋巴细胞聚集于唇腺间质/$4mm^2$组织内)
Ⅴ. 唾液腺受损:下述检查任 1 项或 1 项以上阳性
1. 唾液流率(+)
2. 腮腺造影(+)
3. 唾液腺同位素检查(+)
Ⅵ. 自身抗体:抗 SSA 或抗 SSB(+)(双扩散法)
1. 原发性干燥综合征:无任何潜在疾病的情况下,有下述 2 条则可诊断
a. 符合表 1 中 4 条或 4 条以上,但必须含有条目Ⅳ(组织学检查)和(或)条目Ⅵ(自身抗体)
b. 条目Ⅲ、Ⅳ、Ⅴ、Ⅵ 4 条中任 3 条阳性

续表

2. 继发性干燥综合征：患者有潜在的疾病（如任一结缔组织病），而符合表 9-6-1 的Ⅰ和Ⅱ中任 1 条，同时符合条目Ⅲ、Ⅳ、Ⅴ中任 2 条。
3. 必须除外：颈、头面部放疗史、丙肝病毒感染、AIDS、淋巴瘤、结节病、GVH 病，抗乙酰胆碱药的应用（如阿托品、莨菪碱、溴丙胺太林、颠茄等）

（2）2012 年，ACR 提出了干燥综合征新的分类（诊断）标准（见表 8-6-2）。

表 8-6-2 干燥综合征 2012 年 ACR 分类（诊断）标准

具有 SS 相关症状/体征的患者，以下 3 项客观检查满足 2 项或 2 项以上，可诊断为干燥综合征
1. 血清抗 SSA 抗体阳性和（或）抗 SSB 抗体阳性，或者，类风湿因子（RF）阳性的同时伴 ANA≥1∶320
2. 唇腺活检提示淋巴细胞灶≥1 个/4mm²（4mm² 组织内至少有 50 个淋巴细胞聚集）
3. 干燥性角结膜炎伴 OSS（ocular staining score）：染色评分≥3 分（患者当前未因青光眼而日常使用滴眼液，且近 5 年内无角膜手术及眼睑整形手术史）
必须除外：颈、头面部放疗史及丙肝病毒感染、AIDS、结节病、淀粉样变、移植物抗宿主病和 IgG4 相关性疾病

【鉴别诊断】

1. 系统性红斑狼疮 系统性红斑狼疮更多见于育龄妇女，可有面部皮疹、蝶形红斑及光过敏、多浆膜腔积液、尿蛋白阳性等肾小球损害更常见，有抗 Sm 抗体、ds-DNA 抗体、抗核小体抗体的阳性，疾病活动时还可有高热，补体 C3、C4 下降更多见。而干燥综合征多见于中老年妇女，发热尤其是高热的并不多见，无颧部皮疹，有明显的口干、眼干，肾小管酸中毒为其常见而主要的肾损表现，高球蛋白血症明显，低补体血症少见。

2. 类风湿关节炎 以关节肿痛为突出表现，尤其是对称性的近端指关节、掌指关节、腕关节等小关节的肿胀和疼痛更为多见，有晨僵，RF 阳性率更高，抗 CCP 抗体、抗角蛋白抗体等可阳性。随着病程的延长和病情的进展，可逐渐出现骨关节的破坏、畸形和功能受限，严重者易致残，单纯的类风湿关节炎很少出现抗 SSA 抗体和抗 SSB 抗体的阳性。而干燥综合征患者虽然也可以出现关节炎的表现，但极少有关节及骨的结构破坏，极少出现关节畸形和功能障碍，抗 SSA 抗体和抗 SSB 抗体阳性率较高。

3. 非自身免疫病的口干 如老年性外分泌腺体功能下降、糖尿病性或药物性口干等有赖于病史的询问及相关疾病的自身特点加以鉴别。

4. IgG4 相关性疾病 是一组和 IgG4 增高相关的疾病，包括腹膜后纤维化、自身免疫性胰腺炎、原发性硬化性胆管炎等。诊断需要血清 IgG4 异常增高，并且组织中有 IgG4 阳性的浆细胞浸润，同时出现了相应器官的纤维化。

【治疗】 本病主要是对症治疗和替代治疗，目前尚无根治的方法。尽量改善患者的临床症状，控制因免疫反应而引起的对组织和器官的损害，减少继发性感染，延缓病情的进展。

1. 改善症状

（1）停止吸烟和饮酒，减轻口干症状，避免引起口干的药物，保持口腔清洁，勤漱口，减少龋齿的发生，减少口腔感染的机会。

（2）干燥性角、结膜炎可给予人工替代品，如人工泪液滴眼，以减轻眼干症状，并预防角膜损伤。

（3）肌肉、关节痛者可用非甾类抗炎药及羟氯喹。

2. 系统性治疗　对合并有神经系统表现、肺间质病变、肝损害、血细胞低下等系统症状，尤其是出现血小板较低或有肌炎表现的患者，可给予肾上腺糖皮质激素治疗。如果病情进展迅速，则可在糖皮质激素的基础上合用免疫抑制剂治疗，如环磷酰胺、硫唑嘌呤等。当患者除口干、眼干外，还出现关节痛、肌痛、全身疲乏和低热等，除非甾体消炎药外，羟氯喹是一个合理的选择。另外，抗 CD20 单克隆抗体能够抑制 B 淋巴细胞生成，有可能成为疾病治疗的有效药物。出现有恶性淋巴瘤者宜积极、及时地进行淋巴瘤的联合化疗。

3. 合并症治疗

（1）肾小管酸中毒：对合并肾小管酸中毒的患者，除给予糖皮质激素及免疫抑制剂外，还应积极对症治疗。对出现低钾血症的患者，及时给予补钾治疗，以柠檬酸钾为更佳，但严重低钾时需要立即静脉补钾，以维持电解质的平衡及酸碱平衡。

（2）肝脏损害：和 SS 相关的肝病主要包括原发性胆汁性肝硬化、AIH 和丙型病毒性肝炎，应针对不同病情给予相应治疗。

（3）恶性肿瘤：SS 患者合并淋巴瘤的较为常见，最初可发生于颈部淋巴结，随后可在淋巴结以外的区域，如甲状腺、胃肠道、肺、肾等处发生。

【预后】　病变仅限于泪腺、唾液腺等外分泌腺的患者，多预后良好，无内脏受累的患者生存时间接近正常人群。出现内脏损害者，经过积极治疗对药物敏感者亦能够控制病情。死亡原因主要为肺动脉高压、肺纤维化、肾衰竭、恶性淋巴细胞增生、中枢神经病变等。

（朱欣航）

第七章 雷诺现象与雷诺病

学习目标

1. 掌握雷诺现象的临床特点。
2. 熟悉常见出现雷诺现象的疾病。

雷诺现象(Raynaud's phenomenon)是指因受寒冷或紧张的刺激后,肢端细动脉痉挛,使手指(足趾)皮肤突然出现苍白,相继出现发紫和潮红三相反应,多发生于上肢,两侧对称,也可累及下肢,或同时波及上下肢,偶尔发生于耳朵、鼻端、颊部或颈部。常因寒冷或情绪激动而诱发。发作时先手指发凉、皮肤明显苍白、发僵,甚至手指活动困难,同时有麻木和针刺的感觉,继而颜色加深,呈深红色或青紫色,严重时部分指甲也发紫,之后皮肤颜色变浅,呈弥漫性潮红,跳动感觉增强,最后恢复正常。常反复发作,可以是原发的,即其中约半数患者病因不明,称为雷诺病(Raynaud disease);也可以是继发的,即出现于其他已明确诊断的疾病者,称为雷诺现象。病因不明。多有寒冷、情绪波动及其他诱发因素,发作好见于秋冬季节,患者多是20~40岁的女性。

【病理】 早期血管的组织学正常,严重病例动脉的内膜增厚,中层肥厚;小动脉内有血栓形成。由于末梢循环障碍,导致指腹萎缩,远端指骨吸收。严重者出现指尖溃疡、坏疽。

【临床表现】 雷诺现象典型发作可分3期。①缺血期:指早期表现,一般好发于指、足趾远端皮肤,出现发作性苍白、僵冷,伴出汗、麻木或疼痛,多对称性自指端开始向手掌发展,但很少超过手腕,主要是由于四肢末端细小动脉痉挛,皮肤血管内血流量减少而突然发生。②缺氧期:受累部位继续缺血,毛细血管扩张淤血,皮肤发绀而呈紫色,皮温低,疼痛,此时自觉症状一般较轻。③充血期:一般在保暖以后,也可自动发生。此时血管痉挛解除,动脉充血,皮肤潮红,皮温回升,可有刺痛,肿胀及轻度搏动性疼痛。当血液灌流正常后,皮肤颜色和自觉症状均恢复正常。一般发作过程持续10多分钟,约1/3病例持续1h以上,有时必须将患肢浸于温水中方可缓解。以上发作往往从某一手指开始,逐渐在其余手指出现类似症状。多数病例只有手指发病,手指和足趾同时累及也不少见,足趾单独发作者偶见。雷诺现象的频繁典型发作可引起末节指趾皮肤指甲营养障碍,严重者指端出现溃疡、坏疽或手指变短。耳郭、面颊、颊及鼻尖的雷诺现象较少见。

非典型发作可仅出现苍白、发绀,无明显充血期;有些患者出现苍白后转潮红,或苍白、青紫、潮红并存。有的患者可能呈非对称性受累,或只是手指的某些部分累及。发作间期可以没有症状,体格检查可能完全正常。有的患者可主诉长期手脚发冷,体格检查可见手指发凉和苍白。发作期除肤色改变外,脉搏搏动正常,间或发现手、足发凉多汗。多次反复发作者受累部位可发生营养障碍,表现为皮肤干燥、指端皮下组织萎缩,指腹逐渐消失。指端近指甲处出现急性溃疡或慢性角化性凹陷,指甲生长缓慢、开裂、变形,有的因慢性缺血而出现手背组织纤维化。

【诊断和鉴别诊断】 诊断雷诺现象主要根据临床表现,即起病年龄、性别、诱因、肢体远端对称性相继出现苍白、青紫及潮红的皮肤改变,无其他系统疾病可解释的典型病例不难诊断。非典型病例或患者描述不清楚者可借助如下辅助检查。

1. 激发试验　①冷水试验：将指(趾)浸于4℃左右的冷水中1min，可诱发上述典型发作。②握拳试验：两手握拳1.5min后，在弯曲状态下松开手指，也可出现上述症状。③将手指浸泡在10～15℃水中，全身裸露于寒冷的环境中更易激起发作。但激发试验阴性者不能除外雷诺现象和雷诺病。

2. 指动脉压力测定　如指动脉压力大于40mmHg，则提示动脉存在梗阻。

3. 指温恢复时间测定　浸入冰水20s后，指温恢复正常的平均时间为5～10min。雷诺病与雷诺现象的恢复时间常超过20min。

4. 指动脉造影和低温(浸入冰水后)指动脉造影　可鉴别肢端动脉是否存在器质性改变。

雷诺病与雷诺现象的区别在于是否存在原发病。前者为双侧性，无基础疾病。在雷诺病，一般不存在皮肤的营养障碍和坏疽，即使出现，只累及很小面积，且尽管发病多年，症状无进行性加重。

雷诺现象应和手足发绀症鉴别：手足发绀症为四肢对称性发绀，指(趾)、腕、踝部皮肤持续性出现分布不均的蓝斑或发红，伴大量出汗和指(趾)厥冷。典型病例不难鉴别。至于非典型病例，以下几点可供参考：雷诺现象肤色的变化是阵发性的，而手足发绀症为持续性；雷诺现象有典型的指尖苍白，而手足发绀症苍白不明显；雷诺现象只累及手指，手足发绀症则整个手、脚均累及；雷诺现象手掌皮肤一般是干的，手足发绀症手掌黏潮；另外，手足发绀症很少出现指尖萎缩和溃疡。

多种风湿病都可伴发雷诺现象，发生率最高的是系统性硬化病和混合性结缔组织病，有些患者甚至在确诊前数年只有雷诺现象。常见出现雷诺现象的疾病如下。

1. 结缔组织病　系统性硬化病、类风湿关节炎、系统性红斑狼疮、皮肌炎/多发性肌炎等。其中系统性硬化病可有皮肤绷紧或增厚，手、臂或面部毛细血管扩张，吞咽困难等。

2. 阻塞性动脉疾病　四肢动脉粥样硬化、血栓性脉管炎、急性动脉阻塞等。

3. 原发性肺动脉高压。

4. 神经系统疾病　脊髓空洞症、椎间盘疾病、脊髓肿瘤和脊髓灰质炎等。

5. 血液异常　血中冷凝素增加、冷球蛋白血症、冷纤维蛋白原血症、骨髓增生性疾病、巨球蛋白血症等。

6. 职业性创伤　如反复的振动性损害、锤击手综合征、电休克、冻伤等。

7. 吸烟和药物　麦角衍化物，β受体阻断药，铅、铂、砷中毒，避孕药等。

上述不同疾病雷诺现象的发生率差别很大。如系统性硬化病发生率达80%～90%，系统性红斑狼疮发生率为20%～40%，动脉粥样硬化患者较少并发此症，但50岁以上男性有雷诺现象的患者中，动脉粥样硬化则为主要原因。

【治疗】　应视病情而定。雷诺病轻者只需注意保暖严防冻伤，避免皮肤受损，避免精神紧张和过度劳累即可控制。患者必须停止吸烟，因尼古丁为血管收缩剂，能引起皮肤血管收缩。

雷诺现象由某种原因如震动引起者，应停止使用该工具。反复发作或症状比较严重，但尚无指尖萎缩者，可加用CCB。反复发作，伴指尖萎缩，但无开放性溃疡发生者，除用CCB外，可加用影响交感神经活性的药物。反复发作且缺血严重、皮肤呈青色、指(趾)端开放性溃疡或坏死者，可静脉滴注血管扩张药前列腺素(PGEI和PGE2)3～5日。

不论雷诺病或雷诺现象，β 受体拮抗剂、可乐定和麦角制剂均为禁忌使用药物，因为这些药物可使血管收缩，并可诱发或加重症状。

本病可见于任何年龄，但以 20~40 岁多见，女性多于男性，起病一般缓慢。开始偶尔在冬季出现轻度、短时间的发作。随着病情的延续，症状的严重性和持续时间均有增加。

【预后】 预后相对良好，约 15% 患者自然缓解，30% 逐渐加重。长期持续动脉痉挛可致动脉器质性狭窄而不可逆，但极少（小于 1%）需要截指（趾）。

（顾志峰）

第八章　原发性血管炎

学习目标

1. 掌握血管炎的临床特点。
2. 熟悉各类型血管炎的特点。
3. 了解显微镜下多血管炎、肉芽肿性多血管炎、嗜酸性肉芽肿性多血管炎的临床特点。

第一节　概　　论

原发性血管炎是指不合并另一种已明确的疾病的系统性血管炎。以血管壁及血管周围炎细胞浸润,并伴有血管损伤,包括纤维素沉积、胶原纤维变性、内皮细胞及肌细胞坏死为特征。

【分类】　由于血管炎病的病因、发病机制不完全明确,不同疾病的临床症状相互重叠,缺乏一致的病理改变。2012 年 Chapel Hill 会议主要根据受累血管的大小对血管炎进行了命名和分类,见表 8-8-1。此分类的优点是简单、宜于临床工作,目前应用较多。

表 8-8-1　2012 年 Chapel Hill 会议的血管炎分类

大血管炎	大动脉炎
	巨细胞动脉炎
中血管炎	结节性多动脉炎
	川崎病
小血管炎	
ANCA 相关性血管炎	显微镜下多血管炎
	韦格纳肉芽肿(肉芽肿性多血管炎)
	嗜酸性肉芽肿性多血管炎
免疫复合物性小管炎	抗肾小球基膜病
	冷球蛋白性血管炎
	IgA 性血管炎
	低补体血症性荨麻疹性血管炎
变异性血管炎	贝赫切特病
	科根综合征
单器官血管炎	皮肤白细胞破碎性血管炎
	皮肤动脉炎
	原发性中枢神经系统血管炎
	孤立性主动脉炎

续表

与系统性疾病相关性血管炎	狼疮性血管炎
	类风湿性血管炎
	结节病性血管炎
与可能的病因相关的血管炎	丙肝病毒相关性冷球蛋白血症性血管炎
	乙肝病毒相关性血管炎
	梅毒相关性主动脉炎
	血清病相关性免疫复合物性血管炎
	药物相关性免疫复合物性血管炎
	药物相关性 ANCA 相关性血管炎
	肿瘤相关性血管炎

【病因和发病机制】

1. 病因 至今尚不完全明确。有遗传基础、潜在免疫异常的易感者,在微生物、毒素等作用下促进血管炎的发生。

2. 发病机制 发病机制与人体的天然免疫系统和特异免疫系统相关,涉及细胞免疫和体液免疫。中性粒细胞、巨噬细胞、内皮细胞、淋巴细胞及它们各自分泌的细胞因子都参与了血管炎的发病过程。

(1) 抗中性粒细胞胞质抗体(ANCA):是第一个被证实与原发性血管炎病相关的自身抗体。ANCA 的靶抗原为中性粒细胞胞质内各种成分:丝氨酸蛋白酶 3(PR3)、髓过氧化物酶(MPO)、弹性蛋白酶、乳铁蛋白等,其中 PR3 和 MPO 是主要的靶抗原。ANCA 通过以下过程引起小血管的炎症:当中性粒细胞被外来或自身抗原攻击后,巨噬细胞所释放的细胞因子(TNF-α、IL-1)将其胞质内的靶抗原(PR3、MPO)转移到细胞膜表面,部分被中性粒细胞释放到细胞外,在黏附分子作用下附着于血管内皮细胞的表面,而形成的 ANCA 与之相结合,导致中性粒细胞脱颗粒、出现反应性氧分子、释放蛋白溶解酶等过程,使局部血管受到损害。因此,ANCA 不仅是诊断小血管炎的标记,而且参与了血管炎的发病。

(2) 抗内皮细胞抗体(AECA):AECA 出现在多种血管炎病,如大动脉炎、川崎病、肉芽肿性多血管炎(GPA)、显微镜下多血管炎等。它通过补体途径或抗体介导的细胞毒反应,导致内皮细胞持续或进一步的损伤。

(3) 免疫复合物:免疫复合物并非导致组织损伤的直接原因,而是始动因素。相关的抗原抗体免疫复合物在血管壁的沉积引起炎症反应,如冷球蛋白血症、过敏性紫癜等。

【病理】 血管炎的基本病理改变是:①血管壁各种炎细胞浸润,包括中性粒细胞、淋巴细胞、巨噬细胞等。除变应性肉芽肿血管炎外,嗜酸粒细胞浸润很少见。②管壁的弹力层和平滑肌层受损形成动脉瘤和血管的扩张,这种病变见于累及带肌层动脉的血管炎病。③管壁各层纤维素样增生和内皮细胞增生可造成血管腔狭窄。在各个血管炎病,其血管病理改变有重叠性。上述病理改变往往不出现在所有同样大小的血管,即使在同一受累的血管,其病变也常呈节段性,这些都影响了病理活检的诊断和鉴别诊断,免疫荧光检查可为诊断提供一定的帮助。在血管炎病的肾损害,其肾组织很少有免疫球蛋白和(或)补体沉积,免疫荧光检查时一般不出现荧光阳性的结果。

【诊断】

1. 临床表现　血管炎病的临床表现复杂多样且无特异性,常多器官受累。不同的血管炎可以有相同器官的受累,如GPA、显微镜下多血管炎、变应性肉芽肿血管炎都可因累及肾小球而出现蛋白尿、血尿、肾功能不全,但它们各自的肾外系统的症状有特征性差异,如GPA的肺表现为迁移性浸润和薄壁空洞,变应性肉芽肿血管炎则为哮鸣音。

2. 特殊检查

(1) ANCA:血清抗中性白细胞胞质抗体(anti-neutrophil cytoplasmic autoantibodies,ANCA)与小血管炎相关,如c-ANCA与GPA相关,p-ANCA与显微镜下多血管炎(MPA)和嗜酸性肉芽肿性多血管炎(EGPA)相关等。在中、大血管炎中极少有ANCA阳性。有学者将GPA、MPA、EGPA统称为ANCA相关性血管炎。

临床测定ANCA方法有两种:一为间接免疫荧光法,另一为酶联免疫吸附试验(ELISA)。前者如中性粒细胞胞质呈荧光阳性则称为c-ANCA阳性,如中性粒细胞的细胞核周围呈荧光阳性,则为p-ANCA阳性。c-ANCA阳性者在ELISA法测定时往往呈PR3抗体阳性,即PR3-ANCA阳性。p-ANCA阳性者以ELISA法测定时往往呈MPO抗体阳性,即MPO-ANCA。另有部分ⅡF-ANCA阳性,但ELISA法阴性(60%以上),则为非PR3、非MPO抗体,有可能是针对胞质中的其他成分。

(2) AECA:抗内皮细胞自身抗体(anti endothelial cell autoantibody,AECA)参与多种疾病的发病,尤以与血管炎的关系密切。在GPA中,AECA滴度的消长与疾病活动性相关;在川崎病中,AECA可作为标记抗体,具有诊断意义。

(3) 病理:受累组织的活检是血管炎得以确诊的金标准。若在病理标本中找到血管壁或周围炎症性改变及特点,则有利于血管炎的鉴别诊断。然而,未见阳性发现的组织活检不能排除血管炎的可能。

(4) 血管造影:对大、中血管病变者有帮助,也是了解病变范围最确切可靠的方法。肠系膜动脉或其他中动脉的动脉瘤等血管炎的特征对诊断结节性多动脉炎可提供有力的证据。

(5) 血管彩色多普勒:其为一种非创伤性检查,适用于检查较表浅血管管腔的狭窄和管壁状况,且可在病程中进行随诊、比较。其不足之处是其准确性不如血管造影,且与检查者的经验有关。

(6) CT、MRI:随着影像学技术的发展,血管CT、MRI对诊断血管炎可以提供很好的帮助。

【治疗原则】　血管炎的治疗原则是早期诊断、早期治疗。糖皮质激素是血管炎病的基础治疗,其剂量及用法因血管炎病变部位而异。凡有肾、肺、心脏及其他重要内脏受累者,除糖皮质激素外,还应及早加用免疫抑制剂。

1. 联合用药　糖皮质激素联合环磷酰胺(CTX)。

(1) 泼尼松:1mg/(kg·d)使用4~6周,病情控制后,可较迅速减量。多数学者常强调糖皮质激素治疗2个月时剂量应≤1/2的初始剂量,6个月时应≤隔日20mg或每日10mg,进入维持缓解治疗。维持缓解治疗可3~6个月或更长。

(2) 免疫抑制剂:最常用的为环磷酰胺,疗效较明确,应用过程中必须密切随诊患者的血常规、肝功能、性腺功能等。其他常用免疫抑制剂有甲氨蝶呤、环孢素等。现更多学者采取CTX静脉冲击治疗:CTX 0.8~1.0g/次或0.75g/m^2,每月1次,连续6个月,其后维持治疗为 2~3 个月一次,剂量与前相同。整个疗程(包括诱导及维持缓解)为 2 年。

2. 甲基泼尼松龙(MP)冲击疗法　适宜于有重要器官受损的重症患者,如细胞新月体、肺出血和小血管纤维素样坏死等,诱导治疗初期可采用 MP 冲击治疗。具体方法:MP0.5~1g/次静脉点滴,每日一次,3 次为一疗程;然后口服泼尼松 1mg/(kg·d)维持 1 个月,逐步减量为隔日口服,约于 3 个月终止治疗。

3. 血浆置换疗法(PE)　主要适应证为合并抗 GBM 抗体或表现为 ARF 起病并依赖透析患者及威胁生命的肺出血。PE 对于防治肺出血作用迅速、肯定。具体方法:每次置换血浆 2~4L,每日一次,连续 7 日,其后可隔日或数日一次,直至肺出血或其他明显活动指标得到控制,置换液可用白蛋白或新鲜血浆。在进行 PE 同时,应同时给予泼尼松(龙)及 CTX 治疗。对于起病时依赖透析治疗患者,PE 较 MP 冲击疗法更有利于患者脱离透析。

4. 利妥昔单抗　对于非重症患者如存在 CTX 禁忌,建议利妥昔单抗和糖皮质激素作为另一种起始的诱导治疗。抗 CD20 单克隆克体,可通过抗体依赖的细胞毒机制耗竭 B 淋巴细胞,故近年来用于治疗自身免疫性疾病;诱导治疗期应增加甲泼松或口服泼尼松;小样本对照的临床研究显示,与 CTX 组对比,利妥昔单抗治疗组有效性和不良反应发生率无差异,显示良好前景。具体用法:375mg/m²,每周 1 次,静脉滴注 4 次。

常用药物具体用法,见表 8-8-2。

表 8-8-2　常用药物具体用法

药品或治疗	途径	最初剂量	评价
CTX	Ⅳ	0.75g/m²,每 3~4 周使用 1 次;>60yr或肾小球滤过率<20ml/min 减量至 0.6g/m²	最大剂量可增至 1.0g/m²,但 WBC 务必>3000/mm³
CTX	口服	1.5~2mg/(kg·d),>60yr 或肾小球滤过率<20ml/min 应减量	调整每日剂量保持 WBC>3000/mm³
糖皮质激素	Ⅳ	甲基泼尼松龙 500mg Ⅳ连续使用 3 次	
糖皮质激素	口服	泼尼松 1mg/(kg·d)×4 周,不超过 60mg/d	3~4 个月逐步减量至维持缓解
利妥昔单抗	Ⅳ	375mg/m²,每周使用 4 次	在诱导治疗期应增加甲泼尼松或口服泼尼松
血浆置换		60ml/kg 置换血浆;血管炎:7 次/14 日;弥漫性肺出血;每日 1 次直至出血停止,其后隔日一次,7~10 疗程。抗 GBM 肾炎,每日 1 次 14 日或直至抗体消失	置换液用 5% 白蛋白液;如肺出血则应增加新鲜冷冻血浆

急性期和危重者可进行血浆置换、静脉注射大剂量免疫球蛋白。与感染有关的血管炎,如乙型肝炎病毒相关的结节性多动脉炎宜积极治疗乙型病毒性肝炎。推荐取得诱导缓解成功患者进入维持治疗;建议持续完全缓解的患者应维持缓解治疗 12~18 个月;维持性透析患者若无肾外表现,推荐中止维持性治疗。维持性透析患者只要有肾外活动病变,还应积极治疗。血管炎病程呈复发与缓解交替,因此治疗要根据不同病期进行调整。

【预后】　血管炎病的预后与受累血管大小、种类、部位有关。重要器官的小动脉或微动脉受累者预后差,早期诊治是改善预后的关键。

第二节　大动脉炎

大动脉炎(Takayasu arteritis,TA)是指主动脉及其主要分支,以及肺动脉的慢性肉芽肿性炎症性疾病。病变多见于主动脉弓及其分支,其次为降主动脉、腹主动脉和肾动脉。本病多发于年轻女性,30岁以前发病约占90%。历史上有不同的命名描述本病,如无脉症、主动脉弓综合征、高安病。病因未明,多认为与遗传因素、内分泌异常、感染(链球菌、结核分枝杆菌、病毒等)后机体发生免疫功能紊乱及细胞因子的炎症反应有关。

【病理】　基本病变呈急性渗出、慢性非特异性炎症和肉芽肿表现。主要累及弹力动脉,如主动脉及其主要分支、肺动脉、冠状动脉等。以主动脉分支起始部较显著,从动脉中层及外膜开始波及内膜的全层动脉壁病变,呈节段性而不规则的增生和纤维化,受累动脉管腔有不同程度狭窄或闭塞,偶尔合并血栓形成。

【临床表现】

1. 全身症状　在局部症状或体征出现前数周,少数患者可有全身不适、易疲劳、发热、食欲缺乏、恶心、出汗、体重下降、肌痛、关节炎和结节红斑等症状,可急性发作,也可隐匿起病。

2. 局部症状体征　按受累血管不同,有不同器官缺血的症状与体征,如头痛、头晕、晕厥、卒中、视力减退、四肢间歇性活动疲劳,肱动脉或股动脉搏动减弱或消失,颈部、锁骨上下区、上腹部、肾区出现血管杂音,两上肢收缩压差大于10mmHg。

3. 临床分型　根据病变部位可分为5种类型:头臂动脉型(主动脉弓综合征);胸、腹主动脉型;主-肾动脉型,混合型和肺动脉型。

(1) 头臂动脉型(主动脉弓综合征):颈动脉和椎动脉狭窄和闭塞,可引起脑部不同程度的缺血,出现头昏、眩晕、头痛、记忆力减退、单侧或双侧视物有黑点,视力减退,视野缩小甚至失明,咀嚼肌无力和咀嚼疼痛。

(2) 胸主、腹主动脉型:由于缺血,下肢出现无力,酸痛、皮肤发凉和间歇性跛行等症状,特别是髂动脉受累时症状最明显。肾动脉受累出现高血压,可有头痛、头晕、心悸。合并肺动脉狭窄者,则出现心悸、气短,少数患者发生心绞痛或心肌梗死。

(3) 主-肾动脉型:由于下肢缺血,出现无力、发凉、酸痛、易疲劳和间歇性跛行等症状。高血压为本型的一项重要临床表现,尤以舒张压升高明显,主要是肾动脉狭窄引起的肾血管性高血压;此外胸降主动脉严重狭窄,使心排出血液大部分流向上肢而可引起的节段性高血压;主动脉瓣关闭不全所致的收缩期高血压等。

(4) 广泛型:具有上述两种类型的特征,属多发性病变,多数患者病情较重。

(5) 肺动脉型:本病合并肺动脉受累并不少见,约占50%,上述三种类型均可合并肺动脉受累,而在各类型中伴有或不伴有肺动脉受累之间无明显差别,单纯肺动脉受累者罕见。

【辅助检查】

1. 实验室检查　无特异性自身抗体,可见红细胞沉降率快、C反应蛋白增高,抗"O"增高,白细胞增高,球蛋白增高等,但特异性差。AECA及抗主动脉抗体阳性对诊断有一定帮助。

2. 影像学检查

(1) 彩色多普勒超声检查：可探查主动脉及其主要分支狭窄或闭塞(颈动脉,锁骨下动脉,肾动脉等),但对其远端分支探查较困难。

(2) 血管造影检查：对头颅部动脉、颈动脉、胸腹主动脉、肾动脉、四肢动脉、肺动脉及心腔等均可进行此项检查。本法缺点是对器官内小动脉,如肾内小动脉分支显示不清,必要时仍需进行选择性动脉造影。

(3) 电子计算机扫描(CT)：增强 CT 可显示部分受累血管的病变,特别是磁共振能显示出受累血管壁的水肿情况,以助判断疾病是否活动。

【诊断】

1. 临床诊断　典型临床表现者诊断并不困难。40 岁以下女性,具有下列表现一项以上者,应怀疑本病。

(1) 单侧或双侧肢体出现缺血症状,表现为动脉搏动减弱或消失,血压降低或测不出。

(2) 脑动脉缺血症状,表现为单侧或双侧颈动脉搏动减弱或消失,以及颈部血管杂音。

(3) 近期出现的高血压或顽固性高血压,伴有上腹部高调血管杂音。

(4) 不明原因低热,闻及背部脊柱两侧或胸骨旁、脐旁等部位或肾区的血管杂音,脉搏有异常改变者。

(5) 无脉及有眼底病变者。

2. 诊断标准　采用 1990 年美国风湿病学会的分类标准。

(1) 发病年龄≤40 岁：出现症状或体征时年龄≤40 岁。

(2) 肢体间歇性运动障碍：活动时一个或更多肢体出现乏力、不适或症状加重,尤以上肢明显。

(3) 肱动脉搏动减弱：一侧或双侧肱动脉搏动减弱。

(4) 血压差>10mmHg：双侧上肢收缩压差>10mmHg。

(5) 锁骨下动脉或主动脉杂音：一侧或双侧锁骨下动脉或腹主动脉闻及杂音。

(6) 动脉造影异常：主动脉一级分支或上下肢近端的大动脉狭窄或闭塞,病变常为局灶或节段性,且不是由动脉硬化、纤维肌发育不良或类似原因引起。

符合上述 6 项中的 3 项者可诊断本病。此标准诊断的敏感性和特异性分别是 90.5% 和 97.8%。

【治疗】　本病约 20% 是自限性的,在发现时疾病已稳定,对这类患者如无合并症可随访观察,如有感染积极控制感染。对活动期患者可用泼尼松(龙)15～60mg/d,病情好转后递减,直至病情稳定,5～15mg/d 维持。对糖皮质激素疗效不佳者可与免疫抑制剂合用,常用环磷酰胺,每日 1～2mg/kg。其次还可选用硫唑嘌呤、甲氨蝶呤等。对静止期患者,因重要血管狭窄、闭塞,影响器官供血可考虑手术治疗,如介入治疗、人工血管重建术、内膜血栓清除术、肾切除术、血管搭桥术等。对症治疗可用周围血管扩张药、改善微循环药物、抗血小板药物、降压药等。高度怀疑有结核菌感染者,应同时抗结核治疗。常用的药物有糖皮质激素和免疫抑制剂,其治疗方法与其他系统性血管炎治疗相同。

【预后】　本病为慢性进行性血管病变,受累后的动脉由于侧支循环形成丰富,故大多数患者预后好。预后主要取决于高血压的程度及脑供血情况,糖皮质激素联合免疫抑制剂积极治疗可改善预后。其并发症有脑出血、脑血栓、心力衰竭、肾衰竭、心肌梗死、主动脉瓣关闭不全、失明等。死因主要为脑出血、肾衰竭。

第三节　巨细胞动脉炎

巨细胞动脉炎(giant cell arteritis,GCA)又称颞动脉炎(temporal arteritis),是一种病因未明的中动脉与大动脉系统性坏死性血管炎,常累及一个或多个颈动脉分支,尤其是颞动脉。本病多见于老年人,50岁以上人群发病率高,患病率地区性差异甚大。女性发病明显高于男性,为2~4∶1。

【病理】 GCA炎症反应集中于动脉内弹力膜,可能与其中某些自身抗原有关。免疫组化研究也发现,在炎症的颞动脉壁层内有免疫球蛋白沉积,浸润的炎症细胞以TH细胞为主,患者周围血的淋巴细胞在试管内对人动脉及肌抗力原敏感。GCA主要累及起源于主动脉弓的分支动脉,颞浅动脉最常受累,病理改变为肉芽肿性动脉炎,可见到血管壁全层的白细胞浸润,一般呈节段性或斑片状分布,常有内膜增生和内弹力层断裂。

【临床表现】 GCA发病年龄在50岁以上,起病多缓慢,有时突然发病,全身症状可有发热、全身不适、疲劳、关节肌肉疼痛、体重减轻等。

1. 头痛　是GCA最常见症状,为一侧或两侧颞部、前额部或枕部的张力性疼痛,或浅表性灼痛,或发作性撕裂样剧痛,疼痛部位皮肤红肿,有压触痛,有时可触及头皮结节或结节样暴涨的颞浅动脉等。

2. 其他颅动脉供血不足症状　咀嚼肌、吞咽肌和舌肌供血不足时,表现典型的间歇性运动停顿,如咀嚼肌痛导致咀嚼暂停及吞咽或语言停顿等。睫后动脉、眼支动脉、视网膜动脉、枕皮质区动脉受累时,可引起复视、眼睑下垂或视力障碍等。10%~20%GCA患者发生一侧或双侧失明,或出现一过性视力障碍等先兆。失明是GCA严重并发症之一。一侧失明,未能及时治疗,常1~2周发生对侧失明,8%~15%GCA患者出现永久性失明,因而确定GCA诊断与及早治疗是防治失明的重要原则。部分患者可出现耳痛、眩晕及听力下降等症状。

3. 其他动脉受累表现　10%~15%GCA表现出上、下肢动脉供血不足的征象,出现上肢间歇性运动障碍或下肢间歇跛行;颈动脉、锁骨下动脉或腋动脉受累时,可听到血管杂音、搏动减弱或搏动消失(无脉症)等;主动脉弓或主动脉受累时,可引致主动脉弓壁层分离,产生动脉瘤或夹层动脉瘤,需行血管造影诊断。

4. 中枢神经系统表现　GCA可有抑郁、记忆减退、失眠等症状。

【实验室检查】 GCA无特异性实验指标,可表现为红细胞沉降率明显增快,可有贫血,C反应蛋白、碱性磷酸酶、血清IgG和补体水平升高。

1. 动脉活组织检查　颞浅动脉或枕动脉活组织检查是确诊GCA最可靠的手段。颞浅动脉活检的阳性率为40%~80%,特异性100%。由于GCA病变呈节段性跳跃分布,活检时应取足数厘米长度,以有触痛或有结节感的部位为宜,并做连续病理切片以提高检出率。颞动脉活检比较安全,一侧活检阴性可再做另一侧或选择枕动脉活检。

2. 颞动脉造影　对GCA诊断有一定价值,可发现颞动脉管腔不规则及狭窄等改变,也可作为颞动脉活检部位的指示。

3. 选择性大动脉造影　疑有大动脉受累时可进一步做选择性动脉造影,如主动脉弓及其分支动脉造影等。

【诊断】 凡50岁以上老年人,出现不明原因的发热、倦怠、消瘦、贫血,红细胞沉降率加快；新近发生的头痛、视力障碍（视力模糊、复视、失明）；或其他颅动脉供血不足征象，如咀嚼肌间歇性动脉障碍、耳鸣、眩晕等；或出现 PMR 症候群等均应疑及本病，抓紧做进一步检查，如颞动脉造影、颞动脉活栓，以确定诊断。活检为肉芽肿性动脉炎可确诊 GCA。

美国风湿病学会（ACR）1990 年 GCA 分类诊断标准为：①发病年龄≥50 岁；②新近出现的头痛；③颞动脉有压痛，搏动减弱（非因动脉粥样硬化）；④红细胞沉降率≥50mm/h；⑤颞动脉活检示血管炎，表现以单个核细胞为主的浸润或肉芽肿性炎症，并且常有多核巨细胞。具备 3 条即可诊断 GCA。

【治疗与预后】 GCA 常侵犯多处动脉，易引起失明等严重并发症，因此一旦明确诊断应即给予糖皮质激素治疗。一般主张用大剂量持续疗法，泼尼松（龙）40～60mg/d，1 周内症状可消失，1 个月后逐渐减量到 7.5～10mg/d，维持 1～2 年，大多数患者可完全缓解。本病预后良好。但激素减量过快易复发，有激素抵抗者可合并应用免疫抑制剂（如环磷酰胺、硫唑嘌呤、甲氨蝶呤等）。

第四节　结节性多动脉炎

结节性多动脉炎（polyarteritis nodosa，PAN）主要侵犯中、小肌性动脉，损害呈节段性分布，易发生于动脉分叉处，并向远端扩散。有的病变向血管周围浸润，浅表动脉可沿血管行径分布而扪及结节。病因不明，可能与感染（病毒、细菌）、药物及注射血清等有一定关系，免疫病理机制在疾病中起重要作用。

【病理】 PAN 有两个重要的病理特点：①个体血管病变呈多样化。在相距不到 20μm 的连续切片上，病变已有明显差别。②急性坏死性病损和增殖修复性改变常共存。因血管壁内弹力层破坏，在狭窄处近端因血管内压力增高，血管扩张形成动脉瘤（称假性动脉瘤，可呈节段多发性）。

【临床表现】 PAN 的临床表现多种多样，有的只表现为轻微的局限性病变，多数表现严重的全身多器官受损，并迅速恶化，甚至死亡。

1. 全身症状 PAN 多有不规则发热、头痛、乏力、周身不适、多汗、体重减轻、肌肉疼痛、肢端疼痛、腹痛、关节痛等。

2. 系统症状

（1）皮肤：病变发生于皮下组织中小肌性动脉，表现为痛性红斑性皮下结节，沿血管成群分布，大小约数毫米至数厘米，也可为网状青斑、紫癜、溃疡、远端指（趾）缺血性改变。

（2）关节肌肉：约半数患者有关节痛，少数有明显的关节炎改变。约 1/3 患者骨骼肌血管受累而产生恒定的肌痛，以腓肠肌痛多见。

（3）神经系统：周围神经受累较中枢神经受累多见，表现为多发性单神经炎和（或）多神经炎、末梢神经炎。中枢者临床表现取决于脑组织血管炎的部位和病变范围，可表现为弥散性或局限性单侧脑或多部位脑及脑干的功能紊乱，出现抽搐、意识障碍、脑血管意外等。

（4）肾脏：按尸检材料统计，PAN 的肾受累最多见。以肾血管损害为主，急性肾衰竭多为肾多发梗死的结果，可致肾性恶性高血压。临床上有 30%～60% 患者出现不同程度的肾损害，常表现为较严重的高血压及轻到中度的氮质血症。可出现轻中度的蛋白尿和血尿，肾血管的病变可导致肾的多发性梗死，一般无肾小球肾炎表现。

(5) 胃肠道：常见腹痛、腹泻、恶心、呕吐、肠梗死和穿孔、胃肠道出血、肝功能异常等。

(6) 心脏：心脏损害发生率为36%～65%，是引起死亡的主要原因之一，尸检心肌梗死的发生率6%。一般无明显心绞痛症状和心电图典型表现。充血性心力衰竭也是心脏受累的主要表现。心包炎约占4%，严重者可出现大量心包积液和心包填塞。

(7) 肺部：很少受累。

(8) 生殖系统：尸检发现80%的男性患者有附睾和睾丸受累，临床表现睾丸疼痛和硬结肿胀。

【辅助检查】

1. 实验室检查　反映急性炎症的指标：轻度贫血、白细胞增多，红细胞沉降率和C反应蛋白升高，可见轻度嗜酸粒细胞增多、血小板增多，肾损害者常有显微镜下血尿，蛋白尿和肾功能异常，类风湿因子可呈阳性，但滴度较低，部分患者循环免疫复合物阳性，补体水平下降，血清白蛋白降低，冷球蛋白阳性，约1/3患者乙肝表面抗原阳性，可有肝功能异常。

2. 血管造影　常见有肾、肝、肠系膜及其他内脏器官的中、小动脉有微小动脉瘤形成节段性狭窄。

3. 病理　在临床或动脉造影可疑病变部位进行病理活检，有助于诊断。

【诊断】　PAN初始临床表现各不相同，又缺少特征性表现，早期不易确诊。因此发现可疑病例应尽早做病理活检和血管造影，进行综合分析、诊断。目前均采用1990年美国风湿病学会(ACR)的分类标准作为诊断标准。

(1) 体重下降≥4kg(无节食或其他原因所致)。

(2) 网状青斑(四肢和躯干)。

(3) 睾丸痛和(或)压痛(并非感染、外伤或其他原因引起)。

(4) 肌痛、乏力或下肢压痛。

(5) 多发性单神经炎或多神经炎。

(6) 舒张压≥90mmHg。

(7) 血尿素氮>40mg/dl或肌酐>1.5mg/dl(非肾前因素)。

(8) 血清HBV标记(HBs抗原或抗体)阳性。

(9) 动脉造影见动脉瘤或血管闭塞(除外动脉硬化，纤维肌性发育不良或其他非炎症性病变)。

(10) 中小动脉壁活检见中性粒细胞和单核细胞浸润。

上述10条中至少有3条阳性者可诊断为结节性多动脉炎。其诊断的敏感性和特异性分别为82.2%和86.6%。

【治疗】　应根据病情轻重，疾病的阶段性，个体差异及有无合并症而决定治疗方案。糖皮质激素为治疗本病首选药物，及时用药可以有效地改善症状，缓解病情。一般口服泼尼松每日1mg/kg，3～4周后逐渐减量至原始剂量的半量(减量方法依患者病情而异，可每10～15日减总量的5%～10%)。伴随剂量递减，减量速度越加缓慢，至每日或隔日口服5～10mg时，长期维持一段时间(一般不短于1年)。病情严重如肾损害较重者，可用甲基泼尼松龙1.0g/d静脉滴注3～5日，以后再用泼尼松口服，服用糖皮质期间要注意糖皮质激素引起的不良反应。对糖皮质激素抵抗者或重症病例应联合使用环磷酰胺，剂量为每日2～3mg/kg口服，也可用隔日200mg静注或按0.5～1.0/m^{2}体表面积静脉冲击治疗，每3～4周一次，连用6个月，根据病情。以后每3个月一次至病情稳定1～2年后停药。用药期间注意药物不良反应,定期检查血、尿常规和肝、肾功能。对有 HBV 感染者不宜用环磷酰胺,可用糖皮质激素合并抗病毒药阿糖腺苷与干扰素 α 治疗。

【预后】 PAN 预后取决于是否有内脏和中枢神经系统的受累及病变严重程度。未经治疗者预后差,其 5 年生存率小于 15%,多数患者死亡发生于疾病的第一年,若能积极合理治疗 10 年生存率可达 83%。

第五节　显微镜下多血管炎

显微镜下多血管炎(microscopic polyangitis,MPA)又称显微镜下多动脉炎(microscopic polyarteritis),是一种主要累及小血管(小动脉、微小静脉、微小动脉和毛细血管)的系统性血管炎,属自身免疫性疾病。常见受累器官为肾与肺,无或很少有免疫复合物沉积于血管壁。

【病理】 MPA 在组织病理学上表现为以小动脉、微小动脉、微小静脉和毛细血管受累为主,但也可有中、小动脉受累的血管炎。主要表现为局灶性坏死性的全层血管炎,病变部位可见纤维素样坏死和中性粒细胞、淋巴细胞、嗜酸粒细胞多种细胞的浸润。免疫病理检查特征是血管壁无或只有少量免疫复合物沉积。

【临床表现】 本病好发于冬季,多数有上呼吸道感染或药物过敏样前驱症状。非特异性症状有不规则发热、疲乏、皮疹、关节痛、肌痛、腹痛、神经炎和体重下降等。

1. 肾　70%~80%的患者肾受累,几乎全有血尿,肉眼血尿者约占 30%,伴有不同程度的蛋白尿,高血压不多见或较轻。约半数患者呈急进性肾炎综合征,表现为坏死性新月体肾炎,早期出现急性肾衰竭。

2. 肺　为仅次于肾的最易受累的器官(约占 50%),临床上表现为哮喘、咳嗽、咯血痰/咯血。严重者可表现为肺肾综合征,表现为蛋白尿、血尿、急性肾衰竭、肺出血等,其与肺出血-肾炎综合征(Goodpasture's 综合征,亦称抗基膜性肾小球肾炎)很相似,后者抗肾小球基膜抗体阳性以资鉴别。

3. 消化道　可出现肠系膜血管缺血和消化道出血的表现,如腹痛、腹泻、黑便等。

4. 心脏　可有心力衰竭、心包炎、心律失常、心肌梗死等。

5. 耳　耳部受累可出现耳鸣、中耳炎、神经性听力下降,眼受累可出现虹膜睫状体炎、巩膜炎、色素膜炎等。

6. 关节　常表现为关节肿痛,其中仅 10%的患者有关节渗出、滑膜增厚和红斑。

7. 神经　20%~25%的患者有神经系统受累,可有多发性神经炎、末梢神经炎、中枢神经血管炎等,表现为局部周围感觉或运动障碍、缺血性脑病等。

8. 皮肤　约 30%左右的患者有肾-皮肤血管炎综合征,典型的皮肤表现为红斑、斑丘疹、红色痛性结节、湿疹和荨麻疹等。

【实验室检查】 血常规检查可见正细胞正色素性贫血、白细胞总数和中性粒细胞可正常或增高,血小板增高。尿液检查见有镜下血尿、各种管型及蛋白尿。大多有肾功能异常,血肌酐升高,内生肌酐清除率下降。急性期红细胞沉降率增快,C 反应蛋白增高,C3、C4 正常。84.6%的患者 ANCA 阳性,大部分为 p-ANCA 阳性,少部分为 c-ANCA 阳性。

【诊断】 本病尚无统一诊断标准,以下情况有助于 MPA 的诊断:患者大多为中老年,以男性多见;常累及肾:可出现蛋白尿、血尿或(及)急进性肾功能不全等;可伴有肺部或肺肾综合征的临床表现;关节、眼、耳、心脏、胃肠道等全身各器官均可受累;p-ANCA 阳性;肾、肺活检有助于诊断。

【治疗】　一般应首选糖皮质激素及环磷酰胺的联合治疗，由于本病肾受累常见且严重，多主张大剂量糖皮质激素加环磷酰胺联合治疗。

(1) 糖皮质激素：泼尼松 1mg/(kg·d)，晨顿服或分次服用，一般服用 4~8 周后减量，等病情缓解后以维持量治疗，维持量有个体差异。建议少量泼尼松(10~20mg/d)维持 2 年，或更长。对于重症患者和肾功能进行性恶化的患者，可采用甲泼尼松冲击治疗，每次 0.5~1.0g 静脉滴注，每日或隔日一次，3 次为一疗程，一周后视病情需要可重复。激素治疗期间注意防治不良反应。不宜单用泼尼松治疗，因缓解率下降，复发率升高。

(2) 环磷酰胺(CYC)：可采用口服，剂量一般 2~3 mg/(kg·d)，持续 12 周。可采用 CYC 静脉冲击疗法，剂量 0.5~1g/m^2体表面积，每月一次，连续 6 个月，严重者用药间隔可缩短为 2~3 周，以后每 3 个月一次，至病情稳定 1~2 年(或更长时间)可停药观察。口服不良反应高于冲击治疗。用药期间需监测血常规和肝肾功能。

其他治疗包括大剂量静脉免疫球蛋白治疗、血浆置换等。少数进入终末期肾衰竭者，需要依赖维持性透析或进行肾移植，肾移植后仍有很少数患者会复发，复发后仍可用糖皮质激素和免疫抑制剂治疗。

【预后】　本病预后取决于肾衰竭程度，文献报告 5 年生存率 38%~80%，引起死亡主要原因为感染、肾衰竭和肺出血。

第六节　嗜酸性肉芽肿性多血管炎

嗜酸性肉芽肿性多血管炎(eosinophilic granulomatosis with polyangiitis，EGPA)是以过敏性哮喘、嗜酸粒细胞增多、发热和全身性肉芽肿血管炎为特征的疾病，原称为变应性肉芽肿血管炎、Churg-Strauss 综合征。其病理学特点是坏死性血管炎，组织中有嗜酸粒细胞浸润和结缔组织肉芽肿形成。本病较少见，确切患病率不清。

【临床表现】　可发生于任何年龄，平均发病年龄为 44 岁，男女之比为 1.3∶1。疾病早期一般性症状发热、全身不适外，常出现多种过敏性疾病的症状，以呼吸道表现为主，包括变应性鼻炎、鼻息肉病、哮喘和支气管炎；由于受累血管广泛分布，临床表现复杂。约 2/3 病例有皮肤损害，最常见的是皮下小结、淤斑、紫癜、溃疡或皮肤血管阻塞。累及心脏时可引起心肌梗死和心力衰竭。周围神经病变如单神经或多神经炎。腹部器官缺血或梗死所致的腹痛、腹泻。肺部受累最常见，常有咳嗽、咯血，胸部放射线检查显示斑片状浸润、结节、弥漫间质性病变伴有胸液渗出。肾损害一般较轻，故通常只有轻微症状，但也有病情严重者表现为镜下血尿和(或)蛋白尿，可自行消退，也可发生肾功能不全，极少进展至肾衰竭。

【实验室检查】　大部分患者均有血嗜酸粒细胞增多，为该病的重要特点之一。嗜酸粒细胞可高达 1.5×10^9/L，甚至高达 60×10^9/L，嗜酸性细胞分类可大于 50%，部分患者血清 IgE 显著升高，并可有 IgG 增高，且和病情严重程度相关。补体多正常，常有贫血，红细胞沉降率增快，血清抗 MPO 抗体 P-ANCA 和(或)c-ANCA 可阳性。支气管肺泡灌洗液中嗜酸粒细胞比例可达 33%。尿中可有蛋白和红细胞，可伴有脓尿或管型。

【诊断】　本病诊断重点是结合临床表现和病理检查综合分析，而不单纯依赖病理检查结果。成人如出现变应性鼻炎和哮喘、嗜酸粒细胞增多及器官受累者应考虑 EGPA 的诊断。其他有助于诊断本病的特征还有非空洞性肺浸润、皮肤结节样病变、充血性心力衰竭、外周血嗜酸粒细胞增多及血清 IgE 浓度升高等。美国 1990 年确定变应性肉芽肿性血管炎的诊断标准如下。

(1) 支气管哮喘。

(2) 白细胞分类中血嗜酸粒细胞>10%。

(3) 单发性或多发性单神经病变或多神经病变。

(4) 游走性或一过性肺浸润。

(5) 鼻窦病变。

(6) 血管外嗜酸粒细胞浸润。

凡具备上述 4 条或 4 条以上者可考虑本病的诊断。应注意与 PAN、超敏性血管炎、GPA、慢性嗜酸粒细胞性肺炎等鉴别。

【治疗与预后】 治疗首选糖皮质激素。大剂量糖皮质激素 1~2mg/(kg · d)的应用,使本病预后明显改善,5 年生存率从 25% 上升至 50% 以上。病情较重或合并主要器官功能受损者可联合使用糖皮质激素和免疫抑制剂如环磷酰胺、硫唑嘌呤等。本病主要死于充血性心力衰竭和心肌梗死。哮喘发作频繁及全身血管炎进展迅速者预后不佳。

第七节　肉芽肿性多血管炎

肉芽肿性多血管炎(eosinophilic granulomatosis with polyangiitis, EGPA),既往称之为韦格纳肉芽肿,是一种坏死性肉芽肿血管炎,病变累及全身小动脉、静脉及毛细血管,上、下呼吸道及肾最常受累。本病通常以鼻黏膜和肺组织的局灶性肉芽肿性炎症为开始,继而进展为血管的弥漫性坏死性肉芽肿性炎症。本病病因未明,其发病率为每年 0.4/10 万人,任何年龄均可发病,30~50 岁多见,男女比 1.6∶1,早期病变有时只限于上呼吸道某一局部,常易误诊。尽管该病有类似炎性过程,但尚无独立的致病因素,病因至今不明。

【临床表现】 临床表现多样,可累及多系统。典型的 EGPA 有三联征:上呼吸道、肺和肾病变。

1. 一般症状 可以起病缓慢,持续一段时间,也可表现为快速进展性发病。为全身性非特异性症状,如发热、全身不适、体重减轻、关节痛和肌痛等,其中发热最常见。发热有时是由鼻窦的细菌感染引起。

2. 上呼吸道症状 大部分患者以上呼吸道病变为首发症状。通常表现是持续性流涕,而且不断加重。流涕可来源于鼻窦的分泌,并导致上呼吸道的阻塞和疼痛。伴有鼻黏膜溃疡和结痂,鼻出血,唾液中带血丝。

3. 下呼吸道症状 肺部受累是 EGPA 基本特征之一,约 50% 的患者在起病时即有肺部表现,总计 80% 以上的患者将在整个病程中出现肺部病变。胸闷、气短、咳嗽、咯血及胸膜炎是最常见的症状。大量肺泡性出血较少见,但一旦出现,则可发生呼吸困难和呼吸衰竭。

4. 肾损害 大部分病例有肾病变,出现蛋白尿,红、白细胞及管型尿,严重者伴有高血压和肾病综合征,终可导致肾衰竭,是韦格纳肉芽肿的重要死因之一。

5. 眼受累 EGPA 可累及眼的任何区域,表现为眼球突出、视神经及眼肌损伤、结膜炎、角膜溃疡、表层巩膜炎、虹膜炎、视网膜血管炎、视力障碍等。

6. 皮肤黏膜 多数患者有皮肤黏膜损伤,表现为下肢可触及的紫癜、多形红斑、斑疹、淤点(斑)、丘疹、皮下结节、坏死性溃疡形成及浅表皮肤糜烂等。其中皮肤紫癜最为常见。

7. 神经系统　很少有 EGPA 患者以神经系统病变为首发症状,但仍有约 1/3 的患者在病程中出现神经系统病变。以外周神经病变最常见,多发性单神经炎是主要的病变类型,临床表现为对称性的末梢神经病变。肌电图及神经传导检查有助于外周神经病变的诊断。

8. 关节病变　关节病变在 EGPA 中较为常见,约 30% 的患者发病时有关节病变,全部病程中可有约 70% 的患者关节受累。多数表现为关节疼痛及肌痛,1/3 的患者可出现对称性、非对称性及游走性关节炎(可为单关节、寡关节或多关节的肿胀和疼痛)。

9. 其他　EGPA 也可累及心脏而出现心包炎、心肌炎。胃肠道受累时可出现腹痛、腹泻及出血;尸检时可发现脾受损(包括坏死、血管炎及肉芽肿形成)。泌尿生殖系统(不包括肾),如膀胱炎、睾丸炎、附睾炎等受累较少见。

【辅助检查】

1. 实验室检查　红细胞沉降率增快、C 反应蛋白增高、白细胞升高、轻度贫血、轻度高免疫球蛋白血症、类风湿因子低度阳性等均为非特异性改变。在典型病例(上、下呼吸道肉芽肿血管炎伴肾小球肾炎)中大约 90% 为 c-ANCA 阳性,而缺乏肾病变者阳性率降至 70%,病情缓解时 c-ANCA 滴度下降或转阴。其他血管炎及结缔组织病 c-ANCA 阳性率甚低,因此该抗体可作为本病诊断与治疗观察的重要参考指标。

2. 组织病理　鼻窦及鼻病变组织活检示坏死性肉芽肿和(或)血管炎。血管炎类型可多种多样,常呈节段性坏死性血管炎,病变累及小动脉、细动脉、小静脉、毛细血管及其周围组织。肾活检示局灶性节段坏死性肾小球肾炎,皮肤活检示白细胞破碎性血管炎。

【诊断及分类标准】　无症状患者可通过血清学检查 ANCA(尤其是 c-ANCA),以及鼻窦和肺脏的 CT 扫描有助于诊断。上呼吸道、支气管内膜及肾活检是诊断的重要依据,病理显示肺小血管壁有中性粒细胞及单个核细胞浸润,可见巨细胞、多形核巨细胞肉芽肿,可破坏肺组织,形成空洞。当诊断困难时,有必要进行胸腔镜或开胸活检以提供诊断的病理依据。目前 EGPA 的诊断标准采用 1990 年美国风湿病学会(ACR)分类标准(表 8-8-3)。

表 8-8-3　1990 年美国风湿病学会(ACR)EGPA 分类标准

1. 鼻或口腔炎症	痛性或无痛性口腔溃疡,脓性或血性鼻腔分泌物
2. 胸片异常	胸片示结节、固定浸润病灶或空洞
3. 尿沉渣异常	镜下血尿(RBC>5/高倍视野)或出现红细胞管型
4. 病理性肉芽肿性炎性改变	动脉壁或动脉周围,或血管(动脉或微动脉)外区域有中性粒细胞浸润形成肉芽肿性炎变

注:符合 2 条或 2 条以上时可诊断为 EGPA,诊断的敏感性和特异性分别为 88.2% 和 92.0%。

【治疗与预后】　对轻型或局限型早期病例可单用糖皮质激素治疗,若疗效不佳应尽早使用环磷酰胺。对有肾受累或下呼吸道病变者,开始治疗即应联合应用糖皮质激素与环磷酰胺。泼尼松(龙)1~2mg/(kg·d),至少用药 4 周,症状缓解后逐渐减量维持。对危重症可用大剂量甲泼尼龙冲击治疗。环磷酰胺是治疗本病首选的免疫抑制剂,常用剂量为 2mg/(kg·d),口服或静脉注射。对环磷酰胺不能耐受者可选用甲氨蝶呤,每周一次,每次 15~25mg,维持至病情缓解。对上述治疗效果不佳者可试用环孢素、雷公藤总苷等。

本病早期诊断,合理治疗,使预后有了明显改观,80% 患者存活时间已超过 5 年。若延误诊断,未经合理治疗者,死亡率仍很高。

第八节　贝赫切特病

贝赫切特病(Behcet's disease,BD,也称白塞病)是一种全身性、慢性、血管炎症性疾病。病情呈反复发作和缓解的交替过程,部分患者因眼炎遗有视力障碍,除少数因内脏受损死亡外,大部分患者的预后良好。本病有较强的地区性分布,多见于地中海沿岸国家、中国、朝鲜、日本。我国则以女性略占多数,但男性患者中眼葡萄膜炎和内脏受累较女性高 3~4 倍。病因和发病机制不明确,可能与遗传因素及病原体感染有关。

【病理】 在皮肤黏膜、视网膜、脑、肺等受累部位可以见到血管炎改变。血管周有炎症细胞浸润,严重者有血管壁坏死,大、中、小、微血管(动、静脉)均可受累,出现管腔狭窄和动脉瘤样改变。

【临床表现】 本病全身各系统均可受累,但较少同时出现多种临床表现。有时患者需经历数年甚至更长时间才相继出现各种临床症状和体征。

1. 口腔溃疡 几乎所有患者均有复发性、疼痛性口腔溃疡(Aphthous ulceration,阿弗他溃疡),多数患者以此症为首发症状。溃疡可以发生在口腔的任何部位,多位于舌缘、颊、唇、软腭、咽、扁桃体等处。可为单发,也可成批出现,复发性口腔溃疡是诊断本病的最基本必备症状。

2. 生殖器溃疡 约 75%患者出现生殖器溃疡,病变与口腔溃疡基本相似。但出现次数少。溃疡深大,疼痛剧、愈合慢。受累部位为外阴、阴道、肛周、宫颈、阴囊和阴茎等处。阴道溃疡可无疼痛、仅有分泌物增多。有患者可因溃疡深而致大出血或阴囊静脉壁坏死破裂出血。

3. 眼炎 50%左右的患者受累,双眼均可累及。眼部病变可以在起病后数月甚至几年后出现,其表现为视物模糊、视力减退、眼球充血、眼球痛、畏光流泪、异物感、飞蚊症和头痛等。通常表现为慢性、复发性、进行性病程。

4. 皮肤病变 皮损发生率高,可达 80%~98%,表现多种多样,有结节性红斑、疱疹、丘疹、痤疮样皮疹、多形红斑、环形红斑、坏死性结核疹样损害、大疱性坏死性血管炎、Sweet 病样皮损、脓皮病等。

5. 关节损害 25%~60%的患者有关节症状。表现为相对轻微的局限性、非对称性关节炎。主要累及膝关节和其他大关节。HLA-B27 阳性患者可有骶髂关节受累,出现与强直性脊柱炎相似表现。

6. 神经系统损害 又称神经白塞病,发病率为 5%~50%。常于病后数月至数年出现,少数(5%)可为首发症状。临床表现依受累部位不同而各异。周围神经受累较少见,表现为四肢麻木无力、周围型感觉障碍等。

7. 消化道损害 又称肠白塞病。发病率为 10%~50%。从口腔到肛门的全消化道均可受累,溃疡可为单发或多发,深浅不一,可见于食道下端、胃部、回肠远端、回盲部、升结肠,但以回盲部多见。临床可表现为上腹饱胀、嗳气、吞咽困难、中下腹胀满、隐痛、阵发性绞痛、腹泻、黑便、便秘等。严重者可有溃疡穿孔,甚至可因大出血等并发症而死亡。肠白塞病应注意与炎性肠病及非甾类抗炎药所致黏膜病变相鉴别,右下腹疼痛应注意与阑尾炎相鉴别,临床上常常有术后伤口不愈合的病例。

8. 血管损害　本病的基本病变为血管炎,全身大小血管均可累及,10%～20%患者合并大中血管炎,是致死致残的主要原因。动脉系统被累及时,动脉壁的弹力纤维破坏及动脉管壁内膜纤维增生,造成动脉狭窄、扩张或产生动脉瘤,临床出现相应表现,可有头晕、头痛、晕厥、无脉。主动脉弓及其分支上的动脉瘤有破裂的危险性。静脉系统受累较动脉系统多见。25%左右患者发生表浅或深部的迁移性血栓性静脉炎及静脉血栓形成,造成狭窄与栓塞。下腔静脉及下肢静脉受累较多,可出现 Budd-Chiari 综合征、腹水、下肢水肿。上腔静脉梗阻可有颌面、颈部肿胀及上肢静脉压升高。

9. 肺部损害　发生率较低,为5%～10%,但大多病情严重。肺血管受累时可有肺动脉瘤形成,瘤体破裂时可形成肺血管-支气管瘘,致肺内出血;肺静脉血栓形成可致肺梗死;肺泡毛细血管周围炎可使内皮增生纤维化影响换气功能。肺受累时患者有咳嗽、咯血、胸痛、呼吸困难等。大量咯血可致死亡。

10. 其他　肾损害较少见,可有间歇性或持续性蛋白尿或血尿,肾性高血压,肾病理检查可有 IgA 肾小球系膜增殖性病变或淀粉样变。

心脏受累较少,可有心肌梗死、瓣膜病变、传导系统受累、心包炎等。心腔内可有附壁血栓形成,少数患者心脏呈扩张样改变、缩窄性心包炎样表现,心脏病变与局部血管炎有关。

附睾炎发生率为4%～10%,较具特异性。急性起病,表现为单或双侧附睾肿大疼痛和压痛,1～2周可缓解,易复发。

妊娠期可使多数患者病情加重,也有眼色素膜炎缓解的报道。可有胎儿宫内发育迟缓,产后病情大多加重。近10%的患者出现纤维肌痛综合征样表现,女性多见。

【诊断】

1. 临床表现　病程中有医生观察和记录到的复发性口腔溃疡、眼炎、生殖器溃疡及特征性皮肤损害,另外出现大血管或神经系统损害高度提示白塞病的诊断。

2. 实验室检查　本病无特异性实验室异常。活动期可有红细胞沉降率增快、C 反应蛋白升高;部分患者冷球蛋白阳性,血小板凝集功能增强。HLA-B51 阳性率57%～88%,与眼、消化道病变相关。

3. 针刺反应试验(Pathergy test)　用20号无菌针头在前臂屈面中部斜行刺入约0.5cm沿纵向稍作捻转后退出,24～48h 后局部出现直径>2mm 的毛囊炎样小红点或脓疱疹样改变为阳性。此试验特异性较高且与疾病活动性相关,阳性率为60%～78%。静脉穿刺或皮肤创伤后出现的类似皮损具有同等价值。

4. 特殊检查　神经白塞病常有脑脊液压力增高,白细胞数轻度升高。脑 CT 及磁共振(MRI)检查对脑、脑干及脊髓病变有一定帮助,急性期 MRI 的检查敏感性高达96.5%,可以发现在脑干、脑室旁白质和基底节处的增高信号。慢性期行 MRI 检查应注意与多发性硬化相鉴别。MRI 可用于神经白塞病诊断及治疗效果随访观察。

胃肠钡剂造影及内窥镜检查、血管造影、彩色多普勒有助诊断病变部位及范围。

肺 X 线片可表现为单或双侧大小不一的弥漫性渗出或圆形结节状阴影,肺梗死时可表现为肺门周围的密度增高的模糊影。高分辨的 CT 或肺血管造影、同位素肺通气/灌注扫描等均有助于肺部病变诊断。

5. 诊断标准　本病无特异性血清学及病理学特点，诊断主要根据临床症状，故应注意详尽的病史采集及典型的临床表现。目前较多采用国际白塞病研究组于 1989 年制定的诊断标准(表 8-8-4)。

表 8-8-4　白塞病国际诊断标准

1. 反复口腔溃疡：1 年内反复发作 3 次。由医生观察到或患者诉说有阿弗他溃疡
2. 反复外阴溃疡：由医生观察到或患者诉说外阴部有阿弗他溃疡或瘢痕
3. 眼病变：前和(或)后色素膜炎、裂隙灯检查时玻璃体内有细胞出现或由眼科医生观察到视网膜血管炎
4. 皮肤病变：由医生观察到或患者诉说的结节性红斑、假性毛囊炎或丘疹性脓疱；或未服用糖皮质激素的非青春期患者出现痤疮样结节
5. 针刺试验阳性：试验后 24～48h 由医生看结果
6. 有反复口腔溃疡并有其他 4 项中 2 项以上者，可诊断为本病，但需除外其他疾病
7. 其他与本病密切相关并有利于诊断的症状有：关节痛或关节炎、皮下栓塞性静脉炎、深部静脉栓塞、动脉栓塞和(或)动脉瘤、中枢神经病变、消化道溃疡、附睾炎和家族史

注：并非所有白塞病患者均能满足国际研究组的标准；对血管及神经系统病变的关注应成为进行疾病评价的一部分；患者的多种表现可以在几年内陆续出现，医生的记录应作为诊断依据。

【治疗】　白塞病的治疗可分为对症治疗、眼炎治疗、血管炎治疗几个方面，然而任何一种治疗都不能取得根治的效果。

1. 一般治疗　急性活动期，应卧床休息。发作间歇期应注意预防复发。如控制口、咽部感染、避免进食刺激性食物。伴感染者可行相应的治疗。

2. 局部治疗　口腔溃疡可局部用糖皮质激素膏、冰硼散、锡类散等，生殖器溃疡用 1∶5000高锰酸钾清洗后加用抗生素软膏；眼结膜炎、角膜炎可应用糖皮质激素眼膏或滴眼液，眼色素膜炎须应用散瞳剂以防止炎症后粘连，重症眼炎者可在球结膜下注射肾上腺皮质激素。

3. 全身治疗

(1) 非甾体消炎药：主要对关节炎的炎症有疗效，具消炎镇痛作用。对缓解发热、皮肤结节红斑、生殖器溃疡疼痛及关节炎症状有一定疗效，常用药物有布洛芬，0.4～0.6g，每日 3 次；萘普生，0.2～0.4g，每日 2 次；双氯酚酸钠，25mg 每日 3 次等，或其他非甾体药和 COX-2 选择性抑制剂(见类风湿关节炎治疗)。

(2) 秋水仙碱：可抑制中性粒细胞趋化，对关节病变、结节红斑、口腔和生殖器溃疡、眼色素膜炎均有一定的治疗作用，常用剂量为 0.5mg，每日 2～3 次。应注意肝肾损害、粒细胞减少等不良反应。

(3) 糖皮质激素：对控制急性症状有效，常用量为泼尼松 40～60mg/d。重症患者如严重眼炎、中枢神经系统病变、严重血管炎患者可考虑采用静脉应用大剂量甲基泼尼松龙冲击，1000mg/d，3～5 日为一疗程，与免疫抑制剂联合效果更好。长期应用糖皮质激素，需注意不良反应。

(4) 沙利度胺：对黏膜溃疡、特别是口腔黏膜溃疡有较好的疗效，每日剂量 25～100mg，有引起胎儿海豹胎畸形的不良反应。

(5) 免疫抑制剂：重要脏器损害时应选用此类药。常与肾上腺皮质激素联用。此类药物不良反应较大，用药期间应注意严密监测。

(6) 生物制剂：对于新发的后葡萄膜炎或顽固的后葡萄膜炎、中枢神经系统受累、肠白塞病、皮肤黏膜受累、关节炎，经常规治疗无效，可考虑使用肿瘤坏死因子拮抗剂。

4. 手术　重症肠白塞病并发肠穿孔时可行手术治疗，但肠白塞病术后复发率可高达50%。复发与手术方式及原发部位无关，故选择手术时应慎重。血管病变手术后也可于术后吻合处再次形成动脉瘤，故一般不主张手术治疗，采用介入治疗可减少手术并发症。眼失明伴持续疼痛者可手术摘除。手术后应继续应用免疫抑制剂治疗可减少复发。

【预后】　本病一般呈慢性，易治疗。缓解与复发可持续数周或数年，甚至长达数十年。在病程中可发生失明、腔静脉阻塞及瘫痪等。本病由于中枢神经系统、心血管系统、胃肠道受累偶有致死。

（顾志峰）

第九章　痛　　风

学习目标

1. 痛风的临床表现和治疗目标。
2. 熟悉痛风的诊断、非药物治疗和药物治疗。
3. 了解痛风的分类、发病机制。

痛风(gout)是一种单钠尿酸盐(monosodium urate,MSU)沉积所致的晶体相关性关节病,与嘌呤代谢紊乱及(或)尿酸排泄减少所致的高尿酸血症直接相关,属于代谢性风湿病范畴。

【分类】 痛风分为原发性和继发性两大类。原发性痛风由遗传因素和环境因素共同致病,除1%左右由先天性嘌呤代谢酶缺陷引起外,绝大多数病因未明,常与肥胖、糖脂代谢紊乱、高血压、动脉硬化和冠心病等聚集发生。继发性痛风发生在其他疾病(如肾病、骨髓增殖性疾病)过程中,或由服用某些药物、肿瘤放射治疗、化学治疗等多种原因引起。

【流行病学】 世界各地区、各民族的痛风患病率有所差异,在我国的患病率为0.34%~2.84%,较以前有明显升高。可能与生活方式和饮食结构改变有关。

【病因和发病机制】

1. 高尿酸血症的形成

(1) 尿酸排泄减少:尿酸排泄障碍是引起高尿酸血症的重要因素,包括肾小球滤过减少、肾小管重吸收增多、肾小管分泌减少及尿酸盐(monosodium urate,MSL)结晶沉积。80%~90%的高尿酸血症具有尿酸排泄障碍,且以肾小管分泌减少最为重要。

(2) 尿酸生成增多:主要由酶的缺陷所致:①磷酸核糖焦磷酸(5-phosphorllbosyl-alpha-1-pyrophosphat,PRPF)合成酶活性增高,致5-磷酸核糖-1-焦磷酸(PRPP)的量增多;②磷酸核糖焦磷酸酰基转移酶(PRPP amidotransferase,PRPPAT)的浓度或活性增高,对PRPP的亲和力增强,降低对嘌呤核苷酸负反馈作用的敏感性;③次黄嘌呤-鸟嘌呤磷酸核糖转移酶(hypoxanthine-guanine phosphoribsyltansferase,HGPRT)部分缺乏,使鸟嘌呤转变为鸟嘌呤核苷酸及次黄嘌呤转变为次黄嘌呤核苷酸减少,以致对嘌呤代谢的负反馈作用减弱;④黄嘌呤氧化酶(xanthine oxidase,XO)活性增加,加速次黄嘌呤转变为黄嘌呤,黄嘌呤转变为尿酸;⑤其他。前3种酶缺陷证实可引起痛风,且为X连锁伴性遗传。

原发性高尿酸血症常伴有肥胖、糖尿病、动脉粥样硬化、冠心病和高血压等,目前认为与胰岛素抵抗有关。

2. 痛风的发生 临床上5%~15%高尿酸血症患者发展为痛风,表现为痛风性关节炎、痛风石、痛风肾病等,确切原因不清。

急性关节炎是由于尿酸盐结晶沉积引起的炎症反应,尿酸盐结晶沉积在关节滑囊后激活肥大细胞、中性粒细胞、单核细胞,产生补体C5a、白介素1(IL-1)、肿瘤坏死因子(TNF-α)、前列腺素E2(PGE2)、活性氧等炎症因子引起局部红肿热痛。长期的尿酸盐结晶沉积导致单核细胞、上皮细胞和多核巨噬细胞浸润,纤维组织增生形成结节,成为痛风石。痛风石内的单核-巨噬细胞产生基质金属蛋白酶(MMP-2 和 MMP-9),可降解Ⅳ和Ⅴ型胶原蛋白,引起软骨、骨侵蚀。

【临床表现】 痛风的自然病程可分为以下3个阶段:①无症状性高尿酸血症;②急性痛风性关节炎反复发作,间歇期无症状(称为发作间期或间歇期痛风);③慢性痛风性关节炎,通常此阶段有明显的痛风石。

1. 无症状性高尿酸血症 无症状性高尿酸血症是指血尿酸升高,但无任何临床症状的状态。从血尿酸升高到症状出现的时间可达数年,有些可终身不出现症状,患者一旦出现关节炎,痛风石和尿酸性肾结石等临床表现,即标志无症状性高尿酸血症的终止。

2. 急性痛风性关节炎 男性患者首次急性痛风性关节炎发作通常在40~60岁,女性则在绝经期后发病,近年来我国痛风发病有年轻化的趋势。夜间发作的急性单关节炎通常是痛风的首发症状。发病前可无任何先兆,常见诱发因素有受寒、疲劳、高嘌呤饮食、饮酒、关节局部损伤、手术等。典型表现是患者凌晨因关节疼痛而惊醒,进行性加重,剧痛如刀割样或咬噬样,于24~48h达到高峰,同时关节局部发热、红肿、触痛、活动受限。首次发作多为单关节炎,60%~70%首发于第一跖趾关节,在以后病程中,90%患者反复该部受累。足背、踝、膝关节、腕和肘关节等也是常见发病部位。部分痛风患者伴有全身表现,如畏寒、发热、乏力、纳差等。未经治疗的急性痛风性关节炎常呈自限性,数日或数周内可自行缓解。

3. 间歇期痛风 间歇期或发作间期是指2次痛风发作之间的时期。痛风急性发作缓解后,一般无明显后遗症状,有时仅有发作部位皮肤色素加深,呈暗红色或紫红色、脱屑、发痒。多数患者在初次发作后出现较长的间歇期(通常1~2年),但间歇期长短差异很大,未经治疗的患者痛风发作频率通常随着时间推移而增加。以后的发作很少骤然发生,累及多关节,严重程度更高,持续时间更长,缓解更慢,但仍可完全缓解。

4. 痛风石及慢性关节炎期 痛风石(topli)是痛风的特征性临床表现。尿酸盐反复沉积使局部组织发生慢性异物样反应,沉积物周围被单核细胞、上皮细胞、巨噬细胞包绕,纤维组织增生形成结节,称为痛风石。痛风石是病程进入慢性的标志,可见于关节内、关节周围、皮下组织及内脏器官等。典型部位在耳廓,也常见于足趾、手指、腕、踝、肘等关节周围,隆起于皮下,外观为芝麻大到鸡蛋大的黄白色赘生物,表面菲薄,破溃后排出白色粉末状或糊状物,经久不愈,但较少继发感染。当痛风石发生于关节内,可造成关节软骨及骨质侵蚀破坏、反应性增生,关节周围组织纤维化,出现持续关节疼痛、肿胀、强直、畸形,甚至骨折,称为痛风石性慢性关节炎。

5. 肾病变 除关节炎外,临床上大约1/3患者出现肾症状,可见于痛风病程的任何时期。

(1) 痛风性肾病:尿酸盐结晶沉积于肾组织,特别是肾髓质和锥体部,可导致慢性间质性肾炎,使肾小管变形、萎缩、纤维化、硬化,进而累及肾小球血管床。表现为肾小管浓缩功能下降、夜尿增多、低比重尿、血尿、蛋白尿、腰痛、水肿、高血压,晚期肾功能不全等。

(2) 尿酸性尿路结石:尿液中尿酸浓度增加并沉积形成尿路结石,原发性痛风患者尿酸结石发生率与血尿酸呈正相关,且可能出现于痛风关节炎发病之前。较小者呈沙砾状随尿排出,可无明显症状。较大者梗阻尿路,引起肾绞痛、血尿、肾盂肾炎、肾盂积水等。由于痛风患者尿液pH较低,尿酸盐大多转化为尿酸,而尿酸比尿酸盐溶解度更低,易形成纯尿酸结石,X线常不显影,对尿路平片阴性而B超阳性的肾结石患者应常规检查血尿酸。

(3) 急性尿酸性肾病:多见于继发性高尿酸血症,主要见于肿瘤放疗化疗后,血、尿酸突然明显升高，大量尿酸结晶沉积于肾小管、集合管、肾盂、输尿管，造成广泛严重的尿路阻塞，表现为少尿、无尿、急性肾衰竭，尿中可见大量尿酸结晶和红细胞。

【实验室及其他检查】

1. 血尿酸的测定 以尿酸酶法应用最广。血尿酸值在正常男性为 210～416μmol /l(3.5～7.0mg/dl)；女性为 150～357μmol /l(2.5～6.0mg/dl)，绝经期后接近男性。血液中 98%的尿酸以钠盐的形式存在，在 37℃、pH7.4 的生理条件下，尿酸盐溶解度约为6.4mg/dl，加之尿酸盐与血浆蛋白结合约为 0.4mg/dl，血液中尿酸盐饱和度约为 7.0mg/dl，血尿酸≥420μmol /l(7.0mg/dl)为高尿酸血症。由于血尿酸受多种因素影响，存在波动性，应反复测定。

2. 尿尿酸的测定 多采用尿酸酶法检测。低嘌呤饮食 5 日后，24h 尿尿酸排泄量>600 mg 为尿酸生成过多型(约占 10%)；<300 mg 提示尿酸排泄减少型(约占 90%)，但不能除外同时存在两方面缺陷的情况。在正常饮食情况下，24h 尿尿酸排泄量以 800mg 进行区分。这项检查对有痛风家族史、年龄较轻、血尿酸水平明显升高、伴有肾结石的患者更为必要。通过检测，可初步判定高尿酸血症的生化分型，有助于降尿酸药物选择及判断尿路结石的性质。

3. 滑液及痛风石检查 从关节滑液或痛风石中证实有尿酸盐结晶，是确诊本病的金标准。最具特征性的是在偏振光显微镜下，滑液中或白细胞内 2～20μm 强的负性双折光的针状或杆状的单钠尿酸盐(MSU)晶体，阳性率约为 90%。

4. X 线检查 痛风性关节炎多在发病数年或多次发作后才出现骨质改变。急性关节炎期可见受累关节周围非对称性软组织肿胀；慢性痛风石病变期可见 MSU 晶体沉积造成关节软骨下骨质破坏，出现偏心性圆形或卵圆形囊性变，甚至呈虫噬样、穿凿样缺损，边界较清，相邻的骨皮质可膨起或骨刺样翘起。重者可使关节面破坏，造成关节半脱位或脱位，甚至病理性骨折；也可破坏软骨，出现关节间隙狭窄及继发退行性改变、局部骨质疏松等。

5. 超声检查 由受累关节的超声检查可发现关节积液、滑膜增生、关节软骨及骨质破坏、关节内或周围软组织的痛风石、钙质沉积等。超声下出现肾髓质特别是锥体乳头部散在强回声光点，则提示尿酸盐肾病。

6. 电子计算机 X 线体层显像(CT)与磁共振显像(MRI)检查 CT 扫描受累部位可见不均匀的斑点状高密度痛风石影像；MRI 的 T1 和 T2 加权图像呈斑点状低信号。

【诊断和鉴别诊断】

1. 急性痛风性关节炎 急性痛风性关节炎是痛风的主要临床表现，常为首发症状，因此，痛风急性期的诊断十分重要。目前多采用 1977 年美国风湿病学会(ACR)的分类标准(表 8-9-1)或 1985 年 Holmes 标准(表 8-9-2)进行诊断。应与化脓性关节炎、创伤性关节炎、反应性关节炎、假性痛风相鉴别。

表 8-9-1 1977 年 ACR 急性痛风关节炎分类标准

1. 关节液中有特异性尿酸盐结晶，或
2. 用化学方法或偏振光显微镜证实痛风石中含尿酸盐结晶，或
3. 具备以下 12 项(临床、实验室、X 线表现)中 6 项
(1)急性关节炎发作>1 次
(2)炎症反应在 1 日内达高峰

续表

(3)单关节炎发作
(4)可见关节发红
(5)第一跖趾关节疼痛或肿胀
(6)单侧第一跖趾关节受累
(7)单侧跗骨关节受累
(8)可疑痛风石
(9)高尿酸血症
(10)不对称关节内肿胀(X线证实)
(11)无骨侵蚀的骨皮质下囊肿(X线证实)
(12)关节炎发作时关节液微生物培养阴性

表 8-9-2　1985 年 Holmes 标准

具备下列 1 条者
1. 滑液中的白细胞有吞噬尿酸盐结晶的现象
2. 关节腔积液穿刺或结节活检有大量尿酸盐结晶
3. 有反复发作的急性单关节炎和无症状间歇期、高尿酸血症及对秋水仙碱治疗有特效者

2. 间歇期痛风　此期为反复急性发作之间的缓解状态,通常无任何不适或仅有轻微的关节症状,此期诊断必须依赖过去的急性痛风性关节炎发作的病史及高尿酸血症。

3. 慢性期痛风　慢性期痛风为病程迁延多年,持续高浓度的血尿酸未获满意控制的后果,痛风石形成或关节症状持续不能缓解是此期的临床特点。结合骨关节 X 线检查及在痛风石抽吸物中发现 MSU 晶体,可以确诊。此期应与类风湿关节炎、银屑病关节炎、骨关节炎、骨肿瘤等相鉴别。

【预防和治疗】　原发性痛风的治疗目标是:①迅速控制痛风性关节炎的急性发作;②预防急性痛风性关节炎复发;③纠正高尿酸血症,预防或逆转尿酸盐结晶在关节、肾或其他部位沉积而导致的并发症;④手术剔除痛风石,对毁损关节进行矫形手术,以提高生活质量;⑤预防或逆转加重病情的因素,如肥胖、高 TG 血症和高血压。

1. 非药物治疗　患者的教育、适当调整生活方式和饮食结构是痛风长期治疗的基础。

(1) 避免高嘌呤饮食:动物内脏(尤其是脑、肝、肾),海产品(尤其是海鱼、贝壳等软体动物)和浓肉汤含嘌呤较高;鱼虾、肉类、豆类也含有一定量的嘌呤;各种谷类、蔬菜、水果、牛奶、鸡蛋等含嘌呤最少,而且蔬菜水果等属于碱性食物,应多进食。

(2) 对于肥胖者,建议采用低热量、平衡膳食、增加运动量,以保持理想体重。

(3) 严格戒饮各种酒类,尤其是啤酒。

(4) 每日饮水应在 2000ml 以上,以保持尿量。

(5) 避免诱因:避免使用抑制尿酸排泄的药物,如噻嗪类利尿剂、小剂量阿司匹林、胰岛素、乙胺丁醇、吡嗪酰胺、烟酸、左旋多巴、环孢素 A 等。避免过度疲劳,精神紧张,受凉,关节损伤等诱发急性痛风性关节炎的因素。

2. 药物治疗　应按照临床分期进行,并遵循个体化原则。

(1) 急性发作期的治疗:在急性痛风性关节炎发作时,患者应卧床休息,抬高患肢,避免负重。以下 3 类药物均应及早、足量使用,见效后逐渐减停。急性发作期不开始进行降尿酸治疗,已服用降尿酸药物者发作时不需停用,以免引起血尿酸波动,延长发作时间或引起转移性发作。

1）非甾体消炎药(NSAIDs):各种非甾体消炎药均可有效缓解急性痛风症状,现已成为一线用药。常见的不良反应是胃肠道症状,也可能加重肾功能不全、影响血小板功能等,必要时可加用胃保护剂,活动性消化性溃疡禁用,伴肾功能不全者慎用。选择性环氧化酶(COX)-2 抑制剂胃肠道反应少见,但可能会增加心血管系统的不良反应。依托考昔(etoricoxib)已被批准用于急性痛风性关节炎的治疗。推荐剂量为 120mg/d,此剂量只适用于症状急性发作期。最长使用 8 日。

2）秋水仙碱(colchicine):口服秋水仙碱是治疗急性痛风的传统方法,痛风急性发作的 24h 内服药疗效最好,一般首次剂量 1mg,以后每 1～2h 予以 0.5mg,直至出现下列 3 个停药指标之一:①疼痛,炎症明显缓解;②出现恶心呕吐、腹泻、腹痛等药物不良反应;③24h 总量达 6mg。秋水仙碱也可引起骨髓抑制、肝细胞损害、变态反应、神经毒性等。不良反应与剂量相关,肾功能不全者应减量使用。

3）糖皮质激素:治疗急性痛风有明显的疗效。通常用于不能耐受非甾体消炎药、秋水仙碱或肾功能不全者。对于多关节或严重的急性发作可口服、肌内注射、静脉使用中小剂量的糖皮质激素,如口服泼尼松 20～30mg/d。为避免停药后症状"反跳",停药时可加用小剂量秋水仙碱或非甾体消炎药。单关节或少关节的急性发作,可行关节腔抽液和注射长效糖皮质激素,以减少药物的全身反应,但应除外合并感染。

(2) 间歇期和慢性期的治疗:治疗目的是维持血尿酸正常水平。使用降尿酸药物的指征是:急性痛风复发、多关节受累、痛风石出现、慢性痛风石性关节炎、受累关节出现影像学改变或并发尿酸性肾石病等。治疗目标是无痛风石患者血尿酸<6mg/dl,有痛风石患者血尿酸<5mg/dl,以减少或清除体内沉积的 MSU 晶体。

目前临床应用的降尿酸药物主要有抑制尿酸生成药(别嘌醇和非布司他)和促进尿酸排泄药(苯溴马隆、丙磺舒、苯磺唑酮)两类,用药剂量从小剂量开始,逐渐加量。根据降尿酸的目标水平在数月内调整至最小有效剂量并长期甚至终身维持。仅在单一药物疗效不好、血尿酸明显升高、痛风石大量形成时可合用 2 类降尿酸药物。

在开始使用降尿酸药物同时,服用低剂量秋水仙碱或非甾体消炎药至少 1 个月,以起到预防急性关节炎复发的作用。

1）抑制尿酸生成药:通过抑制黄嘌呤氧化酶(xanthine oxidase,XO),阻断次黄嘌呤、黄嘌呤转化为尿酸,从而降低血尿酸水平。广泛用于原发性及继发性高尿酸血症,尤其是尿酸产生过多型或不宜使用促尿酸排泄药者,也可用于继发性痛风。目前我国这类药物有别嘌醇(allopurinol)和非布司他(febuxostat)两种。

A. 别嘌醇:初始剂量 100mg/d,以后每 2～4 周增 100mg,直至 100～200mg,每日 3 次(每日剂量在 300mg 以内,也可 1 次服用)。本品不良反应包括胃肠道症状、皮疹、药物热、肝酶升高、骨髓抑制等,应予以监测。大约 5% 患者不能耐受。偶有严重的超敏反应综合征,表现为高热、嗜酸性细胞增高,毒性上皮坏死及剥脱性皮炎、进行性肝肾衰竭,甚至死亡。仅对皮疹等轻微反应者考虑住院进行脱敏治疗,不能用于严重反应者。肾功能不全会增加不良反应风险。应根据肾小球滤过率减量使用。部分患者在长期用药后产生耐药性,使疗效降低。

B. 非布司他：这是一种分子结构与别嘌醇完全不同的非嘌呤类降尿酸药物，特异性抑制氧化型及还原型 XO，疗效优于别嘌醇。适用于别嘌醇过敏的患者。此外由于本品同时在肝代谢和肾清除过程中，不完全依赖肾排泄，因此可用于轻、中度肾功能不全者。不良反应主要有肝功能异常，其他有腹泻、头痛、肌肉骨骼系统症状等，大多为一过性轻中度反应。推荐本品的起始剂量为 40mg，每日一次。给药剂量 40mg，持续 2 周后，对血清尿酸水平（sUA）仍高于 6mg/dl 的患者，推荐给药剂量 80mg。

2）促尿酸排泄药：主要通过抑制肾小管吸收，增加尿酸排泄，从而降低血尿酸。主要用于尿酸排泄减少型，以及对别嘌醇过敏或疗效不佳者。肾功能异常影响其疗效。由于这类药物可使尿中尿酸含量增高，一般慎用于存在尿路结石或慢性尿酸盐肾病的患者，急性尿酸性肾病禁用。在用药期间加用碱性药物，测定尿 pH，根据 pH 变化调整碱性药物用量，维持尿 pH 在 6.5 左右。

A. 丙磺舒（probenecid）：初始剂量 0.25g，每日 2 次，渐增至 0.5g，每日 3 次，每日最大剂量 2g。主要不良反应有胃肠道症状、皮疹、药物热、一过性肝酶升高及粒细胞减少。对磺胺过敏者禁用。

B. 苯磺唑酮（sulfinpyrazone）：初始剂量 50mg，每日 2 次，渐增至 100mg，每日 3 次，每日最大剂量 600mg。主要不良反应有胃肠道症状、皮疹、长期使用可出现骨髓抑制，偶见肾毒性反应。本品有轻度水钠潴留作用，对慢性心功能不全者慎用。

C. 苯溴马隆（benzbromarone）：初始剂量 25mg/d，渐增至 50～100mg，每日 1 次。根据血尿酸水平调节至维持剂量，并长期用药。本品可用于轻、中度肾功能不全，但血肌酐<20ml/min 时无效。不良反应较少，包括胃肠道症（如腹泻）、皮疹、肾绞痛、粒细胞减少等，罕见严重的肝毒性作用。

3）碱性药物：尿中的尿酸存在非离子化（即游离尿酸）和离子化（即尿酸盐）2 种形式，作为弱有机酸，尿酸在碱性环境中可转化为溶解度更高的尿酸盐，利于肾排泄，减少尿酸沉积造成的肾损害。痛风患者的尿 pH 往往低于健康人，因此在降尿酸治疗的同时通过下列药物碱化尿液，特别是在开始服用促尿酸排泄药期间，应定期监测尿 pH，使之保持在 6.5 左右。同时保持尿量，是预防和治疗痛风相关肾病变的必要措施。①碳酸氢钠片：口服每次 0.5～2.0g，每日 3 次。由于本品在胃中产生 CO_2，增加胃内压，常见嗳气、腹胀等症状，也可加重胃溃疡；长期大量服用，可引起碱血症及电解质紊乱，充血性心力衰竭、水肿，肾功能不全者慎用。②柠檬酸钾钠合剂：Shohl 溶液（柠檬酸钾 140g，柠檬酸钠 98g，加蒸馏水至 1000m1），每次 10～30ml，每日 3 次。使用时应监测血钾浓度，避免发生高钾血症。此外也可选用柠檬酸钾钠颗粒剂、片剂。

4）肾病变的治疗：痛风相关的肾病变均是降尿酸药物治疗的指征，应选用抑制尿酸生成药物，同时均应碱化尿液并保持尿量。慢性尿酸盐肾病如需利尿时，避免使用影响尿酸排泄的噻嗪类利尿剂及呋塞米、利尿酸等，其他处理同慢性肾炎。如果出现肾功能不全，可行透析治疗，必要时可做肾移植。对于尿酸性尿路结石，经过合理的降尿酸治疗，大部分可溶解或自行排出，体积大且固定者可行体外冲击碎石、内镜取石或开放手术取石。对于急性尿酸性肾病这一急危重症，迅速有效地降低急骤升高的血尿酸，除别嘌醇外，尿酸酶的使用是正确选择，其他处理同急性肾衰竭。

5）伴发疾病的治疗：痛风常伴发代谢综合征中的一种或数种如高血压、高脂血症、肥胖、2 型糖尿病等。这些疾病的存在增加痛风发生的危险。因此在痛风治疗的同时，应积极治疗相关的伴发疾病。在治疗这些疾病的药物中有些通过增加尿酸清除等机制,兼具弱的降血尿酸作用,值得选用,但不主张单独用于痛风的治疗。①降脂药:非诺贝特(fenofibrate)、阿托伐他汀(atorvastatin)、降脂酰胺(halofenate)。②降压药:氯沙坦(losartan)、氨氯地平(amlodipine)。③降糖药:醋磺己脲(acetohexamide)等。其中对非诺贝特、氯沙坦研究较多。

6) 无症状高尿酸血症的处理原则:尽管高尿酸血症与痛风性急慢性关节炎、肾疾病密切相关,与代谢综合征的其他组分可能存在某些关联,但尚无直接证据表明溶解于血液中的尿酸对人体有害,除非特别严重的或急性血尿酸升高。因此无症状高尿酸血症应以非药物治疗为主,一般不推荐使用降尿酸药物。但在经过饮食控制血尿酸仍高于 9mg/dl;有家族史或伴发相关疾病的血尿酸高于 8mg/dl 的患者,可进行降尿酸治疗。

【预后】 痛风是一种终身性疾病,如果及早诊断并进行规范治疗,大多数痛风患者可正常工作生活。慢性期病变经过治疗有一定的可逆性,皮下痛风石可缩小或消失,关节症状和功能可获改善,相关的肾病变也可减轻、好转。患者起病年龄小、有阳性家族史、血尿酸显著升高、痛风频发,提示预后较差。伴发高血压、糖尿病或其他肾病者,肾功能不全的风险增加,甚至危及生命。

(郭根凯)

第十章 骨质疏松症

学习目标

1. 掌握骨质疏松症的临床特点。
2. 熟悉骨质疏松症的治疗,熟悉雌激素的治疗原则和禁忌证。
3. 了解骨质疏松症的分类。

骨质疏松症(osteoporosis,OP)是一种以骨量(bone mass)低下、骨微结构损坏,导致骨脆性增加,易发生骨折为特征的全身性骨病。

OP 可发生于不同性别和年龄,但多见于绝经后妇女和老年男性。OP 分为原发性和继发性两大类。原发性 OP 又分为Ⅰ型、Ⅱ型和特发性骨质疏松(包括青少年型)三类。Ⅰ型原发性 OP 即绝经后骨质疏松症(postmenopausal osteoporosis,PMOP),一般发生在妇女绝经后 5~10 年;Ⅱ型原发性 OP 即老年性 OP,一般指老年人 70 岁后发生的骨质疏松;特发性骨质疏松主要发生在青少年,病因尚不明;继发性 OP 指由任何影响骨代谢的疾病和(或)药物导致的骨质疏松。本章主要介绍原发性 OP 中的 PMOP。

【病因和危险因素】 正常成熟骨的代谢主要以骨重建(bone remodeling)形式进行。更年期后,男性的骨密度(BMD)下降速率一般慢于女性,因为后者除增龄外,还有雌激素缺乏因素的参与。凡使骨吸收增加和(或)骨形成减少的因素都会导致骨丢失和骨质量下降,脆性增加,直至发生骨折。

1. 骨吸收因素

(1) 性激素缺乏:雌激素缺乏使破骨细胞功能增强,骨丢失加速,这是 PMOP 的主要病因;而雄激素缺乏在老年性 OP 的发病中起了重要作用。

(2) 活性维生素 D 缺乏和 PTH 增高:由于老龄和肾功能减退等原因致肠钙吸收和 $1,25(OH)_2D_3$生成减少,PTH 呈代偿性分泌增多,导致骨转换率加速和骨丢失。

(3) 细胞因子表达紊乱:骨组织的 IL-1、IL-6 和 TNF 增高,而护骨素(osteoprotegerin,OPG)减少,导致破骨细胞活性增强和骨吸收。

2. 骨形成因素

(1) 峰值骨量降低:青春发育期是人体骨量增加最快的时期,在 30 岁左右达到峰值骨量(PBM)。PBM 主要由遗传因素决定,并与种族、骨折家族史、瘦高身材等临床表象,以及发育、营养和生活方式等相关联。性成熟障碍致 PBM 降低,成年后发生 OP 的可能性增加,发病年龄提前。PBM 后,OP 的发生主要取决于骨丢失的量和速度。

(2) 骨重建功能衰退:可能是老年性 OP 的重要发病原因。成骨细胞的功能与活性缺陷导致骨形成不足和骨丢失。

3. 骨质量下降 骨质量主要与遗传因素有关,包括骨的几何形态、矿化程度、微损伤累积、骨矿物质与骨基质的理化与生物学特性等。骨质量下降导致骨脆性和骨折风险增高。

4. 不良的生活方式和生活环境 OP 和 OP 性骨折的危险因素很多,如老龄、女性绝经、母系家族史、低体重、性腺功能低下、吸烟、酗酒、体力活动缺乏、制动、高钠饮食、钙和(或)维生素 D 缺乏(光照少或摄入少)、长期服用糖皮质激素等。蛋白质摄入不足、营养不良和肌肉功能减退是老年性 OP 的重要原因。危险因素越多,发生 OP 和 OP 性骨折的风险越大。

【临床表现】

1. 骨痛和肌无力　轻者无症状,仅在 X 线片或 BMD 测量时被发现。较重患者常诉腰背疼痛、乏力或全身骨痛,负荷增加时疼痛加重或活动受限,严重时翻身、起坐及行走有困难。骨痛通常为弥漫性,无固定部位,检查不能发现压痛区(点)。乏力常于劳累或活动后加重,负重能力下降或不能负重。四肢骨折或髋部骨折时肢体活动明显受限,局部疼痛加重,有畸形或骨折阳性体征。

2. 骨折　脆性骨折是指低能量或者非暴力骨折,如从站高或者小于站高跌倒或因其他日常活动而发生的骨折为脆性骨折。多发部位为脊柱、髋部和前臂,其他部位亦可发生,如肋骨、盆骨、肱骨,甚至锁骨和胸骨等。脊柱压缩性骨折多见于 PMOP 患者,可单发或多发,有或无诱因,其突出表现为身材缩短;有时出现突发性腰痛,卧床而取被动体位。髋部骨折多在股骨颈部(股骨颈骨折),以老年性 OP 患者多见,通常于摔倒或挤压后发生。发生过一次脆性骨折后,患者发生再次或反复骨折的风险明显增加。

3. 并发症　驼背和胸廓畸形者常伴胸闷、气短、呼吸困难,甚至发绀等表现。肺活量、肺最大换气量和心排血量下降,极易并发上呼吸道和肺部感染。髋部骨折者常因感染、心血管病或慢性衰竭而死亡;幸存者生活自理能力下降或丧失,长期卧床加重骨丢失,使骨折极难愈合。

【诊断与鉴别诊断】

1. 诊断

(1) 诊断线索:①绝经后或双侧卵巢切除后女性;②不明原因的慢性腰背疼痛;③身材变矮或脊椎畸形;④脆性骨折史或脆性骨折家族史;⑤存在多种 OP 危险因素,如老龄、吸烟、制动、低体重、长期卧床、服用糖皮质激素等。

(2) 诊断标准:详细的病史和体格检查是临床诊断的基本依据,但确诊有赖于 X 线检查或 BMD 测定,并确定是低骨量[低于同性别 PBM 的 1 个标准差(SD)以上但小于 2. 5 个 SD]、OP(低于 PBM 的 2. 5 个 SD 以上)或严重 OP(OP 伴一处或多处骨折)。OP 性骨折的诊断主要根据年龄、外伤骨折史、临床表现及影像学检查确立。正、侧位 X 线片(必要时可加特殊位置片)确定骨折的部位、类型、移位方向和程度;CT 和 MRI 对椎体骨折和微细骨折有较大诊断价值;CT 三维成像能清晰显示关节内或关节周围骨折;MRI 对鉴别新鲜和陈旧性椎体骨折有较大意义。

(3) 病因诊断:查找其病因(表 8-10-1),并对骨折风险做出预测。

表 8-10-1　骨质疏松症的分类

1. 原发性 OP
Ⅰ型(绝经后骨质疏松症)
Ⅱ型(老年性骨质疏松症)
特发性青少年低骨量和骨质疏松症

续表

2. 继发性 OP	
(1)内分泌性	(8)药物
甲状旁腺功能亢进	糖皮质激素
库欣综合征	肝素
性腺功能减退症	抗惊厥药
甲状腺功能亢进	甲氨蝶呤、环孢素
催乳素瘤和高催乳素血症	LHRH 激动剂和 GnRH 拮抗剂
1 型糖尿病	含铝抗酸药
生长激素缺乏症	(9)制动
(2)血液病	(10)肾疾病
浆细胞病(多发性骨髓瘤或巨球蛋白血症)	慢性肾衰竭
系统性肥大细胞增多症	肾小管性酸中毒
白血病和淋巴瘤	(11)营养性疾病和胃肠疾病
镰状细胞贫血和轻型珠蛋白生成障碍性贫血	吸收不良综合征
戈谢(Gaucher)病	静脉营养支持(肠外营养)
MDS	胃切除术后
(3)结缔组织病	肝胆疾病
(4)成骨不全	慢性低磷血症
(5)骨肿瘤(原发性和转移性)	(12)其他
(6)马方综合征	家族性自主神经功能障碍
(7)坏血病(维生素 C 缺乏症)	反射性交感性营养不良症
	(reflex sympathetic dystrophy)

(4) 骨代谢转换率评价:一般根据骨代谢生化指标测定结果来判断骨转换状况。骨代谢生化指标分为骨形成指标和骨吸收指标两类,前者主要有血清碱性磷酸酶、骨钙素、骨碱性磷酸酶、1 型原胶原 C 端前肽和 1 型原胶原 N 端前肽等;后者包括晨尿钙/肌酐值、血抗酒石酸酸性磷酸酶(TRAP)、血清 1 型胶原交联 C 末端肽、尿吡啶啉、尿脱氧吡啶啉、尿 1 型胶原交联 C 末端肽和尿 1 型胶原交联 N 末端肽等。

2. 鉴别诊断

(1) 老年性 OP 与 PMOP 的鉴别:在排除继发性 OP 后,老年女性患者要考虑 PMOP、老年性 OP 或两者合并存在等可能,可根据既往病史、BMD 和骨代谢生化指标测定结果予以鉴别。

(2) 内分泌性 OP:根据需要,选择必要的生化或特殊检查逐一排除。甲状旁腺功能亢进者的骨骼改变主要为纤维囊性骨炎,早期可仅表现为低骨量或 OP。测定血 PTH、血钙和血磷一般可予以鉴别,如仍有困难可行特殊影像学检查或动态试验。其他内分泌疾病均因本身的原发病表现较明显,鉴别不难。

(3) 血液系统疾病:血液系统肿瘤的骨损害有时可酷似原发性 OP 或甲状旁腺功能亢进,此时有赖于血 PTH、PTH 相关蛋白(PTHrP)和肿瘤特异标志物测定等进行鉴别。

(4) 原发性或转移性骨肿瘤:转移性骨肿瘤(如肺癌、前列腺癌、胃肠癌等)或原发性骨肿瘤(如多发性骨髓瘤、骨肉瘤和软骨肉瘤等)的早期表现可酷似 OP。当临床高度怀疑为骨肿瘤时,可借助骨扫描或 MRI 明确诊断。

(5) 结缔组织疾病:成骨不全的骨损害特征是骨脆性增加,多数是由于 I 型胶原基因突变所致。临床表现依缺陷的类型和程度而异,轻者可仅表现为 OP 而无明显骨折,必要时可借助特殊影像学检查或 I 型胶原基因突变分析予以鉴别。

(6) 其他继发性 OP:见表 8-10-2。有时,原发性与继发性 OP 也可同时或先后存在,应予注意。

表 8-10-2 原发性与数种继发性骨质疏松症的鉴别

	原发性 OP	原发性甲状旁腺功能亢进	原发性甲状旁腺功能减退	肾性骨病	类固醇性骨质疏松症	佝偻病或骨软化
病因	未明	PTH 瘤或主细胞增生	PTH 缺乏	肾衰竭,肾小管性酸中毒	骨吸收↑,肠钙吸收↓	维生素 D 缺乏
主要骨损害	BMD↓	纤维囊性骨炎,BMD↓	BMD↓	BMD↓	BMD↓,无菌性骨坏死	骨质软化,骨畸形,BMD↓
血 PTH	→(↑)	↑↑	↓↓	↑↑	↓	↑↑
血钙	→	↑	↓	↓(→)	→	↓(→)
血磷	→	↓	↑	↑↑	→	↓(→)
血骨钙素	↑(→)	↑	→	↑	→(↑)	→
血 $1,25(OH)_2D_3$	→(↓)	↑	↓	↓	↓	↓↓
尿吡啶啉/Cr	↑	↑	↓	↑	↑	→(↑)
尿钙/Cr	↑(→)	↑	↓	↑(→)	↑	↓
尿磷/Cr	→	↑↑	↓	↓	→	→(↑)
尿羟脯氨酸/Cr	↑(→)	↑(→)	↓	↑	↑	→
肠钙吸收	↓	↑↑	↓	→(↑)	↓	↓

注:↑表示升高;→表示无变化;↓表示下降;Cr 表示肌酐。

【治疗】 按我国的 OP 诊疗指南确定治疗病例。强调综合治疗、早期治疗和个体化治疗;治疗方案和疗程应根据疗效、费用和不良反应等因素确定。合适的治疗可减轻症状,改善预后,降低骨折发生率。

1. 一般治疗

(1) 改善营养状况:补给足够的蛋白质有助于 OP 和 OP 性骨折的治疗,但伴有肾衰竭者要选用优质蛋白饮食,并适当限制其摄入量。多进富含异黄酮(isoflavone)类食物对保存骨量也有一定作用。

(2) 补充钙剂和维生素 D:钙摄入可减缓骨的丢失,改善骨矿化。我国营养学会制订成人每日钙摄入推荐量 800mg(元素钙)是获得理想骨峰值,维护骨骼健康的适宜剂量,如果饮食中钙供给不足可选用钙剂补充,绝经后妇女和老年人每日钙摄入推荐量为 1000mg。不论何种 OP 均应补充适量钙剂,除增加饮食钙含量外,尚可补充碳酸钙、葡萄糖酸钙、柠檬酸钙等制剂。目前的膳食营养调查显示我国老年人平均每日从饮食中获钙约 400mg,故平均每日应补充的元素钙量为 500~600mg。维生素 D 促进钙的吸收、对骨骼健康、保持肌力、改善身体稳定性、降低骨折风险有益。成年人推荐剂量为 200U(5μg)/d,老年人因缺乏日照及摄入和吸收障碍常有维生素 D 缺乏,故推荐剂量为 400~800U(10~20μg)/d。维生素 D 用于治疗 OP 时,剂量可为 800~1200U。非活性维生素 D 主要用于 OP 的预防,而活性维生素 D 可促进肠钙吸收,增加肾小管对钙的重吸收,抑制 PTH 分泌,故可用于各种 OP 的治疗。骨化三醇[$1,25(OH)_2D_3$,钙三醇]或阿法骨化醇的常用量为 0.25μg/d,应用期间要定期监测血钙、磷变化,防止发生高钙血症和高磷血症。

(3) 加强运动:适当户外活动和日照,有助于骨健康的体育锻炼和康复治疗。加强负重锻炼,增强应变能力,减少骨折意外的发生。运动的类型、方式和量应根据患者的具体情况而定。需氧运动和负重锻炼的重点应放在提高耐受力和平衡能力上，降低摔倒和骨折风险。避免肢体制动，增强抵抗力，加强个人护理。

(4) 纠正不良生活习惯和行为偏差：提倡富含钙、低盐和适量蛋白质的均衡膳食，避免嗜烟、酗酒。

(5) 避免使用致 OP 药物：如抗癫痫药、苯妥英、苯巴比妥、卡巴马嗪、扑米酮、丙戊酸、拉莫三嗪、氯硝西泮、加巴喷丁和乙琥胺等。

(6) 对症治疗：有疼痛者可给予适量非甾体消炎药，如阿司匹林，每次 0.3～0.6g，每日不超过 3 次；或吲哚美辛(消炎痛)片，每次 25mg，每日 3 次；或桂美辛(吲哚拉新)每次 150mg，每日 3 次；或塞来昔布(celecoxib)，每次 100～200mg，每日 1 次。发生骨折或遇顽固性疼痛时，可应用降钙素制剂。骨畸形者应局部固定或采用其他矫形措施防止畸形加剧。骨折者应给予牵引、固定、复位或手术治疗，同时应辅以物理康复治疗，尽早恢复运动功能。必要时由医护人员给予被动运动，避免因制动或废用而加重病情。

2. 特殊治疗

(1) 性激素补充治疗

1) 雌激素补充治疗

A. 治疗原则：雌激素补充治疗主要用于 PMOP 的预防，有时也可作为治疗方案之一。雌激素补充治疗的原则是：①确认患者有雌激素缺乏的证据；②优先选用天然雌激素制剂(尤其是长期用药时)；③青春期及育龄期妇女的雌激素用量应使血雌二醇的目标浓度达到中、晚卵泡期水平(150～300pg/ml 或 410～820pmol/L)，绝经后 5 年内的生理性补充治疗目标浓度为早卵泡期水平(40～60pg/ml)；④65 岁以上的绝经后妇女使用时应选择更低的剂量。

B. 禁忌证：①子宫内膜癌和乳腺癌；②子宫肌瘤或子宫内膜异位；③不明原因阴道出血；④活动性肝炎或其他肝病伴肝功能明显异常；⑤系统性红斑狼疮；⑥活动性血栓栓塞性病变；⑦其他情况，如黑色素瘤、阴道流血、血栓栓塞史、冠心病、耳硬化症、血卟啉症和镰状细胞性贫血等。伴有严重高血压、糖尿病、胆囊疾病、偏头痛、癫痫、哮喘、泌乳素瘤、母系乳腺癌家族史和乳腺增生者慎用雌激素制剂。

C. 常用制剂和用量：①微粒化 17-β-雌二醇或戊酸雌二醇 1～2mg/d；②炔雌醇 10～20μg/d；③替勃龙(tibolone)1.25～2.5mg/d；④尼尔雌醇 1～2mg/w；⑤雌二醇皮贴剂 0.05～0.1mg/d。雌激素、孕激素合剂(dienogest)或雌激素、孕激素、雄激素合剂的用量小；皮肤贴剂可避免药物首经肝及胃肠道；鼻喷雌激素制剂(aerodiol)具有药物用量低、疗效确切等优点。

D. 注意事项：①雌激素补充治疗的疗程一般不超过 5 年，治疗期间要定期进行妇科和乳腺检查；如子宫内膜厚度>5mm，必须加用适当剂量和疗程的孕激素；反复阴道出血者宜减少用量或停药。②一般口服给药，伴有胃肠、肝胆、胰腺疾病者，以及轻度高血压、糖尿病、血 TG 升高者应选用经皮给药；以泌尿生殖道萎缩症状为主者宜选用经阴道给药。③青春期和育龄期妇女的雌激素、孕激素的配伍可选用周期序贯方案，绝经后妇女可选用周期或连续序贯方案、周期或连续联合方案。

2) 雄激素补充治疗：用于男性 OP 的治疗。天然的雄激素主要有睾酮、雄烯二酮及二氢睾酮，但一般宜选用雄酮类似物苯丙酸诺龙(19-去甲-17-苯丙酸睾酮，nandrolonephenylpropion)或司坦唑醇(吡唑甲睾酮，stanozolol)。雄激素对肝有损害，并常导致水、钠潴留和前列腺增生，因此长期治疗宜选用经皮制剂。

(2) 选择性雌激素受体调节剂(selectiveestrogen receptor modulators，SERM)和选择性雄

激素受体调节剂(SARM):SERM 不是雌激素,其特点是选择性地作用于雌激素的靶器官,与不同形式的雌激素受体结合后,发生不同的生物效应。主要适应于 PMOP 的治疗,可增加 BMD,降低骨折发生率,但偶可导致血栓栓塞性病变。SARM 具有较强的促合成代谢作用,有望成为治疗老年男性 OP 的较理想药物。

(3) 二膦酸盐:可抑制破骨细胞生成和骨吸收,主要用于骨吸收明显增强的代谢性骨病(如变形性骨炎、多发性骨髓瘤、甲状旁腺功能亢进等),亦可用于高转换型原发性和继发性 OP、高钙血症危象和骨肿瘤的治疗,对类固醇性 OP 也有良效;但老年性 OP 不宜长期使用该类药物,必要时应与 PTH 等促进骨形成类药物合用。

常用的二膦酸盐类药物有三种:①依替膦酸二钠(etidronate,1-羟基乙膦酸钠):400mg/d,于清晨空腹时口服,服药 1h 后方可进餐或饮用含钙饮料,一般连服 2~3 周。通常需隔月 1 个疗程。②帕米膦酸钠(pamidronate,3-氨基-1-羟基乙膦酸钠):用注射用水稀释成 3mg/ml 浓度后加入生理盐水中,缓慢静脉滴注(不短于 6h),每次 15~60mg,每个月注射 1 次,可连用 3 次,此后每 3 个月注射 1 次或改为口服制剂。本药的用量要根据血钙和病情而定,2 次给药的间隔时间不得少于 1 周。③阿仑膦酸钠(alendronate,4-氨基-1-羟丁基乙膦酸钠):常用量为 10mg/d,服药期间无需间歇;或每周口服 1 次,每次 70mg。其他新型二膦酸盐制剂:唑来膦酸二钠(zoledronate disodium)、氯屈膦酸二钠(clodronate disodium)、因卡膦酸二钠(incadronate disodium)等,可酌情选用。

用药期间需补充钙剂,偶可发生浅表性消化性溃疡;静脉注射可导致二膦酸盐钙螯合物沉积,有血栓栓塞性疾病、肾功能不全者禁用。治疗期间追踪疗效,并监测血钙、磷和骨吸收生化标志物。

(4) 降钙素:是一种钙调节激素,能抑制破骨细胞的生物活性和减少破骨细胞的数量,从而阻止骨量丢失并增加骨量。降钙素类药物能明显缓解骨痛,对骨质疏松性骨折或骨骼变形所致的慢性疼痛及骨肿瘤等疾病引起的骨痛均有效,因而更适合有疼痛症状的 OP 患者。主要适用于:①高转换型 OP;②OP 伴或不伴骨折;③变形性骨炎;④急性高钙血症或高钙血症危象。主要制剂:①鲑鱼降钙素(miacalcic)为人工合成鲑鱼降钙素,每日 50~100U,皮下或肌内注射;有效后减为每周 2~3 次,每次 50~100U。②鳗鱼降钙素(elcatonin)为半人工合成的鳗鱼降钙素,每周肌内注射 2 次,每次 20U,或根据病情酌情增减。③降钙素鼻喷剂,100U/d,其疗效与注射剂相同。

少数患者可有面部潮红、恶心等不良反应,偶有过敏现象。孕妇和变态反应者禁用。应用降钙素制剂前需补充数日钙剂和维生素 D。

(5) PTH:小剂量 PTH 可促进骨形成,增加骨量。对老年性 OP、PMOP、雌激素缺乏的年轻妇女和糖皮质激素所致的 OP 均有治疗作用。PTH 可单用(400~800U/d),疗程 6~24 个月,或与雌激素、降钙素、二膦酸盐或活性维生素 D 联合应用。用药期间应监测血钙水平,防止高钙血症的发生。治疗时间不宜超过 2 年。

(6) 其他药物:包括小剂量氟化钠、GH 和 IGF-1 等。

3. OP 性骨折的治疗　治疗原则包括复位、固定、功能锻炼和抗 OP 治疗。

【预防】　加强卫生宣教,早期发现 OP 易感人群,以提高 PBM 值,降低 OP 风险。提倡运动和充足的钙摄入。成年后的预防主要包括降低骨丢失速率与预防骨折的发生。妇女围绝经期和绝经后 5 年内是治疗 PMOP 的关键时段。

(钱　捷)

第九篇　理化因素所致疾病

第一章　总　论

学习目标

1. 掌握理化因素所致疾病的诊断原则和防治原则。
2. 熟悉理化因素所致疾病的诊断、治疗。

人类所处生活环境中，危害身体健康的物理（高、低温，雷电，高、低气压，电离辐射或非电离辐射等）和化学因素（农药、药物、毒品、蛇毒、有毒气体、有毒元素及化合物等）有许多。本篇主要论述常见物理、化学因素所致疾病，并以急性发病为重点。

【物理因素】 在特殊环境下，引起发病的主要物理致病因素如下。

1. 高温 引起中暑或烧伤。

2. 低温 在低温环境中意外停留时间较长，易发生冻僵。

3. 高气压 水下作业者在返回地面速度太快时，易发生减压病，此时血液和组织中溶解的氮气释放形成气泡，易发生栓塞，导致血液循环障碍和组织损伤。

4. 低气压 常见于高山或高原地区环境，由于空气中氧分压较低，短时间停留可发生急性高原病。

5. 电流 意外接触不同类型及强度的电流后，可引起电击，造成人体损害。

【化学因素】 毒物可通过呼吸、消化道或皮肤黏膜等途径进入人体引起中毒。

1. 农药 能杀灭有害的动植物，人体意外摄入常可中毒致死。

2. 药物 常见过量使用麻醉镇痛药、镇静催眠药和精神兴奋药等引起的中毒。长期滥用镇静催眠或麻醉镇痛药会产生药物依赖，突然停药或减量会发生戒断综合征，表现为神经精神异常。

3. 乙醇 一次或短时间大量饮酒会发生急性乙醇中毒，甚至死亡。

4. 其他 误服清洁剂或有机溶剂等中毒；毒蛇等咬伤中毒；一氧化碳、氰化物和硫化氢为窒息性化合物，能使机体产生缺氧性中毒；强酸或强碱能引起接触性组织损伤；工业生产排出的有毒化学物质污染空气和水源，长期接触会发生慢性中毒；汞和砷等摄入引起中毒；有毒化学物品意外泄漏和军用毒剂引起中毒等。

【理化因素所致疾病防治研究进展】 人类对化学物质中毒的认识较早。公元前500年人们就已经认识到，未吸收入血的毒物不引起全身中毒。大多数中毒知识的积累主要来自所报告的中毒病例、流行病学研究和动物实验。20世纪30年代前由于毒理学知识缺乏，对中毒无特殊疗法，只能采用一般清除或支持疗法。此后，开始结合生理学和毒理学研究有效解毒疗法。近年来发现，中毒发病机制与受体、自由基、脂质过氧化及细胞内钙稳态有关,这为探索解毒疗法开拓了新思路。20 世纪 70 年代以来,中毒诊断和治疗取得长足进展,这有赖于毒理学的兴起和急诊医学的发展。毒理学从器官到分子水平乃至基因水平深入研究中毒发病机制,药理学对特效解毒药的研究及急诊医学血液净化技术的发展,都能大大提高中毒的诊断和治疗水平。

人类对物理环境因素所致疾病的研究要晚于化学物质中毒。近年来,因工业发展和军事需要,人们开始对环境中有害物理因素对人体健康的影响、人体环境适应性及适应不全进行研究,并取得很大进展。此外,急诊医学先进复苏技术的应用大大提高了对高原病、电击和淹溺等患者的救治水平,降低了致残率和病死率。

【理化因素所致疾病的诊断原则】 理化因素所致疾病的特点是病因明确,有特殊的临床表现。

1. 病因 此类疾病都在一定环境条件下发病,多数病因明确并有相应检测方法。如药物过量或毒物中毒均可通过检测估计出中毒量,空气中的毒物可检测其浓度;环境温度、海拔高度和海水深度等都能测量。

2. 受损靶部位 多数毒物都有其作用的靶器官和部位,如有机磷杀虫药(organic phosphorous insecticides,OPI)吸收后抑制胆碱酯酶(cholinesterase,ChE);四氯化碳主要作用于肝;慢性苯中毒的靶器官是骨髓等。物理致病因素也各有其作用靶部位,如噪声主要作用于听神经。

3. 剂量与效应关系 量效关系是评估理化致病因素作用的基本规律,暴露毒物的量,高、低温环境时间长短等都与病情严重程度相关,可作为判断预后的依据。

4. 流行病学调查分析 大多数理化因素所致疾病的特点是在同一时间可能有多数人发病,利用人群发病情况的流行病学调查方法,有助于明确环境中的致病因素和预防发病。

理化因素所致疾病虽然会出现一个或多个器官损伤或衰竭,但临床上往往缺乏特异性表现。诊断时,在考虑环境因素的同时,尚需结合接触史、临床表现和实验室检查,然后再与其他类似临床表现的疾病相鉴别,综合分析判断。

【理化因素所致疾病的防治原则】

1. 迅速脱离有害环境和危害因素 这是治疗理化因素所致疾病的首要措施。急性中毒时尽快脱离毒物接触和清除体内或皮肤上的毒物,如处理局部污染、洗胃,对吸收入血的毒物采用血液净化疗法等。发现中暑或电击伤患者,立即转移到安全地区,再施行急救复苏措施。

2. 稳定患者生命体征 理化因素所致疾病患者易出现神志、呼吸和循环障碍或衰竭,生命体征常不平稳,急救复苏的主要目的是稳定生命体征,加强监护,为进一步处理打下基础。

3. 针对病因和发病机制治疗 急性 OPI 中毒时,首先应用解毒药使磷酰化胆碱酯酶复活,阿托品抑制毒蕈碱样症状;氧治疗一氧化碳中毒等。

理化因素所致疾病的病因治疗:中暑高热时降温;冻僵时复温;急性高原病主要发病机制是缺氧,给氧是主要治疗措施;减压病主要是因从高气压环境快速返回到低气压环境减压过速所致,治疗方法是进入高压氧舱重新加压,再缓慢减压。

4. 对症治疗 理化因素所致疾病多无特效疗法,大都采取对症治疗,以减少患者痛苦。

总之,人类在生存过程中不断受到环境中不同有害因素影响致病,给人类健康带来危害。因此学习有关理化因素所致疾病,对可预测的有害因素做好预防。已患病者要尽快诊断和进行有效治疗,促进康复。

(俞 燕)

第二章　中　　毒

学习目标

1. 掌握急性中毒的临床表现、诊断方法和治疗原则。
2. 掌握有机磷杀虫药中毒的临床表现、诊断、鉴别诊断、治疗及预防措施。
3. 了解有机磷杀虫药中毒的原理。
4. 熟悉掌握急性百草枯中毒临床表现及治疗方法。
5. 了解百草枯中毒的病因和发病机制。
6. 掌握镇静催眠药中毒的临床表现、诊断要点和治疗方法。
7. 掌握急性一氧化碳中毒的临床表现、诊断要点和治疗方法。

第一节　概　　述

化学物质达到中毒量产生组织和器官损害引起的全身性疾病称为中毒(poisoning)。引起中毒的化学物质称毒物。根据毒物来源和用途分为:工业性毒物、药物、农药、有毒动植物。学习中毒疾病的目的旨在了解毒物中毒的途径和引起人体致病的规律,掌握和运用这些知识,可以指导预防和诊治疾病。

根据接触毒物的毒性、剂量和时间将中毒分为急性中毒和慢性中毒两类。

急性中毒是指机体一次大剂量暴露或短时间内多次暴露于某种或某些有毒物质引起急性病理变化而出现的临床表现,其发病急、病情重、变化快。一般来说具有明确的剂量-效应关系,如不积极治疗,常危及生命。

慢性中毒是指长时间暴露,毒物进入人体蓄积中毒而出现的临床表现,其起病慢、病程长,常缺乏特异性中毒诊断指标,容易误诊和漏诊,因此疑有慢性中毒者,要认真询问病史和查体,并进行实验室相关毒物检查分析。慢性中毒常为职业中毒。

【中毒病因】

1. 职业性中毒　在生产过程中如不注意劳动防护,暴露于有毒原料、中间产物或成品,即可发生中毒。在保管、使用和运输方面,如不遵守安全防护制度,也会发生中毒。

2. 生活性中毒　误食、意外接触毒物、用药过量、自杀或谋害等情况下,大量毒物进入人体可引起中毒。

【中毒机制】

1. 体内毒物代谢

(1) 毒物侵入途径:毒物对机体产生毒性作用的快慢、强度和表现与毒物侵入途径和吸收速度有关。通常毒物经消化道、呼吸道或皮肤黏膜等途径进入人体引起中毒。

1) 消化道:是生活中毒的常见途径,毒物经口腔或食管黏膜很少吸收,OPI 和氰化物等在胃中吸收较少,主要由小肠吸收,经过小肠液和酶作用后,毒物性质部分发生改变,然后进入血液循环,经肝解毒后分布到全身组织和器官。

2) 呼吸道:因肺泡表面积较大和肺毛细血管丰富,经呼吸道吸入的毒物能迅速进入血液循环发生中毒,较经消化道吸收入血的速度快20倍,因此患者中毒症状严重,病情发展快。职业中毒时,毒物常以粉尘、烟雾、蒸汽或气体状态经呼吸道吸入。生活中毒常见病例是一氧化碳中毒。

3) 皮肤黏膜:健康皮肤表面有一层类脂质层,能防止水溶性毒物侵入人体。少数脂溶性毒物(苯、苯胺、硝基苯、乙醚、氯仿、有机磷化合物等)暴露皮肤后易经皮脂腺吸收中毒,能损伤皮肤的毒物也可通过皮肤吸收中毒。在皮肤多汗或有损伤时都可加速毒物吸收。有的毒物也可经球结膜吸收中毒。毒蛇咬伤时,毒液可经伤口入血中毒。

(2) 毒物代谢:毒物吸收入血后,与红细胞或血浆中某些成分相结合,分布于全身组织和细胞。脂溶性较大的非电解质毒物在脂肪和部分神经组织中分布量大,不溶于脂类的非电解质毒物穿透细胞膜的能力差。电解质毒物在体内分布不均匀。大多数毒物在肝内通过氧化、还原、水解和结合等作用进行代谢,然后与组织和细胞内的化学物质作用,分解或合成不同化合物。大多数毒物代谢后毒性降低,此为解毒过程,少数毒物代谢后毒性反而增强,如对硫磷氧化成毒性更强的对氧磷。

(3) 毒物排泄:入体的多数毒物经代谢后排出体外。毒物排泄速度与其组织溶解度、挥发度、排泄和循环器官功能状态有关。肾是排毒的主要器官,水溶性毒物排泄较快,利尿剂可加速肾排泄毒物,重金属及生物碱主要由消化道排除,铅、汞和砷尚能由乳汁排出,可致哺乳婴儿中毒。一些易挥发毒物可以原形经呼吸道排出,潮气量越大,排泄毒物作用越强,一些脂溶性毒物可由皮肤皮脂腺及乳腺排出,少数毒物经汗液排出时可引起皮炎。有些毒物蓄积在体内一些器官或组织内,排除缓慢,再次释放又可产生中毒。

2. 中毒机制

(1) 腐蚀作用:强酸或强碱吸收组织中水分,与蛋白质或脂肪结合,引起暴露部位皮肤组织细胞变性和坏死。

(2) 组织和器官缺氧:如一氧化碳、硫化氢或氰化物等毒物阻碍氧的吸收、转运或利用,对缺氧敏感的脑和心肌易发生中毒损伤。

(3) 麻醉作用:亲脂性强的毒物易通过血脑屏障进入含脂量高的脑组织,抑制其功能。

(4) 抑制酶活性:有些毒物及其代谢物通过抑制酶活力产生毒性作用,如OPI抑制ChE,氰化物抑制细胞色素氧化酶,含金属离子的毒物能抑制含巯基的酶等。

(5) 干扰细胞或细胞器功能:在体内四氯化碳经酶催化形成三氯甲烷自由基,后者作用于肝细胞膜中不饱和脂肪酸,引起脂质过氧化,使线粒体及内质网变性和肝细胞坏死。酚类如二硝基酚、五氯酚和棉酚等可使线粒体内氧化磷酸化作用解耦联,阻碍三磷酸腺苷形成和储存。

(6) 竞争相关受体:如阿托品过量时通过竞争性阻断毒蕈碱受体产生毒性作用。

3. 影响毒物作用的因素

(1) 毒物状态:化学毒物毒性与其化学结构及理化性质密切相关,空气中有毒气雾胶颗粒愈小,易吸入肺而毒性愈大。此外,毒物中毒途径、摄入量多少及作用时间长短都直接影响毒物对机体的作用。

(2) 机体状态:中毒患者性别、年龄、营养及健康状况、生活习惯和对毒物毒性的反应不同,同一毒物中毒预后也不同。婴幼儿神经系统对缺氧耐受性强,对一氧化碳中毒有一定抵抗力,老年人则相反。营养不良、过度疲劳和患有重要器官疾病等会降低机体对毒物的解毒或排毒能力。肝硬化患者肝功能减退和肝糖原含量减少,机体抗毒和解毒能力降低,即使摄入某些低于致死量的毒物时也可引起死亡。

(3) 毒物相互影响:同时摄入两种或以上毒物时,有可能产生毒性相加或抵消作用,如一氧化碳可以增强硫化氢的毒性作用,乙醇可以增强四氯化碳或苯胺的毒性作用。曼陀罗可以抵消 OPI 的毒性作用。

【临床表现】

1. 急性中毒 不同的化学物质急性中毒表现不完全相同,发绀、昏迷、惊厥、呼吸困难、休克、少尿等可见于各种化学毒物严重中毒时。

(1) 皮肤黏膜表现

1) 皮肤及口腔黏膜灼伤,见于强碱、强酸、甲醛、苯酚、来苏儿等腐蚀性毒物灼伤。硝酸灼伤皮肤黏膜痂皮呈黄色,盐酸痂皮呈棕色,硫酸痂皮呈黑色。

2) 发绀:引起血液氧合血红蛋白减少的毒物中毒可出现发绀。亚硝酸盐和苯胺、硝基苯等中毒能产生高铁血红蛋白血症而出现发绀。

3) 黄疸:毒蕈、四氯化碳、鱼胆中毒损害肝可致黄疸。

(2) 眼球表现:瞳孔扩大见于阿托品、良茬碱类中毒;瞳孔缩小见于 OPI、氨基甲酸酯类杀虫药中毒。视神经炎见于甲醛中毒。

(3) 神经系统表现

1) 昏迷:见于催眠、镇静或麻醉药中毒;有机溶剂中毒;窒息性毒物中毒;致高铁血红蛋白毒物中毒;农药中毒。

2) 谵妄:见于阿托品、乙醇或抗组胺药中毒。

3) 肌纤维颤动:见于 OPI、氨基甲酸酯类杀虫药中毒或急性异烟肼中毒、丙烯酰胺中毒及铅中毒等。

4) 惊厥:见于窒息性毒物或异烟肼中毒,有机氯或拟除虫菊酯类杀虫药中毒。

5) 瘫痪:见于蛇毒、三氧化二砷、可溶性钡盐中毒。

6) 精神失常:见于一氧化碳、乙醇、阿托品、二硫化碳、有机溶剂、抗组胺药中毒或药物依赖戒断综合征等。

(4) 呼吸系统表现

1) 呼吸特殊气味:有机溶剂挥发性强,而且有特殊气味,如乙醇中毒呼出气有酒味,氰化物有苦杏仁味,OPI、黄磷、铊等有蒜味,苯酚、甲酚皂溶液有苯酚味。

2) 呼吸加快:水杨酸类、甲醇等中毒兴奋呼吸中枢;刺激性气体(如二氧化氮、氟化氢、硫化氢、氯化氢、溴化氢、磷化氢、二氧化硫等)中毒引起呼吸加快。

3) 呼吸减慢:催眠药或吗啡中毒抑制呼吸中枢致呼吸肌麻痹,使呼吸减慢。

4) 肺水肿:刺激性气体、OPI 或百草枯等中毒常发生肺水肿。

(5) 循环系统表现

1) 心律失常:洋地黄、夹竹桃、蟾蜍中毒兴奋迷走神经,拟肾上腺素药、三环类抗抑郁药中毒兴奋交感神经,氨茶碱中毒所致心律失常的机制各不相同。

2) 心搏骤停:心肌毒性作用见于洋地黄、奎尼丁、锑剂或依米丁(吐根碱)等中毒;缺氧见于化学窒息性气体毒物(一氧化碳、硫化氢、氰化物或苯胺等)中毒;严重低钾血症见于可溶性钡盐、棉酚或排钾利尿药中毒。

3) 休克:三氧化二砷中毒引起剧烈呕吐和腹泻;强酸和强碱引起严重灼伤致血浆渗出;

严重巴比妥类中毒抑制血管中枢致外周血管扩张。以上因素都可通过不同途径引起循环血容量相对和绝对减少发生休克。

(6) 泌尿系统表现:中毒后肾的主要损害有肾小管堵塞、肾缺血或肾小管坏死,导致急性肾衰竭,出现少尿或无尿。

(7) 血液系统表现:砷化氢中毒、苯胺或硝基苯等中毒引起溶血性贫血和黄疸;水杨酸类、肝素或双香豆素过量、敌鼠和蛇毒咬伤中毒引起止凝血障碍致出血;氯霉素、抗肿瘤药或苯等中毒引起白细胞减少。

(8) 发热:见于阿托品、二硝基酚或棉酚等中毒。

2. 慢性中毒　多见于职业中毒和地方病。

(1) 神经系统表现:痴呆(见于四乙铅或一氧化碳等中毒)、帕金森综合征(见于一氧化碳、吩噻嗪或锰等中毒)、周围神经病(见于铅、砷或OPI中毒)。

(2) 消化系统表现:砷、四氯化碳、三硝基甲苯或氯乙烯中毒引起中毒性肝病。

(3) 泌尿系统表现:镉、汞或铅中毒引起中毒性肾损害。

(4) 血液系统表现:苯、三硝基甲苯中毒可引起白细胞减少或AA。

(5) 骨骼系统表现:氟中毒可引起氟骨症,黄磷中毒引起下颌骨坏死。

【诊断】　遇到急性中毒患者时,需向患者同事、家属、保姆、亲友或现场目击者了解情况。蓄意中毒患者,往往不能正确提供病史。因此,中毒诊断通常根据接触史、临床表现、实验室毒物分析和调查周围环境有无毒物存在,与其他症状相似疾病鉴别后诊断。对慢性中毒患者如不注意病史和病因,容易误诊和漏诊。诊断职业性中毒必须慎重。

1. 病史　通常包括接触毒物时间、中毒环境和途径、毒物名称和剂量、初步治疗情况和既往生活及健康状况。

(1) 毒物接触史:对生活性中毒,如怀疑服毒时,要了解患者发病前的生活情况、精神状态、长期服用药物的种类,身边有无遗留药瓶、药袋,家中药物有无缺少等来判断服药时间和剂量。对一氧化碳中毒要了解室内炉火、烟囱、煤气及同室其他人员的情况。食物中毒时常为集体发病,散发病例应调查同餐进食者中有无同样症状发生。水源和食物污染可造成地区流行性中毒,必要时应进行流行病学调查。对职业中毒应询问职业史,包括工种、工龄、接触毒物的种类和时间、环境条件、防护措施及工作中是否发生过类似情况等。总之,对任何中毒都要了解发病现场情况,查明接触毒物的证据。

(2) 既往史:对于中毒患者,尚应了解发病前健康状况、生活习惯、嗜好、情绪、行为改变、用药及经济情况。上述情况都有助于对中毒患者进行分析判断。

2. 临床表现　对不明原因的突然呕吐、昏迷、惊厥、呼吸困难和休克患者或原因不明的发绀、周围神经麻痹、贫血、白细胞减少、血小板减少及肝损伤患者都要想到中毒。

对于确切接触毒物史的急性中毒患者,要分析症状和体征出现的时间顺序是否符合某种毒物中毒表现规律,临床表现与毒物的靶器官毒作用是否相符,病情严重度与估计吸收毒物的剂量是否一致,然后迅速进行重点体格检查,根据神志、呼吸、脉搏、血压情况,进行紧急处理。在病情允许的情况下,要进行系统检查。经过鉴别诊断排除其他疾病(如低血糖昏迷、脑血管意外、肝性脑病、脑膜炎等)的可能性以后,才能得出急性中毒的诊断。

3. 实验室检查　急性中毒时,应常规留取剩余的毒物或可能含毒的标本,如呕吐物、胃内容物、尿、粪、血标本等。必要时进行毒物分析或细菌培养。对于慢性中毒,检查环境中和人体内有无毒物的存在,有助于确定诊断。

【治疗】

1. 治疗原则

（1）立即终止毒物接触。

（2）紧急复苏和对症支持治疗。

（3）清除体内尚未吸收的毒物。

（4）应用解毒药。

（5）预防并发症。

2. 急性中毒的治疗 中毒情况危急时，首先应迅速对呼吸、循环功能、生命指征进行检查，并采取有效的紧急治疗措施。

（1）终止继续暴露毒物：呼吸道吸入有毒气体时应立即将患者撤离中毒现场，转到空气新鲜的地方，加强通风，积极吸氧，以排除呼吸道内残留毒气。毒物系由皮肤吸收者应立即脱去污染的衣服，用肥皂水和大量温水清洗皮肤和毛发毒物，用清水彻底冲洗清除眼内的毒物（至少10min），清除伤口处毒物。特殊毒物清洗与清除的要求（表9-2-1和表9-2-2）。

表9-2-1 特殊毒物清洗要求

毒物种类	清洗的要求
苯酚、二硫化碳、溴苯、苯胺、硝基苯	用10%乙醇液冲洗
磷化锌、黄磷	用1%碳酸钠溶液冲洗
酸性毒物（铊、磷、有机磷、溴、溴化烷、汽油、四氯化碳、甲醛、硫酸二甲酯、氯化锌、氨基甲酸酯）	用5%碳酸氢钠溶液或肥皂水冲洗后，再用清水冲洗
碱性毒物（氨水、氨、氢氧化钠、碳酸钠、泡花碱）	用2%醋酸或3%硼酸、1%柠檬酸溶液冲洗

表9-2-2 特殊毒物清除要求

毒物种类	清除的要求
固体生石炭、黄磷	先用镊子、软毛刷清除毒物颗粒后，再用温水清洗干净
三氯化磷、三氯氧磷、五氯化二磷、芥子气	先用纸布吸去毒物后，再用水清洗（切勿先用水冲洗）
焦油、沥青	先用二甲苯清除毒物后，再用清水或肥皂水冲洗皮肤，待水干后，用羊毛脂涂在皮肤表面

（2）紧急复苏和对症支持治疗：复苏和支持治疗的目的是保护和恢复患者重要器官功能，帮助危重症患者度过危险期。急性中毒昏迷患者，保持呼吸道通畅、维持呼吸循环功能，观察生命体征，严重中毒出现心搏骤停、休克、循环衰竭、呼吸衰竭、肾衰竭、水电解质酸碱平衡紊乱时，立即采取有效急救复苏措施，稳定生命体征。惊厥时选用抗惊厥药，如苯巴比妥钠、异戊巴比妥或地西泮等；脑水肿时应用甘露醇或山梨醇和地塞米松等。给予鼻饲或肠外营养。

（3）清除体内尚未吸收的毒物：经口中毒者，早期清除胃肠道尚未被吸收的毒物可使病情明显改善，清除越早、越彻底愈好。

1）催吐：催吐法易引起误吸和延迟活性炭的应用，目前临床上已不常规应用。合作者可选用此法，昏迷、惊厥、休克、腐蚀性毒物摄入和无呕吐反射者禁用此法。

A. 物理法刺激催吐：对于神志清楚的合作患者，用手指或压舌板、筷子刺激咽后壁或舌根诱发呕吐。未见效时，饮温水200～300ml，然后再用上述方法刺激呕吐，如此反复进行，直到呕出清亮胃内容物为止。

B. 药物催吐：①依米丁(吐根碱)，是一种强有力的催吐剂，通过局部直接刺激胃肠和中枢神经系统引起呕吐，口服吐根糖浆 30ml，继而饮水 240ml，20min 后出现呕吐，持续 30～120min，由于依米丁治疗易发生吸入性肺炎，目前不再主张作为中毒患者的催吐治疗。②阿扑吗啡：为吗啡衍生物，是半合成中枢性催吐药，用于意外中毒不能洗胃者，一次 2～5mg，皮下注射，5～10min 后即发生催吐作用。为增加催吐效果，给药前先饮水 200～300ml。本品不宜重复应用或用于麻醉药中毒者。

处于昏迷、休克、惊厥状态或吞服石油蒸馏物、腐蚀剂的患者，催吐可引起出血或食管撕裂、胃穿孔，禁忌催吐。

2）鼻胃管抽吸：应用小口径的鼻胃管经鼻放置于胃内，抽吸出胃内容物，有效用于口服液体中毒者。

3）洗胃

A. 适应证：用于口服毒物 1h 以内者，尤以毒物为水溶性者。对服用吸收缓慢的毒物、胃蠕动功能减弱或消失者，服毒 4～6h 后仍应洗胃。

B. 禁忌证：吞服强腐蚀性毒物、食管静脉曲张、惊厥、休克或昏迷患者，不宜进行洗胃。

C. 洗胃方法：洗胃时，患者取左侧卧位，头稍低并转向一侧，应用较大口径胃管，涂液体石蜡润滑后由口腔将胃管向下送进 50cm 左右。如能抽出胃液，证明胃管确实在胃内；如不能肯定胃管是否在胃内，可向胃管注入适量空气，如在胃区听到“咕噜”声，证明在胃内。首先吸出全部胃内容物，留送毒物分析，然后每次向胃内注入 200～300 ml 温开水，一次注入量过多则易促使毒物进入肠腔内。洗胃时，需要反复灌洗，直至洗出液清亮为止。洗胃液总量至少 2～5L，甚至可用到 6～8L 或更多。拔胃管时，要先将胃管尾部夹住，以免拔胃管过程中管内液体反流入气管内。操作过程中要轻巧迅速，不得过分用力。灌洗液要稍加温，近 37℃，防止洗胃后体温过低和水中毒，避免患者突然发生阵挛性抽搐。洗胃过程中万一患者发生惊厥或窒息，应立即停止洗胃，并予以相应治疗。

D. 洗胃液的选择：根据进入胃内毒物种类不同，选用的洗胃液不同。

a. 胃黏膜保护剂：吞服腐蚀性毒物时，用牛奶、蛋清、米汤、植物油保护胃肠黏膜。

b. 溶剂：口服脂溶性毒物(如汽油或煤油等)时，先用液体石蜡 150～200ml，使其溶解不被吸收，然后洗胃。

c. 活性炭吸附剂：是强力吸附剂，能吸附多种毒物。不能被活性炭很好吸附的毒物有乙醇、铁和锂等。活性炭的效用有时间依赖性，因此摄毒 60min 内给予活性炭。活性炭结合是一种饱和过程，需要应用超过毒物的足量活性炭来吸附毒物，首次 1～2g/kg，加水 200ml，由胃管注入，2～4h 重复应用 0.5～1.0g/kg，直至症状改善。活性炭解救对氨基水杨酸盐中毒的理想比例为 10∶1，推荐活性炭剂量为 25～100g。应用活性炭的主要并发症有呕吐、肠梗阻和吸入性肺炎。

d. 中和剂：强酸用弱碱(如镁乳、氢氧化铝凝胶等)中和，不要用碳酸氢钠，因其遇酸后可生成二氧化碳，使胃肠充气膨胀，有造成穿孔的危险。强碱可用弱酸类物质(如食醋、果汁等)中和。

e. 沉淀剂：有些化学物与毒物作用，生成溶解度低、毒性小的物质，因而可用作洗胃剂。乳酸钙或葡萄糖酸钙与氟化物或草酸盐作用，生成氟化钙或草酸钙沉淀。2%～5% 硫酸钠与可溶性钡盐作用，生成不溶性硫酸钡。生理盐水与硝酸银作用生成氯化银。

f. 解毒药:与体内存留毒物起中和、氧化和沉淀等化学作用,使毒物失去毒性。根据毒物种类不同,选用 1 : 5000 高锰酸钾液,可使生物碱、蕈类氧化而解毒。

E. 洗胃并发症:胃穿孔或出血、吸入性肺炎或窒息等。

4) 导泻:洗胃后,灌入泻药以清除肠道内毒物。一般不用油脂类泻药,以免促进脂溶性毒物吸收。导泻常用聚乙二醇、硫酸钠或硫酸镁,口服或由胃管注入。Mg^{2+}吸收过多对中枢神经系统有抑制作用。肾或呼吸衰竭、昏迷和磷化锌、OPI 中毒晚期者或腐蚀性毒物中毒者不宜使用。

5) 灌肠:除腐蚀性毒物中毒外,用于口服中毒 6h 以上、导泻无效及抑制肠蠕动毒物中毒者,应用 1% 温肥皂水连续多次灌肠。

(4) 促进已吸收毒物的排出

1) 强化利尿和改变尿液酸碱度

A. 强化利尿:目的在于增加尿量和促进毒物排出。主要用于毒物以原形由肾排出的毒物中毒。根据血浆电解质和渗透压情况选用静脉液体,有心、肺和肾功能障碍者勿用此疗法。方法为快速大量静脉滴注 5% ~ 10% 葡萄糖溶液或 5% 糖盐水溶液,每小时 500 ~ 1000ml,同时静脉注射呋塞米 20 ~ 80mg。

B. 改变尿液酸碱度:根据毒物溶解后酸碱度不同,选用相应能增强毒物排出的液体改变尿液酸碱度,弱酸性毒物中毒时静脉应用碳酸氢钠碱化尿液(pH≥8.0),促使毒物由尿排出。碱性毒物中毒时,静脉输注维生素或氯化铵使尿液偏酸(pH<5.0)。

2) 供氧:一氧化碳中毒时,吸氧可促使碳氧血红蛋白解离,加速一氧化碳排出。高压氧治疗是一氧化碳中毒的特效疗法。

3) 血液净化:一般用于血液中毒物浓度明显增高、中毒严重、昏迷时间长、有并发症、发生急性肾衰竭者和经积极支持疗法病情仍日趋恶化者。

A. 血液透析:用于清除血液中水溶性、不与蛋白或其他成分结合和非脂溶性的小分子物质和部分中分子毒物,如苯巴比妥、水杨酸类、甲醇等。短效巴比妥类、格鲁米特和 OPI 因具有脂溶性,一般不进行血液透析。氯酸盐或重铬酸盐中毒能引起急性肾衰竭,首选血液透析。一般中毒 12h 内进行血液透析效果好。如中毒时间过长,毒物与血浆蛋白结合,则不易透出。

B. 血液灌流:血液流过装有活性炭或树脂的灌流柱,毒物被吸附后,再将血液输回患者体内。此法能吸附脂溶性或与蛋白结合的化合物,能清除血液中巴比妥类和百草枯等,是目前最常用的中毒抢救措施。血液灌流时,血液正常成分如血小板、白细胞、凝血因子、葡萄糖、二价阳离子也能被吸附排出。因此,中毒患者进行血液灌流后需要监测血液成分。

C. 血浆置换:将血液引入血浆交换装置,在废弃大量血浆的同时,回输大量新鲜血浆或血浆制品,以达到净化的目的。本法用于清除游离或与蛋白结合的毒物,特别是生物毒如蛇毒及砷化氢等溶血毒物中毒,一般需在数小时内置换 3 ~ 5L 血浆。

(5) 解毒药

1) 金属中毒解毒药:此类药物多属螯合剂,常用的有氨羧螯合剂和巯基螯合剂。

A. 依地酸钙钠:本品是最常用的氨羧螯合剂,可与多种金属形成稳定而可溶的金属螯合剂排出体外,用于治疗铅中毒。1g 加入 5% 葡萄糖液 250ml,稀释后静脉滴注,每日 1 次,连用 3 日为一疗程,间隔 3 ~ 4 日后可重复用药。

B. 二巯丙醇:此药含有活性巯基,巯基解毒药进入人体可与某些金属形成无毒、难解离但可溶的螯合物由尿排出。此外还能夺取已与酶结合的重金属,使该酶恢复活力,从而达到解毒的目的。用于治疗砷、汞中毒。本药不良反应有恶心、呕吐、腹痛、头痛或心悸等。

C. 二巯丙磺钠:作用与二巯丙醇相似,但疗效较好,不良反应少,用于治疗汞、砷、铜或锑等中毒。

D. 二巯丁二酸:用于治疗锑、铅、汞、砷或铜等中毒。

2) 高铁血红蛋白血症解毒药:小剂量亚甲蓝(美蓝)可使高铁血红蛋白还原为正常血红蛋白,用于治疗亚硝酸盐、苯胺、硝基苯等中毒引起的高铁血红蛋白血症。剂量:1% 亚甲蓝 5~10ml(1~2mg/kg)稀释后静脉注射,根据病情可重复应用。药液注射外渗时易引起组织坏死。

3) 氰化物中毒解毒药:中毒后立即吸入亚硝酸异戊酯,继而 3% 亚硝酸钠溶液 10ml 缓慢静脉注射,随即用 50% 硫代硫酸钠 50ml 缓慢静脉注射。适量的亚硝酸盐使血红蛋白氧化,产生一定量的高铁血红蛋白,后者与血液中氰化物形成氰化高铁血红蛋白。高铁血红蛋白还能夺取已与氧化型细胞色素氧化酶结合的氰离子,氰离子与硫代硫酸钠作用,转变为毒性低的硫氰酸盐排出体外。

4) 甲吡唑:它和乙醇是治疗乙二醇和甲醇中毒的有效解毒药。甲吡唑和乙醇都是乙醇脱氢酶抑制剂,前者较后者作用更强。乙二醇能引起肾衰竭,甲醇能引起视力障碍或失明。在暴露甲醇和乙二醇后未出现中毒表现前给予甲吡唑,可预防其毒性。出现中毒症状后给予可阻止病情进展。乙二醇中毒患者肾损伤不严重时,应用甲吡唑可避免血液透析。

5) 奥曲肽:它能降低胰岛 β 细胞作用,用于治疗磺酰脲类药物过量引起的低血糖。它抑制胰岛素分泌较生长抑素强 2 倍,有变态反应者禁用。

6) 胰高血糖素:能诱导释放儿茶酚胺,是 β 受体拮抗剂和钙通道阻断剂中毒的解毒剂,也可用于普鲁卡因、奎尼丁和三环抗抑郁药过量,主要应用指征是心动过缓和低血压。首次剂量 5~10mg 静脉注射。上述剂量可以反复注射。维持用药输注速率为 1~10mg/h。常见不良反应为恶心和呕吐。

7) 中枢神经抑制剂解毒药

A. 纳洛酮:是阿片类麻醉药的解毒药,对麻醉镇痛药引起的呼吸抑制有特异的拮抗作用。近年来临床发现纳洛酮不仅对急性乙醇中毒有催醒作用,对各种镇静催眠药如地西泮等中毒也有一定疗效。机体处于应激状态时,促使腺垂体释放 β-内啡肽,可引起心肺功能障碍。纳洛酮是阿片受体拮抗剂,能拮抗 β-内啡肽对机体产生的不利影响。

B. 氟马西尼:本药是苯二氮䓬类药中毒的解毒药。

8) OPI 中毒解毒药:应用阿托品、碘解磷定等。

(6) 预防并发症:惊厥时保护患者避免受伤,卧床时间较长时要定时翻身,以免发生坠积性肺炎、压疮或血栓栓塞性疾病等。

3. 慢性中毒的疗法

(1) 解毒疗法:慢性铅、汞、砷、锰等中毒可采用金属中毒解毒药。

(2) 对症疗法:有周围神经病、帕金森综合征、中毒性肝病、中毒性肾病、白细胞减少、血小板减少、AA 的中毒患者,治疗参见有关章节。

【预防】

1. 加强防毒宣传 结合实际情况因时、因地制宜地进行防毒宣传,向群众介绍有关中毒的预防和急救知识,在初冬宣传预防煤气中毒常识,喷洒农药或防鼠、灭蚊蝇季节,向群众宣传防治农药中毒常识。

2. 加强毒物管理　严格遵守有关毒物管理、防护和使用规定，加强毒物保管，防止化学物质跑、冒、滴、漏，厂矿中有毒物车间和岗位，加强局部和全面通风以排出毒物。遵守车间空气中毒物最高允许浓度规定，加强防毒措施。注意废水、废气和废渣治理。

3. 预防化学性食物中毒　食用特殊的食品前，要了解有无毒性。不要吃有毒或变质的动植物性食物。不易辨认有无毒性的蕈类不可食用。河豚、木薯、附子等经过适当处理后，可消除毒性，如无把握不要进食。不宜用镀锌器皿存放酸性食品，如清凉饮料或果汁等。

4. 防止误食毒物或用药过量　盛药物或化学物品的容器要加标签。医院、家庭和托儿所的消毒液和杀虫药要严加管理。医院用药和发药要进行严格查对制度，以免误服或用药过量。家庭用药应加锁保管，远离小孩。精神病患者用药，更要有专人负责。

5. 预防地方性中毒病　地方饮水中含氟量过高，可引起地方性氟骨病。经过打深井、换水等方法改善水源预防。地方性井水含钡量过高，可引起地方性麻痹病，应设法降低饮水含钡量。棉子油中含棉酚，食后可引起中毒。棉子油加碱处理，使棉酚形成棉酚钠盐，即可消除毒性。

（俞　燕）

第二节　农药中毒

一、急性有机磷杀虫药中毒

急性有机磷杀虫药中毒（acute organic phosphorous insecticides poisoning，AOPIP）是指OPI进入体内抑制乙酰胆碱酯酶（acetylcholinesterase，AChE）活性，引起体内生理效应部位乙酰胆碱（ACh）大量蓄积，出现毒蕈碱样、烟碱样和中枢神经系统等中毒症状和体征，严重者常死于呼吸衰竭。

OPI属于有机磷酸酯或硫化磷酸酯类化合物，大都为油状液体，呈淡黄色至棕色，稍有挥发性，有大蒜臭味。除敌百虫外，一般难溶于水，不易溶于多种有机溶剂。在酸性环境中稳定，在碱性环境中易分解失效。甲拌磷和三硫磷耐碱，敌百虫遇碱能变成毒性更强的敌敌畏。常用剂型有乳剂、油剂和粉剂等。

【OPI分类】　由于取代基不同，各种OPI毒性相差很大。国内生产的OPI的毒性按大鼠急性经口进入体内的半数致死量（LD_{50}）分为4类，对OPI中毒患者进行有效抢救具有重要参考价值。

1. 剧毒类　LD_{50}<10mg/kg，如甲拌磷、内吸磷、对硫磷等。

2. 高毒类　LD_{50}10～100mg/kg，如甲基对硫磷、甲胺磷、氧乐果、敌敌畏等。

3. 中度毒类　LD_{50}100～1000mg/kg，如乐果、倍硫磷、除线磷、敌百虫等。

4. 低毒类　LD_{50}1000～5000mg/kg，如马拉硫磷、辛硫磷、碘硫磷、甲基已酯磷等。

【病因】

1. 生产中毒　在生产过程中引起中毒的主要原因是在杀虫药精制、出料和包装过程中，手套破损或衣服和口罩污染，也可因生产设备密闭不严，OPI“跑、冒、漏、滴”或污染手、皮肤及吸入中毒。

2. 使用性中毒　在使用过程中,施药人员喷洒时,药液污染皮肤或湿透衣服由皮肤吸收及吸入空气中 OPI 所致,配药时手污染原液也可引起中毒。

3. 生活性中毒　故意吞服、误服、摄入 OPI 污染的水或食品,滥用 OPI 治疗皮肤病或驱虫也会发生中毒。

【毒物代谢】　OPI 主要通过胃肠道、呼吸道、皮肤和黏膜吸收,吸收后迅速分布于全身各器官,其中以肝内浓度最高,其次为肾、肺、脾等,肌肉和脑含量最少。OPI 主要在肝内进行生物转化和代谢。有的 OPI 氧化后毒性反而增强,如对硫磷通过肝细胞微粒体氧化酶系统氧化为对氧磷,后者对胆碱酯酶(ChE)抑制作用要比前者强 300 倍,内吸磷氧化后首先形成亚砜,其抑制 ChE 的能力增加 5 倍,经水解后毒性降低。在肝内,敌百虫侧链脱去氧化氢转化为敌敌畏,毒性增强,而后经水解、脱胺、脱烷基等降解后失去毒性。马拉硫磷在肝内经酯酶水解而解毒。OPI 吸收后 6~12h 血中浓度达高峰,24h 内通过肾由尿排泄,48h 后完全排出体外。OPI 可以形成肝肠循环,再由肠道吸收,抑制新生成的 ChE 致中毒症状迁延,甚至反跳。

OPI 进入人体后迅速与 ChE 结合形成稳定的磷酰化胆碱酯酶,不易水解,失去分解 ACh 的能力,ACh 大量蓄积于神经末梢,过度兴奋胆碱能神经,出现一系列毒蕈碱样、烟碱样和中枢神经系统症状。真性 ChE 广泛存在于胆碱能神经末梢突触间隙,特别是运动神经终板突触后膜褶皱中的胆碱能神经元内。假性 ChE 广泛存在于神经胶质细胞、血浆、肝、肾、肠,对 ACh 特异性低,但可水解其他胆碱酯酶类,如琥珀胆碱。

【中毒机制】　OPI 能抑制许多酶,但对人畜毒性主要表现在抑制 ChE,体内 ChE 分为真性 ChE 或乙酰 ChE、假性 ChE 或丁酰 ChE 两类。真性 ChE 主要存在于脑灰质、红细胞、交感神经节和运动终板中,水解 ACh 的作用最强,假性 ChE 存在于脑白质的神经胶质细胞、血浆、肝、肾、肠黏膜下层和一些腺体中,能水解丁酰胆碱,难以水解 ACh,严重肝损害时,其活性减弱。OPI 抑制真性 ChE 后,在神经末梢恢复较快,少部分被抑制的真性 ChE 第二日基本恢复。红细胞真性 ChE 受抑制后,一般不能自行恢复,待数月红细胞再生后才能恢复。假性 ChE 对 OPI 敏感,但抑制后恢复较快。

OPI 毒性作用是与真性 ChE 酯解部位结合成稳定的磷酰化 ChE,使 ChE 丧失分解 ACh 能力,致大量 ACh 积聚引起毒蕈碱样、烟碱样和中枢神经系统症状,严重者常死于呼吸衰竭。

长期暴露于 OPI,ChE 活力明显下降,但临床症状较轻,可能因人体对积聚的 ACh 耐受性增强。

【临床表现】

1. 急性中毒　急性中毒发病时间和症状与毒物种类、剂量、侵入途径和机体状态(如空腹或进餐)密切相关。口服中毒在 10min 至 2h 发病,吸入后约 30min 发病,皮肤吸收后 2~6h 发病。全身症状与摄入量呈明显正相关。可为个体、家庭成员或群体中毒。中毒后出现急性胆碱能危象,表现如下。

(1) 毒蕈碱样症状:又称 M 样症状,主要是副交感神经末梢过度兴奋,类似毒蕈碱样作用。平滑肌痉挛表现为瞳孔缩小、腹痛、腹泻;括约肌松弛表现为大小便失禁;腺体分泌增加表现为大汗、流泪、流涎;气道分泌物增多表现为咳嗽、气促、呼吸困难、双肺干性或湿性啰音,严重者发生肺水肿。

(2) 烟碱样症状:又称 N 样症状。在横纹肌神经肌肉接头处 ACh 蓄积过多,出现肌纤维颤动、全身肌强制性痉挛，也可出现肌力减退或瘫痪，呼吸机麻痹引起呼吸衰竭或停止。交感神经节节后纤维末梢释放儿茶酚胺，表现为血压增高和心律失常。

（3）中枢神经系统症状：血 AChE 浓度明显降低而脑 AChE 浓度>60%时，通常不出现中毒症状和体征，脑 AChE 浓度<60%时，出现头晕、头痛、烦躁不安，谵妄、抽搐和昏迷，有的发生呼吸、循环衰竭。

（4）局部损害：有些 OPI 接触皮肤后发生过敏性皮炎、皮肤水泡或剥脱性皮炎，污染眼部时，出现结膜充血和瞳孔缩小。

2. 迟发性多发周围神经病　急性重度和中度 OPI（甲胺磷、敌敌畏、乐果和敌百虫）中毒患者症状消失后 2～3 周出现迟发性多发神经病，表现为感觉、运动型多发性神经病变，出现进行性肢体麻木、刺痛，呈对称性手套、袜套型感觉异常，伴四肢无力，双手不能持物，双下肢行走困难，肢体萎缩无力。目前认为这种病变不是 ChE 受抑制引起，可能是由于 OPI 抑制神经靶酯酶，使其老化所致。全血或红细胞 ChE 活性正常，神经-肌电图检查提示神经电位和运动神经传导速度明显减慢。

3. 中间型综合征　多发生在重度 OPI（甲胺磷、敌敌畏、乐果、久效磷）中毒后 24～96h 及复能药用量不足的患者，经治疗胆碱能危象消失、意识清醒或未恢复和迟发性多发神经病发生前，发生率在 7%左右，突然出现屈颈肌和四肢近端肌无力和第Ⅲ、Ⅶ、Ⅸ、Ⅹ对脑神经支配的肌肉无力，出现睑下垂、眼外展障碍、面瘫、上下肢抬举困难、吞咽困难、声音嘶哑和呼吸肌麻痹，引起通气障碍性呼吸困难或衰竭，可导致死亡。其发病机制与 ChE 长期受抑制，影响神经肌肉接头处突触后功能有关。全血或红细胞 ChE 活性在 30%以下，高频重复刺激周围神经的肌电图检查，肌诱发电位波幅进行性递减。中间型综合征一般持续 2～3 日，个别长达 1 个月，肌力恢复的次序是先脑神经支配的肌肉，然后是呼吸肌，最后是肢体近端肌肉和屈颈肌肌力恢复。

【实验室检查】

1. 血 ChE 活力测定　血 ChE 活力是诊断 OPI 中毒的特异性试验指标，对判断中毒程度、疗效和预后极为重要。以正常人血 ChE 活力值作为 100%，急性 OPI 中毒时，ChE 活力值在 70%～50%为轻度中毒，50%～30%为中度中毒，30%以下为重度中毒。对长期 OPI 接触者，血 ChE 活力值测定可作为生化检测指标。

2. 尿中 OPI 代谢物测定　在体内，对硫磷和甲基对硫磷氧化分解为对硝基酚，敌百虫代谢为三氯乙醇。尿中测出对硝基酚或三氯乙醇有助于诊断上述毒物中毒。

【诊断和鉴别诊断】

1. 诊断　诊断需根据如下。

（1）OPI 暴露史。

（2）OPI 相关中毒症状及体征，特别是出现呼出气大蒜味、瞳孔缩小、多汗、肺水肿、肌纤维颤动和昏迷患者。

（3）全血 ChE 活力不同程度降低。

（4）血、胃内容物 OPI 及其代谢物检测。

此外，诊断时尚需注意：乐果和马拉硫磷中毒患者，病情好转后，在数日至一周后可突然恶化，可再次出现 OPI 急性中毒症状或突然死亡。此种临床“反跳”现象可能与残留在体内的 OPI 重吸收或解毒药停用过早有关。

2. 鉴别诊断　OPI 中毒应与中暑、急性胃肠炎、脑炎等鉴别。尚需与拟除虫菊酯类中毒(皮肤红色丘疹或大疱样损害及血 ChE 活力正常)及甲脒类中毒(发绀、瞳孔扩大、出血性膀胱炎)鉴别。

3. 急性中毒诊断分级

(1) 轻度中毒:仅有 M 样症状,ChE 活力 70% ~50% 。

(2) 中度中毒:M 样症状加重,出现 N 样症状,ChE 活力 50% ~30% 。

(3) 重度中毒:具有 M、N 样症状,并伴有肺水肿、抽搐、昏迷、呼吸肌麻痹和脑水肿,ChE 活力 30% 以下。

【治疗】

1. 迅速清除毒物　立即将患者撤离中毒现场,彻底清除未被机体吸收入血的毒物,如迅速脱去污染的衣物,用肥皂水清洗污染的皮肤、毛发和指甲,眼部污染时,用清水、生理盐水、2% 碳酸氢钠溶液或 3% 硼酸溶液冲洗,口服中毒者,用清水、2% 碳酸氢钠溶液(敌百虫中毒者忌用)或 1∶5000 高锰酸钾溶液(对硫磷中毒者忌用)反复洗胃,即首次洗胃后保留胃管,间隔 3~4h 重复洗胃,直至洗出液清亮为止。然后用硫酸钠 20~40g 溶于 20ml 水,口服,观察 30min,无导泻作用时,再口服或经鼻胃管注入水 500ml。

2. 紧急复苏　OPI 中毒常死于肺水肿、呼吸肌麻痹、呼吸中枢衰竭。对上述患者,要紧急采取复苏措施:清除呼吸道分泌物,保持呼吸道通畅,给氧,据病情应用机械通气。肺水肿应用阿托品,不能应用氨茶碱和吗啡,心脏停搏时,行体外心脏按压复苏等。

3. 解毒药　在清除毒物过程中,同时应用 ChE 复能药和胆碱受体拮抗药治疗。

(1) 用药原则:根据病情,要早期、足量、联合和重复应用解毒药,并且选用合理给药途径及择期停药。中毒早期即联合应用抗胆碱能药和 ChE 复能药才能取得更好疗效。

(2) ChE 复能药:肟类化合物能使被抑制的 ChE 恢复活性,其原理是肟类化合物吡啶环中季胺氮带正电荷,能被磷酰化胆碱酯酶的阴离子部位吸引,其肟基与磷酰化胆碱酯酶中磷形成化合物,使其与 ChE 酯解部位分离,恢复真性 ChE 活性。复能药应及早、足量、重复应用,中毒 24h 后,磷酰化的 ChE 老化率达 97%,已不能被复能剂复能,故宜早用。肟类复能剂的有效血浆浓度是 4mg/L,首剂足量,可尽快达到有效血浆浓度。因储存在组织中的有机磷再入血,可使复能的 ChE 再次被抑制,使症状反复、病情恶化,故应重复持续用药。

ChE 复能药尚能作用于外周 N_2受体,对抗外周 N 胆碱受体活性,能有效解除烟碱样毒性作用。近年来动物实验研究发现肟类复能剂尚有活化 ChE 以外的解毒作用,能迅速、充分恢复已衰竭的呼吸中枢和呼吸肌的神经肌肉传递功能。阿托品或长托宁与肟类复能剂的联合应用有互补、增效作用。

1) 氯解磷定:复能作用强,毒性小,水溶性大,可供静脉或肌内注射,在体内无蓄积作用,是临床上首选的解毒药。

首次给药要足量,指征为外周 N 样症状(如肌颤动)消失,血液 ChE 活性恢复 50% ~60% 以上,如洗胃彻底,轻度中毒无需重复给药。中度中毒首次足量给药后一般重复 1~2 次即可,重度中毒首次给药后 30~60min 未出现药物足量指征时,应重复给药。如口服大量乐果中毒、昏迷时间长、对 ChE 复能药疗效差及血 ChE 活性低者,解毒药维持剂量要大,时间可长达 5~7 日。通常,中毒表现消失,血 ChE 活性在 50% ~60% 以上,即可停药。

2) 碘解磷定:复能作用较差,毒性小,水溶性小,仅能静脉注射,是临床上次选的解毒药。

3) 双复能:重活化作用强,毒性较大,水溶性大,能静脉或肌内注射。

ChE 复能药对甲拌磷、内吸磷、对硫磷、甲胺磷、乙硫磷和辛硫磷等中毒疗效好，对敌敌畏、敌百虫中毒疗效差，对乐果和马拉硫磷中毒疗效不明显。双复磷对敌敌畏及敌百虫中毒疗效较碘解磷定为好。ChE 复能药对中毒 24~48h 后已老化的 ChE 无复活作用。对 ChE 复能药疗效不佳者，加用胆碱受体拮抗剂。

ChE 复能药不良反应有短暂眩晕、视力模糊、复视、血压升高等。用量过大能引起癫痫样发作和抑制 ChE 活力。碘解磷定剂量较大时，尚有口苦、咽干、恶心，注射速度过快可导致暂时性呼吸抑制，双复磷不良反应较明显，有口周、四肢及全身麻木和灼热感，恶心、呕吐和颜面潮红，剂量过大可引起室性期前收缩和传导阻滞，有的发生中毒性肝病。

(3) 胆碱受体拮抗药：胆碱受体分为 M 和 N 两类。M 有三个亚型：M_1、M_2和 M_3。肺组织有 M_1受体，心肌有 M_2受体，平滑肌和腺体上主要有 M_3受体；N 受体有 N_1和 N_2两个亚型，神经节和节后神经元为 N_1受体，骨骼肌上为 N_2受体。

由于 OPI 中毒时，积聚的 ACh 首先兴奋中枢 N 受体，使 N 受体迅速发生脱敏反应，对 ACh 刺激不再发生作用，并且脱敏的 N 受体还能改变 M 受体构型，使 M 受体对 ACh 更加敏感，对 M 受体拮抗药疗效降低。因此，联合应用外周和中枢性抗胆碱能药具有协同作用。

1) M 胆碱受体拮抗药：又称外周性抗胆碱能药。阿托品和山莨菪碱等主要作用于外周 M 受体，能缓解 M 样症状，对 N 受体无明显作用。根据病情，阿托品每 10~30min 或 1~2h 给药一次，直到患者 M 样症状消失或出现“阿托品化”。阿托品化指征为口干、皮肤干燥、心率增快(90~100 次/分)和肺湿啰音消失。此时，应减少阿托品剂量或停用。如出现瞳孔明显扩大、神志模糊、烦躁不安、抽搐、昏迷和尿潴留等为阿托品中毒，应立即停用阿托品。

2) N 胆碱受体拮抗剂：又称中枢性抗胆碱能药(如东莨菪碱、苯那辛、苄托品、丙环定等)，对中枢 M 和 N 受体作用强，对外周 M 受体作用弱。盐酸戊乙奎醚(长托宁)是新型抗胆碱药物，对毒蕈碱(M)受体亚型具有选择性：对 M_1、M_3受体有较强的选择性，对 M_2受体选择性较弱。主要作用于中枢神经(M_1)受体和平滑肌、腺体(M_3)受体。对心脏和神经元突触前膜自身受体(M_2)受体无明显作用，对中枢 M 受体和烟碱(N)受体均有作用。能有效防治中枢性呼吸衰竭，以及外周抗 N 受体作用。不致心率加快和心肌耗氧增加，引起尿潴留的程度较轻。与阿托品比较，长托宁抗胆碱作用强，尚能改善毒蕈碱症状，有效剂量小，作用时间长(半衰期为 6~8h)，且在脑内组织维持时间长，并可显著减少中间综合征的发生，不良反应少，首次用药需与氯解磷定合用。

根据 OPI 中毒程度选用药物：轻度患者单用胆碱酯酶复能药；中、重度患者可联合应用胆碱酯酶复能药与胆碱受体拮抗药。两药合用时，应减少胆碱受体拮抗药(阿托品)用量，以免发生中毒。

(4) 复方制剂：是将生理性拮抗剂与中毒酶复能药组成的复方制剂。国内有解磷定注射液(每支含阿托品 3mg、苯那辛 3mg 和氯磷定 400mg)。首次剂量：轻度中毒 1/2~1 支肌内注射；中度中毒 1~2 支；重度中毒 2~3 支。但尚需分别另加氯解磷定，轻度中毒 0~0.5g，中度中毒 0.5~1.0g，重度中毒 1.0~1.5g。

对重度患者，症状缓解后逐渐减少解毒药用量，待症状基本消失，全血胆碱酯酶活力升至正常的 50%~60%后停药观察，通常至少观察 3~7 日再出院。

4. 血液净化治疗 在治疗重症有机磷农药中毒中具有显著疗效。可选用血液灌流加血液透析。早期、反复应用，可有效清除血液中和蓄积组织中释放入血的有机磷农药，提高治愈率。血浆置换与血液灌流加血液透析的疗效相当，主要用于危重且常规治疗无效的患者。

5. 对症治疗　重度 OPI 中毒患者常伴有多种并发症，如酸中毒、低钾血症、严重心律失常、脑水肿等。特别是合并严重呼吸和循环衰竭时如处理不及时，应用的解毒药尚未发挥作用时患者即已死亡。

6. 中间型综合征治疗　立即给予人工机械通气，同时应用氯磷定每次 1.0g 肌内注射，酌情选择给药间隔时间，连用 2～3 日，积极对症治疗。

【预防】　对生产和使用 OPI 人员要进行宣传，普及防治中毒常识；在生产和加工 OPI 的过程中，严格执行安全生产制度和操作规程；搬运和应用农药时做好安全防护。对于慢性接触者，应定期体检和测定全血胆碱酯酶活力。

二、急性百草枯中毒

百草枯（paraquet，PQ）为联吡啶杂环化合物，是全球目前最常使用的除草剂，对人、畜有很强毒性作用。PQ 分二氯化物和二硫酸甲酯盐两种，呈白色结晶，易溶于水，在酸或中性溶液中稳定，遇碱分解。1882 年合成，1962 年用作农业除草剂。急性 PQ 中毒是指口服吸收后突出表现为进行性弥漫性肺纤维化，最终死于呼吸衰竭及（或）MODS。病死率90%～100%。

【病因和发病机制】　常为口服自杀或误服中毒。成年人口服致死量为 2～6g，也可经皮肤、呼吸道吸收及静脉注射中毒。

口服 PQ 接触部位会出现腐蚀性损伤，吸收后迅速分布到全身组织器官，1～4h 血浓度达高峰，很少与血浆蛋白结合。肺组织（含量为血液的十倍或数十倍）及骨骼肌浓度最高。人体 PQ 很少降解，24h 经肾排出 50%～70%，约 30% 随粪排出。也可经乳汁排出。实验发现，静注 PQ 后 6h，80%～90% 经肾排出，24h 后几乎完全排出。PQ 还可透过血脑屏障引起脑损伤。

PQ 中毒机制尚不完全清楚，主要参与体内细胞氧化还原反应，形成大量活性氧自由基及过氧化物离子，引起组织细胞膜脂质过氧化，使血清中丙二醛浓度升高，超氧化物歧化酶活性降低，引起以肺部病变类似于氧中毒为主的多器官损害，导致 MODS 或死亡。过氧化物离子损伤Ⅰ、Ⅱ型肺泡上皮，肺表面活性物质生成减少。因肺组织对 PQ 的主动摄取和蓄积特性，损伤破坏严重，服毒者 4～15 日渐进性出现不可逆性肺纤维化和呼吸衰竭，最终死于顽固性低氧血症。有人称为 PQ 肺。

【病理】　PQ 肺基本病变为增殖性细支气管炎和肺泡炎。1 周内死亡者，肺泡细胞充血、肿胀、变性和坏死，肺泡间隔断裂及融合，出现肺水肿、透明膜形成，肺重量增加；1 周以上死亡者，肺间质细胞增生、肺间质增厚和肺纤维化。肺纤维化多发生在中毒后 5～9 日，2～3 周达高峰，也可见肾小管、肝中央小叶细胞坏死、心肌炎性变及肾上腺皮质坏死等。

【临床表现】　中毒患者表现与毒物摄入途径、量、速度及身体基础健康状况有关。

1. 局部损伤　接触部位皮肤迟发出现红斑、水疱、糜烂、溃疡和坏死。口服中毒者，口腔、食管黏膜灼伤及溃烂。毒物污染眼部时，可灼伤结膜或角膜。吸入者可出现鼻出血。

2. 系统损伤

(1) 呼吸系统：吞入 PQ 后主要损伤肺，2～4 日逐渐出现咳嗽、呼吸急促（可因代谢性酸中毒、误吸或急性肺泡炎所致）及肺水肿，也可发生纵隔气肿和气胸。严重中毒者，24h 内出现肺水肿、肺出血,1~3日可因呼吸窘迫综合征死亡。一些患者急性中毒控制后1~2周发生肺间质进行性纤维化,呼吸窘迫又现,并进行性加重,以致呼吸衰竭死亡。

(2)消化系统:服毒后胸骨后烧灼感、恶心、呕吐、腹痛、腹泻、胃肠道穿孔和出血。1~3日出现肝损伤和肝坏死。

(3)其他:还可出现心悸、胸闷、气短、中毒性心肌炎症状;头晕、头痛、抽搐或昏迷;PQ吸收后24h发生肾损害,表现血尿、蛋白尿或急性肾衰竭;也可出现溶血性贫血或DIC、休克。MODS者常于数日内死亡。

【实验室检查】

1. 毒物测定 疑为PQ中毒时,取患者胃液或血标本检测PQ。血PQ浓度≥30mg/L,预后不良。服毒6h后,尿液可测出PQ。

2. 影像学检查 肺X线或CT检查可协助诊断。早期呈下肺野散在细斑点状阴影,可迅速发展为肺水肿样改变。肺功能检查表现为弥散障碍、中等度气道阻塞和(或)限制性通气异常。

【诊断】 根据患者毒物接触史、肺损伤的突出表现及毒物测定诊断。

【治疗】 目前,对PQ中毒患者尚无特效解毒药,治疗以减少毒物吸收、促进体内毒物清除和对症支持治疗为主。

1. 复苏

(1)保持气道通畅:监测血氧饱和度或动脉血气。轻、中度低氧血症不宜常规供氧,吸氧会加速氧自由基形成,增强PQ毒性和病死率。PaO_2<40mmHg或出现ARDS时,可吸入21%以上浓度氧气,维持PaO_2≥70mmHg。严重呼吸衰竭患者,机械通气治疗效果也不理想。

(2)低血压:常为血容量不足,快速静脉补液恢复有效血容量。

(3)器官功能支持:上消化道出血者,应用质子泵抑制剂,如奥美拉唑、兰索拉唑或泮托拉唑,出现症状性急性肾衰竭者,可考虑血液透析。

2. 减少毒物吸收

(1)清除毒物污染:即刻脱去PQ污染的衣物,用肥皂水冲洗污染皮肤,口服者,用复方硼酸漱口液或氯已定(洗必泰)漱口,眼污染者,用2%~4%碳酸氢钠溶液冲洗15min,继而用生理盐水冲洗。

(2)催吐和洗胃:口服中毒者,立即刺激咽喉部催吐,用碱性液体(如肥皂水)充分洗胃,洗胃后给予胃动力药促进排泄,服毒1h内用白陶土60g或活性炭30g吸附。

(3)导泻:洗胃后予以番泻叶或硫酸镁、甘露醇、大黄导泻。

3. 增加毒物排出

(1)强化利尿:积极充分静脉补液后,应用呋塞米维持尿量200ml/h。

(2)血液净化:应尽早(2~4h)进行,首先选用血液灌流,其PQ清除率为血液透析的5~7倍。

4. 其他治疗

(1)免疫抑制剂:早期静脉应用大剂量甲泼尼龙、地塞米松或(和)环磷酰胺。

(2)抗氧化剂:如应用大剂量维生素C或E、过氧化物歧化酶、乙酰半胱氨酸、还原型谷胱甘肽、乌司他丁或依达拉奉等。大剂量氨溴索也能直接清除体内自由基,减轻PQ急性肺损伤作用,促进肺泡表面活性物质生成。

(3) 抗纤维化药:吡啡尼酮抑制成纤维细胞生物活性和胶原合成,防止、逆转纤维化及瘢痕形成。

(4) PQ竞争剂:普萘洛尔可促使与肺组织结合的PQ释放。小剂量左旋多巴能竞争性抑制PQ通过血脑屏障。

5. 中药治疗 贯叶连翘提取物有抗脂质过氧化作用。当归、川芎提取物能增加一氧化氮合成,降低肺动脉压,减轻肺组织损伤。

【预防】 预防胜于治疗,PQ应集中管理使用,严禁私存;盛装PQ药液器皿应有警告标志,以防误吸;使用前应进行安全防护教育,使用时应穿长衣长裤和戴防护镜,不宜暴露皮肤和逆风喷洒。

(俞 燕)

第三节 急性一氧化碳中毒

一氧化碳(carbon monoxide,CO)由含碳物质(煤炭、汽油、煤油和天然气等)不完全燃烧产生。它是一种无色、无味和无刺激性气体,不溶于水,相对分子质量28.01,比重0.967。空气中CO最高容许浓度为0.05%或30mg/m^3。人体吸入过量CO后使血液碳氧血红蛋白(carboxyhemoglobin,HbCO)浓度升高出现组织不同程度缺氧表现称为急性一氧化碳中毒(acute carbon monoxide poisoning),俗称煤气中毒。它是较为常见的生活中毒和职业中毒。

【病因】 急性CO中毒原因包括生活、职业或意外情况中毒。工业生产或生活燃料燃烧不完全、废气泄漏、环境通风不良或防护不当,空气CO浓度超过安全范围即可发生吸入中毒。

1. 生活中毒 煤炉产生的气体含CO量高达6%~30%,应用时不注意防护可发生中毒。每日吸烟一包,可使血液碳氧血红蛋白(HbCO)浓度升至5%~6%,连续大量吸烟也可致CO中毒。

2. 职业中毒 工业上,高炉煤气发生炉CO含量30%~35%;水煤气CO含量30%~40%。炼钢、炼焦、烧窑煤炭或石油燃料燃烧不完全有大量CO产生,防护不当易中毒。

3. 意外中毒 天然瓦斯爆炸或煤气泄漏、失火时,吸入大量含CO烟雾引起人员中毒;汽车发动机废气CO含量4%~7%,在汽车内开空调睡觉等均可导致中毒。

【中毒机制】 CO中毒主要引起组织缺氧。CO与血红蛋白亲和力为氧的230~260倍,HbCO解离速度是氧合血红蛋白(oxyhemoglobin,$Hb0_2$)的1/3600。吸入CO取代氧与血红蛋白结合形成HbCO,较低浓度CO即可产生大量HbCO,HbCO不能携氧。CO中毒后,血液携氧能力降低,妨碍$Hb0_2$氧释放,氧解离曲线左移,引起和加重组织细胞缺氧。此外,CO还可与肌球蛋白和线粒体还原型细胞色素氧化酶二价铁结合,抑制细胞呼吸,影响氧利用,直接引起细胞缺氧。

正常血液HbCO浓度为1%~2%。吸烟者血HbCO浓度达10%~15%也可无症状;不吸烟者血HbCO浓度达10%即出现头晕或头痛;浓度达15%~40%有不同程度中枢神经系统功能障碍;浓度达40%~60%时,反应迟钝或昏迷;浓度超过60%~70%时,心搏、呼吸停止,脑电活动消失。

慢性阻塞性肺病和冠心病患者对血HbCO浓度升高敏感性增强,更易发生中毒。脑和心肌组织对缺氧敏感，首先出现缺氧损害。急性 CO 中毒后迟发脑病除与缺氧有关外，再灌注损伤、脂质过氧化反应和有害神经递质释放也起重要作用。近来研究认为，其发病也与免疫因素有关。

【病理】　急性 CO 中毒在 24h 内死亡者，血呈樱桃红色；各器官充血、水肿和点状出血。昏迷数日后死亡者，脑明显充血、水肿；苍白球出现软化灶；大脑皮质可有坏死灶，海马区因血管供应少，受累明显；小脑有细胞变性；有少数患者大脑半球白质可发生散在性、局灶性脱髓鞘病变；心肌可见缺血性损害或心内膜下多发性梗死。

【临床表现】　急性 CO 中毒的临床表现主要是组织缺氧和直接细胞毒引起。

1. 急性中毒　病情严重性与吸入 CO 浓度和暴露时间密切相关。及时获取血 HbCO 浓度有助于了解病情。急性 CO 中毒分轻、中、重度三种类型。

(1) 轻度中毒：血 HbCO 浓度 10%～20%。头痛、头昏、心悸和恶心、呕吐。

(2) 中度中毒：血 HbCO 浓度 20%～30%。出现运动失调、幻觉、视力减退、判断力降低、意识障碍或浅昏迷。皮肤、黏膜罕见"樱桃红色(cherry-red color)"。

(3) 重度中毒：血 HbCO 浓度 30%～50%。抽搐、昏迷、呼吸衰竭，呕吐物误吸发生吸入性肺炎；低血压、心律失常或心搏停止；脑缺氧严重者可发生去皮质综合征(decortical syndrome)或植物状态(vegetative state)。

2. 迟发脑病(神经精神后发症)　3%～10%重度患者经过 2～60 日"假愈期"发生迟发脑病，可出现下列临床表现之一：①精神意识障碍：呈现痴呆木僵、谵妄状态或去皮质状态。②锥体外系神经障碍：由于基底神经节和苍白球损害出现帕金森综合征(表情淡漠、四肢肌张力增强、静止性震颤、前冲步态)。③锥体系神经损害：如偏瘫、病理反射阳性或小便失禁等。④大脑皮质局灶性功能障碍：如失语、失明、不能站立及继发性癫痫。⑤脑神经及周围神经损害：如视神经萎缩、听神经损害及周围神经病变等。

【实验室和辅助检查】

1. 血碳氧血红蛋白测定　血 HbCO 浓度是诊断 CO 中毒的特异性指标，不仅能明确诊断，而且有助于分型和估计预后，能反映 CO 暴露时间长短和中毒严重程度。采取血标本要求在脱离中毒现场 8h 以内尽早抽取静脉血，因为脱离现场数小时后 HbCO 即逐渐消失。

2. 动脉血气分析　急性 CO 中毒患者 $Pa0_2$、动脉血氧饱和度降低，$PaCO_2$正常或轻度降低。重度中毒或中毒时间较长的患者常出现代谢性酸中毒，血 pH 和剩余碱降低。

3. 脑电图　常出现弥散低波幅慢波，其出现晚于临床症状。

4. 头部 CT　脑水肿时可见脑部有病理性密度减少区，能除外合并脑梗死、脑出血等。

【诊断和鉴别诊断】

1. 诊断　根据吸入较高浓度 CO 的暴露史，临床症状和体征，结合及时血液 HbCO 测定的结果，按照国家诊断标准(GB8781—88)，可作出急性 CO 中毒诊断。

2. 鉴别诊断　CO 中毒昏迷患者应与其他气体(如氰化物)中毒、安眠药过量或中毒、脑血管意外、脑震荡、脑膜炎和糖尿病酮症酸中毒鉴别。

【治疗】　治疗目的是迅速降低血 HbCO 浓度和改善脑缺氧状态，预防迟发脑病。

1. 撤离中毒环境　迅速将患者撤离中毒现场，转移到空气清新环境。卧床休息，保暖，保持呼吸道畅通。

2. 氧疗　氧疗是治疗 CO 中毒最佳方法，能加速血 HbCO 解离和 CO 排出。吸入氧分压与血 HbCO 半衰期成反比。吸入新鲜空气时，血 HbCO 半衰期为 4～5h；吸入 40% 氧为

2h;吸入纯氧时可缩短至 30~40min;在 2.5~3 个大气压下(一个大气压=101.35kPa)高压氧治疗半衰期为 20~30min。

(1) 面罩吸氧:神志清醒患者,应用密闭重复呼吸面罩持续吸入纯氧(氧流量 10L/min)。症状消失及血 HbCO 浓度低于 10%时停止纯氧治疗,血 HbCO 浓度低于 5%时可停止吸氧。

(2) 高压氧治疗:用于中、重度 CO 中毒,或出现神经精神、心血管症状和血 HbCO 浓度≥25%者,老年人或妊娠妇女患者首选高压氧治疗。高压氧较正常吸氧治疗使血 HbCO 半衰期缩短快 4~5 倍,能增加血物理溶解氧,提高总体氧含量,缩短昏迷时间和病程,预防迟发脑病。

目前对高压氧治疗时的压力、每次治疗时间、日治疗次数和治疗天数尚不统一。通常每次 1~2h,每日一次,至脑电图恢复正常为止。

3. 机械通气　对呼吸衰竭或呼吸停止者进行气管内插管和机械通气支持治疗,危重患者可考虑血浆置换。

4. 防治脑水肿　重度中毒患者,24~48h 脑水肿发展到高峰。应积极降低颅内压和恢复脑功能。昏迷患者,保持呼吸道通畅;注意保暖;监测意识状态、呼吸、血压和心(率)律。

(1) 脱水:①50%葡萄糖溶液 50ml 静脉输注;②20%甘露醇 1~2g/kg 静脉快速滴注(10ml/min),6~8h 一次,待 2~3 日后颅内压增高现象好转后减量;③呋塞米 20~40mg 静脉注射,8~12h 一次。

(2) 糖皮质激素:地塞米松 10~30mg/d,疗程 3~5 日,有助于缓解脑水肿。

(3) 控制抽搐:首选地西泮 10~20mg,静脉注射。抽搐停止后,给予苯妥英钠 0.5~1.0g 静脉滴注,据病情 4~6h 重复应用,亦可实施人工冬眠疗法。

(4) 改善脑细胞代谢:应用能量合剂,常用药物有三磷酸腺苷、辅酶 A、细胞色素 C 和大量维生素 C 及甲氯芬酯(氯酯醒)250~500mg 肌内注射;胞磷胆碱(胞二磷胆碱)500~1000mg 加入 5%葡萄糖溶液 250ml 中静脉滴注,每日一次。

5. 防治并发症和后遗症　昏迷期间护理工作非常重要。定时翻身以防发生压疮和肺炎。注意营养,必要时鼻饲。高热能影响脑功能,可采用物理降温方法,如头部用冰帽,体表用冰袋,使体温保持在 32℃左右。如降温过程中出现寒战或体温下降困难时,可用冬眠药物。急性 CO 中毒患者从昏迷中苏醒后,应做咽拭子、血、尿培养;如有并发症,给予相应的治疗,严防神经系统和心脏后遗症的发生;为有效控制肺部感染,应选择广谱抗生素。尽可能的严密临床观察 2 周。

【预后】　轻度患者撤离中毒环境后数分钟至数小时症状缓解;中度患者积极治疗后不留后遗症;严重患者昏迷时间过长者预后严重,迟发脑病恢复较慢,少数可留有永久性症状。及时应用高压氧治疗能减少迟发脑病发生。

【预防】　加强预防 CO 中毒宣教工作。居室内火炉要安装烟筒管道,保证烟囱畅通,防止管道漏气。工业生产中规范操作规程,工作环境应通风良好,室内空气 CO 浓度保持在安全范围,安装 CO 浓度监测和报警装置。进入 CO 浓度较高环境作业时,需携带安全防护面具及急救设备。

(施　辉)

第四节　镇静催眠药中毒

镇静催眠药(sedatives-hypnotics)是中枢神经系统抑制药,具有镇静、催眠和消除躁动情绪作用,包括苯二氮䓬类(benzodiazepines,BZD)、巴比妥类(barbiturates)和非巴比妥非苯二氮䓬类(nonbenzodiazepines and nonbarbiturates,NBNB)。一次大量吞服可引起急性镇静催眠药中毒(acute sedatives-hypnoticspoisoning)。长期滥用可引起耐药性和依赖性而致慢性中毒(sedatives-hypnoticspoisoning)。长期用药者突然停用或减量可引起戒断综合征(withdrawal syndrome)。近年来BZD中毒呈上升趋势。

【病因和发病机制】

1. 病因　镇静催眠药中毒见于用以下药物过量或自杀。

(1) 巴比妥类

1) 超短效类:包括甲己炔巴比妥、硫戊巴比妥和硫喷妥钠。

2) 短效类:有司可巴比妥、戊巴比妥和他布比妥。

3) 中效类:有异戊巴比妥、异丁巴比妥、阿普比妥和仲丁比妥。

4) 长效类:如巴比妥、苯巴比妥、甲苯巴比妥和扑痫酮。巴比妥类随剂量增加,渐出现镇静催眠、抗惊厥和麻醉作用。

(2) 苯二氮䓬类

1) 短效类:半衰期<6h,包括咪达唑仑、三唑仑和溴替唑仑。

2) 中效类:半衰期6~30h,包括阿普唑仑、劳拉西泮、奥沙西泮、替马西泮、溴西泮、氟硝西泮和艾司唑仑。

3) 长效类:半衰期>30h,氯氮䓬、氯硝西泮、地西泮、氟西泮(flurazepam)和普拉西泮。

(3) 非巴比妥非苯二氮䓬类:包括水合氯醛、格鲁米特(导眠能)、甲丙氨酯(meprobamate,眠尔通)、甲喹酮(安眠酮)、乙氯维诺和甲乙哌啶酮等。

(4) 吩噻嗪类(抗精神病药):抗精神病药是指能治疗各类精神病及各种精神症状的药物。按化学结构共分为五大类,其中吩噻嗪类药物按侧链结构的不同,又可分为三类。①脂肪族:如氯丙嗪。②哌啶类:如硫利达嗪(甲硫达嗪)。③哌嗪类:如奋乃静、氟奋乃静和三氟拉嗪。

2. 发病机制

(1) 药代动力学:镇静催眠药均具有脂溶性,其吸收、分布、蛋白结合、代谢、排出及起效时间和作用时间,都与药物的脂溶性有关。脂溶性强者易通过血脑屏障,起效快,药效短。多数镇静催眠药及其代谢物能通过胎盘屏障,也可经乳汁排泄。

(2) 中毒机制:镇静催眠药主要通过刺激γ-氨基丁酸(gamma-aminobutyric acid,GABA)产生中枢抑制作用。

1) 巴比妥类:对脑皮质、延髓呼吸和血管运动中枢有明显抑制作用,分布广泛,但主要作用于网状结构上行激活系统而引起意识障碍。巴比妥类对中枢神经系统的抑制有剂量-效应关系,随着剂量的增加,由镇静、催眠到麻醉,以至延髓麻痹。

2) 苯二氮䓬类(BZD):中枢神经抑制作用与增强GABA能神经的功能有关。BZD与其特异性受体结合发挥作用,易化GABA与其相应受体结合,导致Cl^-通道开放,促进Cl^-内流和细胞膜超极化,增强抑制性递质GABA作用。

3) 非巴比妥非苯二氮革类:对中枢神经系统作用与巴比妥类相似。

4) 吩噻嗪类:主要作用于网状结构,能减轻焦虑紧张、幻觉妄想和病理性思维等精神症状。该类药物又能抑制脑干血管运动和呕吐反射,阻断 α 肾上腺素能受体,抗组胺及抗胆碱能等作用。

(3) 耐受性、依赖性和戒断综合征:各种镇静催眠药均可产生耐受性和依赖性,因而都可引起戒断综合征。发生机制尚未完全阐明。长期服用苯二氮革类使苯二氮革类受体减少,是发生耐受的原因之一。长期服用苯二氮革类突然停药时,发生苯二氮革类受体密度上调而出现戒断综合征。戒断综合征的特点是出现与药理作用相反的症状,如停用巴比妥类出现躁动和癫痫样发作;停用苯二氮革类出现焦虑和睡眠障碍。镇静催眠药间可有交叉耐受。致死量不因产生耐受性而有所改变。

吩噻嗪类药物口服后肠道吸收很不稳定,有抑制肠蠕动作用。

【临床表现】

1. 急性中毒

(1) 巴比妥类中毒:一次服用大剂量巴比妥类制剂,可抑制中枢神经系统,症状严重程度与剂量有关。

1) 轻中度中毒:注意力不集中、记忆力和判断力减退、欣快感、情绪不稳、言语含糊不清、辨距障碍、震颤、共济失调和嗜睡。

2) 重度中毒:由嗜睡到深昏迷,由呼吸浅而慢到呼吸停止。常见体温下降。肌张力下降,腱反射消失。胃肠蠕动减慢。可发生低血压或休克。长期昏迷患者可并发肺炎、肺水肿、脑水肿和肾衰竭,常死于呼吸或循环衰竭。

(2) 苯二氮革类中毒:中枢神经系统抑制较轻,常见嗜睡、头晕、言语含糊不清、意识模糊、共济失调,很少出现深昏迷和呼吸抑制,否则应考虑其他镇静催眠药中毒。

(3) 非巴比妥非苯二氮革类中毒

1) 水合氯醛:轻、中度出现嗜睡和共济失调;重度出现昏迷呼吸、循环、肝、肾衰竭。

2) 格鲁米特:轻、中度中毒表现动作失调和嗜睡;重度者出现昏迷,呼吸抑制、低血压、休克和抗胆碱能综合征。

3) 甲丙氨酯:重度者出现昏迷、癫痫发作、低血压、心律不齐和呼吸抑制等。

4) 甲喹酮:中毒时出现锥体系征,如肌张力增强、腱反射亢进、肌阵挛和抽搐等。甲喹酮中毒时对呼吸和心血管抑制作用较轻。

(4) 吩噻嗪类中毒:最常见的为锥体外系反应,临床表现有以下三类:①帕金森综合征;②静坐不能;③急性肌张力障碍反应,如斜颈、吞咽困难和牙关紧闭等,也可在治疗过程中有直立性低血压、体温调节紊乱等。

2. 慢性中毒 长期滥用大量催眠药的患者,除有轻度中毒症状外,常伴有精神症状。

(1) 意识障碍和轻躁狂状态:出现一时性躁动不安或意识朦胧状态。言语兴奋、欣快、易疲乏,伴有震颤、咬字不清、步态不稳等。

(2) 智能障碍:记忆力、计算力、理解力均明显降低,工作学习能力减退。

(3) 人格变化:患者丧失进取心,对家庭和社会失去责任感。

3. 戒断综合征 长期服用大剂量镇静催眠药患者,突然停药或迅速减少药量时,可发生戒断综合征。

(1) 轻症停药后1日或数日内出现焦虑、易激动、失眠、头痛、厌食、无力、震颤。2~3 日后达到高峰,恶心、呕吐、肌肉痉挛。滥用苯二氮䓬类者停药后发病较晚,症状轻,以焦虑、失眠为主,可能与中间代谢产物排出缓慢有关。

(2) 重症突然停药后1~2日或7~8日后癫痫样发作,幻觉、妄想、定向力丧失、高热、谵妄。用量多为治疗量5倍以上,时间超过1个月。滥用巴比妥类者停药后发病较多、较早,且症状较重,出现癫痫发作及轻躁狂状态者较多。

【实验室和辅助检查】

1. 药物浓度测定 血液、尿液、胃液中药物浓度测定,对诊断有参考意义。尿或分泌物中药物浓度与病情严重程度和预后无关。

2. 其他检查 动脉血气、血糖、电解质和肝、肾功能等测定。

【诊断与鉴别诊断】

1. 诊断 诊断要点包括:①有误服大量本类药物史。②出现以中枢神经及心血管系统抑制为主的临床表现,如昏迷、血压下降、心率缓慢、呼吸抑制等。③部分患者可出现抗胆碱能样症状,如颜面潮红、口干、高热、心动过速、尿潴留、便秘,以及锥体外系症状和抽搐。④胃内容物、血、尿中检测毒物。

1) 慢性中毒:长期滥用大量催眠药,出现轻度共济失调和精神症状。

2) 戒断综合征:长期滥用催眠药突然停药或急速减量后出现焦虑、失眠、谵妄和癫痫样发作。

2. 鉴别诊断

(1) 急性中毒与其他昏迷疾病:患者已昏迷,且病史不明,应与其他原因如一氧化碳、乙醇、有机溶剂等毒物中毒的昏迷鉴别;老年患者易与脑血管病混淆,需做出鉴别诊断。

(2) 慢性中毒与躁郁病:慢性中毒轻躁狂状态患者易疲乏,出现震颤和步态不稳等,结合用药史可资鉴别。

(3) 戒断综合征与神经精神病相鉴别:戒断综合征应与原发性癫痫、精神分裂症、酒精中毒相鉴别。

【治疗】

1. 急性中毒的治疗

(1) 紧急处理

1) 保持气道通畅:深昏迷患者应予以气管插管,以保证吸入足够的氧和排出二氧化碳。

2) 维持血压:急性中毒出现低血压多由于血管扩张所致,应输液补充血容量,如无效,可考虑给予适量多巴胺10~20μg/(kg·min),维持收缩压在90mmHg以上。

3) 心脏监护:心电图监护,如出现心律失常,酌情给予抗心律失常药。

4) 促进意识恢复:给予葡萄糖、维生素B_1和纳洛酮。用纳洛酮促醒有一定疗效,每次0.4~0.8mg静脉注射,可根据病情间隔15min重复一次。

(2) 促进毒物排出

1) 洗胃:巴比妥类中毒1h内者,应积极洗胃。

2) 活性炭:用于巴比妥类、格鲁米特及甲丙氨酯等中毒。

3) 碱化尿液与利尿:碱化尿液可促使长效巴比妥类离子化,减少肾小管重吸收,促使排泄。对短、中效巴比妥类和吩噻嗪类中毒无效。利尿应在容量恢复后进行。

4) 血液净化:长效巴比妥类中毒者血液透析效果好。非水溶性、血浆蛋白结合率高的巴比妥类或其他镇静药中毒血液灌流疗效好。血液透析和血液灌流能明显缩短昏迷时间和改善心血管功能，血流动力学不稳定和常规疗效不佳者行血液透析或血液灌流。血液透析对苯二氮䓬类（BID）中毒无效。

（3）解毒药

1）氟马西尼（flunaazertil）：为 BZD 受体相对特异的竞争性拮抗药，能通过竞争抑制 BZD 受体而阻断 BZD 药物的中枢神经系统作用。数分钟内即能逆转 BZD 中毒昏迷，也可作鉴别用药。①单纯 BZD 中毒：0.2mg 静脉注射 30s 以上，每分钟重复应用 0.3～0.5mg，有效治疗量为 0.6～2.5mg，其清除半衰期约 57min。缓解后又出现困倦或嗜睡时，以 0.1～0.2mg/h 速度持续静脉滴注。②鉴别用药：疑为 BZD 中毒昏迷、氟马西尼总量达 5mg 无效时可排除中毒，应考虑混合药中毒和（或）器质性脑病。禁用于三环抗抑郁药过量、应用 BZD 控制癫痫、颅内压增高及 BZD 过敏者。

2）纳洛酮：有对抗地西泮中毒的呼吸和循环抑制作用。轻度中毒患者 0.4～0.8mg/h，中度中毒 0.8～1.2mg/h，重度中毒 1.2～1.4mg/h，静脉滴注。

（4）对症治疗：巴比妥类和吩噻嗪类药物中毒无特效解毒剂。因此，首先要彻底清洗胃肠道。治疗以对症及支持疗法为主。应积极补充血容量，以提高血压。病情急需，可考虑血液透析，但因药物在体内各组织分布较广，效果也不肯定。

（5）并发症处理

1）肺炎：昏迷合并肺炎时，应常翻身、拍背和吸痰；针对病原菌合理使用抗生素。

2）急性肾衰竭：多由休克所致，应及时纠正休克。调节水、电解质和酸碱平衡失调，需要时行血液净化治疗。

2. 慢性中毒的治疗原则

（1）逐步缓慢减少药量，最终停用镇静催眠药。

（2）请精神科医师会诊，进行心理治疗。

3. 戒断综合征　治疗原则是用足量镇静催眠药控制戒断症状，稳定后，逐渐减少药量以至停药。

【预后】　轻度中毒无需治疗即可恢复。中度中毒经精心护理和适当治疗，在 24～48h 可恢复。巴比妥类中毒病死率高，苯二氮䓬类中毒罕见死亡者。吞服大量或复合毒物自杀者预后不良。

【预防】

（1）严格镇静、催眠药处方管理，掌握应用指征，防止药物依赖性。

（2）对情绪不稳定和精神不正常患者专人负责监督使用。

（3）长期大量服用催眠药的人，包括长期服用苯巴比妥的癫痫患者，不能突然停药，逐渐减量停药，预防戒断综合征。

（施　辉）

第三章 中 暑

学习目标

1. 掌握中暑的病因、临床表现、诊断和治疗。
2. 熟悉中暑的发病机制、鉴别诊断和预防。

中暑是在暑热天气、湿度大和无风的环境条件下,患者因体温调节中枢功能障碍、汗腺功能衰竭和水、电解质丧失过多而出现相关临床表现的疾病。在美国,热浪期中暑死亡人数约为非热量期的10倍。美国运动员中热(日)射病是继脑脊髓损伤和心搏骤停后第三位死亡原因。

【病因】 大气温度升高(>32℃)、湿度较大(>60%)、对高热环境不能充分适应及工作时间长、剧烈运动或军事训练,又无充分防暑降温措施时极易发生中暑。此外,在室温较高而无空调时,肥胖、营养不良、年老体弱和慢性疾病患者更易发生中暑。有统计,心肌梗死、脑血管意外等疾病可使中暑发生率增加10倍。通常,发生中暑的原因有:①环境温度较高,人体能从外界环境获取热量;②产热增加,重体力劳动、发热疾病、甲状腺功能亢进症和应用某些药物(如苯丙胺)使产热增加;③散热障碍,如湿度大、肥胖、穿透气不良衣服或无风天气等;④汗腺功能障碍,人体主要通过皮肤汗腺散热,系统性硬化病、广泛皮肤疤痕或先天性无汗症、抗胆碱能药或滥用毒品可抑制出汗。上诉因素会促发和导致中暑。

【发病机制】 正常人腋窝温度36~37.4℃,直肠温度(中心温度)36.9~37.9℃。根据外界环境,下丘脑体温调节中枢通过控制产热和散热来维持体温的相对稳定。

1. 体温调节

(1) 体温调节方式

1) 产热:人体产热主要来自体内氧化代谢过程,运动和寒战也能产生热量。气温在28℃左右时,静息状态下,人体产热量为210~252kJ(50.4~60.48kcal)/(h·m^2)。体重70kg的人基础代谢产热量约418.7kJ(100kcal),缺乏降温机制时,体温可升高1.1℃。人体剧烈运动产热量较静息状态时增加20倍,为2520~3780kJ(604.8~907.2kcal)/(h·m^2),占人体总产热量的90%。

2) 散热:体温升高时,通过自主神经系统调节皮肤血管扩张,血流量增加约为正常的20倍,大量出汗促进散热,又会引起水盐丢失。人体与环境之间通过以下方式进行热交换。①辐射:约占散热量的60%,室温在15~25℃时,辐射是人体主要的散热方式。② 蒸发:约占散热量的25%,在高温环境下,蒸发是人体主要的散热方式。皮肤每蒸发1L汗液,散热2436kJ(580kcal),湿度大于75%时,蒸发减少。相对湿度达90%~95%时,蒸发完全停止。③对流:约占散热量的12%。散热速度取决于皮肤与环境的温度差和空气流速。④传导:约占散热量的3%。水较空气热传导性强,人体皮肤直接与水接触时,散热速度是正常的20~30倍。

(2) 高温环境适应:通常炎热环境中运动丢失1~2L/h汗水,有时甚至多达4L,在热环境每日工作100min持续7~14日后,才能达到良好热适应。对抗高温时表现为心排血量和出汗量增加,汗液钠含量较正常人少等,出汗散热量为正常的 2 倍。训练有素的马拉松运动员,直肠内温度高达 42℃而无不适。无此种适应代偿能力者,易发生中暑。

2. 高温环境对人体各系统的影响　中暑损伤主要是由于体温过高(>42℃)对细胞产生直接损伤作用,引起酶变性、线粒体功能障碍、细胞膜稳定性丧失和有氧代谢途径中断,导致多器官功能障碍或衰竭。

(1) 中枢神经系统:高热量引起大脑和脊髓细胞快速死亡,继发脑局灶性出血、水肿、颅内压增高和昏迷。小脑浦肯野细胞对高热反应极为敏感,常发生构音障碍、共济失调和辨距不良。

(2) 心血管系统:热射病患者常表现高动力循环状态,外周血管阻力降低,心动过速及心脏指数、中心静脉压升高。持续高温引起心肌缺血、坏死,促发心律失常,加重心力衰竭,继而心排血量下降和皮肤血流减少,影响散热,形成恶性循环。

(3) 呼吸系统:高热时,呼吸频率增快和通气量增加,持续不缓解会引起呼吸性碱中毒。热射病时可致肺血管内皮损伤发生 ARDS。

(4) 水和电解质代谢:热适应后第 2 周,因出汗、排尿丢失及补充不足,体内总钾量减少 20%以上,大量出汗常导致水和钠丢失,引起脱水和电解质平衡紊乱。

(5) 肾脏:由于严重脱水、心血管功能障碍和横纹肌溶解等,可发生急性肾衰竭。

(6) 消化系统:中暑时的直接热损伤和胃肠道血液灌注减少可引起缺血性溃疡,容易发生消化道大出血。热射病患者,发病 2~3 日后几乎都有不同程度的肝坏死和胆汁淤积。

(7) 血液系统:严重中暑患者,发病后 2~3 日可出现不同程度的 DIC。DIC 又可进一步促使重要器官功能障碍或衰竭。

(8) 肌肉:劳力性热射病患者,由于肌肉局部温度增加、缺氧和代谢性酸中毒,常发生严重肌损伤,引起横纹肌溶解和血清 CK 升高。

【病理】　热射病患者病死后尸检发现,小脑和大脑皮质神经细胞坏死,特别是浦肯野细胞病变较为突出。心脏有局灶性心肌细胞出血、坏死和溶解,心外膜、心内膜和瓣膜组织出血;不同程度肝细胞坏死和胆汁淤积;肾上腺皮质出血。劳力性热射病病死后病理检查可见肌肉组织变性和坏死。

【临床表现】　根据发病机制和临床表现不同,通常将中暑分为热痉挛、热衰竭和热(日)射病。上诉三种情况可顺序发展,也可交叉重叠。

(1) 热痉挛:剧烈活动后,大量出汗和饮用低张液体后出现头痛、头晕和肢体、腹壁肌群痛性痉挛,肢体活动受限,有时腹痛与急腹症表现相似,数分钟缓解,无明显体温升高,无神志障碍。热痉挛也可为热射病早期表现。

(2) 热衰竭:多见于老年人、儿童和慢性病患者。严重热应激时,体液和体钠丢失过多引起循环容量不足所致。表现多汗、疲乏、无力、头晕、头痛、恶心、呕吐和肌痉挛,心率明显增快、直立性低血压或晕厥。中心体温升高不超过 40℃,无神志障碍。血细胞比容增高、高钠血症、轻度氮质血症和肝功能异常(肝转氨酶可升高至数千单位)。

(3) 热射病:高热(中心体温>40℃)伴神志障碍。早期受损器官依次为脑、肝、肾和心脏。根据患者发病时状态和发病机制将热射病分为劳力和非劳力两种类型。前者是内源性产热过多,后者是因体温调节功能障碍散热减少。

1. 劳力性热射病　多发生在青壮年人群,从事剧烈运动或体力劳动后数小时发病,约 50%患者大量出汗,心率 160~180 次/分,脉压增大,可发生横纹肌溶解、急性肾衰竭、肝衰竭(发病 24h 后肝转氨酶可升至数万单位)、DIC 或 MODS,病死率高。

2. 非劳力性热射病　多见于居住拥挤和通风不良的城市老年体衰居民,其他高危人群包括精神分裂症、帕金森病、慢性乙醇中毒及偏瘫或截瘫患者。84%～100%患者无汗,皮肤干热和发红,直肠温度可达 46.5℃。病初表现行为异常或癫痫性发作,继而出现谵妄、昏迷和瞳孔对称缩小,严重者出现低血压、休克、心律失常及心力衰竭、肺水肿和脑水肿。约 5%患者发生急性肾衰竭,可有轻、中度 DIC,常在发病后 24h 左右死亡。

【实验室检查】　严重患者常出现肝、肾、胰和横纹肌损伤的实验室参数改变,应紧急进行有关生化检查如血清天门冬氨酸氨基转移酶、丙氨酸氨基转移酶、乳酸脱氢酶、肌酸激酶和出、凝血功能及动脉血气分析,尽早发现重要器官功能障碍证据。怀疑颅内出血或感染时,应行脑 CT 和脑脊液检查。

【诊断与鉴别诊断】　炎热夏季,遇有高热伴昏迷者首先考虑中暑。热射病应与脑炎、脑膜炎、伤寒、斑疹伤寒、脑恶性疟疾、甲状腺危象、震颤性谵妄及下丘脑出血、抗胆碱能药中毒或抗精神病药恶性综合征鉴别。

【治疗】　中暑类型和病因不同,但基本治疗措施相同。

1. 降温治疗　快速降温是治疗的基础,迅速降温决定患者预后。降低劳力性热射病患者体温的时间段由原来的"黄金 1h"改为"黄金半小时"。

(1) 体外降温:将患者转移到通风良好的低温环境,脱去衣服,同时进行皮肤肌肉按摩,促进散热。无虚脱患者,现在迅速降温的金标准是冷水浸浴或冰水浸浴,将患者身体尽可能多地浸入冷水中,并且不停地搅动水,以保持皮肤表面有冷水,在头顶部周围放置用湿毛巾包裹的冰块。此法能在 20min 内将体温从 43.3℃降至 40.0℃以下。对虚脱者采用蒸发散热降温,如用 15℃冷水反复擦拭皮肤或用电风扇或空气调节器。体温降至 39℃时,停止降温。

(2) 体内降温:体外降温无效者,用冰盐水进行胃或直肠灌洗,也可用无菌生理盐水进行腹腔灌洗或血液透析,或将自体血液体外冷却后回输体内降温。

(3) 药物降温:热射病患者,应用解热镇痛药水杨酸盐治疗无效,而且可能有害。迅速降温出现寒战者,生理盐水 500ml 加氯丙嗪 25～50mg 静脉输注,应监测血压。

2. 并发症治疗

(1) 昏迷:应进行气管内插管,保持呼吸道通畅,防止误吸。颅内压增高者静脉输注甘露醇 1～2g/kg,30～60min 输入。痫性发作时,静脉输注地西泮。

(2) 液体复苏:低血压患者,应静脉输注生理盐水或乳酸林格液恢复血容量,最初 4h 平均补充 1200ml 等张晶体溶液。必要时静脉滴注异丙肾上腺素,勿用血管收缩药,以免影响皮肤散热。

(3) 多器官衰竭:应予以对症支持治疗。出现横纹肌溶解,尿量至少保持为 2ml/(kg·h),尿 pH>6.5。心力衰竭合并肾衰竭伴有高钾血症时,慎用洋地黄。持续性无尿、尿毒症和高钾血症是血液透析或腹膜透析指征。应用 H_2受体拮抗剂或质子泵抑制药预防应激性溃疡并上消化道出血。DIC 患者根据病情输注新鲜冷冻血浆和血小板。

3. 监测

(1) 降温期间连续监测体温变化,逐渐使体温降到 37～38℃。

(2) 放置 Foley 导尿管,监测尿量,应保持尿量>30ml/h。

(3) 中暑高热患者,动脉血气结果应予以校正。体温超过 37℃时,每升高 1℃,PaO_2降低 7.2%，$PaCO_2$增加 4.4%，pH 降低 0.015。

（4）发病 24h 可出现凝血障碍，更常见于 48~72h，应严密监测有关 DIC 实验室参数（纤维蛋白原、纤维蛋白降解产物、凝血酶原时间和血小板）。

【预后】 热射病病死率为 20%~70%，50 岁以上患者高达 80%。决定预后的不是发病初始体温，而是在发病 30min 内的降温速度。如果发病后 30min 内能将直肠内温度降至 40℃以下，通常不发生死亡。降温延迟，病死率明显增加。器官衰竭数目决定预后。无尿、昏迷或心力衰竭患者病死率高。昏迷超过 6~8h 或 DIC 者预后不良。血乳酸浓度可作为判断预后的指标。

【预防】

（1）暑热夏季加强预防中暑宣传教育，穿宽松浅色透气衣服。在阳光下活动时，戴宽边遮阳帽，使用防晒霜。

（2）炎热天气尽量减少户外活动，避免在 11:00~15:00 暴露于阳光太久。

（3）改善年老体弱、慢性病患者及产褥期妇女居住环境。

（4）改善高温环境中的工作条件，多引用渗透压<200mOsm/L 的钾、镁和钙盐防暑饮料。

（5）中暑患者恢复后，数周内应避免阳光下剧烈活动。

（俞　燕）

参考文献

《中国高血压防治指南》修订委员会. 2011. 中国高血压防治指南(第3版). 中华心血管病杂志,39(7):579~616.

白春学,蔡柏蔷,宋元林. 2014. 现代呼吸病学. 上海:复旦大学出版社.

曹林生,廖玉华. 2010. 心脏病学. 第3版. 北京:人民卫生出版社.

陈灏珠,林果为,王吉耀. 2013. 实用内科学. 第14版. 北京:人民卫生出版社.

陈家伦,宁光等. 2011. 临床内分泌学. 上海:上海科学技术出版社.

陈文明,黄晓军. 2012. 血液病学. 北京:科学出版社.

崔立红,彭丽华,杨云生. 2013. 功能性胃肠病发病机制的研究进展. 胃肠病学和肝病学杂志,22(5):488-491.

葛均波,徐永健. 2013. 内科学. 第8版. 北京:人民卫生出版社.

国家心血管病中心. 2014. 中国心血管报告2013. 北京:中国大百科全书出版社.

胡大一. 2009. 心血管内科学高级教程. 北京:人民军医出版社.

菅向东. 2009. 中毒急危重症诊断治疗学. 北京:人民卫生出版社.

考杉斯基. 2011. 威廉姆斯血液病学(翻译版). 第8版. 陈竺,陈赛娟译. 北京:人民卫生出版社.

黎磊石,刘志红. 2008. 中国肾脏病学. 北京:人民军医出版社.

廖二元,莫朝晖. 2007. 内分泌学. 第2版. 北京:人民卫生出版社.

林三仁. 2009. 消化内科高级教程. 北京:人民军医出版社.

刘世明,罗兴林. 2008. 内科学(案例版). 北京:科学出版社.

刘玮,邵莉. 2011. 呼吸系统. 上海:上海交通大学出版社.

宁光. 2013. 内分泌学高级教程. 北京:人民军医出版社.

阮长耿,沈志祥,黄晓军. 2013. 血液病学高级教程. 北京:人民军医出版社.

王海燕. 2008. 肾脏病学(第3版),北京:人民卫生出版社.

王吉耀. 2010. 内科学. 第2版. 北京:人民卫生出版社.

吴德沛. 2013. 内科学(七年制). 第8版. 北京:人民卫生出版社.

姚光弼. 2011. 临床肝脏病学. 第2版. 上海:上海科教出版社.

张之南,郝玉书,赵永强,等. 2011. 血液病学. 第2版. 北京:人民卫生出版社.

中华医学会骨质疏松和骨矿盐疾病分会. 2011. 原发性骨质疏松症诊治指南(2011年). 中华骨质疏松和骨矿盐疾病杂志,01:2~17.

中华医学会心血管病学分会. 2014. 成人感染性心内膜炎预防、诊断和治疗专家共识. 中华心血管病杂志,42(10):806~814.

中华医学会血液学分会干细胞应用学组. 2014. 中国异基因造血干细胞移植治疗血液系统疾病专家共识(Ⅰ)——适应证、预处理方案及供者选择(2014年版). 中华血液学杂志,(8)35:775~780.

钟南山,刘又宁. 2012. 呼吸病学. 北京:人民卫生出版社.

Boyer T D, Manns M P, Sanyal A J. 2012. Zakin and Boyer ' s hepatology. A textbook of liver disease. 6th ed. Philadelphia: Saunders Elsevier.

De Andrade Cairo RC, Rodrigues Silva L, Carneiro Bustani N, et al. 2014. Iron deficiency anemia in adolescents; a literature review. Nutr Hosp. Jun 1;29(6):1240 ~1249.

Delhemmeau F, Dupont S, Tonetti C, et al. 2007. Evidence that the JAK2 G1849(V617F) mutation occurs in a lymphomyeloid progenitor in polycythemia vera and idiopathic myelofibrosis. Blood, 109(1):71-77.

Feldmam M, Friedmam L S, Brandt L J. 2010. Sleisenger and Fordtran ' s gastrointestinal and liver disease: pathophysiology/diagnosis/ management. 9th ed. Philadelphia: Saunders Elsevier.

Firestein G S, Budd R C, Gabriel S E, et al. 2013. Kelley ' s textbook of rheumatology. 9th ed. Singapore: Elsevier Ltd.

Goldman L, Schafer A I. 2011. Cecil textbook of medicine. 24rd ed. Philadelphia: W. B. Saunders Company.

Gouder C1, West LM, Montefort S. 2015. The real-life clinical effects of 52 weeks of omalizumab therapy for severe persistent allergic asthma. Int J Clin Pharm, 14. 37(1):36-43.

Improving Global Outcomes(KDIGO) Acute Kidney Injury Work Group. 2012. Kidney disease: KDIGO clinical practice guideline for acute kidney injury. Kidney Int, Suppl. 2:1.

Kanis JA, McCloskey EV, Johansson H, et al. 2013. European guidance for the diagnosis and management of osteoporosis in postmenopausal women. Osteoporos Int, 24(1):23~57.

Kaushansky K, Lichtman M A, et al. 2010. Williams Hematology. 8th ed. New York: McGraw-Hill Medical Pub.

Melmed S, Polonsky KS, Larsen PR. et al. 2011. Williams textbook of endocrinology. 12th ed. Philadelphia: W. B. Saunders Company.

Nishimura R A. 2014. 2014 AHA/ACC guideline for the management of patients with valvular heart disease: executive summary: a report of the American College of Cardiology/American Heart Association Task Force on Practice Guidelines. J Am Coll Cardiol, 63(22):2438~2488.

Olson K R. 2012. Poisoning and drug overdose. 6th ed. California: Simon Schuster company.

Taal M W, Chertow G M, Marsden P A. 2012. Brenner & Rector's The Kidney. 9th ed. Philadelphia: Saunders.

Vahanian Alfieri O, Andreotti F, et al. 2012. Guidelines on the management of valvular heart disease(version 2012). Eur Heart J, 33(19):2451~2496.

Westerlund A, Brandt L, Harlid R, et al. 2014. Using the Karolinska Sleep Questionnaire to identify obstructive sleep apnea syndrome in a sleep clinic population, Clin Respir J, 8(4):444-454.

Zipes DP. 2005. Braunwald's heart disease. Pennsylvania: Elsevier Saunders, 1757~1780.